Third Edition | 原书第 3 版

Laposata's Laboratory Medicine

The Diagnosis of Disease in the Clinical Laboratory

Laposata 检验医学

临床疾病实验诊断

原著 [美] Michael Laposata 主译 王前 郑磊 周宏伟

中国科学技术出版社
· 北 京 ·

图书在版编目（CIP）数据

Laposata 检验医学 : 临床疾病实验诊断 : 原书第 3 版 / (美) 迈克尔·拉波萨塔 (Michael Laposata) 原著；王前 , 郑磊 , 周宏伟主译 . —北京 : 中国科学技术出版社 , 2024.1

书名原文：Laposata's Laboratory Medicine: The Diagnosis of Disease in the Clinical Laboratory, 3e

ISBN 978-7-5236-0329-1

Ⅰ.① L⋯ Ⅱ.①迈⋯ ②王⋯ ③郑⋯ ④周⋯ Ⅲ.①实验室诊断 Ⅳ.① R446

中国国家版本馆 CIP 数据核字 (2023) 第 211652 号

著作权合同登记号：01-2023-5294

策划编辑	靳　婷　孙　超
责任编辑	靳　婷
文字编辑	张凤娇
装帧设计	佳木水轩
责任印制	李晓霖

出　　版	中国科学技术出版社
发　　行	中国科学技术出版社有限公司发行部
地　　址	北京市海淀区中关村南大街 16 号
邮　　编	100081
发行电话	010-62173865
传　　真	010-62179148
网　　址	http://www.cspbooks.com.cn

开　　本	889mm×1194mm　1/16
字　　数	811 千字
印　　张	32.5
版　　次	2024 年 1 月第 1 版
印　　次	2024 年 1 月第 1 次印刷
印　　刷	北京盛通印刷股份有限公司
书　　号	ISBN 978-7-5236-0329-1 / R·3133
定　　价	459.00 元

版权声明

译校者名单

主　译　王　前　郑　磊　周宏伟
副主译　应斌武　李　敏　周　洲　屈晨雪　胡　敏　郭　玮
译校者　（以姓氏笔画为序）

于　霞　成都市妇女儿童中心医院

王　前　南方医科大学珠江医院

王红霞　南方医科大学南方医院

王静宇　南方医科大学南方医院

牛　倩　四川大学华西医院

司徒博　南方医科大学南方医院

吕琳婷　上海交通大学医学院附属仁济医院

刘艳霞　南方医科大学珠江医院

李　敏　上海交通大学医学院附属仁济医院

李　博　南方医科大学南方医院

杨佳锦　中南大学湘雅二医院

杨俊瑶　上海交通大学医学院附属新华医院

何晓静　南方医科大学南方医院

应斌武　四川大学华西医院

陈定强　南方医科大学珠江医院

苗林子　北京大学第一医院

林国旺　南方医科大学珠江医院

周　洲　国家心血管病中心 / 中国医学科学院阜外医院

周宏伟　南方医科大学珠江医院

郑　磊　南方医科大学南方医院

屈晨雪　北京大学第一医院

赵可伟　广州中医药大学第三附属医院

赵倩雯　南方医科大学珠江医院

胡　敏　中南大学湘雅二医院

胡秀梅　南方医科大学南方医院

胡炎伟　广州市妇女儿童医疗中心

钟田雨　赣南医学院第一附属医院

郭　玮　复旦大学附属中山医院

郭勇晖　南方医科大学珠江医院

唐月汀　武汉大学中南医院

黄金兰　福建医科大学附属第一医院

黄宪章　广东省中医院

梁少聪　南方医科大学珠江医院

曾　磊　南方医科大学珠江医院

虞　倩　复旦大学附属中山医院

褚　帅　南方医科大学南方医院

蔺亚晖　国家心血管病中心 / 中国医学科学院阜外医院

熊玉锋　南方医科大学南方医院

潘　沅　南方医科大学珠江医院

学术秘书　胡秀梅　南方医科大学南方医院

内容提要

本书引进自 McGraw-Hill 出版社，是一部非常全面的临床检验医学参考指南。本书自出版以来备受好评，并被翻译为多国语言，目前已更新至全新第 3 版。全书共 22 章，包含检验医学质量管理标准术语、常用检验项目的国际参考区间、技术原理，自身免疫性疾病、感染性疾病、输血、移植、药物监测及全身各大系统疾病检验诊断，可为相关疾病提供诊断标准及必要检验项目的临床评价和意义，标本采集时的注意事项、影响因素等，不仅可为临床医生、护士在检验项目选择、留取和应用方面提供指导，还可为检验医师在临床会诊过程中解读检验项目提供有力帮助。此外，各章末都设有与章节内容相关的测评试题和答案解析，非常适合临床检验医学领域的青年同仁学习。

主译简介

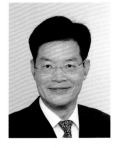

王 前

二级教授，主任医师，博士研究生导师，南方医科大学检验医学专业学科带头人。国家万人计划教学名师，国务院政府特殊津贴专家，中国医院杰出领导者，全国优秀院长，白求恩式好医生，广东省医学领军人才，广东省教学名师。中国研究型医院学会副会长、中国研究型医院学会细胞外囊泡研究与应用专业委员会主任委员，中华医学会检验医学专业委员会第七、第八届副主任委员，中国医师学会检验医师分会第二、第三届副会长，中国医学创新联盟、中国大学附属医院交流与发展促进沙龙发起人，广东省医学会副会长、检验医学专业委员会主任委员，中国国家实验室认可委员会技术委员会委员，《中华检验医学杂志》《临床检验杂志》编委，*Interdisciplinary MEDICINE* 荣誉主编。主要研究领域包括心血管系统疾病的精准诊断、细胞外囊泡基础与应用研究、医院高质量发展管理等。主持国家和省部级课题 20 余项，曾获国家教育教学成果一等奖 1 项，广东省教育教学成果奖一等奖 2 项，广东省科学技术进步一、二等奖等 5 项。主编或副主编《临床检验医学》《实验诊断学》《临床实验室管理》等教材多部，培养研究生 160 余名，国内外知名刊物发表学术文章及论文 200 余篇。

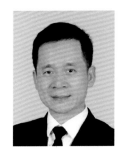

郑 磊

二级教授，博士研究生导师，南方医科大学南方医院检验医学科主任、广东省重大疾病快速诊断生物传感技术工程中心主任，国家杰出青年基金获得者，"珠江学者"特聘教授。国际细胞外囊泡协会（ISEV）教育委员会执行主席，中华医学会检验医学分会常委，广东省医师协会检验医师分会主任委员等。长期致力于医学、化学、生物医学、材料学等多学科交叉医学研究。主要研究方向包括细胞外囊泡、循环稀有细胞、游离核酸等"液体活检"新型生物标志物的临床应用、生理病理机制及检测技术等。曾获广东省科学技术进步一等奖（排名第 1）、中国肿瘤标志物学术大会青年创新奖、"英雄杯"中国实验医学杰出青年奖等荣誉。担任国际学术刊物 *Interdisciplinary Medicine* 主编。已在国际知名学术刊物发表论文 80 余篇，其中 IF 大于 10 的研究论文 30 余篇。

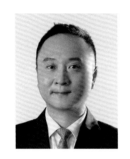

周宏伟

二级教授，博士研究生导师，南方医科大学珠江医院检验医学部主任，广东省医学检验临床医学研究中心执行主任。国家百千万人才工程"有突出贡献中青年专家"，国家卫生健康有突出贡献中青年专家，教育部新世纪优秀人才，享受国务院政府特殊津贴。中华医学会检验医学分会委员，中华医学会微生物学与免疫学分会委员，中国医师协会检验医师分会委员，*Medicine in Microecology* 主编。主要研究方向为人体微生物组学及检验医学新技术。先后主持国家重点研发计划，国家自然科学基金杰出青年基金、优秀青年基金、重点项目等课题。创建中国临床微生态研究协作组（CALM），牵头多项人体微生态多中心临床研究。建立基于地域性的疾病特征菌群挖掘策略，揭示人体微生态在卒中、子痫、炎性肠病、类风湿关节炎等多种复杂疾病中的病因学新机制。以通讯作者身份在 *Nature Medicine*（封面论文）、*Cell Host & Microbe*、*Nature Microbiology*、*Gut* 等知名刊物发表学术论文。

副主译简介

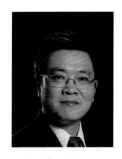

应斌武

医学博士，博士后，工商管理硕士，教授，博士研究生导师。四川大学华西医学技术学院副院长，四川大学华西临床医学院医学检验系／华西医院实验医学科主任。教育部"长江学者"特聘教授，中国医师协会第五届检验医师分会副会长，中华医学会检验专业委员会第十一届委员会常务委员，中国抗癌协会第二届肿瘤临床检验与伴随诊断专业委员会候任主任委员，中华预防医学会血液安全专业委员会常委，世界华人检验与病理医师协会委员，中华检验医学教育学院四川分院院长，第二届全国高等学校医学检验技术专业教学教材建设指导委员会委员，中国医师协会毕业后医学教育检验医学科专业委员会委员。2022年教育部宝钢优秀教师奖获得者，第三届"国之名医（青年新锐）"获得者。主要从事感染性疾病的分子诊断学研究。负责国家自然科学基金（区域创新重点项目、面上项目等）、科技部重大专项子课题、项教育部博士点新教师基金及省市级科研基金20余项，累计科研经费2600余万元。以第一作者／通讯作者身份在 *Cell Host & Microbe*、*JACS*、*ACS Nano*、*Signal Transduction and Targeted Therapy*、*Nano Lett* 等期刊发表 SCI 收录论文167篇（30篇中国科学院一区，25篇 IF＞10），累计影响因子达1000分，总他引2900余次，H指数28。获国家发明专利10项，获四川省科学技术进步一等奖1项，四川省医学会医学（青年）科技一等奖1项，成都市科学技术进步二等奖1项。作为副主编、编委参编《临床检验医学》《临床分子生物学检验》等教材和《临床分子诊断学》《免疫检测原理与应用》《医学检验项目选择与临床应用》《医学检验项目选择与临床应用路径手册》等专著。

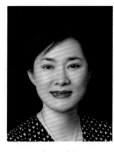

李 敏

医学博士，研究员，博士研究生导师，上海交通大学医学院附属仁济医院检验科主任。教育部"长江学者"特聘教授，自然科学基金委员会优秀青年科学基金获得者，上海领军人才。中华医学会检验医学分会青年委员会副主任委员，中华医学会细菌感染与耐药防治分会委员，上海市医学会检验医学专科分会副主任委员，上海中西医结合学会检验医学专业委员会主任委员，上海市微生物学会常务理事兼秘书。主要研究方向为感染性疾病快速诊断。曾获得国家科学技术进步二等奖（第三完成人），相关临床基础和转化研究成果先后在 *Nat Med*、*Cell Host Microbe*、*J Extracell Vesicles* 等国际专业期刊发表 SCI 收录论文80多篇。

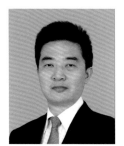

周　洲

教授，美国贝勒医学院心血管科学博士，国家高层次人才入选者，国家心血管病中心/中国医学科学院阜外医院实验诊断中心主任，心血管疾病分子诊断北京市重点实验室主任。中国研究型医院学会血栓与止血分会主任委员，中国医师协会检验医师分会心血管专业委员会主任委员，中国医学装备协会现场快速检测（POCT）装备技术分会副会长，北京精准医学学会副理事长，北京医学会检验医学分会常委。主要研究方向为遗传性心血管疾病的分子机制研究及基因诊断方法开发。以第一或通讯作者身份在权威期刊 *Circulation*、*Circulation Research* 等发表论文 60 余篇，在美国血液学年会等国际学术会议做特邀报告 10 余次，获得第 23 届国际血栓与止血会议青年科学家主席奖。近 5 年主持并承担国家自然基金项目及省部级基金项目 10 余项。

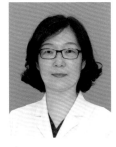

屈晨雪

主任医师，副教授，博士研究生导师，北京大学第一医院检验科副主任，北京大学医学部检验医学专业住院医师和专科医师规范化培训组组长。北京医学会检验分会常务委员，北京中西医结合学会检验分会常务委员，中国医师协会检验医师分会委员，国家卫生健康委儿童血液病 / 恶性肿瘤专家委员会委员，国家卫生健康委全国卫生人才评价领域专家等。主要从事临床血液体液检验，研究方向为止血与血栓的基础与临床，血液系统肿瘤的实验诊断。荣获 2018 年北京市高等教育教学成果二等奖，2005 年教育部科学技术进步二等奖。主持国家重点研发计划项目子课题、国际多中心合作项目、北京市科学技术委员会项目等，起草和修订多项行业标准、专家共识，主编 / 副主编教材、专著多部，发表论文多篇。

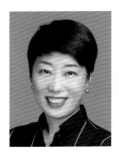

胡 敏

教授，医学博士，博士研究生导师，中南大学湘雅二医院检验医学科主任。湖南省医学会检验专业委员会主任委员，中华医学会检验医学分会委员，中国医师协会检验医师分会委员，湖南省医学会暨医师协会理事，《中华检验医学杂志》编委，CNAS 技术评审员。主要研究方向为脂代谢紊乱及动脉粥样硬化，关注慢性炎症在脂代谢紊乱性疾病中的作用，以及抗菌肽及真菌在脂代谢中的机制研究。获国家发明专项 2 项，主持国家自然科学基金、湖南省自然科学基金、湖南省重点研发项目和长沙市重大专项 10 余项。参与 3 项国家标准起草和修订，以及多项指南和专家共识的编写，副主编或以编委身份等参与多部国家级规范化教材编写工作，已发表相关文章 50 余篇，SCI 收录论文 30 余篇。

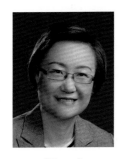

郭 玮

教授，博士研究生导师，复旦大学附属中山医院检验科主任，中国医师协会检验医师分会副会长、中华医学会检验医学分会常务委员、上海市医学会检验医学专科分会候任主任委员、上海市医学会理事，《检验医学》副主编，《中华检验医学杂志》等多种期刊编委。近年来主持国家自然科学基金 4 项，参与完成"十二五"国家科技支撑计划子课题、国家科技重大专项课题多项，荣获 2020 年国家科技进步二等奖（参与）、2022 年上海市临床检验质谱专业技术服务平台、2019 年度上海市科学技术奖一等奖（参与）、2019 年度华夏医学科技奖，获 2020 年度"国之名医·优秀风范"荣誉称号。获得国家专利授权 24 项。在国内外统计源期刊发表论文 150 余篇，以第一作者或通讯作者在 *Clinical Cancer Research*、*J Hematol Oncol*、*Clinical Chemistry*、*Hepatology Research*、*BMC Cancer* 等杂志上发表 SCI 60 余篇。主编、参编专著 17 部。

译者前言

随着现代医学的飞速发展，临床实验室自动化、信息化和智能化水平不断提升，在临床疾病诊疗中提供的有效数据信息占比越来越重，临床实验室与临床科室的交互联系愈发密切，临床科室对实验室疾病诊断信息的依赖不断增强。检验医学正逐步成为一门涉及面广、专业深入、贯穿临床诊疗工作全过程的医学技术学科，在临床医学教育培养体系中的地位也越来越重要。

Michael Laposata 主编的 *Laposata's Laboratory Medicine: The Diagnosis of Disease in the Clinical Laboratory* 已更新至第 3 版，是一部非常全面的检验医学参考指南，已被翻译成多国语言，并广受好评。全书共 22 章，包括检验医学质量管理标准术语、常用检验项目的国际参考区间、技术原理，自身免疫性疾病、感染性疾病、输血、移植、药物监测、全身各大系统常见疾病的实验诊断，围绕相关疾病提供实验室诊断标准、必要检验项目的临床评价和意义，以及标本采集注意事项、影响因素等。

本书紧密结合临床疾病诊疗和实验室工作的实际需求，在检验项目选择、标本留取和应用方面提供指导，也为临床疾病诊疗过程中检验项目的解读提供有力帮助。内容注重科学性和实用性，充分体现学科最新进展，还搭配了丰富多样的流程图、效果图、思维导图和汇总表格等，方便读者快速、直观地理解和掌握重点内容，并通过相关测评试题和极其详尽的答案解析巩固、提升学习效果。本书不仅对提升检验医学专业学生和在职工作人员的知识水平和专业能力具有重要价值，也可作为临床一线医护工作者、住院医师规范化培训学员的参考书。

本书的译者均为我国检验医学界的知名专家教授，具有丰富的教学、科研和临床工作经验，他们严谨治学的态度和勤恳敬业的作风是中文版质量的重要保证。同时也要感谢南方医科大学南方医院"系统性疾病实验诊断小组"孙德华主任、李强主任、冯厚梅老师、高雅老师、张鹏老师、罗敏老师和张如意老师等，他们在书稿审校过程中给予了宝贵建议和意见，协助译者完成了大量卓有成效的工作。

由于中外检验技术推广的应用范围和程度不同，全体译者和编辑为此投入了极大的精力和热情。书中如有偏颇或失当之处，敬请读者、专家和各位同仁批评指正。

王 前 郑 磊 周宏伟

原书前言

2015 年，美国国家医学院 (National Academy of Medicine) 委员会（我是成员之一）发表了一份关于诊断错误的报告。该报告指出，几乎每个美国成年人至少遭遇过一次诊断错误，并且往往伴有严重的临床后果。这份报告发表后，有研究估计，在美国每年死于诊断错误的人数约为 6 万人。

该报告调查了导致诊断错误的可能因素，其中一个主要问题是临床实验诊断的权利掌握在医生的手中，而没有得到检验医学专家一致或有临床价值的支持。这与解剖病理学和放射科学不同，他们都是由本专业领域受过多年训练的专家向临床提供诊断信息。对大多数医生来说，临床实验室检测项目变得越来越复杂、越来越贵，尤其是 21 世纪初以来大量基因信息的引入，使得问题更为凸显。在美国，绝大多数医学院培养的护士及其他卫生保健人员并没有学习过临床检验医学，而临床检验医学通常不是由真正了解实验室检测操作和参数的专家亲自授课。临床医生对灵敏度、特异度、阳性预测值或阴性预测价值的含义并不十分了解。这不是卫生保健人员的错，但是如何设计课程以满足卫生保健从业人员当前和长远的需求，确实给我们提出了挑战。这份关于诊断错误的报告中指出，所有医疗保健从业者有必要从学生开始就接受检验医学教育，并且需要越来越多的检验医学专家对检验项目选择和检验结果的解释提供帮助和指导。

美国国家医学院委员会的报告中还指出，导致诊断错误的另一个主要问题是临床医生不知道"自己不知道这件事"。大多数医生对自己的检验医学知识充满信心，而事实上，他们不该如此自信。检验结果的临床意义比大多数医生所了解的内容要复杂得多，因为人们对疾病及检验相关技术问题的了解尚不够全面。很明显，大多数临床医生所犯的诊断错误都没有被医生本人或患者及时发现（或者从未发现），只有专家介入时才会引起注意。

将某一领域最重要的内容放在一部学术著作中展示，对于初学者来说是非常便捷的。当我还是一名医学生时，最全面的检验医学教科书（其中一些仍然存在）都是为该领域专家编写的。在本书第 1 版出版之前的数年内，作为一名检验医学专家，我经常听到这样一句话："检验医学不太可能成为通用医学教育的一部分，除非在该领域有一本全面又简单的新教科书，用于指导医学生、临床实验室专家和参与患者护理的卫生保健专业人员（包括执业医师）。"

如今，本书已更新至第 3 版，所有章节在资料和内容的呈现上都进行了改进。本书从第 1 版到第 3 版，每一版都经历了巨大飞跃，且被翻译成多国语言，希望它能服务全球检验医学界的同仁，更希望新版本比上一版本更好。

Michael Laposata

致　谢

首先，我要感谢参与本书各个章节编写的所有专家。多年来，他们中的一些人，一直是我专业领域内的亲密朋友，我非常荣幸能够成为他们中的一员。在这群杰出的参与者中，有来自超过 300 年检验医学实践的集体，他们通过本书把丰富的经验传递给读者。其次，我要向参与本书出版的 McGraw-Hill 出版社的所有员工致以最真诚的感谢，本书不仅已更新到第 3 版，还被列入兰格医学丛书，这在医学教育界一直是令人引以为傲的。更令人兴奋的是，本书从最初的英文版本到被翻译成 3 种语言，已成为该领域的全球信息来源，将来还会有更多语种的版本。最后，感谢美国以外所有翻译本书的专家和出版社，是他们使这一切成为可能。

献　词

谨以本书献给 Susan，我对你的爱比上一版时还要多。

目　录

第1章　与检验医学相关的概念
Concepts in Laboratory Medicine

Michael Laposata　著

黄宪章　钟田雨　译　　应斌武　周宏伟　校

学习目标

1. 了解灵敏度、特异度、预测值、患病率和发病率等概念。
2. 学习能够影响实验室结果的常见分析前因素。
3. 识别多种实验室检测的已知干扰因素。
4. 了解样本处理流程中的各个步骤。
5. 学习如何选择适当的临床检验项目。
6. 了解细胞损伤和炎症的血浆标志物产生过程。

理解本章规定的原则对于选择临床检验项目和准确解释检验结果至关重要。

一、与数据分析和统计相关的概念

1. 参考范围（参考区间）

在临床实践中，临床检验结果通常与该检验的系列结果一起进行分析。大多数情况下，该系列的值就是参考范围（参考区间），也就是通常所说的正常范围。尽管存在确定的正常值，但也要认识到检验结果在参考范围内的个体也可能患有亚临床疾病。参考范围取决于该项检验所用的仪器和试剂。理想状态下，应由开展该项检验的实验室建立参考范围（参考区间）。仪器和试剂制造商提供的参考范围（参考区间）与实验室内部建立的参考范围（参考区间）可能不完全一致。这可能因为制造商用于建立参考范围的人群和（或）所使用的仪器和试剂与临床实验室不一样。

建立参考范围（参考区间）的样本是无病史和无药物服用史个体自愿采集的标本，标本数必须满足统计学要求。实验室或其他机构通过检测这些标本并绘制分布图来获得参考范围（参考区间）。检测的数据并非总是呈正态分布。因此，利用非参数统计方法确定人群中间95%的数值。换句话说，该范围代表了人群中间95%的结果，就可以视为参考范围（参考区间）。超出参考范围并不意味着患有某种疾病，只能说5%表观健康人群的结果不在该项检测的参考范围（参考区间）。

2. 理想范围

数十年以前，胆固醇测定结果反映了高脂饮食的个体具有高胆固醇水平，并与血管动脉粥样硬化疾病相关。但用这些看似健康且并未接受药物治疗的个体提供的样本建立参考范围（参考区间）时，就产生了一个偏高的中间95%范围。因此，不建议在某些人群中使用特定检测项目的经典参考范围（参考区间）。为此开始出现了理想或与预后相关的范围（医学决定水平）。通常，这些范围是由专家组将实验室检测结果与临床预后关联时建立的。

3. 治疗范围

某些药物有治疗窗口，为药物的血液、血浆或血清水平提供检测参考。数值低于治疗范围通常反映药物剂量不足，高于治疗范围可能与特定的毒性作用相关。在某些情况下，治疗范围并不是反映血液里药物的浓度，而是反映了药物产生的治疗效果。例如，服用华法林的患者并不是检测血液中的华法林水平。华法林能够降低凝血因子水平，导致凝血酶原时间（prothrombin time，PT）和国际标准化比值（international normalized ratio，INR）延长。因此，华法林治疗范围取决于疗效，而不是在血液中的浓度。

4. 阈值

对于某些实验室检测项目，疾病的存在是否与检测值高于阈值有关。例如，利用肌钙蛋白作为心肌梗死标志物涉及阈值问题，高于阈值水平的检测结果与心肌缺血表现相符。此外，还有一个典型的例子，就是药物滥用监测，0 作为阈值，任何高于 0 的水平都可以作为摄入违禁药品的证据。

对于变异太大而无法使用正常范围或者阈值的检测项目，可以将特定患者的单次实验室结果与该患者之前的结果进行比较。纵向分析随时间变化的结果可以预示"疾病进展"或"疗效好"。

图 1-1 显示了两组个体及其特定检测项目的结果。所有没有疾病的个体检测值均较低，而所有患有疾病的个体检测值均较高，而且各组间没有重叠。图 1-2 显示了一种更常见的情况，有疾病个体和无疾病个体的检测值存在重叠。这意味着诊断阈值必然会对一些患者进行错误分类，从而产生假阳性、假阴性或两者兼有的结果。

5. 灵敏度

人群中个体是否患病为灵敏度关注的重点。检验项目的灵敏度指的是能够识别人群所有患病个体的能力。图 1-2 使用的阈值通过将所有患者的检测值置于线的上方，以最大限度提高灵敏度。这种诊断阈值的设置能减少假阴性的数量（检测值在线的下方为患病的个体），因为每个患病个体

提示

- 建立参考范围（参考区间）的标本是无病史和无药物服用史个体自愿采集的标本。代表人群中间 95% 的结果，即可视为参考范围（参考区间）。
- 对于某些实验室检测项目，疾病的存在是否与检测值高于阈值有关？

都会有阳性的检验结果。然而，该诊断阈值对没有患病个体存在严重的分类错误。随着诊断阈值的降低，越来越多的没有患病个体的检测结果呈阳性，也就是说，他们被诊断为可能患有某种疾病。灵敏度公式为：

$$真阳性 / （真阳性 + 假阴性） \times 100\%$$

真阳性和假阴性是有疾病的人群。如上所述，灵敏度集中在那些患病的个体。

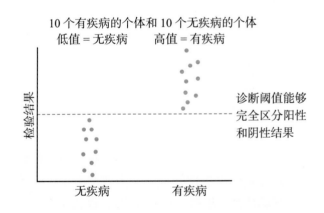

10 个有疾病的个体和 10 个无疾病的个体
低值 = 无疾病　　高值 = 有疾病

诊断阈值能够完全区分阳性和阴性结果

▲ 图 1-1　诊断阈值能够完全区分有疾病与无疾病的情况

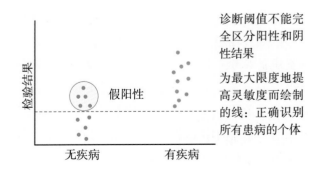

诊断阈值不能完全区分阳性和阴性结果

为最大限度地提高灵敏度而绘制的线：正确识别所有患病的个体

假阳性

▲ 图 1-2　选择诊断阈值，以最大限度提高灵敏度

6. 特异度

无患病人群是特异度关注的重点。特异度是一个统计学词汇，反映检验项目正确识别没有患病人群的有效性。当用特异度描述一个检验项目时，它并不是指在一组相关疾病中诊断"特定"疾病的能力。因此，通过提高图 1-3 所示的阈值，将所有无疾病个体的检测值置于基线以下，可以最大限度地提高特异度。这种做法可以减少假阳性的数量，因为每个没有疾病个体的检测结果都为阴性。然而，该诊断阈值会对有疾病个体存在明显的分类错误。随着诊断阈值的提高，越来越多患病个体的检测结果呈阴性，也就是说，他们可能漏诊了某种疾病。特异度公式为：

真阴性 /（真阴性 + 假阳性）× 100%

真阴性和假阳性为无疾病组。如上所述，特异度集中在那些没有疾病的个体。

7. 假阳性

对于严重且可治疗的疾病，如果存在第二种试验确认，那么，最大限度地提高灵敏度十分重要，如图 1-2 所示。但对于艾滋病的诊断，允许存在少量假阳性结果，这些标本会通过随后的确证试验被准确地检出。否则，漏诊潜在的人类免疫缺陷病毒（human immunodeficiency virus，HIV）感染者的后果非常严重。然而，对于严重且无法治愈的疾病，假阳性结果对患者来说也是灾难性的。对于此类疾病（如胰腺癌），最好使用图 1-3 所示的阈值进行诊断，因为漏诊可能对治疗和预后影响不大。当没有足够的理由最大限度地提高灵敏度或特异度，应该确定合适的阈值，以最大限度地减少假阳性和假阴性的检验结果，如图 1-4 所示。

8. 阳性预测值

检验结果呈阳性的人群是阳性预测值关注的重点。检验项目阳性预测值，表示阳性结果确定某患病个体的可能性。值得注意的是，阳性结果的预测值在很大程度上受到当前区域疾病患病率的影响。例如，在艾滋病流行地区，HIV 感染的初筛试验被确诊为阳性的概率更大，而在 HIV 感

染罕见地区则相反。在后一种情况下，大多数 HIV 初筛呈阳性的患者通过确诊试验证实为假阳性病例。如以下公式所示，低患病率疾病的高假阳性率会降低阳性检测的预测值：

真阳性 /（真阳性 + 假阳性）× 100%

真阳性和假阳性是检测结果呈阳性的组。如上所述，阳性预测值集中在检验结果呈阳性的患者中。

9. 阴性预测值

检验结果呈阴性的人群是阴性预测值关注的重点。检验项目的阴性预测值，表示阴性结果排除某患病个体的可能性。由于阴性预测值的公式

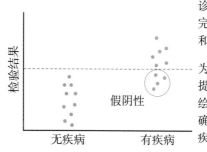

▲ 图 1-3　选择诊断阈值以最大限度地提高特异度

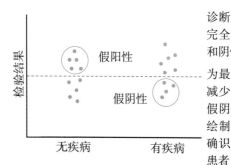

▲ 图 1-4　选择诊断阈值以使假阳性和假阴性数量最少

中不包含假阳性，因此，疾病患病率对它的影响不大。阴性预测值的公式为：

$$真阴性 / （真阴性 + 假阴性） \times 100\%$$

真阴性和假阴性是检测结果为阴性的组。如上所述，阴性预测值集中在检验结果呈阴性的人群中。

10. 患病率和发病率

疾病患病率反映了人口中现有病例的数量，通常用特定人群百分比表示。发病率是指在一段时间内（通常为 1 年）发生的新病例数。如美国咽喉疼痛患病率较低，表示在特定时间内总人口中患有咽喉疼痛的患者比例较低。然而，咽喉疼痛的发病率很高，因为每年都会出现许多新的病例。

11. 精密度和准确度

精密度是指重复检测同一个样本，多次测量结果的一致程度，并不意味着这些非常相近数值的平均值是正确的（图 1-5）。有些分析的精密度很高，但准确度很低。准确度反映了获得数值与真实结果的关系。因此，如果一个样本的结果准确度高，但在重复测量时结果非常不稳定，那么可以说该样本准确度较高而精密度较差。

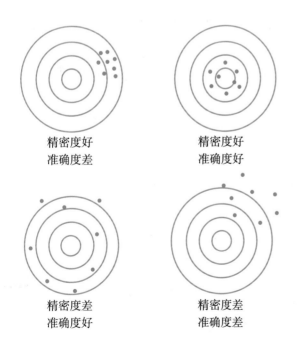

精密度好
准确度差

精密度好
准确度好

精密度差
准确度好

精密度差
准确度差

▲ 图 1-5 "靶形"系列插图，显示了极好或较差的精密度和准确度

12. 实验室误差的分析

实验室分析分为三个阶段。第一个阶段是分析前阶段。该时间从患者准备、样本采集至样本到达实验室。大多数实验室工作的误差都发生在这一阶段。患者准备不当包括患者并未按照特定项目要求禁食、服用干扰实验室检测的药物、使用错误的采血管、标本运送延误、标本储存温度不当，以及含有定量抗凝剂的采血管中血液量不足等。所有这些导致错误结果误差都来自分析前，无论实验室内的分析精密度有多高，都无法提供真实反映患者病情的检测结果。第二阶段是分析阶段，即在实验室分析样品的时间。虽然这个过程中也会出现误差，但由于很多实验室仪器高度自动化，这些误差现在已经不常见，分析阶段误差包括仪器使用不当和使用了过期的试剂。实验室检测的第三个阶段是分析后阶段，该阶段从检测结果产生时开始，到报告给临床医生时结束。此阶段的误差比分析阶段的误差更常见，但比分析前阶段的误差少。例如，未能按时将完成结果录入实验室信息系统及将某患者结果错误地发送给其他患者。

13. 检验项目的选择

由于实验室检验项目的数量、复杂性和成本不断增加，在保证正确诊断的前提下，医务人员如何选择检测项目或选择正确的检测项目面临着巨大的挑战。一般来讲，检验项目选择的先后顺序是采取策略决定的，其中倒推法是一种帮助临床医生正确选择检验项目的常见方法。临床上要确定活化部分凝血活酶时间（actirated partial thromboplastin time，APTT）延长的原因，根据倒推法的原理，实验室会根据该策略的第一个结果，决定下一步选择的检验项目。例如，利用APTT纠正实验进一步评估APTT延长的原因，如果APTT能够被纠正，那么可以直接检测Ⅷ因子、Ⅸ因子、Ⅺ因子和Ⅻ因子；如果APTT不能够被纠正，那么就直接检测APTT反应中的抑制物，如狼疮抗凝物。检测会一直进行下去，直到确定APTT延长的原因。

由于一些实验室检验项目非常相似，一些待测物也有不同的形式，使检验项目的选择变得越来越困难。例如，通常狼疮抗凝物检测也被称为狼疮抑制物检测，狼疮抗凝物和相关物质又统称为抗磷脂抗体。维生素D有几种亚型，其中包括25-羟基维生素D和1,25-二羟维生素D。实验室检验项目选择不当是医疗错误的主要来源。

14. 检验结果的解释

临床实验室有成千上万种检验项目，医疗工作者不可能了解每一种检测的临床意义。随着遗传学检测的开展，这一种情况尤其值得注意，因为基因变异特别多，甚至部分基因改变的临床意义可能尚未完全明确。在一些医疗机构，复杂临床实验室评估的叙述性解释由该领域专家编写。在大多数医疗机构中，此类叙述性解释对完成度有特殊的要求，但最近提出了一个新理念，就是自动为所有复杂临床实验室评估提供叙述性的解释，就像放射学报告和解剖病理学报告一样。越来越多的人认为，对实验室检查结果错误解释是引起患者预后不佳的一个原因。

二、影响检验结果的分析前因素

1. 年龄

一些实验室检测项目在不同年龄段有不同的参考范围，尤其以儿科为主。新生儿血液和其他体液检测物的参考范围与成人或儿童（高年龄段）的区别很大。例如，一些凝血因子在出生后数月内无法达到成人水平。此外，还有一个众所周知

的例子是胆固醇水平随着年龄的增长而升高。

2. 性别

性别对一些实验室检测项目有重大影响，睾酮和雌二醇就是明显的例子。此外，女性在整个月经周期中多种激素的血清浓度也有变化。

3. 体重

肌肉量会影响血液中某些检测物的水平，如肌酸激酶。众所周知，肥胖会引起血清胆固醇水平升高，因为胆固醇水平与身体脂肪含量有关。

4. 患者准备

一些实验室检测项目对患者准备有特殊的要求，这是为临床提供最有用、最准确和最精确结果的前提。患者最常见的准备是禁食，通常为8～12小时，具体取决于检查的项目。饮食会显著影响血清甘油三酯水平，因此需要严格禁食。此外，空腹血糖检测时也需禁食。

5. 患者采血的体位

患者体位可能会影响某些检测项目的结果。患者直立时的血浆容量较低，因为直立时液体会聚积到身体相应的部位。当患者仰卧时，液体从组织返回循环增加，这样循环增加的体积会稀释血液中的某些待测物质。如果体位会影响检测结果且需要比较不同时间的检测值，那么，最好让患者采取同一体位。

6. 静脉血、动脉血和毛细血管末梢血

静脉血的待测物浓度可能与动脉血不同。最典型的例子是血气分析，由于肺部气体交换，造成了动脉血和静脉血的显著差异。末梢血和动脉、静脉血也可能存在差异。末梢血和动脉、静脉血样本中的血糖可能存在显著差异。

三、检验结果的干扰因素

1. 实验室检测中的干扰因素

干扰可能会导致假性高值或假性低值，这取决于干扰物质和特定的检测项目。尽管多种物质会干扰待测物的精确定量，但在选择检测项目和解释测定结果时必须考虑三种主要干扰因素，分别是使血浆和血清呈红色的溶血，使血浆和血清

呈橙色、绿色或棕色的胆红素，使血浆和血清呈乳白色的血脂。多种药物，特别是那些给血浆和血清着色的药物，可以产生显著的分析干扰。一些自动化的实验室检测方法是基于分光光度法，检测结果取决于化学反应后血浆或血清可测量的颜色变化，这就是为什么血清或血浆的颜色变化会干扰实验室检测性能的原因。

2. 药物对检验结果的干扰

药物可以通过两种方式影响实验室检测：一种是仅作为实验室测定中的干扰物质；另一种是通过在体内发挥作用，进而改变实验室检测结果。例如，在接受华法林（香豆素）治疗的患者中，一些药物在体内通过增强或降低华法林诱导的抗凝作用来延长凝血酶原时间（PT）。然而，一些药物仅在体外改变特定检测项目的结果，而在体内没有任何影响。

四、检验项目选择指南

1. 诊断试验前使用筛查试验

筛查试验通常是经济简便的检测方法，用于指示是否需要增加额外的检测以明确诊断。如果有筛查试验，那么进行更昂贵或更耗时的试验前尽量使用筛查试验。例如，利用筛查试验 – 部分凝血活酶时间［结果在数分钟和（或）1 小时内完成，且成本较低］评估凝血级联的主要部分。只有当检测结果升高时，才进行 APTT 相关凝血因子缺陷的检测（结果在数小时内完成且成本昂贵）。

2. 检验项目过多的潜在风险

正如在"参考范围"中指出的，5% 的无患病个体可能超出由健康人群中间 95% 的数值建立的参考范围。因此，如果一个没有患病个体进行了 20 次不同的检测，根据统计学原理，他很可能会有 1 次异常值（5%=1/20）。在医疗实践中，正常患者的异常检测结果通常会指引进一步检查，并引起对不存在疾病的怀疑。因此，将检验项目限制在与患者临床表现相关的检测，就能减少假阳性或假阴性结果。

提示

- 患者最常见的准备是禁食，通常为 8～12 小时，具体取决于检查的项目。饮食会显著影响血清甘油三酯的水平，因此需要严格禁食。此外，空腹血糖检测时也需禁食。
- 在选择检测项目和解释测定结果时必须考虑三种主要干扰因素，分别是使血浆和血清呈红色的溶血，使血浆和血清呈橙色、绿色或棕色的胆红素，使血浆和血清呈乳白色的血脂。

五、标本处理流程

1. 周转时间

如果临床医生对患者的诊疗有了决定，那么再提供准确和精密的实验室检验结果没有任何价值。因为所有的实验室检验结果都无法立即获得，临床医生和实验室人员必须评审每个检验项目的临床相关周转时间（turn around time，TAT）。此外，如果患者因检测结果延迟而未能按时出院，则会引起较大的经济损失。所有与周转时间相关的步骤，从申请检验单到结果报告，都必须仔细分析并尽可能缩短。

2. 血液采集管

目前有多种采血管，绝大多数的采血管利用真空采集血液。采血管的管帽颜色取决于采血前试管的内容物（表 1-1）。部分采血管中含有抗凝剂，以防止试管中的血液凝固。血清是血液凝固后，离心去除凝块和细胞后的液体。血浆是未凝固的血液离心去除细胞后的液体。对于一些实验室项目来说，同一个检测项目使用血清或血浆，结果是一样的。然而，情况往往并非如此。例如，血液凝固后无法进行血细胞计数和凝血试验，因为血液凝固的过程消耗了凝血因子，并将血细胞网罗在血凝块中。如果检测项目不一定需要血清，那么使用血浆可以缩短周转时间，因为没有必要等待血液凝固析出血清。浅蓝色采血管的抗凝剂与试管中的血量有特定的比例，通常是 9 份血液与 1 份枸橼酸盐溶液。当采集的血量不足时，血液与抗凝剂的比例小于 9∶1，那么可能会导致 PT 和 APTT 检测结果的假性升高。因此，浅蓝色采血管必须采集适量的血液，保证凝血项目的准确。

表 1-1　采血管管帽颜色和内容物

管帽颜色	内容物
红色	无添加剂，标本凝固产生血清
浅蓝色	枸橼酸抗凝剂
紫色（薰衣草色）	EDTA 抗凝剂
绿色	肝素抗凝剂
红色 / 绿色	没有抗凝剂，所含的分离胶能够在离心后将血清或血浆和细胞彻底分开
灰色	含草酸抗凝剂和氟化物（抑制糖酵解，葡萄糖测定最适宜）
黄色	酸性枸橼酸葡萄糖溶液抗凝血和利于血液细胞的保存
深蓝色	无添加剂，但经特殊处理保证痕量金属物质的准确定量

3. 血液采集时间

如果待测物浓度具有昼夜节律变化，那么患者可能需要在一天中固定时间进行静脉采血。

动态测试是测量患者对治疗或刺激的反应，血液采集时间对检测结果很重要。口服葡萄糖耐量试验是此类试验的一个例子，该试验测量患者在口服葡萄糖溶液后的血浆葡萄糖水平。

此外，还有治疗药物的监测，血液采集时间对检测结果同样很重要。此类监测是测量某些药物的血清水平，以确定其浓度是否在治疗窗口内。随着药物的吸收、分布和代谢，药物的血清水平变化很大，因此，血液采集时间必须一致。在一些药物的监测中，在下一次给药之前都会存在一个"低谷"水平。

> **提示**
>
> 血清是血液凝固后，离心去除凝块和细胞后的液体。血浆是未凝固的血液离心去除细胞后的液体。

六、细胞损伤和炎症对检验项目的影响

1. 器官损伤释放的血浆标志物

当细胞损伤时，细胞成分会从受损或死亡的细胞中泄漏出来，进入体循环。血清或血浆中的这些"标志"化合物就能够被检测到，并作为器官损伤的监测。细胞损伤血浆标志物 3 个主要的特征是：①不能迅速从循环中清除；②具有相对的器官特异性，因此可以识别受损器官；③在临床实验中能被精确测量。较为典型的例子是心肌梗死中缺血损伤心肌细胞释放的肌酸激酶 MB 组分和肌钙蛋白。

2. 炎症与急性时相反应标志物

在炎症患者中，一些血浆蛋白的浓度会发生显著的变化。感染（甚至是轻微的病毒性疾病）、自身免疫性疾病和一些其他疾病能够引起血浆中某些蛋白的浓度迅速增加，这类蛋白被称为急性时相反应蛋白。评估炎症严重程度的常用检测项目是血沉（erythrocyte sedimentation rate，ESR）和 C 反应蛋白（C-reactive proten，CRP）。急性时相反应蛋白包括纤维蛋白原和血管性血友病因子，在炎症时，纤维蛋白原可以升高 10 倍，血管性血友病因子可以升高 2～3 倍。炎症时升高的血管性血友病因子可以掩盖血管性血友病患者中该因子的缺陷。需要强调的是，该情况在患者急性反应消退获得基线值后才能准确诊断。

3. 感染性疾病的血清学诊断

临床上经常遇到这样的情况，感染原不能通过革兰染色或其他显微技术鉴别，也不适于培养。对于这类感染，一般通过识别和检测针对感染原抗原产生的抗体进行诊断。抗体反应通常需要数天或 1～2 周的时间（取决于既往的抗原接触）才

会出现。在大多数感染中，IgM 抗体出现的时间早于 IgG 抗体，这就是为什么血清学试验中出现 IgM 抗体反映的是急性感染，而不是既往感染。血清学试验也可用于检测和测量与感染相关的抗原。由于检测抗原无须等待抗体反应时间，因此至少能够提前 2 周诊断感染。

七、分子诊断

目前，越来越多的遗传信息用于诊断领域，但大多数临床医生对病历中出现的遗传术语了解有限。本节除从基因和蛋白水平上讲述肿瘤和非肿瘤组织遗传变异的相关术语外，还介绍了与药物不良反应相关的遗传变异信息，也称为药物基因组学。此外，还描述用于病原微生物鉴定的分子诊断结果。

1. 遗传结构与功能

人类有 20 000 多个基因，与正常序列相比，每个人都有多种遗传信息改变。目前在用的参考序列有多个，最常用的参考序列是编码 DNA（coding DNA）参考序列，这就是 DNA 水平变化有时以 "c" 开头的原因。基因序列的构成单位是 4 个核苷酸，即腺嘌呤（adenine，A）、鸟嘌呤（guanine，G）、胞嘧啶（cytosine，C）和胸腺嘧啶（thymine，T）。基因编码蛋白质的序列称为外显子，基因不编码蛋白质的序列被称为内含子。

遗传变异可以引起一个核苷酸与另一个核苷酸的交换、一个或多个核苷酸的缺失、一个或多个核苷酸的插入或其他复杂的变化。大多数外显子变化都会导致与该基因相关蛋白质氨基酸序列的改变。因此，基因变化会引起一种氨基酸与另一种氨基酸的交换、一种或多种氨基酸缺失、一种或多种氨基酸插入。如果遗传密码子变化引入了终止密码子，那么蛋白质合成将会被提前截断。

常见的术语 "突变" 是 "遗传变异" 的同义词，为减少患者对自己被指认为 "突变体" 的担忧，目前越来越多地使用 "遗传变异" 这个词汇。基因突变和基因多态性的区别也存在混淆。突变是与疾病相关，低于 1% 的个体存在基因突变。基因

提示

当细胞损伤时，细胞成分会从受损或死亡的细胞中泄漏出来，进入体循环。血清或血浆中的这些 "标志" 化合物就能够被检测到，并作为器官损伤的监测。

多态性代表一种遗传变异，因为它与 "正常" 的遗传密码不同，但与疾病无关。目前在超过 1% 的个体中发现了基因多态性。突变可以在任何细胞中自发产生。当它们出现在生殖细胞（卵子和精子）外的细胞中时，称为体细胞突变。一些肿瘤突变是体细胞突变，因为这种突变并不是出生时就有的。相反，种系突变发生在患者生殖细胞中，并且这些突变可以遗传。更重要的是，尽管突变可能与疾病有关，但它既能保持沉默，也能促进活动性疾病的发展。

2. 遗传变异 / 突变

当没有检测到突变时，患者报告的结果会显示为 "未检测到突变"、"野生型" 或 "正常"。以下示例将展示如何描述 "一个核苷酸替换另一个核苷酸" 的突变结果，该突变引起了一个氨基酸的改变。在这个例子中，该突变俗称为凝血因子 V 基因 *Leiden* 突变，它还有多种通俗的同义词，其中一个同义词是 "活化蛋白 C 抗性突变，Leiden 型"。这种突变的遗传基础是基因第 1691 位鸟嘌呤核苷酸被腺嘌呤核苷酸替代，可以表示为 "1691G＞A"，属于一种单核苷酸变异（single nucleotide variant，SNV），该术语比单核苷酸多态性（single nucleotide polymorphism，SNP）更准确。该突变也可以表示为 "c.1691G＞A"，因为 "c" 代表了该变化发生在 DNA 水平上。基因中该位置核苷酸的变化导致了凝血因子 V 第 506 位氨基酸的改变，精氨酸残基被谷氨酰胺残基取代，这种改变用氨基酸的三个字母代码表示为 "Arg506Gln"，或者用一个字母代码表示为 "R506Q"。使用氨基酸的三个字母代码可以更容

易识别氨基酸。例如，多个氨基酸是以字母 A 开头，因此，这些氨基酸必须有不同的单字母代码进行识别。例如，目前还不清楚为什么天冬氨酸的单字母代码是 D，但它的三字母代码 Asp 更加清晰明了。蛋白质的变异也可以表示为 p.R506Q，表明了该变化发生在蛋白质的氨基酸序列上。

下面将介绍一种遗传变异 – 囊性纤维化跨膜蛋白调节因子（CFTR）基因的单核苷酸缺失，这种突变俗称为 δ F508 突变。在基因水平上，它可以表示为"1521_1523del"，表明第 1521～1523 位的核苷酸缺失。描述时可能会提到缺失的核苷酸，在本例中，该突变也可以表示为"1521_1523delCTT"，该基因核苷酸缺失导致蛋白中苯丙氨酸的缺失。因此，使用三个字母的氨基酸代码表示该基因编码的蛋白质为"Phe508del"。

基因组中还存在其他变体。一个或多个核苷酸重复时，就会发生基因重复。当第 c.4375 到 c.4385 位核苷酸重复时，这种遗传变异报告为 c.4375_4385dup。当一个或多个核苷酸插入一个基因时，该基因的核苷酸序列就会发生改变。例如，c.4375_4376insACCT 表明在该基因的第 4375 位和 4376 位中间插入了四个核苷酸。目前，还发现了一些更复杂的遗传变异。

3. 肿瘤遗传学的临床研究

从患者非肿瘤组织 DNA 中发现的遗传变异代表了患者本身就存在的遗传变异。然而，从小心分离肿瘤组织 DNA 中发现的遗传变异通常代表了肿瘤组织本身的遗传变异。

以在多种癌症中发现遗传变异的 BRAF 基因为例，BRAF 编码的蛋白是控制多种重要细胞功能的分子，属于信号通路的一部分。常见 BRAF 基因体细胞突变（即不发生于在生殖细胞）的癌症包括黑色素瘤、结直肠癌、卵巢癌和甲状腺癌等。这些突变能够引起细胞信号通路改变，从而导致细胞失控性生长。在这些癌症中，最常见的突变是第 600 位缬氨酸被谷氨酸取代，可以用 Val600Glu 或 V600E 表示。实验室报告通常会标明是否存在 BRAF 突变，而不会描述 DNA 或蛋白

质水平的变化。肿瘤组织的遗传信息可以提供化疗药物的选择和患者预后等重要信息。目前，评估一种特定类型癌症的数十种不同基因突变很常见。例如，可以通过分析乳腺癌组织样本确定其 6 个基因是否存在遗传变异，包括遗传性乳腺癌基因 BRCA1/2；另一个组合包括了 17 个基因，用于评估乳腺癌患者的治疗和预后。这些基因分析包括针对特定基因改变的定向分析或者基因内小片段或大片段的测序。

BRAF 基因突变，也称为 BRAF 原癌基因突变，可以出现在多种非恶性疾病中。例如，目前发现至少有两个 BRAF 基因突变会导致努南综合征（Noonan syndrome），其中一个突变是第 241 位的苏氨酸被脯氨酸取代，表示为"Thr241Pro"，另一个突变是第 245 位的亮氨酸被苯丙氨酸取代，表示为"Leu245Phe"。

液体活组织检查（简称活检）是检测血液样本中循环肿瘤细胞或肿瘤细胞的 DNA 片段，它可用于早期发现癌症或确定恶性肿瘤是否复发。与活检相比，使用血液样本可以更频繁地评估患者状态并检测疾病进展过程中出现的分子变化。

4. 全外显子组测序和全基因组测序的临床研究

当无法从患者检测结果进行诊断，又确实提示了疾病由潜在的遗传因素引起时，就需对整个外显子组或整个基因组进行测序，即全外显子组测序（whole etome sequencing，WES）和全基因组测序（whole genome sequencing，WGS）。对 DNA 序列蛋白质编码区域测序就是 WES，该区域约仅占人类基因组 2%，该分析能够确定多种与疾病相关的突变。整个外显子组测序可以提供数千个基因数据。WES 可以在肿瘤样本和非肿瘤样本中进行。外显子组分析的实验室报告通常提供所发现基因变异的数量，其中一部分命名了发生在疾病基因上的特定有害突变，该突变与临床表型相关。例如，这种遗传分析会考虑出血性疾病患者中是否存在与出血综合征相关的遗传变异。另一部分列出了疾病相关基因中临床意义未明的变异，因为不清楚这种遗传变异是否与临床表型相关。报告还

列出了医学可诉性突变，但与临床表型无关，如本例中的出血。越来越多的医学文献报道突变与特定疾病的新关联，对 WES 和 WGS（见下文）提出了"测序一次，反复分析"的建议。

WGS 是同时对内含子和外显子（即整个基因组）进行测序，这种分析能够产生更多的序列信息，因为它覆盖了整个基因组的 95%～98%，因此可以识别外显子外的突变。当难以确诊且疾病似乎由遗传因素引起时，既可以选择 WGS，也可以选择 WES。

目前，关于 WGS 和 WES 的优势仍存在争议。WES 的优点是花费少、周转时间快。因为 WES 只读取约 2% 的基因组，因此检测的费用更低。此外，WES 所需的数据存储更少，数据分析速度更快、分析成本更低。然而，在 WES 中，外显子组某些区域没有进行测序，可能会导致某些遗传变异的漏检。WGS 可以更好地识别一些复杂的遗传变异，如拷贝数变异和重排，这在肿瘤的遗传分析中尤为重要。

5. 药物基因组学的临床研究

药物基因组学和药物遗传学两个术语经常互换使用。药物遗传学是描述单一基因变异如何影响机体对单一药物的反应。药物基因组学是一个更广泛的术语。对于这种描述，两个术语可以互换使用。

很早以前，人们就发现一些人对某些药物没有预期反应。对一些人来说，这种药物无效可能归结于药物代谢相关的基因产物。在某些情况下，该基因编码的蛋白质能够将药物代谢成活性形式。譬如，基因 CYP2C19 编码的一种蛋白质，具有酶活性，能够将药物氯吡格雷代谢为其活性形式。氯吡格雷的代谢物能够抑制腺苷二磷酸（adenosine diphosphate，ADP）与血小板受体的结合，从而抑制血小板聚集。当正常形式的基因缺失时，由于编码蛋白缺失导致患者无法产生具有活性的药物代谢物，因此也称为功能缺失性突变。CYP2C19 基因不同突变也可获得功能性的增益。在有这些突变的患者中，氯吡格雷能够更高效地转化为功能代谢产物。在药物基因组学的实验室

报告中，大部分是以等位基因形式出现。单个等位基因分子改变在药物基因组学上比较罕见。例如，CYP2C19*5 是 CYP2C19 等位基因中的一种，它是 CYP2C19 基因第 1297 位胸腺嘧啶替换了胞嘧啶（1297C＞T），这种改变导致了 CYP2C19 蛋白中第 433 位的精氨酸被色氨酸取代（Arg433Trp）。尽管 DNA 水平和蛋白水平都发生了变化，但该变化的基因描述是 *X，其中 * 表示等位基因。在氯吡格雷和 CYP2C19 的药物 – 基因相互作用方面，目前存在多个功能缺失等位基因和一个公认的功能增强型等位基因。正常等位基因，也称为 CYP2C19 野生型等位基因，表示为 *1。其他所有等位基因都属于一种遗传变异，能够引起功能缺失或功能增强。重要的是，氯吡格雷可被另外两种抑制 ADP 与血小板受体结合的药物取代。因此，如果药物基因组学提示该患者对氯吡格雷反应异常，那么患者可以接受同样有效但更昂贵的药物，以达到预期的临床效果。

6. 传染性疾病分子诊断的临床研究

利用分子检测可以在数小时内完成传染源的鉴定，这种检测既不需要分离和培养病原体，也不需要评估它的细胞病变效应，因此可以节省数天到数周时间。分子技术通常能够在一次检测中确定一种或多种传染源。这种技术通过比对样本中的 DNA 片段与已知微生物的 DNA 序列来获得结果。实验室报告会显示是否检测到某种病原体。如单一病原体检测，结果会显示是否检测到寨卡病毒 DNA。如果利用胃肠道病毒组合检测来鉴定引起胃肠道疾病的任意一种病原体，那么实验室报告就会列出检测到的病原体。

八、细胞遗传学诊断

1. 术语

核型分析可以检测染色体大小和数目的总体变化。当两条染色体断裂，断裂的片段与不同的染色体重新连接时，细胞遗传学可以检测到染色体的断裂和转移。在细胞遗传学报告中，如果要描述一个基因在染色体上的位置，那么，首先就

要列出它所在的染色体编号，如果它在 X 或 Y 染色体上，则列出字母。进一步定位要标明染色体短臂和长臂，分别用字母 "p" 和字母 "q" 表示。下一步的定位用数字标明染色体上的一个区域和细胞遗传学染色中最接近目标基因的条带位置。例如，"7q31" 表示该基因位于 7 号染色体长臂 3 区 1 带。"7q31.1" 提供了更详细的信息，表示该基因位于 7 号染色体长臂 3 区 1 带第 1 亚带（见第 2 章，核型分析方法）。

2. 细胞遗传学鉴定的遗传变异

通过核型分析辨别染色体的形态可以发现染色体大片段移动引起的遗传变异（见第 2 章）。细胞遗传学上常见的变异是染色体易位。易位发生在两个非同源染色体之间，这些染色体都含有不同的基因。相比之下，同源染色体是一对编号相同染色体，一条来自父亲，一条来自母亲。同源染色体具有相同的基因，但这些等位基因可能不同。当一个 DNA 片段从 A 染色体移动到 B 染色体，而 B 染色体上的 DNA 没有转回 A 染色体时，就称为简单易位。或者，如果 B 染色体上的一个片段又转移到 A 染色体上，则称为相互易位。如果两条染色体的交换数量相等，则称为平衡易位；如果从一条染色体转移的数量多于另一条染色体转移回来的数量，则称为非平衡易位。

例如，8 号染色体断裂的片段易位到 14 号染色体，其中 8 号染色体上断裂的位置是 8q24，而 14 号染色体上重新连接位置是 14q32，该易位就报告为 t（8;14）（q24;q32）。本书第 13 章将详细讲解与恶性血液病相关的多种易位。几种类型癌症由获得性易位引起。例如，在慢性粒细胞白血病中发现的 "费城染色体" 是 t（9;22）（q34;q11）。易位只是细胞遗传学变异中的一种。

此外，还存在染色体缺失［cri-du-chat 综合征（猫叫综合征）由 5 号染色体部分缺失引起，这种遗传变异可以表示为 del（5）］，或者出现染色体增加（细胞中任何染色体增加 1 条就成为三体型）。单个染色体断裂片段重新连接到该染色体的不同位置，称为染色体移位。在减数分裂过程中，遗传物质在同源染色体交换产生重组染色体时，就会发生染色体交叉。一条染色体断裂、翻转，并重新插入到该染色体的同一位置，称为染色体倒位。一条染色体片段复制并保留在该染色体上，被称为染色体复制。此外，还有其他已知更复杂的细胞遗传学变异。

3. 荧光原位杂交的临床研究

荧光原位杂交（fluorescence in situ hybridization，FISH）是利用荧光探针检测和定位染色体上的特定 DNA 序列。FISH 可以利用 21 号染色体基因探针确定细胞内 21 号染色体的拷贝数，这种分析在唐氏综合征的评估中提供了非常有用的信息。FISH 可以利用两个独立基因的探针，确定两个目标基因是否由于易位而分离或者融合。FISH 还可以确定单个基因是否由于易位而发生断裂（见第 2 章，FISH 分析方法）。

4. 比较基因组杂交和微阵列比较基因组杂交的临床研究

与 FISII 相关的实验室方法是比较基因组杂交（comparative genome hybridization，CGH），新兴微阵列 CGH 比常规 CGH 更敏感和特异，这种分析可以确定整个染色体或部分染色体的增加或者缺失，并提供了有关基因拷贝数变异的信息。CGH 检测适用于癌症患者、病因不明的精神发育迟滞的患者及有先天性异常或畸形的患者（见第 2章，CGH 的方法）。

▶ **自测题**

1. 下列哪个物质是用 SI 单位描述?

A. 4.3g/dl 白蛋白

B. 0.6mg/dl 胆红素

C. 1.2ng/ml 地高辛

D. 80μmol/L 肌酐

2. 下列哪种真空采血管不含有抗凝剂?

A. 浅蓝色管盖的采血管

B. 紫色管盖的采血管

C. 红色管盖的采血管

D. 绿色管盖的采血管

3. 下列哪种体液是样本凝血后去掉血凝块再进行检测的？

A. 血清

B. 脑脊液

C. 血浆

D. 胸腔积液

4. 下列哪种物质是由理想的临界高值表示，而不是基于传统高斯分布的参考范围？

A. 钠

B. 血红蛋白

C. 总胆固醇

D. 促甲状腺激素

5. 下列哪种物质的参考范围会随着昼夜变化而变化的？

A. 总皮质醇

B. 总雌激素

C. 凝血酶原时间

D. 维生素 D

6. 国际标准化比率（INR）的参考范围是一个

A. 理想范围

B. 参考范围

C. 治疗范围

D. 按性别划分的范围

7. 当一项检测的诊断临界值设置在检测灵敏度为 100% 并且患病和非患病的检测结果之间存在重叠时，以下哪项是正确的？

A. 没有假阳性

B. 存在假阳性

C. 存在假阴性

D. 真阳性率为 100%

8. 以下哪项代表阴性试验预测值的正确定义？

A. 真阴性 /（真阴性 + 假阳性）×100

B. 真阳性 /（真阳性 + 假阳性）×100

C. 真阴性 /（真阴性 + 假阴性）×100

D. 真阳性 /（真阳性 + 假阴性）×100

9. 某项实验室结果的期望值为 100mg/dl，利用同一份血液样本重复检测 10 次，结果为

300～305mg/dl。下列哪项是正确的？

A. 准确度好，精密度差

B. 精密度好，准确度差

C. 准确度和精密度都好

D. 准确度和精密度都差

10. 下列哪一种激素受性别的影响最小？

A. 睾酮

B. 黄体生成素

C. 雌二醇

D. 促甲状腺激素

11. 如果患者在采集样本前未经适当的禁食，下列哪一项检测的结果会高于真实的基础值？

A. 葡萄糖

B. 肌酐

C. 血红蛋白

D. 凝血酶原时间

12. 下列哪一项最有可能被用作筛选试验，常用于确定是否需要增加额外的检测？

A. 部分凝血活酶时间（PTT）

B. Ⅷ因子

C. 血管性血友病因子活性

D. 凝血因子 V 基因 *Leiden* 突变的检测

13. 下列哪种物质是从受损细胞中释放出来的，而不是功能正常器官中合成的？

A. 白蛋白

B. 免疫球蛋白 G（IgG）

C. 肌钙蛋白 I

D. 纤维蛋白原

14. Arg506Gln 指的是下列哪一项？

A. 蛋白质第 506 位的谷氨酰胺被精氨酸取代

B. 蛋白质第 506 位氨基酸前后的精氨酸和谷氨酰胺缺失

C. 蛋白质第 506 位的精氨酸被谷氨酰胺取代

D. 蛋白质第 506 位氨基酸插入了精氨酸和谷氨酰胺

15. 氯吡格雷的药物基因组学检测报告中会标明下列哪一项内容？

A. 与 DNA 相关的核苷酸变异

B. 等位基因的变异

C. 蛋白质的变异

D. RNA 相关的核苷酸变化

答案与解析

1. 正确答案是 D。答案 A 不正确，因为白蛋白的国际单位为 g/L。答案 B 不正确，因为单位不是摩尔值。答案 C 也是如此。

2. 正确答案是 C。蓝色管盖的采血管含有枸橼酸钠抗凝剂，紫色管盖的采血管含有 EDTA 抗凝剂，绿色管盖的采血管含有肝素抗凝剂。因此，这些采血管都含有抗凝剂。

3. 正确答案是 A。血清是血液凝固后产生的，检测前需要去除血凝块再进行测定。脑脊液和胸腔积液在分析前不凝固。

4. 正确答案是 C。摄入富含脂肪的食物人群，其总胆固醇参考范围与动脉粥样硬化疾病有关。因此，该范围是理想的临界高值。然而，这个问题的其他选项的参考范围均使用代表中间 95% 健康人群的数值。

5. 正确答案是 A。凝血酶原时间和维生素 D 与昼夜变化无关。雌激素随月经周期变化，但没有昼夜变化。

6. 正确答案是 C。INR 是评价华法林抗凝疗效的指标。INR 没有性别特异性的参考范围。

7. 正确答案是 A。当患病者和非患病者的检测结果存在重叠时，若检测灵敏度为 100%，则要求同时检测假阳性结果。假阳性的存在表明真阳性的百分比小于 100%。

8. 正确答案是 C。选项 A 是特异度的定义，选项 B 是阳性预测值的定义，选项 D 是灵敏度的定义。

9. 正确答案是 B。精密度是指检测值的聚集程度。准确度是指检测值与真实值的接近程度。在本题目中，检测值是紧密聚集的，但是它们与真实值相差较远。

10. 正确答案是 D。男性的睾酮很高，而女性的黄体生成素和雌二醇很高。

11. 正确答案是 A。当患者不禁食时，血糖可以显著高于其真实的基础值；其他选项的指标不会因为没有禁食而发生显著改变。

12. 正确答案是 A。部分凝血活酶时间通常与凝血酶原时间一起用于筛查特定的凝血因子缺陷；其他选项代表了更为深入、具体的实验室检测，不太可能用于筛查多种凝血障碍。

13. 正确答案是 C。其他三种蛋白质是在正常细胞中合成的，不会从受损细胞中释放。肌钙蛋白 I 和肌钙蛋白 T 是从受损的心肌细胞中释放的。

14. 正确答案是 C。列出的第二种氨基酸取代了第一种的氨基酸。

15. 正确的答案是 B。药物基因组学结果通常表示为存在的基因形式，即等位基因。

拓展阅读

[1] den Dunnen JT, et al. HGVS recommendations for the description of sequence variants—2016 update. *Hum Mutat.* 2016;37:564–569.

[2] Committee on Diagnostic Error in Health Care. In: Balogh EP, Miller BT, Ball JR, eds. *Improving Diagnosis in Health Care.* Washington, DC: National Academies Press; 2015:chap. 4.

[3] Gornall AG. Basic concepts in laboratory investigation. In: Gornall AG, ed. *Applied Biochemistry of Clinical Disorders.* Philadelphia, PA: Harper and Row; 1980:chap 1.

[4] Laposata M, Dighe AS. "Pre-pre" and "post-post" analytical error: high incidence patient safety hazards involving the clinical laboratory. *Clin Chem Lab Med.* 2007;45:712–719.

[5] Laposata ME, Laposata M, Van Cott EM, Buchner DS, Kashalo MS, Dighe AS. Physician survey of a laboratory medicine interpretative service and evaluation of the influence of interpretations on laboratory test ordering. *Arch Pathol Lab Med.* 2004;128:1424–1427.

[6] McPherson RA. Laboratory statistics. In: McPherson RA, Pincus MR, eds. *Henry's Clinical Diagnosis and Management by Laboratory Methods.* 21st ed. Philadelphia, PA: WB Saunders; 2006 [chapter 9].

[7] Passiment E, Meisel JL, Fontanesi J, Fritsma G, Aleryani S, Marques M. Decoding laboratory test names: a major challenge to appropriate patient care. *J Gen Intern Med.* 2013;28:453–458.

第 2 章　方　法
Methods

Michael Laposata　James H. Nichols　Paul Steele　Thomas P. Stricker　Mayukh K. Sarkar　著

刘艳霞　梁少聪　郭勇晖　蔺亚晖　胡秀梅　虞　倩　译　　应斌武　周宏伟　校

任何一部检验医学的教科书，如果没有描述临床检测方法都不完整。本章描述的方法主要为临床实验室常见的方法。描述的每种方法都提供了检测基本概念的概述（最大限度地减少了细节），同时加入了临床的重要信息，以及对检测费用和实验室检测复杂性的论述。

有些方法描述了几乎只在临床实验室中使用的特定检测方法，如血浆凝血酶原时间（PT）及活化部分凝血活酶时间（APTT）是用于临床评估的检测方法，目的是确定凝血级联反应中的因子缺陷。其他方法是临床实验室内外使用的标准技术，如流式细胞术是一种在多个场景中使用的标准技术，在本章中将展示它是如何用于临床实验室检测的（图 2-1 至图 2-48）。

有些检测是在实验室外患者旁边进行的，这些检测方法被称为"床旁检测"，也称为即时检测（point of care testing，POCT）。本章包含了葡萄糖床旁检测和各种化合物床旁检测的插图，这些化合物可以通过免疫学方法（免疫测定法）进行检测。

临床实验室用于基因变异的检测方法发展迅速，这些实验室研究往往非常复杂和昂贵，因此，大多数临床实验室很难进行检测。此外，一些基因变异对临床的影响尚不清楚。基因检测（特别是涉及基因测序的分析），产生没有已知临床意义结果的情况并不少见。本章将介绍一些用于检测基因突变和基因测序的基因。

本章中所描述的每项分析方法费用评估是一个近似值，分为低、中或高。运营实验室的机构设定检测费用通常与检测所需的试剂、耗材和劳动力费用成比例是可以理解的。然而，有时执行测试的实际费用和机构收取检测费用的差异很大。考虑到该问题，本章为每种方法提供费用估计与实验室中试剂、耗材和人工的实际成本介绍，并解释为何检测收取的费用应该在低、中或高的相同范围内，但情况并不总是如此。

每种方法都有一个说明，来反映它是手工、半自动的，还是高度自动化的。涉及显微镜使用时，还添加了注释，因为任何技术在需要用到显微镜时都高度依赖人工操作。值得注意的是，对于某些方法，可以选择手工检测或使用某种级别的自动化设备，手工检测通常成本较低。事实上，越大的临床实验室自动化程度越高，因为越大的实验室更有可能拥有足够的检测量和财力来证明选择自动化的合理性。术语"半自动"表示存在与执行分析某些步骤的仪器使用相关联的手工操作。

抗核抗体（antinuclear antibody，ANA）检测

通过识别与细胞核结合形成特定核型的抗体来筛查自身免疫性疾病

费用：低 显微镜检查（手工）

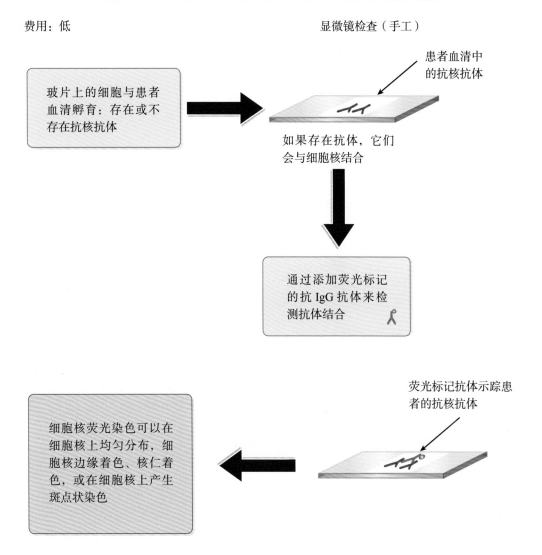

玻片上的细胞与患者血清孵育：存在或不存在抗核抗体

患者血清中的抗核抗体

如果存在抗体，它们会与细胞核结合

通过添加荧光标记的抗 IgG 抗体来检测抗体结合

荧光标记抗体示踪患者的抗核抗体

细胞核荧光染色可以在细胞核上均匀分布，细胞核边缘着色、核仁着色，或在细胞核上产生斑点状染色

如果检测到抗体，则不断稀释患者血清，直到不再检测到染色。最终结果包括可检测反应的最高血清稀释度和核型

▲ 图 2-1 抗核抗体检测

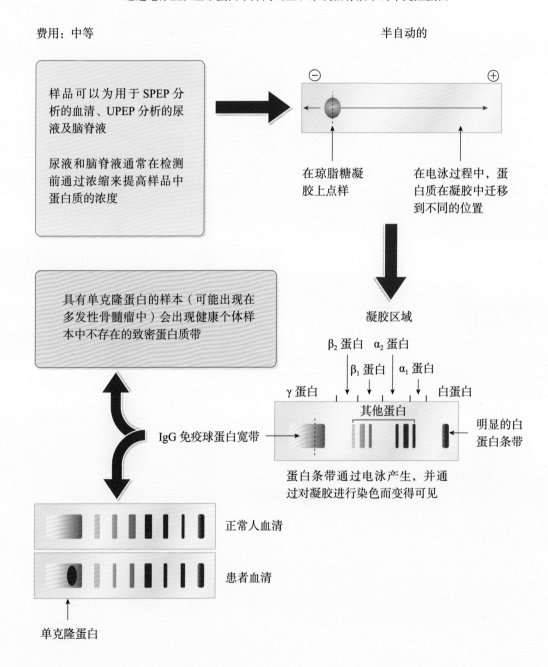

蛋白电泳（protein electrophoresis，PEP）

通过电泳法从正常蛋白中分离出血、尿或脑脊液中的单克隆蛋白

费用：中等　　　　　　　　　　　　　　　　半自动的

样品可以为用于 SPEP 分析的血清、UPEP 分析的尿液及脑脊液

尿液和脑脊液通常在检测前通过浓缩来提高样品中蛋白质的浓度

在琼脂糖凝胶上点样

在电泳过程中，蛋白质在凝胶中迁移到不同的位置

凝胶区域

具有单克隆蛋白的样本（可能出现在多发性骨髓瘤中）会出现健康个体样本中不存在的致密蛋白质带

β_2 蛋白　α_2 蛋白

β_1 蛋白　α_1 蛋白

γ 蛋白　　　　　　　　　白蛋白

其他蛋白

IgG 免疫球蛋白宽带　　　　　　　明显的白蛋白条带

蛋白条带通过电泳产生，并通过对凝胶进行染色而变得可见

正常人血清

患者血清

单克隆蛋白

▲ 图 2-2　蛋白电泳
SPEP. 血清蛋白电泳；UPEP. 尿蛋白电泳

免疫固定技术

通过测定与单克隆蛋白结合的抗体，鉴定单克隆免疫球蛋白中的重链和轻链

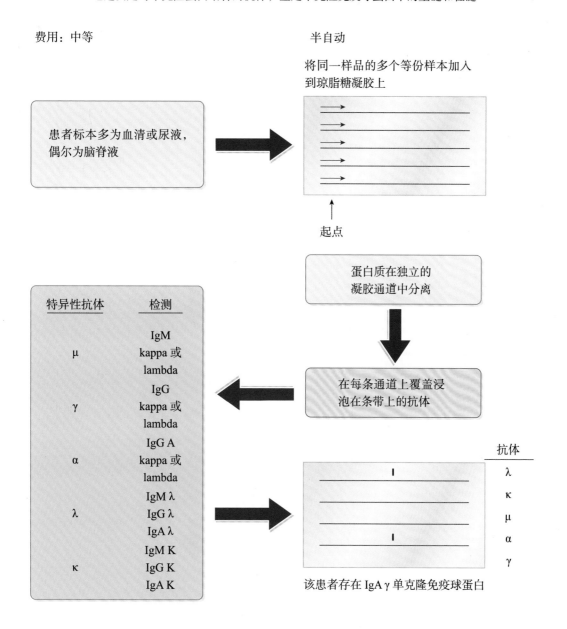

费用：中等

半自动

将同一样品的多个等份样本加入到琼脂糖凝胶上

患者标本多为血清或尿液，偶尔为脑脊液

起点

蛋白质在独立的凝胶通道中分离

在每条通道上覆盖浸泡在条带上的抗体

特异性抗体	检测
μ	IgM kappa 或 lambda
γ	IgG kappa 或 lambda
α	IgG A kappa 或 lambda
λ	IgM λ IgG λ IgA λ
κ	IgM K IgG K IgA K

抗体

λ
κ
μ
α
γ

该患者存在 IgAγ 单克隆免疫球蛋白

▲ 图 2-3　免疫固定技术

流式细胞术

通过使用抗原特异性荧光抗体鉴定细胞类型和评估细胞表面标志物

费用：高　　　　　　　　　　　　　　　　　使用较为复杂的仪器并包含大量手工处理

用于识别细胞类型　　　　　　　　　　　　用于判定细胞表面标志物

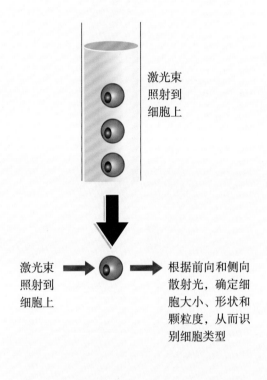

激光束
照射到
细胞上

激光束
照射到
细胞上　根据前向和侧向
散射光，确定细
胞大小、形状和
颗粒度，从而识
别细胞类型

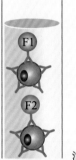

混合了不同细胞表面
标志物抗体的细胞悬
浮液：每个细胞表面
标志物都有一个独特
的荧光标记（F1 与 F2
不同）

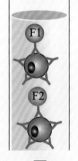

当细胞在仪器内流动并暴露在激光下时，每种荧光化合物都可以被识别：当细
胞表面标志物与特异性荧光抗体结合时，细胞表现为荧光阳性

▲ 图 2-4　流式细胞术

散射比浊法

通过测量抗原 – 抗体复合物引起的光散射，来定量某些蛋白质和其他化合物

费用：中等　　　　　　　　　　　　　　　　　半自动的

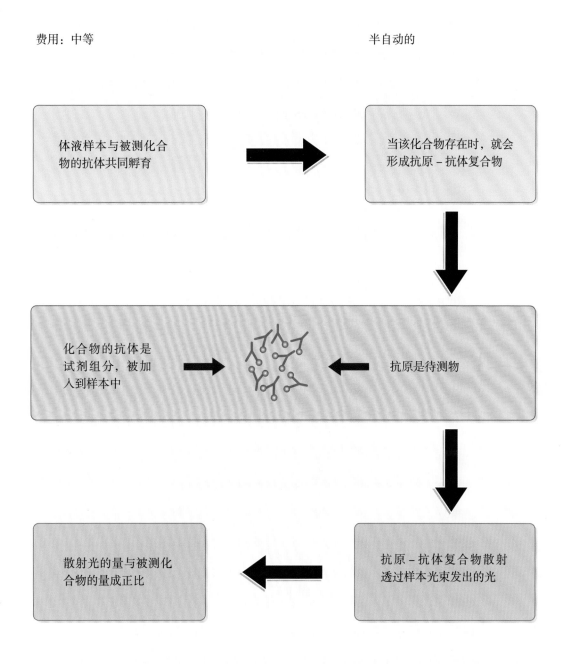

冷球蛋白分析

通过检测血清中沉淀出来的蛋白质类型，判断疾病类型

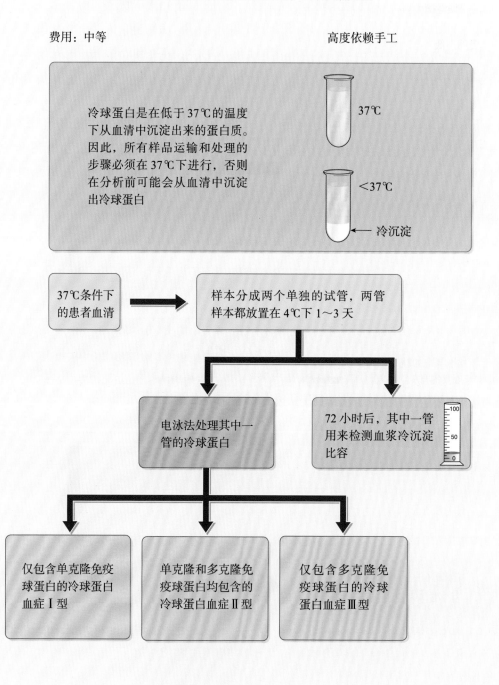

▲ 图 2-6　冷球蛋白析

革兰染色法

通过对微生物进行固定和染色，并在玻片上对其进行显微镜检查，来鉴定来自不同样本类型中的感染性微生物

费用：低　　　　　　　　　　　　　　　　　　需用显微镜镜检（手工）

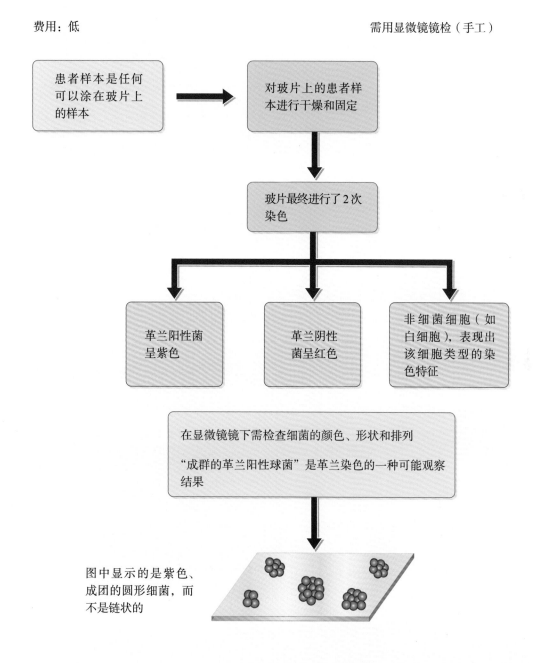

图中显示的是紫色、成团的圆形细菌，而不是链状的

▲ 图 2-7　革兰染色法

微生物培养

通过在培养基中培养并在分离后进行生化试验来鉴定病原微生物

费用等级：中到高，取决于检测范围

主要是人工操作，对不同培养基中的菌落进行多次观察与检测

样本采集	待处理的样本可以是：		
	- 液体，如除血液外的体液（处理方式不同）	- 固体或半固体，如痰、粪便或组织	- 从被感染的部位（如伤口）擦拭的拭子

微生物在需氧或厌氧环境中的生长	样本可以是：		
	- 涂在≥1 块琼脂平板上，让微生物生长成菌落	- 接种到促进微生物生长的肉汤中	- 接种在试管内的琼脂上，可促进某些细菌的生长

微生物分离	生长在琼脂表面的菌落首先具有菌落形态特征，为微生物鉴定提供了早期线索，然后可以对感兴趣的菌落进行继代培养，以进行物种鉴定

微生物鉴定	分离自菌落的微生物可以通过一系列生化测试，其结果显示以百分比可能性来鉴定某种微生物

▲ 图 2-8 微生物培养

血培养

通过使用特殊培养基促进生长和检测二氧化碳的生成，以确定血液中是否存在感染性病原体

费用：高　　　　　　　　　　　　　　现在大多数实验室都实现了高度自动化

样本采集	在静脉穿刺前，必须用清除皮肤微生物的药剂仔细清洁手臂表面，否则非致病性皮肤细菌会污染血培养
	含有或不含有微生物的血液被收集到瓶中，在有氧或厌氧环境中培养

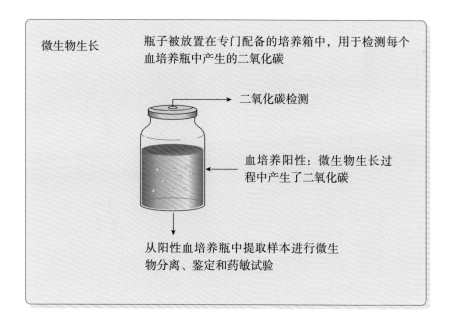

微生物生长　　　瓶子被放置在专门配备的培养箱中，用于检测每个血培养瓶中产生的二氧化碳

二氧化碳检测

血培养阳性：微生物生长过程中产生了二氧化碳

从阳性血培养瓶中提取样本进行微生物分离、鉴定和药敏试验

▲ 图 2-9　血培养

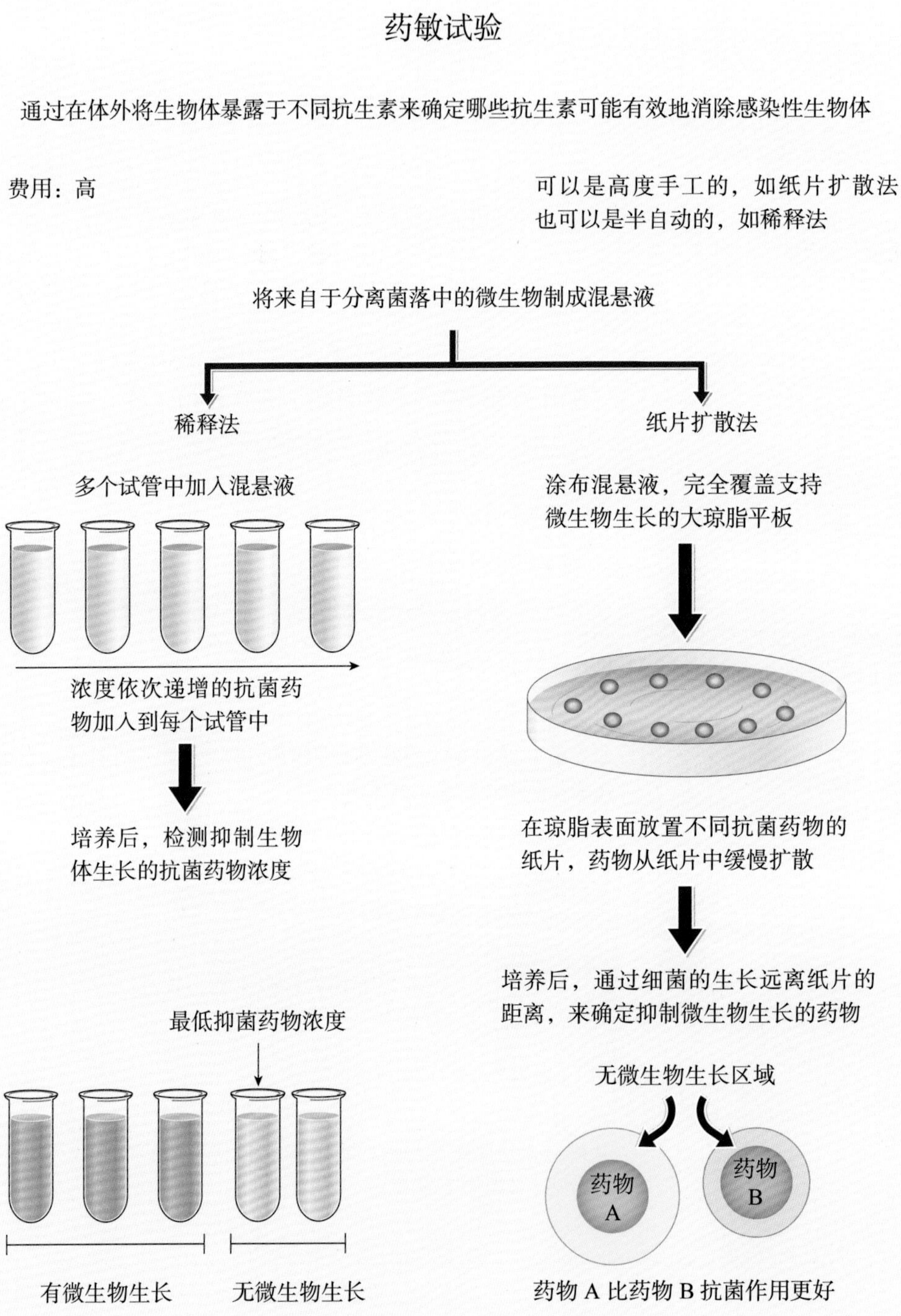

药敏试验

通过在体外将生物体暴露于不同抗生素来确定哪些抗生素可能有效地消除感染性生物体

费用：高

可以是高度手工的，如纸片扩散法；
也可以是半自动的，如稀释法

将来自于分离菌落中的微生物制成混悬液

稀释法

纸片扩散法

多个试管中加入混悬液

涂布混悬液，完全覆盖支持
微生物生长的大琼脂平板

浓度依次递增的抗菌药
物加入到每个试管中

在琼脂表面放置不同抗菌药物的
纸片，药物从纸片中缓慢扩散

培养后，检测抑制生物
体生长的抗菌药物浓度

培养后，通过细菌的生长远离纸片的
距离，来确定抑制微生物生长的药物

最低抑菌药物浓度

无微生物生长区域

药物
A

药物
B

有微生物生长   无微生物生长

药物 A 比药物 B 抗菌作用更好

▲ 图 2-10   药敏试验

直接和间接免疫荧光法

通过显微镜荧光检查来检测抗原抗体结合，以评估多种特异性抗原

费用：中等　　　　　　　　　　　　　　　手工显微镜检查

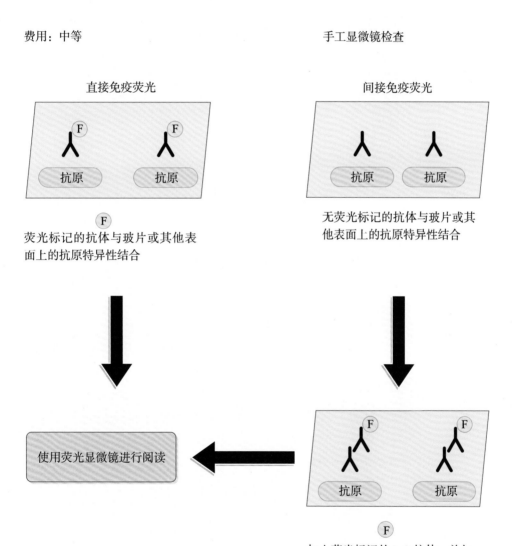

直接免疫荧光

荧光标记的抗体与玻片或其他表面上的抗原特异性结合

间接免疫荧光

无荧光标记的抗体与玻片或其他表面上的抗原特异性结合

使用荧光显微镜进行阅读

加入荧光标记的 IgG 抗体，并与上一步中结合抗原的抗体结合

▲ 图 2-11　直接和间接免疫荧光法

自动白细胞分类计数法

计数白细胞数和列举主要白细胞类型，通过红细胞计数、血红蛋白分析确定红细胞数量，并测定红细胞指数和血小板计数

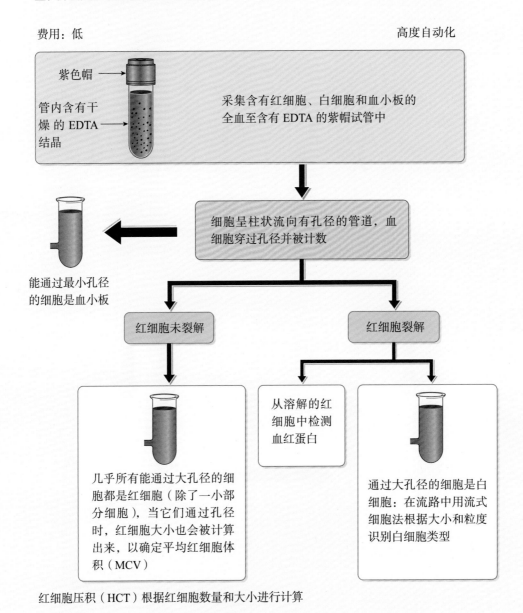

▲ 图 2-12　自动白细胞分类计数法

外周血涂片分析

通过显微镜检查染色后的血细胞来确定所有血细胞大小、形状及异常形态

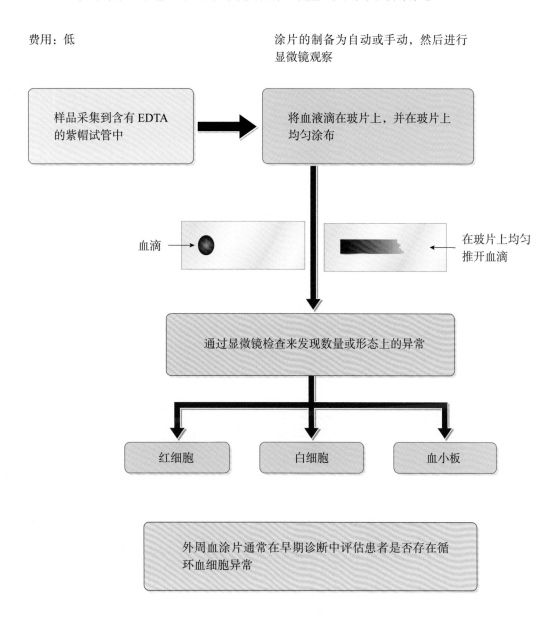

费用：低

涂片的制备为自动或手动，然后进行
显微镜观察

样品采集到含有 EDTA
的紫帽试管中

将血液滴在玻片上，并在玻片上
均匀涂布

血滴

在玻片上均匀
推开血滴

通过显微镜检查来发现数量或形态上的异常

红细胞　　白细胞　　血小板

外周血涂片通常在早期诊断中评估患者是否存在循
环血细胞异常

▲ 图 2-13　外周血涂片分析

镰状细胞筛查试验

通过观察红细胞呈镰刀状或血红蛋白 S 有限溶解度的方法，快速评估血红蛋白 S 的存在

费用：中等　　　　　　　　　　　　　　　　手工检测，镰状细胞需要通过显微镜检查

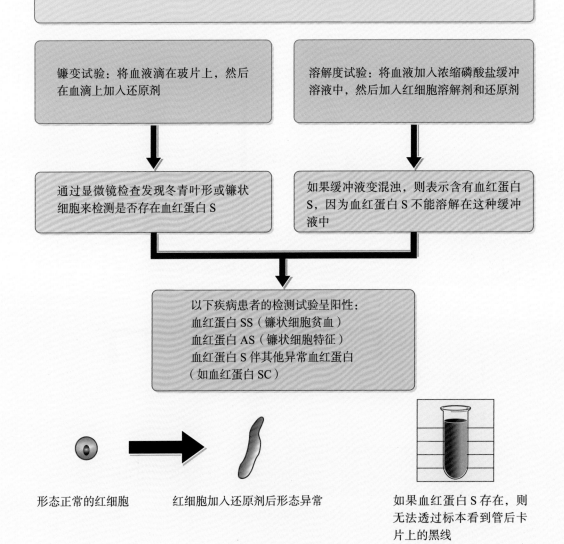

采集血样至含有 EDTA 的紫帽试管中：以下两种可用于检测镰状血红蛋白的检测方法

镰变试验：将血液滴在玻片上，然后在血滴上加入还原剂

溶解度试验：将血液加入浓缩磷酸盐缓冲溶液中，然后加入红细胞溶解剂和还原剂

通过显微镜检查发现冬青叶形或镰状细胞来检测是否存在血红蛋白 S

如果缓冲液变混浊，则表示含有血红蛋白 S，因为血红蛋白 S 不能溶解在这种缓冲液中

以下疾病患者的检测试验呈阳性：
血红蛋白 SS（镰状细胞贫血）
血红蛋白 AS（镰状细胞特征）
血红蛋白 S 伴其他异常血红蛋白（如血红蛋白 SC）

形态正常的红细胞　　　红细胞加入还原剂后形态异常　　　如果血红蛋白 S 存在，则无法透过标本看到管后卡片上的黑线

▲ 图 2–14　镰状细胞筛查试验

血红蛋白分析

用一种或多种方法来区分不同的血红蛋白类型，从而检测不同的血红蛋白

费用：中等　　　　　　　　　　　　　　　　　　　　　　　　半自动的

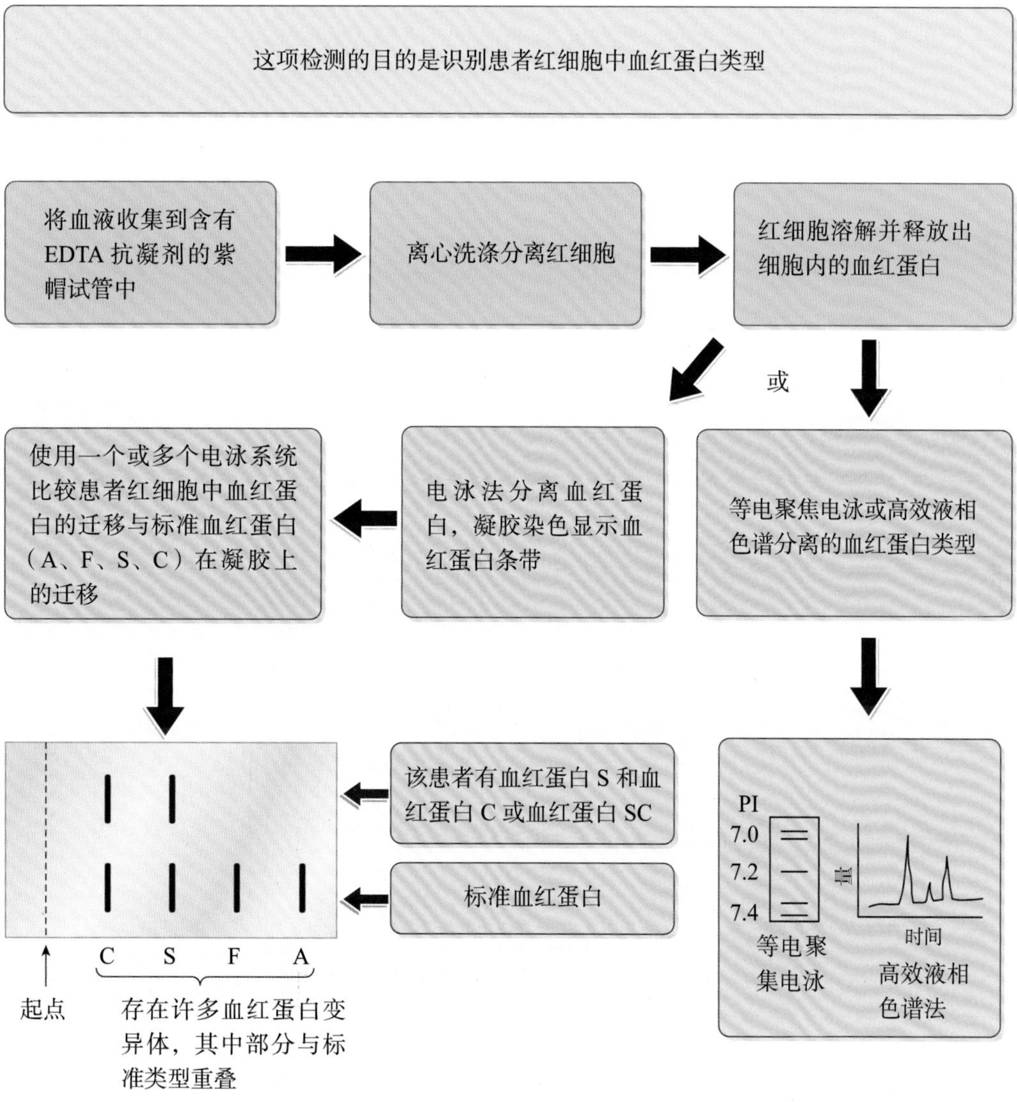

这项检测的目的是识别患者红细胞中血红蛋白类型

将血液收集到含有
EDTA 抗凝剂的紫
帽试管中　→　离心洗涤分离红细胞　→　红细胞溶解并释放出
细胞内的血红蛋白

或

使用一个或多个电泳系统
比较患者红细胞中血红蛋
白的迁移与标准血红蛋白
（A、F、S、C）在凝胶上
的迁移　←　电泳法分离血红蛋
白，凝胶染色显示血
红蛋白条带

等电聚焦电泳或高效液相
色谱分离的血红蛋白类型

该患者有血红蛋白 S 和血
红蛋白 C 或血红蛋白 SC

标准血红蛋白

C　S　F　A

起点　存在许多血红蛋白变
异体，其中部分与标
准类型重叠

PI
7.0
7.2
7.4

量

时间

等电聚
集电泳

高效液相
色谱法

▲ 图 2-15　血红蛋白分析

红细胞沉降率与 C 反应蛋白测定

通过测量固定时间内红细胞沉降的程度或血浆（血清）中 C 反应蛋白的含量，来评估全身炎症程度

费用：低 手工或半自动

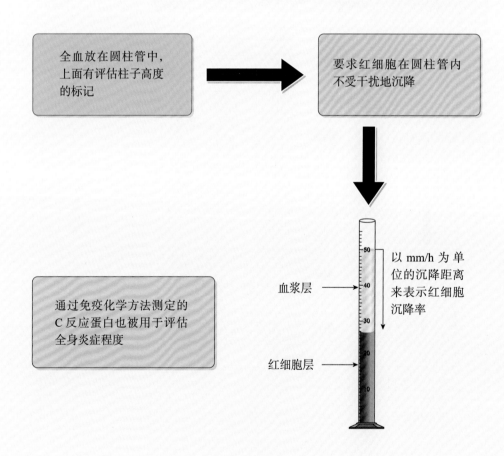

测试目的是在静置一段时间后测量红细胞沉降的高度，通常为 1 小时

全血放在圆柱管中，上面有评估柱子高度的标记

要求红细胞在圆柱管内不受干扰地沉降

通过免疫化学方法测定的 C 反应蛋白也被用于评估全身炎症程度

血浆层

红细胞层

以 mm/h 为单位的沉降距离来表示红细胞沉降率

▲ 图 2-16 红细胞沉降率与 C 反应蛋白测定

PT 和 APTT 试验

通过添加试剂激活凝血级联反应、检测凝块形成时间来评估凝血因子的活性

费用：低 高度自动化

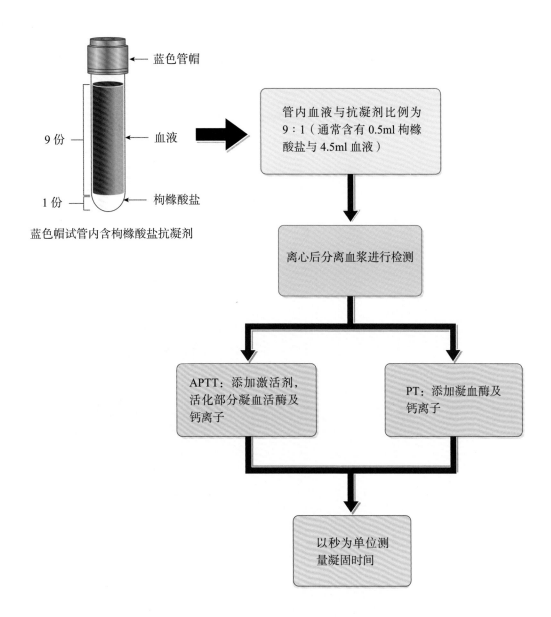

▲ 图 2-17 PT 和 APTT 试验
APTT. 活化部分凝血活酶时间；PT. 凝血酶原时间

PT 和 APTT 纠正试验

通过将患者血浆与正常血浆等量混合后检测 PT 和 APTT，来明确 PT 或 APTT 延长是否为凝血因子缺陷或凝血因子抑制物作用的结果

费用：低   血浆混合后，高度自动化检测

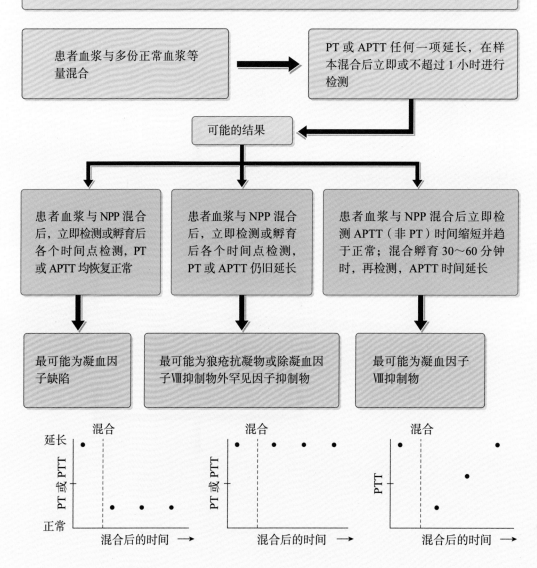

▲ 图 2-18 **PT 和 APTT 纠正试验**

NPP. 正常血浆；PT. 凝血酶原时间；PTT. 部分凝血活酶时间

凝血因子检测

用患者血浆与乏单一凝血因子的血浆进行混合后，通过检测凝块形成时间来定量检测待测凝血因子的含量

费用：中等，取决于所使用试剂

稀释和混合血浆后，高度自动化检测

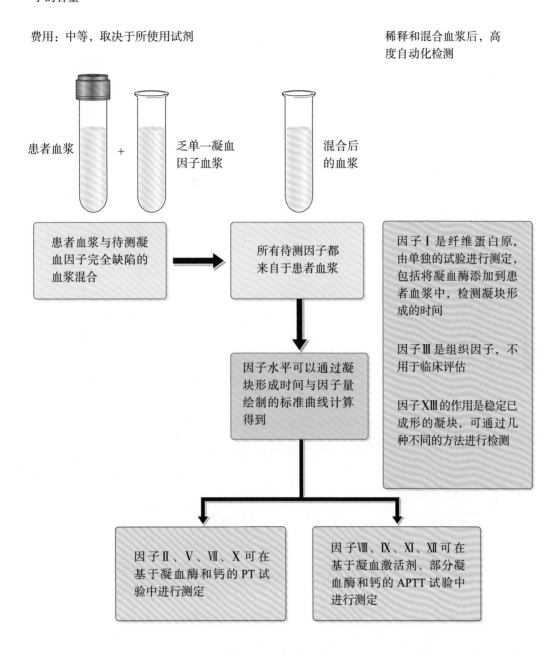

患者血浆　＋　乏单一凝血因子血浆

混合后的血浆

患者血浆与待测凝血因子完全缺陷的血浆混合

所有待测因子都来自于患者血浆

因子 I 是纤维蛋白原，由单独的试验进行测定，包括将凝血酶添加到患者血浆中，检测凝块形成的时间

因子 III 是组织因子，不用于临床评估

因子 XIII 的作用是稳定已成形的凝块，可通过几种不同的方法进行检测

因子水平可以通过凝块形成时间与因子量绘制的标准曲线计算得到

因子 II、V、VII、X 可在基于凝血酶和钙的 PT 试验中进行测定

因子 VIII、IX、XI、XII 可在基于凝血激活剂、部分凝血酶和钙的 APTT 试验中进行测定

▲ 图 2-19　凝血因子检测
APTT. 部分凝血活酶时间；PT. 凝血酶原时间

血管性血友病因子检测

通过检测血管性血友病因子促进血小板聚集的能力来测定其活性，并使用免疫学方法检测其蛋白含量

费用：高

瑞斯托霉素辅助因子试验主要为手工操作，血管性血友病因子的抗原检测可实现半自动化

血管性血友病因子功能测定：瑞斯托霉素辅助因子试验（一种重要的血管性血友病因子功能试验）

血管性血友病因子蛋白含量测定：血管性血友病因子抗原测定

血管性血友病因子活性与在瑞斯托霉素作用下血小板聚集的速率成正比

酶联免疫吸附试验和其他使用抗血管性血友病因子抗体的方法可用于定量检测血管性血友病因子的蛋白含量

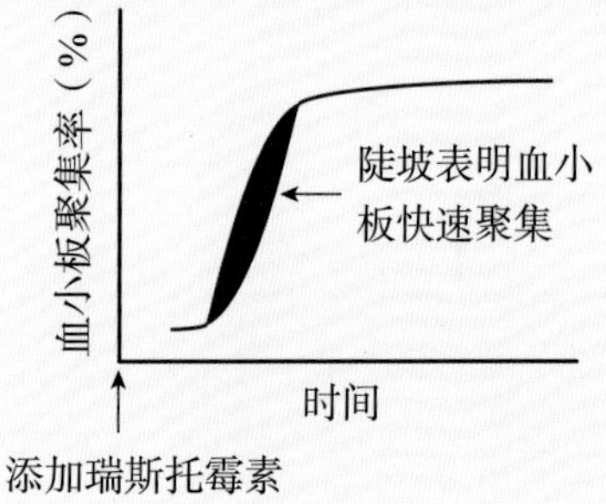

陡坡表明血小板快速聚集

缓坡表明血小板缓慢聚集

血小板聚集率（%）

时间

添加瑞斯托霉素

血管性血友病因子活性高

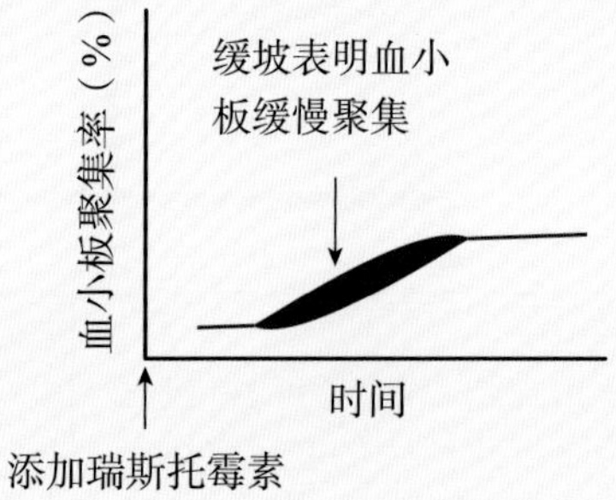

血小板聚集率（%）

时间

添加瑞斯托霉素

血管性血友病因子活性低

▲ 图 2-20　血管性血友病因子检测

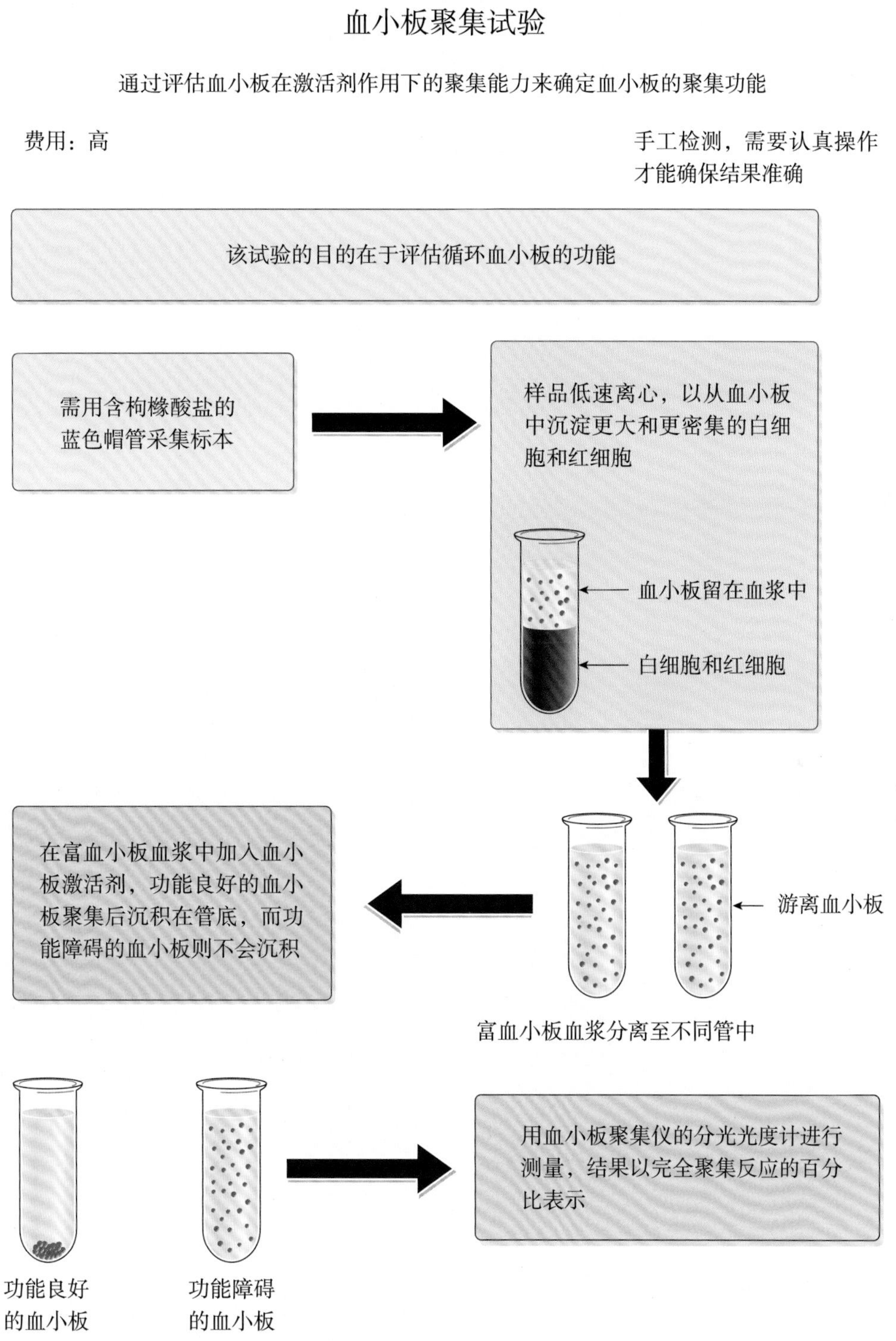

血小板聚集试验

通过评估血小板在激活剂作用下的聚集能力来确定血小板的聚集功能

费用：高

手工检测，需要认真操作
才能确保结果准确

该试验的目的在于评估循环血小板的功能

需用含枸橼酸盐的
蓝色帽管采集标本

样品低速离心，以从血小板
中沉淀更大和更密集的白细
胞和红细胞

← 血小板留在血浆中

← 白细胞和红细胞

在富血小板血浆中加入血小
板激活剂，功能良好的血小
板聚集后沉积在管底，而功
能障碍的血小板则不会沉积

← 游离血小板

富血小板血浆分离至不同管中

功能良好
的血小板

功能障碍
的血小板

用血小板聚集仪的分光光度计进行
测量，结果以完全聚集反应的百分
比表示

▲ 图 2–21　血小板聚集试验

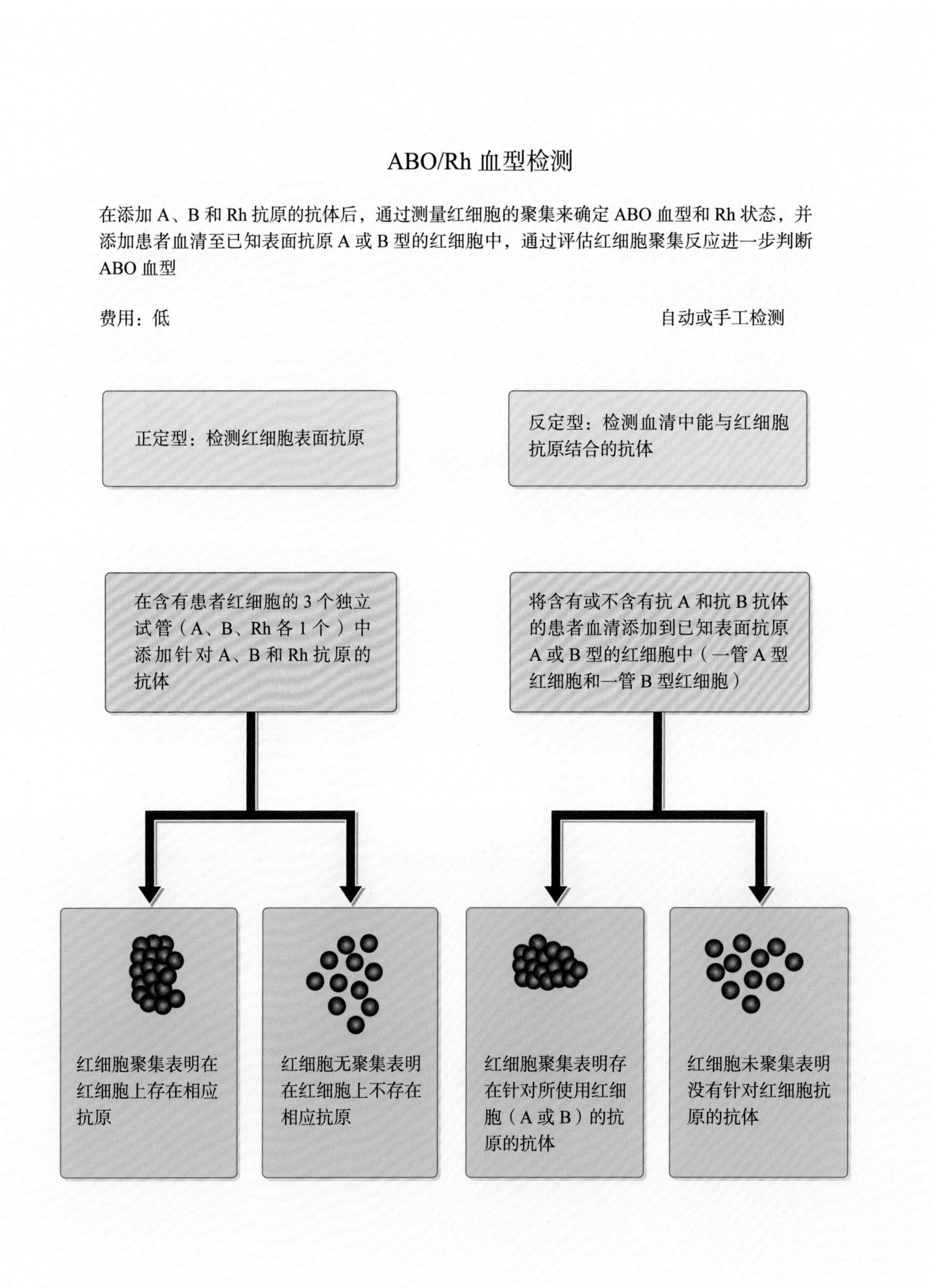

ABO/Rh 血型检测

在添加 A、B 和 Rh 抗原的抗体后，通过测量红细胞的聚集来确定 ABO 血型和 Rh 状态，并添加患者血清至已知表面抗原 A 或 B 型的红细胞中，通过评估红细胞聚集反应进一步判断 ABO 血型

费用：低   自动或手工检测

正定型：检测红细胞表面抗原	反定型：检测血清中能与红细胞抗原结合的抗体

在含有患者红细胞的 3 个独立试管（A、B、Rh 各 1 个）中添加针对 A、B 和 Rh 抗原的抗体	将含有或不含有抗 A 和抗 B 抗体的患者血清添加到已知表面抗原 A 或 B 型的红细胞中（一管 A 型红细胞和一管 B 型红细胞）

红细胞聚集表明在红细胞上存在相应抗原	红细胞无聚集表明在红细胞上不存在相应抗原	红细胞聚集表明存在针对所使用红细胞（A 或 B）的抗原的抗体	红细胞未聚集表明没有针对红细胞抗原的抗体

▲ 图 2-22 **ABO/Rh 血型检测**

血液成分制备

通过不同的离心和沉淀步骤生产浓缩红细胞、新鲜冰冻血浆、浓缩血小板和血浆衍生产品（包括冷沉淀、免疫球蛋白、白蛋白和凝血因子浓缩物等）

费用：血制品价格昂贵（将全血分
离成血液成分的费用比较昂贵）　　　　　　　　　各成分准备过程是手工的

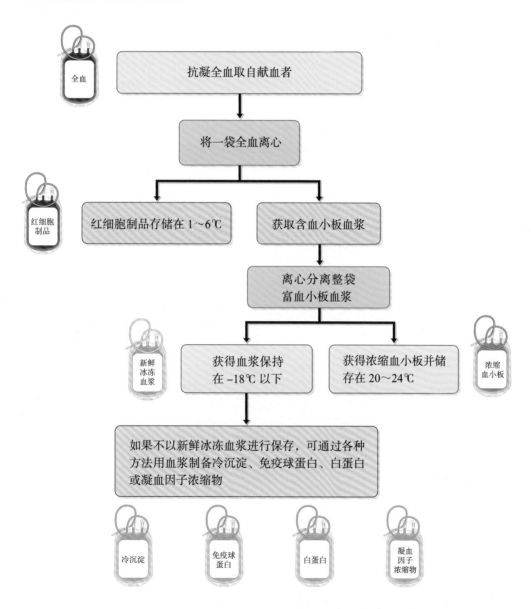

▲ 图 2-23　血液成分制备

交叉配血试验

通过评估供体红细胞与潜在受血者的血清混合时凝集或溶血情况，确定供体红细胞制品是否适合潜在受血者

费用：低   以下过程均为手工操作

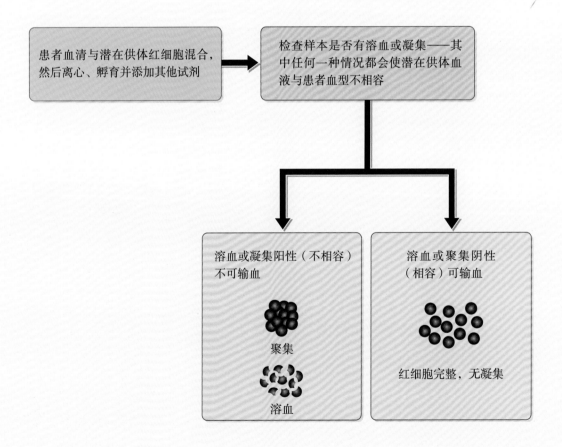

该试验的目的是确定受血者血液中成分是否会使潜在供体红细胞发生溶血或凝集

患者血清与潜在供体红细胞混合，然后离心、孵育并添加其他试剂 → 检查样本是否有溶血或凝集——其中任何一种情况都会使潜在供体血液与患者血型不相容

溶血或凝集阳性（不相容）不可输血

聚集

溶血

溶血或聚集阴性（相容）可输血

红细胞完整，无凝集

▲ 图 2-24　交叉配血试验

直接抗人球蛋白试验

把患者红细胞与 IgG 或 C3d 抗体混合，通过评估红细胞的聚集或溶血反应来确定 IgG 或 C3d 是否与红细胞表面结合

费用：中等   大量手工操作

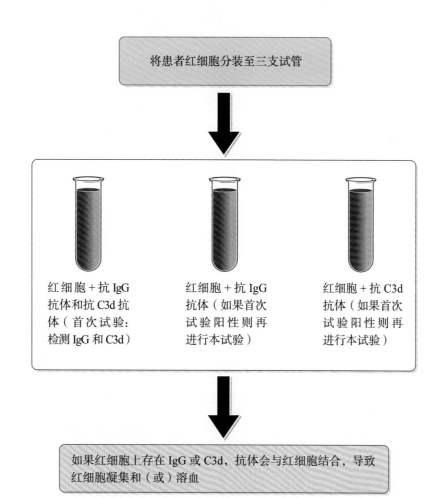

该试验的目的是确定免疫球蛋白 IgG 或补体 C3d 是否结合于患者的红细胞表面

将患者红细胞分装至三支试管

红细胞 + 抗 IgG 抗体和抗 C3d 抗体（首次试验：检测 IgG 和 C3d）

红细胞 + 抗 IgG 抗体（如果首次试验阳性则再进行本试验）

红细胞 + 抗 C3d 抗体（如果首次试验阳性则再进行本试验）

如果红细胞上存在 IgG 或 C3d，抗体会与红细胞结合，导致红细胞凝集和（或）溶血

▲ 图 2-25 直接抗人球蛋白试验

间接抗人球蛋白试验

当患者血浆或血清与具有特定已知抗原的红细胞混合时，通过评估红细胞的聚集或溶血反应来检测血浆或血清中可与红细胞结合的抗体

费用：中等   大量手工操作

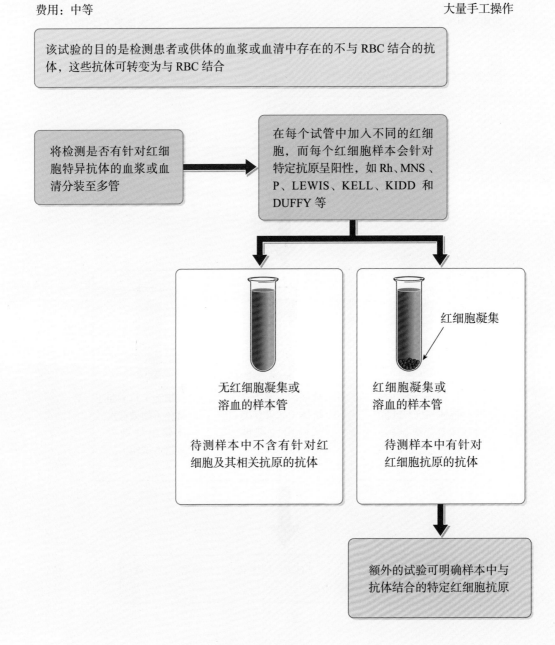

▲ 图 2-26　间接抗人球蛋白试验

血浆置换

为达到治疗目的从患者体内清除血浆或特定的血细胞，或者从健康捐赠者血液中分离血小板，以使血小板缺乏患者从血小板输注中获益

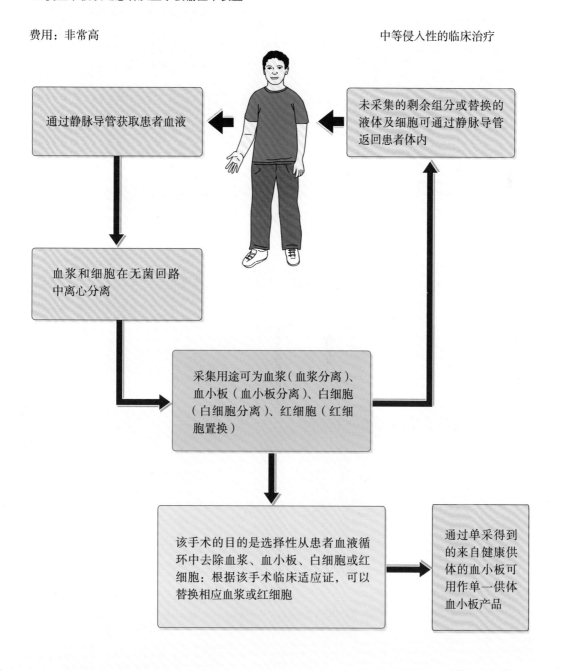

费用：非常高

中等侵入性的临床治疗

通过静脉导管获取患者血液

未采集的剩余组分或替换的液体及细胞可通过静脉导管返回患者体内

血浆和细胞在无菌回路中离心分离

采集用途可为血浆（血浆分离）、血小板（血小板分离）、白细胞（白细胞分离）、红细胞（红细胞置换）

该手术的目的是选择性从患者血液循环中去除血浆、血小板、白细胞或红细胞；根据该手术临床适应证，可以替换相应血浆或红细胞

通过单采得到的来自健康供体的血小板可用作单一供体血小板产品

▲ 图 2-27　血浆置换

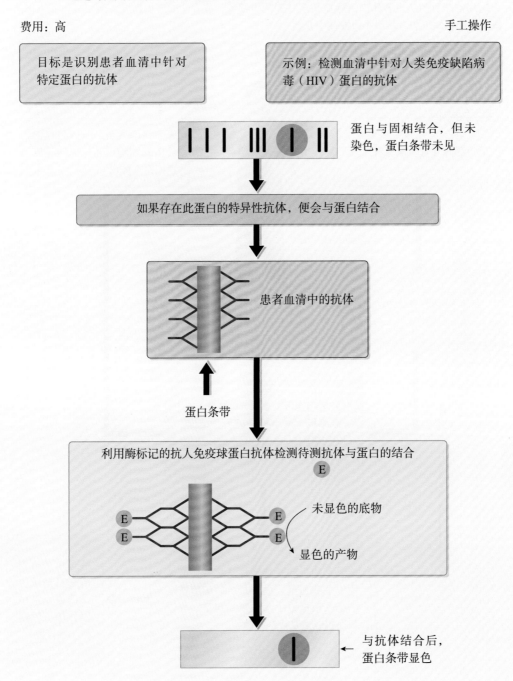

免疫印迹

通过与固定在特定表面的抗原结合，来识别患者血液中针对特定蛋白的抗体

费用：高　　　　　　　　　　　　　　　　　　　手工操作

目标是识别患者血清中针对特定蛋白的抗体

示例：检测血清中针对人类免疫缺陷病毒（HIV）蛋白的抗体

蛋白与固相结合，但未染色，蛋白条带未见

如果存在此蛋白的特异性抗体，便会与蛋白结合

患者血清中的抗体

蛋白条带

利用酶标记的抗人免疫球蛋白抗体检测待测抗体与蛋白的结合

未显色的底物

显色的产物

与抗体结合后，蛋白条带显色

▲ 图 2-28　免疫印迹

电解质测定

使用离子选择电极定量，检测患者血浆或血清中的主要离子钠（Na$^+$）、钾（K$^+$）和氯（Cl$^-$）

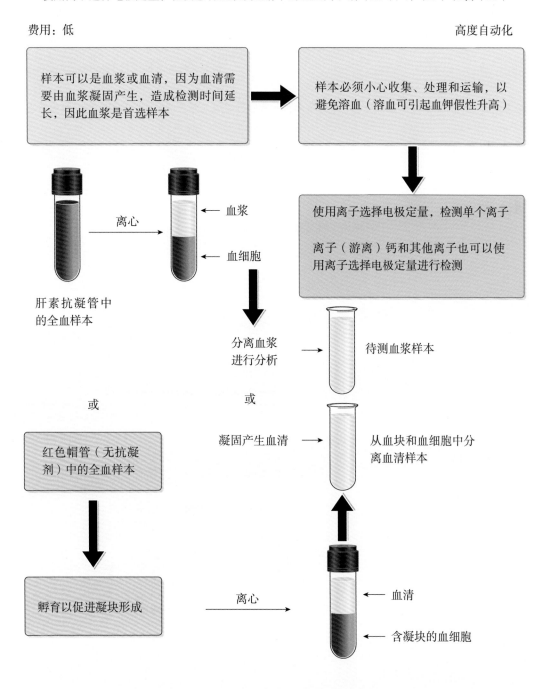

▲ 图 2-29　电解质测定

分光光度法

通过化学反应生成可经分光光度法检测的产物，以检测患者血浆或血清中化合物浓度或临床相关酶的活性

费用：低　　　　　　　　　　　　　　　　　对大多数物质或活性的检测高度自动化

样本通常是患者血浆或血清：对于一些分析而言两者均可使用，但对于某些检测而言则有具体要求

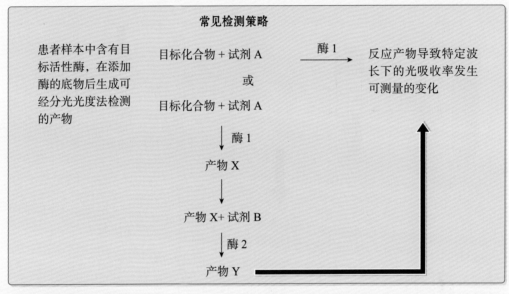

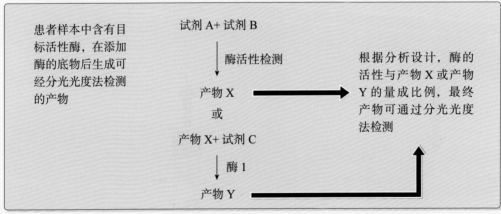

▲ 图 2-30　分光光度法

血气分析

使用离子选择电极对患者全血中 pH、pCO_2 和 pO_2 进行定量检测

费用：低

需将全血样本注入仪器中，
无须额外操作

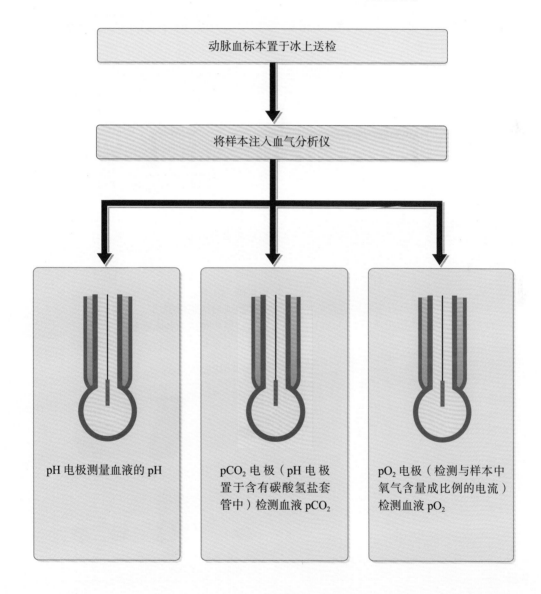

动脉血标本置于冰上送检

将样本注入血气分析仪

pH 电极测量血液的 pH

pCO_2 电极（pH 电极置于含有碳酸氢盐套管中）检测血液 pCO_2

pO_2 电极（检测与样本中氧气含量成比例的电流）检测血液 pO_2

▲ 图 2-31　血气分析
pCO_2. 二氧化碳分压；pO_2. 氧分压

尿液分析

通过试剂条上半定量化学反应测量特定的成分，包括尿液中的红细胞、白细胞，以及离心后对尿沉渣进行显微镜检查（包括尿液中的红细胞、白细胞、红细胞管型、白细胞管型、上皮细胞及各种类型的结晶）

费用：低

可完全手工操作或高度自动化；某些仪器可实现自动化尿沉渣显微镜检查

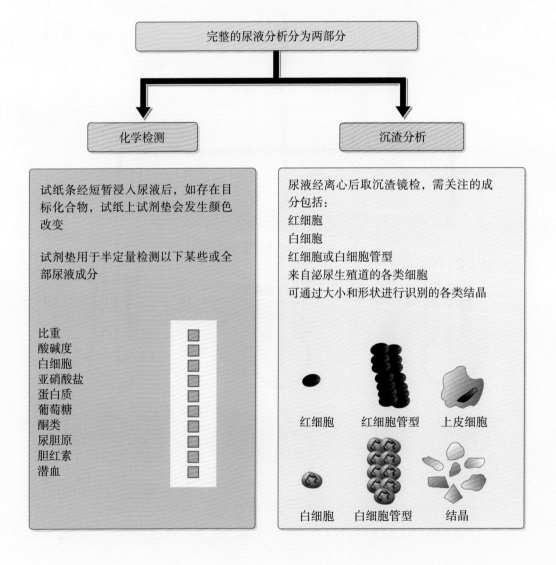

```
        ┌─────────────────────────────┐
        │    完整的尿液分析分为两部分    │
        └─────────────────────────────┘
              │                    │
              ▼                    ▼
        ┌──────────┐         ┌──────────┐
        │  化学检测  │         │  沉渣分析  │
        └──────────┘         └──────────┘
```

试纸条经短暂浸入尿液后，如存在目标化合物，试纸上试剂垫会发生颜色改变

试剂垫用于半定量检测以下某些或全部尿液成分

比重
酸碱度
白细胞
亚硝酸盐
蛋白质
葡萄糖
酮类
尿胆原
胆红素
潜血

尿液经离心后取沉渣镜检，需关注的成分包括：
红细胞
白细胞
红细胞或白细胞管型
来自泌尿生殖道的各类细胞
可通过大小和形状进行识别的各类结晶

红细胞　　红细胞管型　　上皮细胞

白细胞　　白细胞管型　　结晶

▲ 图 2-32　尿液分析

酶联免疫吸附试验

通过抗体与固定在载体表面的相应抗原结合，来检测患者血浆或血清中的抗体；或者通过抗原与固定在载体表面上的相应抗体结合，来检测患者血浆或血清中的抗原

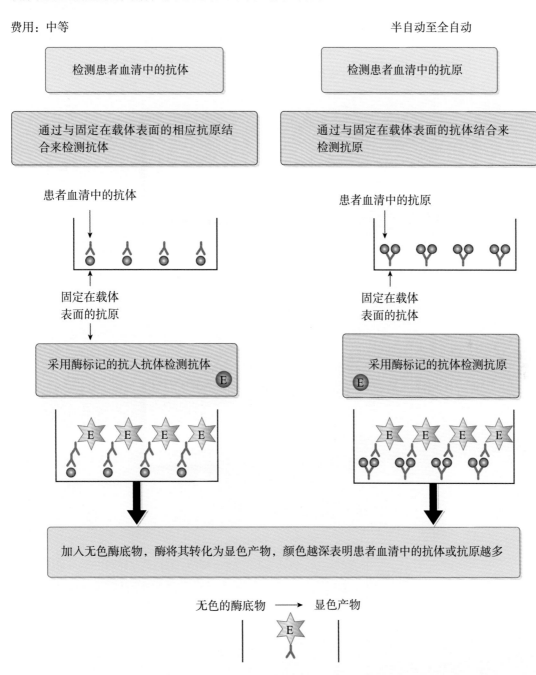

▲ 图 2-33　酶联免疫吸附试验

液相全自动免疫分析

通过竞争性结合试验检测任意样本中的抗原，该试验的酶活性随着抗原浓度增加而线性升高

费用：低 自动化

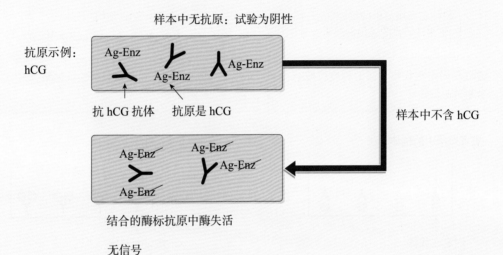

样本中无抗原：试验为阴性

抗原示例：hCG

抗 hCG 抗体　　抗原是 hCG

样本中不含 hCG

结合的酶标抗原中酶失活

无信号

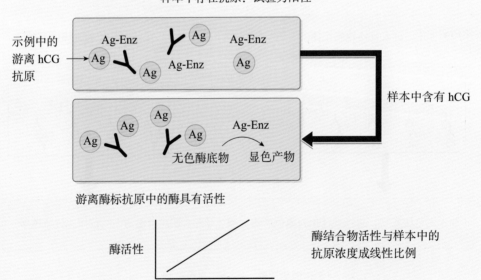

样本中存在抗原：试验为阳性

示例中的游离 hCG 抗原

样本中含有 hCG

游离酶标抗原中的酶具有活性

无色酶底物　　显色产物

酶活性

抗原浓度

酶结合物活性与样本中的抗原浓度成线性比例

▲ 图 2-34　液相全自动免疫分析
Ag. 抗原；Enz. 酶；hCG. 人绒毛膜促性腺激素

乳胶凝集

为检测液体样本中某种化合物，使其与含有该化合物抗体的乳胶粒子结合，从而使乳胶颗粒凝集

费用：低　　　　　　　　　　　　　　　　　　　自动或者手工

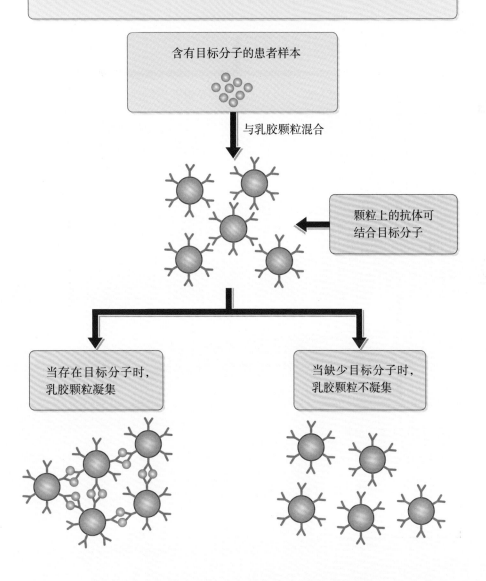

该测试的目的是检测患者样本中是否存在可引起乳胶颗粒发生肉眼凝集的化合物

含有目标分子的患者样本

与乳胶颗粒混合

颗粒上的抗体可结合目标分子

当存在目标分子时，乳胶颗粒凝集

当缺少目标分子时，乳胶颗粒不凝集

▲ 图 2-35　乳胶凝集

色谱法

通过色谱法对单个样本中的化合物进行分离，从而能进一步通过适当的方法对单个化合物进行定量

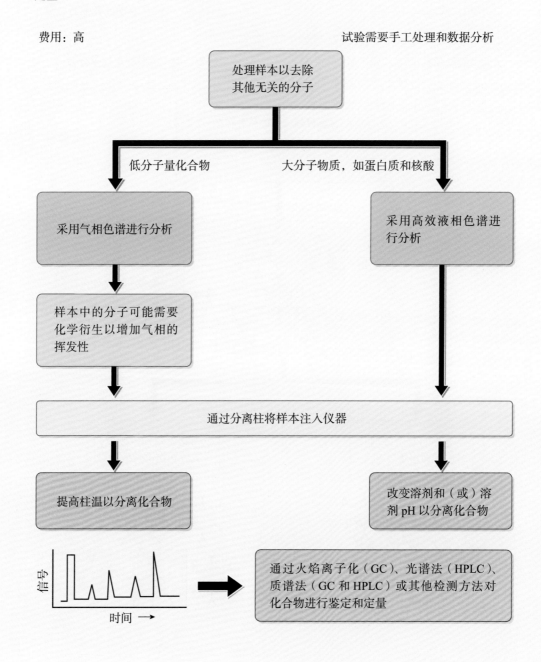

▲ 图 2-36　色谱法

质谱技术

通过将患者样本中的化合物分解成更小的片段来识别该化合物；片段的图谱是化合物的特征，可通过与已知化合物的大型数据库中的片段图谱进行比较来识别

费用：高

利用高复杂性实验
仪器实现半自动化

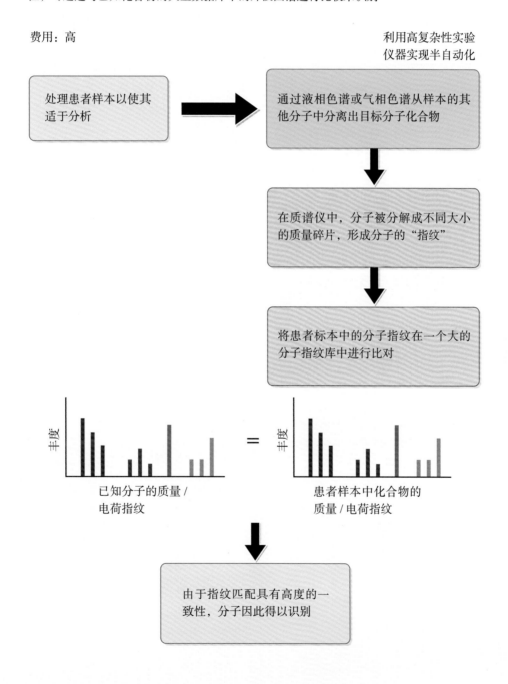

▲ 图 2-37　质谱技术

液相色谱 / 质谱联用技术

采用液相色谱 / 质谱联用技术可定量检测新生儿血液中可能引起某些疾病的物质

费用：仪器费用高；检测性能中等

利用高复杂性实验仪器实现半自动化

出生 24 小时后，通过新生儿脚后跟穿刺，获取全血，并涂在一张特殊的卡片上，送往中心实验室进行检测

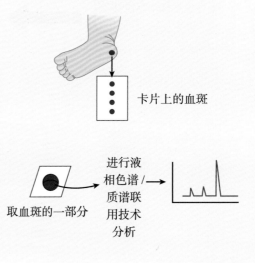

卡片上的血斑

从血斑的一部分中提取目标分子化合物，用液相色谱法对化合物进行分离

取血斑的一部分

进行液相色谱 / 质谱联用技术分析

串联质谱仪鉴定目标化合物，并对每种化合物进行定量，浓度高于参考范围的化合物在新生儿筛查试验中为"阳性"

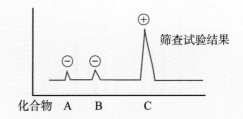

筛查试验结果

化合物　A　B　C

对化合物 C 进行确证试验，以明确结果是否为真阳性

化合物 C 的附加试验

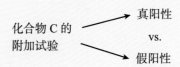

真阳性

vs.

假阳性

▲ 图 2–38　液相色谱 / 质谱联用技术

血糖即时检测

采用小型手持设备定量检测血糖

成本：低

将样本加到检测试纸条后，自动检测

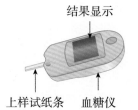

结果显示

上样试纸条　　血糖仪

试纸条俯视图

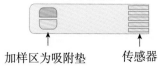

加样区为吸附垫　　传感器

试纸条侧视图

滞留在吸附垫的红细胞、白细胞、血小板

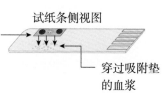

穿过吸附垫的血浆

试纸条背面的吸附垫俯视图

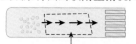

血浆向传感器移动的过程中，可与血糖发生反应的预包被试剂

通常将指尖血加至检测试纸条

吸附垫将血样中的血细胞和血浆分离

血浆向传感器移动的过程中，血糖与试纸条中预包被的试剂混合

作为底物的酶与血糖发生反应产生电子，可被插入血糖仪的试纸条末端的传感器检测到

传感器信号与样品中葡萄糖浓度成正比，结果显示在血糖仪的显示器上

▲ 图 2-39　血糖即时检测

免疫层析即时检测

采用包含抗体的试纸条检测液体样本中的化合物

成本：中

手工检测需要结果解读

阴性结果

试纸条俯视图

检测试纸条侧视图（加样前）

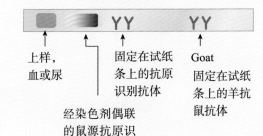

加样孔　　　对照区条带

上样，　　经染色剂偶联　固定在试纸　Goat
血或尿　　的鼠源抗原识　条上的抗原　固定在试纸
　　　　　别抗体干粉　识别抗体　　条上的羊抗
　　　　　　　　　　　　　　　　　鼠抗体

阳性结果

阳性条带

阴性结果

检测试纸条侧视图（不含待测抗原的样本加样后）

在虹吸作用下
液体发生迁移

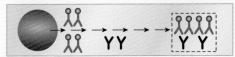

将样本加　溶解经染色　样本中无待　羊抗鼠抗体与鼠
至孔中　　剂交联的鼠　测抗原，因　源抗原识别抗体
　　　　　源抗原识别　此无抗原抗　结合，在对照区
　　　　　抗体　　　　体反应　　　形成 1 条可见条带

阳性结果

检测试纸条侧视图（含待测抗原的样本加样后）

以孕检的 hCG
抗原为例

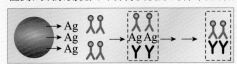

固定于试纸条上的鼠源抗　　固定在试纸条上的羊抗
原识别抗体与抗原结合，　　鼠抗体与过量的可溶性
同时可溶性的染色剂偶联　　鼠源抗原识别抗体结合，
的鼠抗原识别抗体也与抗　　在对照区形成第 2 条可
原结合，在预先包被抗体　　见条带
的区域形成 1 条可见条带
（双抗体夹心法）

▲ 图 2-40　免疫层析即时检测

Ag. 抗原

分子遗传学分析

目的是检测肿瘤基因变异 / 突变、恶性和非恶性鉴别诊断、识别药物不良反应基因、识别传染性微生物

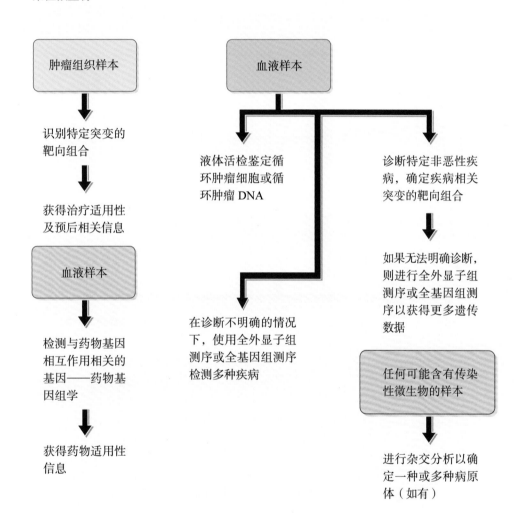

▲ 图 2-41 分子遗传学分析

聚合酶链反应 – 限制性内切酶法

利用限制性内切酶切割 PCR 产物，检测是否存在特定单核苷酸变异

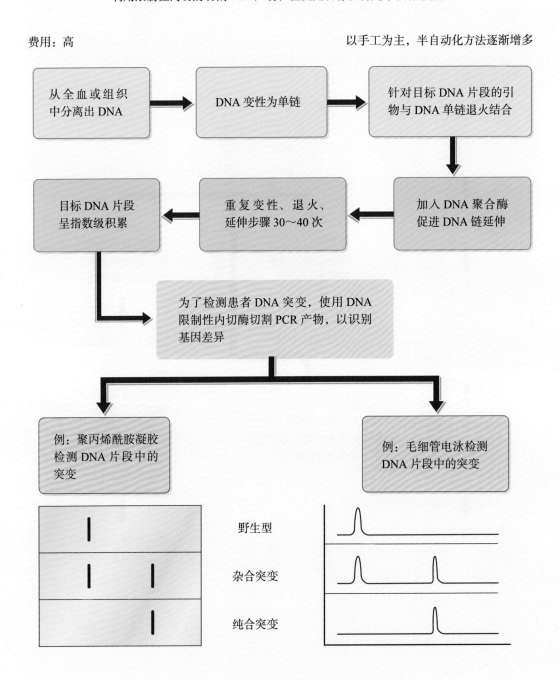

▲ 图 2-42　聚合酶链反应 – 限制性内切酶法

PCR. 聚合酶链反应

阵列技术

利用阵列技术可检测数百万个单核苷酸变异（SNV）中任意一个

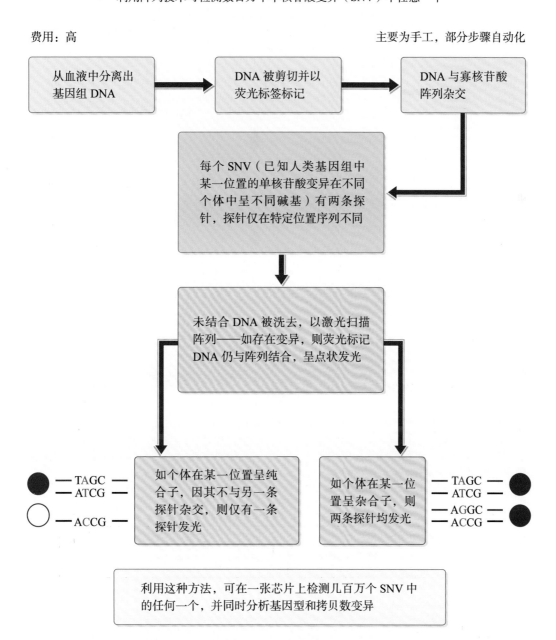

▲ 图 2–43　阵列技术

基因分型方法

利用测序技术检测任意单核苷酸变异及核苷酸插入或缺失

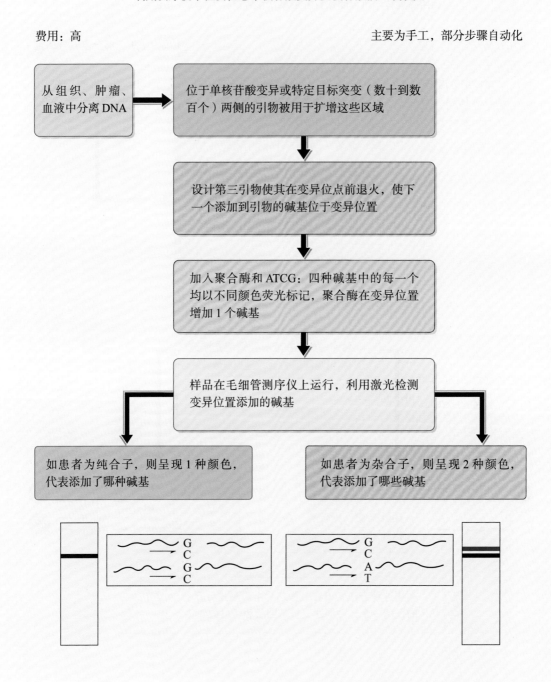

▲ 图 2-44　基因分型方法

基因测序方法

明确基因序列以检测任何可能存在的遗传变异

费用：高

主要为手工，部分步骤自动化

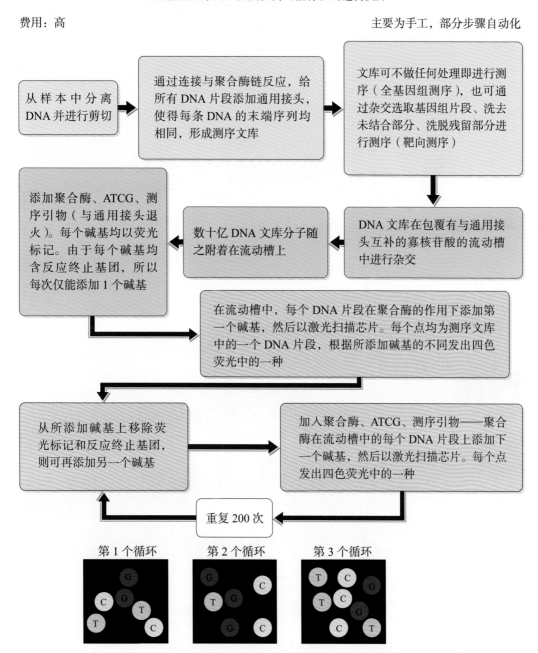

▲ 图 2-45　基因测序方法

核型分析

评估染色体结构、数目和带型

费用：高　　　　　　　　　　　　　　　　　　　手工检测并附详细解释

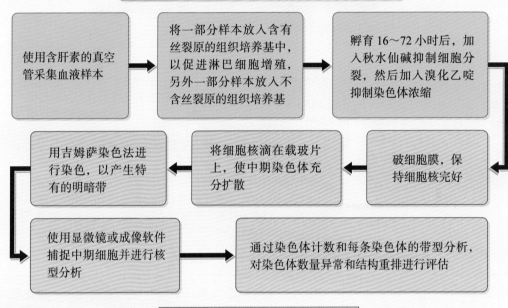

人体细胞中有 46 条染色体，含同源常染色体 22 对、性染色体 2 条。女性性染色体为 XX，男性为 XY

使用含肝素的真空管采集血液样本 ➡ 将一部分样本放入含有丝裂原的组织培养基中，以促进淋巴细胞增殖，另外一部分样本放入不含丝裂原的组织培养基 ➡ 孵育 16～72 小时后，加入秋水仙碱抑制细胞分裂，然后加入溴化乙啶抑制染色体浓缩

用吉姆萨染色法进行染色，以产生特有的明暗带 ⬅ 将细胞核滴在载玻片上，使中期染色体充分扩散 ⬅ 破细胞膜膜，保持细胞核完好

使用显微镜或成像软件捕捉中期细胞并进行核型分析 ➡ 通过染色体计数和每条染色体的带型分析，对染色体数量异常和结构重排进行评估

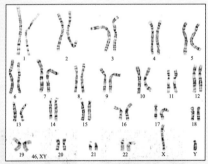

正常男性核型（由 Ferrin Wheeler 提供）

核型分析包含染色体数目、性染色体，以及任何异常情况的分析

如 47,XY，+21，指 21 三体男性

▲ 图 2-46　核型分析

荧光原位杂交（FISH）

使用荧光单链 DNA 探针与患者中期染色体中的变性单链 DNA 序列互补结合，通过荧光显微镜观察特定基因的染色体位置

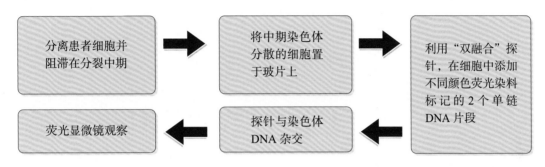

例：绿色（G）和红色（R）探针检测结果

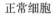

正常细胞

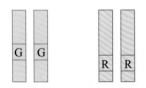

2 条不同的同源染色体，一条以绿色探针标记，另一条以红色探针标记

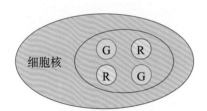

利用探针和荧光显微镜定位染色体上的基因，未见基因探针异位

异常细胞

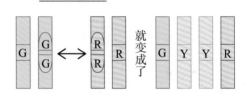

发生相互易位的肿瘤细胞中绿色及红色探针均呈（荧光）信号分裂

当染色体片段交换时，会产生 2 个黄色（红色＋绿色）信号（Y）

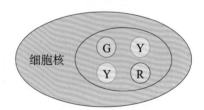

荧光显微镜下见 2 条正常染色体和 2 条"衍生"染色体

▲ 图 2-47　荧光原位杂交

比较基因组杂交（CGH）

使用微阵列技术，可以确定肿瘤相较于正常组织是否有 DNA 增加或丢失；也可以通过比较患者样本与正常样本，确定是否存在先天性染色体异常

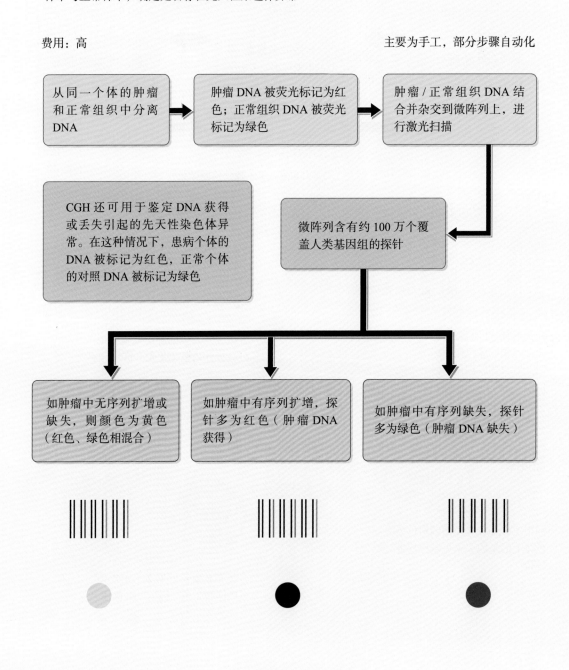

费用：高　　　　　　　　　　　　　　　　　　主要为手工，部分步骤自动化

从同一个体的肿瘤和正常组织中分离 DNA

肿瘤 DNA 被荧光标记为红色；正常组织 DNA 被荧光标记为绿色

肿瘤 / 正常组织 DNA 结合并杂交到微阵列上，进行激光扫描

CGH 还可用于鉴定 DNA 获得或丢失引起的先天性染色体异常。在这种情况下，患病个体的 DNA 被标记为红色，正常个体的对照 DNA 被标记为绿色

微阵列含有约 100 万个覆盖人类基因组的探针

如肿瘤中无序列扩增或缺失，则颜色为黄色（红色、绿色相混合）

如肿瘤中有序列扩增，探针多为红色（肿瘤 DNA 获得）

如肿瘤中有序列缺失，探针多为绿色（肿瘤 DNA 缺失）

▲ 图 2-48　比较基因组杂交

由于不可能知道在单个机构内检测周转时间相关的所有因素，所以未提供检测的周转时间。一般来说，对于高度自动化和低成本的检测，周转时间更短，而对于手工和高成本的检测，周转时间更长。需要注意的是，一个实验的周转时间可以用不同起始点计算。例如，一个起点是采集样本的时间，另一个起点是样品进入实验室的时间。然而，临床上最相关的开始时间（早于前述两个开始时间）是医生安排检查的时间。同样，周转时间的评估也有不同的终点。通常，终点是实验室将结果报告到实验室信息系统的时间，但最重要的是了解医生何时知道结果，这一终点难以确定。因此，实际上终点总是被认为是实验室报告结果的时间。

最后，需要注意本章中没有提到的方法。随着时间的推移，一些方法的使用逐渐减少，并且在很多临床实验室中不再应用，其中包括放射免疫分析（radioimmunoassay，RIA）、免疫电泳、脂蛋白电泳和出血时间等。此外，不常使用的检测方法也未在本章中介绍，虽然这些不常用方法的数量可能很大，但只占医院临床实验室全部检测很小的部分。

▶ 自测题

1. 基于下列方法的描述，检测名称是什么？

将玻片上的细胞与患者血清孵育。通过添加荧光标记的抗 IgG 抗体检测抗体是否存在。玻片上细胞核被均匀的、边缘的、斑点的或全核仁染上荧光。

    A. 血清蛋白电泳

    B. 抗核抗体（ANA）测试

    C. 免疫固定电泳

    D. 流式细胞术

2. 基于下列方法的描述，检测名称是什么？

将患者的血清或尿液加到琼脂糖凝胶上，通过电泳分离蛋白质。在每个单独通道加上抗免疫球蛋白重链 μ、γ 和 α，以及免疫球蛋白轻链 κ 和

提示

> 从广义上讲，高度自动化且成本较低的检测方法周转时间较短，而手动且成本较高的检测方法周转时间较长。

λ 的抗体。

    A. 血清蛋白电泳

    B. 抗核抗体（ANA）测试

    C. 免疫固定电泳

    D. 流式细胞术

3. 基于下列方法的描述，检测名称是什么？

将无细胞体液样本与被测化合物抗体孵育。当被测化合物存在时，形成抗原 – 抗体复合物，这些复合物使通过样本的光束发生散射。散射光的量与被测化合物成比例。

    A. 流式细胞术检测细胞类型

    B. 冰球蛋白分析

    C. 散射比浊法定量蛋白质

    D. 免疫固定电泳

4. 以下哪种化合物常用于血培养阳性的检测？

    A. 二氧化碳

    B. 氧气

    C. 氮气

    D. 氢气

5. 在琼脂平板上使用圆盘扩散法做致病微生物药敏实验时，获得了以下无微生物生长的直径。下列哪种药物最有可能对致病菌有效？

    A. 青霉素，2mm

    B. 克林达霉素，5mm

    C. 万古霉素，10mm

    D. 克拉霉素，25mm

6. 在自动血细胞计数仪中，下列哪一项是无法直接测量的计算值？

    A. 血小板计数

    B. 血红蛋白

    C. 平均红细胞体积（MCV）

D. 平均红细胞血红蛋白浓度（MCHC）

7. 在美国人口中，下列哪种血红蛋白最不常被血红蛋白测定仪检测到？

A. S 型血红蛋白

B. C 型血红蛋白

C. A 型血红蛋白

D. G 型血红蛋白

8. 红细胞沉降率一直以来都是检测炎症的方法。下列哪项指标也被用作炎症标志物？

A. 白蛋白

B. 铜蓝蛋白

C. C 反应蛋白（CRP）

D. 免疫球蛋白 M

9. PT 和 PTT 检测的计量单位是什么？

A. mg/dl

B. 秒

C. U/L

D. nmol/L

10. APTT 纠正实验的 0 小时（即刻）、30 分钟和 1 小时时间点后，哪组检测结果最符合存在因子Ⅷ抑制剂的情况？

A. 60 秒、35 秒、58 秒

B. 60 秒、62 秒、58 秒

C. 60 秒、32 秒、30 秒

D. 60 秒、25 秒、28 秒

11. 关于血型检测的哪个陈述是正确的？

A. 正定型实验室检测血清中可结合红细胞抗原的抗体

B. 反定型实验室检测与红细胞结合的抗原

C. 在正定型实验中，A、B 和 Rh 抗原的抗体被加入到三个不同的含有红细胞的试管中

D. 在向 A 抗原添加抗体后，红细胞不结块表明红细胞上存在 A 抗原

12. 以下哪项有关血液成分储存的陈述是正确的？

A. 红细胞浓缩物储存在 20～24℃

B. 血小板浓缩物储存在 1～6℃

C. 血浆储存在 –18℃（至少低于 –18℃）

D. 全血储存在 –18℃。

13. 以下哪个检测是用来确定免疫球蛋白 G（IgG）或补体 C3d 是否结合到患者的红细胞上？

A. 血液交叉试验

B. 间接抗球蛋白试验

C. 红细胞抗原检测试验

D. 直接抗球蛋白试验

14. 通常使用哪种方法检测血清或血浆中的电解质？

A. 离子选择性电极

B. 分光光度计

C. 质谱仪

D. 气相色谱仪

15. 酶联反应可产生与化合物浓度成比例的颜色变化，用于测量血浆中某种化合物或酶活性，以下哪种方法最常用？

A. 高度自动化，相对便宜

B. 手动测试，相对便宜

C. 高度自动化，昂贵

D. 手动测试，昂贵

16. 哪一种样本最常用于血气分析？

A. 静脉血浆

B. 血清

C. 全血

D. 动脉血浆

17. 将尿样离心后分析沉淀物，下列哪一项可以被检测出来？

A. 比重

B. 红细胞管型

C. 胆红素

D. 尿胆原

18. 当分子化合物通过液体或气体色谱分离后，每个分子被破碎成不同大小的"指纹"片段，检测器可以是下面哪个？

A. 分光光度计

B. 离子选择电极

C. 火焰电离检测器

D. 质谱仪

19. 以下哪一种现场检测比其他更常用？

A. 国际标准化比值（INR）

B. 血糖

C. 肌钙蛋白

D. 糖化血红蛋白

20. 通过进行核型分析对染色体进行评估的是下面哪种方法？

A. 检测染色体结构异常和染色体数目异常的染色体分析

B. 对一个体染色体进行全基因组测序

C. 测定单核苷酸多态性

D. 对染色体上的一个基因进行测序

21. 下列哪种检测方法基本自动化且廉价？

A. 通过基因芯片鉴定单核苷酸多态性

B. 二代测序

C. 肌钙蛋白 I 测定

D. 比较基因组杂交

答案与解析

1. 正确答案是 B。对固定在玻片上细胞检测的是抗核抗体检测。

2. 正确答案是 C。使用琼脂糖凝胶和抗体的检测是免疫电泳。

3. 正确答案是 C。使用于细胞类型鉴定的流式细胞仪无法用于检测无细胞样品。

4. 正确答案是 A。在血培养瓶中微生物的生长会产生二氧化碳。

5. 正确答案是 D。在抗生素盘周围无菌区直径越大，该药物治疗感染的有效性越高。根据直径值，报告微生物对抗生素的敏感性或耐药性。

6. 正确答案是 D。所有其他值都是仪器直接测定的。

7. 正确答案是 D。其他亚型在美国更常见。

8. 正确答案是 C。即使其血浆浓度在炎症存

在时也会发生变化，但其他的不作为炎症生物标志物使用。

9. 正确答案是 B。检测的是添加凝血剂后样品中凝血的时间。

10. 正确答案是 A。它表现为立即延长，在后续时间点上仍然持续。选项 B 最可能提示有狼疮抗凝物。选项 C 和 D 最符合 PTT 相关因子缺陷。

11. 正确答案是 C。正定型实验室检测红细胞上的抗原。反定型实验室检测可以结合红细胞抗原的抗体。红细胞无法与抗体反应时，表明红细胞上缺少相应的抗原。

12. 正确答案是 C。新鲜采集的血浆应被冷冻储存。洗涤的红细胞储存温度为 $1\sim6$℃。血小板储存温度为 $20\sim24$℃。全血储存温度为 $1\sim6$℃。

13. 正确答案是 D。如果红细胞上存在 IgG 或 C3d，则抗体会结合红细胞，导致红细胞凝集和（或）溶血。

14. 正确答案是 A。其他设备不用于电解质检测。

15. 正确答案是 A。这些检测是最适合在大型自动分析仪上进行的，并且相对便宜。

16. 正确答案是 C。全血样本应在冰上运输到实验室。离心等处理步骤会改变样品收集时血液中的值。

17. 正确答案是 B。所有其他测量都是在液体尿液而不是尿液沉淀中进行的，并且通常通过贴在尿液测试条上的颜色变化指示值。

18. 正确答案是 D。不同质量的片段构成分子"指纹"。

19. 正确答案是 B。在此列表中的四个选项中，血糖最常用。尿妊娠点对点测试（未列在此清单中）也是一种常用的检测方法，但远不及血糖。

20. 正确答案是 A。核型是在中期捕获的完整染色体图像，常在细胞遗传学实验室检测。

21. 正确答案是 C。其他选项中的分子检测方法都是手动，自动化程度低且非常昂贵。

第3章　自身免疫性结缔组织病和免疫缺陷性疾病

Autoimmune Disorders Involving the Connective Tissue and / Immunodeficiency Diseases

Mandakolathur R. Murali　著

牛　倩　王静宇　译　　应斌武　周宏伟　校

学习目标

1. 熟悉常见的自身免疫性结缔组织病。

2. 了解免疫缺陷相关疾病及其潜在的病理生理学。

3. 熟悉自身免疫性疾病和免疫缺陷性疾病诊断的实验室检查。

免疫系统是一个严密的网络调控系统，它包括固有免疫系统和适应性免疫系统。固有免疫系统由胚系编码基因调节，无抗原特异性，通过系统中的细胞和可溶性因子表达模式识别受体（pattern recognition receptors，PRR，如 Toll 样受体）、识别病原体和宿主变异的"非己"物质。病原体的免疫病原统称为病原体相关分子模式（pathogen-associated molecular patterns，PAMP）。变异的自身抗原包括在热休克蛋白中发现的损伤相关分子模式（danger-associated molecular patterns，DAMP），以及在双链脱氧核糖核酸、核糖核蛋白和组蛋白中发现的凋亡相关分子模式（apoptosis-associated molecular patterns，AAMP）。固有免疫应答反应迅速，但会对所识别的抗原形成免疫记忆。

适应性免疫系统中，T 细胞和 B 细胞受体具有抗原或表位特异性和克隆可变性，其多样性源于基因重组。适应性免疫细胞具有识别相同抗原的能力，当与抗原再次接触时，会产生更快速、更强烈的应答。

在细胞和细胞因子的严密调控下，免疫系统得以维持稳态。免疫稳态的紊乱，将使机体针对自身抗原产生免疫应答 [如自身免疫反应（自身耐受破坏）]，或者导致机体无法识别和清除病原体 [如免疫缺陷综合征（免疫功能低下）]。本章重点讨论自身免疫性结缔组织病和免疫缺陷性疾病。

在某些遗传因素和环境因素诱发下，机体针对自身抗原产生免疫反应所导致的疾病，称为自身免疫性疾病，其中一些是器官特异性的病理性自身免疫病 [如桥本甲状腺炎和乳糜泻（见第 22 章和第 15 章）]。本章主要讨论的是结缔组织相关的全身性自身免疫病，其临床特征包括关节、皮肤、肌肉和其他软组织炎症（表 3–1，表 3–2 和图 3–1）。

免疫缺陷性疾病分为相对罕见的原发性免疫缺陷病和较为常见的继发性免疫缺陷病。原发性免疫缺陷病是由免疫系统结构或功能紊乱所导致的一类疾病。继发性免疫缺陷继发于机体免疫状态的改变，进而导致感染性疾病的表现，如人类免疫缺陷病毒（human immunodeficiency virus，HIV）感染、播散性单纯疱疹病毒感染、巨细胞病毒感染或淋巴瘤、多发性骨髓瘤等恶性肿瘤。

使用利妥昔单抗（抗 CD20 单抗）或抗 TNF-α 单抗等单克隆抗体的免疫抑制疗法和放射疗法逐渐成为继发性免疫缺陷的重要原因。用于恶性疾病免疫治疗的嵌合抗原受体治疗（chimeric antigen receptor therapy，CART）等，也可导致一些脱靶反应，表现为继发性免疫缺陷。

一、自身免疫性结缔组织病

（一）系统性红斑狼疮

1. 定义

系统性红斑狼疮（systemic lupus erythematosus，SLE）是一种多系统自身免疫性疾病，与多种抗细胞核和细胞质抗原的抗体产生有关，其标志性特征是抗双链 DNA（ds-DNA）抗体的形成。这些抗体与相应的自身抗原形成免疫复合物，诱导多个器官和组织发生炎症反应，尤其是皮肤、关节和肾脏，心血管、神经系统、肺和造血细胞受累相对较少。

SLE 的发病率，女性显著高于男性，好发于青年，儿童也可见。非裔美国人 SLE 的发病率高于白种人，且肾脏和血管病变的临床症状更严重。

与 SLE 相关的候选基因包括编码补体成分

表 3-1 与抗核抗体（ANA）相关的系统性自身免疫性疾病

疾 病	ANA 阳性率（%）	滴 度	常见荧光模型
系统性红斑狼疮（活动期）	95～98	高	H>S>R
系统性红斑狼疮（缓解期）	90	中至高	H>S
混合性结缔组织病	93	高	S>N
硬皮病 /CREST 综合征	85	高	S>C>N
干燥综合征	48	中至高	S>H
多发性肌炎 / 皮肌炎	61	低至中	S>N
类风湿关节炎	41	低至中	S
药物性狼疮	95	低至中	H>S
少关节型幼年型慢性关节炎	71	低至中	S

抗核抗体荧光模型以 HEp-2 细胞为基质，采用间接免疫荧光技术检测。荧光染色模型：H. 均质型；S. 颗粒型；R. 核膜型；C. 着丝点型；N. 核仁型。滴度：高滴度 =1 :（1280～5120）；中滴度 =1 :（160～640）；低滴度 =1 :（40～80）。CREST 综合征 . 软组织钙化、雷诺现象、食管运动功能障碍、硬指、毛细血管扩张

表 3-2 与抗核抗体（ANA）相关的器官特异性自身免疫性疾病

疾 病	ANA 阳性率（%）	滴 度	常见荧光模型
毒性弥漫性甲状腺肿	50	低～中	S
桥本甲状腺炎	46	低～中	S
自身免疫性肝炎	63～91	低～中	S
原发性胆汁性胆管炎	10～40	低～中	S

S. 颗粒型。其他原因：低滴度 ANA 阳性（大多为颗粒型）已在慢性感染性疾病，如传染性单核细胞增多症、丙型肝炎、人类免疫缺陷病毒（HIV）、亚急性细菌性心内膜炎和某些淋巴增生性疾病中被报道

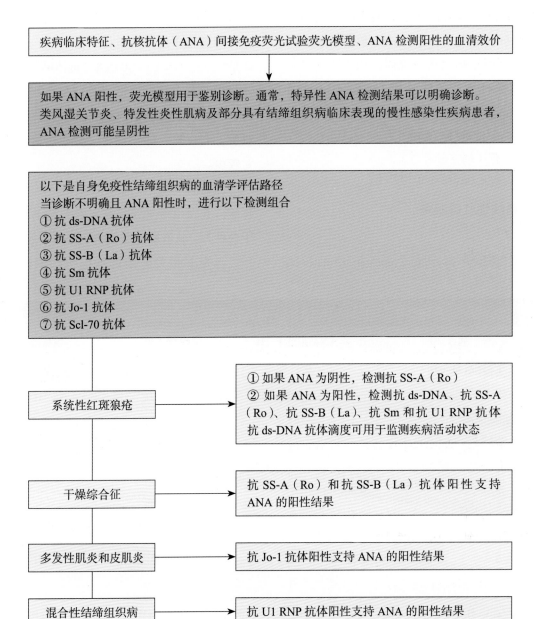

疾病临床特征、抗核抗体（ANA）间接免疫荧光试验荧光模型、ANA 检测阳性的血清效价

如果 ANA 阳性，荧光模型用于鉴别诊断。通常，特异性 ANA 检测结果可以明确诊断。类风湿关节炎、特发性炎性肌病及部分具有结缔组织病临床表现的慢性感染性疾病患者，ANA 检测可能呈阴性

以下是自身免疫性结缔组织病的血清学评估路径
当诊断不明确且 ANA 阳性时，进行以下检测组合
① 抗 ds-DNA 抗体
② 抗 SS-A（Ro）抗体
③ 抗 SS-B（La）抗体
④ 抗 Sm 抗体
⑤ 抗 U1 RNP 抗体
⑥ 抗 Jo-1 抗体
⑦ 抗 Scl-70 抗体

系统性红斑狼疮
① 如果 ANA 为阴性，检测抗 SS-A（Ro）
② 如果 ANA 为阳性，检测抗 ds-DNA、抗 SS-A（Ro）、抗 SS-B（La）、抗 Sm 和抗 U1 RNP 抗体
抗 ds-DNA 抗体滴度可用于监测疾病活动状态

干燥综合征
抗 SS-A（Ro）和抗 SS-B（La）抗体阳性支持 ANA 的阳性结果

多发性肌炎和皮肌炎
抗 Jo-1 抗体阳性支持 ANA 的阳性结果

混合性结缔组织病
抗 U1 RNP 抗体阳性支持 ANA 的阳性结果

硬皮病
如果 ANA 荧光模型是颗粒型或着丝点型，抗 Scl-70（抗拓扑异构酶 1）抗体可帮助明确诊断

▲ 图 3-1 自身免疫性结缔组织病的诊断路径

（C1q、C4A、C2）、活化和抑制性 FcγR、干扰素调节因子 5（IRF5）、TNF、MHC Ⅱ 类分子（DR2 和 DR3）及程序性细胞死亡（programmed cell death，PCD）的基因。此外，还涉及 Bcl 家族基因的同源物（如 Bcl-2 或 Bax），以及调节凋亡和氧化途径的基因。

SLE 的实验室评估见表 3-3，相关的自身抗体见表 3-4。

2. 诊断

根据美国风湿病学会 SLE 的诊断标准，在病程中任何时间出现以下 11 条标准中的 4 条或以上，则可诊断为 SLE。

① 颊部红斑：颧骨隆起和鼻唇沟周围扁平或突起的固定红斑。

② 盘状红斑：红色片状隆起斑块，黏附有角质脱屑和毛囊栓；陈旧病变可发生萎缩性瘢痕。

③ 光过敏：对日光有明显反应，产生皮疹。

④ 关节炎：非侵蚀性关节炎，累及 2 个或更多外周关节，有压痛、肿胀或积液。

⑤ 口腔溃疡：大多数为无痛性口腔或鼻咽部溃疡。

⑥ 浆膜炎：胸膜炎伴胸膜摩擦或积液；心包炎伴心包摩擦、积液，以及心电图改变。

⑦ 肾脏病变：尿蛋白＞0.5g/24h 或试纸显示 +++，或者出现管型（红细胞管型、颗粒管型或混合管型）。

⑧ 神经病变：癫痫发作或精神疾病，除外已知的代谢紊乱或药物因素。

⑨ 血液学疾病：免疫性细胞（如红细胞、白细胞或血小板等）减少。

⑩ 免疫学异常：抗 ds-DNA 抗体、抗磷脂抗体或抗 Sm 抗体阳性，梅毒血清学试验假阳性。

⑪ 抗核抗体（ANA）：在没有使用与"药物性狼疮"相关的药物情况下，通过免疫荧光或等效分析方法可检测到 ANA 滴度异常。

SLE 患者初步诊断评估和后续监测所需的实验室检查见表 3-3，表 3-4 和图 3-1。

（二）干燥综合征

1. 定义

干燥综合征（sjogren syndrome，SS）是一种系统性结缔组织病，女性发病多于男性。在病理学上，SS 是一种自身免疫性外分泌疾病，常累及泪腺、唾液腺，较少累及胰腺。这些腺体的免疫炎症会导致 SS，临床上主要表现为眼干（干燥性角膜结膜炎）和口干（口腔干燥症）。本病分为原发性和继发性两类。原发性 SS 的特征是眼干、口干、Schirmer 试验提示泪液分泌减少，以及唇腺活检显示有小唾液腺炎症。在血清学上，原发性 SS 患者在不伴随其他结缔组织病的情况下，可出

> **提示**
>
> 系统性红斑狼疮（SLE）是一种多系统自身免疫性疾病，与多种抗细胞核和细胞质抗原的抗体产生有关，其标志性特征是抗双链 DNA（ds-DNA）抗体的形成。

表 3-3　系统性红斑狼疮（SLE）常规实验室检查

检查项目	结果 / 意义
全血细胞计数和红细胞沉降率（ESR）	红细胞、白细胞和血小板单独或同时减少，提示存在自身免疫性血细胞减少；连续全血细胞计数有助于监测免疫抑制治疗时的骨髓造血反应；血沉升高可以作为治疗监测的有效指标
尿液分析和尿素氮 / 肌酐	尿液分析用于评估蛋白尿和分析尿沉渣和管型；24 小时尿蛋白定量和尿素氮 / 肌酐可用于监测肾功能
肝功能检测和血脂分析	用于评估可能的自身免疫性肝炎；应及时处理由疾病或治疗导致的血脂改变，以预防心血管并发症的发生
梅毒 VDRL/RPR 检测	VDRL 试验假阳性在 SLE 患者中较常见；无梅毒感染且 VDRL 阳性（RPR 阴性）是 SLE 的诊断标准之一
抗核抗体（ANA）	95%～98% 的活动期 SLE 患者 ANA 呈阳性
补体检测	C3、C4 及 B 因子是评价补体活性的有效指标；CH50 试验可用于检测先天性补体缺陷，尤其是家族性 SLE 的补体缺陷；补体水平降低可能提示疾病处于活动期

RPR. 快速血浆反应素；VDRL. 性病研究实验室

现 ANA 阳性、抗 SS-A（Ro）抗体阳性、抗 SS-B（La）抗体阳性和类风湿因子（rheumatoid factor，RF）阳性。一项对 80 名原发性 SS 患者随访 7.5 年（中位时间）的前瞻性研究发现，不同临床表现的发生频率如下：① 干燥性角膜结膜炎和（或）口腔干燥症发生于所有患者，并且是 31% 患者的唯一临床表现；② 25% 的患者出现腺外受累症状；

表 3-4　系统性红斑狼疮（SLE）相关自身抗体及临床表现

特异性抗原	阳性率（%）	HEp-2 细胞荧光模型	临床相关表现
ds-DNA	40～60	均质型	疾病处于活动期的标志物；滴度与疾病活动度有关；与肾脏病变相关性最高
SS-A/Ro	40	细颗粒型	亚急性皮肤狼疮（75%），新生儿狼疮伴心脏传导阻滞，补体缺陷及光过敏
SS-B/La	10～15	细颗粒型	新生儿狼疮
Sm	20～30	粗颗粒型	SLE 特异性标志物；可能与中枢神经系统狼疮有关；对监测疾病活动度无价值
RNP（U1 RNP）	30～40	粗颗粒型	一般与抗 Sm 抗体同时出现；是混合性结缔组织病的标志物
组蛋白	50～95	均质型	SLE 中阳性率为 50%～70%，药物诱导的 SLE 中阳性率＞95%
磷脂（β_2 糖蛋白 I 抗体）	30	无特异荧光模型	通常与血小板减少、晚期妊娠流产和高凝状态有关
增殖细胞核抗原（PCNA）	3	在快速分裂的细胞中呈现细颗粒型	灵敏度低但特异度高（＞95%）；在类风湿关节炎和其他结缔组织病中未见；应用类固醇和免疫抑制药物可使抗体迅速减少；与关节炎相关

③ 2.5% 的患者发生非霍奇金淋巴瘤。继发性 SS 在临床上与原发性 SS 相似，但还伴随另一种结缔组织病的临床和血清学特征，如类风湿关节炎（rheumatoid arthritis，RA）或硬皮病。

2. 诊断

通过干燥症状相关检测和体征检查可为疾病的诊断提供相应的依据。干眼症可通过 Schirmer 试验测量 5 分钟泪液的流量进行评估，试验时将滤纸悬挂于外侧下眼睑，滤纸浸湿长度即可反映泪液流量。然而，该试验可靠程度较低，因为在疾病早期可出现因流泪过多而导致的假阴性结果。角膜结膜炎导致的角膜上皮失活可通过玫瑰红或荧光素染色进行评估，目前最准确的检查是角膜和结膜裂隙灯检查。唾液分泌定量试验尚不能标准化，对 SS 也不具有特异性。下唇小唾液腺活检是一个有效的确证试验，若显示局灶性淋巴细胞浸润可做出诊断。

表 3-5 总结了用于诊断原发性和继发性 SS 的实验室检查。

（三）系统性硬化症 / 硬皮病

1. 定义

系统性硬化症（systemic sclerosis，SSc）以机体多个器官系统出现过度且广泛的胶原沉积为特征，其病理特点是变性胶原沉积于细胞外基质。该疾病具有 3 个病理学特征：①组织纤维化；②小血管增生性闭塞性血管病变；③与独特的自身抗体谱相关特异性自身免疫反应。

SSc 的免疫学基础尚不清楚，已有研究发现该病存在 TGF-β 介导的胶原沉积异常。抗血小板衍生生长因子受体抗体被认为与纤维化的发展有关。该病诱发因素和遗传倾向均不明确。皮肤是最常受累的器官，随着疾病的进展，胃肠道、肾脏、肺和肌肉也会受到损害。肾缺血引发的高血压可促进并发症的发生。本病多见于女性。

临床上 SSc 可分为以下 4 种亚型。

① 弥漫皮肤型 SSc，广泛累及皮肤和内脏器官。

表 3-5　干燥综合征的实验室检查

干眼症的诊断试验

Schirmer 试验	≤5mm/5min
玫瑰红染色试验	使角膜坏死区域染色
泪膜破裂时间	测定荧光染色后的泪膜破裂时间和泪液渗透压；用于鉴定对抗炎治疗应答的患者

口干燥症的诊断试验

唾液腺闪烁显像	放射性核素摄取量低对 SS 具有特异性，但仅 33% 的患者检测呈阳性，敏感性不足
下唇活检	唾液腺周围淋巴细胞浸润可提示疾病存在
磁共振成像（MRI）	MRI 优于超声和 CT，可等同于唾液腺造影术；检查结果与唾液腺活检结果一致性高

常规实验室检查

全血细胞计数，包括分类计数	贫血、中性粒细胞减少、淋巴细胞减少和血小板减少可能提示免疫损伤。淋巴细胞显著增多可能提示克隆性增殖
血清电解质及肝功能检测	低钾血症伴肾小管性酸中毒或碱性磷酸酶升高提示原发性胆汁性胆管炎
红细胞沉降率和 C 反应蛋白	慢性和急性炎症的标志物
尿常规	蛋白尿、管型提示肾脏受累
免疫球蛋白定量（IgG、IgM、IgA）	常见多克隆蛋白增加
血清、尿蛋白电泳（SPEP 和 UPEP）、血清游离轻链，伴 kappa/lambda 比率变化	从多克隆转化为单克隆丙种球蛋白病提示疾病转变为 B 细胞淋巴瘤，尿液中发现本周蛋白可证实单克隆转化

自身免疫反应相关实验室检查

抗核抗体（ANA）滴度	最常见的荧光模型为颗粒型，滴度高于 1∶160；75% 的患者阳性
抗 SS-A（Ro）抗体	>90% 的患者 ELISA 检测为阳性
抗 SS-B（La）抗体	>90% 的患者 ELISA 检测为阳性
类风湿因子	70% 的患者 RF 呈阳性
冷球蛋白、C3 及 C4	多系统疾病中出现冷球蛋白阳性及 C3、C4 水平降低
抗 ds-DNA 抗体	出现于 25%～30% 的原发性 SS 患者中

ELISA. 酶联免疫吸附试验；RF. 类风湿因子；SS. 干燥综合征

② 局限皮肤型 SSc，病变仅限于肢端和面部。CREST 综合征是其中一个特殊类型，因疾病的典型临床表现而得名，即钙质沉着（calcinosis，C）、雷诺现象（raynaud's syndrome，R）、食管运动功能障碍（esophageal dysmotility，E）、指端硬化（sclerodactyly，S）、毛细血管扩张（telangiectasis，T）。

③ 局部硬皮病，主要影响前臂和手指的皮肤，进而累及全身器官。

④ 硬皮病重叠综合征，伴有类风湿关节炎或肌肉受累的表现。

2. 诊断

90%～95% 的 SSc 患者 ANA 呈阳性，其中最常见的荧光模型是细颗粒型，其次是着丝点型和核仁型。ANA 检测的靶抗原为 DNA 拓扑异构酶（也称为 Scl-70）。出现典型的临床表现并伴 ANA 检测阳性时可明确诊断，同时常采用酶联免疫吸附试验（enzyme-linked immunoassay，ELISA）法检测抗 Scl-70 抗体进一步确认。

表 3-6 和表 3-7 总结了 SSc 的实验室检查、相关的抗原与临床表现。

（四）特发性炎性肌病

1. 定义

皮肌炎（dermatomyositis，DM）、多发性肌炎（polymyositis，PM）和包涵体肌炎（inclusion body myositis，IBM）是特发性炎性肌病中三种最常见但又相互区别的疾病，骨骼肌炎症是其疾病基础，可导致肌肉损害和肌无力。女性发病更为

提 示

- 干燥综合征的特征是免疫介导的外分泌腺破坏，尤其是唾液腺和泪腺，进而发展为角膜结膜炎和口干症。ANA 阳性伴抗 SS-A（Ro）和（或）抗 SS-B（La）抗体阳性是其血清学特征。从多克隆的类风湿因子（RF）阳性到 RF 阴性的寡克隆或单克隆抗体的产生，提示疾病向恶性淋巴瘤转化。
- 系统性硬化症以机体多个器官系统出现过度且广泛的胶原沉积为特征，其病理学特点是细胞外基质变性胶原的沉积及增生性闭塞性小血管病变。

常见。尽管免疫机制已被证实参与发病，但其病因仍不明确。DM 既可独立发病，也可伴发于硬皮病或混合性结缔组织病。极少数情况下，DM 是恶性肿瘤的一种表现。其皮肤表现常见有向阳性

表 3-6　系统性硬化症 / 硬皮病的实验室检查

检查项目	硬皮病	CREST 综合征
ANA 荧光模型	颗粒型	着丝点型
常见自身抗体	抗 Scl-70 抗体（弥漫性疾病抗体滴度高于局限性疾病）	主要为抗着丝点抗体，在 HEp-2 细胞上具有独特荧光模型

ANA. 抗核抗体；CREST 综合征 . 软组织钙化、雷诺现象、食管运动功能障碍、硬指、毛细血管扩张

表 3-7　系统性硬化 / 硬皮病相关自身抗原与临床表现

自身抗原	临床表现
Scl-70（拓扑异构酶 1）	25%～40% 的弥漫性硬皮病患者；与严重肺部疾病相关
ACA（抗着丝点抗体）	55%～96% 的 CREST 综合征患者。靶抗原为 CENP-B（100%）和 CENP-C（50%）。见于雷诺现象及约 10% 的原发性胆汁性胆管炎患者
RNA 聚合酶 I、II、III	4%～20% 的弥散性皮肤病变伴肾脏受累患者，肺部及肌肉受累较少见
U3 snRNP（核仁纤维蛋白）	8%～10% 的心脏、肺和肌肉受累患者。在黑种人和美洲原住民人群中的检出率更高
PM-Scl	一种核仁复合物，见于硬皮病伴特发性炎性肌病的患者
Th/To RNP（内切核糖核酸酶）	10% 的局部硬皮病患者，与肺动脉高压及纤维化相关
U1 snRNP（U1 RNP 及多肽）	与重叠综合征及混合性结缔组织病相关
B-23（核仁磷酸蛋白）	与肺动脉高压和重叠综合征相关

皮疹、披肩征和 Gottron 疹。与 DM 一样，PM 也可伴发于其他结缔组织疾病，其发病可能与病毒、寄生虫或细菌感染有关。DM 以免疫复合物沉积于血管中为特征，在一定程度上被认为是补体介导的血管病变。相反，PM 表现为直接 T 细胞介导的肌肉损伤。IBM 常见于老年患者，与恶性肿瘤无关，偶可伴发于其他结缔组织病。

抗合成酶抗体综合征见于约 30% 的 DM 或 PM 患者，以抗合成酶抗体的存在为特征，这类抗体对 DM 和 PM 具有高度特异性。患者通常起病急，出现发热、雷诺现象、关节炎和间质性肺疾病等全身症状。患者的手指和手掌桡侧常出现粗糙、龟裂，外观类似手工劳动者的手，故称为"技工手"。在欧洲和非洲人群中，HLA-DR 52 与抗合成酶抗体阳性的肌炎密切相关（90%）。抗合成酶抗体包括抗氨酰–tRNA 合成酶抗体（如抗组氨酰 - tRNA 合成酶抗体，即抗 Jo-1 抗体）、抗信号识别颗粒（signal recognition particle，SRP）抗体，以及针对参与转录激活过程的解旋酶产生的抗 Mi-2 抗体。

2. 诊断

虽然 DM 和 PM 有一些共同的特征，但眼周紫红色斑是 DM 的一个独特特征。在这两种疾病中，肺间质纤维化的发病率约为 10%，其发生与抗合成酶抗体综合征有关。无论 DM 还是 PM，在以下 5 项典型临床特征中，需至少满足 3 项才符合疾病诊断标准。

提示

皮肌炎（DM）、多发性肌炎（PM）和包涵体肌炎（IBM）是特发性炎性肌病中三种最常见但又相互区别的疾病，骨骼肌炎症是其疾病基础，可导致肌肉损害和肌无力。

① 对称性近端肌无力。

② 肌肉疼痛和压痛史。

③ 自发性肌肉活动和肌肉病变的肌电图证据。

④ 血清或血浆中，醛缩酶、肌酸激酶（CK）和天冬氨酸转氨酶（AST）等肌酶浓度升高。

⑤ 肌肉活检显示细胞炎症。

实验诊断首先根据血清或血浆醛缩酶、CK 和 AST 浓度的升高，以及肌肉活检显示的炎性组织学特征，而进行肌肉炎症和损伤情况的判断。约 1/3 的患者可检出自身抗体，这进一步支持特发性炎性肌病的诊断。这些抗体以 tRNA 合成酶为靶抗原，其中抗 Jo-1 抗体对组氨酰–tRNA 合成酶具有特异性。该抗体可见于约 40% 的 PM 患者，其出现通常提示患者预后较差，更常见于伴发肺纤维化的患者。相比其他原因引起的肌炎，抗 Jo-1 抗体在自身免疫性肌炎中更多见。与很多自身免疫性疾病一样，综合临床特征与实验室检查结果是明确疾病诊断的基础。表 3–8 和表 3–9 总结了特发性炎性肌病的实验室检查、相关自身抗体与临床表现。

表 3–8 特发性炎性肌病的实验室检查			
检查项目	多发性肌炎（PM）	皮肌炎（DM）	包涵体肌炎（IBM）
肌酸激酶（CK）	CK 水平升高>50 倍，其水平反映疾病活动性	CK 水平升高>50 倍，其水平反映疾病活动性	CK 水平正常或轻度升高（不超过正常水平上限的 10 倍）
肌肉活检	炎症浸润通常发生在非坏死肌纤维周围的肌束内，无束周萎缩，CD8$^+$ 细胞增多，肌肉纤维主要组织相容性抗原表达上调	炎症浸润通常发生在束周，肌束束周出现萎缩具有诊断意义，存在补体介导的血管病变	肌纤维肌浆内出现嗜碱性镶边空泡是 IBM 的典型特征，其他炎症模式与多发性肌炎相似。如在肌肉活检中同时发现以下 3 种情况可确诊 IBM 并排除其他特发性炎性肌病：①肌肉纤维空泡；②β 淀粉样蛋白沉积形成具有染色特征的肌纤维包涵体；③电镜或免疫组化染色发现成对的螺旋状纤维
抗 Jo-1 抗体	约 40% 的患者阳性	约 40% 的患者阳性	约 40% 的患者阳性

表 3-9 特发性炎性肌病相关自身抗体与临床表现

自身抗体	临床表现
抗 Jo-1 及其他合成酶抗体	起病较急，通常伴有间质性肺疾病、发热、雷诺现象、"技工手"。即使符合 RA 和 SLE 的诊断标准，特发性炎性肌病仍是首要诊断
抗信号识别颗粒（SRP）抗体	起病急，伴重症肌无力，主要发生于女性，秋季为疾病高发期，无红疹
抗 Mi-2 抗体	起病相对较急，伴有典型的皮肌炎皮疹，如 V 形征、披肩征
抗 200/100 抗体	坏死性肌病伴轻度肌肉萎缩，使用他汀类药物治疗之后，肌酸磷酸激酶水平大幅升高
抗 155/140 抗体	青少年型皮肌炎，恶性肿瘤相关的皮肌炎
抗 CADM-140 抗体	无症状皮肌炎伴间质性肺疾病

RA. 类风湿关节炎；SLE. 系统性红斑狼疮

（五）混合性结缔组织病

1. 定义

混合性结缔组织病（mixed connective tissue disease，MCTD）是一种同时或不同时具有 SLE、SSc 和 PM 等疾病特征的自身免疫性疾病，患者通常具有关节痛、肌痛、疲劳和雷诺现象等临床表现。随着病程的进展，其他症状和体征（如颧部皮疹、硬化症、手部关节炎和雷诺现象）可重叠出现。超过 85% 的 MCTD 患者会出现肺部表现，其中包括间质性肺炎、肺动脉高压和进行性肺间质纤维化，以及罕见的膈肌和食管功能障碍。在极少数情况下，MCTD 患者会出现弥漫性增生性肾小球肾炎、精神病或癫痫发作。表 3-10 总结了 MCTD 的实验室检查。

表 3-10 混合性结缔组织病的实验室检查

检查项目	结果
抗核抗体	颗粒型
抗可提取核抗原（ENA）抗体	主要为抗 U1 RNP 抗体阳性
SLE、SSc、PM 相关自身抗体	通常为阳性，但抗 Sm 抗体为阴性

PM. 多发性肌炎；SLE. 系统性红斑狼疮；SSc. 系统性硬化症

2. 诊断

MCTD 的诊断，很大程度上取决于多种自身免疫性疾病相关的临床表现。血清中检出高滴度的抗 U1 RNP 抗体是诊断的首要条件。同时，患者应具有包括雷诺现象、手部肿胀、滑膜炎、肌炎或肌痛、硬化症在内的至少 3 项临床特征，其中必须包括滑膜炎或肌炎。

（六）类风湿关节炎

1. 定义

类风湿关节炎（RA）是一种系统性自身免疫性结缔组织疾病，主要累及滑膜关节，一般早期表现为滑膜炎。全世界有 1%～2% 的成年人患有 RA，其中以年轻女性为主。个体对 RA 的易感性和抵抗性与人类白细胞抗原的基因分型有关。RA 的诊断标准修订于 1987 年，其内容包括患者的临床表现、实验室检查和影像学检查。为明确诊断，患者晨僵应持续至少 6 周且同时符合以下 7 项标准中的至少 3 项。

① ≥3 个小关节的关节炎。
② 晨僵持续 >30 分钟。
③ 手指小关节的关节炎。
④ 类风湿结节。
⑤ 对称性关节炎，常伴有滑膜炎。
⑥ 血清 RF 阳性。
⑦ 受累关节的影像学改变。

2. 诊断

血清 RF 滴度升高一直是 RA 的一个指标，直到抗环瓜氨酸肽（cyclic citrullinated peptide，CCP）

抗体被鉴定。抗 CCP 抗体不仅与 RA 高度相关，而且还是进行性和侵蚀性关节炎的标志物。作为 RA 的血清学标志物，其特异度约为 98%，灵敏度约为 85%。RF 是一种针对 IgG Fc 片段的 IgM 型自身抗体，其高滴度与严重的 RA 相关。但是，RF 对于 RA 的诊断并非是特异性的，因为在慢性感染和其他结缔组织病中也可检出 RF。表 3-11 总结了可用于 RA 评估的实验室检查。

（七）淀粉样变性

1. 定义

淀粉样变性（amyloidosis）和冷球蛋白血症（cryoglobulinemia）是由循环中可溶性前体蛋白形

> **提示**
>
> - 混合性结缔组织病是一种具有 SLE、SSc 和 PM 等疾病混合表现的自身免疫性疾病。
> - RA 是一种系统性自身免疫性结缔组织疾病，主要累及滑膜关节，一般早期表现为滑膜炎。全世界有 1%～2% 的成年人患病，其中以年轻女性为主。

成的不溶性蛋白质在组织中沉积引起的系统性疾病，均可归因于免疫紊乱，其诊断依赖于实验室检查和确认。

表 3-11　类风湿关节炎的实验室检查	
检查项目	**结果及意义**
全血细胞计数（CBC）	RA 患者可伴正色素正细胞性贫血（血红蛋白约为 10g/dl），血小板计数升高及中性粒细胞增多；Felty 综合征伴中性粒细胞减少；接受免疫抑制治疗的患者全血细胞计数均下降
红细胞沉降率（ESR）	炎症指标常升高；通常，在 RA 患者中，其水平可反应疾病活动度
C 反应蛋白	急性时相反应蛋白在 RA 中可升高，是一个炎症指标，用于监测疾病活动度随时间和治疗反应的变化
类风湿因子（RF）滴度	70%～80% 的 RA 患者 RF 呈阳性；因缺乏特异性导致其对 RA 的诊断性能有限，因为 RF 可在几乎所有的冷球蛋白血症患者、70% 的干燥综合征患者、20%～30% 的系统性红斑狼疮患者及 5%～10% 的正常人群中检出；阳性率随年龄增长而增高
抗 CCP 抗体	诊断性能最佳，特异度为 95%～98%，灵敏度约为 85%；可用于预测 RA 患者的关节侵蚀情况，诊断早期 RA；抗 CCP 抗体阳性对 IgM-RF 阴性的患者具有更好的诊断价值；在多关节炎患者中，RF 与抗 CCP 抗体联合阴性对于排除 RA 的性能优于两种指标单独使用
抗瓜氨酸化 α 烯醇化酶	影像学进展的预测指标
抗瓜氨酸化纤维蛋白	在 Felty 综合征及血管炎患者中检出
基质金属蛋白酶（MMP）1、3	影像学表现的损伤
软骨寡聚基质蛋白（COMP）	在早期 RA 中水平升高，常与严重的大小关节受累相关
蛋白聚糖代谢片段	在慢性侵蚀性的大小关节受累患者中出现
胶原吡啶交联	骨组织受累的生化代谢标志物
血清冷球蛋白	与关节外疾病相关
影像学检查	在初期应明确关节周围骨质疏松、软组织肿胀、关节间隙缩小和侵蚀的程度，并在使用改善病情抗风湿药的过程中进行监测；MRI 敏感性高但价格昂贵
关节液检查	如果多关节受累患者出现单关节炎加重，需要通过关节液的细胞计数和分类、细菌培养及晶体检查排除化脓性关节炎或晶体性关节炎

CCP. 抗环瓜氨酸肽；RA. 类风湿关节炎；RF. 类风湿因子

淀粉样变性是由可溶性循环前体形成的低分子量原纤维在细胞外沉积所导致的一组异质性疾病，常使浸润器官呈现"蜡状"或"猪油状"外观。在超微结构上，淀粉样蛋白沉积物由宽度为 8～10nm、分子量为 5～25kDa 的无分枝原纤维组成。目前已知的人类淀粉样蛋白至少有 25 种不同的生化形式，其中最常见的 2 种形式：主要见于原发性淀粉样变性、源于浆细胞轻链的淀粉样轻链蛋白（AL）；主要见于继发性淀粉样变性的一种非免疫球蛋白——淀粉样 A 蛋白（AA）。淀粉样蛋白沉积物的刚果红染色在偏振光显微镜下呈现出特征性的苹果绿双折射，而硫黄素 T 染色产生的则是黄绿色荧光。

淀粉样变性根据其是否与浆细胞疾病相关，可分为原发性淀粉样变性（如多发性骨髓瘤或轻链骨髓瘤）和继发性或反应性淀粉样变性（如继发于感染性或炎症性疾病）。此外，淀粉样变性也可分为遗传性或获得性、局部性或全身性，或者根据沉积在组织中的原纤维类型［如甲状腺素视黄质运载蛋白（TTR）和阿尔茨海默病淀粉样前体蛋白（APP）等］进行分类。人类淀粉样蛋白的部分化学分类见表 3-12。

淀粉样变性最常见的类型是原发性淀粉样变性，占所有病例的 75%～80%，是一类多器官系统受累的获得性疾病。原发性淀粉样变性患者的男女比例为 2∶1。40 岁以后，发病率随年龄的增长而增加。

反应性淀粉样变性或 AA 型淀粉样变性是自身炎症综合征的严重并发症，表现为继发于先天免疫系统紊乱的过度炎症反应，通常无高滴度自身抗体或抗原特异性 T 细胞产生。遗传性自身炎症

		表 3-12 淀粉样蛋白的化学分类	
淀粉样蛋白	前体蛋白	临床表现	受累部位
AA	（Apo）血清 AA	慢性炎症、家族性地中海热（FMF）、家族性淀粉样肾病（FAN）伴荨麻疹及耳聋、Muckle –Wells 综合征（MWS）	肾脏、肝脏、脾脏
AL	Ig 轻链, κ 或 λ	原发性或与骨髓瘤相关	肾脏、心脏、舌部，骨髓及周围神经
AH	Ig 重链	原发性或与重链病相关	肾脏、心脏、舌部、骨髓及周围神经
ATTR	转甲状腺素蛋白	FAN、家族性淀粉样变心肌病、老年系统性（心脏）淀粉样变性	周围神经及自主神经、心脏、肾脏
AGel	凝溶胶蛋白	格子状角膜营养不良及脑神经病变	角膜、脑神经和周围神经、肾脏
ACys	胱抑素 C	遗传性脑出血伴淀粉样变性	脑血管
Aβ	Aβ 蛋白前体（AβPP）	阿尔茨海默病、衰老	中枢神经系统
Atau	Tau 蛋白	阿尔茨海默病、衰老及其他脑部疾病	脑
Aβ$_2$M	β$_2$ 微球蛋白	透析相关性淀粉样变性	滑膜、腕管、舌部
AApoA I	载脂蛋白 A- I	家族性淀粉样多神经病变	心脏、皮肤、肾脏、神经、肝脏、喉部、血管
AApoA II	载脂蛋白 A- II	家族性肾病	肾脏
ACal	降钙素原	甲状腺髓样癌	甲状腺
AANF	心钠素	老年性心房淀粉样变性	心房
AprP	朊病毒蛋白	Creutzfeldt–Jakob 病（克雅病）、Gerstmann–Straussler–Scheinker 病、致死性家族性失眠	中枢神经系统

性综合征也称为遗传性周期性发热综合征，是一组以非感染性炎症反复发作为特征的遗传性疾病，症状通常出现于儿童期并持续终生。这些综合征有多种表现（包括发热、腹部症状、关节痛、关节炎、淋巴结病、眼部和皮肤表现等）。在炎症小体（先天免疫系统的一个组成部分，包括 caspases 和其他蛋白质）相关疾病中，编码蛋白质的基因突变导致持续性或复发性的炎症，如编码 pyrin 蛋白的 MEFV 基因突变导致家族性地中海热（familial Mediterranean fever，FMF）、编码 cryopyrin 蛋白的 CIAS1 基因突变导致 Muckle-Wells 综合征。伴有 C 反应蛋白（C-reactive protein，CRP）、血清淀粉样蛋白 A（SAA）升高及白细胞增多的急性期反应，通常与患者的炎性临床表现相关。可溶性 SAA 蛋白降解为不溶性原纤维（由 AA 组成），是继发性淀粉样变性的标志。突变基因编码的蛋白质引起这些疾病，并在固有免疫反应中发挥调节作用。

2. 诊断

淀粉样变性的诊断，依赖于受累器官和组织中淀粉样沉积蛋白的组织学和免疫组化检测。组织活检是首选的检查，最理想的活检组织取材为细针抽吸腹部脂肪垫。与直肠活检相比，腹部脂肪垫活检的优势在于可获得多个样本进行检查，并且疼痛性和侵入性更小。由于浆细胞疾病在淀粉样变性患者中很常见，因此需要进行血清蛋白电泳及利用散射比浊法测定血清游离 κ 和 λ 轻链、计算 κ/λ 比值来排除单克隆丙种球蛋白病引起的淀粉样变性。淀粉样蛋白原纤维可与凝血因子 X 结合而导致凝血障碍，因此，X 因子水平的检测对于解释淀粉样变性患者的出血倾向十分重要，并且有助于在器官和组织活检之前明确患者是否存在会导致活检部位出血过多的凝血障碍。

为了明确淀粉样变性的病变程度和类型，应评估患者肾脏、心脏、肺、神经、皮肤、关节、肝脏和脾脏的受累情况。心脏受累在原发性淀粉样变性中极为常见，而在继发性淀粉样变性中则较为少见。几乎所有的家族性淀粉样变性患者都具有肾病、神经疾病或心脏疾病的特征。表 3-13 总结了淀粉样变性的实验室检查。

（八）冷球蛋白血症

1. 定义

冷球蛋白血症是指血清中存在一种或多种温度低于 37℃时沉淀的免疫球蛋白。这种沉淀是可逆的，当升温至 37℃时这些蛋白又可再度溶解。引起冷沉淀的原因仍不明确。

表 3-13　淀粉样变性的实验室检查	
检查项目	**结果 / 评价**
腹部脂肪垫活检	活检的首选位置，较直肠活检更易于获得多个样本且为微创检查；已取代直肠活检
唇腺活检	对于 AL 和 AA 淀粉样变性，效果优于腹部脂肪垫活检
血清和尿蛋白电泳	原发性淀粉样变性通常与单克隆丙种球蛋白病有关；血清和尿液蛋白电泳及后续的免疫固定电泳可鉴定疾病特异性的单克隆抗体；血清游离轻链及其在血清中的比例是检测轻链病的关键
骨髓活检	血清蛋白电泳、血清游离轻链检测、尿蛋白电泳提示单克隆丙种球蛋白为骨髓活检的检查指征；流式细胞术和淀粉样蛋白特殊染色有助于疾病诊断
凝血因子 X 水平	约 10% 的原发性淀粉样变性患者伴有凝血因子 X 缺陷症；约 50% 的单独及获得性 X 因子缺陷症患者伴有原发性淀粉样变性，有必要在活检前检测凝血酶原时间及凝血因子 X 来明确凝血因子 X 缺陷症
蛋白质测序	有助于检测遗传性淀粉样变性中的基因异常及诊断罕见类型的淀粉样变性
血清淀粉样蛋白 P（SAP）成分检测	放射性核素标记的 SAP 闪烁显像可用于识别和评估整个机体淀粉样蛋白的负荷情况；由于 SAP 源于献血者，具有潜在的感染风险，因此，该检测的应用价值有限

AA. 淀粉样 A 蛋白；AL. 淀粉样轻链蛋白

冷球蛋白可分为 3 型。① Ⅰ 型由无 RF 活性的单克隆免疫球蛋白组成，通常是 IgM 或 IgG 型，少数是 IgA 型。冷球蛋白血症 Ⅰ 型也称为单纯性冷球蛋白血症，通常与 B 细胞系的单克隆性淋巴增生性恶性肿瘤有关，如 Waldenstrom 巨球蛋白血症、多发性骨髓瘤或慢性淋巴细胞白血病（chronic lymphocytic leukemia，CLL）。这种疾病患者可出现累及手指血管的病变，进而导致坏疽。② Ⅱ 型由单克隆的 IgM 型 RF 与多克隆的 IgG 或 IgA 组成，最常与丙型肝炎病毒感染相关，很少与淋巴瘤相关。③ Ⅲ 型也是混合性冷球蛋白血症，其冷球蛋白组成为多克隆的 IgM 型 RF 及多克隆的 IgG 或 IgA，可见于结缔组织病和慢性感染的患者。冷球蛋白血症 Ⅱ 型和 Ⅲ 型患者均可表现为补体结合与低补体血症。免疫复合物型血管炎、关节炎、神经病变和肾脏受累可能是冷球蛋白血症 Ⅱ 型或 Ⅲ 型患者的主要特征。

2. 诊断

存在冷球蛋白时，可采用 Wintrobe（温氏）管对其进行定量检测，并以冷沉淀比容的方式进行报告。需要注意的是，冷沉淀比容并不是关注

提示

- 淀粉样变性的诊断依赖于受累器官和组织中淀粉样沉积蛋白的组织学和免疫组化检测。组织活检是首选的检查，最理想的活检组织取材于细针抽吸腹部脂肪垫。
- 冷球蛋白血症指血清中存在一种或多种温度低于 37℃ 时沉淀的免疫球蛋白。这种沉淀是可逆的，当升温至 37℃ 时这些蛋白又可再度溶解。

的重点，其生物学炎性特性更为重要。这种潜在的炎症反应可表现为低补体血症、组织炎症和器官损伤。通过治疗，冷沉淀比容会随着炎症标志物（如 CRP、ESR 和补体激活）的降低而降低。检测出冷球蛋白时，可采用抗免疫球蛋白亚型和抗 C3 和 C4 的特异性抗血清，通过免疫扩散和免疫固定技术，对沉淀物的组成成分予以鉴定。根据克隆性和组分型别，冷球蛋白被分类为 Ⅰ 、Ⅱ 、Ⅲ 三型。表 3-14 总结了冷球蛋白血症的实验室检查。

表 3-14 冷球蛋白血症的实验室检查	
检查项目	**评 价**
冷沉淀比容	结果 =（冷沉淀体积 / 血清体积）×100；在运送至实验室并分离血清前，标本需保持在 37℃；分离后的血清放置于 4℃ 冷藏 72 小时，并于 4℃ 离心之后测定冷沉淀比容；纤维蛋白原或脂质升高可能导致结果假性升高
免疫固定和免疫扩散	用于分析冷球蛋白的组分及其克隆性，并将其分为 Ⅰ 型、Ⅱ 型、Ⅲ 型
尿常规、BUN、肌酐	用于评估肾功能
C3、C4、RF	用于分析冷球蛋白中补体被 RF 结合的情况
肝脏酶类	用于评估肝功能
病毒 PCR 载量检测 / 肝炎血清学检测	用于评估乙型肝炎病毒或丙型肝炎病毒感染状态并监测治疗效果
肾活检和免疫荧光检查	蛋白尿、尿常规异常、肾功能改变是进行肾活检的指征，以检测肾脏的病理性改变
淋巴结和骨髓活检	冷球蛋白血症患者怀疑有淋巴增殖性疾病时适用；通常为 Ⅰ 型或 Ⅱ 型冷球蛋白血症

BUN. 血尿素氮；PCR. 聚合酶链反应

二、免疫系统疾病

（一）X-连锁无丙种球蛋白血症

1. 定义

X-连锁无丙种球蛋白血症（X-linked agammaglobulinemia，XLA），也称为 Bruton 无丙种球蛋白血症，属于原发性体液免疫缺陷症。该病仅发生于男性，以 B 细胞发育受阻导致成熟 B 细胞几乎完全缺乏为特征。由于 B 细胞缺乏，导致各类丙种球蛋白合成不足而产生低丙种球蛋白血症。患儿在出生后的最初数月无症状，出生后 4～12 个月，由于来自母体抗体的减少，出现反复感染。抗体调理作用的缺乏导致由化脓性夹膜菌（如肺炎链球菌、流感嗜血杆菌、金黄色葡萄球菌和假单胞菌属）引起的复发性细菌感染。上呼吸道和下呼吸道感染最为常见，其中包括中耳炎、鼻窦炎、支气管炎和肺炎，以及皮肤感染和尿路感染。XLA 由 Bruton 酪氨酸激酶基因 btk 发生功能丧失突变所致，该激酶对 B 细胞的发育必不可少。静脉和皮下注射丙种球蛋白的替代疗法可有效改善 XLA 患者的预后并延长其寿命。

2. 诊断

早期诊断对于预防感染及感染并发症（如支气管扩张症、脑膜炎、细菌性败血症、化脓性关节炎及骨髓炎）至关重要。由于 B 细胞是 CD19 和 CD20 阳性细胞，因此，采用流式细胞术结合 CD19 和 CD20 的单克隆抗体检测脐带血中的 B 细胞数量，即可在出生时明确诊断。对于 6 个月内

的幼儿，由于其血液中存在经胎盘获得的母体抗体，测量血清免疫球蛋白浓度对其诊断没有帮助。因此，为了在出生后的 6 个月内明确诊断，有必要通过流式细胞仪进行 B 细胞计数。分子诊断检测的是 btk 基因的突变情况，但其很少在临床实践中使用，因为结合患者扁桃体缺乏及低水平的 CD19 或 CD20 细胞数量等临床特征已经可以明确诊断。btk 蛋白表达缺陷可通过流式细胞术检测，该技术也可用于携带者的检测。表 3-15 总结了用于诊断 XLA 的实验室检查。

原发性免疫缺陷综合征的分子基础研究正取得迅速进展，目前疾病的分类基于由世界卫生组织（World Health Organization，WHO）和国际免疫学联合会（International Union of Immunological Societies，IUIS）建立的系统。这些内容总结在"原发性免疫缺陷的诊断和管理实践参数"中，可通过网址 http://www.jcaai.org/resources/practice parameters 在线查询。表 3-16 总结了导致无丙种球蛋白血症的基因缺陷。

表 3-15　X-连锁无丙种球蛋白血症的实验室检查		
检查项目	XLA 患者检测结果	携带者检测结果
血清 IgG	6 月龄以上患儿<200mg/dl	正常
血清 IgM 和 IgA	6 月龄以上患儿结果降低甚至缺乏	正常
B 细胞表面标志 CD19 和 CD20	出生时为低水平，可用于小于 6 月龄患儿的诊断	正常
btk 基因突变	无临床需求，但却是 XLA 的确认试验	诊断携带者的确认试验
儿童疫苗的抗体反应	大幅降低甚至缺乏	正常

表 3-16　导致无丙种球蛋白血症的基因缺陷	
缺陷或疾病	基因及相关蛋白
X - 连锁无丙种球蛋白血症	*BTK*（布鲁顿酪氨酸激酶）
μ 重链缺陷	*IGHM*（免疫球蛋白重链恒定区）
Ig-α 缺陷	*CD 79A*（CD 79A 分化簇）
Ig-β 缺陷	*CD 79B*（CD 79B 分化簇）
替代性轻链（λ5）缺陷	*CD 179B*［免疫球蛋白 λ 样多肽 1（IGLL1）或免疫球蛋白 CD 79B 分化簇］
B 细胞连接蛋白（BLINK）缺陷	*BLINK*（B 细胞连接蛋白）
磷酸肌醇 3- 激酶缺陷	*PIK3R1*（磷酸肌醇 3- 激酶调节亚基 1）

（二）普通变异型免疫缺陷病

1. 定义

普通变异型免疫缺陷病（common variable immunodeficiency，CVID）的发病无性别差异，常在成年期发病。与缺乏 B 细胞和扁桃体的无丙种球蛋白血症患者不同的是，CVID 患者是有扁桃体的，并且其血液和淋巴组织中的 B 细胞数量正常。部分患者甚至有纵隔和腹部淋巴结病。CVID 的主要缺陷是 B 细胞功能紊乱，无法分化为浆细胞和产生抗体。CVID 的临床表现是低丙种球蛋白血症，即反复的化脓性感染，感染通常发生于上呼吸道和下呼吸道。黏膜免疫缺陷也可导致肠道病毒感染和贾第虫病。患者也可发生自身免疫性疾病，如免疫性溶血性贫血、中性粒细胞减少症和恶性贫血。B 细胞淋巴瘤可能随病情进展而出现。关于 CVID 患者 B 细胞功能的研究显示，有一些 CVID 患者具有正常或偏低水平的 IgM、IgG 和 IgA，但其不能产生针对多糖和蛋白质抗原的功能性抗体。长期的临床研究发现，有一群 CVID 患者表现为肺部淋巴结肿大和肉芽肿结节（也称为肉芽肿性间质性肺疾病，GLILD），患者的肝脏和脾脏对于静脉注射免疫球蛋白（IVGG）无反应，并且通常需要免疫抑制剂（如霉酚酸酯）治疗以减轻异常的淋巴细胞反应。这些患者存在类别转换的记忆 B（IgM⁻CD27⁺）细胞缺陷。此外，对 IVGG 反应良好的 CVID 患者通常预后较好，通过流式细胞术可检测患者体内的记忆 B 细胞。因此，流式细胞术不仅为 CVID 的诊断所必需，对于细胞亚群的分析也是必需的。静脉及皮下注射丙种球蛋白的治疗改善了 CVID 患者的预后。

2. 诊断

表 3-17 列举了有助于建立 CVID 临床诊断的实验室检查。本病的表型特征为低丙种球蛋白血症，B 细胞成熟过程中一些遗传缺陷均可导致本病，如表 3-18 所示。

（三）高 IgM 综合征

1. 定义

高 IgM 综合征（Hyper-IgM syndrome，HIGM）的特征是血清 IgG 和 IgA 水平显著降低，伴 IgM 水平正常或升高及循环 B 细胞数量正常。低 IgG 和 IgA 是由于 IgM 阳性 B 细胞无法转换为其他

表 3-17　普通变异型免疫缺陷病（CVID）的实验室检查	
检查项目	结果 / 评价
血清蛋白电泳	丙种球蛋白显著减少，在功能障碍的变异型中极少为正常结果
血清 IgM、IgG、IgA 水平	通常降低，在功能障碍的变异型中有可能维持正常水平
CD19 和 CD20 细胞	通常正常，也可能升高；极少数出现偏低但不会缺乏
IgM⁻CD27⁺ B 细胞	记忆 B 细胞的表达缺失与更严重的表型相关，同时与肉芽肿性肺部病变和淋巴结病相关
多糖及蛋白质抗原反应	对多糖及蛋白质抗原无反应，接种疫苗后抗体滴度不会如预期般升高 4 倍，提示功能缺陷

亚型所致。IgM 水平的升高是提示荚膜菌感染继发的 IgM 多克隆扩增合成。本病存在 X- 连锁和常染色体隐性遗传两种形式，其发病的分子基础包括 CD40 配体（CD154）的 X- 连锁功能丧失突变，该配体表达于活化的 T 细胞，能与 B 细胞上的 CD40 结合而促进 B 细胞的抗体类别转换。其他原因包括活化诱导的胞苷脱氨酶（activation-induced deaminase，AID）和尿嘧啶 -DNA 糖基化酶（uracil-DNA glycolase，UDG；或称尿嘧啶 -N- 糖基化酶，UNG）的功能丧失突变，这些酶参与 B 细胞的类别转换重组和易错性修复等过程。

2. 诊断

通过检测血清 IgM、IgG 和 IgA 的水平，以及采用流式细胞术进行 CD19 和 CD20 细胞计数来诊断。IgM 水平正常或升高、IgG 和 IgA 水平降低、B 细胞计数正常，可提示诊断。分子遗传学检测可用于确诊。

提示

普通变异型免疫缺陷病（CVID）的发病无性别差异，其表型特征为低丙种球蛋白血症。B 细胞成熟过程中的许多遗传缺陷均可导致本病。

（四）选择性 IgA 缺陷

1. 定义

选择性 IgA 缺陷（selective IgA deficiency）是最常见的原发性免疫缺陷综合征，其发病率从白种人的 1/500 到亚洲人的 1/（10 000～15 000）。本病的临床表现多样，既有无症状患者，也有表现为过敏、自身免疫性疾病、反复感染或胃肠道疾病的患者。该病是由于 B 细胞在 IgG 向 IgA 的类别转换过程中分化受阻，导致表达 IgA 的 B 细胞数量减少所致。部分患者的血清中存在抗 IgA 抗

表 3–18　普通变异型免疫缺陷病（CVID）相关基因

普通变异型免疫缺陷病	基因及相关蛋白
诱导性共刺激分子	*ICOS*（诱导性 T 细胞共刺激分子）
CD19	*CD19*（B 淋巴细胞抗原 CD19）
CD20	*CD20*（B 淋巴细胞抗原 CD20）
CD21	*CD21*（B 细胞 EB 病毒受体）
CD81，TAPA-1	*CD81*（抗增生抗体靶抗原 -1）
TACI（跨膜激活物、钙调节物、亲环蛋白配体相互作用物）	*TNFRSF13B*（TNF 超家族成员 13B）
B 细胞活化因子受体（BAFF）	*TNFRSF13C*（TNF 超家族成员 13C）
磷脂酰肌醇 3- 激酶调节催化亚基突变	*PIK3CD*（磷脂酰肌醇 3- 激酶催化亚基 δ）
磷脂酰肌醇 3- 激酶调节亚基 1 缺陷	*PIK3R1*（磷脂酰肌醇 3- 激酶调节亚基 1）
脂多糖反应性米色样锚定蛋白缺陷	*LRBA*（LPS 反应性米色样锚定蛋白）
TWEAK 缺陷	*TWEAK*（TNF 超家族成员 12）
NF-κB2 缺陷	*NFKB2*（核因子 κB2）
蛋白激酶 Cδ 缺陷	*PRKCD*（蛋白激酶 Cδ）
Kabuki 综合征	*KMT2D*（赖氨酸甲基转移酶 2D）

体，其可能会对任何含有 IgA 的血液或血液制品发生过敏反应。对于这些患者，需要输血时应当给予不含 IgA 的血液、血液制品或洗涤红细胞。单纯的 IgA 缺陷伴 IgG 亚类正常的患者不应接受丙种球蛋白替代治疗，因为这些制剂不能替代 IgA，而且制剂中任何微量的 IgA 都可以导致抗 IgA 抗体的产生及后续的过敏反应的发生。

2. 诊断

血清 IgA 水平＜5mg/dl，IgG 和 IgM 水平正常，可做出诊断。由于 IgA 缺乏伴 IgG2 低下的患者容易发生复发性感染，因此 IgG 亚类的检测很重要。静脉或皮下注射丙种球蛋白治疗可使此类患者获益。该替代疗法的目的在于纠正 IgG2 的不足，因为 IgG2 是一种重要的多糖抗原调理素。

（五）DiGeorge 综合征

1. 定义

DiGeorge 综合征是由于染色体 22q11.2 缺失所致，属于 CATCH 22 综合征，即心脏畸形（cardiac anomalies）、面容异常（abnormal facies）、胸腺发育不全（thymic hypoplasia）、腭裂（cleft palate）和低钙血症（hypocalcemia），这种缺失使胚胎第Ⅲ和第Ⅳ对咽囊发育不全，进而导致胸腺和甲状旁腺的发育不良。胸腺功能障碍可导致 T 细胞异常以及 B 细胞功能障碍，而甲状旁腺功能不全可导致低钙血症和手足抽搐。第Ⅲ和第Ⅳ对咽囊缺陷也可导致先天性心脏病、大血管异常，以及伴耳朵位置偏低、鱼状唇和腭裂的异常面容。完全性 DiGeorge 综合征患者表现出明显的 T 细胞功能缺陷，容易发生病毒感染。部分性 DiGeorge 综合征患者感染较少，但存在心脏和面部的异常。

2. 诊断

对于存在新生儿手足抽搐和异常面容的儿童，应通过以下方法进行 DiGeorge 综合征的诊断评估，如 T 细胞和 B 细胞计数、血清钙和甲状旁腺激素（PTH）检测，以及采用荧光原位杂交（FISH）技术检测染色体 22q11.2 缺失。

采用聚合酶链反应（polymerase chain reaction，

提示

选择性 IgA 缺陷是最常见的原发性免疫缺陷综合征，表达 IgA 的 B 细胞分化阻滞是引发本病的原因。

PCR）技术检测脐带血 T 细胞受体切除环（TREC），可对新生儿期的 T 细胞疾病（如 SCID 和 DiGeorge 综合征）进行快速筛查。缺乏 TREC 信号表明存在 T 细胞成熟障碍及可能的 T 细胞缺乏，之后可采用流式细胞术对 T 细胞的亚群和功能进行详细的评估。这一检测策略可使患者得到早期的诊断和有效的治疗（如干细胞或骨髓移植，甚至基因治疗）。

（六）重症联合免疫缺陷综合征

定义和诊断

顾名思义，重症联合免疫缺陷（severe combined immunodeficiency，SCID）综合征以细胞免疫和体液免疫严重缺陷为特征。患儿在出生后不久即可出现严重而广泛的病毒、真菌和细菌感染。由于源于母体的抗体其保护作用微弱，患儿通常无法健康成长。该病通常并发呼吸衰竭，是导致患儿死亡的原因之一。数十年前，SCID 患者被称为"泡泡儿"。半相合的异基因骨髓移植对本病具有良好的治疗效果。然而，移植物抗宿主病（graft-versus-host disease，GVHD）往往使患者的恢复过程复杂化，同时 B 细胞的功能通常不能完全恢复。因此，SCID 患者可能需要静脉注射丙种球蛋白以增强抗体水平。造血干细胞移植联合细胞因子调节以促进干细胞分化的疗法更具优势，因其较少发生 GVHD。通过 TREC 分析对 SCID 进行早期诊断可使患者的预后得到改善，因此美国一些州强制要求对新生儿足跟穿刺样本进行 TREC 检测。

基于 T 细胞、B 细胞和 NK 细胞计数，可根据 T 细胞和 B 细胞发育阻滞 / 缺陷的不同阶段对 SCID 综合征进行分类。目前，原发性免疫缺陷性疾病与一系列潜在的突变相关。其中的一组突变可导致 T 细胞、B 细胞和 NK 细胞缺陷的不同组合的产生，进而引发 SCID 和相关的细胞免疫缺陷性疾病（cellular immunodeficiency diseases，CID）。第二组突变使抗体水平改变而引发原发性免疫缺陷性疾病。第三组突变与涉及自身免疫和免疫紊乱的综合征相关。图 3-2 显示了 13 个存在 T、B 或 NK 细胞发育障碍的位点，其中前 9 个与 SCID 或 CID 有关，后四个与抗体缺乏症有关。这种分类方式有助于深入了解本病的分子机制，并为 SCID 患者的评估提供了框架性的指导。

图 3-3 描述了基于流式细胞术评估 SCID 的病因和分子基础的策略，这种方法为遗传免疫重建和各类型综合征的个性化治疗铺平了道路。

（七）补体系统缺陷

1. 定义

补体系统及其受体可保护宿主免受病原体和非自身抗原的侵害，并可通过清除 DNA 等自身抗

> **提示**
>
> SCID 综合征的特征是细胞免疫和体液免疫均存在严重缺陷。患儿在出生后不久即可出现严重且广泛的病毒、真菌和细菌感染。

原以避免自身免疫性疾病的发生。因此，补体系统缺陷可导致患者对感染和自身免疫性疾病（如 SLE）易感。C3 缺陷可导致患者对化脓性荚膜菌感染的易感性增加。C5、C6、C7 和 C8 的缺陷可导致反复性或弥漫性的奈瑟菌感染。C1q（可清除凋亡细胞释放的 DNA）、C2 和 C4 的缺陷使患者易发生 SLE 和其他自身免疫性疾病。由 *SERPING1*（serpin 家族 G 成员 1）基因缺陷导致的 C1 抑制因子（C1 inhibitor，C1 INH）缺乏，可引起遗传性血管性水肿（hereditary angioedema，HAE）。在 1 型 HAE 中，C1 INH 的抗原性和功能性均存在缺陷。

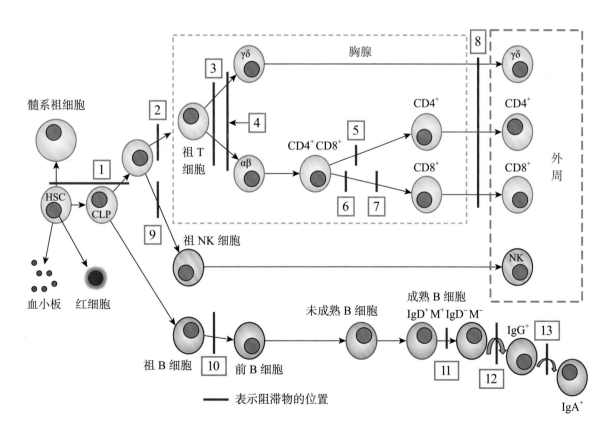

▲ 图 3-2　原发性免疫缺陷疾病相关 T 细胞、B 细胞和 NK 细胞发育阻滞（如数字框所示）
CLP. 克隆淋巴样祖细胞；HSC. 造血干细胞；NK. 自然杀伤

SCID 的分类

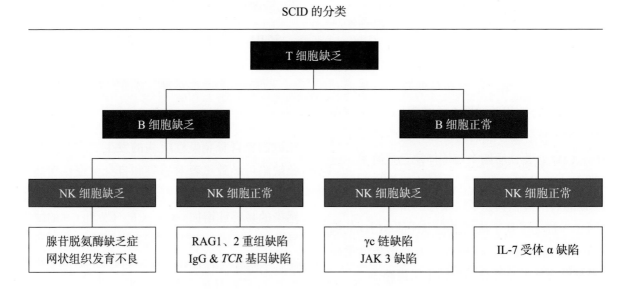

▲ 图 3-3　基于 B 细胞、T 细胞和 NK 细胞状态的重症联合免疫缺陷（SCID）分类

在 2 型 HAE 中，C1 INH 的抗原性是正常的，因此用抗原法测定时可观察到其血清水平正常。然而，2 型 HAE 中 C1 INH 因存在功能异常而不能抑制激肽、补体、激肽释放酶和纤溶酶原途径的激活，进而导致缓激肽产生并引发血管性水肿。即使在基础状态，C1 INH 的缺乏也可导致 C4 的消耗，因此，HAE 患者的 C4 水平是降低的。在伴有血管性水肿的 HAE 患者中，C2 水平也是降低的，而 C3 水平正常，因为 C3 的活化通常发生在液相。获得性 C1 INH 缺陷可导致类似的临床表型，称为获得性血管性水肿（acquired angioedema，AAE）。AAE 可见于淋巴增殖状态，如单克隆 B 细胞疾病可激活 C1，进而通过活化 C1qrs 而引起 C1 INH 的消耗。在自身免疫性疾病中，针对 C1 INH 的自身抗体可与其形成 C1 INH- 抗 C1 INH 抗体复合物，激活 C1qrs。HAE 和 AAE 中均存在液相激活的 C1 导致的缓激肽生成和血管性水肿，其主要区别在于 HAE 患者的 C1q 水平正常，而 AAE 患者的 C1q 水平降低。I 因子缺陷与反复感染相关，而 H 因子缺陷则与溶血性尿毒综合征和老年性黄斑变性相关。膜抑制物［如衰变加速因子（decay accelerating factor，DAF，即 CD55）］和同源限制因子（homologous restriction factor，HRF，即 CD59）的缺陷，可导致阵发性睡眠性血红蛋白尿症（paroxysmal nocturnal hemoglobinuria，PNH）。

2. 诊断

补体级联功能完整性的传统检测方法，是在溶血试验中测定补体系统对抗体致敏的绵羊红细胞的溶血能力。该试验的结果以 S 形滴定曲线中 50% 溶血对应的血清滴度或浓度进行报告（CH50 试验）。由于免疫复合物消耗而导致补体耗尽的血清及先天缺乏补体蛋白的血清，均会产生较低的 CH50 值。该溶血试验目前已被检测末端补体成分激活期间暴露的新抗原的酶免疫分析所取代。针对旁路途径中补体异常的溶血筛查试验是 AH50 试验。对于遗传性补体系统缺陷病，必须针对单个补体成分进行分析。此外，必须证明仅添加该成分即可恢复全部溶血活性。补体的活化情况见表 3-19，可辅助相关疾病的临床诊断。补体缺陷病的评估路径见图 3-4。

激活途径	CH50	C3	C4	B 因子	相关疾病
经典途径	下降	下降	下降	无变化	SLE、SS、RA、冷球蛋白血症
旁路途径	下降	无变化	下降	下降	内毒素血症、Ⅱ型 MPGN、H 因子突变
经典及旁路途径	下降	下降	下降	下降	SLE、休克、免疫复合物病
液相经典激活途径	下降	下降	无变化	无变化	遗传性血管性水肿、疟疾（间日疟原虫）

表 3-19　补体激活途径

SLE. 系统性红斑狼疮；SS. 干燥综合征；RA. 类风湿关节炎；MPGN. 膜性增生性肾小球肾炎

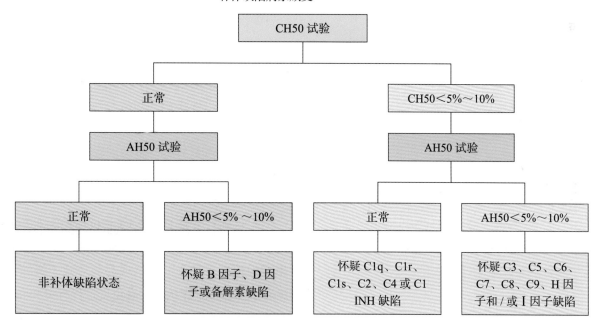

▲ 图 3-4　遗传性补体缺陷症的评估
CH50. 检查补体系统中任何缺陷的筛选试验；AH50. 替代途径中补体缺陷的筛查试验

▶ 自测题

1. 下列哪种疾病与阳性抗核抗体检测结果无关？

A. 系统性红斑狼疮（SLE）

B. 混合性结缔组织病

C. 硬皮病

D. DiGeorge 综合征

2. 在以下检查中，选出与系统性红斑狼疮（SLE）的诊断或疾病严重程度最不相关的一项

A. 抗核抗体检测

B. 补体检测，尤其是 C3 和 C4

C. 双链 DNA

D. 肌肉活检

3. 以下哪一项检查不能用于明确干燥综合征的诊断或确定疾病的严重程度？

A. 唾液腺磁共振成像（MRI）

B. 抗核抗体检测

C. 抗 SS-A（Ro）抗体

D. 抗环瓜氨酸肽（CCP）抗体

4. 患者抗核抗体阳性，荧光模型为颗粒型，存在抗 Scl-70 抗体，临床表现包括钙质沉着症、雷诺综合征、食管动力障碍、指端硬化，以及毛细血管扩张症。该患者可能患有以下哪种自身免疫性疾病？

A. 系统性硬化症 / 硬皮病

B. 类风湿关节炎

C. 系统性红斑狼疮

D. 干燥综合征

5. 患有以下哪种自身免疫性疾病的患者更可能出现抗 Jo-1 抗体阳性？

A. 混合性结缔组织病

B. 硬皮病

C. 多发性肌炎和皮肌炎

D. 系统性红斑狼疮

6. 对于已知患有类风湿关节炎的患者，以下哪一项检查最不可能为患者的实验室评估提供信息？

A. C- 反应蛋白

B. 类风湿因子

C. 腹部脂肪垫活检

D. 抗瓜氨酸化 α- 烯醇化酶抗体

7. 淀粉样变性患者体内产生的淀粉样原纤维与以下哪种蛋白质结合可导致出血倾向？

A. 凝血因子Ⅶ

B. 凝血因子 X

C. 纤维蛋白原

D. von Willebrand 因子

8. 下文描述了哪种免疫系统疾病？

该疾病仅限于男性，患者因 B 淋巴细胞发育停滞而导致 B 淋巴细胞几乎完全缺乏。患者有泛低丙种球蛋白血症。在出生后的 4~12 个月，由于母体抗体水平降低，患者常出现复发性感染。B 细胞发育所必需的 btk 蛋白存在基因功能丧失突变。

A. 严重联合免疫缺陷（SCID）

B. 普通变异型免疫缺陷

C. X – 连锁无丙种球蛋白血症

D. DiGeorge 综合征

9. 该患者最有可能出现以下哪种补体缺陷？

一名复发性化脓性感染伴抗体功能正常的患者，正在接受是否有遗传性补体缺陷病的评估。筛查补体系统缺陷的 CH50 试验结果＜10%，筛查替代途径中补体异常的 AH50 试验也＜10%。

A. B 因子

B. C2

C. 可能为非补体缺陷状态

D. C5

答案与解析

1. 正确答案是 D。DiGeorge 综合征是一种原发性免疫缺陷性疾病，与抗核抗体无关，并且没有自身免疫性病因，与其他选项均不同。

2. 正确答案是 D。肌肉活检与另一组自身免疫性疾病特发性炎性肌病（包括皮肌炎、多发性肌炎和包涵体肌炎）更相关。

3. 正确答案是 D。抗 CCP 抗体检测对类风湿关节炎敏感且特异，这类抗体不会在干燥综合征患者中检出。其余三个选项都与导致干燥综合征患者眼干和口干症状的自身免疫过程有关。

4. 正确答案是 A。该患者属于系统性硬化症 / 硬皮病的四大亚型之一，即病变仅累及肢端和面部的局限皮肤型硬皮病。CREST 综合征是局限性硬皮病的一个特殊类型，其以钙质沉着症、雷诺综合征、食管运动障碍、指端硬化和毛细血管扩张这五个典型表现的第一个英文字母命名。

5. 正确答案是 C。混合性结缔组织病通常与抗 U1 RNP 抗体阳性相关。硬皮病通常与抗 Scl-70（抗拓扑异构酶）抗体相关。系统性红斑狼疮与抗双链（ds）DNA 抗体相关，该抗体是活动性疾病的标志物。这些自身免疫性疾病均可呈现 ANA 检测阳性。双链 DNA 或 U1 RNP 或 Scl-70 存在多发性肌炎和皮肌炎的特异性表位。

6. 正确答案是 C。该项检查与淀粉样变性患者的实验室评估有关。C- 反应蛋白是一种急性时相反应产物，在类风湿关节炎患者中其水平可升高，是用于评估炎症的指标。类风湿因子可在 70%～80% 的类风湿关节炎患者中检出，但对类风湿关节炎不特异。抗瓜氨酸化 α- 烯醇化酶是类风湿关节炎影像学进展的预测指标。

7. 正确答案是 B。淀粉样变性患者需要评估肾脏、心脏、肺脏、神经系统、皮肤、关节、肝脏和脾脏的受累情况。对于 PT 和（或）PTT 异常的淀粉样变性患者，需要进行凝血因子 X 的检测。

8. 正确答案是 C。SCID 综合征的特征在于疾病对细胞免疫和体液免疫均产生显著影响。普通变异型免疫缺陷对男性和女性的影响相同，并且该病与 B 细胞数量正常但功能受损有关。DiGeorge 综合征由染色体 22q11.2 的缺失所致，与 T 细胞异常和 B 细胞功能障碍有关。

9. 正确答案是 D。对于该例患者，有强有力的证据表明其存在补体缺陷。B 因子缺陷者 CH50 结果正常，C2 缺陷者 AH50 结果正常。

拓展阅读

[1] Alarcon Segovia D, Villareal M. Classification and diagnostic criteria for mixed connective tissue disease. In: Kasukawa R, Sharp G, eds. *Mixed Connective Tissue Disease and Anti-nuclear Antibodies*. Amsterdam: Elsevier; 1987:33.

[2] Alspaugh MA, Tan EM. Antibodies to cellular antigens in Sjogren's syndrome. *J Clin Invest*. 1975;55:1067.

[3] Arbuckle MR, et al. Development of autoantibodies before the clinical onset of systemic lupus erythematosus. *N Engl J Med*. 2003;349:1526.

[4] Betteridge Z, et al. Anti-synthetase syndrome: a new auto antibody to phenylalanyl transfer RNA synthetase (anti-Zo) associated with polymyositis and interstitial pneumonia. *Rheumatology*. 2007;46:1005.

[5] Bhat A, et al. Current concepts on the immunopathology of amyloidosis. *Clin Rev Allergy Immunol*. [Published online: July 21, 2009].

[6] Bonilla FA, Khan DA, Ballas ZH, et al. Practice parameter for the diagnosis and management of primary immunodeficiency. *J Allergy Clin Immunol*. 2015;136:1186–1205.

[7] Buckley RH, et al. Human severe combined immunodeficiency: genetic, phenotypic, functional diversity in one hundred eight infants. *J Pediatr*. 1997;130:378.

[8] Castigli E, Geha RS. Molecular basis of common variable immunodeficiency. *J Allergy Clin Immunol*. 2006;117:740.

[9] Cavazzana-Calvo M, et al. Gene therapy of human severe combined immunodeficiency (SCID)—X1 disease. *Science*. 2000;288:669.

[10] Conley ME, et al. Genetic analysis of patients with defect in early B-cell development. *Immunol Rev*. 2005;203:216.

[11] Cunningham-Rundles C, Ponda PP. Molecular defects in T- and B-cell primary immunodeficiency diseases. *Nat Rev Immunol*. 2005;11:880.

[12] Dalakas MC, Hohlfeld R. Polymyositis and dermatomyositis. *Lancet*. 2003;362:971.

[13] Davis AE3rd. The pathophysiology of hereditary angioedema. *Clin Immunol*. 2005;114:3.

[14] Dispenzieri A, et al. International Myeloma Working Group guidelines for serum-free light analysis in multiple myeloma and related disorders. *Leukemia*. 2009;23:215.

[15] Durand A, et al. Hyper-immunoglobulin M syndromes caused by intrinsic B-lymphocyte defects. *Immunol Rev*. 2005;203:67.

[16] Ferri C, et al. Cryoglobulin. *J Clin Pathol*. 2002;55:4.

[17] Glovsky MM, et al. Complement determinations in human disease. *Ann Allergy Asthma Immunol*. 2004;93:513.

[18] Griggs RC, et al. Inclusion body myositis and myopathies. *Ann Neurol*. 1995;705:13.

[19] Harley JB. Autoantibodies are central to the diagnosis and clinical manifestations of lupus. *J Rheumatol*. 1994;21:1183.

[20] Heinlen LD, et al. Clinical criteria for systemic lupus erythematosus precede diagnosis, and associated autoantibodies are present before clinical symptoms. *Arthritis Rheum*. 2007;56:2344.

[21] Hochberg MC. Updating the American College of Rheumatology revised criteria for the classification of systemic lupus erythematosus. *Arthritis Rheum*. 1997;40:1725.

[22] Hu PQ, et al. Correlation of serum anti-DNA topoisomerase I antibody levels with disease severity and activity in systemic sclerosis. *Arthritis Rheum*. 2003;48:1363.

[23] Kawai T, Akira S. Pathogen recognition with Toll-like receptors. *Curr Opin Immunol*. 2005;17:338.

[24] Kissel JT, et al. Microvascular deposition of complement membrane attack complex in dermatomyositis. *N Engl J Med*. 1986;329:34.

[25] Kwan A, Abraham RS, Currier R, et al. Newborn screening for severe combined immunodeficiency in 11 screening programs in the United States. *JAMA*. 2014;312:729–738.

[26] Mahler M, Miller FW, Fritzler MJ. Idiopathic inflammatory myopathies and the anti-synthetase syndrome: A comprehensive review. *Autoimmun Rev*. 2014;13:367–371.

[27] Nakamura RM, Bylund DJ. Contemporary concepts for the clinical and laboratory evaluation of systemic lupus erythematosus and "lupus-like" syndromes. *J Clin Lab Anal*. 1994;8:347.

[28] Notarangelo LD. Primary immunodeficiencies. *J Allergy Clin Immunol*. 2010;125:S182–S194.

[29] Oliveira JM, et al. Applications of flow cytometry for the study of primary immunodeficiencies. *Curr Opin Allergy Clin Immunol*. 2008;8:499–509.

[30] Phan TG, et al. Autoantibodies to extractable nuclear antigens: making detection and interpretation more meaningful. *Clin Diagn Lab Immunol*. 2002;9:1.

[31] Pratt G. The evolving use of serum free light chain assays in hematology. *Br J Haematol*. 2008;141:413.

[32] Ramos-Casals M, et al. Primary Sjogren's syndrome: new clinical and therapeutic concepts. *Ann Rheum Dis*. 2005;64:347.

[33] Reveille JD, Solomon DH. Evidence-based guidelines for the use of

immunologic tests: anticentromere, Sci-70, and nucleolar antibodies. *Arthritis Rheum*. 2003;49:399.

[34] Rider LG, Miller FW. Laboratory evaluation of the inflammatory myopathies. *Clin Diagn Lab Immunol*. 1995;2:1.

[35] Rojas-Serrano J, et al. Very recent arthritis: the value of initial rheumatological evaluation and anti-cyclic citrullinated peptide antibodies in the diagnosis of rheumatoid arthritis. *Clin Rheumatol*. 2009;28:1135.

[36] Rothfield NF. Autoantibodies in scleroderma. *Rheum Dis Clin North Am*. 1992;18:483.

[37] Sanchez-Guerrero J, et al. Utility of Sm, anti-RNP, anti-Ro/SS-A and anti-La/SS-B (extractable nuclear antigens) detected by enzyme-linked immunosorbent assay for the diagnosis of systemic lupus erythematosus. *Arthritis Rheum*. 1996;39:1055.

[38] Schroeder HW Jr, et al. The complex genetics of common variable immunodeficiency. *J Invest Med*. 2004;52:90.

[39] Smeenk R, et al. Antibodies to DNA in patients with systemic lupus erythematosus. Their role in diagnosis, the follow-up and the pathogenesis of the disease. *Clin Rheumatol*. 1990;9:100.

[40] Solomon DH, et al. Evidence-based guidelines for the use of immunologic tests: antinuclear antibody testing. *Arthritis Rheum*. 2002;47:434.

[41] Talal N. Sjogren's syndrome: historical overview and clinical spectrum of disease. *Rheum Dis Clin North Am*. 1992;18:507.

[42] Tedeschi A, et al. Cryoglobulinemia. *Blood Rev*. 2007;21:183.

[43] Von Muhlen CA, Tan EM. Autoantibodies in the diagnosis of systemic rheumatic diseases. *Semin Arthritis Rheum*. 1995;24:323.

[44] Walport MJ. Complement. First of two parts. *N Engl J Med*. 2001;344:1058.

[45] Walport MJ. Complement. Second of two parts. *N Engl J Med*. 2001;344:1140.

第 4 章　组织相容性试验与移植
Histocompatibility Testing and Transplantation

Yash P. Agrawal　Susan L. Saidman　著

王静宇　褚　帅　译　　应斌武　周宏伟　校

学习目标

1. 熟悉人类白细胞抗原（HLA）基因的构成及其基因产物。
2. 熟悉组织相容性的临床实验室检测方法。
3. 了解在临床应用中实体器官和干细胞移植的组织相容性要求。

一般来说，动物可接受移植自身器官的移植物，但即使供体动物是同一物种，也会排斥源于其他动物器官的移植物。器官排斥反应主要是移植受体的免疫系统与移植物细胞上的组织相容性抗原相互作用的结果。临床实验室在实体器官、造血细胞和骨髓移植（bone marrow transplantation，BMT）的组织相容性检测中发挥着重要作用。本章简要介绍了与移植相关的组织相容性检测中涉及的一些问题和技术。而组织相容性测试的其他应用，如作为疾病状态的标志物（如强直性脊柱炎中 HLA-B27 的检测）或某些药物治疗开始前的应用（如 HLA-B*57：01 是对阿巴卡韦过敏的危险因素），由于技术相似，不再进一步讨论。

组织相容性抗原是移植物排斥反应的主要刺激因子，由一组称为主要组织相容性复合体（major histocompatibility complex，MHC）紧密连锁的基因群编码。在小鼠体内，这些基因位于 17 号染色体的 H2 区域。在人类中，类似的 MHC 区域位于 6 号染色体短臂上一段 4000kb 大小的区域并编码人类白细胞抗原（human leucocyte antigen，HLA）系统（图 4-1）。

一、人类白细胞抗原基因及其基因产物

在所有的有核细胞中，HLA Ⅰ类基因区域均编码某些糖蛋白分子。HLA Ⅰ类分子的主要功能是与细胞内病原体（如病毒）裂解所产生的片段结合。HLA 分子和结合肽被提呈到细胞表面，从而激活清除病原体的免疫应答。HLA Ⅰ类分子由 2 条非共价结合的链组成。MHC 中的一个基因编码重链，而位于 15 号染色体上的一个非 MHC 基因编码 β_2 微球蛋白轻链。人类有 3 类重要的 Ⅰ 类基因，即 *HLA-A*、*HLA-B* 和 *HLA-C*，这些基因具有高度多态性。多态性是指单个基因位点及其基因产物具有多种变异。基因的每个变体被称为等位基因。*HLA-A*、*HLA-B* 和 *HLA-C* 基因编码 100 多种基因产物，这些产物可通过血清学，即抗原抗体反应加以确认（表 4-1）。然而，通过血清学分型鉴定的抗原数量远远低于通过基因测序识别的等位基因数量，这是因为并非所有的基因多态性都会产生不同的特异性抗体，尽管它们可能会激活 T 细胞免疫应答。

表 4–1　人类白细胞抗原等位基因和血清特异性抗体的数量

HLA 基因	基因测序确定的等位基因数量 [a]	血清特异性抗体的数量
HLA-A	>3900	28
HLA-B	>4800	63
HLA-C	>3600	10
HLA-DRB1	>2100	21
HLA-DQB1	>1100	9

a. 该数量随新序列的发现不断增长；HLA. 人类白细胞抗原

提示

- 人类有 3 个重要的 HLA Ⅰ 类基因，被称为人类白细胞抗原 A、B 和 C。HLA Ⅱ 类基因区编码组成 HLA-DR、HLA-DQ 和 HLA-DP 分子的 α 和 β 链。
- HLA 基因，在染色体上以一种单体型的形式连接在一起，并整体遗传。每个个体分别从双亲处各遗传一个单体型，这两个单体型代表 HLA 基因型。

HLA Ⅱ 类基因区编码组成 HLA-DR、HLA-DQ 和 HLA-DP 分子的 α 和 β 链（图 4–1），这些 HLA Ⅱ 类分子比 Ⅰ 类分子有更多的表达限制，它们主要分布在 B 淋巴细胞、树突状细胞、单核细胞、活化的 T 淋巴细胞和一些内皮细胞上。巨噬细胞等抗原提呈细胞可以通过内吞作用吞噬细菌和其他寄生虫，这些病原体一旦进入细胞，就可以被蛋白酶分解成能够与 HLA Ⅱ 类分子结合的多肽。这些抗原肽随后被提呈至细胞表面，并激活免疫应答。HLA Ⅲ 类基因区包含约 40 个不编码 HLA 分子的基因，但编码某些补体成分和许多与抗原提呈无关的其他蛋白质。

HLA 基因在染色体上是连锁的（即单体型），并整体遗传。每个个体分别从双亲各遗传一个单体型，而二倍体型代表了 HLA 基因型，这两个单体型的等位基因在个体细胞上均会表达，即基因共显性表达。因此，即使有多个 HLA 基因，通常在后代中也只可能有 4 种基因型。同胞间的 HLA 完全相同概率为 25%，一个单体型相同的概率为 50%。

HLA 抗原和等位基因由世界卫生组织 HLA 系统因子命名委员会命名。随着新等位基因的发现与命名，HLA 等位基因的数量迅速增长，目前已列出超过 17 500 个等位基因。所有已识别的 HLA 等位基因的 DNA 序列被保存在 IPD-IMGT/HLA 数据库中，并可在线获取（http://www.ebi.ac.uk/ipd/imgt/hla/）。每个 HLA 等位基因名称都严格遵循命名委员会定义的格式（图 4–2）。

二、组织相容性检测分析

（一）HLA 分型

准备移植的受体或供体 HLA 类型可以通过微量淋巴细胞毒试验的血清学方法来确定。T 淋巴细胞用于 HLA Ⅰ 类抗原分型，而 B 淋巴细胞用于 HLA Ⅱ 类抗原分型。试验是将已知的 HLA 分型血清与分离的淋巴细胞混合，然后加入补体。当血清中的抗体与相应的 HLA 抗原结合时，就会发生补体介导的淋巴细胞溶解。加入 DNA 结合染料（如溴化乙啶）后，在荧光显微镜下可观察到细胞溶解程度。通常，HLA Ⅰ 类和 HLA Ⅱ 类抗原的分型包括 200 多种不同的 HLA 分型血清与细胞混合，每种血清加入到酶标板不同的反应孔内。

分子生物学方法可以在等位基因水平上进行高分辨率 HLA 分型，因此能够识别血清学检测无法区分的不同等位基因。这种技术在非淋巴细胞分型（如口腔拭子中的幼稚细胞或上皮细胞）和血细胞减少症患者中也有应用。其中一种技术是使用具有位点特异性（如所有 DQB1 等位基因）或群体特异性（如所有 DR4 等位基因）的引物通过聚合酶链反应（PCR）（见第 2 章）扩增基因组 DNA。扩增的 DNA 随后与一组针对每个等位基因或等位基因组的序列特异性寡核苷酸探针（PCR-SSOP）杂交。即使是单个核苷酸错配也会阻断探针的退火。

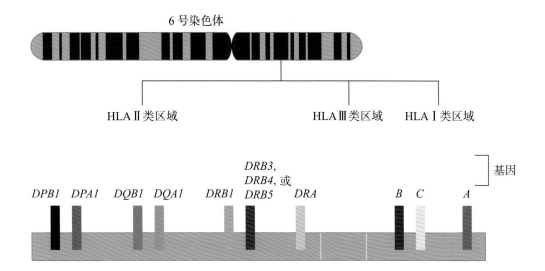

▲ 图 4-1　人类主要组织相容性复合体系统的基因

人类主要组织相容性复合体（MHC）位于 6 号染色体短臂，包含 200 多个基因，可分为不同区域（HLA Ⅰ ～ HLA Ⅲ 类）。图片仅显示了在移植中编码重要 HLA 分子的主要基因。HLA Ⅰ 类区域基因编码经典移植抗原 HLA-A、HLA-B 和 HLA-C 的 α 链，HLA Ⅱ 类区域基因编码 HLA-DP、HLA-DQ 和 HLA-DR 分子的 α 和 β 链。编码 α 和 β 链的基因被命名为 "A" 或 "B"，如果有一个以上基因编码特定的链或相关假基因，则在后面加一个数字，如 DRB1 是编码 DR 分子 β 链的基因之一。HLA Ⅲ 类区域位于 Ⅰ 区和 Ⅱ 区且不编码 HLA 分子［改编自 *Clinical Laboratory Reviews* (a newsletter publication of the Massachusetts General Hospital). 2000;8:3.］

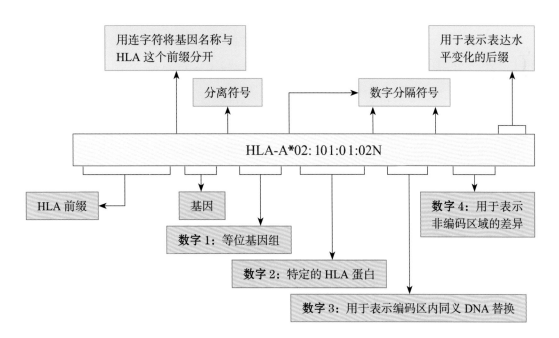

▲ 图 4-2　人类白细胞抗原命名法

HLA 前缀后面的字母（如 HLA-A）表示 MHC 系统中的基因名称。星号（*）将基因名称与等位基因名称分开。低分辨率 DNA 分型在等位基因组水平上仅报告第一组数字（如 HLA-A*02），这相当于血清型的结果。在高分辨率分型中，通过第二组数字报告特定的 HLA 蛋白或等位基因（如 HLA-A*02:01）。第三组数字仅在必要时用于表示同义（沉默）核苷酸的替换，而第四组数字在必要时用于表示基因非编码区的替换。末尾的字母可用于表示表达水平上的变化（如 N、null 或不表达）。HLA. 人类白细胞抗原；MHC. 主要组织相容性复合体（图片由 kindly provided by Professor Steven G.E. Marsh, Anthony Nolan Research Institute, London, UK 提供，引自 hla.alleles.org）

通过将 DNA 印迹到多个膜上（斑点杂交），可用多种方法将结合的探针可视化，包括放射自显影和显色技术等。更常用的方法是将探针结合到单个膜上（反向杂交）或不同颜色的微球上（即 Luminex 技术）。

在相关技术中，等位基因的序列特异性引物被用于 PCR 扩增反应（PCR-SSP）。通过凝胶电泳和溴化乙锭显影检测 PCR 扩增产物的存在与否。在这一技术中，阳性结果表示携带特异性的等位基因。

近年来，PCR-SSOP 和 PCR-SSP 方法正在被基于序列分型（sequence-based typing，SBT）的方法所取代，这种方法结合了 PCR 和 Sanger 测序法。SBT 法有时也不能解决在骨髓移植中重要的序列歧义，特别是当歧义是由于杂合子个体等位基因中核苷酸碱基的顺式 / 反式分配所致时。而二代测序（next-generation sequencing，NGS）通过构建 DNA 文库来产生相位目标序列的克隆而后进行大量并行测序，有望解决这些歧义，并且这项技术允许在一次检测中同时对多个长 DNA 片段进行测序。

在临床上，HLA 分型可用于疾病辅助诊断或判断药物过敏反应的风险。表 4-3 介绍了美国实验室检测的一些常见 HLA 等位基因。本章大部分内容引自临床实验室综述（a newsletter publication of the Massachusetts General Hospital, 2000; 8: 3）。

（二）HLA 抗体筛查

对患者血清进行筛查，以确定是否存在可能由先前的输血、怀孕或移植产生的抗体。检测患者血清对已知 HLA 类型的淋巴细胞或纯化 HLA 分子（谱细胞）的反应性，可以使用基于细胞或固相检测方法。在基于细胞的检测中，患者血清与不同面板细胞（panel cells）混合，如果细胞裂解（细胞毒性试验）或者抗体结合到细胞上（流式细胞术），则说明患者血清中含有针对谱细胞表面抗原的 HLA 抗体。在固相检测分析中，从谱细胞中提取 HLA 抗原，提纯并结合到固体载体上。固体载体可以是酶标板孔，也可以是用流式细胞术或 Luminex 技术检测的有色微球。这些技术使用酶或荧光标记的抗免疫球蛋白试剂检测与反应孔或微球上抗原结合的抗体。

记录出现溶解或与抗体结合的谱细胞数量，以群体反应性抗体（percent panel reactive antibody，PRA）的百分数表示结果。具有 HLA 抗体的患者被称为"致敏患者"。如果患者的血清与 90% 的谱细胞发生反应，则该患者将很有可能比 PRA 为 0%（即没有 HLA 抗体）的患者在等待匹配的捐赠者上花费的时间更长。HLA 抗体的抗原特异性鉴定是抗体筛查分析的一个重要特性，可以减少具有针对特异性 HLA 抗原的抗体患者与这类抗原阳性供体不必要的交叉配型试验。了解抗体特异性也可以增加配型困难患者识别相容供体的机会。高度致敏（高 PRA）患者因为有更高的排斥风险，在移植后可能会进行不同的治疗管理。接受自体干细胞移植的患者也需要移植前进行 HLA 抗体筛查，因为移植后伴有高 PRA 的患者可能进展为难治性血小板输注反应，需要更加细致的检查，可考虑血小板 HLA 配型的必要。

（三）交叉配型

淋巴细胞交叉配型是一个关键步骤，尤其是在肾移植前。该配型实验对接受心脏或肺移植的高致敏患者也很重要。在这项试验中，移植受体的血清与供体淋巴细胞混合（与第 2 章"交叉配血试验"中对红细胞的操作类似）。如果受体产生了针对供体 HLA 抗原的抗体，淋巴细胞被裂解，则为交叉配型试验阳性，移植很可能无法进行。交叉配型试验也可以通过流式细胞仪测定抗体结合细胞来进行。虚拟交叉配型可以通过比较受体 HLA 抗体特异性和供体 HLA 抗原来预测供体相容性。多数情况下，在虚拟交叉配型后会进行淋巴细胞交叉配型（移植前或移植后立即）。

三、实体器官移植组织相容性要求

一般来说，HLA 配型并不是实体器官移植的绝对要求（表 4-2），但这通常是骨髓移植所必需的。下文将介绍 HLA 分型、交叉配型和抗体筛选在特定器官或组织移植前组织相容性检测中的应用。

（一）肾脏

活体肾移植，无论 HLA 相合或不相合，都比尸源肾移植更可取。最近的美国国家数据显示，活体

表 4–2　移植对 HLA 和 ABO 血型匹配的一般性要求

器官	HLA	ABO
肾脏	×ᵃ	√
角膜	×	×
肝脏	×	√
心脏	×	√
肺	×	√
胰腺	×ᵃ	√
干细胞 / 骨髓	√	×

a. HLA 配型可取，但不是必需的；HLA. 人类白细胞抗原

表 4–3　与药物不良反应或疾病状态相关的 HLA 抗原或等位基因检测

HLA 抗原或等位基因	药物反应	疾病状态
HLA-B*15:02	增加对卡马西平的过敏风险	/
HLA-B*58:01	增加对别嘌呤醇的过敏风险	/
HLA-B*57:01	增加对阿巴卡韦的过敏风险	/
HLA-A29	/	散射状视网膜脉络膜病变
HLA-B27	/	强直性脊柱炎、反应性关节炎、葡萄膜炎
HLA-B51	/	白塞病
HLA-DQ2/DQ8	/	乳糜泻
HLA-DQB1*06:02	/	嗜睡病

提示

- 一般来说，对于实体器官移植，HLA 配型并不是一个绝对的要求，但它通常是骨髓移植的一项必然要求。
- 在美国，近 35% 的肾脏移植来自活体捐赠者，其中包括配偶或朋友等基因上没有相关性的捐赠者。

肾移植 10 年失败率为 37%，而尸源肾移植为 53%。

一项涉及尸源肾移植的大型多中心研究证明，多种因素会影响移植结果，包括供体和受体的年龄、受体是否患有糖尿病、供体死亡原因、移植前供肾冷缺血时间、ABO 血型相容性、PRA 及供体淋巴细胞和受体血清的交叉配型结果。交叉配型结果阳性通常是移植的禁忌证。然而，去除受体循环 HLA 和（或）ABO 抗体技术已被开发，尽管移植物存活率没有相容供体高，但可以成功地将以前不相容的肾脏进行移植。

在美国，约 30% 的肾脏移植来自活体捐赠者，包括配偶或朋友等非亲属供体。没有相容的活体供体患者可能需要 3～5 年（甚至更长时间）来等待尸源肾，这取决于他们所在地理位置、血型及 HLA 抗体水平。患者在等待期内死亡率很高，因此对于与活体供体 ABO 血型或 HLA 抗体不相容的患者，更好地选择可能是肾脏交换，而不是继续等待或接受治疗来去除抗体。在肾脏交换中，供体将肾脏捐赠给另一个相容受体的同时，原受体将从其他捐赠者那里获得肾脏。供体 HLA 分型和受体 HLA 抗体的确认（允许虚拟交叉配型）对于优化效率和识别最有可能相合的供体至关重要。

（二）肝脏

HLA 配型与肝移植的良好预后并未显示出相关性。关于移植前交叉配型结果阴性重要性的报道相互矛盾，但供体特异性 HLA 抗体并不是移植的禁忌。相比之下，ABO 配型在成人和儿童中都与良好预后相关。

（三）心脏

很少有研究利用预期 HLA 相合的心脏进行移植，因此 HLA 配型在心脏移植中的益处难以评估。心脏移植通常优先考虑的是移植前供体心脏缺血时长（<4 小时）、心脏大小和血型匹配。多数移植中心在移植手术前会筛选 HLA 抗体，并在可能的情况下，仅对致敏患者使用供体细胞进行交叉配型。由于常常没有时间进行预期交叉配型，虚拟交叉配型是一个可供选择的重要工具。通常，HLA 特异性抗体的存在、交叉配型结果阳性，被认为与不良预后有关。

（四）肺

虽然 HLA 匹配的肺移植可能存在微弱生存优势，但对于各种 HLA 基因座分级的重要性尚未达成共识。肺移植分配基于受体的医疗紧迫性、ABO 血型相容性和大小。类似于心脏移植患者，交叉配型仅在已知存在 HLA 抗体的患者身上进行，且通常使用虚拟交叉配型。

（五）胰腺

胰腺移植在 ABO 血型相容的基础上进行。HLA 抗体筛查是对移植受体进行的，交叉配型呈现阳性是移植的禁忌。仅接受胰腺移植的患者存活率低于胰肾联合移植的患者。大多数胰腺移植患者因糖尿病肾衰竭同时进行了肾移植。有证据表明，与单独肾移植相比，胰肾联合移植在终末期糖尿病肾病的长期死亡率较低。

（六）角膜

角膜是最常见的移植组织。目前尚无证据表明 HLA 和 ABO 配型在角膜移植中的作用。然而，移植物长期存活率约为 50%，排斥反应仍然是移植失败的最常见原因。由于角膜排斥反应不会危及生命，因此无须常规使用全身性免疫抑制剂来预防排斥反应。

> **提示**
>
> 造血细胞移植是一种治疗方法，用正常造血干细胞或造血祖细胞替代异常的造血细胞，或者重建大剂量细胞毒治疗恶性肿瘤患者的骨髓。

四、造血细胞移植

造血细胞移植（hematopoietic cell transplantation, HCT）是在接受大剂量细胞毒性治疗后的恶性肿瘤患者中，利用正常造血干或祖细胞替代异常造血细胞或重建骨髓的一种治疗方案。造血细胞可以在全身麻醉下抽取骨髓采集，也可以在给予高剂量的生长因子 / 细胞因子 [如粒细胞集落刺激因子（G-CSF）或粒 – 单核细胞集落刺激因子（GM-CSF）] 后从供体外周血中获取。

异体造血细胞移植通常需要进行 HLA 配型。供体和受体的交叉配型阳性提示移植失败的可能性非常大，但因为大多数患者与捐赠者 HLA 是相合的，所以很少引起关注。最近，在部分不相合的骨髓移植病例中也取得了成功，这增加了许多患者的移植机会。

过去，血清学技术被广泛应用于骨髓移植的 HLA 分型。正如前面所提及的，目前已经认识到在任何一个基因座上血清学特异性识别的数量远远少于该位点真正等位基因数量（表 4–1）。血清学分型显示 HLA 相合个体实际上可能有一些不匹配的等位基因。接受来自同胞或非亲属关系个体 HLA 基因匹配的骨髓移植患者移植失败率约为 2%。当存在两个或更多的 I 类等位基因不匹配时，移植失败的风险更高。

高分辨率等位基因分型方法的广泛使用，使捐赠者和受捐者更好地匹配，从而提高了移植的成功率。

▶ 自测题

1. 在术语 HLA-A*02：101：01：02N 中，哪部分是指特定的 HLA 基因？

A. *02

B. A

C. 101

D. 01

2. 在下列哪种器官移植中，HLA 检测的临床价值最低?

A. 肾脏

B. 干细胞 / 骨髓

C. 胰腺

D. 肝脏

答案与解析

1. 正确答案是 B。字母 A 指的是 HLA-A 基因。* 是间隔符号。数字 02 代表一个等位基因群；101 表示特定的 HLA 蛋白；01 表示编码区域内的同义 DNA 替换。

2. 正确答案是 D。对于肝移植，不需要 HLA 分型，但需要 ABO 血型匹配。对于肾移植，有 HLA 匹配是最好的，但不是必需的（ABO 血型匹配是绝对需要的）。对于干细胞 / 骨髓移植，HLA 检测通常是必需的。

拓展阅读

[1] Agrawal YP, Saidman SL. Histocompatibility testing for solid organ and bone marrow transplantation. *Clin Lab Rev* [a publication of the Massachusetts General Hospital]. 2000;8:3.

[2] Bohmig GA, et al. Transplantation of the broadly sensitized patient: what are the options? *Curr Opin Organ Transplant*. 2011;16:588.

[3] Cecka JM. HLA matching for organ transplantation … Why not? *Int J Immunogenet*. 2010;37:323.

[4] Eng HS, Leffell MS. Histocompatibility testing after fifty years of transplantation [Review]. *J Immunol Methods*. 2011;369:1.

[5] Erlich H. HLA DNA typing: past, present, and future [Review]. *Tissue Antigens*. 2012;80:1.

[6] Ferrari P, et al. Kidney paired donation: principles, protocols and programs [Review]. *Nephrol Dial Transplant*. 2015;30:1276.

[7] Gebel HM, et al. Pre-transplant assessment of donor-reactive, HLA-specific antibodies in renal transplantation: contraindication vs. risk. *Am J Transplant*. 2003;3:1488.

[8] Marsh SGE, et al. Nomenclature for factors of the HLA system, 2010. *Tissue Antigens*. 2010;75:291–455.

[9] McCluskey J, Peh CA. The human leucocyte antigens and clinical medicine: an overview. *Rev Immunogenet*. 1999;1:3.

[10] Morris PJ, et al. Analysis of factors that affect outcome of primary cadaveric renal transplantation in the UK. *Lancet*. 1999;354:1147.

[11] Petersdorf EW, et al. Human leukocyte antigen matching in unrelated donor hematopoietic cell transplantation [Review]. *Semin Hematol*. 2005;42:76.

[12] Picascia A, et al. Current concepts in histocompatibility during heart transplant [Review]. *Exp Clin Transplant*. 2012;10:209.

[13] Reinsmoen NL, et al. Anti-HLA antibody analysis and crossmatching in heart and lung transplantation [Review]. *Transplant Immunol*. 2004;13:63.

[14] Reisner Y, et al. Haploidentical hematopoietic transplantation: current status and future perspectives [Review]. *Blood*. 2011;118:6006.

[15] Robinson J, et al. The IMGT/HLA database. *Nucleic Acids Res*. 2011;39(suppl 1):D1171–D1176.

[16] Ruiz R, et al. Implications of a positive crossmatch in liver transplantation: a 20-year review. *Liver Transplant*. 2012;18:455.

[17] Smets YFC, et al. Effect of simultaneous pancreas–kidney transplantation on mortality of patients with type-1 diabetes mellitus and end-stage renal failure. *Lancet*. 1999;353:1915.

[18] Wolfe RA, et al. Comparison of mortality in all patients on dialysis, patients on dialysis awaiting transplantation, and recipients of a first cadaveric transplant. *N Engl J Med*. 1999;341:1725.

第5章 感染性疾病
Infectious Diseases

Eric D. Spitzer 著

钟田雨 陈定强 赵倩雯 司徒博 郭勇晖 潘沅 译 李敏 周宏伟 校

学习目标

1. 掌握微生物类别（细菌、真菌、病毒与寄生虫）并了解如何进一步划分亚类。
2. 熟悉可能导致感染性疾病的常见病原体。
3. 学习如何正确识别正常菌群中的病原体。
4. 熟悉与感染性疾病相关的实验指标，了解疾病诊断标准。

在人类生活的世界中，微生物无处不在。大多数微生物属于人体的正常菌群，致病性极低。一部分微生物属于条件致病菌，当宿主和微生物的平衡被打乱时方可致病。仅有一小部分微生物具有高毒力，人类一旦感染便会引发疾病。本章主要介绍与感染性疾病和临床微生物学相关的常见病原体及其引发的临床症状，涉及病原体包括病毒、细菌、真菌、原虫和蠕虫等。根据病原体的微生物学属性与相关临床特征，著者对常见病原体进行了归类（表5-1），以便临床更准确地诊断。然而，随着人们对微生物基因组认识的不断深入，微生物分类信息不断更新，种名更替（Ⅰ型牛链球菌现被称为解没食子酸链球菌）、种属改变（以前一些属于粗球孢子菌的微生物现被划分至波萨达斯球孢子菌）及真菌结合菌门被毛霉目亚门取代（PMC4382724）等变化，均可能给临床医生带来一些困惑。

由于潜在的病原体种类繁多，从技术上讲，不可能在每个可能感染的患者中筛查所有病原体，既不实用也不划算。最重要的是，明确患者感染哪种病原体、常规检测方法能否检测这些病原体、是否需要特殊的检测方法等。病原体鉴定对制订合理的治疗方案至关重要，同时对控制感染或解决公共卫生问题具有重要意义。临床表现是确定感染部位及病原体种类的首要线索，如咳嗽通常提示呼吸道感染、排尿疼痛可能提示尿路感染（urinary tract infection，UTI）。临床影像学检查有助于进一步确定感染类型，并指向特定微生物种类。

一种微生物感染可引起多种临床症状，同一临床症状也可能由多种病原微生物引起，微生物感染的诊断较为复杂。为了有效（节省时间和费用）确定特定的病因，需考虑患者临床状况，如社区获得性肺炎的病原体通常异于医院获得性肺炎的病原体。对于免疫抑制状态的患者，临床医生应明确免疫抑制是否由细胞免疫力下降所致，如HIV感染、肿瘤坏死因子（TNF）抑制剂的使用及化疗后中性粒细胞的减少等，同时进一步扩大微生物感染范围的排查。糖尿病、镰状细胞病或穿戴假肢等，均与机会性感染关系密切。旅行或接触节肢动物也会增加微生物感染的风险。

表 5-1　具有临床意义的病原微生物

需氧型革兰阳性球菌

单个或成对、四联体、链状或成簇出现

- 过氧化氢酶阳性
  - 微球菌
  - 金黄色葡萄球菌
  - 凝固酶阴性葡萄球菌
- 过氧化氢酶阴性
  - 气球菌
- 乏养菌属和颗粒链菌属（营养变异性链球菌）
  - 粪肠球菌
  - 屎肠球菌
  - 孪生球菌
  - 明串珠菌
  - 无乳链球菌（B 族链球菌）
  - 解没食子酸链球菌（牛型）
  - 停乳链球菌（C 族或 G 族链球菌内的多个物种被归类为停乳链球菌）
  - 咽峡炎 / 中间链球菌群（草绿色链球菌）
  - 缓症链球菌 / 血链球菌群（草绿色链球菌）
  - 变异链球菌群（草绿色链球菌）
  - 肺炎链球菌（肺炎球菌）
  - 化脓性链球菌（A 族链球菌）
  - 唾液链球菌群（草绿色链球菌）

需氧型革兰阴性球菌

单个或成对或成团出现，过氧化氢酶阳性，氧化酶阳性

- 卡他莫拉菌
- 淋病奈瑟菌
- 脑膜炎奈瑟菌

需氧型革兰阳性杆菌

杆状，仅芽孢杆菌属产生孢子，该类别中一些微生物部分抗酸

- 芽孢杆菌属
- 棒状杆菌属
- 丹毒丝菌属
- 阴道加德纳菌（革兰染色不定）
- 乳杆菌
- 李斯特菌属
- 诺卡菌属

需氧型革兰阴性杆菌

肠杆菌科、杆状、氧化酶阴性、发酵糖

- 枸橼酸杆菌属
- 爱德华菌属
- 肠杆菌属
- 埃希菌属
- 爱文菌属
- 哈夫尼亚属
- 克雷伯菌属
- 摩氏摩根菌
- 邻单胞菌属（氧化酶阳性）
- 变形杆菌
- 普罗威登斯菌属
- 沙门菌属
- 沙雷菌属
- 志贺菌属
- 小肠结肠炎耶尔森菌
- 鼠疫耶尔森菌
- 假结核耶尔森菌

非肠杆菌科、发酵菌，杆状，氧化酶阳性，发酵糖

- 气单胞菌属
- 色杆菌属
- 巴斯德菌属
- 弧菌属

非肠杆菌科、杆状、过氧化氢酶阳性、非发酵糖、氧化酶不定

- 不动杆菌
- 产碱杆菌
- 伯克霍尔德菌属
- 伊丽莎白菌属
- 空杆菌（黄杆菌）
- 假单胞菌属
- 希瓦菌属
- 寡养单胞菌属

支原体和脲原体

小而高度多态性，常规染色难以观察需要复杂的生长培养基

- 支原体
- 脲原体

螺旋体

常规染色着色或不着色，需要复杂培养基或动物宿主进行生长的螺旋状微生物

- 疏螺旋体属
- 钩端螺旋体属
- 螺菌属
- 密螺旋体属

厌氧型革兰阳性球菌

- 芬戈尔德菌属
- 小单胞菌属
- 消化链球菌
- 解糖葡萄球菌

厌氧型革兰阴性球菌

- 氨基酸球菌属
- 韦荣球菌属

厌氧型革兰阳性杆菌（无孢子形成）

- 放线菌属
- 乳杆菌属
- 丙酸杆菌属

厌氧型革兰阳性杆菌（芽孢形成）

- 梭菌属

厌氧型革兰阴性杆菌

- 拟杆菌属
- 嗜胆菌属
- 梭杆菌属
- 普雷沃菌属
- 卟啉单胞菌属

专性细胞内细菌

- 无形体属
- 衣原体
- 柯克斯体属
- 埃立克体
- 立克次体

（续表）

分枝杆菌	需氧苛养型革兰阴性杆菌	临床常见真菌[a]	
杆状，抗酸染色阳性，一些染色为革兰阳性，大多数生长缓慢	小、直或弯曲革兰阴性杆菌或球杆菌，可能需要特殊营养成分以供其生长	• 顶孢霉属	• 马拉色菌属
• 结核分枝杆菌	• 团聚杆菌属	• 曲霉菌	• 小芽孢菌属
• 鸟分枝杆菌复合群	• 阿菲波菌属	• 芽生菌属	• 毛霉菌属
• 堪萨斯分枝杆菌	• 巴尔通体属	• 念珠菌属	• 副球孢子菌属
• 海分枝杆菌	• 博德特菌属	• 球孢子菌属	• 青霉属（篮状菌属）
• 偶发分枝杆菌复合群（快速生长菌）	• 布鲁菌属		
• 脓肿分枝杆菌（快速生长菌）	• 弯曲菌（微需氧）	• 隐球菌属	• 假阿利什霉（赛多孢子菌属）
• 龟分枝杆菌（快速生长菌）	• 心杆菌属		• 根霉属
	• 艾肯菌属	• 表皮癣菌属	• 孢子丝菌属
	• 弗朗西斯菌属	• 着色霉属	• 塔拉酵母属
	• 嗜血杆菌属		• 毛癣菌属
	• 幽门螺杆菌	• 镰刀菌属	• 丝孢酵母属
	• 金杆菌属	• 地霉属	• 瓦氏菌属
	• 军团菌属	• 组织胞浆菌属	

病 毒[b]

病毒科	人类致病常见种属	病毒科	人类致病常见种属
DNA 病毒			
痘病毒科	• 痘苗病毒 • 天花病毒（天花） • 传染性软疣病毒	沙粒病毒科	• 淋巴细胞性脉络丛脑膜炎病毒 • 拉沙热病毒 • 胡宁病毒（阿根廷出血热病毒） • 马丘波（玻利维亚出血热病毒）
疱疹病毒科	• 单纯疱疹病毒（1 型） • 单纯疱疹病毒（2 型） • 水痘 – 带状疱疹病毒 • EB 病毒 • 巨细胞病毒 • 人类疱疹病毒 6 型（HHV-6） • 人类疱疹病毒 8 型（HHV-8，卡波西肉瘤相关疱疹病毒）	微小 RNA 病毒科	• 肠道病毒 – 脊髓灰质炎病毒（3 型） – 柯萨奇 A 组病毒（23 型） – 柯萨奇 B 组病毒（6 型） – 埃可病毒（30 型） – 肠道病毒 68–71（4） – 鼻病毒（普通感冒病毒）（> 115 型） – 甲型肝炎病毒（肠道病毒 72）
腺病毒科	• 人腺病毒（51 种血清型）		
乳头瘤病毒科	• 人乳头瘤病毒（>96 型）	杯状病毒科	• 诺如病毒 – 诺瓦克和诺瓦克样胃肠炎病毒
多瘤病毒科	• BK 病毒 • JC 病毒	肝炎病毒科	• 戊型肝炎病毒（经肠道传播）
细小病毒科	• B19 病毒（人细小病毒）	星状病毒科	• 人星状病毒
嗜肝 DNA 病毒科	• 乙型肝炎病毒	冠状病毒科	• 人冠状病毒（229E、HKU1、NL63、OC43） – 中东呼吸综合征冠状病毒

（续表）

病 毒[b]			
病毒科	人类致病常见种属	病毒科	人类致病常见种属

RNA 病毒

病毒科	人类致病常见种属	病毒科	人类致病常见种属

呼肠孤病毒科	• 正呼肠孤病毒	黄病毒科	• 黄病毒（蚊媒）
			  – 圣路易斯和日本脑炎病毒、西尼罗病毒、黄热病病毒、登革热病毒、塞卡病毒
			• 黄病毒（蜱媒）
			  – 鄂木斯克出血热（欧洲和远洋地区）
			  – 东方蜱传脑炎病毒
			  – 丙型肝炎病毒（非肠道传播）

副黏病毒科	• 科罗拉多蜱热病毒 • 轮状病毒 A~C		

弹状病毒科	• 呼吸道病毒
	  – 副流感病毒（1 型和 3 型）
	• 麻疹病毒属
	  – 麻疹病毒
	  – 风疹病毒
	  – 腮腺炎病毒、副流感病毒（2 型和 4 型）
	• 肺病毒属
	  – 呼吸道合胞病毒
	  – 偏肺病毒
		披膜病毒科	• 甲病毒
			  – 西部、东部和委内瑞拉马脑炎病毒；罗斯河和塞姆利基森林病毒（蚊媒）
			• 风疹病毒属
			  – 风疹病毒

丝状病毒科	• 狂犬病病毒	逆转录病毒科	• 人类嗜 T 淋巴细胞病毒（HTLV-1 和 HTLV-2） • 人类免疫缺陷病毒（HIV-1 和 HIV-2）
正黏病毒科	• 马尔堡和埃博拉病毒 • 甲型流感病毒 • 乙型流感病毒		

布尼亚病毒科	• 正布尼亚病毒（蚊子传播）
	  – 加利福尼亚血清组（如加利福尼亚脑炎和拉克罗斯病毒）
	• 汉坦病毒（啮齿动物相关）
	  – 汉坦病毒（肾出血热综合征）
	  – 辛诺柏病毒（肺汉坦病毒综合征）		

亚病毒因子

• 卫星病毒
  – 丁型肝炎病毒
• 朊病毒
  – 库鲁病、克罗伊茨费尔特 - 雅各布病（CJD）、格斯特曼 - 施特劳斯勒 - 沙因克综合征（GSS）、致死性家族性失眠（FFI）
	• 鞭毛虫（其他部位）
	  – 阴道毛滴虫
	• 纤毛虫（肠道）
	  – 小袋虫属
	• 球虫（肠道）
	  – 隐孢子虫属
	  – 环孢子虫属
	  – 等孢球虫属
	• 球虫（其他部位）
	  – 弓形虫属
	• 微孢子虫（肠道和其他部位）
	  – 肠孢子虫属
	  – 脑炎微孢子虫属
		• 蛔虫属
		• 肠线虫属
		• 钩虫属
		• 板口线虫属
		• 类圆线虫属
		• 毛圆线虫属
		• 鞭虫属
		• 线虫（组织）
		  – 旋毛虫属
		  ◆ 内脏和眼幼虫移行症（犬弓首蛔虫或猫弓首蛔虫）
		  ◆ 皮肤幼虫移行症（巴西钩虫或犬钩虫）
			– 盘尾丝虫属
			• 绦虫（肠道）
			  – 裂头绦虫属
			  – 膜壳绦虫
			  – 猪带绦虫
			  – 牛带绦虫
			• 绦虫（组织 - 幼虫形式）
			  – 猪带绦虫
			  – 棘球绦虫
			• 吸虫（肠道）
			  – 片形吸虫属
			• 吸虫（肝 / 肺）
			  – 华支睾吸虫属

（续表）

病　毒[b]			
病毒科	人类致病常见种属	病毒科	人类致病常见种属
具有临床意义的寄生虫[c] • 原虫 　– 阿米巴（肠道） 　– 溶组织内阿米巴 　– 内蜒阿米巴属 　– 嗜碘阿米巴属 　– 芽囊原虫属 • 阿米巴（其他部位） 　– 耐格里原虫属 　– 棘阿米巴属 　– 巴拉姆西亚阿米巴 • 鞭毛虫（肠道） 　– 贾第虫属 　– 双内阿米巴 　– 人毛滴虫 • 鞭毛虫（血液、组织） 　– 利什曼原虫属 　– 锥虫属	• 孢子虫（血液） 　– 疟原虫 　– 巴贝虫属 • 真菌样微生物（以前归类为原生动物） 　– 肺囊虫属 • 线虫（蛔虫，肠道）	– 龙线虫属 　– 管圆线虫属 　– 颚口线虫属 　– 异尖线虫属 　– 毛细线虫属 • 线虫（血液和组织） 　– 吴策线虫属 　– 布鲁丝虫属 　– 罗阿丝虫属	– 后睾吸虫 　– 片形吸虫属 　– 肺吸虫属 • 吸虫（血液和组织） 　– 曼氏血吸虫（肠） 　– 日本血吸虫（肠） 　– 埃及血吸虫（膀胱）

a. 真菌按属分类与细菌一样，一个属内某些物种比其他物种更常与特定感染相关。自然界中真菌种类很多，这里仅列举了几种与大多数人类感染相关的真菌（引自 McGinnis MR, Rinaldi MG. Some medically important fungi and their common synonyms and obsolete names. *Clin Infect Dis*. 1997;25:15.）

b. 病毒按科分组，每组列出了几种对人类具有致病性的代表性病毒物种（引自 Miller MJ. Viral taxonomy. *Clin Infect Dis*. 1997;25:18–20 and updated based on Knipe DM, Howley PM, eds. *Fields' Virology*. 5th ed. Philadelphia, PA: Wolters Kluwer; 2007.）

c. 寄生虫按类型与感染部位分类，除非一个属内的不同物种分属于不同类别，否则均按照属列出（引自 Garcia LS. Classification of human parasites. *Clin Infect Dis*. 1997;25:21.）

本章内容以微生物与其特定感染部位的对应关系进行编排，需要注意的是，对某一特定解剖部位病原微生物的讨论，并不意味着该微生物感染仅局限于该部位。部分与特定器官或组织有密切关系的感染性疾病，如病毒性肝炎（见第 16 章）和幽门螺杆菌感染（见第 15 章），在其他章中介绍。本章将主要介绍在美国发病率较高的感染性疾病及其致病病原体，也涉及个别旅行相关感染。本章还纳入了部分发病率较低或容易漏检的感染性疾病诊断和治疗更新的信息，以供学习。

一、感染性疾病病原体的实验室检查

常用的感染性疾病实验诊断方法有五种，包括直接镜检、微生物培养、抗原检测、核酸扩增和血清学试验，这些检测方法（见第 2 章）各有其优缺点，具体检测方法取决于要鉴别诊断的病原体及可提供的标本类型（图 5-1）。

（一）直接镜检

直接镜检步骤包括涂片制备、染色与显微镜观察。革兰染色是最常用的染色方法，可快速检出多种不同类型的细菌。这种染色方法不仅可以显示细菌的革兰染色属性（阳性或阴性）、形态（球菌、球杆菌或杆菌）和排列方式（单个、成对、链状或簇状）等，还能反映机体的应答状态（如中性粒细胞增多或减少）。其适用于呼吸道标本、

无菌体液、组织活检、伤口或脓肿分泌物等大多数标本类型，但粪便（存在大量正常菌群）、尿液（一般从尿液分析中获取病原菌感染信息）和血液（通常菌血症病例中微生物数量较少）三种标本一般革兰染色镜检不作为常规检查。由于革兰染色的分析灵敏度相对较低，每个油镜视野下平均观察到一个细菌仅约等于每毫升标本中含有 10^5 个细菌，因而检测时通常需要进行离心浓缩，以提高标本中的菌体浓度。其他染色方法包括可用于检测分枝杆菌的抗酸染色、用于检测真菌的钙荧光白染色、用于检测疟原虫和巴贝虫感染的外周血瑞特染色等。在病理实验室，还常用苏木素 – 伊红染色及革兰染色、抗酸染色（acid-fast bacteria，AFB）和格莫瑞六亚甲基四胺银染色（Gomori methenamine silver，GMS）等方法检测石蜡包埋组织中的微生物。

（二）微生物培养

微生物培养仍然是微生物学诊断的主要手段。一般而言，培养的灵敏度和特异度较高，仍然是诊断多种类型感染的"金标准"。培养不仅可快速

检测（通常为 1～3 天）多种微生物，培养后的菌落还可用于菌种鉴定和药敏试验。培养方法的优势为微生物实验室可同时使用选择性和非选择性培养基进行培养，可支持多种类型的病原菌生长，因此医生申请检测时无须指定怀疑是哪种微生物引起的感染，在申请血培养时也无须额外要求特定菌种（如葡萄球菌、链球菌或革兰阴性杆菌等）的培养。需要注意的是，常规培养仅能用于一些典型细菌检测，若样本中存在特定的病原体（如分枝杆菌、真菌、寄生虫或病毒），则需要不同的检测方式，如分枝杆菌和真菌应采用专门的培养基，抑制其他常见细菌的生长以避免造成干扰，

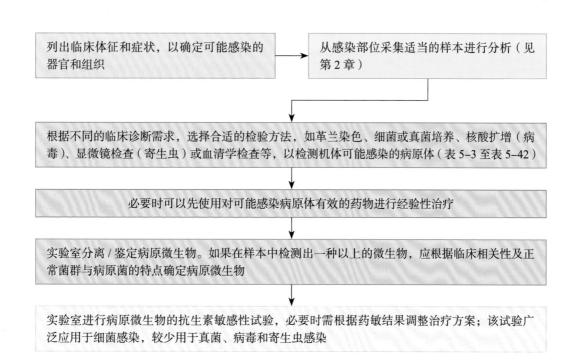

▲ 图 5-1 感染性疾病患者的临床处理方法

同时还应延长培养时间。

（三）阳性培养的微生物鉴定

大多数常见病原菌可通过表型特征的特定组合来鉴定，其中包括酶（过氧化氢酶、凝固酶、氧化酶和脲酶）的产生、发酵或利用不同类型糖的能力及其他代谢反应。一些单独检测项目已被合并到商业鉴定试剂盒中。相比之下，生长缓慢的微生物（如分枝杆菌）及传统生化方法难以鉴定的细菌，现在往往通过核酸扩增和 16S rRNA（核糖体 RNA）或 RNA 聚合酶等保守基因测序来鉴定。通常，酵母菌鉴定与细菌生化试验相似，霉菌常依靠其菌落和显微镜下形态来鉴定。

近几年来，基质辅助激光解吸 - 电离飞行时间质谱（MALDI-TOF MS）的发展为微生物鉴定提供了一种高效手段，通过生成微生物蛋白谱并与数据库进行比对，就可以生成细菌和其他微生物的物种信息。MALDI-TOF MS 的优点是所需试剂少，可以在数分钟内鉴定微生物，而大多数生化试验则需 12～24 小时孵育时间，使其在临床实验室中被广泛应用。

（四）药敏试验

在对微生物进行鉴定后，通过药敏试验来确定微生物对抗生素的敏感性，是另一项至关重要的环节。最小抑菌浓度（minimal inhibitory concentration，MIC），即抗菌药物抑制微生物生长的最低浓度，是药敏试验的常规测定指标。临床上，根据每种抗生素所能达到的血清浓度与治疗效果相关性，常将 MIC 值分为敏感、中介或耐药。药敏试验参考方法是微量肉汤稀释法，其他检测方法［如纸片扩散法（测量含抗生素纸片周围抑菌圈的直径）］得到的药敏结果与肉汤稀释法的结果具有相关性。

近年来，越来越多耐药菌［如抗甲氧西林金黄色葡萄球菌（MRSA）、耐万古霉素的肠球菌（VRE）、多重耐药的肺炎克雷伯菌、铜绿假单胞菌和鲍曼不动杆菌等］广泛传播，它们具有多种耐药机制，包括青霉素结合蛋白位点的改变、超广谱 β- 内酰胺酶和碳青霉烯酶的表达、诱导型克林霉素耐药和多药外排系统的功能作用等。这些耐药菌的不断出现使药敏试验变得越来越复杂，虽然分子诊断方法可快速检测特定的耐药基因，如 MRSA 中的 mecA 基因、VRE 中的 vanA 和 vanB 基因及肺炎克雷伯菌中的 blaKPC 基因，但大多数药敏试验仍然依赖于需要孵育过夜的表型（基于 MIC）方法。

（五）抗原检测

抗原检测试验无须微生物培养，具有快速检测感染性病原体的潜力。检测可溶性抗原的免疫层析法在速度、复杂性、灵敏度和特异度方面各不相同，通常要权衡简易性与灵敏度。快速免疫层析检测操作简便，是很多即时检测的基础，但其敏感性低于传统酶免疫分析（enzyme immunoassays，EIA）法。与基于培养检测方法的不同，免疫学检测方法只能检测可被试剂中抗体识别的微生物且只能对每种微生物进行单独的检测。尽管免疫学检测方法特异度较高，但不能区分微生物是否已经死亡。直接或间接荧光免疫分析法可利用荧光显微镜去观察结合荧光标记抗体的微生物，与其他类型免疫测定相比，具有较高的灵敏度和特异度，但需要对检测人员进行系统培训以确保结果判读的准确性。

（六）核酸扩增

核酸扩增试验（nucleic acid amplification techniques，NAAT）的发展为多种感染性疾病的诊断与监测提供了更高效的策略。NAAT 检测病原体数量较少、生长困难或缓慢的微生物具有很高的价值，如可以用于监测 HIV 和 HCV 感染后的病毒载量、诊断单纯疱疹病毒（herpes simplex virus，HSV）性脑炎、快速检测结核分枝杆菌和诊断生殖器衣原体感染等。尽管 NAAT 具有非常高的灵敏度和特异度，但与免疫检测方法一样，只能用于检测特定微生物。虽然目前的 NAAT 还不能完全取代传统的培养检测方法，但商品化的多重 NAAT 检测试剂盒现已被广泛应用于由流感病毒、呼吸道合胞病毒和其他呼吸道病毒引起的呼吸道感染及由多种细菌、病毒和原虫引起胃肠道感染的诊断。

（七）血清学试验

血清学试验主要检测宿主在感染某种特定病原体后机体产生的抗体水平。这种方法最大的局限性是感染早期无法检测到相应的抗体，即使检测到抗体，也有可能仅代表既往感染。同时，血清学诊断以血清转换，即 IgG 滴度升高 4 倍或 IgM 阳性（IgM 阳性通常被认为是急性感染的标志，可持续 6～12 个月）为基础。因此，血清学试验主要用于无法使用直接方法进行检测的病原体（如梅毒等）。

二、血流感染

（一）细菌感染

1. 定义

正常情况下，血液是无菌的，但任何器官或组织感染均可导致细菌进入血液循环。细菌在血液中繁殖可导致患者出现脓毒症相关症状（如发热、心动过速、白细胞增多和低血压等），并可导致微生物播散至其他组织和器官。然而，脓毒症患者血液中也可能无明显细菌。菌血症分一过性、间歇性或持续性：①当少量黏膜表面共生菌进入血液时，会发生一过性菌血症，通常感染发生在健康宿主不具有临床意义；②间歇性菌血症通常与器官或组织中某处感染有关（如脓肿）；③持续性菌血症可能与血管内感染灶有关，如心内膜炎或血管导管感染。临床中，某些菌种的分离可能具有特殊的意义，如解没食子酸链球菌或败毒梭菌引起的菌血症通常与结肠癌相关（见第 14 章，脓毒症）。

2. 诊断

出现脓毒症或播散性感染症状的患者需要进行血培养。为了提高血培养的灵敏度和特异度，建议在每次脓毒症发作时采集 2～3 套样本进行血培养。大多数医院使用连续血培养系统，该系统利用比色法、荧光法或测压法检测细菌生长，阳性培养瓶将被传代至琼脂平板上分离培养，以进一步鉴定微生物种类。近年来，荧光杂交探针和 NAAT 技术等的应用，有助于更快速地鉴定阳性血培养瓶中存在的常见病原体。

为了识别间歇性菌血症，采血时间对于发现血液中的微生物至关重要（见第 2 章）。理想情况下，应在患者发热高峰前 1 小时内采血，但由于较难预测，通常难以实现。当患者疑似间歇性菌血症时，在可能的情况下应每隔 30～60 分钟采集 1 次血液。与间歇性菌血症相比，通常首次血培养中检出持续性菌血症的概率更大。

血培养结果是否具有临床意义取决于阳性样本数量和微生物类型，当一份或多份血培养物中分离出下列病原体，如金黄色葡萄球菌、肺炎链球菌、乙型溶血性链球菌（化脓性链球菌和无乳链球菌）、肠球菌、革兰阴性杆菌（需氧和厌氧）或酵母菌，通常可认为该结果具有临床价值（表 5-2）。皮肤正常菌群污染可能会干扰培养结果，若多份血培养标本中仅有 1 份出现皮肤正常菌群微生物阳性（如凝固酶阴性葡萄球菌或棒状杆菌属），应怀疑标本在采集时发生污染。因此，进行血培养时至少要采集 2 份血样。尽管皮肤源性细菌通常被认为无致病性，但需要注意的是，它们也可以引起具有临床意义的感染，尤其是在免疫抑制、使用血管内导管或假体装置在患者中。若在 2 份单独采集的血培养标本中均分离出相同的皮肤微生物，则表明其可能是引起菌血症的病原菌（表 5-3）。

为了避免皮肤正常菌群污染，采样时需执行严格的皮肤消毒程序。检测致病微生物所需血培养的数量应由每瓶采血体积、采血时间、产生感染的微生物类型和既往抗生素暴露史决定，可能需要采集 3 次或 3 次以上血液进行培养，以确定是否存在某些微生物。

（二）立克次体、埃立克体、无形体和相关微生物引起的感染

1. 定义

立克次体、埃立克体和无形体是专性细胞内寄生的微生物，常规细菌培养方法无法对其进行

检测。这些微生物主要通过蜱传播，故感染风险主要取决于蜱分布的地理区域和季节（表 5-4）。

立克次体是落基山斑疹热（Rocky Mountain spotted fever，RMSF）的病原体，主要由犬蜱传播，感染内皮细胞。立克次体导致的血管损伤会引起广泛的血管炎，包括血管舒张伴血管周围水肿，有时并发血栓、出血及红细胞渗入真皮形成

提示

- 影响血培养结果的主要问题是皮肤正常菌群污染。
- 为了避免皮肤正常菌群污染，采样时需执行严格的皮肤消毒程序。

表 5-2 人类微生物组特征（即正常细菌菌群）

解剖部位	细菌菌门（主要以粗体显示）和常见菌属（斜体）	微生物组对疾病和（或）诊断试验的意义示例
口腔	• **厚壁菌门** – *链球菌属* • **拟杆菌门** • **变形菌门** • 梭杆菌门	采集痰液标本时常会被口腔菌群污染。草绿色链球菌是血培养中常见的污染物，链球菌和苛养革兰阴性杆菌（变形菌门）是心内膜炎的重要病因
肠道	• **拟杆菌门** • **厚壁菌门** • 变形菌门 – 肠道微生物复合菌群不同个体和不同年龄（如婴幼儿、成人和老年人）存在广泛差异 *	肠道微生物组与宿主免疫系统的相互作用被认为在炎症性肠病中发挥作用，抗生素破坏粪便微生物组是发生 CDI 的主要危险因素，粪便菌群移植用于治疗复发性 CDI
皮肤	• **放线菌门** – *棒状杆菌属* – *丙酸杆菌属* • **厚壁菌门** – *葡萄球菌属*	凝固酶阴性葡萄球菌、棒状杆菌和丙酸杆菌是血培养中的常见污染物，这些微生物可能引起静脉内导管和假体植入物感染
阴道	• **厚壁菌门** – *乳杆菌属* • 拟杆菌门 • 放线菌门 • 变形菌门	细菌性阴道病是乳酸杆菌缺失和其他厌氧微生物过度生长所致

*. 微生物组组成是基于 16S rRNA 基因的高通量测序和宏基因组分析所得。CDI. 艰难梭菌感染

以下为主要细菌菌门的介绍

放线菌门：G+C 含量高的革兰阳性杆菌，细菌菌属［如棒状杆菌（需氧）、丙酸杆菌和双歧杆菌（厌氧）］

拟杆菌门：厌氧革兰阴性杆菌，细菌菌属，如拟杆菌、卟啉单胞菌和普雷沃菌

厚壁菌门：G+C 含量低的革兰阳性微生物，细菌菌属（如葡萄球菌）和链球菌（需氧球菌）、芽孢杆菌和乳酸杆菌（需氧杆菌）、梭状芽孢杆菌和真杆菌（厌氧杆菌）

梭杆菌门：厌氧革兰阴性杆菌，细菌菌属（如梭杆菌）

变形菌门：革兰阴性杆菌、球杆菌和球菌，可划分为三大类：① α- 变形菌属（如巴尔通体）、布鲁氏菌和立克次体；② β- 变形菌属（如伯克霍尔德菌和奈瑟菌）；③ γ- 变形菌属，如肠杆菌科的成员（如大肠埃希菌、克雷伯菌、变形杆菌和沙门菌）、假单胞菌和弧菌

红色斑点或紫癜样损害。感染早期常无特征性皮疹，如不及时治疗，可能进展为危及生命的脑炎。

查菲埃立克体由孤星蜱（美洲钝眼蜱）传播，感染单核细胞。患者常表现出非特异的临床症状，如发热、白细胞减少、血小板减少和（或）肝功能异常。嗜吞噬细胞无形体（原埃立克体）由鹿蜱（硬蜱属）传播，机体感染也会产生上述类似的临床表现。

表 5-3	血培养物分离出常见微生物的临床意义
微生物	微生物是真正病原体的概率 [a, b]
需氧（或兼性厌氧）革兰阳性菌	
• 金黄色葡萄球菌	• 高
• 凝固酶阴性葡萄球菌	• 低 / 中
• 肠球菌属	• 中 / 高
• 草绿色链球菌	• 中
• 乙型溶血性链球菌	• 高
• 肺炎链球菌	• 高
• 芽孢杆菌属	• 低
• 棒状杆菌属	• 低
需氧（或兼性厌氧）革兰阴性菌	
• 大肠埃希菌	• 高
• 肺炎克雷伯菌	• 高
• 阴沟肠杆菌	• 高
• 铜绿假单胞菌	• 高
• 鲍曼不动杆菌	• 中 / 高
厌氧菌	
• 梭菌属	• 中
• 丙酸杆菌属	• 低
• 脆弱拟杆菌群	• 高
酵母	
• 念珠菌属	• 高
• 新生隐球菌	• 高

a. 高为 90%～100%；中为 10%～90%；低为 0%～10%

b. 引自 Pien BC, et al. The clinical and prognostic importance of positive blood cultures in adults. *Am J Med.* 2010;123:819–828 and Weinstein MP, et al. The clinical significance of positive blood cultures in the 1990s: a prospective comprehensive evaluation of the microbiology, epidemiology, and outcome of bacteremia and fungemia in adults. *Clin Infect Dis.* 1997;24;584–602.

2. 诊断

表 5-4 内的病原体均不能在人工培养基上培养。通常，RMSF 通过血清学试验进行回顾性诊断，为了不延误患者病情，临床医生应依据患者临床症状和接触史及时开展治疗。在出现皮疹的患者中，70% 的病原体可通过皮肤活检被检出。无浆细胞症患者可通过外周血涂片的中性粒细胞包涵体内病原体进行诊断，但容易产生假阴性结果。埃立克体感染单核细胞，但在外周血涂片中难以观察到。因此，基于 NAAT 血液和（或）血清学试验是诊断无形体和埃立克体感染的最佳方法。

（三）真菌感染

1. 定义

念珠菌属酵母菌，是医院获得性真菌血症的主要病原体，该类真菌属于口腔和胃肠道正常菌群，但广谱抗生素、静脉导管的使用及中性粒细胞减少均可增加念珠菌菌血症的发生风险。

新生隐球菌和荚膜组织胞浆菌感染是细胞免疫抑制患者发生真菌血症的重要原因（隐球菌见"慢性脑膜炎"，组织胞浆菌见"肺部和胸膜感染"）。霉菌（如曲霉菌属）可能引起免疫抑制患者的播散性感染，但其很少能通过血液直接进行检测。

2. 诊断

念珠菌菌血症一般通过常规血培养进行识别。荚膜组织胞浆菌需用特殊的方法（如裂解–离心培养）进行检测，该方法也适用于新生隐球菌的检测。免疫学方法可以检测荚膜组织胞浆菌和新生隐球菌产生的抗原，也可以用于这些微生物引起的播散性感染病原学诊断。

（四）寄生虫感染

定义

一些虫媒寄生虫可寄生于血细胞内引起感染，包括原生动物（如疟原虫）、巴贝虫、锥虫和线虫（如淋巴丝虫病病原体）。疟原虫感染是疫区旅行者非特异性发热的重要原因，巴贝虫感染在美国呈地方性流行，其他血液寄生虫在美国并不常见。下面将介绍几种常见的寄生虫血流感染性疾病。

(1) 疟疾

① 介绍：疟疾是全球发病率和死亡率较高的疾病之一。有疟疾流行地区旅行史，并在返回数周内出现发热症状的个体，应高度怀疑疟原虫感染。

引起人类疟疾的疟原虫主要有 4 种，主要通过按蚊传播，它们广泛分布于非洲、亚洲和拉丁美洲，其中恶性疟原虫引起的疟疾最为凶险。恶性疟原虫可以引起高水平的原虫血症，并黏附在患者毛细血管内皮上，造成严重的器官损伤，甚至导致患者数天内死亡。间日疟原虫和卵形疟原

虫形态相似，感染后临床症状较轻，与恶性疟原虫感染不同的是，它们可以引发持续性感染，并在初次感染后数月复发。三日疟原虫毒力最低，通常引起低水平感染，患者很少表现出临床症状，但感染可持续数年。诺氏疟原虫不仅可以感染猴群，也能引起人类感染。

② 诊断：目前，疟原虫鉴定主要基于厚血膜和薄血膜染色的显微镜检查法。疟原虫在红细胞内的发育周期主要包括早期滋养体（环状体）、晚期滋养体（大滋养体）、成熟裂殖体和配子体。各

表 5-4 立克次体、埃立克体、无形体和相关微生物引起的感染

疾 病	病原体	传播媒介 / 传播途径	临床特征	微生物检验
落基山斑疹热	立克次体立氏立克次体	蜱叮咬	季节性和特定地理区域高发，血管炎皮疹、发热和头痛	血清学 – 感染后抗体滴度增加，免疫组化（灵敏度约 70%），PCR 检测
钮扣热	康氏立克次体	蜱叮咬	季节性（分布于欧洲、亚洲和非洲），皮疹、发热、头痛、蜱虫附着部位出现黑斑	血清学 – 感染后抗体滴度增加
立克次体痘	小蛛立克次体	鼠螨叮咬	类似于落基山斑疹热和钮扣热，但症状较轻；在美国并不常见	血清学 – 感染后抗体滴度增加，PCR 检测
鼠型斑疹伤寒	地方性斑疹伤寒立克次体	跳蚤咬伤，其粪便污染伤口	季节性和地域性，皮疹、发热和头痛	血清学 – 感染后抗体滴度增加
流行性斑疹伤寒	普氏立克次体	携带病原的虱子粪便排泄到人的皮肤上，随伤口感染	与家庭和卫生条件差有关（如难民营），临床症状与落基山斑疹热相似	血清学 – 感染后抗体滴度增加
恙虫病	恙虫病东方体	螨幼虫叮咬	皮疹、发热和头痛	血清学 – 感染后抗体滴度增加
Q 热	贝纳柯克斯体	吸入污染的气溶胶，摄入污染的乳制品，或者极少数病例通过蜱传播	急性通常为无症状或自限发热性肺炎，可转为慢性伴心脏瓣膜和骨骼损伤	血清学 – 感染后抗体滴度增加（最常用方法），参考实验室可进行 PCR 检测
埃立克体病	查菲埃立克体	蜱叮咬	从无症状到严重的落基山斑疹热样疾病	血清学 – 感染后抗体滴度增加，PCR 检测，血涂片灵敏度低
无形体病	嗜吞噬细胞无形体	蜱叮咬	发热、头痛、肌痛	血清学 – 感染后抗体滴度增加，PCR 检测，血涂片灵敏度低

PCR. 聚合酶链反应

种疟原虫的形态和大小、受感染红细胞形态变化等都为鉴定特定类型疟原虫提供了重要信息。此外，血液原虫水平的定量也十分重要，显著的疟原虫血症提示恶性疟原虫感染患者预后不良，但要注意当疟原虫聚集分布在患者的毛细血管中时，可能导致患者血液中原虫数量相对降低。目前，PCR 技术开始用于疟疾诊断，尤其是对造成低水平疟原虫血症的虫种进行鉴定时更具优势。当显微镜检查不能快速获得检测结果时，快速免疫诊断试验也具有一定的筛查效果。表 5-5 总结了疟疾诊断的相关实验室检查。

(2) 巴贝虫病

① 介绍：巴贝虫是一种原生生物，能够感染红细胞，主要通过莱姆病和人嗜粒细胞无形体病的传播媒介（硬蜱）进行播散。在欧洲，牛巴贝虫和双芽巴贝虫被认为是感染人类的主要病原体。而在美国，田鼠巴贝虫感染是致病的主要原因，巴贝虫病主要发生在美国东北和中西部地区，所有人群易感，但患者多集中于 60—70 岁。巴贝虫病可造成溶血、发热、厌食和血红蛋白尿，需要与疟疾进行鉴别诊断。在大多数情况下，经过

提示

疟疾是全球发病率和死亡率较高的疾病之一。有疟疾流行地区旅行史，并在返回数周内出现发热症状的个体，应高度怀疑疟原虫感染。

1~6 周的潜伏期后，病程可以持续数周至数月，但往往具有自限性。大部分患者症状较轻，包括精神萎靡、发热和头痛，但脾切除患者常常发生高水平原虫血症的严重感染。此外，由于献血者可能存在亚临床或无症状感染，同时巴贝虫筛查试验仍处于研究阶段，因而输血也可能作为巴贝虫病传播的一个重要途径（引自 N Engl J Med. 2016；375：2236–2245.）。

② 诊断：巴贝虫病的实验诊断主要依赖于厚薄外周血染色涂片。根据镜下的形态学特征，可以区分巴贝虫和疟原虫。尽管田鼠巴贝虫血清学检测存在一定的缺点，但其仍是临床主要的检测方法（表 5-6）。巴贝虫血症的水平并不能完全反映疾病的严重程度。

表 5–5　疟疾的实验室检查

检查项目	结果 / 意见
显微镜检查血涂片红细胞内疟原虫	• 诊断疟疾的首选方法。为了获得最佳结果，应在发热期间或之后，以及给予抗寄生虫药物之前采集患者的血液；如果在 24 小时内每 6~12 小时采集的血液样本检测结果为阴性，则可以排除疟原虫感染 • 血涂片制备：应制备厚血涂片和薄血涂片。厚血涂片可以快速检查相对体积较大的血液，与薄血涂片相比，其检出疟原虫的灵敏度增加约 10 倍；薄血涂片可以更好地保存疟原虫的形态，是种属鉴定所必需的。最佳染色液是 pH 为 7.2 的吉姆萨磷酸盐盐液 • 读片：血涂片中出现新月形（香蕉形）配子体可确诊为恶性疟原虫，其他疟原虫无特定形态学标准可联合多种形态学指标进行鉴定。当发生混合疟原虫感染或血涂片中仅有少量环状体时，很难进行种属鉴定，尤其是当形态学结果不确定时，可采用 PCR 进行鉴定
原虫血症水平定量	• 报告为红细胞寄生百分比或每 100 个白细胞的寄生虫数量；治疗后应重复定量，以监测治疗的有效性
快速免疫诊断试验	• 当显微镜检查无法立即获得检查结果时可以使用快速免疫诊断试验进行检测。快速免疫诊断试验可用于检测间日疟原虫和恶性疟原虫
PCR	• 主要用于虫种鉴定，不作为首选检测方法

PCR. 聚合酶链反应

（五）病毒感染

定义

水痘 – 带状疱疹病毒（varicella zoster virus，VZV）、麻疹病毒、肠道病毒和虫媒病毒（如西尼罗病毒）等可以引发血液的病毒感染。这些病毒感染具有器官特异性的讨论见本章相关内容，下文将讨论巨细胞病毒（CMV）、EB 病毒（EBV）和细小病毒 B19 直接影响血液状态（如造成单核细胞增多症或贫血），增加免疫抑制患者机会感染风险等内容。

(1) 传染性单核细胞增多症 /EB 病毒

① 介绍：单核细胞增多症主要由疱疹病毒家族成员 EBV 引起。EBV 先入侵 B 淋巴细胞，促使其增殖，继而刺激细胞毒性 T 细胞的增殖。细胞毒性 T 细胞可以控制活动性感染，却不能清除潜伏状态的病毒。EBV 感染较为常见且患者多为无症状感染者。传染性单核细胞增多症患者典型临床表现包括发热、咽痛和颈部淋巴结肿大。

除了单核细胞增多症，EBV 还与两种人类肿瘤（Burkitt 淋巴瘤和鼻咽癌）密切相关，也可能导致器官移植或艾滋病（HIV 感染）等严重免疫抑制患者的淋巴组织增生。此外，艾滋病患者感染 EBV 后会出现口腔毛状白斑。

② 诊断：传染性单核细胞增多症患者外周血涂片中，常可观察到非典型大淋巴细胞（细胞毒性 T 细胞），该细胞也可见于其他类型感染。血清嗜异性抗体试验可检测患者血清中是否存在可凝集马或牛红细胞的抗体，从而识别传染性单核细

> **提示**
>
> 巴贝虫是寄生在人和脊椎动物红细胞内的原虫，主要通过蜱传播。

胞增多症。然而，对于幼儿或不典型 EBV 感染患者，嗜异性试验抗体通常呈阴性。在这些情况下，EBV 特异性血清学检测就显得尤为重要。外周血 EBV DNA 定量对于接受实体器官移植或骨髓移植患者的 EBV 相关淋巴组织增生性疾病的诊断和治疗具有重要指导意义。

表 5-7 列出了临床实验诊断传染性单核细胞增多症的主要方法。

(2) 巨细胞病毒

① 介绍：巨细胞病毒（CMV）主要感染白细胞，在免疫功能正常的患者中呈潜伏感染，但在免疫抑制患者中极易重新激活增殖，引起相应的临床症状。CMV 是移植受体和艾滋病患者机会性感染的主要原因。在移植受体中，CMV 常引起非特异性发热，尤其是在免疫系统严重受损患者中可引起侵袭性感染，包括食管炎、肝炎、结肠炎、肺炎和视网膜炎等。CMV 是一种常见的先天感染性疾病的感染源，血液传播是病毒传播给胎儿的主要途径，美国每年约有 4 万名婴儿感染 CMV。大多数先天性感染源于母亲怀孕期间 CMV 的原发感染，部分也可以经母乳传播而获得。约 10% 先天性感染 CMV 的婴儿在出生时即有症状，常见受累部位有肝脏、脾脏、肺和中枢神经系统（CNS）。

表 5-6 巴贝虫的实验室检查	
检查项目	**结果 / 意见**
显微镜检查血涂片上红细胞中巴贝虫	主要的诊断方法受感染红细胞出现的特征①有类似"马耳他十字"的四分体结构；②无色素颗粒。这些特点有助于鉴别巴贝西虫与疟原虫
间接免疫荧光法检测抗体	滴度>1∶64 考虑感染该病原体；滴度>1∶256 可诊断为急性巴贝虫感染；滴度<1∶256 时，不能明确区分既往感染和现症感染患者
PCR 扩增	有助于诊断低水平感染或鉴定少量病原体，可在参考实验室进行

PCR. 聚合酶链反应

然而，绝大部分先天性感染的婴儿在出生时并无相应临床表现，10%～15% 的婴儿会逐渐出现生长发育问题，如听力丧失和其他神经问题。儿童和年轻人 CMV 感染可以造成单核细胞增多症样症状。现今临床上已经有针对 CMV 的特异性抗病毒治疗方法，因此快速检测 CMV 感染至关重要。

② 诊断：血液和组织（尿液阳性不作为判定依据）中的 CMV 水平通常与疾病活动性相关，即使是在免疫功能低下的患者中也是如此。小于 3 周龄的新生儿尿液中分离出 CMV 时，可以确诊为先天性 CMV 感染。血液中 CMV DNA 定量检测（病毒载量检测）的临床价值高于定性检测，高水平 CMV 会显著增加多种器官机会感染的风险。此外，CMV 定量检测结果的解释通常与机体状态密切相关（如实体器官移植、造血干细胞移植或艾滋病患者）。CMV 血清学试验有助于确定供体或受体是否发生 CMV 感染，这对于降低受体的感染率、预防后续感染具有重要意义。表 5-8 总结了 CMV 的实验室检查方法。

(3) 细小病毒 B19

① 介绍：细小病毒 B19 是一种主要通过呼吸道飞沫传播的小型单链 DNA 病毒，当其未被免疫系统清除时，在红系前体细胞中复制并导致红细胞生成暂停。细小病毒 B19 是儿童感染的常见病因，主要造成儿童皮疹（又名"第五疾病"）；青

提示

- EBV 相关传染性单核细胞增多症的诊断，通常会检测患者血清中嗜异性抗体，该抗体可凝集马或牛红细胞。
- CMV 是一种常见先天感染性疾病的感染源。在美国，每年约有 4 万名婴儿受到感染。

壮年感染通常表现为严重的关节病。患有慢性溶血性贫血（如镰刀型细胞病或遗传性球形红细胞增多症）的患者可能发生短暂的再生障碍危象，血细胞比容大幅下降。免疫功能低下患者常伴发慢性贫血，胎儿宫内感染可以引起严重贫血，导致充血性心力衰竭和胎儿水肿。

② 诊断：急性细小病毒感染可以通过 IgM 抗体或 PCR 检测病毒 DNA 确诊。在短暂的再生障碍危象期间，即血细胞比容下降的同时，网织红细胞计数也会降至 0.1% 以下。

三、心内膜炎（心脏感染）

1. 定义

感染性心内膜炎发生于心脏瓣膜或非瓣膜内皮细胞，最常受累的部位是二尖瓣。大多数心内膜炎患者年龄为 45—60 岁，其临床特征取决于病

表 5-7　传染性单核细胞增多症的实验室检查	
检查项目	结果 / 意见
嗜异性抗体试验	嗜异性抗体是 IgM 抗体，可以与多种类型细胞抗原反应，通过马或羊红细胞凝集试验或者抗原包被的乳胶颗粒诱导凝集试验进行检测；传染性单核细胞增多症患者症状首次出现后约 1 周内嗜异性抗体检测呈阳性，最高滴度出现在疾病的第 2～3 周，相对较高的滴度可持续 8 周
EBV 特异性抗体	嗜异性抗体试验阴性的传染性单核细胞增多症并不常见，主要发生在幼儿时期；通过患者特征性临床表现，结合 EBV 衣壳抗原 -IgM（VCA-IgM）出现或 VCA-IgG 滴度升高可以确诊急性感染，而 VCA-IgM 阴性、VCA-IgG 阳性和 EBNA（EBV 核抗原）抗体阳性表示既往感染
WBC 分类	单核细胞增多症患者通常在发病第 1 周后出现轻度至中度白细胞增多，60% 以上的白细胞为淋巴细胞，10%～20% 的淋巴细胞为非典型淋巴细胞；非典型淋巴细胞数量的最大百分比在发病第 5～10 天出现，大多数患者约 3 周后恢复正常

EBV. EB 病毒；UCA. 病毒衣壳抗原

原体的类型、位置和瓣膜的类型。急性感染性心内膜炎可表现为体温≥39.4℃、寒战、瓣膜功能迅速恶化和栓塞并发症。亚急性细菌性心内膜炎的临床症状不典型，其特点是低热或不发热（由低毒力病原体感染引起）、厌食、体重减轻和身体不适。急性细菌性心内膜炎通常发生于自体心脏瓣膜上，常由金黄色葡萄球菌、乙型溶血性链球菌等引起，里昂葡萄球菌、肠球菌和肺炎链球菌较少见。亚急性细菌性心内膜炎通常由口腔中的草绿色链球菌、肠球菌和革兰阴性杆菌引起。人工瓣膜心内膜炎常由凝固酶阴性葡萄球菌引起，也可由金黄色葡萄球菌或其他皮肤菌群、肠道革兰阴性杆菌和真菌引起。几种难以培养的病原体通常与"培养阴性"心内膜炎有关。

引起心内膜感染的风险因素较多，特别是在急性期，这些危险因素包括糖尿病、酗酒、静脉注射毒品、恶性肿瘤，以及其他感染和免疫抑制等。解剖学缺陷也是感染性心内膜炎发病的风险因素，如二尖瓣脱垂、先天性或风湿性心脏病和钙化性主动脉瓣狭窄。主动脉瓣受累的瓣膜病患者发生心内膜炎后预后最差。

2. 诊断

表 5-9 总结了感染性心内膜炎的临床和实验诊断标准。从多份血培养物中分离出相同的病原体是疾病诊断的重要依据。急性细菌性心内膜炎患者会发生持续且较为严重的菌血症，病原体更易通过血培养分离得到。99% 未接受过抗生素治疗的患者 3 组血培养都为阳性。如需确诊，应至少满足 2 次静脉穿刺血培养阳性。即便临床症状和超声心动图结果符合感染性心内膜炎诊断标准的患者，其阴性血培养也并非罕见。此外，经抗生素治疗患者也容易产生血培养假阴性结果。在新一代血培养系统出现之前，口腔革兰阴性杆菌"HACEK"组被认为与"培养阴性"的心内膜炎有关，但现在已经可以很容易检测到这些病原体。近年来，人们发现贝纳柯克斯体、巴尔通体、惠普尔养障体和布鲁菌可能是"培养阴性"心内膜炎的潜在致病因子，它们可以通过血清学或分子生物学等方法进行检测。需要注意的是，心内膜炎患者的红细胞沉降率普遍偏高，因此诊断特异

表 5-8 巨细胞病毒的实验室检查	
检查项目	结果 / 意见
传统细胞培养	CMV 可以从血液、支气管肺泡灌洗液、尿液和组织标本中分离得到，用传统的培养方法检测 CMV 通常需要 7～28 天
圆筒培养瓶培养	这是一种改进的可用于病毒快速检测的培养方法，该方法通过低速离心将样本接种到单层培养的细胞上，进而增强病毒的感染性，然后用荧光标记的抗体检测受感染的细胞，通常 1～2 天即可获得阳性结果
CMV 抗原检测	CMV "抗原血症"试验使用单克隆抗体检测多核白细胞中的 CMV 抗原，绝大部分已经被荧光定量 PCR 所取代
酶免疫分析（EIA）法检测 IgM 和 IgG	血清结果阴性转阳性或抗 CMV IgG 滴度显著上升，可认为 CMV 感染。因 CMV IgM 阳性可持续 18 个月且多数成年人血清学结果为阳性，所以血清学检查诊断价值有限。对供体和受体进行血清学检测可预测移植受体感染 CMV 的风险
PCR	PCR 灵敏度较高，可用于血液、体液和组织中 CMV DNA 和 RNA 的检测且 PCR 定量对于诊断免疫抑制患者 CMV 活动性感染非常重要
组织病理学	在肺部或结肠等组织中很难区分 CMV 是定植还是活动性感染，因此免疫组化检测病毒包涵体或受感染细胞十分重要

CMV. 巨细胞病毒；PCR. 聚合酶链反应

性较低，其主要应用于疾病治疗效果的监测。

四、中枢神经系统感染

一些病原体可以通过血液或从邻近部位直接扩散进入中枢神经系统，引起中枢神经系统感染，感染的主要部位是脑膜和脑实质。细菌感染可能导致急性脑膜炎或脑脓肿的发生。病毒感染常引起脑膜炎或脑炎，但通常脑膜和脑实质均受累（称为脑膜脑炎），真菌和分枝杆菌可以引起慢性脑膜炎，而一些寄生虫也可以造成脑内肿块病变。与中枢神经系统感染相关的每一种临床症状均与特定的病原体感染有关，这些信息对于疾病诊断来说至关重要。然而，由于诊断标本难以获得且数量有限，因此临床医生有必要根据患者的临床表现制订合理的检查方案，以便后续疾病诊断与预后监测。

表 5-10 列举了几种最常见的可以引起脑膜炎或脑炎的病原体，介绍了这些病原体的相关实验室检测方法。

（一）急性细菌性脑膜炎

1. 定义

细菌性脑膜炎可以在数天内缓慢进展，也可

以在数小时内迅速暴发。脑膜炎缺乏特异性的临床表现，青少年和成人患者通常表现为发热、头痛、颈部僵硬和其他脑膜相关症状，甚至出现昏睡、昏迷等意识障碍，但这些症状并不会在所有患者中出现。新生儿和婴儿常表现为烦躁不安，儿童可能发生恶心和呕吐症状，而老年人常出现不伴发热的神志不清。

	表 5-9　感染性心内膜炎（IE）的临床和实验诊断标准
微生物学[a]	至少从 2 份独立的血培养物中分离出典型的病原体（共收集 3 份），如金黄色葡萄球菌、草绿色链球菌、社区获得性肠球菌、HACEK 组等；对不可培养的病原体（如柯克斯体）进行血清学检查
超声心动图[a]	超声心动图 IE 阳性（如瓣膜或支撑结构上有赘生物、脓肿）
临床症状	发热>38℃、血管病变（如动脉栓塞、化脓性肺栓塞、颅内出血、结膜出血和 Janeway 病变）、免疫反应（如肾小球肾炎、Osler 结节和 Roth 斑）
其他实验指标	白细胞升高，C 反应蛋白明显升高和红细胞沉降率升高（可用于监测治疗反应）[b]；分子生物学方法可用于诊断巴尔通体和养障体等病原体引起的"培养阴性"病例
瓣膜组织病理检查	组织病理学 HE 染色和特殊染色（革兰染色和 GMS 染色），分子检测（通用或靶向 PCR）比革兰染色法和培养更敏感[c]

GMS. 格莫瑞六亚甲基四胺银染色；PCR. 聚合酶链反应

a . 微生物学和超声心动图结果是改良杜克诊断标准中的主要标准（引自 *Circulation*. 2015;132:1435-1486.）

b. 引自 *Eur Heart J*. 2005;26:1873-1881.

c. 引自 *J Clin Microbiol*. 2017;55:2599-2608.

表 5-10 脑膜炎和脑炎的实验室检查				
病原体	易感人群	高危人群	脑脊液检查	其他实验室检查
细菌性脑膜炎				
B 族链球菌（无乳链球菌）	<1 个月	新生儿	革兰染色和培养	快速抗原检测（主要用于部分治疗后的感染），商用 NAAT 试剂盒
肺炎链球菌	>3 个月	低丙球蛋白血症患者	革兰染色和培养	快速抗原检测（主要用于部分治疗后的感染），商用 NAAT 试剂盒
大肠埃希菌和其他革兰阴性菌（75% 的大肠杆菌感染是 K1 菌株）	<1 个月和>60 岁	免疫功能低下者	革兰染色和培养	大肠杆菌 K1 快速抗原检测（主要适用于部分治疗后的感染），商用 NAAT 试剂盒
单核细胞性李斯特菌	<1 个月和>60 岁	免疫功能低下者	革兰染色和培养	商用 NAAT 试剂盒
流感嗜血杆菌（b 型由于接种疫苗非常罕见，偶见其他荚膜菌）	1 个月～5 年	免疫功能低下者，未接种疫苗人群	革兰染色和培养	快速抗原检测（主要用于部分治疗后的感染），商用 NAAT 试剂盒
脑膜炎奈瑟菌	1 个月	补体缺乏患者	革兰染色和培养	快速抗原检测（主要用于部分治疗后的感染），商用 NAAT 试剂盒
分枝杆菌（尤其是结核分枝杆菌）	≥1 个月	免疫功能低下者	抗酸染色（很少阳性）和 AFB 培养	核酸扩增
梅毒螺旋体	成人	三期梅毒患者	VDRL（灵敏度较差）	多种梅毒检测（见梅毒）
铜绿假单胞菌	所有年龄段	神经外科术后患者	革兰染色和培养	
金黄色葡萄球菌	所有年龄段	神经外科术后患者	革兰染色和培养	
凝固酶阴性葡萄球菌	所有年龄段	神经外科术后患者	革兰染色和培养	
其他链球菌	所有年龄段	神经外科术后患者	革兰染色和培养	
真菌性脑膜炎				
新生隐球菌	成人	免疫功能低下者	免疫层析检测荚膜抗原，真菌培养	免疫层析比墨汁染色灵敏度高很多
粗球孢子菌	成人	免疫功能低下者，生活在美国西南部及拉丁美洲部分地区的人	血清和 CSF 免疫学检测	CSF 培养缺乏灵敏度，PCR
荚膜组织胞浆菌	成人	免疫功能低下者，居住在俄亥俄州和密西西比河谷及美洲中部（部分地区）的人	EIA 检测荚膜抗原	CSF 培养灵敏度较低，血清和 CSF 免疫学检测
病毒性脑膜炎				
肠病毒（包括埃可病毒和柯萨奇病毒）	所有年龄段，包括婴儿	夏末秋初	RT-PCR	咽拭子和粪便进行病毒培养，CSF 培养的敏感性低于 RT-PCR

（续表）

病原体	易感人群	高危人群	脑脊液检查	其他实验室检查
单纯疱疹病毒 –1	所有年龄段，包括婴儿	原发或继发性感染	PCR	血清学检测（很少使用）、组织化学染色、脑组织活检培养（很少使用）
单纯疱疹病毒 –2	新生儿	感染孕产妇（包括成人复发性无菌性脑膜炎患者）所生的新生儿	PCR	
巨细胞病毒	所有年龄段	免疫功能低下者	PCR	循环白细胞抗原检测，检测 CSF 或组织培养液中的病毒抗体
虫媒病毒	好发年龄因病毒不同而异	取决于特定的病毒类型，与昆虫媒介（蚊或蜱虫）地理和季节变化有关	WNV 早期感染（<7 天）用 RT-PCR，7 天后使用 IgM	血清和 CSF 免疫学检测识别不常见的病原体
狂犬病毒	所有年龄段	被狂犬病高发动物咬伤或抓伤的人	联系公共卫生实验室	颈部皮肤穿刺活检（荧光抗体检测），血清或 CSF 病毒中和试验、唾液 RT-PCR
麻疹病毒	幼年	近期接触麻疹病毒感染者（未接种疫苗）	不做常规检测	见麻疹部分内容
流行性腮腺炎病毒	幼年	近期接触腮腺炎病毒感染者（未接种疫苗）	不做常规检测	见流行性腮腺炎部分内容
水痘 – 带状疱疹病毒	所有年龄段	免疫功能低下者	PCR	
EB 病毒	幼年、青少年和成人	免疫功能低下者	PCR	

AFB. 抗酸染色；CSF. 脑脊液；EIA. 酶免疫分析；NAAT. 核酸扩增实验；PCR. 聚合酶链反应；RT-PCR. 逆转录 – 聚合酶链反应；VDRL. 性病研究实验室；WNV. 西尼罗病毒

大多数情况下，定植于上呼吸道的病原菌入血，随血流进入大脑后，可以引发细菌性脑膜炎。脾切除术、镰状细胞病、脑脊液（cerebrospinal fluid，CSF）漏、瘘管或分流术、神经外科手术和中枢神经系统邻近部位感染等，可显著增加脑膜炎的发病风险。

急性细菌性脑膜炎的病原体与患者年龄和临床背景密切相关。大多数新生儿和婴儿脑膜炎主要由无乳链球菌［B 族链球菌（GBS）］、大肠埃希菌或单核细胞李斯特菌感染引起，儿童和成人社区获得性细菌性脑膜炎主要由肺炎链球菌和脑膜炎奈瑟菌感染所致（广泛接种 b 型流感嗜血杆菌疫苗大大降低了儿童急性细菌性脑膜炎的发病风险），感染单核细胞性李斯特菌和需氧革兰阴性杆菌的老年患者急性细菌性脑膜炎的风险显著增加。中枢神经系统引流术和神经外科手术后的医院感染主要涉及葡萄球菌和革兰阴性杆菌。因此，临床医生应根据患者的临床信息，采取合适的经验性治疗方案。

2. 诊断

细菌性脑膜炎的诊断离不开 CSF 常规检查和细菌培养。细菌性脑膜炎的 CSF 常规检查通常表现为白细胞计数显著升高（中性粒细胞占比增多）、蛋白含量升高、葡萄糖水平降低（相对于血液水平）。在肺炎球菌和脑膜炎球菌导致的急性细菌性脑膜炎患者中，70%～90% 可以通过 CSF 革兰染色发现病原菌。然而，对于其他细菌感染的脑膜炎患者，CSF 病原菌革兰染色检出率相对较低。细菌培养灵敏度和特异度较高，在急性细菌性脑膜炎的诊断中起着关键作用。对于病情进展迅速或严重的患者，在采集 CSF 标本之前通常会经验性地使用抗生素治疗，尽管这可能会导致假阴性培养结果，但对细胞计数和分类、蛋白质、葡萄糖和革兰染色的影响微乎其微。免疫检测有助于识别 CSF 中肺炎链球菌和脑膜炎奈瑟菌荚膜抗原，但其灵敏度低于革兰染色法。而今商品化 NAAT 检测试剂盒，可以有效提高急性细菌性脑膜炎的诊断效率。

（二）急性病毒性脑膜炎

1. 定义

通常，病毒性脑膜炎（又称无菌性脑膜炎）患者表现为发热、头痛，伴脑膜刺激症状和轻度意识减退。75% 的病毒性脑膜炎由肠道病毒家族成员引起，包括柯萨奇病毒和埃可病毒。此外，虫媒病毒（节肢动物传播的病毒）、HSV-2、HIV等也可以引起病毒性脑膜炎。肠道病毒和虫媒病毒引起的脑膜炎感染具有季节性，多数感染发生于夏季和初秋。临床上尚无治疗肠道病毒和虫媒病毒脑膜炎的特效药，但病毒性脑膜炎本身属于自限性疾病，因此大多数患者预后较好。病毒性脑膜炎可累及脑实质，导致不同程度的脑炎（见下文），因此其临床诊断较为困难。此外，部分治疗的细菌性脑膜炎、伴脑膜转移的肿瘤和免疫性疾病等临床症状与病毒性脑膜炎类似，因而需要进行鉴别诊断，以制订不同的治疗策略。

2. 诊断

急性细菌性脑膜炎需与病毒性及真菌性脑膜炎相鉴别。病毒性脑膜炎和细菌性脑膜炎的 CSF 常规检查结果具有显著差异（表 5–11）。

在病毒性脑膜炎中，CSF 检查常表现为白细胞计数升高（主要是单核细胞）、蛋白含量升高，而葡萄糖水平正常。实验室培养方法难以获得可以达到鉴定水平的病毒含量，因此不用于常规诊断。通过特定的核酸扩增试验和（或）免疫分析来鉴定病原体是病毒性脑膜炎诊断的最优选择。目前，一些临床或参考实验室可提供肠道病毒、HSV 和其他疱疹病毒及西尼罗病毒的 NAAT 检测，其他病毒的检测常采用病毒特异性 IgM 和 IgG 免疫分析。如果使用上述检测手段仍无法确诊，可能还需要进行细菌培养和细胞病理学检查。

（三）慢性脑膜炎

1. 定义

慢性脑膜炎患者通常在发病 1～4 周出现多种临床症状，包括低热、头痛、嗜睡、精神错乱、恶心、呕吐和颈部僵硬等。一些慢性脑膜炎是由真菌和分枝杆菌引起的，其中新型隐球菌感染是

表 5–11　脑膜炎的脑脊液（CSF）的实验室检查 [a]				
检查项目	正　常	细菌性脑膜炎	病毒性脑膜炎	真菌性或结核性脑膜炎
WBC（个 /ml）	0～5	>100～5000	100～1000	50～500
中性粒细胞（占 WBC%）	0～15	>80	<50[b]	<50
葡萄糖（mg/dl）	45～65	<40	45～65	30～45
CSF / 血糖	0.6	<0.4	0.6	<0.4
蛋白质（mg/dl）	20～45	>150	50～100	100～500

a. 引 自 Segretti J, Harris AA. Acute bacterial meningitis. *Infect Dis Clin North Am*. 1996;10:797–809 and Derber CJ, Troy SB. Head and neck emergencies: bacterial meningitis, encephalitis, brain abscess, upper airway obstruction, and jugular septic thrombophlebitis. *Med Clin North Am*. 2012;96:1107–1126.

b. 中性粒细胞百分比可能在感染早期阶段升高

常见的原因之一，尤其是在 HIV 感染或免疫抑制患者中。新型隐球菌可经呼吸道通过空气吸入传播导致无症状肺部感染，然后血行播散至中枢神经系统引起慢性脑膜炎。格特隐球菌以前被归类为新型隐球菌的一个亚种，在无艾滋病病毒感染的患者中常引起脑膜炎。粗球孢子菌和波萨达斯球孢子菌是流行于美国西南部的双相型真菌，也可以通过空气传播，感染脑膜和中枢神经系统。携带结核分枝杆菌的免疫抑制患者中枢神经系统结核病（Tuberculosis，TB）的发病风险增加。肿瘤和免疫疾病也可以引起慢性脑膜炎症状，区分不同的疾病类型对于针对性治疗至关重要。

2. 诊断

CSF 检查对诊断慢性脑膜炎是必要的，通常情况下，CSF 中单核细胞数量增加，蛋白质浓度轻度升高，葡萄糖水平正常（TB 除外）。免疫法检测新型隐球菌 / 格特隐球菌荚膜多糖具有非常高的灵敏度和特异度，且在 1 小时内即可完成，显著优于墨汁染色法（抗原检测不能区分新型隐球菌和格特隐球菌）。除上述检查外，还应进行真菌培养。此外，如果患者有发生弥散性结核病的风险（PPD 阳性或有肺结核病史），还应检测 CSF 中的分枝杆菌。CSF 抗酸染色的灵敏度较差，而 PCR 检测虽然可以早期确诊结核杆菌感染，但仍需培养以进行药敏试验。

（四）病毒性脑炎

1. 定义

病毒性脑炎是一种脑实质感染性疾病，可造成永久性神经损伤或死亡，好发于幼儿、老年人和免疫力低下者，某些病毒感染具有季节性。大多引起脑炎的病毒通过血行播散进入中枢神经系统，患者症状较轻时可表现为发热和头痛，严重时为急性暴发性疾病，伴有癫痫发作甚至导致死亡。病毒性脑炎的主要临床表现包括意识水平与精神状态改变、头痛、癫痫和其他神经功能障碍。HSV-1 是散发性脑炎最重要的病原体，常导致永久性神经损伤或死亡。幸运的是，抗病毒治疗对

提示

通常，病毒性脑膜炎（又称无菌性脑膜炎）患者表现为发热、头痛，伴脑膜症状和轻度意识减退。75% 的病毒性脑膜炎由肠道病毒家族成员引起，包括柯萨奇病毒和埃可病毒。

HSV 感染具有较好的效果，如果在感染早期给予治疗，可预防大多数并发症。蚊虫传播的虫媒病毒是导致脑炎周期性流行的重要原因，如 1999 年夏天在美国东部出现的西尼罗病毒，在随后的 4 年里蔓延到美国各地。虫媒病毒脑炎通常是一种自限性感染性疾病，多数患者会自愈，但也有相当数量的患者存在持续的神经系统症状。病毒性脑炎的鉴别诊断应考虑由阿米巴虫（如耐格里属阿米巴）引起的脑炎，以及一些可能出现脑炎症状与体征的自身免疫性疾病，如抗 NMDA 受体脑炎。

2. 诊断

CSF 检查对病毒性脑炎的诊断具有重要指导意义。在病毒性脑炎患者中，主要表现为淋巴细胞增多，蛋白轻度至中度升高，葡萄糖含量无明显变化。然而，上述这些实验指标测定值会因病毒类型的不同而发生改变，如在感染早期阶段，某些病毒会使 CSF 呈现细菌性脑膜炎样变化（白细胞增多伴中性粒细胞占比增加）。PCR 法检测 CSF 中的 HSV DNA 有助于确诊病毒性脑炎，考虑到 HSV 感染的严重程度和治疗的有效性，应对任何疑似脑炎患者进行 HSV DNA 检查。CSF 病毒培养因敏感度较低，一般不作为常规检查。此外，其他病毒引起的脑炎还可以通过检测血清或 CSF 中的病毒核酸或病毒特异性 IgM 和 IgG 来进行诊断。

表 5-10 按照疾病或病原体进行分类，列举了常见脑膜炎和脑炎的实验诊断方法。某些可能引起中枢神经系统感染的病原体未在表格中列出，深入了解上述提及的相关实验室检查方法见第 2 章。

（五）脑脓肿

1. 定义

脑脓肿是一种局灶性病变，与脑膜炎和脑炎的临床表现不同，常表现为持续恶化性头痛，超过 50% 的患者会出现局灶性神经功能缺损，仅50% 的患者会出现发热症状。细菌性脓肿可由血行播散或侵入邻近部位引起，最常见的病原体包括草绿色链球菌（如咽峡炎链球菌）、嗜沫嗜血杆菌和厌氧革兰阴性杆菌等。当患者免疫功能受到抑制时，脓肿也可能由曲霉或其他真菌、诺卡菌、分枝杆菌或刚地弓形虫等引起。神经囊尾蚴病是一种由猪带绦虫感染引起的疾病，伴脑脓肿样病变，通常表现为成人新发癫痫。

2. 诊断

与其他中枢神经系统感染不同，脑脓肿 CSF 检查并无太大指导意义，甚至无须进行腰椎穿刺。脑脓肿的初步诊断通常基于 CT 和 MRI 的结果。对脓肿部位进行立体定位活检和培养，可以帮助识别病原体，制订针对性治疗策略。此外，血清学检测有助于诊断弓形虫感染和神经囊尾蚴病。

五、骨髓炎（骨感染）

1. 定义

骨髓炎是一种以骨组织进行性炎症破坏为特征的骨感染，可根据感染途径（血源性、接触传播、直接创伤或手术接种）、感染部位、患者类型或感染持续时间（急性或慢性）进行分类。血源性骨髓炎最常见于青春期前儿童，通常累及长骨，而老年人则累及脊椎。不常见的骨髓炎部位为胸锁关节、骶髂关节和耻骨联合。急性骨髓炎患儿出现发热、寒战、局部疼痛和白细胞增多等症状和表现。相比之下，患有脊椎骨髓炎的成年人通常表现为亚急性病程、背痛缓慢恶化，发热或白细胞增多很少见或没有。通常，血源性骨髓炎由单一微生物引起。金黄色葡萄球菌占病例的 50%。其他常见的微生物包括新生儿常见的链球菌和肠杆菌科细菌、老年人常见的革兰阴性杆菌、镰状细胞病患者常见的沙门菌属、静脉吸毒者常见的铜绿假单胞菌，以及血管内

> **提示**
>
> 病毒性脑炎是一种脑实质感染性疾病，其中 HSV-1 是散发性脑炎的主要病原体，常导致永久性神经损伤或死亡。

导管患者常见的念珠菌属。结核病和布鲁菌病可导致接触过这些微生物的患者发生脊椎骨髓炎。

邻近感染灶引起的骨髓炎通常由开放性骨折相关的损伤或骨重建术后引起。在因周围神经病变和血管功能不全而导致糖尿病控制不佳的患者中很常见，这种类型的骨髓炎几乎只发生在足部，并从受伤皮肤内部开始。当微生物进入脚趾、跖骨头和跗骨时，皮肤感染很容易被忽视。与血源性骨髓炎不同，这些邻近病灶感染通常是多种微生物混合感染，其中包括葡萄球菌、链球菌、肠球菌和革兰阴性杆菌。如果受伤部位被土壤污染，伤口中可能存在其他种类的微生物。全世界每年有 50 万～100 万次髋关节置换，与人工关节相关的感染也很常见（见关节感染）。

2. 诊断

影像技术可用于早期发现骨髓炎，并揭示骨骼和关节的损伤程度。在大多数情况下，确诊需要对感染组织进行活检和培养，以便可以准确地鉴定出引起骨髓炎的微生物。在某些情况下，从滑膜液、血液培养或邻近病变的活检中可能会鉴定出疑似引起骨髓炎的微生物。血液或邻近组织的微生物培养虽不能用于确定骨骼中的病原，但它可以作为后者的有力提示。

表 5-12 列出了最有可能引起骨髓炎的微生物，并列出了可能被相应微生物感染的风险人群。

六、关节感染

1. 定义

关节急性疼痛和肿胀可由传染源、尿酸单钠晶体或其他化合物，以及各种不太常见的原因引起。由于某些微生物可以在几天内破坏软骨，因

此需迅速做出感染性关节炎的诊断。微生物可以通过血行途径（静脉药物滥用、留置导管或心内膜炎）、关节内注射、关节镜检查直接接种，或从邻近感染部位（尤其是骨骼和滑囊）植入关节。化脓性关节炎的表现可能与多种非感染性病程类似，但除非另有证明，否则关节急性炎症应考虑感染所致。化脓性关节炎通常为单关节病变，多关节受累的病例不到 20%。

2. 诊断

关节感染实验室检测的主要内容是滑膜液革兰染色和培养以鉴定感染微生物，以及滑膜液偏光显微镜以识别结晶诱导性关节炎中的晶体。然而，应该注意的是，结晶诱导性关节炎和感染性关节炎可以共存。感染时，通常滑膜液白细胞计数 ≥50 000/μL，其中 90% 以上为中性粒细胞。表 5-13 总结了与关节感染相关的微生物及每种感染的相关临床特征。

七、皮肤和邻近软组织感染

一些不同种的微生物可以引起皮肤和软组织感染，临床表现和严重程度各不相同，包括侵袭性、快速进展的感染，如坏死性筋膜炎、需要切开引流的脓肿、慢性浅表真菌感染及局部或全身

提示

邻近感染病灶引起的骨髓炎，通常由开放性骨折相关的损伤或骨重建手术后引起。

关节感染实验室检测主要有 2 种：①滑膜液革兰染色和培养，以鉴定感染微生物；②滑膜液偏光显微镜检查，以识别结晶诱导性关节炎中的晶体。

病毒感染引起的皮疹。表 5-14 中提供了与感染相关的特定微生物的简要描述。表中还包括用于识别感染微生物的诊断信息。莱姆病和巴尔通体感染见表 5-15 和表 5-16。许多其他传染病，如梅毒和单纯疱疹感染，也表现有皮肤症状（见本书其他章）。

（一）急性细菌感染

脓肿、感染性伤口和蜂窝织炎是常见的急性皮肤感染，最常见的微生物是金黄色葡萄球菌、A 族 β 溶血性链球菌，以及其他链球菌、葡萄球菌和一些革兰阴性杆菌。某些基础疾病的患者，如糖尿病和外周血管疾病，易同时导致革兰阳性球菌和革兰阴性杆菌的多种微生物感染。

表 5-12	与骨髓炎相关的微生物和风险人群
微生物	**发病率最高或最容易感染的人群**
金黄色葡萄球菌	所有年龄段（包括婴儿和儿童），引起血源性骨髓炎最常见的微生物
沙门菌属	镰状细胞病患者，免疫功能低下个体
铜绿假单胞菌	静脉吸毒者，足部有刺伤者，留置导尿管的患者
需氧革兰阴性杆菌（如肠杆菌属和变形杆菌）	尿路感染、糖尿病足感染或血管功能不全
需氧链球菌	有咬伤、糖尿病足病变或血管功能不全的患者
厌氧链球菌	患有异物相关感染，如由人工关节引起的感染（慢性感染），咬伤，糖尿病足病变或褥疮引起的感染患者
结核分枝杆菌	有肺结核病史的患者，免疫功能低下个体
真菌（包括念珠菌和曲霉菌）	导管相关性真菌血症患者，静脉吸毒者，免疫功能低下个体

通常，猫 / 狗和人类咬伤的伤口可感染上述微生物，但也与特定微生物（多杀巴杆菌和腐蚀性艾肯杆菌）有关。

坏死性筋膜炎（通常由化脓性链球菌引起）和梭菌性肌坏死（也称为气性坏疽）并不常见，但它们是危及生命的感染，需要及时手术和医疗干预。通常，创伤性气体坏疽由产气荚膜梭菌（有芽孢厌氧革兰阳性杆菌）污染伤口引起。自发性气性坏疽常由败毒梭菌引起，常发生在有潜在胃肠道恶性肿瘤或中性粒细胞减少症的基础疾病的患者身上。

表 5-13　与关节感染相关的微生物及每种感染的相关临床特征

微生物	发病率最高和（或）最容易感染的人群	临床特征	实验室检查
金黄色葡萄球菌	关节损坏、皮肤脓肿、静脉吸毒、人工关节	感染性关节炎最常见的原因，会快速对关节产生破坏	大多数病例滑膜液革兰染色阳性
某些特定种类的链球菌（不包括肺炎链球菌）	糖尿病	仅次于金黄色葡萄球菌感染性关节炎，是第二常见原因。从良性到严重，取决于特定的微生物和易感条件	革兰染色、滑膜液培养和血液培养显示大多数病例存在感染性微生物
凝固酶阴性葡萄球菌	人工关节	假肢关节周围的炎症和压痛	革兰染色和滑膜液培养，以及血液培养可能检测出微生物
痤疮皮肤细菌（丙酸杆菌）	人工关节	通常影响人工肩关节，疼痛和僵硬	延长孵育时间（10~14 天）有助于提高微生物的检出率，人工材料超声处理可以提高培养的产量
淋病奈瑟菌	青壮年	可能有淋球菌感染的泌尿生殖系统表现，皮炎和滑膜炎并不少见	滑膜液革兰染色阳性率为 25%~30%，25%~50% 的病例滑膜液培养呈阳性，10%~15% 的病例血液培养呈阳性
革兰阴性杆菌（病原体包括铜绿假单胞菌、沙雷菌、克雷伯菌和肠杆菌属，可能对某些关节有特异性）	免疫功能低下的患者、尿路或胆道感染、静脉吸毒者（尤其是假单胞菌）、人工关节、SLE 和镰状细胞病（尤其是沙门菌）	高达 20% 的化脓性关节炎病例是由革兰阴性菌引起的	约 50% 的滑膜液革兰染色可发现微生物，滑膜液和血液的培养也可识别鉴定微生物
肺炎链球菌	脾功能不全	占化脓性关节炎病例 5% 以下	在大多数病例中，革兰染色、滑膜液培养和血液培养可识别感染性微生物
分枝杆菌（包括结核分枝杆菌和海洋分枝杆菌）	年龄或免疫抑制使早期结核感染重新激活	高达 50% 的结核分枝杆菌关节受累患者也患有肺结核	滑膜液或滑膜组织的培养可能会识别微生物
真菌（病原体包括孢子丝菌、隐球菌、芽生菌、球孢子菌和念珠菌）	酒精中毒、骨髓增生性疾病	孢子丝菌是真菌性关节炎最常见的病因，隐球菌和芽生菌感染可能与邻近的骨髓炎有关，芽生菌病关节炎可能与肺部感染有关	通常需要对滑膜液和组织进行反复的培养来鉴定微生物，滑膜液的钙荧光白染色真菌涂片可能有帮助
伯氏疏螺旋体（莱姆病病原体）	患有莱姆病或有蜱虫接触史的患者	大关节间歇性肿胀	莱姆病的几种检测之一（见莱姆病）

SLE. 系统性红斑狼疮

（二）莱姆病

1. 定义

莱姆病的病原体是伯氏疏螺旋体，它通过硬蜱属蜱虫的叮咬传播。莱姆病是北美洲和欧洲最常见的媒介传播感染疾病。由于"流感样"症状并不是该疾病的特有症状，因此一些患者未能引起注意。在感染的数天到数周内，会出现一种独特的皮疹，称为移行性红斑。在出现皮疹时对患者进行治疗对于预防随后潜在的神经、心脏或肌肉骨骼并发症的出现是十分重要的。

提示

- 皮肤感染常为急性感染，最常见的微生物是金黄色葡萄球菌、A 族 β 溶血性链球菌、其他链球菌和葡萄球菌，以及一些革兰阴性杆菌。
- 莱姆病的病原体是伯氏疏螺旋体，它通过硬蜱属蜱虫的叮咬传播，是北美洲和欧洲最常见的媒介传播感染疾病。

表 5–14　由细菌引起的特定皮肤和软组织感染

皮肤 / 软组织感染	定　义	易感条件	微生物	临床表现	实验诊断
浅表性毛囊炎	皮肤毛囊感染	卫生条件差，职业性接触油和溶剂	金黄色葡萄球菌最常见	头皮、背部和（或）四肢毛囊开口处的单个或多个浅表、穹顶状瘙痒性脓疱	通常在临床上做出诊断，革兰染色和细菌培养支持临床诊断
热水浴毛囊炎	皮肤毛囊感染	低氯、高 pH 和高水温的涡流浴缸和热水浴池	铜绿假单胞菌	浸没在热水中的区域存在顶部有脓疱的红色瘙痒性小丘疹	感染脓疱或水源的细菌培养和革兰染色支持临床诊断
疖	毛囊周围皮肤的急性细菌感染，通常由先前存在的毛囊炎引起	易发生摩擦和出汗的皮肤区域，卫生条件差、职业性接触油脂或油、营养不良、酗酒和免疫抑制	金黄色葡萄球菌	面部、臀部、会阴、乳房和（或）腋窝有硬结、暗红色、触痛结节，中心有脓核	通常临床进行诊断，革兰染色和化脓性病变培养支持临床诊断
痈	相互连接的疖的合并，累及皮下组织，并在多个部位引流	对于未经治疗的疖疮，并发症包括菌血症、心内膜炎和骨髓炎	金黄色葡萄球菌	多发性脓肿的形成分离了结缔组织的分隔，沿毛囊引流至表面	通常临床进行诊断，革兰染色和化脓性病变培养支持临床诊断
甲沟炎	甲襞感染	由碎片造成皮肤破裂的轻微创伤　慢性感染者，手经常浸在水里	急性为葡萄球菌、β 溶血性链球菌、革兰阴性肠道细菌，慢性为白念珠菌	甲襞周围有或无脓液的疼痛、红色、肿胀区域	感染区域细菌和（或）真菌培养支持临床诊断
传染性脓疱疮（非大疱性）	皮肤局部化脓性感染	生活在温暖潮湿气候中的儿童（2—5 岁），卫生条件差，先前存在的昆虫咬伤、创伤及其他原因造成的表面擦伤	A 族 β 溶血性链球菌和金黄色葡萄球菌	形成脓疱的表面小泡破裂，形成特征性黄褐色、"蜂蜜色"结痂病变	对葡萄球菌和（或）链球菌阳性早期病变的基部进行培养 / 革兰染色支持临床诊断，抗 DNA 酶 B 和抗透明质酸酶抗体效价可能升高

（续表）

皮肤 / 软组织感染	定　义	易感条件	微生物	临床表现	实验诊断
大疱性脓疱疮	皮肤局部化脓性感染，引起大疱性病变	发生在新生儿和年幼儿童的臀部、会阴、躯干和（或）面部的非外伤性皮肤上	通常是由于金黄色葡萄球菌产生的剥脱性毒素	开始时小疱迅速扩大，形成水疱，液体清澈，破裂后留下棕黑色结痂	病变基部或大疱透明液培养 / 革兰染色显示葡萄球菌支持临床诊断
葡萄球菌烫伤皮肤综合征（SSSS）	广泛的大疱和脱落是产生剥脱性外毒素的金黄色葡萄球菌感染的严重表现	新生儿和幼儿发病率较高	产剥脱性外毒素的金黄色葡萄球菌	猩红热样皮疹伴广泛的水疱，液体清澈；大疱破裂，导致皮肤分离；表皮脱落会暴露出大面积的红色皮肤	通常在临床上做出诊断
脓疮	下肢脓疱病的一种变体，引起穿孔性溃疡性病变	可能从头发生或继发于先前存在的表面擦伤（如昆虫咬伤），常见于儿童和老年人	通常为 A 族 β 溶血性链球菌	溃疡"穿孔"，黄色结痂延伸至真皮，通常位于下肢	链球菌阳性病变基部的培养和革兰染色支持临床诊断
红癣	皮肤浅表慢性细菌感染	更常见于男性、肥胖患者和糖尿病患者	微小棒状杆菌 / 支原体	缓慢扩散的瘙痒性红褐色斑块，影响腋窝、腹股沟和脚趾	皮损的革兰染色印记显示革兰阳性杆菌，伍德灯下的皮肤检查显示出独特的红珊瑚荧光
丹毒	皮肤浅层急性炎症伴淋巴管受累	最常见于婴儿、幼儿和老年人，有皮肤溃疡、局部创伤 / 擦伤和湿疹的患者，淋巴引流受损部位的易感性更高	主要是 A 族 β 溶血性链球菌，较少由 B、C、G 族链球菌和金黄色葡萄球菌引起	面部占 5%～20%，下肢占 70%～80%；疼痛、鲜红、水肿、硬结性病变，边界隆起，与未受累皮肤界限分明；区域淋巴结肿大常见	难以从病变处培养 A 族链球菌，高达 20% 的咽喉培养物 A 族链球菌呈阳性，5% 的病例血培养呈阳性
蜂窝织炎	皮肤和皮下组织的弥漫性化脓性炎症	发生在先前存在的组织损伤部位（如手术伤口、溃疡和局部创伤），静脉吸毒者发病率增加	非免疫抑制宿主通常由 A 族 β 溶血性链球菌引起，金黄色葡萄球菌不常见，下肢水肿患者主要由 B 族和 G 族链球菌引起，免疫抑制患者主要由革兰阴性杆菌引起，猫和狗咬伤主要由巴氏杆菌引起，当伤口暴露于海洋环境时可感染创伤弧菌	局限性、疼痛性、红斑性、温热性病变，与未受累皮肤界限不清；可能存在区域淋巴结肿大；如果不治疗，可能会发生菌血症和坏疽	从前缘渗出的脓性渗出物的革兰染色 / 推进边缘化脓性渗出物培养可能可以揭示感染的微生物，25% 的病例血培养呈阳性

（续表）

皮肤/软组织感染	定　义	易感条件	微生物	临床表现	实验诊断
协同坏死性蜂窝织炎（非梭菌厌氧性蜂窝织炎）	坏死性筋膜炎的一种变体（见下文），涉及皮肤、肌肉、皮下组织和筋膜	糖尿病、肥胖、高龄、心脏病和肾病	厌氧菌（最常见的厌氧链球菌和拟杆菌属）和兼性细菌（克雷伯菌、大肠埃希菌、变形杆菌）的混合物	下肢皮肤溃疡急性发作，排出恶臭、红褐色（洗碗水色）脓液，皮下组织和肌肉有潜在坏疽；25% 的患者有组织气体；全身毒性显著	病变渗出液培养/革兰染色
坏死性筋膜炎（Ⅰ型）	皮下组织的一种深部、严重的坏死性感染，导致浅表筋膜和脂肪的进行性破坏，在某些情况下还包括深筋膜和脂肪的破坏	糖尿病、酗酒、肠外药物滥用，发生在创伤部位（如昆虫咬伤）及在存在会阴脏污、褥疮和直肠周围脓肿的情况下进行剖腹手术后	至少一种厌氧菌（最常见拟杆菌属或消化链球菌属）及兼性厌氧菌（如链球菌）或革兰阴性肠道杆菌（如大肠埃希菌、肠杆菌属、克雷伯菌和变形杆菌）	触痛、发热、红斑、界限清楚的蜂窝织炎的突然发作，通常累及下肢、腹壁、肛周和（或）腹股沟区域；连续数天，皮肤颜色从红紫色变为斑片状蓝灰色；在 3～5 天，皮肤破裂出现大疱、浆液性脓性渗出物、明显的皮肤坏疽和皮肤麻木；高热和全身毒性，早期休克和器官衰竭常见	区分蜂窝织炎需要进行外科探查，可能存在白细胞增多、血小板减少、氮质血症和血清肌酸激酶（CK）水平升高，渗出液的革兰染色涂片显示微生物的混合物，血培养通常呈阳性，X 线片上可检测到皮下气体和软组织肿胀
坏死性筋膜炎（Ⅱ型，也称为溶血性链球菌坏疽）	皮下组织的一种深部、严重的坏死性感染，导致浅表筋膜和脂肪的逐渐破坏，在某些情况下，深筋膜和脂肪也会逐渐破坏	发生在 50% 的链球菌中毒性休克综合征患者中；易感因素还包括糖尿病、长期类固醇治疗、肝硬化、外周血管疾病、近期轻微创伤史、刺伤和外科手术	A 族链球菌，单独或与其他物种混合感染，最常见的是金黄色葡萄球菌	突然发作的疼痛、温热、红斑、界限清楚的蜂窝织炎，通常累及下肢、腹壁、肛周和腹股沟区域；连续几天，皮肤颜色从红紫色变为斑片状蓝灰色；在 3～5 天，大疱发展为浆液性脓性渗出物、明显的皮肤坏疽和皮肤麻木；高热和全身毒性伴早期休克和器官衰竭	区分蜂窝织炎需要进行外科探查，可能存在白细胞增多、血小板减少、氮质血症和血清 CK 水平升高，渗出液革兰染色涂片显示链状革兰阳性球菌，外科清创可为培养和革兰染色提供组织，X 线片上显示皮下气体和软组织肿胀
梭菌性厌氧性蜂窝织炎	失活皮下组织的坏死性梭菌感染，很少累及深筋膜或肌肉	创伤伤口脏污或清创不足，先前存在的局部感染，外科伤口污染	梭菌属，通常为产气荚膜梭菌	伤口局部水肿，伤口引流液稀薄、气味难闻、轻微疼痛、组织内大量气体形成、脂肪团明显皱缩	引流液革兰染色显示大量具有钝端厚的粗大革兰阳性杆菌和数量不等的中性粒细胞，软组织 X 线片显示有丰富的气体

（续表）

皮肤 / 软组织感染	定 义	易感条件	微生物	临床表现	实验诊断
梭菌性肌坏死（气性坏疽）	由强效梭菌外毒素引起的以肌肉坏死和全身毒性为特征的快速进展性感染	与创伤和开放性骨折相关的伤口（如枪伤），肠道和胆道手术	产气荚膜梭菌占 80%。其他种类包括败毒梭菌（C.septicum）、诺维梭菌（C.novyi）、溶组织梭菌（C.histolyticum），这些梭菌释放的毒素是导致了与该菌群感染相关的发病率和死亡率的主要原因	伤口部位突然出现剧烈疼痛，迅速发展为局部紧张性水肿和苍白；捻发音较晚出现，该特征既不敏感也不特异；随着病变的进展，皮肤逐渐变为品红或棕色，伴有棕色血性分泌物和"鼠臭味"	手术探查对发现失活肌肉组织至关重要；CT 扫描显示肌肉和筋膜平面有气体和软组织肿胀；渗出液革兰染色显示典型的革兰阳性或革兰染色不定有芽孢杆菌，见溶解或缺失的中性粒细胞；对于产气荚膜梭菌，微生物在革兰染色上表现出典型的货车厢外观，无芽孢，在厌氧血平板上显示"双区溶血"，以及卵磷脂酶活性（α- 毒素）；肌坏死导致 CK、LDH 和肌红蛋白升高
自发性或非创伤性气性坏疽	以梭菌感染引起的肌肉坏死和全身毒性为特征的快速进行性感染	患有血液系统恶性肿瘤、结肠癌、糖尿病、周围血管疾病的患者普遍易感，通常没有明显的入口，与创伤或手术创伤无关	大多数病例是由败毒梭菌引起的	突然出现的疼痛和肢体局部肿胀，随后出现变色、水疱形成和捻发音；出现相关的发热、腹痛、呕吐和腹泻	手术探查对发现肌坏死至关重要，CT 扫描显示肌肉和筋膜平面有气体和软组织肿胀，渗出液革兰染色显示典型的革兰阳性或革兰染色不定有芽孢杆菌，见溶解或缺失的中性粒细胞，肌坏死导致 CK、LDH 和肌红蛋白升高

CK. 肌酸激酶；CT. 计算机断层扫描；LDH. 乳酸脱氢酶

2. 诊断

与一些感染不同，实验诊断很少基于伯氏疏螺旋体的培养，这是因为临床标本中该微生物含量低且需要专门的培养基进行长时间的培养。因此，诊断取决于特征性的临床表现，以及伯氏疏螺旋体血清学试验阳性支持。对于出现红斑迁移的患者，诊断较为明确。然而，对于一些症状不太明确、血清学检测结果模棱两可的患者来说，很难给出明确诊断。莱姆病血清学检测的传统方法包括对完整细胞超声处理后进行 EIA 筛查，然后通过蛋白质印迹分析技术进行确认，其中后者需有特定的诊断条带显示（见第 2 章）。

使用血清学试验诊断莱姆病存在以下 3 个重要问题。

- 莱姆病的血清学检测并不完全针对莱姆病。
- 在疾病早期采集的血清样本可能不含针对该微生物的抗体，因为一些患者在发病后 3～4 周几乎没有抗体产生。
- 免疫反应是可变的，抗生素治疗可以降低反应的程度。

来自伯氏疏螺旋体的抗原与来自其他微生物的抗原可能发生交叉反应。例如，在 RMSF、钩端螺旋体病和梅毒患者中报告了莱姆病的假阳性血清学反应。一些自身免疫性疾病患者也可能出现假阳性反应。新的血清学检测方法的开发，如基于 C6 肽的检测方法，可能会取代部分标准方法。

基于 PCR 的伯氏疏螺旋体 DNA 检测方法可用于检测关节液或 CSF。由于在低发病率人群（即具有非特异性症状且无蜱虫叮咬史的患者）中，阳性预测值可能非常低，因此只能使用经过验证的检测方法。表 5-15 总结了目前可用于莱姆病诊断的各种检测方法。

（三）猫抓病与细菌性血管瘤病

1. 定义

20 世纪 90 年代，人们发现巴尔通体属的几种微生物与人类疾病有关，当时它们被确定为猫抓病和细菌性血管瘤病的病原体。大多数猫抓病病例是由汉赛巴尔通体引起的（其他巴尔通体属和猫埃菲比体可能占这些病例的一小部分）。最初，丘疹或脓疱在抓痕部位形成，但大多数人在数周后因局部淋巴结病（主要发生在颈部或上肢）而就医。在大多数情况下，会自发消退，但在极少数情况下会发生严重并发症（包括脑炎、结膜炎和神经视网膜炎等）。细菌性血管瘤病是一种在皮肤、骨骼和其他器官中存在的独特且可能致命的血管增殖反应疾病。细菌性血管瘤病最常见于 HIV 感染者。

2. 诊断

关于猫抓病和细菌性血管瘤病的进一步描述及其诊断建议见表 5-16。血清学检测和基于 PCR 的检测可能有助于支持猫抓病淋巴结活检和细菌性血管瘤病皮肤活检的组织病理学结果。巴尔通体属难以培养。

（四）真菌感染

皮肤真菌感染可分为浅表性、皮肤性和皮下性。由马拉色菌等真菌引起的感染仅限于皮肤表层，可导致色素沉着的斑片状改变。以下章节将讨论由皮肤癣菌和皮下感染引起的更具侵袭性的皮肤感染。

1. 定义

皮肤真菌病（也称癣）是由皮肤癣菌引起的皮肤感染，这些微生物是与入侵角质组织（如皮肤、毛发和动物皮毛）密切相关的真菌。皮肤癣

菌分为表皮癣菌属、小孢子菌属和毛癣菌属三个属。皮肤癣菌感染是根据人体部位的解剖位置（拉丁语）命名的，紧跟着"癣"一词。例如，足癣是一种足部皮肤癣菌感染。皮肤癣菌感染的诊断是通过对皮损刮片进行显微镜检查，并将标本培养在抑制共生细菌和其他真菌生长的选择性琼脂上。当微生物在培养基中成功生长时，通过观察菌落和显微镜下形态将其鉴定到种的水平。

孢子丝菌病是一种慢性感染，其特征是皮肤、皮下组织和邻近淋巴管中的结节性病变。这种感染是由申克孢子丝菌引起的，申克孢子丝菌是一种双相真菌，通常通过创伤性皮肤植入（如在园艺工作期间感染）。孢子丝菌病通常表现为淋巴皮肤型，结节性病变沿手部和手臂的淋巴系统分布。罕见的表现包括肺部和播散性感染。标本的组织学检查通常会发现肉芽肿性炎症，但很少查见菌体。因此，诊断通常依赖于标本培养，以便对申克孢子丝菌进行微生物学分离。

足菌肿是一种慢性传染病，累及皮肤和皮下组织、筋膜和骨骼，并局限在局部。窦道引流时引流的脓液中含有病原体聚集物是它的特征。造成足菌肿的真菌与木本植物和土壤有关，这些微生物通常通过创伤接种侵入皮肤。如果不治疗，在随后数年可能会发展为肿瘤样变形疾病。数十种真菌已被证明是足菌肿的病因。在美国，最常见的病原体是波氏假阿利什霉菌，这种生物的无性型被称为尖端赛多孢子菌。其他真菌主要分布在热带和亚热带地区。真菌结构成分最常见于化脓性和肉芽肿性病变的中心，该病变在深部发展，并延伸至皮肤以进行引流。在最初的创伤后 1 年内，几乎所有患者都会出现引流窦。通过真菌涂片和培养从窦道引流的物质来确定病原体。临床上存在由诺卡

表 5-15　莱姆病的实验室检测方法

方法	结果与评价
酶联免疫分析（ELISA）-总抗体	检测与伯氏疏螺旋体超声提取液反应的血清 IgM 和 IgG。用作筛选试验。由于潜在的假阳性反应，在 CDC 推荐的两步法中，EIA 阳性结果需进行蛋白质印迹分析。EIA 也可用于评估 CSF/ 血清抗体比例
间接免疫荧光分析（IFA）	该检测方法也可检测伯氏疏螺旋体的血清抗体，该方法在大多数实验室已被 EIA 取代
蛋白质印迹分析	该分析检测针对伯氏疏螺旋体特异性抗原的血清抗体，为定性试验；结果应根据 CDC 指南进行解释：阳性 IgG 印迹被定义为存在与 10 种特定蛋白质中至少 5 种发生反应的抗体；阳性 IgM 印迹被定义为存在与 3 种特定蛋白质中至少 2 种发生反应的抗体；也可用 CSF 进行蛋白质印迹分析
抗 C6 酶联免疫分析	一种新开发的 ELISA 检测方法，针对高免疫原性、高度保守的伯氏疏螺旋体表位的抗体；比两步法更敏感（因为早期莱姆病的蛋白质印迹分析灵敏度较低），但比两步法的特异性稍低
PCR 分析	在某些病例中可能可以用于 CSF 或关节液的检测

CSF. 脑脊液；PCR. 聚合酶链反应

表 5-16　猫抓病和细菌性血管瘤病的诊断

感　染	概述 / 临床表现	易感条件	病原体	实验诊断
猫抓病	局部淋巴结病，在与猫接触出现划痕或眼部损伤 2～3 周后；通常持续 2～4 个月	接触猫的病史	大多数病例由汉赛巴尔通体引起（罕见的包括其他巴尔通体属和猫埃菲比体）	具有特征性外观的淋巴结活检（星状坏死性肉芽肿），Warthin- Starry 银染可在个别样本中检出杆菌，检测血清中的汉赛巴尔通体抗体有助于诊断，PCR 检测汉赛巴尔通体 DNA 可用于非典型病例
细菌性血管瘤病	一种由巴尔通体属的小型革兰阴性微生物感染引起的血管增生性病变的疾病，皮肤病变（如丘疹性红色结节），细菌性血管瘤病病变也可发生在骨骼、肝脏、脾脏、中枢神经系统和其他部位	艾滋病患者，尤其是 CD4 细胞计数低的患者；有接触猫或接触虱的病史	汉赛巴尔通体（来自猫）和五日热巴尔通体（由虱传播）	皮肤活检，在 Warthin- Starry 染色上检测到特征性血管增生和大量杆菌；可以使用特殊的分离管从血液中分离出微生物，并在培养基中生长

PCR. 聚合酶链反应

菌属中的丝状革兰阳性细菌引起的类似的感染。识别感染的病因很重要，因为真菌的治疗与细菌的治疗非常不同。

色霉菌病是一种由土壤中的微生物引起的皮下感染，传播的病例较为罕见。它最常见于热带或亚热带环境，在美国很少见。病变通常出现在下肢，表现为粉红色的鳞片状丘疹，扩大形成浅表结节，病变的存在对诊断具有提示作用。对病变组织用氢氧化钾（KOH）或钙荧光白染色进行显微镜检查可以确诊。如果不进行治疗（通常是手术治疗），鳞状丘疹会发展成表面易碎的疣状结节。

2. 诊断

表 5-17 进一步说明了感染情况以及用于鉴定相关微生物的试验。

疾病／皮肤真菌病	病原体	临床表现	解剖病理学	微生物学
花斑癣（糠疹）	糠秕马拉色菌	躯干或近端肢体上的色素减退或色素沉着斑	皮肤活检可能检出有短菌丝的酵母	病损刮片在显微镜下可检出圆形酵母和短菌丝
头癣（头皮癣）	毛癣菌，微孢子菌	头皮上与脱发相关的瘙痒、鳞屑、红斑性病变	通常不需要进行皮肤活检。如果进行，活检材料中可能可见菌丝	用 KOH 或钙荧光白处理过的头发或皮肤湿片可检出菌丝，在含有放线菌酮的选择性琼脂上培养
须癣	疣状毛癣菌	胡须区脓疱性病变	通常不需要进行皮肤活检。如果进行，活检材料中可能可见菌丝	用 KOH 或钙荧光白处理过的头发或皮肤湿片可检出菌丝，在含有放线菌酮的选择性琼脂上培养
体癣（体环虫）	表皮癣菌、小孢子菌或毛癣菌	躯干和（或）腿部界限分明的皮损，有脓疱或丘疹，边缘突起	通常不需要进行皮肤活检。如果进行，活检材料中可能可见菌丝	用 KOH 或钙荧光白处理过的头发或皮肤湿片可检出菌丝，在含有放线菌酮的选择性琼脂上培养
股癣（"jock itch"）	红色毛癣菌或絮状表皮癣菌	局限性皮疹伴鳞状病变，累及大腿前部；可能出现脓疱和丘疹	通常不需要进行皮肤活检。如果进行，活检材料中可能可见菌丝	用 KOH 或钙荧光白处理过的头发或皮肤湿片可检出菌丝，在含有放线菌酮的选择性琼脂上培养
手癣	红色毛癣菌	手掌表面干性感染	通常不需要进行皮肤活检。如果进行，活检材料中可能可见菌丝	用 KOH 或钙荧光白处理过的头发或皮肤湿片可检出菌丝，在含有放线菌酮的选择性琼脂上培养
足癣（脚气）	红色毛癣菌、须根毛癣菌或絮状表皮癣菌	瘙痒性足部病变，可能剥落、破裂并形成水疱或脓疱	通常不需要进行皮肤活检。如果进行，活组织检查材料中可能可见菌丝	用 KOH 或钙荧光白处理过的头发或皮肤湿涂片可检出菌丝，在含有放线菌酮的选择性琼脂上培养
慢性皮肤黏膜念珠菌病	白念珠菌最常见	由选择性 T 淋巴细胞对念珠菌抗原的应答能力丧失引起的罕见疾病（与 IL-17 信号缺陷有关），边缘有红斑的斑块状斑	持续的局限性角化过度的皮损、指甲溃烂，酵母和假菌丝	在 KOH 涂片上显示酵母和假菌丝，并通过培养进行确认；念珠菌种类的鉴定需要进行生化试验
孢子丝菌病（通常累及皮肤和皮下组织及邻近淋巴管）	申克孢子丝菌	远端肢体丘疹结节性红斑性病变，沿淋巴管的继发性病变	受累病变的皮肤活检显示肉芽肿反应，在某些情况下，可形成雪茄状酵母	可对皮损进行培养。如果孢子丝菌病是多灶性的，血液培养可能呈阳性
足菌肿（马杜拉足）	马杜拉分枝菌属、波氏假阿利什霉菌，以及其他菌种	足部或手部感染，从皮肤延伸到更深的组织；硬化性肿胀和多个窦道排出脓液，脓液中含有致病真菌的聚集体；主要限于热带／亚热带国家的农村地区	菌丝在组织或引流液中可见，深部活检是首选	从窦道引流出的微生物推断致病物种

表 5-17　皮肤真菌和分枝杆菌感染的诊断

（续表）

疾病 / 皮肤真菌病	病原体	临床表现	解剖病理学	微生物学
着色真菌病（也称为着色芽生菌病和许多其他名称）	裴氏着色真菌或其他菌种	疣状、菜花样皮损，常伴有瘙痒；可能导致继发感染或淋巴水肿；主要限于热带 / 亚热带国家的农村地区	在染色组织中可以看到硬核体	渗出液中可见硬核体，建议使用沙氏琼脂进行培养确认
由快速生长的分枝杆菌引起的皮肤感染	常见偶发分枝杆菌复合群和脓肿分枝杆菌	糠疹、伤口感染、注射部位脓肿，对常用抗生素无效	肉芽肿性炎症，AFB染色通常为阴性	分离微生物通常需要分枝杆菌特有的操作程序和生长培养基
海分枝杆菌感染	海分枝杆菌	慢性皮肤损伤，通常发生在手上，继发于暴露于海洋环境或鱼缸的病史	肉芽肿性炎症，AFB染色通常为阴性	需要在 30℃下培养

AFB. 抗酸杆菌；KOH. 氢氧化钾

（五）伴有明显皮肤症状的病毒感染

通常，系统性病毒感染可引起各种黄斑、丘疹或水疱性皮疹，其中一些发生在儿童阶段，可能与全身症状和体征有关。肠道病毒和细小病毒 B19 见其他章节。

1. 水痘 - 带状疱疹病毒感染

(1) 介绍：水痘 - 带状疱疹病毒（varicella zoster viral，VZV）的原发性感染导致水痘，一种主要发生在躯干、头皮和面部的水疱性皮疹。这种疾病通常是自限性的，症状在 7 天后消失。水痘也可引起肺炎，约于水痘出疹后 4 天可出现肺部症状。初次感染后，病毒进入潜伏期并留在感觉神经节中。在少数成年人中发生再激活后，会发生带状疱疹，一种沿皮肤分布的水疱性皮疹。自从引进活病毒疫苗以来，水痘的发病率一直在下降。

(2) 诊断：由于水痘和带状疱疹的特征性表现，大多数病例在临床上可被诊断为 VZV。VZV 的实验室检测虽然是诊断的金标准，但通常不必要。可通过直接免疫荧光或基于 PCR 的检测来评估皮肤病变是否存在 VZV。血清学检测对于确定个体（如卫生保健工作者）是否曾经感染过 VZV 非常重要，并以此推断个体是否具有免疫力。表 5-18 总结了 VZV 感染的实验室检查。

2. 麻疹和风疹

(1) 介绍：麻疹和风疹感染常因名称相似和临床表现相似而混淆。麻疹是一种高度传染性的儿童疾病，主要表现为发热和皮疹。麻疹病毒主要是经上呼吸道入侵。暴露于麻疹病毒后约 14 天，会出现特征性的麻疹皮疹，并且在其后的 1～2 天，血液中存在可检测数量（水平）的麻疹病毒抗体。麻疹患者死亡的主要原因是继发性细菌性肺炎。风疹，也称为德国麻疹，通常是儿童和青壮年的一种轻症疾病，并因为妊娠早期胎儿感染可导致严重的先天性畸形而备受人们的关注。风疹的特征是皮疹和淋巴结肿大。与麻疹病毒一样，风疹病毒的入侵部位通常是呼吸道。在美国，麻疹和风疹疫苗的使用大大降低了这些感染的发病率。

(2) 诊断：麻疹或风疹的实验诊断对于流行病学监测和限制其向易感个体的传播非常重要。实验诊断通常基于检测血清中的病毒特异性 IgM 或从尿液或呼吸道标本中分离的病毒。公共卫生实验室也提供基于 PCR 的检测方法。

在皮疹发生后 24～48 小时，风疹抗体可被检测到。原发性感染会刺激产生可提供终身免疫力的抗体，从而产生终身免疫。正是由于这个原因，在开始怀孕之前，备孕者存在风疹抗体是可以怀孕的。通过血清学试验检测的抗体可以表明个体曾暴露于风疹病毒。血清学检测是评估有风疹临床症状和体征的孕妇的重要方法。表 5-19 总结了麻疹和风疹的实验室检查。

八、眼部感染

定义和诊断

传染性病原体在一些眼部疾病中起着重要的作用。表 5-20 按照解剖部位分类描述了眼部感染。本章的其他部分详细介绍了一些导致眼部感染的病原体。表 5-20 中列出的检测和鉴定病原体的方法在本章的其他部分会有相应介绍。

九、喉部、咽部、口腔、耳部、眼眶和鼻窦感染

定义和诊断

上呼吸道感染非常普遍，是患者就诊的主要

提示

- 水痘 – 带状疱疹病毒的原发性感染导致水痘，一种主要发生在躯干、头皮和面部的水疱性皮疹，这种疾病通常是自限性的，症状在 7 天后消失。
- 麻疹和风疹感染常因名称相似和临床表现相似而混淆。麻疹是一种具有高度传染性的儿童疾病，主要表现为发热和皮疹。风疹，也称为德国麻疹，通常是儿童和青壮年的一种轻症疾病。

原因。大多数感染由病毒和细菌引起。表 5-21 描述了咽部、喉部、口腔、耳部、眼眶和鼻窦的感染。该表包含对感染及其相关微生物的简要描述，以及有助于诊断的实验室检查。

表 5-18　水痘 – 带状疱疹病毒（VZV）感染的实验室检查

检查项目	结果与评价
PCR	检测膀胱病变和脑脊液中 VZV 的最敏感方法（可用于疑似 VZV 脑炎的检测）
直接免疫荧光分析（DFA）	用于检测水疱性皮疹中的 VZV。从皮肤上刮取水疱病变底部的细胞，并将其涂在玻片上进行 VZV 的直接免疫荧光染色。比培养更敏感，但不及 PCR 敏感
抗体检测试验（主要针对 IgG，包括酶免疫测定和荧光抗膜抗体试验）	这些试验可用于确认对 VZV 的免疫力。经常用于筛查医护人员。在怀孕前和怀孕期间检测很重要，因为许多胎儿异常与怀孕期间的原发性 VZV 感染有关。商品化的检测方法可能无法检测对 VZV 疫苗的血清学反应
病毒培养	可对疱疹水疱液进行病毒培养，但比 PCR 或 DFA 敏感度低得多。通常需要 7~21 天才可得到培养结果

DFA. 直接免疫荧光分析；PCR. 聚合酶链反应

表 5-19　麻疹和风疹（德国麻疹）实验室检查

检查项目	结果与评价
血清学	出现皮疹数天后，血清中可检测到病毒特异性 IgM；恢复期血清中的 IgG 血清学转换或升高四倍也支持诊断；IgG 的存在提供了存在免疫力的证据
RT-PCR 与病毒培养	首选样本类型为鼻咽分泌物和尿液（这些试验可在专业参考实验室和公共卫生实验室进行）

RT-PCR. 逆转录 – 聚合酶链反应

表 5-20　眼部感染与致病微生物

感　染	临床特征 / 定义	致病微生物
眼睑感染		
睑腺炎	睑板腺或蔡司腺的急性感染，也称为麦粒肿	金黄色葡萄球菌
睑板腺囊肿	睑板腺慢性肉芽肿性病变，也称为散粒肿	可能由睑腺炎引起
边缘性睑缘炎	眼睑边缘弥漫性炎症	与金黄色葡萄球菌有关
泪腺系统感染		
泪腺炎	泪腺炎症	金黄色葡萄球菌最常见，其次是沙眼衣原体，淋病奈瑟菌少见
泪小管炎	泪小管炎症	伊氏放线菌
泪囊炎	由于鼻泪管流出道梗阻而发生的泪液系统感染	急性为金黄色葡萄球菌、化脓性链球菌、婴儿肺炎链球菌（婴儿中常见）、嗜血杆菌属（儿童中常见），慢性为放线菌、曲霉菌和念珠菌
结膜炎	结膜感染，一种非常常见的眼部感染	
病毒性	在发达国家比细菌性结膜炎更常见	腺病毒最常见，其他病原体包括单纯疱疹病毒、甲型流感病毒、肠道病毒 70 型和柯萨奇病毒
细菌性 （非衣原体）	超急性细菌性结膜炎是最严重的结膜炎	超急性为淋病奈瑟菌常见，但也有脑膜炎奈瑟菌和白喉棒状杆菌 急性为金黄色葡萄球菌、肺炎链球菌，儿童常见流感嗜血杆菌；化脓性链球菌和"埃及嗜血杆菌"、革兰阴性杆菌感染较少见 慢性以金黄色葡萄球菌为最常见的病原体，其他病原体包括慢性结膜炎莫拉菌和卡他莫拉菌
衣原体性	存在两种截然不同的表现：沙眼是流行地区导致失明的主要原因（反复发作的结膜炎导致瘢痕形成和眼睑内翻，睫毛摩擦导致角膜瘢痕形成）；衣原体诱导的包涵体结膜炎通常不那么严重	见衣原体感染
感染性角膜炎	角膜感染，可因角膜瘢痕形成或进展为穿孔和眼内炎而导致视力丧失	
病毒性	病毒性角膜炎几乎总是单侧的，可影响任何年龄的群体	单纯疱疹病毒是美国角膜溃疡的最常见病因
细菌性	引起结膜炎的细菌可能是在角膜上皮轻微创伤后侵入角膜，佩戴隐形眼镜是细菌性角膜炎的诱发因素	凝固酶阴性葡萄球菌、金黄色葡萄球菌、铜绿假单胞菌、肺炎链球菌和草绿色链球菌
真菌性	罕见，在感染性角膜炎的病例中只占不到 2%	曲霉菌、念珠菌和镰刀菌是最常见的，具有地理差异
寄生虫性	大多数病例发生在隐形眼镜佩戴者中	棘阿米巴是工业化国家寄生虫性角膜炎的最常见病因
眼内炎	玻璃体感染。严重的眼部感染，伴有感染导致的严重的永久性视力障碍	

（续表）

感　染	临床特征 / 定义	致病微生物
术后	大多数发生在大多数白内障患者手术后 1～3 天	凝固酶阴性葡萄球菌、金黄色葡萄球菌、革兰阴性杆菌、链球菌和流感嗜血杆菌
创伤	对于有毒力的细菌，发病迅速；真菌感染的发病时间长达数周至数月	凝固酶阴性葡萄球菌、芽孢杆菌、革兰阴性杆菌和真菌
内源性	这种形式的眼内炎不由手术或创伤引起，通常是菌血症或真菌血症的并发症	金黄色葡萄球菌、链球菌、革兰阴性杆菌、念珠菌
葡萄膜炎	虹膜、睫状体和脉络膜感染（通常伴有视网膜受累）	
前房	表现为发红、眼睛疼痛、畏光，大多数前葡萄膜炎病例具有非感染性免疫介导的病因	
病毒性		单纯疱疹病毒 1 型、水痘 – 带状疱疹病毒、巨细胞病毒
细菌性	与二期梅毒相关时通常为双侧	梅毒螺旋体（梅毒）
后房	视力障碍是主要症状	
病毒性		单纯疱疹病毒和水痘 – 带状疱疹病毒可引起急性视网膜坏死，巨细胞病毒性视网膜炎主要发生在艾滋病患者中
细菌性		梅毒螺旋体（梅毒）很罕见，需对梅毒进行血清学和脑脊液检查，结核分枝杆菌也很少见
真菌性		念珠菌、隐球菌、组织胞浆菌
寄生虫性		弓形虫是一个常见的原因，犬弓蛔虫主要影响儿童

表 5-21　喉部、咽部、口腔、耳部、眼眶和鼻窦感染的诊断

疾病或病原体	临床表现	组织病理学 / 放射学	微生物学检测	常见病原体
喉部感染				
急性喉炎	与上呼吸道感染有关的声音嘶哑和偶发性失声	组织病理学和影像学检查对常规诊断没有帮助	通常根据临床特征进行诊断	流感病毒、鼻病毒、腺病毒、副流感病毒、肺炎链球菌、流感嗜血杆菌和化脓性链球菌
结核性喉炎（喉结核）（也见肺结核于结核病章节）	咳嗽、喘息、咯血、吞咽困难、吞咽痛，喉部病变从溃疡到外生性肿块不等	在喉活检材料中可观察到肉芽肿变化和抗酸微生物，胸部 X 线检查可能提示肺结核	喉活检组织分枝杆菌涂片和培养	结核分枝杆菌（高度传染性）

（续表）

疾病或病原体	临床表现	组织病理学 / 放射学	微生物学检测	常见病原体
咽部和口腔感染				
疱疹性龈口炎	口腔黏膜疼痛、溃疡，发热、口臭、颈部淋巴结肿大、流口水，通常见于 5 岁以下儿童	通过瑞特染色涂片识别多核巨细胞（不如培养敏感）快速诊断，Tzanck 试验敏感性低于 DFA 或培养	湿性病变刮片的 DFA 染色可能呈阳性，可以进行快速诊断，不如培养敏感，病灶组织可培养 24~48 小时，PCR 比培养更敏感，急性和恢复期血清学检查可能有助于诊断	单纯疱疹病毒是原发感染的病原体
复发性唇疱疹	疼痛，溃疡性囊泡开始于外唇（通常是下唇）；通常无发热	通过瑞特染色或吉姆萨染色涂片识别多核巨细胞（不如培养敏感）快速诊断，Tzanck 试验敏感性低于 DFA 或培养	湿性病变刮片的 DFA 染色可能呈阳性，可以进行快速诊断，不如培养敏感，病灶组织可培养 24~48 小时，PCR 比培养更敏感，血清学检查通常不适用	单纯疱疹病毒是复发性疾病的病原体
鹅口疮（口腔念珠菌病）	舌头和口腔黏膜有乳白色斑块，刮时容易出血	组织病理学检查不适用于常规诊断	口腔病灶的 KOH 涂片或革兰染色涂片显示假菌丝和酵母相	白念珠菌
链球菌性咽炎（链球菌性喉炎）	咽痛、吞咽痛、发热、发冷、头痛，前颈淋巴结肿大，脓性渗出物、水肿和咽后红斑	组织病理学检查不适用于常规诊断	咽拭子的快速抗原检测（RADT）（不如培养敏感），咽喉（咽后）拭子培养是传统的金标准，PCR 检测提供了一种灵敏而快速的替代方案	化脓性链球菌（A 族链球菌）、C 族和 G 族链球菌引起咽炎症状较轻，呼吸道病毒感染在临床上可能与链球菌性咽喉炎症状相似
淋病奈瑟菌感染咽部（见淋病）				
白喉	最轻微时可无症状携带，在咽表面形成坚韧的膜，也可引起皮肤病变和多个器官损伤	组织病理学检查不适用于常规诊断	病灶中的微生物可以在培养基中生长（专用的琼脂可提高灵敏度）	白喉棒状杆菌
普通感冒	鼻涕和鼻窦充血，常伴有咽部和鼻窦疼痛，可能出现发热伴寒战和头痛	不适用	当存在咽痛时，通常通过培养咽拭子标本排除细菌感染；多重核酸扩增试验可能对有潜在危险因素的患者有用	鼻病毒、冠状病毒和腺病毒等

（续表）

疾病或病原体	临床表现	组织病理学 / 放射学	微生物学检测	常见病原体
耳部、眼眶和鼻窦感染				
外耳炎	外耳瘙痒和疼痛，伴有水肿和红斑	如果存在侵袭性外耳炎，头部 CT 或 MRI 有助于监测骨骼或组织感染	伤口或外耳道标本革兰染色和培养	铜绿假单胞菌（游泳者）、金黄色葡萄球菌和化脓性链球菌
中耳炎	耳痛、耳漏、听力下降伴发热、易激惹、头痛、嗜睡、厌食和呕吐	组织病理学和影像学检查不适用于常规诊断	诊断通常根据临床特征；可对鼓室穿刺术获得的鼓膜液进行培养	肺炎链球菌、流感嗜血杆菌、卡他莫拉菌、化脓性链球菌、金黄色葡萄球菌和部分病毒
眼眶蜂窝织炎	眼球突出和眼痛，眼睑肿胀、发红、发热、压痛	鼻窦和眼眶的颅脑 CT 扫描可识别脓肿	血液、结膜和伤口标本革兰染色和培养	金黄色葡萄球菌、化脓性链球菌、流感嗜血杆菌和肺炎链球菌
眶周蜂窝织炎	眼睑疼痛、肿胀和红斑伴低热	鼻窦 X 线检查或 CT 扫描可排除鼻窦疾病	血液、结膜和伤口标本革兰染色和培养	肺炎链球菌、流感嗜血杆菌和厌氧菌
鼻窦炎（急性）	持续的上呼吸道症状，脓性鼻涕、发热、面部压力或疼痛、面部红斑或肿胀以及鼻塞	对于复杂病例，鼻旁窦 CT 扫描是首选方法，气液面的存在与细菌感染相关	通常为临床诊断，鼻窦穿刺抽吸物是革兰染色和培养的首选标本。内镜下渗出物采样难以识别病原体	肺炎链球菌、流感嗜血杆菌和鼻病毒

CT. 计算机断层扫描；DFA. 直接免疫荧光分析；KOH. 氢氧化钾；MRI. 磁共振成像；PCR. 聚合酶链反应

十、肺和胸膜感染

一些微生物可引起肺炎和其他类型的肺部感染。在评估和管理肺炎患者时，考虑患者患病环境非常重要，因为感染的病原体类型往往取决于是否存在特定的危险因素。

社区获得性肺炎通常由几种常见的细菌性病原体引起，包括肺炎链球菌、肺炎支原体、流感嗜血杆菌和军团菌属。尽管呼吸道病毒（如流感）通常累及上呼吸道，但它们通常会导致随后的肺部细菌感染。与社区获得性肺炎相比，医院相关感染和呼吸机感染可能是由多重耐药微生物引起的，包括肺炎克雷伯菌、铜绿假单胞菌、鲍曼不动杆菌复合群和 MRSA。铜绿假单胞菌、洋葱伯克霍尔德菌和 MRSA 也是囊性纤维化患者肺部感染的重要原因。近年来，由于使用无细胞百日咳疫苗［即由百日咳杆菌培养物中提取的百日咳毒素（PT）、丝状血凝素（FHA），经脱毒氢氧化铝吸附后制成］后免疫力减弱，以至百日咳博德特菌感染的数量有所增加。

旅行和（或）暴露史能成为持续性肺部体征和症状患者的重要病因线索，他们或许患有结核或双相真菌感染（见下文）。细胞免疫低下的患者（如移植受体或 HIV 感染）发生肺孢子虫和巨细胞病毒感染的风险增加。化疗导致中性粒细胞减少的患者，曲霉菌属和其他真菌引起的侵袭性感染的风险增加。

表 5-22 描述了肺和胸膜的感染。肺部感染按病原体分为细菌、真菌、寄生虫和病毒性。肺部感染的实验诊断面临两大挑战。首先，难以获得未被口咽菌群污染的呼吸道标本。对于痰液尤其

如此，这也是这类标本在显微镜下例行筛查鳞状上皮细胞的原因之一，以确定它是否是真正的下呼吸道标本。其次，没有一种单一的检测方法可以检测出所有潜在的呼吸道病原体。常规的革兰染色和痰培养很容易检测出肺炎链球菌及常见的革兰阴性杆菌和金黄色葡萄球菌，但需要单独的培养和（或）检测方法来检测军团菌、分枝杆菌、真菌、呼吸道病毒、巨细胞病毒和肺孢子虫。下文将详细讨论这些问题。

（一）结核病

1. 定义

结核病（tuberculosis，TB）在世界范围内的发病率和死亡率仍然是公共卫生组织面临的重大挑战。据估计，世界上约 1/4 的人口感染过结核分枝杆菌。由于耐药菌株的发展和越来越多的免疫抑制者患结核病的风险增加，这种慢生长的抗酸杆菌（AFB）在工业化国家里仍然是一个值得关注的问题。结核分枝杆菌通常是通过吸入传染性

> **提示**
>
> - 在评估和管理肺炎患者时，考虑患者的患病环境非常重要，因为感染病原体类型往往取决于是否存在特定的危险因素。
> - 据估计，世界上约 1/4 的人口感染过结核分枝杆菌，尽早发现活动性肺结核患者对于防止这种严重的感染传染给其他患者和卫生保健工作者至关重要。

飞沫而感染，它可以感染多个器官，但最主要还是在肺部，虽然大多数原发感染是无症状的，但结核分枝杆菌并未完全消除，这被称为潜伏性结核病感染（latent tuberculosis infection，LTBI）的静止期。此外，患有 LTBI 的健康个体一生中发展为继发性或再活动性肺结核的风险约为 10%，对无症状感染者的预防性治疗可降低随后重新激活的结核病风险。

表 5-22 肺和呼吸道感染的诊断

病原体	临床表现	组织病理学和放射学	微生物学检测	其他检测
细菌感染				
百日咳鲍特菌（百日咳）	阵发性干咳；低热，流涕；咳嗽后可能出现呕吐	CXR 可能显示肺炎伴实变	鼻咽标本培养和（或）PCR	外周血经常出现淋巴细胞增多。血清学检测可能有用，但需急性和恢复期标本
洋葱伯克霍尔德菌	在囊性纤维化患者（尤其是女性）引起呼吸窘迫或进行性呼吸衰竭伴高热	CXR 可能显示广泛的浸润	来自下呼吸道的痰液用于革兰染色和特殊培养基培养	
卡他莫拉菌	气管炎、支气管炎、鼻窦炎和中耳炎均可发生	在大多数情况下，CXR 结果不明显	革兰染色和呼吸道标本培养	血清学检测不适用
肺炎衣原体	咽炎、声音嘶哑、发热、轻度肺炎，非典型肺炎（尤其是老年人）	CXR 通常显示单个亚节段病变，可出现明显的胸腔积液	PCR 是急性肺炎衣原体感染的首选检测	可进行 IgM 和 IgG 血清学检测。培养需要专门的细胞株，很少使用
鹦鹉热衣原体	症状可能包括发热、寒战、头痛、肌痛和干咳	CXR 可能显示肺叶或间质浸润	针对病原体抗体的 IgM 和 IgG 血清学检测是最常用的方法（与肺炎衣原体有交叉反应）	培养在技术上较困难（仅在少数实验室中可用），PCR 检测在一些公共卫生实验室可用

（续表）

病原体	临床表现	组织病理学和放射学	微生物学检测	其他检测
贝纳柯克斯体（Q 热）	引起非典型肺炎伴有发热、严重头痛、发冷、出汗、肌痛，与家畜接触有关	CXR 通常显示多个圆形阴影	培养和 PCR 仅在专业或参比实验室进行	IgM 和 IgG 血清学检测是初步诊断最有意义的病原体抗体，白细胞计数正常，常有平滑肌自身抗体升高
肺炎克雷伯菌	支气管炎、支气管肺炎或大叶肺炎，"醋栗果冻"痰，频繁的并发症（如脓肿和脓胸）	CXR 可揭示肺炎的型别及并发症（如有）	下呼吸道痰液用于革兰染色和培养	
流感嗜血杆菌（不可分型）	肺炎伴有发热、排痰性咳嗽，常伴有慢性支气管炎加重	CXR 可显示间质性肺炎或支气管肺炎，或肺炎合并实变	痰或其他下呼吸道标本作革兰染色及培养	
嗜肺军团菌（见军团菌感染）	非典型肺炎伴轻微排痰性咳嗽、发热和胸痛，经常出现腹泻	CXR 典型表现为肺泡浸润，胸膜腔积液常见	在选择性培养基上培养呼吸道标本，尿抗原检测快速且对血清型 1 敏感	经常出现低钠血症，PCR 和血清学检测可能有助于诊断
鸟分枝杆菌复合群（和其他非结核分枝杆菌）	在非 HIV 感染患者中，出现肺部疾病伴排痰性咳嗽、发热、体重减轻，偶尔出现咯血	CXR 显示类似肺结核再激活伴有空化	下呼吸道标本痰液抗酸染色和培养（需区分活动性疾病和定植）	在 HIV 感染人群中，需区分非典型分枝杆菌和结核分枝杆菌感染
结核分枝杆菌（见结核病）				
肺炎支原体	常引起上呼吸道感染，伴有发热、不适、头痛和干咳；可能引起非典型肺炎	CXR 可表现为与症状不成比例的广泛浸润	商品化的 PCR 和其他 NAAT 检测可用于诊断急性感染	IgM 和 IgG 检测可能有用（需要急性和恢复期血清）。培养需专门的技术，不用于常规诊断
铜绿假单胞菌	在住院的老年囊性纤维化患者中可引起肺炎，可表现为寒战、发热、呼吸困难、咳脓痰及发绀等	胸部 X 线片可表现为弥漫性的支气管肺炎，细菌性肺炎可见肺泡和间质的空洞样浸润	下呼吸道痰液革兰染色和培养及血培养可呈阳性	黏液样分离株多见于囊性纤维化患者
金黄色葡萄球菌	肺炎伴发热、脓痰	胸部 X 线片可提示浸润、实变、脓肿、胸腔积液和（或）小空腔形成	下呼吸道痰液革兰染色和培养、血培养可呈阳性，如有胸腔积液或脓胸送检培养也可呈阳性	脓胸是一种常见的并发症，需要引流；胸腔积液因含有大量中性粒细胞而呈现明显的脓样
无乳链球菌（B 族链球菌）	可引起新生儿和老年人肺炎，常伴发热，可引起新生儿呼吸暂停、呼吸急促、鼾音和发绀	新生儿的胸部 X 线片可能表现为类似于肺透明膜病的肺浸润表现	下呼吸道痰液革兰染色及培养可呈阳性	怀孕的女性携带者可以通过阴道及直肠拭子样本的培养进行筛查，核酸扩增试验也是一种可供选择的检测方法

（续表）

病原体	临床表现	组织病理学和放射学	微生物学检测	其他检测
肺炎链球菌	伴有咳铁锈色痰的排痰性咳嗽、发热、寒战和胸痛	胸部 X 线片可能显示节段性浸润，可能存在节段性或肺叶实变，脓胸在肺炎链球菌肺炎中少见发生	下呼吸道痰液革兰染色和培养及血培养可呈阳性	常见外周血白细胞增多，尿抗原检测可快速诊断（对肺炎合并菌血症灵敏度较高）
化脓性链球菌（A 族链球菌）	突发性肺炎，可伴有发热、畏寒、呼吸困难、胸膜炎及痰中带血	胸部 X 线片可显示支气管肺炎合并实变	下呼吸道痰液革兰染色和培养及血培养可呈阳性	脓胸是化脓性链球菌感染常见的并发症
真菌感染（见双相性真菌和其他真菌感染）				
肺孢子虫病（见耶氏肺孢子虫肺炎）				
病毒感染				
腺病毒	常导致咽炎或气管炎，多伴有咳嗽、发热、咽喉痛和流涕；也可引起间质性肺炎、腹泻	在肺活检组织中可能可以看到腺病毒嗜酸性包涵体	呼吸道标本的腺病毒培养、DFA 快速病毒抗原检测、核酸扩增是有效的检测方法	血清学检测中滴度上升 4 倍以上可考虑为新发感染
冠状病毒	人类冠状病毒（229E、HKU1、NL63、OC43）一般会引起自限性的上呼吸道症状，可能会出现发热；MERS-CoV（多存在于骆驼体内）感染人类可导致严重的呼吸道疾病	MERS 感染可见斑片状浸润或实变、磨玻璃样阴影（与其他病毒性肺炎无法鉴别）	商品化的人类冠状病毒 RT-PCR 检测可检出	公共卫生实验室对于 MERS 有 RT-PCR 的检测方法
巨细胞病毒（CMV）	可引起间质性肺炎，多伴有干咳、发热、呼吸困难和缺氧	胸部 X 线片显示间质性肺炎，可见结节或空洞，肺活检可见 CMV 包涵体（"猫头鹰眼"细胞）	呼吸道标本（支气管肺泡灌洗液或组织）的病毒培养，也可进行 PCR 检测	血液定量 PCR 检测是诊断播散性疾病的首选方法
汉坦病毒	发热、严重肌痛、头痛、气促和气短；可迅速进展为低血压、呼吸衰竭和休克	胸部 X 线片可显示为快速的进展的双侧肺间质水肿和弥漫性肺泡病变，常伴有胸腔积液	血液或肺组织的免疫组化或 PCR 检测可确认感染	基于酶免反应或蛋白免疫印迹的 IgM 血清学检测是首选的诊断方法
甲 / 乙型流感病毒	常表现为发热、畏寒、肌痛、头痛、干咳，可导致原发性病毒性肺炎	胸部 X 线片可能显示双肺浸润	对鼻咽部标本进行核酸扩增（RT-PCR）是最敏感的方法，DFA 联合病毒培养也是有效方法	快速抗原检测的灵敏度很低，通常不到 50%
人偏肺病毒	可导致类似呼吸道合胞病毒感染的细支气管炎和肺炎	胸部 X 线片可能表现为间质性浸润或过度充气	对鼻咽部标本进行核酸扩增（RT-PCR）是最敏感的方法，DFA 试验敏感性较低，培养阳性率低	

（续表）

病原体	临床表现	组织病理学和放射学	微生物学检测	其他检测
副流感病毒 1、2、3、4	常引起上呼吸道感染、中耳炎、结膜炎和咽炎，可能引起喉炎或细支气管炎	在无肺部受累的病例中，胸部 X 线片无阳性改变	对鼻咽部标本进行核酸扩增（RT-PCR）是最敏感的方法，DFA 试验加病毒培养也是有效方法	
呼吸道合胞病毒（通常感染婴幼儿）	可引起肺炎或细支气管炎，表现为发热、阵发性咳嗽、呼吸困难	胸部 X 线片可能表现为间质性浸润或过度充气	对鼻咽部标本进行核酸扩增（RT-PCR）是最敏感的方法，DFA 试验加病毒培养也是有效方法	快速抗原检测试验灵敏度中等（50%～80%）
脓胸（最常见的细菌有肺炎链球菌、金黄色葡萄球菌、流感嗜血杆菌、化脓性链球菌、铜绿假单胞菌、肺炎克雷伯菌和拟杆菌）	可表现为胸痛、畏寒、反复发热、盗汗	胸部 CT 扫描通常可以明确诊断，超声可以区分实质性病变和胸腔积液，侧卧位胸部 X 线片可以显示胸腔积液	胸腔积液或脓胸液应同时送检需氧和厌氧培养	通常都伴有外周血白细胞增多，胸腔积液 pH 通常低于 7、葡萄糖低于 40mg/dL、LDH 超过 1000U/L

CT. 计算机断层扫描；CXR. 胸部 X 线片；HIV. 人类免疫缺陷病毒；LDH. 乳酸脱氢酶；NAAT. 核酸扩增试验；PCR. 聚合酶链反应；RT-PCR. 逆转录 – 聚合酶链反应

活动性肺结核的临床特征包括发热、盗汗、体重减轻、排痰性咳嗽，疾病晚期可出现咯血。影像学检查常提示位于肺尖的空洞性肺部病变。而对于免疫抑制患者，发生活动性结核病时可能不具有典型的临床表现和影像学改变。美国在 HIV 感染流行之前，约 85% 的新诊断结核病的感染仅限于肺部，15% 涉及肺外部位或同时涉及肺和肺外部位；对于晚期 HIV 感染，只有不到 50% 的病例局限于肺部受累。肺外结核病通常累及淋巴结、胸膜、泌尿生殖道、骨骼和关节、脑膜、腹膜和心包。

尽早发现活动性肺结核患者对于防止这种严重的感染传染给其他患者和卫生保健工作者至关重要。由敏感菌株引起的活动性肺结核的治疗需要 6 个月的联合治疗，多耐和极端耐药的结核分枝杆菌（MDR-TB 和 XDR-TB）感染更难治疗，且预后更差。

2. 诊断

结核病的实验室检测分为两类，分别是潜伏性感染和活动性感染的检测。PPD 皮肤测试阳性可以提示既往接触过结核分枝杆菌，机体对结核分枝杆菌抗原的迟发性超敏反应（由 T 细胞介导）可导致注射部位硬化。PPD 检测存在的一个问题是，接种过卡介苗（bacille Calmette–Guérin，BCG）的个体也可能出现阳性反应。卡介苗来源于结核分枝杆菌复合群成员之一的牛分枝杆菌，在美国以外的地方被广泛使用。免疫学和基因组学的发展开发出 PPD 的替代检测方法，如 γ 干扰素释放试验（interferon-gamma release assay，IGRA），将外周血或纯化的单个核细胞与结核分枝杆菌特有的抗原肽（这种抗原肽并不存在于卡介苗中）一起孵育，然后进行免疫分析以检测 γ 干扰素的产生，由于接种卡介苗不会导致假阳性结果，因此 IGRA 至少与 PPD 一样敏感，而且更具特异性。

活动性肺结核患者的 PPD 和 IGRA 可能呈阴性，因此继发性 / 活动性结核病的诊断依赖于临床标本中结核分枝杆菌的检出。痰标本的抗酸染色（使用品红染色或荧光染色）可以使约 70% 肺结核病例中的分枝杆菌被显示，AFB 染色检测痰中的分枝杆菌只能作为在有特征性影像学发现的情况下诊断肺结核的推定性证据，需通过在液体和（或）固体培养基中培养或使用 NAAT 来确认结核分枝杆菌的存在。传统的固体培养基培养需要 4~6 周，而现代自动化液体培养系统通常在 1~2 周能检测到结核分枝杆菌的生长，这使一线抗结核药物的快速药敏试验成为可能。由于 NAAT 可以在当天确认标本阳性，尽管涂片阳性标本中含有相对较多的微生物。虽然 NAAT 技术仍在不断改进，其中一些也可以检测耐药基因，但对于涂片检测阴性的标本，结核分枝杆菌培养仍然是金标准。

表 5-23 展示了肺及肺外 TB 诊断相关的临床表现和实验室检查。

此外，非结核分枝杆菌，包括慢生长分枝杆菌（如鸟分枝杆菌复合群和堪萨斯分枝杆菌）及快速生长分枝杆菌（如脓肿分枝杆菌），都可以在正常或免疫受损的宿主中引起慢性肺部疾病。

（二）军团菌感染

1. 定义

嗜肺军团菌是一种需要复杂营养、生长缓慢

表 5-23 关于结核病（TB）的诊断			
	肺结核	中枢神经系统结核	泌尿生殖道结核	播散性肺结核
临床表现	可以无症状，也可伴有发热、排痰性咳嗽和呼吸困难等，咯血表明疾病进展至晚期	可伴有发热、持续头痛、恶心和焦躁不适；在美国，老年人多发；在其他 TB 常见的地区，发病人群主要是 1—5 岁的儿童	肺外结核最常见的部位是肾脏，常见的表现为排尿困难、尿频和血尿，女性可能表现为慢性盆腔炎、月经不调或不育，男性可能表现为阴囊肿块	多发生在 HIV 阳性的个体中，胸部 X 线片可无粟粒样表现，患者可能出现发热、体重减轻和食欲不振
实验室检查				
PPD 或 γ 干扰素释放试验（IGRA）	在放射学和临床表现相符时，未接种疫苗的患者 PPD 阳性或 IGRA 阳性提示 TB；阴性结果不能排除活动性感染	在放射学和临床表现相符时，未接种疫苗的患者 PPD 阳性或 IGRA 阳性提示 TB；阴性结果不能排除活动性感染	在放射学和临床表现相符时，未接种疫苗的患者 PPD 阳性或 IGRA 阳性提示 TB；阴性结果不能排除活动性感染	在放射学和临床表现相符时，未接种疫苗的患者 PPD 阳性或 IGRA 阳性提示 TB；阴性结果不能排除活动性感染
显微镜检查	痰涂片中查见抗酸杆菌可以快速诊断；灵敏度不确切，如果检测 3 份样本，可达到约 70%	CSF 涂片检测抗酸杆菌的灵敏度相对较低（10%~30%）；痰标本也应进行检测	尿液和痰液标本都应进行检测；尿液涂片检测抗酸杆菌灵敏度相对较低（14%~39%）	尿液、淋巴结、肝脏、骨髓和痰涂片对抗酸杆菌检测的灵敏度较低
分枝杆菌培养	痰标本在液体和固体培养基上培养是最敏感的方法，对于儿科病例可以使用多次洗胃标本，液体培养结合 DNA 探针杂交可以快速确诊 TB	CSF 培养的灵敏度为 45%~70%	60%~80% 的病例尿液分枝杆菌培养呈阳性，男性比女性更易呈阳性	可以使用骨髓、肝脏、尿液和痰标本进行培养

（续表）

	肺结核	中枢神经系统结核	泌尿生殖道结核	播散性肺结核
核酸扩增试验（NAAT）	对 TB 的快速检测非常有用，但不能取代培养；在涂片阳性样本中灵敏度更高；有几种 FDA 批准的检测方法可用；可以通过 NAAT 检测一些耐药性突变	对于快速检测结核病十分有用，但不能取代培养；没有 FDA 批准的检测方法	实用性不明确	痰标本可用于扩增
其他表现	如果有胸腔积液，一般是含有单核细胞的渗出液（而不是漏出液）	腰椎穿刺时，可有颅内压升高，CSF 中的细胞数量可为 100~1000 个 /μl（主要是单核细胞），CSF 蛋白升高	在适当的临床环境下，如果酸性尿液的常规尿液培养方法呈现阴性，但有白细胞升高，则可考虑 TB 可能	可能在这些受损器官系统的常规实验室检查存在功能受损
放射学	胸部放射学可以发现淋巴结肿大、渗出、空洞或结节，在 HIV 感染的患者中表现可能不典型	如果 TB 发生在大脑，它可能会形成一个肿块，或称"结核瘤"，通过 CT 扫描可以看到	40%~75% 的病例胸部 X 线片呈阳性，其他放射学检查用处不大	胸部放射学检查可能是正常的，重复检查可能能提高阳性率；CT 扫描或 MRI 可能有助于发现肺外部位（如大脑或脊柱）的 TB
解剖病理学	肿大淋巴结的活检可观察到干酪性肉芽肿	活检可诊断	肾活检可能有助于识别泌尿生殖系统病变	如果支气管灌洗结果为阴性，骨髓或肝脏活检中的肉芽肿表现可能提供诊断依据

CSF. 脑脊液；CT. 计算机断层扫描；FDA. 美国食品药品管理局；HIV. 人类免疫缺陷病毒；MRI. 磁共振成像；PPD. 结核菌素试验

的革兰阴性杆菌。军团菌在环境中广泛存在，是社区获得性肺炎的病因之一。它们通常存在于地表水或饮用水中，与潮湿的环境有关。美国每年约发生 6000 例军团菌肺炎病例，还可能存在一些未诊断的病例，大多数病例是零星发生的，但也有与冷却塔、蒸发式冷凝器、饮用水热水管道、淋浴、呼吸治疗设备、装饰喷泉和涡流游泳池水疗等雾化传输有关的暴发性感染。卫生保健设施的暴发尤其令人担忧，因为这会导致大量免疫力缺陷或肺功能受损的患者发生严重军团菌感染的风险增加。

军团菌感染可表现为亚临床感染、肺炎和肺外感染（包括心内膜炎）。军团菌肺炎患者可出现一系列症状，从轻微咳嗽到广泛的肺部浸润和多系统衰竭，还可能出现咯血、腹泻和精神状态改变。

2. 诊断

军团菌病很容易被漏诊，因为常规的革兰染色（军团菌很难着色）无法检测到这种微生物，而且该微生物生长需要特殊类型的琼脂培养基。痰革兰染色镜下显示大量中性粒细胞且无相关细菌可见时，应怀疑军团菌病或其他非典型肺炎。嗜肺军团菌血清型 1 群感染是大多数社区获得性军团菌病的病原体，通过快速免疫分析法检测尿液中排出的军团菌抗原可快速地得出诊断。首先，这些检测特异性良好，可检测到 80%~90% 的病例，另一个优点是即使在患者开始使用抗生素后，抗原也能在几周内保持阳性。培养是诊断军团菌感染的金标准，从痰液、支气管肺泡灌洗液（bronchoalveolar lav，BAL）和（或）肺组织中培养分离军团菌可能需要 4~5 天，BAL 标本对该微生物检测的灵敏度高于痰标本。从标本中分离军团菌需要使用以活性炭为基础的细菌培养基，如果标本来自非无菌部位，还需要添加抗生素。军团菌的分离和鉴定对军团菌肺炎具有诊断意义。然而，培养的灵敏度可能依赖于实验室水平，而基于 PCR 的检测通常在参考实验室中可用，并且具有良好的灵敏度和特异度。血清学检测也可用于军团菌感染的诊断，但单一滴度很难解释结果。由于灵敏度和特异度有限，不推荐对呼吸道样本进行直接荧光抗体检测。

表 5-24 汇总了与军团菌感染诊断相关的实验室检查。

（三）诺卡菌病

1. 定义

诺卡菌是一种需氧的革兰阳性放线菌，广泛存在于土壤及腐烂的有机物中。诺卡菌病属于机会性感染，尤其在细胞免疫功能受损患者，如造血系统恶性肿瘤、人类免疫缺陷病毒感染或艾滋病患者、接受免疫抑制治疗及移植患者。肺诺卡菌病是最常见的疾病，可表现出各种急性或慢性肺部感染症状，包括肺炎和脓肿形成，其他临床表现包括厌食、咳痰、胸膜炎、呼吸困难、咯血、体重减轻等。

原发性诺卡菌感染发生在肺、皮肤或软组织，也可能入侵血管或血源性播散到不同器官。诺卡菌具有中枢神经系统易感性。

2. 诊断

微生物检验可结合培养和镜检完成。革兰染色可见革兰阳性丝状杆菌，有或无分支。用改良的抗酸染色呈阳性（使用一种较弱的脱色剂），但常规抗酸染色阴性。诺卡菌生长缓慢，较难复苏。在过去，这些微生物是基于生化反应进行鉴定，但基于 DNA 的检测方法显示，一些之前被鉴定为星形诺卡菌的生物其实是不同的物种且具有独特的抗生素敏感性。

表 5-25 汇总了用于诊断不同解剖部位诺卡菌病的实验室检查。

（四）耶氏肺孢子菌肺炎

1. 定义

肺孢子菌是单细胞生物，最初被描述为原生生物，但进化分析表明，它们更适合归类为真菌，这些微生物是公认的导致细胞免疫严重受损的患者肺部感染的原因。这些感染最初是由卡氏肺孢菌所致（在大鼠体内发现），但现在已知人类感染是由形态相似的耶氏肺孢子菌引起。据美国疾病控制和预防中心报告，从 20 世纪 80 年代初艾滋病开始流行到 1993 年，耶氏肺孢子菌是 2 万多名艾滋病患者的感染病原体。但随着高活性抗逆转录病毒疗法的引进，它已经变得不那么常见了。在少数病例中，肺孢子菌也能引起肺外感染。

表 5-24 军团菌感染的实验室检查	
检查项目	结　果
细菌学培养	这是"金标准"，需要特殊的培养基来培养和分离军团菌；灵敏度往往取决于实验室水平
尿抗原	只能检测血清型 1 群嗜肺军团菌，因为该血清型导致了 60%～80% 的军团菌肺炎，总体灵敏度可达 60%～80%；与培养相比，该血清型的尿抗原检测灵敏度可达 95% 以上
PCR 检测	可从呼吸道样本中扩增得到军团菌 DNA，具有良好的灵敏度和特异度，可根据检测结果鉴定出嗜肺军团菌和其他军团菌
血清学	在培养阴性的病例中，军团菌抗体滴度的升高可能有助于疾病的诊断；要求具有感染急性期和恢复期的样本
直接荧光抗体试验	不常用于临床样本的直接检测。灵敏度相对较差，对结果进行解读需要专业知识

PCR. 聚合酶链反应

2. 诊断

肺孢子菌不能在体外培养。实验诊断依赖于临床染色标本中的病原体鉴定，最常见的标本包括诱导痰和肺泡灌洗液，通过细胞离心技术将其浓缩至载玻片上。其他标本还包括经支气管或开放肺活检。肺孢子菌的生命周期包括滋养体和包囊阶段。检测这些形态最灵敏的方法是用荧光标记的单克隆抗体。其他常用的染料是 GMS（使囊壁着色）和 Giemsa（使滋养体和囊内阶段着色），其他诊断方法包括检测 1-3-β-D - 葡聚糖（也用于检测其他侵袭性真菌感染）及参考实验室提供的基于 PCR 的检测方法（引自 clinical Microbiol Rev. 2014; 27:490–526 . ）。

表 5–26 总结了可用于耶氏肺孢子菌感染诊断的实验室检查。

（五）双相真菌和其他真菌感染

1. 定义

双相真菌在环境中以丝状霉菌的形式生长，但在感染组织中会转化为酵母（或相关形式），其中最重要的成员是荚膜组织胞浆菌和球孢子菌属。这些病原体通常是通过吸入获得，但它们可以扩散并导致危及生命的全身感染。

荚膜组织胞浆菌在密西西比河和俄亥俄河谷及中美洲和加勒比等部分地区流行。大多数感染是无症状或亚临床的。然而，吸入大量孢子或菌

表 5–25　诺卡菌病的实验室检查

检查项目	肺诺卡菌病	皮肤和皮下诺卡菌病	CNS 诺卡菌病	系统性诺卡菌病
微生物学	痰和灌洗液标本用革兰染色、改良抗酸染色或需氧培养可能获得阳性结果，选用真菌和（或）分枝杆菌的选择培养基和延长培养时间可提高检出率	瘘管、脓肿、皮肤活检组织标本用革兰染色、改良抗酸染色或需氧培养可能获得阳性结果，也可进行真菌和（或）分枝杆菌培养也有效	CSF 或脑肿块抽提物需氧培养可能获得阳性结果，真菌和（或）分枝杆菌培养可提高阳性率，革兰染色、改良抗酸染色可能提示丝状菌	检测对于感染涉及 CNS 及肺的检测病例最具意义。若以最大限度地保持微生物的活性的方法来进行处理，血培养可能为阳性，可疑部位采样可进行涂片和培养
组织病理	肺部空洞活检可能发现病原体	皮肤损伤部位活检可能发现病原体	脑肿物穿刺活检可能发现病原体	感染器官、组织活检可能发现病原体

CNS . 中枢神经系统；CSF. 脑脊液

表 5–26　耶氏肺孢子菌感染的实验室检查 [a]

感染类型	标本类型	实验室检查	结果 / 评价
肺孢子菌肺炎	肺泡灌洗液、痰、肺活检	特殊染色镜检是肺孢子菌肺炎诊断的金标准，PCR 检测（在参考实验室进行）更敏感	荧光标记的单克隆抗体可检测包囊和滋养体形式，格莫瑞六亚甲四胺银（GMS）染色和钙荧光白仅检测囊壁；吉姆萨染色只检测滋养体形态，血清 1-3-β-D - 葡聚糖除了可检测肺孢子菌，还能检测由曲霉和相关真菌引起的侵袭性真菌感染
肺外肺孢子菌感染	淋巴结、脾、骨髓或肝脏	特殊染色镜检	肺孢子菌可用 GMS 或荧光检测抗体，不能被苏木精和伊红染色

a. 在较早的文献中，这种生物被称为卡氏肺孢子菌（引自 Stringer JR, Beard CB, Miller RF. Spelling *Pneumocystis jirovecii*. *Emerg Infect Dis*. 2009;15:506.）
PCR. 聚合酶链反应

丝片段会导致有症状的肺部感染，需给予抗真菌治疗。与结核一样，荚膜组织胞浆菌的原发感染是由细胞介导的免疫反应，但该病原体可能无法根除。患有肺部基础疾病的患者感染荚膜组织胞浆菌可慢性进展为肺组织胞浆菌病，需对其进行治疗以防止进一步的肺损伤。细胞免疫受到抑制的患者（由于基础疾病或免疫抑制治疗）有发展为播散性组织胞浆菌病的风险。这种形式的疾病可能伴有非特异性症状，如发热、体重减轻、肝大、脾大，未经治疗可能致命。荚膜组织胞浆菌感染并使用 TNF 抑制剂或其受体药物的患者，也处于发生播散性感染的高风险中。

球孢子菌属在美国西南部流行（加利福尼亚州中部山谷的粗球孢子菌和亚利桑那州的波萨达斯球孢子菌），其生命周期与荚膜组织胞浆菌相似，但它在感染组织中形成小球。免疫抑制患者和某些种族人群发生播散性球孢子菌病和中枢神经系统感染的风险增加。表 5-27 中描述了其他双相真菌（篮状菌见 Limper AH, Adenis A, Le T, Harrison TS. Fungal infections in HIV/AIDS. *Lancet Infect Dis*. July 31, 2017.）。

免疫抑制的患者容易发生其他肺部真菌感染，包括曲霉属、有隔 / 无隔的霉菌（如毛霉和根霉），以及带荚膜的新型隐球菌等。

2. 诊断

荚膜组织胞浆菌的诊断试验包括真菌培养、免疫分析检测真菌细胞壁抗原和抗体检测。培养是金标准，但通常培养 1～2 周仍不能检测到真菌生长。血清学检测对慢性肺组织胞浆菌病患者有意义，但对播散性组织胞浆菌病的诊断相对不敏感。血清或尿液的抗原检测对诊断播散性疾病尤其有效。球孢子菌病根据临床表现，可通过血清学和（或）培养来诊断。双相真菌感染也可以通过活检标本中的特征结构来确认。目前，其他真菌性肺部感染的诊断依赖于呼吸道分泌物的培养和（或）活检标本的组织病理学检查。检测血清中曲霉菌属产生的半乳甘露聚糖抗原，有助于诊断侵袭性肺曲霉病。血清中循环

> **提示**
>
> 双相真菌在环境中以丝状霉菌的形式生长，但在被感染的组织中会转化为酵母（或相关形式）。

的 β-D- 葡聚糖的检测也可用于检测侵袭性真菌感染。

系统和（或）侵袭性真菌感染的临床表现、微生物学评估和组织病理学结果如表 5-27 所示。

（六）呼吸道病毒感染

1. 定义

很多不同的病毒都可引起上呼吸道和下呼吸道感染。呼吸道合胞病毒（respiratory syncytial virus，RSV）和流感病毒在冬季可引起大规模感染。RSV 是引起婴幼儿支气管炎的主要致病因子，在老年人中也可能导致严重的感染。流感通常被认为是成年人的感染（它会导致快速的发热、头痛和肌痛为特征的综合征，随后出现上呼吸道症状），但它也常感染儿童并且可能类似于 RSV 感染症状。原发性流感肺炎是一种罕见但危险的感染类型。更常见的是，上述典型的流感综合征数天后会发生继发性细菌性肺炎更为常见。副流感病毒通常会引起喉炎（气管性支气管炎），其临床表现通常与 RSV 和流感有交叉。其他重要的呼吸道病毒包括腺病毒、偏肺病毒和冠状病毒。由于针对流感病毒的抗病毒药物的可用性，在"流感样"症状患者中进行病毒病因确定变得很重要，特别是重症和有潜在心脏病及肺部基础疾病患者。鉴定严重呼吸道感染的病因也可指导感染的控制。免疫抑制患者对所有上述病毒易感，他们患 CMV 肺炎的风险也增加。

2. 诊断

核酸扩增技术是检测流感病毒、RSV 和其他常见呼吸道病毒最敏感的方法，并在大多数临床实验室中取代了病毒培养。商品化分子检测的类型从检测流感病毒 A/ B、RSV、副流感病毒、

表 5-27　系统和（或）侵袭性真菌感染的诊断			
病原体	临床表现	微生物学	组织病理学
双相真菌 [a]			
皮炎芽生菌（发生在美国中东部，俄亥俄州和密西西比河山谷、五大湖和圣劳伦斯河）	慢性肺炎伴咳痰、咯血、体重减轻和胸膜炎，可能与疣或溃疡性皮肤病变、皮下结节、溶骨性骨病变、关节炎、前列腺炎和附睾炎有关	痰或渗出物的荧光染色镜检可见广泛的出芽酵母。30℃培养小分生孢子形成分枝有隔菌丝，可通过 DNA 杂交鉴定。抗体和抗原检测试验实用性有限（可与其他真菌发生交叉反应）	组织中可见广泛的出芽酵母，组织中可见微脓肿、脓性腺瘤
球孢子菌属（常见于美国西南部）	流感样综合征或肺炎，也可能引起结节性红斑或多形性红斑、脑膜炎和播散性疾病	痰或渗出物的荧光染色镜检可见广泛的出芽酵母。30℃培养可见关节孢子，可通过 DNA 杂交鉴定。血清学试验在肺疾病和播散性疾病有效，球孢子菌属抗原检测有助于检测脑膜炎	组织中可见内生孢子、化脓性和肉芽肿（可能是干酪样）反应
荚膜组织胞浆菌（常见于美国俄亥俄州和密西西比河山谷及美国中部）	流感样综合征或肺炎，有肺基础疾病的患者表现为慢性进行性肺感染，在免疫受抑制的患者中表现为播散性疾病	荧光染色 / 吉姆萨染色可在呼吸道标本或骨髓的巨噬细胞中查见出芽酵母，30℃培养可见大分生孢子的有隔菌丝，通常通过 DNA 杂交确认。血清学检查可用于肺疾病。血清和尿液中的抗原检测尤其适用于播散性疾病	巨噬细胞和（或）细胞外可见出芽酵母，可见上皮样肉芽肿
类球孢子菌（仅限于中南美洲）	呼吸道症状（如咳痰、胸痛）、发热、体重减轻，口腔、鼻腔或胃肠道溃疡性肉芽肿	痰或脓液的荧光染色镜检可见多重出芽酵母菌。30℃培养可见分枝有隔菌丝，可通过 DNA 杂交和外抗原试验确定	在组织中可见多个出芽酵母、微脓肿、脓性腺瘤
马尔尼菲篮状菌（青霉菌，仅限于东南亚）	在免疫抑制患者中表现为播散性疾病	在 30℃ 时为有隔霉菌生长，通常会产生可扩散的红色素，但在 37℃ 可转化为酵母相	酵母样细胞通常含有横膈（通过裂变而不是出芽来分隔）
丝状真菌			
曲霉属（烟曲霉最常见）	在先前存在的空腔中出现曲霉球（真菌球）。中性粒细胞减少症和（或）器官和骨髓移植患者患侵袭性肺曲霉病会出现发热、呼吸困难和胸痛，发展为播散性疾病	呼吸道或活检标本荧光染色可见有隔菌丝；培养分离株通常是通过菌落和微观形态识别；血清半乳甘露聚糖测定可用于早期检测侵袭性肺曲霉病；商业上的现有的商品化基于 PCR 的检测方法可以帮助诊断侵袭性肺曲霉病	组织中可见 45° 分支有隔菌丝（类似结构见于其他侵入性真菌感染，如镰刀菌或假阿什利菌属）
毛霉 / 根霉	侵袭性肺病类似于曲霉病。鼻脑型毛霉菌病开始于面部疼痛和头痛，可以进展到侵入眼眶和中枢神经系统	鼻或呼吸道标本荧光染色可见宽大无隔菌丝；病原体在培养基中快速生长，但可能很难从组织中分离	可在组织中看到宽大的无隔菌丝带直角分支，常伴有坏死

（续表）

病原体	临床表现	微生物学	组织病理学
酵母菌			
念珠菌属	侵袭性黏膜感染（如食管炎）、免疫抑制或中性粒细胞减少症患者出现播散性疾病	黏膜刮屑用 KOH/ 荧光染色可检出芽酵母、假菌丝或菌丝；念珠菌在普通血琼脂培养皿上生长良好，血液 PCR 检测可能有助于有侵袭性念珠菌病患病风险的患者	感染组织中可见酵母、假菌丝或菌丝
新型隐球菌 / 革特隐球菌	脑膜炎、肺炎、皮肤病变（播散性疾病）	侧流免疫层析法、乳胶凝集法检测脑脊液中的抗原最敏感；印度墨汁涂片镜检可能查见酵母；CSF 培养是推荐方法	在组织可见窄小的出芽酵母菌（荚膜染色可见胭脂红）

PCR. 聚合酶链反应

a. 双相真菌可以在霉菌形式和酵母形式之间进行可逆转变。它们在环境中以霉菌形式生长，但在感染组织中以酵母（或小球）的形式复制

偏肺病毒、冠状病毒、腺病毒和鼻病毒 / 肠道病毒等大型多通道检测仪器，到检测流感和 RSV 的快速床旁检测仪器均有应用。标本通常为鼻咽标本（抽吸物、冲洗液或拭子）。大型多通道检测仪器需 1～8 小时，具体取决于检测方法，而快速分子床旁检测需时 < 30 分钟。快速流感抗原检测试验（如侧向流动免疫层析法）因其只需要很少或不需要设备，并且可同时检测多个样本，至今仍在一些医院门诊使用。在过去，与分子方法相比，这些检测方法的灵敏度仅为 50%～70%，且会产生了一些假阴性结果。如今新的美国食品药品管理局（FDA）的新法规要求快速测试的灵敏度最低达80%。直接免疫荧光检测现在很少进行，因为它们需要大量人力及有经验的实验员，而病毒培养通常需要 3～10 天，这不适用于临床上的时间需求。

检测呼吸道病毒的实验室方法总结在表 5-22 中。

十一、胃肠道感染

尽管一些微生物可引起感染性胃肠炎，但临床通常专注于少数可能的病原体上。需要考虑的关键因素是在社区还是医院获得感染、症状持续时间、旅行史，以及患者是否存在免疫抑制。过去，检测这些不同类别的病原体（细菌、病毒和寄生虫）需要多种方法（细菌培养、抗原检测和显微镜检查）。可检测多种病原体的商品化多重分子检测方法的引入，使这种状况正在发生变化。

（一）病毒性胃肠炎

1. 定义

免疫功能正常个体中，大多数社区获得性具自限性的恶心、呕吐和（或）腹泻症状是由病毒［主要是诺如病毒、轮状病毒和肠道腺病毒（40 型和 41 型）］引起的。在美国自 2006 年引入疫苗以来轮状病毒感染大幅减少。除非发生具有流行病学意义的大规模暴发，如游轮上或在医疗机构中的暴发，否则通常不会进行诺如病毒核酸检测。抗原检测常用于诊断轮状病毒和腺病毒感染。虽然肠道病毒一般是通过粪口传播获得，但它们常会引起全身感染，胃肠炎不是其突出的临床表现。CMV 会引发暴发性的水样腹泻，尤其是在免疫功能低下的患者中。

2. 诊断

表 5-28 总结了胃肠道病毒感染（轮状病毒、腺病毒、CMV 和诺如病毒）相关的临床、放射学、

组织病理学和实验室检查结果。

（二）需氧细菌感染

定义和诊断

对伴有腹痛或全身症状的社区获得性腹泻进行评估，可识别一组特定的细菌病原体，包括沙门菌属、志贺菌属、弯曲菌属、产志贺毒素大肠埃希菌和耶尔森菌属。近期旅行史或生食贝类会增加弧菌属感染的可能性。所有这些微生物引发的肠胃炎住院都不太可能超过 3 天。在严重免疫抑制的患者中需要考虑分枝杆菌感染。表 5-29 描述了一些常见的胃肠道细菌感染，这些病原体也可发生胃肠道外感染。

（三）艰难梭菌感染

1. 定义

艰难梭菌感染常与抗生素相关性腹泻相关，并且是假膜性结肠炎的主要致病菌，而假膜性结肠炎可能会危及生命，通常需要联合治疗和手术干预。相关的抗生素包括氨苄西林、阿莫西林、头孢菌素和克林霉素。艰难梭菌感染的发病机制是一个多步骤过程，其中包括抗生素介导的正常肠道菌群破坏、产毒素艰难梭菌的获得和"第三因素"（感染一种强毒株或宿主对艰难梭菌毒素的免疫反应不足）。艰难梭菌通过粪－口途径在胃肠道定植并产生毒素 A 和 B，从而诱导体液分泌、黏膜损伤和肠道炎症。由于能够产生耐热孢子，它可以在环境中存活数月，可在地板、厕所、便盆、床上用品

培养到艰难梭菌，以及近期接受治疗的艰难梭菌腹泻患者接触的所有东西。尽管大多数艰难梭菌感染发生在住院患者身上，但长期照护机构也需引起关注，在高风险人群中也可能发生社区获得性感染。

艰难梭菌感染可影响儿童和成人（婴幼儿似乎对艰难梭菌感染毒性作用具有抵抗力，常表现为无症状定植）。一些成人也可以表现为无症状定植。通常，成人感染艰难梭菌有症状的表现为轻至中度腹泻和下腹部绞痛，症状在抗生素治疗后不久开始，但也可能延迟至抗生素治疗后数周开始。一些患者会继续发展为假膜性结肠炎，导致更严重的腹泻、腹部压痛和全身症状。晚期患者甚至可能发展为危及生命的暴发性结肠炎，需及时治疗以避免肠壁穿孔。

表 5-28 胃肠道病毒感染的诊断

病原体	临床表现	微生物学
轮状病毒	水样腹泻、发热、呕吐（在冬季多见于婴幼儿）	免疫测定法直接检测粪便标本中的抗原，商品化多重 PCR 检测可检测轮状病毒
腺病毒（40/41 型）	婴儿的水样腹泻、发热	免疫测定法直接检测粪便标本中的抗原（胃肠道腺病毒不可培养）
CMV（在免疫抑制患者中）	可能出现暴发性腹泻（可能是水样或血性）、发热	CMV 可从结肠活检中培养，组织病理学可能显示病毒包涵体和炎症（结肠炎）
诺如病毒	非血性腹泻、呕吐、肌痛和低热	PCR 是临床标本中检测诺如病毒的首选方法（单重和多重均可）

CMV. 巨细胞病毒；PCR. 聚合酶链反应

病原体	临床表现	微生物学	附加诊断信息
表 5–29　胃肠道细菌感染和腹膜炎的诊断			
细菌感染			
空肠弯曲菌	急性肠炎伴水样或血性腹泻、发热和腹痛，腹泻后 2～3 周可发生罕见的并发症（急性感染性多发性神经根炎）	粪便湿片法可见快速飞镖运动细菌，粪便涂片革兰染色的灵敏度为 50%～75%，粪便空肠弯曲菌培养要在微需氧条件下培养，商品化的多重 PCR 检测方法可检测多种弯曲菌	粪便涂片常见白细胞和红细胞，弯曲菌引发的急性感染性多发性神经根炎患者可检测到抗 GM1 神经节苷脂抗体
大肠埃希菌（致病菌株包括 ETEC、EPEC、EIEC 和 STEC）	取决于大肠埃希菌的类型，如 ETEC 引起水样腹泻或旅行者腹泻；大肠埃希菌 O157 型或其他产志贺毒素的分离株与血性腹泻和溶血性尿毒综合征（HUS）相关	常规粪便培养可用于鉴别 O157: H7 分离株（需要分离琼脂），志贺毒素免疫法可检测其他 STEC，可使用商品化的 PCR 试剂检测 STEC 和 EIEC	志贺毒素产毒株的培养对于流行病学追踪很重要
鸟分枝杆菌复合群（艾滋病患者的播散性感染）	水样腹泻、腹痛、恶心、呕吐、体重减轻和盗汗	血培养最适宜，粪便培养阳性可反映局部或播散性感染	艾滋病患者的胃肠道症状先于播散性分枝杆菌病出现，淋巴结、肝脏或骨髓活检可检测到抗酸分枝杆菌，不常规进行肠道活检
肠炎沙门菌和其他非伤寒沙门菌菌株	非血性腹泻、发热、恶心、呕吐和腹部绞痛	可使用常规粪便培养，血培养阳性率低于 5%，可使用多种商品化的 PCR 检测试剂检测沙门菌	培养分离株的血清学分型对于流行病学追踪很重要，粪便涂片常见中性粒细胞
伤寒沙门菌或副伤寒（伤寒）	发热、腹痛、肝大、脾大、腹泻、"玫瑰疹"、虚弱和体重减轻	可使用常规粪便培养。血培养敏感性为 50%～70%，骨髓培养敏感性为 90%，较少使用肠道收集的十二指肠液进行培养	血清学方法一般不适用
志贺菌（细菌性痢疾）	痢疾伴腹痛和便血	可使用常规粪便培养，也可使用多种商品化的 PCR 检测试剂	粪便涂片可见大量中性粒细胞，血清学方法不适用
霍乱弧菌和其他弧菌属	轻度或暴发性水样腹泻，可能伴严重脱水	新鲜粪便涂片中可查见活动的弧菌，应使用选择性培养基进行粪便培养（如 TCBS 琼脂），一些商品化的 PCR 试剂可用于检测弧菌属	可进行血清学分型
小肠结肠炎耶尔森菌	小肠结肠炎伴腹泻、腹痛和发热，腹泻后可能出现反应性多发关节炎和结节性红斑	需使用选择性培养基进行粪便培养以用于微生物的鉴定	关节炎的血清学检测可能有助于评估伴有多发性关节炎的患者
艰难梭菌（抗生素相关性结肠炎）和产气荚膜梭菌（食物中毒）	见表 5–30		

（续表）

病原体	临床表现	微生物学	附加诊断信息
腹膜炎			
原发性腹膜炎（通常发生在儿童或肝硬化患者中）	发热、腹痛、恶心、呕吐和腹泻	对腹膜液（腹水）进行革兰染色和培养，检出率从高到低依次为大肠埃希菌、肺炎克雷伯菌、肺炎链球菌和肠球菌	一般情况下，腹水蛋白含量较低（<3.5g/L），腹膜液白细胞计数增高（通常>1000/μl），同时中性粒细胞>250/μl，pH<7.35
穿孔、阑尾炎或胆囊炎等引起的继发性腹膜炎	脓毒症体征伴发热、心动过速、呼吸急促和低血压	对腹水或抽吸的脓肿物进行革兰染色和培养，常见需氧菌和厌氧菌混合感染。大肠埃希菌、脆弱拟杆菌和白念珠菌多见	腹水常规检测通常不能确诊，常出现外周血白细胞增多，腹部超声或 CT 有助于评估和鉴别疑似腹腔内脓肿

CT. 计算机断层扫描；EPEC. 肠致病性大肠埃希菌；ETEC. 肠产毒性大肠埃希菌；PCR. 聚合酶链式反应；STEC. 产志贺氏毒素大肠埃希菌；TCBS 琼脂. 硫代硫酸盐枸橼酸盐胆盐蔗糖琼脂培养基

2. 诊断

艰难梭菌有时会在患者体内无症状定植，粪便检测只对有临床症状的患者进行，如 24 小时内出现 3 次或更多次稀便的患者。粪便中艰难梭菌主要检测方法为检测毒素 B 基因 PCR 扩增法或检测毒素 A 和 B 的免疫学检测方法（毒素试验）。当 PCR 阳性但毒素免疫检测法阴性时，难以确定是无症状定植还是有临床意义的感染，因此对于哪种方法是最佳诊断方法仍有争议。表 5-30 总结了艰难梭菌感染患者的实验室检查。

（四）原生动物感染

1. 定义

原生动物是一类多样化的可营自生生活或寄生生活的单细胞真核生物，其中大多数具有两种形态阶段—滋养体和包囊。滋养体是生物体代谢活跃的摄食形式，可包裹在保护膜中以耐受恶劣的环境。包囊是原生动物的一种休眠形式，当暴露在有利条件下时，它可以重新变为滋养体用于无性生殖。对于有性繁殖的原生动物，两个配子融合形成受精卵。受精卵包囊化产生的卵囊可能包含两个或多个孢子囊，每个孢子囊都有自己的囊壁。孢子囊内含有孢子，是生物体的感染形式。

肠道原生动物根据流行病学和临床表现可分为 5 类，其中几类同时含有致病性和非致病性物种。虽然非致病性物种不需要治疗，但它们的存在说明患者已暴露于粪 – 口接触污染。

- 鞭毛虫：致病物种包括蓝氏贾第鞭毛虫和脆弱双核阿米巴。蓝氏贾第鞭毛虫是美国最常见的肠道寄生虫。感染源包括摄入受污染的饮用水和日托中心的人际传播。蓝氏贾第鞭毛虫可引起腹泻、腹部绞痛、腹胀和胀气。通常症状持续 1 周以上。

- 阿米巴：溶组织内阿米巴是全球范围内肠道感染的主要原因，特别是在卫生条件有限的热带地区。美国的大多数患者的感染是在其他地方获得的。临床表现可从无症状定植到腹泻、阿米巴结肠炎 / 痢疾或肠外脓肿形成（通常是肝脓肿）。由于难以从形态学区分致病性 *E. histolytica* 和非致病 *E. dispar*，这使得阿米巴病的诊断变得复杂。其他非致病性阿米巴包括结肠内阿米巴和微小内蜓阿米巴。

- 球虫：人类相关病原体包括隐孢子虫属、环孢子虫属和贝氏等孢球虫，它们是顶复门的成员，与弓形虫和疟原虫属等属于同门。而隐孢子虫属感染在美国相对常见，饮用水或娱乐用水（如游泳池或水上乐园）的污染可引起隐孢子虫属感染暴发。隐孢子虫通常在免疫功能正常的宿主中引起自限性腹泻，但在艾滋病患者中可引起严重的持续性腹泻。环孢子虫属感染的暴发是由覆盆子等进口食品引起的。等孢球虫属通常仅感染免疫抑制患者。

- 纤毛虫：结肠小袋纤毛虫是唯一的致病性纤毛虫。
- 微孢子虫：尽管微孢子虫属于原生动物，但最近的系统发育分析表明它们与真菌的关系更为密切。毕氏肠道微孢子虫引起正常宿主

自限性腹泻，以及可引起艾滋病患者慢性腹泻并可扩散至胆道。脑炎微孢子虫属可在免疫抑制宿主中引起腹泻和多种肠外感染。

2. 诊断

通常，大多数肠道原生动物可通过对粪便标

表 5–30 胃肠道梭状芽孢杆菌感染的实验室检查

诊断性试验	艰难梭菌结肠炎	产气荚膜梭菌食物中毒（A 型）	败毒梭菌等微生物引起的中性粒细胞减少性肠炎
内窥镜检查与可疑病变活检	具有侵入性且价格昂贵，通常用于其他更严重的情况	不适用	不常规进行内窥镜检查。若取出肠道样本，样本将表现出特征性的炎症和（或）坏死
毒素检测	腹泻粪便中出现毒素 A 或毒素 B 可确诊艰难梭菌结肠炎。毒素 B 的组织培养检测方法是检测腹泻粪便滤液的细胞病变效应，该方法敏感度约为 80%，但是此方法操作复杂且耗时，需 24～48 小时。毒素 A 和毒素 B 的快速免疫测定法灵敏度较低（50%～60%）。使用核酸扩增检测毒素基因快速且灵敏度高达 95%。除非怀疑患者肠梗阻，否则应仅对未成形粪便样本进行艰难梭菌检测。PCR 阳性但毒素免疫检测法阴性的临床意义难以确定	多种检测方法可用于检测导致产气荚膜梭菌在食物中毒中产生毒性作用的肠毒素，这些检测可在公共卫生实验室进行	不常规使用
粪便培养	最敏感的检测方法，但需要特殊培养基，并且需确认分离株为产毒素的菌株；患者可能为无症状定植	粪便标本的常规培养不适用，公共卫生实验室使用特殊的培养方法。如果每克粪便中检测到 10^6 个孢子或每克可疑食物中检测到 10^5 个微生物，则支持产气荚膜梭菌食物中毒的诊断	不常规使用。因可引起菌血症，可收集血液样本进行梭菌属培养

PCR. 聚合酶链反应

本染色的方法来进行检测。敏感的免疫学方法可用来检测贾第鞭毛虫和隐孢子虫抗原。此外，最近推出的胃肠道病原体的多重分子检测试剂盒可检测隐孢子虫、溶组织内阿米巴和贾第鞭毛虫。由于非致病性 *E. dispar* 不会引发抗体反应，因此血清学方法可用于诊断侵袭性溶组织内阿米巴。表 5-31 描述了部分致病性原虫引发的感染。原虫感染常见于胃肠道，但如表 5-31 所述，感染也可涉及其他器官和组织。

（五）肠道蠕虫感染

1. 定义

人类蠕虫感染在感染性疾病引起的全球疾病负担中占很大比例。蠕虫是多细胞生物，分为绦虫、线虫和吸虫三大类。

蠕虫通常被一层保护层包围，其内部有不同器官系统可用于消化、神经肌肉控制和繁殖功能。

> **提示**
>
> 肠道原生动物根据流行病学和临床表现可分为五类。大多数肠道原生动物是通过对粪便标本染色的方法来进行检测。

蠕虫生命周期复杂，涉及两个或多个宿主，它们在中间宿主中发育为幼虫，在终末宿主中发育为成虫和（或）进行有性生殖。人类是终末宿主时会引起人体肠道症状，而人类是中间宿主时会引起肠道外症状。不同的蠕虫以不同的方式感染人类，包含摄入虫卵、感染性幼虫侵入完整的皮肤或昆虫媒介叮咬。一些蠕虫的生命周期包含幼虫通过组织迁移的阶段，该迁移可能是无症状的，也可能产生严重的临床症状，取决于蠕虫的类型。以下两个示例说明了相关内容。

表 5-31　原生生物感染的诊断

病原体	临床表现	组织病理学 / 细胞学	检测方法	评 价
微孢子虫				
脑炎微孢子虫和肠上皮细胞微孢子虫（注：系统发育分析表明微孢子虫与真菌的亲缘关系更近）	慢性水样腹泻，脱水、体重减轻、发热、腹痛和呕吐	十二指肠、胆道抽吸物或小肠组织活检的肠细胞内可见孢子，可使用电子显微镜辅助	粪便样本铬变素染色可用于检测，基于 PCR 的检测方法比显微镜观察法更敏感（在参考实验室使用）	D- 木糖和脂肪吸收不良较为常见，血清学方法不适用
阿米巴				
溶组织内阿米巴	可能为无症状或表现为急性阿米巴或暴发性结肠炎伴血性腹泻，晚期可并发肝脓肿	结肠刮片或活检可发现包囊或滋养体；如果怀疑阿米巴肝脓肿，应进行腹部超声或 CT 扫描	对粪便标本的虫卵和寄生虫进行常规染色，可用于检测包囊和（或）滋养体；也可使用商品化的抗原检测和 PCR 检测试剂	血清学检测方法可用于检测阿米巴肝脓肿或肠道阿米巴病
福氏耐格里阿米巴	引起原发性脑膜脑炎，突发头痛、发热、恶心、呕吐和咽炎；与在温暖的淡水湖中游泳有关；可迅速进展	尽管脑组织活检可发现病原体，但是由于 CSF 会滋生微生物，因此，不常规推荐使用脑组织活检	使用新鲜的 CSF（湿片）或吉姆萨染色可用于活动滋养体的检测；脑组织活检可用于培养；参考实验室和公共卫生实验室可进行 PCR 检测	常见无细菌的脓性 CSF，接触淡水的儿童或青壮年为高危人群

（续表）

病原体	临床表现	组织病理学 / 细胞学	检测方法	评　价
棘阿米巴	角膜炎伴眼痛和角膜溃疡，也会引起肉芽肿性阿米巴脑炎（GAE）	角膜活检可在角膜炎患者中检测到病原体，GAE 诊断需要脑、皮肤结节或溃疡部位的活检	对角膜刮片进行吉姆萨、革兰或钙荧光白染色涂片，可见阿米巴；角膜刮屑或脑组织可培养出病原体	角膜炎可为亚急性或慢性，常与软性隐形眼镜的使用有关
纤毛虫				
结肠小袋纤毛虫	可能为无症状感染或导致严重腹泻或痢疾。在发展为痢疾之前，腹泻可能会持续数周至数月	可侵入结肠黏膜形成溃疡，组织切片可查见结肠小袋纤毛虫	使用新鲜浓缩粪便湿片法可查见滋养体和包囊，由于结肠小袋纤毛虫较大、常在低倍镜下即可观察到	该生物体着色不良，使得其在永久性染色涂片上难以被识别和鉴定
鞭毛虫				
蓝氏贾第鞭毛虫	急性或慢性水样腹泻、恶心、厌食、低热和寒战	滋养体需通过内镜刷片细胞学、黏膜涂片或小肠活检组织病理学检测等方法进行识别	粪便标本中可见包囊或滋养体，直接抗原检测较为敏感，有多种可用的商品化 PCR 检测试剂	
阴道毛滴虫	阴道炎伴有分泌物过多、排尿困难和性交困难	巴氏涂片可见	阴道分泌物湿片可查见阴道毛滴虫（灵敏度60%），宫颈或尿道分泌物培养更为敏感，商品化的 NAAT 检测方法具有较高的灵敏度	阴道分泌物湿片中可见大量中性粒细胞
球虫				
微小隐孢子虫和人隐孢子虫	水样、霍乱样腹泻、腹痛、恶心、发热和疲劳	小肠活检可见病原体，但由于采样误差可发生漏检	在浓缩标本中使用抗酸染色或 DFA 可检测到卵囊，直接粪便抗原检测较为敏感，多种商品化的 PCR 检测试剂可检测隐孢子虫	血清学方法不适用
环孢子虫	水样腹泻、便秘、恶心、厌食、腹部绞痛和体重减轻，感染暴发与进口农产品有关	空肠活检可显示炎症、绒毛萎缩或隐窝增生，抗酸染色可查见环孢子虫	新鲜粪便可查见卵囊。粪便标本在抗酸染色下形态多变，卵囊在 365nm 处被激发时可显示蓝绿色荧光	血清学方法不可用
贝氏等孢球虫	大量水样腹泻、腹痛、痉挛、体重减轻和低热，HIV 感染患者症状更为严重	肠道活检切片可查见病原体	在新鲜或经过保存的粪便中使用湿片法可查见卵囊，卵囊抗酸染色呈红色	血清学方法不可用

（续表）

病原体	临床表现	组织病理学/细胞学	检测方法	评 价
弓形虫	免疫功能正常的成年人表现为淋巴结病或单核细胞增多症样综合征，免疫功能抑制的患者可表现为脑炎、肺炎或脉络膜视网膜炎，先天性感染的患者可表现为脉络膜视网膜炎和（或）神经系统表现	心脏移植受者的心内膜心肌活检中可见速殖子，淋巴结病理活检具有特征性，脑组织活检缺乏灵敏度	CSF、羊水或支气管肺泡灌洗液中常可查见速殖子，可在血清中检测到病原体抗原，PCR方法可检测呼吸道或羊水标本中的弓形虫DNA	血清学检测仍然是确定新发感染与慢性感染的诊断标准。然而，对于免疫功能低下的患者，有研究表明血清学方法缺乏灵敏度
动质体目（非肠道）				
利什曼原虫：皮肤和黏膜利什曼病	红斑丘疹、结节或溃疡；局部淋巴结肿大和发热	涂片标本和皮肤活检切片中可查见病原体	皮肤活检标本可对病原体进行液体培养	血清抗体滴度检测不适用
利什曼原虫：内脏利什曼病（黑热病）	发热、身体不适、体重减轻、肝大、脾大	对脾脏细针抽吸物进行印片或培养的敏感性>96%，骨髓抽吸物中可查见利什曼原虫	脾、肝、骨髓细针抽吸标本可进行培养	免疫功能正常的内脏利什曼病患者表现为高的血清抗体滴度
锥虫病，非洲（由布氏锥虫引起的非洲锥虫病）	硬下疳、间歇性发热、淋巴结病、瘙痒性皮疹和脑膜脑炎	组织病理学评估缺乏灵敏度	外周血涂片、硬下疳液、淋巴结或骨髓抽吸物中可见锥鞭毛体	CSF白细胞和IgM滴度升高可用于诊断脑膜脑炎
锥虫病，美洲（由克氏锥虫引起的美洲锥虫病）	表现为以心脏病（心肌病）和栓塞现象为主要特征的慢性病，淋巴结肿大和裂孔瘤发生在急性疾病中	心脏或其他组织病理学评估缺乏灵敏度	急性期可在外周血或血沉棕黄层涂片中检测到锥虫，也可检测淋巴结、骨髓抽吸物、心包液或CSF	IgG血清学检测用于诊断慢性美洲锥虫病，CDC可提供基于PCR的检测方法

CDC. 美国疾病控制和预防中心；CSF. 脑脊液；CT. 计算机断层扫描；DFA. 直接免疫荧光抗体；PCR. 聚合酶链式反应；NAAT. 核酸扩增实验

细粒棘球绦虫（一种绦虫）的最终宿主是狗，它的成虫隐匿在狗的肠道中，并且虫卵从粪便排出。当中间宿主（如绵羊或人类）摄取这些虫卵时，其可在中间宿主的肠道孵化成幼虫并穿透肠壁，最终在肝脏或肺部等内脏器官中形成缓慢扩张的囊肿。

粪类圆线虫的幼虫存在于温暖潮湿的土壤中，是能够穿透人体皮肤感染人体的线虫之一。幼虫通过组织迁移到静脉循环，并被运送到肺部，它们在那里侵入肺泡，通过吞咽咳嗽时的痰液进入肠道，然后在肠道中发育成为成虫。成虫产生幼虫，幼虫从粪便中排出到环境中，它们在环境中可以完成自己的生命周期。然而，与其他线虫不同的是，粪类圆线虫的幼虫也可以穿透肠壁或肛周皮肤，并启动自我感染循环，导致持续的低水平感染，即使在宿主离开流行区后也是如此。如果感染的患者随后接受免疫抑制治疗，特别是皮质类固醇治疗，患者可能会患上危及生命的类圆线虫病高感染综合征，即大量线虫幼虫迁移到肺部和肠外组织。

2. 诊断

通常，检测粪便中的虫卵或幼虫来诊断肠道蠕虫的感染。对于一些蠕虫来说，它们的鉴定是基于生物体和（或）卵的形态特征，这些特征包括卵壁的大小、形状和厚度，特殊的结构（如节和刺），以及卵内容物的发育阶段（如未发育、发育或胚胎）。

评估感染蠕虫患者的重要信息包括可能接触到该生物体的病史。由于幼虫通过组织迁移，在蠕虫感染患者中常见到嗜酸性粒细胞增多。表 5-32 列出了某些蠕虫感染的临床表现、传染给人类的方式、微生物学和血清学检测及相关的放射学结果。

表 5-32　胃肠道蠕虫感染的诊断			
病原体	临床表现	传染给人类的方式	微生物学和血清学检测
绦虫			
阔节裂头绦虫（鱼肉绦虫）	腹泻和腹痛、肠梗阻、可导致维生素 B_{12} 缺乏和恶性贫血	食用淡水鱼时摄入包囊	粪便检查中可能出现特征性的漏斗卵或孕节（虫体的片段）
细粒棘球绦虫和多房棘球绦虫（仅限于北半球高纬度）	腹痛伴有肝大。如果累及中枢神经系统则会出现精神错乱、头痛，组织内的囊肿主要存在于肝、肺和脑，常在影像学上偶然发现	摄入虫卵；感染的犬类动物污染环境	血清学测试可用于评估是否存在暴露史。囊液显微镜检查可见节片，但囊肿破裂可引起严重过敏反应
牛肉绦虫	腹部不适、腹泻和肠梗阻	摄入被污染的牛肉	粪便中可查出球形卵或孕节（虫体的一部分）
猪肉绦虫	肠道感染通常无症状，脑囊虫病可表现为新发癫痫、局灶性神经缺损或颅内压升高，CT 或 MRI 可检测到中枢神经系统囊性病变	摄入受感染猪肉中的包囊或虫卵（携带者排出）均可导致感染	患者的粪便中可检出孕节（虫体的一部分）或虫卵，血清学与影像学联合用于脑囊虫病的诊断
蛔虫（线虫）			
蛔虫	常无症状或轻度腹部不适，可引起肠梗阻或梗阻性黄疸，可能患有 Loeffler 综合征（肺嗜酸性粒细胞增多症）伴有呼吸困难、咳嗽和啰音，血液中存在嗜酸性粒细胞增多	食入受精蛔虫卵；手口传播（接触了受污染的土壤或环境）	粪便检查可见梨形虫卵，幼虫或成虫也可能出现在粪便中
蠕形住肠线虫（蛲虫）	通常儿童会被感染，肛周和会阴瘙痒是由于肛周有虫卵沉积引起的	误食虫卵，通常是粪口传播，也可能通过吸入粉尘中的空气传播的虫卵而感染	透明胶带试验，使用胶带粘肛周皱褶中的虫卵。将虫卵转移到玻片上使用显微镜检查。肛门拭子也是有效的采样方式
丝虫（班氏吴策线虫导致象皮病，旋盘尾丝虫可致盘尾丝虫病）	象皮病（淋巴丝虫病）-下肢肿胀和发热，盘尾丝虫病（河盲症）-皮肤结节和失明	虫媒传播：班氏吴策线虫由蚊子叮刺吸血感染，旋盘尾丝虫则由黑蝇传播	在外周血涂片中可以看到微丝蚴，皮肤切片或结节核心活检可能会发现盘尾丝虫微丝蚴
钩虫（十二指肠钩口线虫和美洲板口线虫）	可引起瘙痒、皮疹、Loeffler 样综合征、腹痛，主要症状是慢性失血引起的缺铁性贫血和蛋白质营养不良	皮肤黏膜接触传播，尤其是脚接触了污染的土壤	部分受精卵和幼虫可在粪便检出

（续表）

病原体	临床表现	传染给人类的方式	微生物学和血清学检测
粪类圆线虫	慢性感染 – 异常疼痛、间歇性荨麻疹、外周血嗜酸性粒细胞增多，重症感染（免疫抑制患者）– 结肠炎、腹胀、呼吸窘迫、休克	幼虫能穿透皮肤或结肠；由于存在自体感染，可导致感染持续存在	第一阶段（杆状）幼虫通常在粪便中可见；幼虫可能出现在痰或十二指肠抽吸液中；如果镜检无法找到幼虫，可利用血清学辅助诊断
旋毛虫	胃肠炎、发热、嗜酸性粒细胞增多症、肌炎和因进食生猪肉或生熊肉而引起的眼眶周围水肿（旋毛虫病）	摄入受幼虫污染的肉制品	幼虫可以在消化的肌肉组织沉淀物中检测到；针对虫体的抗体可通过血清学试验检测到
毛首鞭形线虫（鞭虫）	腹泻、痢疾和腹部绞痛，可能发生直肠脱垂	通过接触受感染的土壤或表面而污染的手、食物或饮料摄入受精卵	粪便中可见桶形卵
吸虫			
布氏姜片吸虫（肠道吸虫）	腹部不适，在亚洲的旅行史或居住史	摄入水生植物中的囊蚴（虫体的幼虫形式）	粪便或胆汁中的椭圆形卵
肝吸虫（肝片吸虫和华支睾吸虫）	肝大、胆管炎、肝炎，肝片吸虫在世界范围内流行，华支睾吸虫在东南亚移民中更为常见，存在肝片吸虫、肝脏结节或线状踪迹	摄入水生植物（肝片吸虫）和淡水鱼（华支睾吸虫）中的囊蚴（虫体的幼虫形式）	粪便中存在椭圆形或梨形卵
卫氏并殖吸虫（肺吸虫）	咳嗽伴有褐色痰、间歇性咯血、胸膜炎性胸痛和嗜酸性粒细胞增多症	摄入淡水螯虾或淡水蟹中的囊蚴（虫体的幼虫形式）	梨形虫卵存在于粪便中，较少出现在痰中
埃及血吸虫（血吸虫）	血尿、膀胱肉芽肿性疾病、膀胱癌和继发性细菌性尿路感染，梗阻、肾积水或充盈缺损可通过肾脏超声或静脉肾盂造影观察到	尾蚴（虫体的幼虫形式）侵入完整的人体皮肤，通常在洗澡、游泳或在受污染的水中洗衣服时	尿液显微镜检查常可见虫卵
日本血吸虫（血吸虫）	恶心、呕吐、咯血、黑便、肝大、脾大、门脉高压和食管静脉曲张	在被污染的水中洗澡、游泳或洗衣服时，尾蚴（虫体的幼虫形式）常侵入完整的人体皮肤	粪便中存在圆形至卵圆形的卵
曼氏血吸虫（血吸虫）	恶心、呕吐、咯血、黑便、肝大、脾大、门脉高压和食管静脉曲张	在被污染的水中洗澡、游泳或洗衣服时，尾蚴（虫体的幼虫形式）常侵入完整的人体皮肤	粪便中有侧刺的卵，可能带血或黏液

CT. 计算机断层扫描；MRI. 磁共振成像

（六）食物中毒

进食后 1~8 小时出现的恶心和呕吐，可能是由摄入的食物中已经存在的细菌毒素引起，而非由肠道感染引起。最常见的原因是金黄色葡萄球菌（在乳制品和烘焙制品中发现）和蜡样芽孢杆菌（在重新加热的炒饭中发现）产生的肠毒素。这种情况具有自限性。产气荚膜梭菌食物中毒是由摄入含有至少 10^8 个菌落形成单位的产肠毒素病原体的食物引起。通常，该食品在常温下长时间储存后会受到严重污染。动物蛋白食品尤其如此，如熟肉和肉汁。大多数人都会经历伴有腹部痉挛的水样腹泻（蜡样芽孢杆菌也会引起类似的症状）。症状通常会在 6~24 小时自发消失，很少导致死亡。

肉毒梭菌中毒

(1) 介绍：肉毒梭菌中毒是一种由肉毒梭菌产生的强毒素引起的神经性瘫痪疾病。这些毒素会阻止外周胆碱能突触释放神经递质乙酰胆碱。人类肉毒梭菌中毒最常见的原因是摄入了被肉毒梭菌污染的食物中已经存在的毒素。已经确定为暴发源的食品包括家庭罐头蔬菜产品、通过各种方法保存的鱼类产品，以及通过盐渍而不是加热保存的香肠和火腿，然后在不烹调的情况下食用。婴儿肉毒梭菌中毒，只影响 35 周龄以下的婴儿，是摄入活孢子后肉毒梭菌在肠道定居的结果。当肉毒梭菌污染深度伤口并分泌毒素时，就会发生伤口肉毒梭菌中毒。

肉毒梭菌中毒患者的典型症状是肌无力、说话和吞咽困难及视物模糊，这类患者可进展为对

称性肌张力下降和瘫痪进而影响横膈。便秘、恶心呕吐和腹部抽搐也是常见的症状。肉毒梭菌毒素可被抗肉毒梭菌毒素的血清中和，但抗毒素的使用不能逆转已存在的神经麻痹。近来肉毒梭菌毒素作为生物武器的潜在用途引起了人们的担忧。

(2) 诊断：确认人类肉毒梭菌中毒的试验是通过检测受影响患者的血清或粪便中的毒素或发病前食用的食物样本中的毒素来确定的。这些试验只能在公共卫生实验室中进行。动物试验仍在使用，因为它们可以检测到非常低水平的毒素。从粪便、胃样本或伤口样本中分离肉毒梭菌，结合肉毒梭菌中毒的符合的临床体征和症状，也可确诊肉毒梭菌中毒。对于伤口肉毒梭菌中毒，应同时检测血清和伤口标本是否存在毒素和微生物。对于婴儿肉毒梭菌中毒，需要通过粪便样本进行分析。实验诊断相关内容如表 5-33 所示。

十二、肾盂肾炎与尿路感染

1. 定义

尿路感染（urinary tract infection，UTI）可分

表 5-33 肉毒梭菌中毒实验诊断

实验室检测	阳性结果
小鼠生物测定法	这是检测肉毒梭菌毒素的参考方法。将等量的血清、粪便、食物提取物、胃液或培养上清液注射到小鼠体内。将含有肉毒毒素的各种样本等量注射给对照组小鼠。观察肉毒毒素的毒性作用。如果接受肉毒梭菌抗毒素的小鼠没有出现肉毒中毒的迹象，而没有接受抗毒素的小鼠出现症状，则诊断成立
细菌培养	这种微生物可进行厌氧培养，分离的菌株需通过生物测定证明含有毒素
抗原检测试验	灵敏的酶免疫分析和质谱方法正在开发中

为以下 3 类。

- 累及膀胱和（或）尿道的单纯性下尿路感染。
- 单纯性上尿路感染（或称肾盂肾炎），累及输尿管、肾盂和肾脏。
- 累及尿路不同部位的复杂性尿路感染。

急性、无并发症的下尿路感染在女性中非常常见，典型症状是尿频、尿急、尿痛（排尿困难）。约 80% 的下尿路感染由大肠埃希菌引起。尿路感染性大肠埃希菌在基因上与其他肠道菌株不同，并具有促进尿路上皮定植的毒力因子。其他肠道革兰阴性杆菌（如变形杆菌和克雷伯菌）、革兰阳性球菌（包括腐生葡萄球菌和肠球菌）可引起非复杂尿路感染。女性尿路感染的高发病率可能是因尿道相对较短，以及它与肛门、生殖道距离较近引起。年轻、性生活活跃的女性出现单纯下尿路感染的危险因素包括性交、使用避孕套和使用杀精剂。50 岁以下男性很少发生尿路感染。女童在儿童尿路感染中也更常见，可能与便秘、排尿不全或不频繁、性虐待和尿路解剖缺陷有关。

通常，急性单纯性肾盂肾炎（上尿路感染）为始于膀胱的上行感染，主要临床特征为发热、寒战、恶心、呕吐和腹痛，一般存在肋脊角压痛。肾盂肾炎的危险因素包括肾结石、尿流阻塞、膀胱输尿管反流、怀孕、肾脏和尿路解剖异常及导尿操作。肾内感染通常是金黄色葡萄球菌或念珠菌血源性传播的结果。

复杂性尿路感染是指具有多种基础疾病患者的感染，如解剖学或功能性泌尿系统异常、结石或梗阻。影像学检查通常对识别基础疾病很有效。其他诱因包括留置导尿管或泌尿系统器械、免疫抑制、肾脏疾病和糖尿病，这些感染通常由医院获得性病原体引起，包括克雷伯菌属、变形杆菌属、摩氏摩根菌属、铜绿假单胞菌、肠球菌、葡萄球菌和酵母菌。

无症状性菌尿发生在 3% 的女性中，其中 10% 会发展为尿路感染。尿路感染在老年人群中的发病率较高，60 岁以上女性有 10%～15% 的人患有

- 急性症状、无并发症的下尿路感染在女性中非常常见，典型症状是排尿疼痛（排尿困难）、尿急和尿频。约 80% 的感染由大肠埃希菌引起。
- 尿路感染的实验诊断包括检测尿液中的白细胞（脓尿）和细菌（菌尿）。

复发性尿路感染。

2. 诊断

尿路感染的实验诊断包括检测尿液中的白细胞（脓尿）和细菌（菌尿），它们可以使用尿液试纸进行快速检测。白细胞是用含有白细胞酯酶试剂的试纸检测，一些细菌可以通过它们将硝酸盐转化为亚硝酸盐的能力来检测（见第 18 章，尿液分析）。白细胞和细菌也可以在尿液显微镜分析中被识别和计数。大多数学者将高倍视野尿白细胞计数＞5 个定义为明显脓尿，而且三类尿路感染的菌尿水平各不相同。

尿液培养是尿路感染诊断的金标准，尽管对于简单的门诊尿路感染可能不是必需的。与大多数其他标本类型不同，尿液总是采用定量程序培养，因为结果的解释取决于样本中的病原体类型和数量。因为尿液流经远端尿道，而远端尿道是各种革兰阴性杆菌及其他生物的聚集地，从中段洁净的尿液样本中分离细菌并不能明确判断是否存在感染。通常，有意义的菌尿被定义为存在每毫升≥10^5 个菌落形成单位（colony-forming unit，CFU）的病原体。然而，一些尿道综合征患者的计数可能较低。如果存在 3 种或 3 种以上的微生物，且没有一种占优势，则表明受到污染，应采集新的标本。标本尽快运送和标本的冷藏保存很重要，因为细菌可以在室温下的尿液中增殖，除非使用防腐剂，这会导致污染物过度生长和不准确的菌落计数。表 5-34 汇总了尿路感染的诊断。

十三、男性生殖道感染

定义和诊断

附睾炎最常见的原因是性传播疾病，如淋病或衣原体感染（见下文）。然而，它也可能是由泌尿系基础疾病患者的肠道革兰阴性杆菌或假单胞菌引起。

急性细菌性前列腺炎表现为泌尿系症状、前列腺柔软，常伴有发热等全身症状。由革兰阴性杆菌或革兰阳性球菌引起的前列腺慢性感染通常无症状，但它可能是复发性症状性菌尿的原因之一。慢性骨盆疼痛综合征也被归因于慢性前列腺炎，但通常病因不明。肺外结核或全身真菌感染引起的肉芽肿性前列腺炎可产生类似前列腺癌的结节状病变。活检标本的组织学检查可以区分这

> **提示**
>
> 睾丸最常见的感染是病毒性睾丸炎，通常由腮腺炎病毒或柯萨奇病毒引起。

些情况。表 5–35 列出了男性生殖道感染部位与常见致病微生物的关系。

睾丸最常见的感染是病毒性睾丸炎，通常由腮腺炎病毒或柯萨奇病毒引起。腮腺炎是一种急性病毒性疾病，会导致唾液腺（特别是腮腺）疼痛性肿大。该病毒通过呼吸道飞沫传播。青春期后男性睾丸炎一般由腮腺炎病毒引起，尽管接种疫苗后发病率较低。实验诊断对于流行病学调查来说很重要。表 5–36 汇总了流行性腮腺炎的实验室检查。

表 5–34　尿路感染的诊断

实验室检测 / 临床特征	单纯性下尿路感染	单纯性肾盂肾炎	复杂性尿路感染
感染部位	膀胱和尿道	输尿管、肾盂和肾脏	感染部位不同
风险因素	性交和避孕套 / 杀精剂的使用	包括单纯性下尿路感染和复杂性尿路感染的风险因素	尿路结构或功能异常
症状	尿频、尿急和排尿困难	尿频、尿急、排尿困难、腰痛和发热	取决于感染部位
脓尿程度	使用新鲜尿液样本观察到每高倍视野>5 个白细胞或白细胞酯酶试纸测试结果阳性	使用新鲜尿液样本观察到每高倍视野>5 个白细胞或白细胞酯酶试纸测试结果阳性	使用新鲜尿液样本观察到每高倍视野>5 个白细胞或白细胞酯酶试纸测试结果阳性
菌尿水平（CFU）	无症状女性连续 2 份样本>10^5CFU/ml，有症状女性>10^2CFU/ml，有症状男性>10^3CFU/ml	>10^4CFU/ml	与单纯性下尿路感染相同

CFU. 菌落形成单位

表 5–35　男性生殖道感染

感染部位	常见致病微生物
精囊	革兰阴性杆菌和淋球菌
附睾	衣原体、革兰阴性杆菌、淋球菌、结核分枝杆菌
前列腺	革兰阴性杆菌、肠球菌（和葡萄球菌）、淋球菌

十四、女性生殖道感染

定义和诊断

女性生殖道感染包括阴道炎、阴道病和宫颈炎 / 盆腔炎（子宫、输卵管和邻近结构的感染）。与男性生殖道感染一样，感染中有一些是由性传播疾病引起（见下文）。

阴道炎的主要症状为可伴有分泌物的瘙痒，最常见的原因是白念珠菌，阴道毛滴虫（一种原生动物）也会引起类似的症状。细菌性阴道病的主诉是阴道异味。在过去，这种情况被归因于阴道加德纳菌的过度生长，但现在的观点是正常阴

道菌群被破坏所致，乳酸杆菌（革兰阳性杆菌）在很大程度上被革兰阴性球杆菌的混合物取代。

表 5-37 简要描述了阴道炎、阴道病和盆腔炎的病因、临床特征和实验诊断。生殖器疱疹及其他性传播疾病讨论见下文。

提示

阴道炎的主要症状是可伴有分泌物的瘙痒，最常见的原因是白念珠菌。阴道毛滴虫（一种原生动物）也会引起类似的症状。

表 5-36　腮腺炎的实验室检查	
检查项目	结果 / 评价
血清学	腮腺炎病毒 IgM 检测阳性可用于急性腮腺炎感染的诊断，在急性和恢复期标本中检测腮腺炎病毒 IgG 血清转换（从阴性到阳性）或 IgG 滴度升高四倍也支持诊断
PCR	RT-PCR 可用于病毒 RNA 的检测。腮腺区口腔或颊拭子为首选标本，较少使用尿液。CSF 可用于中枢神经系统感染的检测
培养	腮腺炎病毒生长缓慢。腮腺区的口腔或颊拭子是首选样本，较少使用尿液。中枢神经系统感染时可以检测 CSF。病毒分离株的分型对流行病学研究很重要

CSF. 脑脊液；PCR. 聚合酶链反应；RT-PCR. 逆转录 – 聚合酶链反应

表 5-37　女性生殖道感染的诊断			
疾病 / 状况	常见病原体	临床特征	实验诊断
外阴阴道炎	白念珠菌、阴道毛滴虫	瘙痒、刺激、排尿困难、阴道溢液（尤其是阴道毛滴虫）	念珠菌病（标本用 10%KOH 处理后镜检、显示酵母菌和菌丝形态、培养），滴虫病（NAAT、培养、核酸杂交、抗原检测、湿法检测活动的滴虫）
阴道病	多种微生物（多种厌氧菌和阴道加德纳菌）	阴道异味，阴道溢液	阴道分泌物 pH>4.5，加入 10%KOH 后有 "鱼腥味"，湿片上存在 "线索细胞"（分布有球杆菌的阴道上皮细胞），或者革兰染色出现革兰阳性杆菌减少、革兰阴性或多变的球杆菌增多
宫颈炎、盆腔炎（PID）	沙眼衣原体、淋球菌	宫颈炎通常是无症状的，PID 与下腹痛、阴道溢液、排尿困难和性交困难有关，长期的后遗症可能包括不孕和宫外孕	在大多数情况下，利用泌尿生殖道标本对淋球菌和沙眼衣原体进行核酸扩增是首选方法（表 5-40 和表 5-41）

KOH. 氢氧化钾；NAAT. 核酸扩增实验

感染女性生殖道或在女性生殖道上定植的微生物也可能导致新生儿感染，属于兰斯斐尔德球菌 B 群（GBS）的乙型溶血性链球菌又称无乳链球菌，这些细菌通常无症状地定植在胃肠道和女性生殖道。然而，它们也是新生儿脓毒症和脑膜炎的一个重要原因（大肠埃希菌 K1 型是该感染类型的另一个常见原因）。与早发性新生儿感染相关的危险因素包括 GBS 母体定植、胎膜早破、绒毛膜羊膜炎和先前分娩过受感染的婴儿。妊娠晚期（35—37 孕周）进行常规筛查，以确定是否存在 GBS 定植。这可以通过阴道和直肠拭子培养或核酸扩增来实现。被 GBS 定植（或具有上述危险因素）的女性在分娩期间应接受抗生素治疗，以预防新生儿感染。沙眼衣原体、淋球菌和单纯疱疹病毒也可以在分娩过程中传播给新生儿，并导致严重感染。

十五、性传播疾病

（一）梅毒

1. 定义

梅毒是一种多系统传染病，具有明显的皮肤学和神经学表现，它由苍白密螺旋体感染引起，是一种细长螺旋体形的微生物。苍白密梅毒螺旋体通常是通过在性行为期间接触感染性病变而传播。在接触过早期梅毒患者后，约有 1/3 会被传染。原发性皮肤损伤也被称为硬下疳，通常在初次接触后 3 周内出现。一期梅毒是指接触部位出现皮损的阶段。二期梅毒是梅毒的血源性传播阶段，有广泛的身体表现、体征和症状。症状和体征有皮疹、脱发、扁平湿疣和被称为"黏膜斑"的黏膜浅层无痛性溃疡。即使在没有治疗的情况下，一期梅毒和二期梅毒的症状也会自动消失，患者进入感染潜伏期。约 30% 未经治疗的患者在多种不同的潜伏期后会出现三期梅毒症状。三期梅毒表现有心血管和（或）神经和眼部异常。然而，神经受累并不局限于疾病的第三阶段。神经梅毒的临床表现有脑膜炎、全身瘫痪和背痛。先天梅

毒可能发生在患有梅毒母亲的新生儿身上。

20 世纪 60 年代初到 80 年代中期，美国的一期和二期梅毒病例数量相对稳定，每年有 2 万～3 万例。到 1990 年，随着艾滋病的出现和公共卫生计划的衰落，美国一、二期梅毒病例增加到 5 万多，但 2000 年，这一数字下降了 80%。最近，病例数量又开始逐渐增加。

2. 诊断

梅毒螺旋体太纤窄，以至于不能用标准光学显微镜观察，但可以用暗视野显微镜观察到，这项技术需要一定的专业知识来区分梅毒螺旋体、非致病性密螺旋体和其他伪影，目前已很少使用。

梅毒螺旋体不能在微生物培养基上培养。因此，血清学检测是诊断梅毒最常用的方法。常规使用两种类型的试验，即梅毒的非梅毒螺旋体筛查试验，分别为性病研究实验室（Venereal Disease Research Laboratory，VDRL）和快速血浆反应素（rapid plasma reagin，RPR）试验。这些方法检测的是与心磷脂和其他脂质组成的抗原发生反应的抗体。单次起反应的试验需要补充提供梅毒诊断的历史、临床或实验室信息，因为有许多生物学原因会导致 VDRL 或 RPR 假阳性。

非梅毒螺旋体筛查试验的阳性结果通常会通过更具特异性的试验（即梅毒螺旋体试验）检测与梅毒螺旋体抗原反应的抗体来进一步确认。荧光梅毒螺旋体抗体吸收试验（fluorescent treponemal antibody absorption test，FTA-ABS）使用间接免疫荧光检测患者抗体与固定在显微镜载玻片上的梅毒螺旋体的结合（患者血清首先用非致病性密螺旋体预吸收，以提高检测的特异性）。梅毒螺旋体颗粒凝集试验（*T. pallidum* particle agglutination test，TP-PA）测定血清抗体凝集包被梅毒螺旋体表面抗原的明胶颗粒的能力。由于这些检测比非密螺旋体筛查试验更昂贵和（或）技术要求更高，它们传统上被用来确认阳性的非梅毒螺旋体试验，而不是用于初步评估。梅毒螺旋体特异性抗原的高通量、灵敏的 EIA 方法的引入导致了"反向流程"的发展：患者的血清最初用梅毒螺旋体 EIA

进行检测。如果呈阳性，则进行 RPR 以确定患者是否有活动性感染。如果血清 EIA 阳性 /RPR 阴性，则进行 TP-PA 以区分假阳性 EIA 与既往或早期感染。

梅毒螺旋体试验具有特异度和灵敏度，但不能区分当前感染和过去感染。尽管非梅毒螺旋体试验的特异度较低，但它们仍然有用，因为抗体滴度的变化可用于监测对治疗的反应。

由于抗梅毒 IgG 会从母体循环转移到胎儿，新生儿可能有大量的抗梅毒 IgG，因此新生儿梅毒的诊断很复杂。如果在新生儿循环中发现胎儿抗梅毒 IgM，则可以实现新生儿先天性梅毒的血清学诊断。婴儿 RPR 滴度高于孕妇 RPR 滴度也支持先天梅毒的诊断。

表 5-38 汇总了用于诊断一期梅毒、二期梅毒、潜伏期梅毒、三期梅毒和先天性梅毒的实验室检查。

提示

梅毒螺旋体不能在微生物培养基上培养。因此，血清学检测是诊断梅毒最常用的方法。常规使用两种类型的试验，即梅毒的非梅毒螺旋体筛查试验，包括性病研究实验室和快速血浆反应素试验。筛查试验阳性结果通常会通过更具特异性的试验（梅毒螺旋体试验）检测与梅毒螺旋体抗原反应的抗体来确认。

（二）淋病

1. 定义

淋病是指淋病奈瑟菌感染，是一种性传播疾病。发病主要原因为初始感染的并发症，这些并发症包括女性上行性盆腔感染、男性附睾炎，以及女性和男性播散性淋球菌感染。未经治疗母亲所生的婴儿也可能患上新生儿眼炎。淋病的临床

检查项目	一期梅毒	二期梅毒	潜伏期梅毒和三期梅毒	先天性梅毒
表 5-38　梅毒的实验室检查				
直接检测试验[a]				
暗视野显微镜（直接从硬下疳或病变处获得的渗出液的湿片），需要专门的显微镜和大量的训练，受伪影的影响，无法广泛使用	在早期初级阶段，当其他试验不太敏感时，这项检查是有用的	如果有渗出性二期病变，这项检查是有用的	没有渗出性病变，因此不能进行这项检查	鼻腔分泌物中可能存在病原体
非梅毒螺旋体试验				
快速血浆反应素（RPR）试验，使用包被有卵磷脂心磷脂–胆固醇混合物的木炭颗粒的凝集反应	非特异性血清学反应滞后导致一期梅毒灵敏度显著降低	快速、廉价的筛查试验，生物学假阳性的发生率为 0.3%～1%，阳性结果需通过其他抗梅毒螺旋体血清学试验确认，评估抗体效价对治疗随访很重要	潜伏期和第三期的筛查试验，当使用脑脊液标本时，推荐使用 VDRL 而不是 RPR 来诊断神经梅毒	母体 IgG 抗体会穿过胎盘，使得结果解释复杂化；需要比较婴儿和产妇的滴度
性病研究实验室（VDRL）检测，使用与 RPR 相同抗原的絮状沉淀试验，主要用于检测脑脊液样本	非特异性血清学反应滞后导致一期梅毒灵敏度显著降低	快速、廉价的筛查试验。生物学假阳性的发生率为 0.3%～1%，阳性结果需由抗梅毒螺旋体血清学试验确认，评估抗体效价对治疗随访很有用	潜伏期和第三期的筛查试验。脑脊液 VDRL 阳性足以诊断神经梅毒，但灵敏度只有 30%～70%，脑脊液 VDRL 阴性并不排除诊断	母体 IgG 抗体会穿过胎盘，使得结果解释复杂化，需要比较婴儿和产妇的滴度

（续表）

检查项目	一期梅毒	二期梅毒	潜伏期梅毒和三期梅毒	先天性梅毒
梅毒螺旋体试验[b]				
荧光梅毒螺旋体抗体吸收试验（FTA-ABS），利用固定在玻片上的梅毒螺旋体进行间接荧光抗体试验	用作确证诊断试验或代替 RPR 或 VDRL，对一期梅毒的灵敏度为 80%～85%	可作为 RPR 阳性或 VDRL 阳性患者的确证诊断试验，总体灵敏度约为 98%，特异度＞98%（但不能区分梅毒与雅司病或皮疹），无法用于监测治疗	可作为 RPR 阳性或 VDRL 阳性患者的确认性诊断试验。总体灵敏度约为 98%，但在潜伏期晚期会降低	对检测 IgM 的标准检测方法进行了修改，已用于检测新生儿感染（仅限于新生儿）
利用重组抗原特异性检测抗梅毒 IgG 的免疫检测方法（某些方法可检测 IgG+IgM），包括酶免疫分析（eELISA/EIA）、化学发光免疫分析（CIA）和多珠法	用作确证诊断试验，在一期梅毒中也比非梅毒螺旋体试验更敏感	可作为确认性诊断试验，灵敏度和特异度均接近 99%，也可用于"反向流程"[c]	可用作确证诊断试验，灵敏度和特异度接近 100%；也可用于"反向流程"（尽管特异度很高，但在低患病率人群中阳性预测值可达 70%）	母体抗梅毒 IgG 抗体会穿过胎盘，使得结果解释复杂化
梅毒螺旋体颗粒凝集试验（TP-PA），利用包被梅毒螺旋体抗原的凝胶颗粒进行检测	用作确证诊断试验，在初次感染时不如 FT-ABS 灵敏	当 FTA-ABS 不确定或梅毒螺旋体 EIA 检测呈阳性但 RPR 为阴性时，作为"反向流程"的一部分，用作确认试验	当 FTA-ABS 不确定或梅毒螺旋体 EIA 检测呈阳性但 RPR 为阴性时，作为"反向流程"的一部分，用作确认试验	母体抗梅毒 IgG 抗体会穿过胎盘，使得结果解释复杂化

a. 利用实验室开发（未经美国食品药品管理局批准）的基于 PCR 的检测方法似乎可用于检测原发灶和 CSF 中的梅毒螺旋体，但仅在部分参考实验室和 CDC 中被使用

b. 其他密螺旋体检测：（i）不在常规临床实验室进行的检测抗梅毒螺旋体 IgG 和 IgM 的蛋白质印迹分析；（ii）梅毒螺旋体的微量血凝试验（MHA-TP）已经大部分被 TP-PA 试验所取代

C. 引自 Loeffelholz MJ, Binnicker MJ. It is time to use treponema-specific antibody screening tests for diagnosis of syphilis. *J Clin Microbiol*. 2012;50:2–6.

症状包括排尿困难、尿道和（或）阴道溢液及骨盆疼痛。男性淋病的症状通常比女性多。临床表现分别包括尿道溢液和黏液脓性宫颈炎。未经治疗的无症状个体是淋球菌的宿主。从男性传染给女性比从女性传染给男性更容易。淋球菌咽部感染通常无症状。

淋病在美国的发病率在 1978 年达到顶峰，并在 20 世纪 90 年代末下降了约 75%。此后，它已经趋于平稳。报道的大多数病例都是男性，因为其症状比女性多很多。淋病患者同时患其他性传播疾病的概率也很高，因此需要进行全面筛查。上行性盆腔感染发生在 10%～20% 的急性感染女性中，可能导致不孕和异位妊娠。

2. 诊断

分离培养淋球菌需要营养丰富的选择性琼脂和长达 48 小时的培养期以形成菌落。因该微生物的抵抗力弱，由于标本处理不当和运输延迟，经常会出现假阴性结果。由于这些局限性，NAAT 分析现在被广泛用于检测泌尿生殖道标本（宫颈、尿道和尿液）中的淋球菌。该检测具有很高的特异度，但在低患病率人群中解释阳性结果时需谨慎。其他解剖部位（如直肠和咽部），通常要进行培养。核酸扩增试验只能用于某些标本，前提是这些（获取标本）部位的常驻菌群不会导致假阳性结果。如何采集标本进行分析取决于最有可能感染的部位和患者性别（表 5-39 和表 5-40）。

表 5-39　按患者类型划分的淋球菌样本采集部位

样　本	患　者
尿液 [a]	有症状（或有风险）的男性或女性
尿道渗出物	有症状的男性
如无渗出物可用尿道拭子拭取	有症状的男性
肛门直肠和咽拭子	有直肠或咽部暴露的男性或女性
结膜拭子	婴儿结膜炎
血液和滑液	男性或女性，有关节炎和（或）皮炎症状，怀疑有淋球菌感染史
宫颈管内拭子	怀疑受感染的女性

a. 用于核酸扩增，而非培养

（三）衣原体感染

1. 定义

衣原体是革兰阴性、无运动、专性胞内生长的微生物。沙眼衣原体是北美洲最常见的性传播疾病的病原体，它也是沙眼的病原体，沙眼是全球可预防性失明的主要原因。肺炎衣原体会引起类似于支原体感染的呼吸道感染。鹦鹉热衣原体在某些鸟类中很常见，可以通过雾化粪便传播给人类，导致鹦鹉热[呼吸道和（或）全身感染疾病]。

在美国，沙眼衣原体作为一种性传播疾病的

提示

淋病奈瑟菌需要一种营养丰富的选择性琼脂才能成功培养，并要长达 48 小时的培养期以形成菌落。由于该微生物挑剔的习性，经常会因为标本处理不当和运输延迟而出现假阴性结果。

病原体，每年产生多达 400 万例感染。过去一年里，有 1 个以上性伴侣或者不固定性伴侣的群体感染衣原体的风险比只有 1 个性伴侣及使用避孕套的性活跃女性高。约 1/3 的感染男性和 50% 的感染女性可能表现为无症状或轻度感染。输卵管亚临床感染和瘢痕形成继发不孕，其为衣原体感染的主要并发症。沙眼衣原体还可以在分娩过程中感染新生儿，并导致结膜炎和肺炎。性病淋巴肉芽肿（lymphogranuloma venereum，LGV）是一种由特定沙眼衣原体血清型引起，以腹股沟淋巴结肿大和直肠炎为特征的疾病。

2. 诊断

由于 NAAT 的高灵敏度和特异度，使用这些方法检测衣原体 DNA 是现在诊断生殖道沙眼衣原体感染的首选方法，这些试验使用聚合酶链反应、链置换扩增（strand displacement amplification，

表 5-40　淋病奈瑟菌感染的实验室检查 [a]

检查项目 [b]	结果 / 评价
核酸扩增试验（NAAT）[方法包括 PCR、链置换扩增（SDA）和转录介导扩增（TMA）]	这是诊断泌尿生殖道淋球菌感染的首选检测方法。女性宫颈内或自采阴道拭子和男性尿道拭子的载量最高。男性尿液的载量与尿道样本相当，而女性尿液的敏感性略低于宫颈 / 阴道拭子。NAAT 检测也推荐用于直肠和咽部感染，但这些都不是 FDA 批准的适应证，检测性能需由各个实验室验证
革兰染色与培养	淋病奈瑟菌在临床标本中表现为革兰阴性的肾豆状双球菌（在中性粒细胞内和细胞外）；革兰染色对男性尿道标本有很高的灵敏度和特异度，但对女性标本的灵敏度和特异度要低得多，不进行常规检查 培养敏感且成本低廉，但不正确的标本采集和处理很容易导致活性丧失和假阴性。培养和药敏试验对那些对适当的抗生素治疗没有反应的患者特别重要。培养也用于眼部标本和其他体液

FDA. 美国食品药品管理局；PCR. 聚合酶链反应

a. 基于沙眼衣原体和淋病奈瑟菌实验室检测的建议（2014. *MMWR Recomm Rep. March* 14, 2014;63(RR02):1-19.）

b. 其他方法如非扩增 DNA 杂交缺乏灵敏度，不再推荐

SDA）或转录介导扩增（transcription-mediated amplification，TMA）来扩增沙眼衣原体基因，它们在很大程度上取代了抗原检测等其他非培养方法。

感染的诊断也可以基于来自感染部位的阳性培养结果，这需要提供衣原体能在其中增殖的细胞，这一过程非常耗费人力。在样本收集和样本运输中需要小心谨慎，这对于维持衣原体的活性非常重要。虽然培养没有 NAAT 敏感，但它仍用于法医学场合。商品化的 NAAT 可以检测 LGV（性病淋巴肉芽肿）沙眼衣原体血清型变异，但不能将其与非 LGV 血清型变异区分开来。涉及补体结合或免疫荧光的抗衣原体抗体血清学试验可以检测血清中的抗衣原体 IgG 或 IgM，有时也可用于支持 LGV 的诊断。

表 5–41 总结了可用于诊断衣原体感染的实验室检查。

（四）单纯疱疹病毒感染

1. 定义

单纯疱疹病毒（Herpes Simplex Virus，HSV）是一种被脂质包膜包围的双链 DNA 病毒，通常通过人与人的接触进行传播，该病毒最初引起上皮细胞感染，之后在宿主感觉神经节中建立起伴随终身的潜伏感染，它可以重新激活形成活跃的感染。典型的感染形式是红斑基底上一组复发性的小疱。然而，HSV 感染通常是无症状的，只有少数感染患者会出现病变。感染 HSV 的个体无论是否存在可见病变都具有潜在的传染性。HSV 分为 HSV1 型和 2 型。口腔疱疹感染通常表现为唇疱疹，主要由 HSV1 型引起。生殖器疱疹感染主要由 HSV2 型引起。据估计，美国有 5000 万人患有生殖器 HSV 感染。生殖器疱疹传播方式为性接触，不限于性交。与 HSV1 型感染相比，生殖器 HSV2 型感染更容易复发及发生无症状病毒排泌。新生儿疱疹可能是婴儿期接触 HSV 时获得，主要是通过受感染的产道获得（也可从感染 HSV 的护理人员处获得）。新生儿疱疹可表现为严重的播散性感染，主要影响肝脏和肺部，也可表现为如局限性中枢神经系统感染，还可以表现为皮肤和黏膜感染。

2. 诊断

HSV 的实验诊断取决于感染类型和标本（表 5–42）。基于 PCR 的检测方法比检测来自生殖器疱疹患者的疱疹液病毒培养更灵敏，可以通过检测糖蛋白 G 抗体的型特异性血清学试验来确认 HSV2 型感染或再激活（复发）。CSF 的 PCR 检测优于所有其他诊断中枢神经 HSV 感染的方法。

表 5–41 沙眼衣原体感染的实验室检查[a]	
检查项目	结果 / 评价
核酸扩增试验［NAAT，其方法包括 PCR、链置换扩增（SDA）和转录介导扩增（TMA）］	• 诊断泌尿生殖道沙眼衣原体感染的首选试验。女性宫颈内或自行采集的阴道拭子和男性的尿道拭子病原体载量最高。男性尿液载量相当于尿道标本，而女性尿液检出灵敏性略低于宫颈 / 阴道拭子 • NAAT 也推荐用于直肠和咽部感染，但不是 FDA 批准的适应证，测试性能需由各个实验室验证
沙眼衣原体培养	沙眼衣原体是一种专性细胞内生长的生物，生长需要通过将临床标本接种到单层细胞培养物（如 McCoy 细胞）上。衣原体培养的灵敏度比 NAAT 检测低，它主要用于儿童潜在性虐待案例和尚未通过 NAAT 验证的样本类型
其他检查[b]	血清学用于性病淋巴肉芽肿（LGV）的辅助诊断。NAAT 分析可以检测 LGV 毒株，但不能将其与非 LGV 毒株区分开来。直接荧光抗体（DFA）试验可用于检测眼部标本中的沙眼衣原体

FDA. 美国食品药品管理局；PCR. 聚合酶链反应

a. 基于沙眼衣原体和淋病奈瑟菌实验室检测的建议 –2014. *MMWR Recomm Rep. March* 14, 2014;63(RR02):1–19.

b. 非扩增 DNA 杂交等方法缺乏灵敏度，不再推荐

表 5-42	单纯疱疹病毒感染的实验室检查
检查项目	阳性结果
核酸扩增试验（NAAT）	• PCR 是诊断 HSV 脑炎和脑膜炎的金标准，比培养法检测脑脊液中的病毒更加敏感 • PCR 也是诊断新生儿 HSV 感染最敏感的方法，可以检测脑脊液、血液和皮肤黏膜水疱性病变等样本 • PCR 和其他 NAAT 方法对症状性生殖器疱疹病毒感染的检测比培养法更敏感，它还可以检测到无症状的病毒排泌
病毒培养	病毒培养可用于诊断皮肤黏膜 HSV 感染，但它不如 NAAT 敏感。出现水疱或脓疱病灶后 72 小时内取样可以增加培养阳性率，但培养阴性不排除 HSV 感染
HSV 抗体血清学检测	通过检测糖蛋白 G 抗体的特异性酶免疫分析法或免疫印迹法可以检测 HSV2 型感染，并可区分 HSV2 型感染和 HSV1 型感染。其他血清学检测无法区分针对 HSV1 型和 HSV2 型的抗体。当不存在皮肤黏膜病变时，抗体检测可用于检测 HSV2 型生殖器感染。阴性结果并不能排除 HSV 感染，尤其是在原发感染时
其他检测	• 皮肤黏膜病变细胞的直接荧光抗体（DFA）染色阳性时，可以快速确认活动性 HSV 感染。但是这种方法不如 PCR 或培养敏感，阴性结果并不能排除感染 • 从皮肤黏膜病变取材制作 Tzanck 涂片（Wright-Giemsa 染色），从涂片中看到核内包涵体和多核巨细胞可支持疱疹病毒感染的诊断，但它不如 DFA、培养或 PCR 敏感，不能区分 HSV 和 VZV

HSV. 单纯疱疹病毒；PCR. 聚合酶链反应；DFA. 直接荧光抗体；VZV. 水痘 – 带状疱疹病毒

提示

单纯疱疹病毒（HSV）分为 HSV1 型和 HSV2 型。口腔疱疹感染通常表现为唇疱疹，主要由 HSV1 型引起。生殖器疱疹感染主要由 HSV2 型引起。

▶ 自测题

1. 以下哪一项常规方法不太可能用作实验室检测手段来检测传染性病原体？

A. 微生物培养

B. 目标病原体核酸扩增

C. 病原体对不同抗生素的敏感性检测

D. 产毒分离株核型分析

2. 药敏试验最广泛用于以下哪种类型的病原体检测？

A. 细菌感染

B. 真菌感染

C. 病毒感染

D. 寄生虫感染

3. 以下哪种生物存在于皮肤的正常菌群中，最有可能成为样本中的偶然污染菌？

A. 拟杆菌

B. 奈瑟菌

C. 凝固酶阴性葡萄球菌

D. 嗜血杆菌

4. 下列哪项通常不是无菌的？

A. 血

B. 腹腔积液

C. 关节液

D. 痰

5. 下列哪种微生物是专性细胞内微生物，不能由常规微生物培养进行检测？

A. 隐球菌

B. 假单胞菌

C. 立克次体

D. 念珠菌

6. 疟疾是世界上发病率和死亡率较高的疾病，它由疟原虫属的原生动物引起。由按蚊传播的四种疟原虫中，哪一种最危险？

　　A. 恶性疟原虫

　　B. 间日疟原虫

　　C. 卵形疟原虫

　　D. 三日疟原虫

7. 在传染性单核细胞增多症的诊断中，以下哪一项测试的价值低于其他测试？

　　A. 嗜异性抗体试验

　　B. EB 病毒特异性抗原抗体检测

　　C. 外周血涂片白细胞鉴别

　　D. 细小病毒 B19 抗体检测

8. 下列关于感染性心内膜炎诊断的说法不正确的是？

　　A. 心内膜炎显著损害心脏中的瓣膜内皮

　　B. 感染性心内膜炎的实验确诊通常指多次血培养中分离出同一微生物

　　C. 急性细菌性心内膜炎比亚急性细菌性心内膜炎有着持续时间更长的更严重的菌血症，因此更容易被检测出来

　　D. 感染性心内膜炎患者常见血尿和菌尿

9. 以下哪种微生物最不可能引起脑膜炎？

　　A. 细菌

　　B. 寄生虫

　　C. 真菌

　　D. 病毒

10. 一例疑似脑膜炎患者，从其腰椎穿刺收集脑脊液，实验室检查结果为 白细胞（WBC）计数 4500/μl、中性粒细胞占白细胞总数的 88%、葡萄糖 32mg/μl、蛋白质 220mg/dl。下列哪项最有可能是引起该脑膜炎的病原体？

　　A. 病毒

　　B. 细菌

　　C. 真菌

　　D. 分枝杆菌 – 结核性脑膜炎

11. 下列选项中除哪一项外均为有诊断价值的可用于从病变关节采集的滑液的检测项目？

　　A. 滑液的蛋白质浓度

　　B. 滑液的革兰染色和培养

　　C. 用于晶体检测的滑液偏振光显微镜检查

　　D. 滑液的白细胞计数

12. 以下哪项不是由细菌引起的皮肤或软组织感染？

　　A. 骨髓炎

　　B. 毛囊炎

　　C. 疖

　　D. 痈

13. 以下哪种疾病与称为游走性红斑的独特皮疹有关，该病可能引起存在于神经系统、心脏或肌肉骨骼系统的后续并发症，需要及早治疗以及预防。

　　A. 猫抓病

　　B. 细菌性血管瘤病

　　C. 莱姆病

　　D. 坏死性筋膜炎

14. 以下哪种病毒会产生水痘？

　　A. 麻疹

　　B. 水痘 – 带状疱疹

　　C. 单纯疱疹

　　D. 风疹

15. 下列关于浅表真菌感染的名称与其感染的解剖结构对应的身体部位之间的关联哪项不正确？

　　A. 足癣——手

　　B. 须癣——胡须

　　C. 头癣——头皮

　　D. 股癣——大腿前侧

16. 下列眼部感染中，哪个与沙眼衣原体导致的失明有关？

　　A. 眼内炎

　　B. 眼部泪道系统感染

　　C. 结膜炎

　　D. 视网膜感染

17. 以下选项中哪项不是肺部感染实验诊断的主要挑战？

　　A. 收集足够的源自肺的痰标本

B. 呼吸道样本被口咽菌群污染

C. 检测所有呼吸道病原体的单项试验

D. 呼吸道病原体对抗生素灵敏度评估的难度

18. 下列哪项是超过 20 000 多例艾滋病患者的感染病原体?

　　A. 铜绿假单胞菌

　　B. 耶氏肺孢子菌

　　C. 克雷伯菌属

　　D. 肺结核

19. 以下哪一种微生物与全身性真菌感染无关?

　　A. 皮炎芽生菌

　　B. 荚膜组织胞浆菌

　　C. 烟曲霉

　　D. 毛癣菌

20. 在检测院内感染的病原菌时,检测出下列哪一个病原菌比其他三个更有价值?

　　A. 艰难梭菌

　　B. 沙门菌属

　　C. 弯曲菌属

　　D. 志贺菌属

21. 艰难梭菌检测毒素 A 和毒素 B 的适宜检测样本是什么?

　　A. 成形大便

　　B. 全血

　　C. 水样泻大便

　　D. 血浆

22. 肠道原生动物分为五个主要类别,其流行病学和临床表现各不相同。以下哪一项不是肠道原生动物?

　　A. 贾第鞭毛虫

　　B. 溶组织内阿米巴

　　C. 环孢子虫

　　D. 猪肉绦虫

23. 绦虫、蛔虫和吸虫都属于哪类可引起胃肠道感染的病原体?

　　A. 细菌

　　B. 原生动物

C. 蠕虫

D. 酵母菌

24. 摄入食物中存在的细菌毒素会导致食物中毒,以下哪项生物其来源肠毒素是食物中毒的常见原因?

　　A. 肺炎链球菌

　　B. 铜绿假单胞菌

　　C. 蜡样芽孢杆菌

　　D. 粪肠球菌

25. 肉毒梭菌会产生强效毒素,主要影响以下哪个系统?

　　A. 神经系统

　　B. 血管系统

　　C. 内分泌系统

　　D. 泌尿生殖系统

26. 对可能患有尿路感染的患者的检查涉及以下所有内容,但其中一项检测除外。 对于此类患者,哪项检查最不可能提供有用信息?

　　A. 尿液中的白细胞

　　B. 尿液中的葡萄糖浓度

　　C. 尿液中的细菌

　　D. 尿培养

27. 以下哪个解剖部位感染不被认为是尿路感染?

　　A. 膀胱

　　B. 肾脏

　　C. 输尿管

　　D. 前列腺

28. 以下哪一项不是梅毒感染相关检查?

　　A. 快速血浆反应素(RPR)测试

　　B. 用 10% KOH 处理阴道标本后的显微镜检查

　　C. 性病研究实验室(VDRL)测试

　　D. 荧光密螺旋体抗体检测(FTA-ABS)

29. 以下哪一项不是普遍认为的性传播疾病?

　　A. 淋病

　　B. 单纯疱疹感染

　　C. 衣原体感染

　　D. 大肠埃希菌感染

30. 以下选项左侧为选择的样本采集部位，右侧为患者类型。对于正在接受淋病奈瑟菌感染评估的患者，以下哪项不正确？

A. 尿道渗出物——有症状的男性

B. 结膜拭子——患有结膜炎的婴儿

C. 宫颈管拭子——疑似感染的女性

D. 尿道拭子——有症状的女性

答案与解析

1. 正确答案是 D。染色体核型分析不是感染的诊断试验。所有其他方法都是评估感染性疾病的主要方法。

2. 正确答案是 A。对其他类型微生物进行药敏试验的情况不常见。

3. 正确答案是 C。如果在多个血液培养标本中只有一个标本存在凝固酶阴性葡萄球菌，那么结果很可能代表是在标本采集过程中引入的皮肤污染物。

4. 正确答案是 D。其他的选项都是无菌的。痰液常被上呼吸道的许多其他微生物污染，如草绿色链球菌。

5. 正确答案是 C。立克次体、埃立克体和微粒孢子虫都是专性胞内微生物。念珠菌和隐球菌是酵母，不是细胞内的。假单胞菌是一种细菌，但它不是细胞内的。

6. 正确答案是 A。恶性疟原虫可在几天内致命。三日疟原虫是四个选项中最不致命的一种。

7. 正确答案是 D。传染性单核细胞增多症的病原体是 EB 病毒（EBV）。由于患者有轻度 – 中度的白细胞增多，且一些淋巴细胞是非典型的，因此在评估患者时白细胞分类很重要。细小病毒不是传染性单核细胞增多症的病因。

8. 正确答案是 A。心内膜炎可影响心脏的瓣膜和非瓣膜内皮细胞，但不能做实验诊断。其他选项都是关于感染性心内膜炎的实验诊断的正确表述。

9. 正确答案是 B。细菌性、病毒性和真菌性脑膜炎的这三种已知可引起脑膜炎的病原体中已被识别出多个物种。在这四个选项中，寄生虫被确定为脑膜炎病因的可能性最小。

10. 正确答案是 B。上述检测结果与细菌性脑膜炎高度一致。病毒性、真菌性或结核性脑膜炎患者的脑脊液检测结果明显与之不同。

11. 正确答案是 A。在给出的选项中，滑液的蛋白质浓度在评估关节感染方面是最无用的。

12. 正确答案是 A。骨髓炎是一种骨骼感染，而不是皮肤或软组织感染。浅表毛囊炎是皮肤毛囊的一种感染。疖是由毛囊周围皮肤感染引起的。痈是由相互连接的疖和多个部位的引流所形成的复合体。

13. 正确答案是 C。已知巴尔通体中的几种微生物可引起猫抓热和细菌性血管瘤病。这两种病都不会导致游走性红斑的皮疹出现。坏死性筋膜炎是一种软组织感染，有两种主要的亚型，也不与独特的皮疹相关。

14. 正确答案是 B。麻疹感染会引起麻疹。风疹感染会引起一种曾经被称为德国麻疹的感染。单纯疱疹病毒与多种感染有关，但与水痘无关。

15. 正确答案是 A。足癣影响的是脚而不是手，也被称为"香港脚"。手部相应的浅表真菌感染称为手癣。股癣也被称为"jock itch"。

16. 正确答案是 C。结膜炎可以是病毒性、细菌性或衣原体性的。在发达国家，病毒性结膜炎比细菌性结膜炎更常见。沙眼衣原体结膜炎是世界流行地区致盲的主要原因。

17. 正确答案是 D。评估呼吸道病原体对抗菌药物敏感性并不困难。这使得对那些存在不常见或不易通过实验室方法检测到的肺部感染病原体的患者的检测变得复杂。在诊断肺部感染时，获取源自肺部且未被口咽菌群污染的痰样本是一个公认的挑战，可能需要进行多次检测来识别病原体。

18. 正确答案是 B。肺孢子虫是细胞介导免疫严重受损的患者肺部感染的公认原因。自从使用抗逆转录病毒疗法治疗 HIV 感染以来，这种情况已经变得不那么常见了。

19. 正确答案是 D。其他微生物均可以产生全身感染，每种微生物的感染都有其独特的临床表现。

20. 正确答案是 A。其他微生物通常与社区获得性腹泻有关。

21. 正确答案是 C。只能对未成形的腹泻粪便进行毒素检测。

22. 正确答案是 D。猪肉绦虫是一种蠕虫。所有其他选项都是原生动物。

23. 正确答案是 C。蠕虫感染占全球胃肠道感染性疾病的很大一部分。

24. 正确答案是 C。蜡状芽孢杆菌中的肠毒素常见于重复加热的炒饭中。

25. 正确答案是 A。肉毒梭菌中毒是一种神经麻痹性疾病，由肉毒梭菌毒素阻断外周胆碱能突触释放乙酰胆碱引起。

26. 正确答案是 B。所有其他试验对于评估患者的尿路感染都是必不可少的。

27. 正确答案是 D。与其他三个选项相比，前列腺感染涉及的微生物不同。前列腺炎被认为是男性生殖道的感染。

28. 正确答案是 B。用 10% KOH 处理阴道标本后进行显微镜检查通常用于评估患者是否有由白念珠菌或阴道毛滴虫引起的外阴阴道炎。

29. 正确答案是 D。其他三个选项通常被认为是通过性接触传播的。

30. 正确答案是 D。与男性不同，尿道拭子主要不是用于对疑似淋病奈瑟菌感染的女性进行评估的标本，反之宫颈管更可能是揭示女性感染的部位。未经治疗的母亲所生的婴儿可能会患上新生儿眼炎。

拓展阅读

[1] Achermann Y, Goldstein EJ, Coenye T, Shirtliff ME. Propionibacterium acnes: from commensal to opportunistic biofilm-associated implant pathogen. *Clin Microbiol Rev*. 2014;27:419–440.

[2] Aliabadi N, Tate JE, Haynes AK, Parashar UD; Centers for Disease Control and Prevention (CDC). Sustained decrease in laboratory detection of rotavirus after implementation of routine vaccination—United States, 2000–2014. *MMWR Morb Mortal Wkly Rep*. 2015 Apr 10;64(13):337–342. PMID: 25856253.

[3] Allos BM. *Campylobacter jejuni* infections: update on emerging issues and trends. *Clin Infect Dis*. 2001;32:1201–1206.

[4] Arvanitis M, Anagnostou T, Fuchs BB, Caliendo AM, Mylonakis E. Molecular and nonmolecular diagnostic methods for invasive fungal infections. *Clin Microbiol Rev*. 2014;27:490–526.

[5] Ashley RL. Performance and use of HSV type-specific serology test kits. *Herpes*. 2002;9:38–45.

[6] Assi MA, et al. Systemic histoplasmosis: a 15–year retrospective institutional review of 111 patients. *Medicine (Baltimore)*. 2007;86:162–169.

[7] Baron EJ, et al. Prolonged incubation and extensive subculturing do not increase recovery of clinically significant microorganisms from standard automated blood cultures. *Clin Infect Dis*. 2005;41:1677–1680.

[8] Bauer TM, et al. Derivation and validation of guidelines for stool cultures for enteropathogenic bacteria other than *Clostridium difficile* in hospitalized adults. *JAMA*. 2001;285:313–319.

[9] Biggs HM, Behravesh CB, Bradley KK, et al. Diagnosis and management of tickborne rickettsial diseases: Rocky Mountain spotted fever and other spotted fever group rickettsioses, ehrlichioses, and anaplasmosis—United States. *MMWR Recomm Rep*. 2016;65(No. NR-2):1–44. doi:http://dx.doi. org/10.15585/mmwr.rr6502a1.

[10] Bortolussi R. Listeriosis: a primer. *CMAJ*. 2008;179:795–797.

[11] Boulware DR, et al. Maltreatment of *Strongyloides* infection: case series and worldwide physicians-intraining survey. *Am J Med*. 2007;120:545.e1–545.e8.

[12] Bryant RE, Salmon CJ. Pleural empyema. *Clin Infect Dis*. 1996;22:747–762.

[13] Chatterjee S, Nutman TB. Filarial nematodes. In: Jorgensen JH, Pfaller MA, Carroll KC, et al., eds. *Manual of Clinical Microbiology*. 11th ed. Washington, DC: ASM Press; 2015:2461–2470.

[14] Cho I, Blaser MJ. The human microbiome: at the interface of health and disease. *Nat Rev Genet*. 2012;13:260–270.

[15] Chon CH, et al. Pediatric urinary tract infections. *Pediatr Clin North Am*. 2001;48:1441–1459.

[16] Clark AE, Kaleta EJ, Arora A, Wolk DM. Matrix-assisted laser desorption ionization-time of flight mass spectrometry: a fundamental shift in the routine practice of clinical microbiology. *Clin Microbiol Rev*. 2013;26:547–603.

[17] Couturier MR, Graf EH, Griffin AT. Urine antigen tests for the diagnosis of respiratory infections: legionellosis, histoplasmosis, pneumococcal pneumonia. *Clin Lab Med*. 2014;34:219–36.

[18] Derber CJ, Troy SB. Head and neck emergencies: bacterial meningitis, encephalitis, brain abscess, upper airway obstruction, and jugular septic thrombophlebitis. *Med Clin North Am*. 2012;96:1107–1126.

[19] Didier ES, Weiss LM. Microsporidiosis: current status. *Curr Opin Infect Dis*. 2006;19:485–492.

[20] Dimaio MA, et al. Performance of BinaxNOW for diagnosis of malaria in a U.S. hospital. *J Clin Microbiol*. 2012;50:2877–2880.

[21] Duff P. Maternal and perinatal infection. In: Gabbe SG, Niebyl JR, Simpson JL, eds. *Obstetrics: Normal & Problem Pregnancies*. 5th ed. New York, NY: Churchill Livingstone; 2007:1233–1248.

[22] Durand ML. Eye infections. In: Betts RF, Chapman SW, Penn RL, eds. *Reese and Betts' a Practical Approach to Infectious Diseases*. Philadelphia, PA: Lippincott Williams & Wilkins; 2003:222–250.

[23] Edelstein PH, Roy CR. Legionnaires' disease and pontiac fever. In: Bennett JE, Dolin R, Blaser MJ, eds. *Mandell, Douglas, and Bennett's Principles and Practice of Infectious Diseases*. 8th ed. New York, NY: Elsevier/Saunders; 2015:2633–2644.

[24] Edwards MS, Baker CJ. *Streptococcus agalactiae* (group B *Streptococcus*). In: Bennett JE, Dolin R, Blaser MJ, eds. *Mandell, Douglas, and Bennett's Principles and Practice of Infectious Diseases*. 8th ed. New York, NY: Elsevier/Saunders; 2015:2340–2348.

[25] Enright AM, Prober CG. *Herpesviridae* infections in newborns: varicella zoster virus, herpes simplex virus, and cytomegalovirus. *Pediatr Clin North Am*. 2004;51:889–908.

[26] Eron LJ. Cellulitis and soft-tissue infections. *Ann Intern Med*. 2009;150:ITC1–1.

[27] Espy MJ, et al. Real-time PCR in clinical microbiology: applications for routine laboratory testing. *Clin Microbiol Rev*. 2006;19:165–256.

[28] Fang FC, Polage CR, Wilcox MH. Point-counterpoint: what is the optimal approach for detection of *Clostridium difficile* infection? *J Clin Microbiol*. 2017;55:670–680.

[29] Fishman JA. Infection in solid-organ transplant recipients. *N Engl J Med*. 2007;357:2601–2614.

[30] Fleming RV, et al. Emerging and less common fungal pathogens. *Infect Dis Clin North Am*. 2002;16:915–933.

[31] Florin TA, et al. Beyond cat scratch disease: widening spectrum of *Bartonella henselae* infection. *Pediatrics*. 2008;121:e1413–e1425.

[32] Fredricks DN, et al. Molecular identification of bacteria associated with bacterial vaginosis. *N Engl J Med*. 2005;353:1899–1911.

[33] Freedman DO, et al. Spectrum of disease and relation to place of exposure among ill returned travelers. *N Engl J Med*. 2006;354:119–130.

[34] Garcia HH, Jimenez JA, Escalante H. Cestodes. In: Jorgensen JH, Pfaller MA, Carroll KC, et al., eds. *Manual of Clinical Microbiology*. 11th ed. Washington, DC: ASM Press; 2015:2471–2478.

[35] García-Arias M, et al. Septic arthritis. *Best Pract Res Clin Rheumatol*. 2011;25:407–421.

[36] Gaydos C, Essig A. Chlamydiaceae. In: Jorgensen JH, Pfaller MA, Carroll KC, et al., eds. *Manual of Clinical Microbiology*. 11th ed. Washington, DC: ASM Press; 2015:1106–1121.

[37] Gea-Banacloche J, et al. West Nile virus: pathogenesis and therapeutic options. *Ann Intern Med*. 2004;140:545–553.

[38] Glaser CA, et al. Beyond viruses: clinical profiles and etiologies associated with encephalitis. *Clin Infect Dis*. 2006;43:1565–1577.

[39] Grice EA, Segre JA. The human microbiome: our second genome. *Annu Rev Genomics Hum Genet*. 2012;13:151–70.

[40] Gupta R, et al. Genital herpes. *Lancet*. 2007;370:2127–2137.

[41] Gwaltney JM. Clinical significance and pathogenesis of viral respiratory infections. *Am J Med*. 2002;112:13–18.

[42] Hall CB. Respiratory syncytial virus and parainfluenza virus. *N Engl J Med*. 2001;344:1917–1928.

[43] Hay RJ. Dermatophytosis (ringworm) and other superficial mycoses. In: Bennett JE, Dolin R, Blaser MJ, eds. *Mandell, Douglas, and Bennett's Principles and Practice of Infectious Diseases*. 8th ed. New York, NY: Elsevier/Saunders; 2015:2985–2994.

[44] Heiro M, Helenius H, Sundell J, et al. Utility of serum C-reactive protein in assessing the outcome of infective endocarditis. *Eur Heart J*. 2005;26:1873–81.

[45] Ho M. The history of cytomegalovirus and its diseases. *Med Microbiol Immunol*. 2008;197:65–73.

[46] Hurt C, Tammaro D. Diagnostic evaluation of mononucleosis-like illnesses. *Am J Med*. 2007;120:911.e1–911.e8.

[47] Ison MG. Adenovirus infections in transplant recipients. *Clin Infect Dis*. 2006;43:331–339.

[48] Iverson SA, et al. Recognition and diagnosis of *Cryptococcus gattii* infections in the United States. *Emerg Infect Dis*. 2012;18:1012–1015.

[49] Jarzembowski JA, Young MB. Nontuberculous mycobacterial infections. *Arch Pathol Lab Med*. 2008;132:1333–1341.

[50] Johnson CC, et al. Peritonitis: update on pathophysiology, clinical manifestations, and management. *Clin Infect Dis*. 1997;24:1035–1045.

[51] Jones MK, Keiser J, McManus DP. Trematodes. In: Jorgensen JH, Pfaller MA, Carroll KC, et al., eds. *Manual of Clinical Microbiology*. 11th ed. Washington, DC: ASM Press; 2015:2479–2492.

[52] Kauffman C, et al. Clinical practice guidelines for the management of sporotrichosis: 2007 update by the Infectious Diseases Society of America. *Clin Infect Dis*. 2007;45:1255–1265.

[53] Lederman ER, Crum NF. A case series and focused review of nocardiosis: clinical and microbiologic aspects. *Medicine (Baltimore)*. 2004;83:300–313.

[54] Lednicky JA. Hantaviruses. A short review. *Arch Pathol Lab Med*. 2003;127:30–35.

[55] Lee BE, Davies HD. Aseptic meningitis. *Curr Opin Infect Dis*. 2007;20:272–277.

[56] Lewinsohn DM, Leonard MK, LoBue PA, et al. Official American Thoracic Society/Infectious Diseases Society of America/Centers for Disease Control and Prevention Clinical Practice Guidelines: diagnosis of tuberculosis in adults and children. *Clin Infect Dis*. 2017;64:e1–e33.

[57] Liesman RM, Pritt BS, Maleszewski JJ, Patel R. Laboratory diagnosis of infective endocarditis. *J Clin Microbiol*. 2017;55:2599–2608.

[58] Limper AH, Adenis A, Le T, Harrison TS. Fungal infections in HIV/AIDS. *Lancet Infect Dis*. Jul 31, 2017. doi:10.1016/S1473-3099(17)30303-1.

[59] Lindström M, Korkeala H. Laboratory diagnostics of botulism. *Clin Microbiol Rev*. 2006;19:298–314.

[60] Loeffelholz MJ, Binnicker MJ. It is time to use treponema-specific antibody screening tests for diagnosis of syphilis. *J Clin Microbiol*. 2012;50:2–6.

[61] Mandell LA, et al; Infectious Diseases Society of America; American Thoracic Society. Infectious Diseases Society of America/American Thoracic Society consensus guidelines on the management of community-acquired pneumonia in adults. *Clin Infect Dis*. 2007;44(suppl 2):S27–S72.

[62] Mazuski JE, Solomkin JS. Intra-abdominal infections. *Surg Clin North Am*. 2009;89:421–437.

[63] McDonald LC, Gerding DN, Johnson S, et al. Clinical practice guidelines for *Clostridium difficile* infection in adults and children: 2017 update by the Infectious Diseases Society of America (IDSA) and Society for Healthcare Epidemiology of America (SHEA). *Clin Infect Dis*. Feb 15, 2018. doi:10.1093/cid/cix1085.

[64] McGowan CC, Krieger JN. Prostatitis, epididymitis, and orchitis. In: Bennett JE, Dolin R, Blaser MJ, eds. *Mandell, Douglas, and Bennett's Principles and Practice of Infectious Diseases*. 8th ed. New York, NY: Elsevier/Saunders; 2015:1381–1387.

[65] Moore A, Nelson CA, Molins C, Mead PS, Schriefer M. Current guidelines, common clinical pitfalls, and future directions for laboratory diagnosis of Lyme disease, United States. *Emerg Infect Dis*. 2016;22:1169–1177.

[66] Moran GJ, et al. Methicillin-resistant *S. aureus* infections among patients in the emergency department. *N Engl J Med*. 2006;355:666–674.

[67] Morbidity and Mortality Weekly Report (MMWR). Recommendations for the laboratory-based detection of *Chlamydia trachomatis* and *Neisseria gonorrhoeae*—2014. *MMWR Recomm Rep*. 2014;63(RR02):1–19.

[68] Morshed MG, Singh AE. Recent trends in the serologic diagnosis of syphilis. *Clin Vaccine Immunol*. 2015;22:137–147.

[69] Murdoch DR, et al. Clinical presentation, etiology, and outcome of infective endocarditis in the 21st century: The International Collaboration on Endocarditis—prospective cohort study. *Arch Intern Med*. 2009;169:463–473.

[70] Murray HW, et al. Advances in leishmaniasis. *Lancet*. 2005;366:1561–1577.

[71] Naktin J, Beavis KG. *Yersinia enterocolitica* and *Yersinia pseudotuberculosis*. *Clin Lab Med*. 1999;19:523–536.

[72] Nørskov-Lauritsen N. Classification, identification, and clinical significance of *Haemophilus* and *Aggregatibacter* species with host specificity for humans. *Clin Microbiol Rev*. 2014;27:214–240.

[73] Pai M, et al. Systematic review: T-cell-based assays for the diagnosis of latent tuberculosis infection: an update. *Ann Intern Med*. 2008;149:177–184.

[74] Pasternack MS, Swarts MN. Cellulitis, necrotizing fasciitis, and subcutaneous tissue infections. In: Bennett JE, Dolin R, Blaser MJ, eds. *Mandell, Douglas, and Bennett's Principles and Practice of Infectious Diseases*. 8th ed. New York, NY: Elsevier/Saunders; 2015:1194–1215.

[75] Patel R. New developments in clinical bacteriology laboratories. *Mayo Clin Proc*. 2016;91:1448–1459.

[76] Pawlowski SW, et al. Diagnosis and treatment of acute or persistent diarrhea. *Gastroenterology*. 2009;136:1874–1886.

[77] Pfaller MA, Diekema DJ. Epidemiology of invasive mycoses in North America. *Crit Rev Microbiol*. 2010;36:1–53.

[78] Pichichero ME. Otitis media. *Pediatr Clin North Am*. 2013;60:391–407.

[79] Pien BC, Sundaram P, Raoof N, et al. The clinical and prognostic importance of positive blood cultures in adults. *Am J Med*. 2010;123:819–828.

[80] Polage CR, Cohen SH. State-of-the-art microbiologic testing for community-acquired meningitis and encephalitis. *J Clin Microbiol*. 2016;54:1197–202.

[81] Pritt BS. *Plasmodium* and *Babesia*. In: Jorgensen JH, Pfaller MA, Carroll KC, et al., eds. *Manual of Clinical Microbiology*. 11th ed. Washington, DC: ASM Press; 2015:2338–2356.

[82] Queiroz-Telles F, McGinnis MR, Salkin I, Graybill JR. Subcutaneous mycoses. *Infect Dis Clin North Am*. 2003;17:59–85.

[83] Ramanan P, Bryson AL, Binnicker MJ, Pritt BS, Patel R. Syndromic panel-based testing in clinical microbiology. *Clin Microbiol Rev*. Nov 15, 2017;31. pii: e00024–17.

[84] Ribes JA, et al. Zygomycetes in human disease. *Clin Microbiol Rev*. 2000;13:236–301.

[85] Sande MA, Gwaltney JM. Acute community-acquired bacterial sinusitis: continuing challenges and current management. *Clin Infect Dis*. 2004;39(suppl 3):S151–S158.

[86] Saubolle MA, et al. Epidemiologic, clinical, and diagnostic aspects of coccidioidomycosis. *J Clin Microbiol*. 2007;45:26–30.

[87] Schmid DS, Jumaan AO. Impact of varicella vaccine on varicella-zoster virus dynamics. *Clin Microbiol Rev*. 2010;23:202–17.

[88] Sheorey H, Biggs B-A, Ryan N. Nematodes. In: Jorgensen JH, Pfaller MA, Carroll KC, et al., eds. *Manual of Clinical Microbiology*. 11th ed. Washington, DC: ASM Press; 2015:2448–2460.

[89] Sia IG, Berbari EF. Infection and musculoskeletal conditions: osteomyelitis. *Best Pract Res Clin Rheumatol*. 2006;20:1065–1081.

[90] Sobel JD. What's new in bacterial vaginosis and trichomoniasis? *Infect Dis Clin North Am*. 2005;19:387–406.

[91] Sobel JD. Vulvovaginal candidosis. *Lancet*. 2007;369:1961–1971.

[92] Stanley SL Jr. Amoebiasis. *Lancet*. 2003;361(9362):1025–1034.

[93] Stevens DL. The flesh-eating bacterium: what's next? *J Infect Dis*. 1999;179 (suppl 2):S366–S374.

[94] Stevens DL, et al. Life-threatening clostridial infections. *Anaerobe*. 2012;18:254–259.

[95] Storch GA. Diagnostic virology. In: Knipe DM, Howley PM, eds. *Fields' Virology*. 5th ed. Philadelphia, PA: Wolters Kluwer; 2007:565–604.

[96] Strockbine NA, Bopp CA, Fields PI, Kaper JB, Nataro JP. *Escherichia, Shigella*, and *Salmonella*. In: Jorgensen JH, Pfaller MA, Carroll KC, et al., eds. *Manual of Clinical Microbiology*. 11th ed. Washington, DC: ASM Press; 2015:685–713.

[97] Tan KE, et al. Prospective evaluation of a matrix-assisted laser desorption ionization-time of flight mass spectrometry system in a hospital clinical microbiology laboratory for identification of bacteria and yeasts: a bench-by-bench study for assessing the impact on time to identification and cost-effectiveness. *J Clin Microbiol*. 2012;50:3301–3308.

[98] Thielman NM, Guerrant RL. Clinical practice. Acute infectious diarrhea. *N Engl J Med*. 2004;350:38–47.

[99] Thomson RB Jr, Bertram H. Laboratory diagnosis of central nervous system infections. *Infect Dis Clin North Am*. 2001;15:1047–1071.

[100] Tipple C, Taylor GP. Syphilis testing, typing, and treatment follow-up: a new era for an old disease. *Curr Opin Infect Dis*. 2015;28:53–60.

[101] Vannier E, et al. Human babesiosis. *Infect Dis Clin North Am*. 2008;22:469–488.

[102] Waites KB, et al. Molecular methods for the detection of mycoplasma and ureaplasma infections in humans: a paper from the 2011 William Beaumont Hospital Symposium on molecular pathology. *J Mol Diagn*. 2012;14:437–450.

[103] Weinstock GM. Genomic approaches to studying the human microbiota. *Nature*. 2012;489(7415):250–256.

[104] Whitley RJ. Herpes simplex encephalitis: adolescents and adults. *Antiviral Res*. 2006;71:141–148.

[105] Wilson ML, Gaido L. Laboratory diagnosis of urinary tract infections in adult patients. *Clin Infect Dis*. 2004;38:1150–1158.

[106] Wolf J, Daley AJ. Microbiological aspects of bacterial lower respiratory tract illness in children: atypical pathogens. *Paediatr Respir Rev*. 2007;8:212–219.

[107] Wong CL. Does this patient had bacterial peritonitis or portal hypertension? How do I perform a paracentesis and analyze the results? *JAMA*. 2008;299:1166–1178.

[108] Workowski KA, Bolan GA; Centers for Disease Control and Prevention. Sexually transmitted diseases treatment guidelines, 2015. *MMWR Recomm Rep*. 2015;64(RR-03):1–137.

[109] Young NS, Brown KE. Parvovirus B19. *N Engl J Med*. 2004;350:586–597. Available at: https://www.aphl. org/programs/infectious_disease/tuberculosis/TBCore/2–Overview-of-Syphilis-Diagnostics-Assaysand-Algorithms.pdf. Accessed February 15, 2018.

第6章　毒理学
Toxicology

James H. Nichols　Nicola J. Rutherford　Michael Laposata　著

何晓静　熊玉峰　译　李　敏　周宏伟　校

学习目标

1. 熟悉治疗药物监测定义，了解何时有必要及如何对监测的药物进行监测。
2. 描述与治疗药物监测有关的基本药代动力学原则。
3. 确定常见滥用药物及其在血液、血清、尿液与其他体液中的检测方式。
4. 了解职业接触与特定环境毒素的联系。

毒理学包括几种医学应用，人体标本中的药物分析可用于临床或法律/法医。临床应用包括药物过量急性管理和药物浓度治疗性监测，以实现最大疗效，同时限制药物毒性和不良反应。毒理学的法医应用包括分析药物、为民事和刑事法庭案件提供证据、调查死亡原因、检测体育比赛中使用增强体能的药物，以及确定与交通罚单和车辆碰撞有关的操作员损害、工作场所药物测试评估就业前药物滥用和工作中的损害。鉴于治疗药物、滥用药物和环境毒素的数量，以及与药物暴露和过量有关的各种疾病、体征和症状，有一系列实验室测试策略。因此，本章分3部分进行毒理学讨论，即治疗药物监测（therapeutic drug monitoring，TDM）、滥用药物和环境毒素（图6-1）。

一、治疗药物监测

TDM是测量药物或其代谢物浓度的实践，以优化该药物对个别患者的剂量和（或）评估患者对剂量计划依从性。TDM的目标是提高药物疗效，

即在避免或最小化不良反应同时产生治疗效果的可能性。表6-1列出了一些常用监测药物。患者不需要对大多数药物进行监测。然而，对于有限药物组或某些情况的患者（如肾功能受限、妊娠、新生儿或老年组），TDM在建立适当治疗剂量方案方面发挥着至关重要的作用。

在20世纪60年代之前，界定药物剂量全凭经验。对于某些药物，这种反复试验方法在患者反应中产生了很大的差异，并发生了显著毒性。此后，医生们学会了优化药物剂量和给药方式，同时避免了一些药物不良影响，这是通过开发灵敏和快速实验室分析及建立普通药物治疗范围来实现的。

（一）治疗药物监测的适应证

TDM的实施是为了优化单个患者药物剂量。治疗指数或安全边际较窄（有效剂量和中毒剂量之差）的药物可成为治疗监测候选药物（表6-2）。TDM对表现出显著药代动力学变化的药物有用，这些变化可能是由药物相互作用、药物代谢遗传变异、非线性动力学、妊娠和衰老等生理条件及

改变向人体输送或由人体代谢有效药物量的潜在疾病引起。当患者依从性有问题时，可以使用药物监测来证明处方药物存在或不存在。TDM 需要适当的实验监测，并建立与疗效和（或）毒性相关的治疗参考范围。

TDM 是通过测量药物和代谢物浓度来进行的。血液或血清 / 血浆通常是 TDM 的样本，但在某些情况下，可使用尿液或口腔液体样本来评估药物浓度。尿液和口腔液采样最常见的例子是监测丁丙诺啡、美沙酮和羟考酮的患者依从性。用血药浓度来指导药物治疗是基于设定血浆 / 血清浓度、器官细胞水平药物浓度和药理作用存在正比关系。出于实际原因，组织浓度不容易采样或分析，只测量药物血液浓度。同质性药代动力学原则确定了 TDM 的采样时间，因为采样时血液中药物浓度需反应末端器官的比例恒定（稳态）浓度，并反应细胞水平的药物效应。大多数 TDM 样本是以低谷浓度收集的，即下一次服药前的最低水平，或

提示

> 治疗药物监测的目标是增加治疗效果的可能性，避免或尽量减少不良反应。患者不需要对大多数药物进行监测。

作为峰值浓度，在服药后 30～60 分钟，此时血液水平最能反映组织浓度和药物疗效或毒性。

（二）药代动力学原理

药物动力学研究药物在体内的相互作用（如吸收、代谢和清除）。药物在体内的作用可以用"LADME"缩写助记符来描述。

L 代表药物从其剂型中解放或释放。

A 代表药物从给药部位进入循环的吸收过程。

D 代表分布为"D"型，描述药物在循环系统和体内组织中的可逆运动。

M 代表新陈代谢或药物转化为活性和非活性

治疗药物监测（TDM）

> TDM 是一种测量药物或其代谢物浓度的实践，以优化该药物对个别患者的剂量和（或）评估患者对剂量计划的依从性

> 治疗指数小、不良反应大或安全边际低的药物可能需要 TDM。当一种药物治疗范围与毒性范围显著重叠、根据临床观察无法给药时，或者当患者有依从性问题时，监测是有用的

> 不是所有的药物都需要监测

药物滥用监测

> 药物滥用是指用量更大或以既不经医务人员批准也不受医务人员监督的方式使用任何化合物，多用于达到快感、兴奋、镇静或其他效果的目的。监测旨在分析患者过去使用过的药物

环境毒素的检测

> 环境毒素是污染空气、水或土壤的潜在危险物质。暴露于环境毒素可通过临床诊断和治疗的特定测试进行监测

▲ 图 6-1　治疗药物监测、滥用药物监测和环境毒素检测的注意事项

表 6-1 常用监测药品

甲氨蝶呤
- 免疫抑制药
  - 他克莫司（FK-506）
  - 环孢素
  - 西罗莫司（雷帕霉素）
- 抗生素
  - 庆大霉素
  - 妥布霉素
  - 万古霉素
- 抗癫痫药（第一代）
  - 苯妥英钠
  - 苯巴比妥
  - 卡马西平
  - 丙戊酸
  - 氯硝西泮
- 抗癫痫药（第二代）
  - 拉莫三嗪
  - 左乙拉西坦
  - 奥卡西平
- 三环类抗抑郁药
  - 阿米替林
  - 地普拉明
  - 多塞平
  - 丙泊酚
  - 去甲替林

锂剂
- 强心药
  - 地高辛
- 镇痛药
  - 二氧可辛
  - 美沙酮

表 6-2 治疗药物监测的适应证

- 处方药的安全剂量很低，即毒性血液药物浓度或剂量仅略高于治疗性药物浓度或剂量（狭义的治疗指数）
- 患者对其处方药方案的依从性不确定
- 药物不是通过不可逆转的抑制作用（"肇事逃逸"效应）起作用
- 潜在疾病的症状很难与药物毒性区分开来
- 治疗目标不是客观测量的终点（如血压）
- 处方药具有显著药动学变异性
  - 个体间代谢能力
  - 非线性（零级）药物动力学
  - 频繁的药物
  - 药物相互作用
  - 生理条件（如衰老、妊娠）
  - 潜在疾病状态（如肝或肾损伤）

料中（如泻药）。药物可以通过血管内注射直接进入循环［抗生素（如万古霉素）］，有些药物是舌下给药（如治疗心痛或心绞痛的硝酸甘油），也可以是皮下注射（如结核病测试中的化合物）或肌内注射（如疫苗接种）。此外，还有一些其他的给药途径，如直肠（栓剂）和透皮［阿片类止痛药（如芬太尼）］。给药途径影响药物在体内的吸收和生物利用度。

2. 药物吸收

给药途径和剂型会影响药物吸收速度和程度。例如，影响口服药物吸收的因素包括药物在肠液的溶解度、药物酸碱特性、药物脂溶性、食物干扰其吸收、药物被胃肠道菌群破坏、与其他药物联合给药（尤其是抗酸药、胆碱胺和其他树脂结合药）流向胃肠道血液的量及胃肠道转运时间。一些口服给药也明显受"首过效应"影响，即药物在到达体循环之前先由肝脏代谢成非活性化合物。静脉给药绕过"首过代谢"将药物直接输送到循环中，该途径给药量通常与其他给药方案进行比较，以确定从特定配方中吸收的药物程度或数量。因此，药物吸收的显著变异性是 TDM 常见指征。

药物的化学性质也影响药物吸收的速度和程度。酸性药物带有羧基，R-COOH（图 6-2）。这

化合物的化学过程。

E 代表身体如何排出药物。

药物在体内的作用是基于其分子水平上的化学特征。药物可以是酸性、碱性、中性或极性的（图 6-2）。药物的电荷和离解常数（PK）影响其吸收、分布和消除特性。药物的离解常数也影响如何从患者样本中提取药物并在实验室进行分析。

1. 给药途径与释放

药物可以通过多种方式进入体内。患者可以口服药丸（如阿司匹林）或将粉末溶解在液体饮

种酸性基团在低于药物离解常数的 pH 水平时被电离或不带电，在高于药物离解常数的 pH 水平时被电离或带电（R-COO⁻）。作为强酸药物具有 pk<5 的离解常数，如水杨酸盐、青霉素和镇痛药。强酸性药物结合在一起，在酸性 pH 的胃不带电荷，而在碱性肠道的 pH 带电荷。因此，像水杨酸盐类药物在胃里被被动吸收，但需要主动转运才能通过肠道吸收。弱酸（巴比妥酸盐、磺胺类和噻嗪类利尿药）的离解常数为 5～11，与胃相比，其优先在肠道中被吸收。当血液 pH 为 7.4 时，强酸性药物倾向于完全解离或带电，而弱酸性药物可能在血液中以结合形式大量存在。由于尿液的酸性，在血液酸碱度下被电离的弱酸可能会在尿液中被电离，并容易发生更大重吸收。基本药物含有一个胺基团（R-NH₃），碱性基团在其离解常数以下被电离（R-NH₂⁺），而在其离解常数之上被电离（不带电荷）。碱性药物可作为 pk<10 的弱碱（如麻醉药、阿片类止痛药和抗抑郁药）或强碱（如苯丙胺和支气管扩张药）。碱性药物在血液 pH 时容易发生显著的电离（带电）。药物也可以是中性的，在生理 pH 范围内不带电荷。中性药物可以是亲脂性的，作用类似脂肪（如皮质类固醇）或极性和亲水性并吸引水分子（如地高辛）。

3. 分布

吸收后，药物通过循环系统、淋巴系统和组织液分布在全身，可作用于器官受体的游离药物量既受蛋白质影响，也受组织结合影响。蛋白质结合是 TDM 的另一个考虑因素。大多数药物都会在一定程度上与血浆蛋白结合，结合药物和游离药物（非结合药物）处于平衡状态。虽然只有游离药物部分具有生物活性，但大多数实验室检测方法测量的是总药物浓度，即结合药物和未结合药物的总和。有几个因素可以引起血浆蛋白的变化，从而影响游离药物的水平。酸性 / 中性药物倾向于结合白蛋白，而碱性 / 中性药物倾向于结合 α₁ 酸性糖蛋白。一些药物具有特定的结合蛋白，如皮质醇和皮质类固醇结合球蛋白，这些蛋白质充当药物从吸收部位到药物可以作用组织的运输

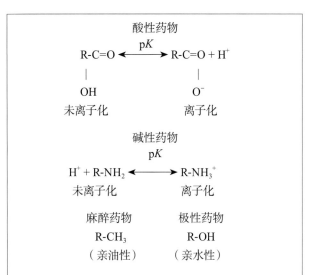

药物的化学基团决定了药物在体内的特性和行为

药物的酸性和碱性化学基团在分子非离子化（未带电）和电离（带电）形式方面处于平衡状态

非离子化形式可以被动扩散，而带电形式需要主动运输，并与蛋白质及其他反离子结合

中性药物不带电荷，可以是疏水性、油性或极性、亲水性和吸引水

▲ 图 6-2　药物化学基团特征

蛋白，并作为向肝脏新陈代谢或肾脏消除的输送机制。因此，蛋白质浓度变化的疾病会影响游离药物浓度。例如，发生在老年人和肝硬化患者中的低蛋白血症可能会导致正常总药物水平下游离药物比例的增加。α₁ 酸性糖蛋白是一种急性时相反应物，在急慢性疾病中这种蛋白的水平会增加。α₁ 酸性糖蛋白的增加为药物创造了更多的结合位点，因此在样品中总药物浓度相同的情况下，可获得游离药物较少。尿毒症在疾病中的存在会导致化合物与白蛋白结合，取代蛋白质中的药物，并提高游离药物的比例。TDM 可以在疾病背景下确定免费药物和总药物的比例，并根据患者情况个体化给药。

4. 药物代谢

药物新陈代谢通常会将非极性、亲脂性药物转化为更极性、更水溶性的化合物，以便消除。肝脏是药物代谢的主要部位，遗传变异、年龄、肝硬化和其他肝脏疾病可能会对药物代谢产生不

利影响，从而容易造成患者中毒。一些药物是肝酶诱导剂或抑制剂，因此可以影响自身的新陈代谢速度，以及其他药物新陈代谢。

5. 遗传药理学

药物遗传学是以遗传学为基础研究药物作用和代谢的学科，常见的基因变异可以改变药物代谢、药物的体内转运、药物受体亲和力及药物诱导的信号转导。这些基因变异加在一起，会对药物产生个性化的反应。对某些基因变异的监测可以帮助临床医生预测患者对特定药物和（或）剂量的反应。这些基因监测可以指导临床医生为患者选择最佳治疗方案，避免反复试验，以达到药物的治疗水平，同时将不良反应和药物毒性降至最低。

华法林剂量测定是药物遗传学在患者护理应用中的一个案例，华法林是一种用于治疗和预防血栓的血液稀释剂，其中热点基因是细胞色素 P_{450} 家族的成员 CYP2C9，它参与华法林代谢。根据不同基因型别，个体可以是"正常代谢者"、"快速代谢者"或"慢代谢者"。快速代谢物将催化华法林氧化为羟基华法林，其速度比正常和慢速代谢物更快，并且需要更高剂量的药物。缓慢代谢物以较慢的速度代谢华法林，并且可能需要较低剂量的药物，因为如果开出相同剂量的药物，它们将更容易产生毒性。

6. 药物排泄

排泄是指药物和代谢物从体内排出。药物可以通过肾脏、肝脏、肺、皮肤、粪便和其他方式消除。一些极性、非亲脂性药物的消除主要通过肾脏排泄实现，而排泄依赖于足够的肾功能和肾血流。其他与通过肾脏消除有关的参数包括尿液 pH、药物本身的性质，如解离常数、pK 和分子大小。药物清除量是指每单位时间内完全清除药物的血清/血浆理论体积。重要的是，清除量是特定药物所有消除机制（肝脏、肾脏、肺和其他机制）的总和。药物清除受损患者可能需要更频繁的监测。

在 TDM 中，药物水平通常只有在达到稳定状态后才能确定。稳定状态是当进入系统的药量

等于被消除药量时发生的情况，将稳态浓度与目标范围进行比较，以确定剂量的变化。该目标范围从实验剂量研究建立起来，以确定药物在造成最少不良反应和毒性的同时，最有效的最佳药物浓度。目标范围是适用于大多数患者的通用范围，但该范围可能需要在某些疾病状态和生理条件下进行调整或更改。TDM 允许医生根据患者个人情况优化药物剂量。大多数（但不是所有）药物通过一级（或线性）动力学消除，这意味着单位时间内消除的药物占总药物比例恒定。所有药物都有生物半衰期。对于遵循一级消除动力学的药物，剂量变化通常会导致可预见的血药浓度变化，药物浓度增加会导致药物清除率提高。

然而，有些药物是通过零级（或非线性）动力学消除的，即在单位时间内消除恒定量的药物。通常，当药物消除途径饱和时，零级动力学代谢发生。在这种情况下，生物半衰期不是恒定的，而是取决于药物浓度。因此，剂量的小增量可能会导致血液水平不成比例的大增量。由于缺乏可预测的剂量-反应关系，遵循零级动力学的药物通常需要监测。

假设为一级动力学，药物治疗开始后需要 5 个半衰期才能达到接近完全（97%）的稳态（5 个半衰期规则）。在终止治疗后药物几乎完全清除及在改变给药方案时达到新的稳定状态，也需要 5 个半衰期。

7. 药物相互作用和剂量调整

一些患者可能服用一种以上的药物，这些药物可以在患者体内相互作用。药物相互作用可能导致结合药物从蛋白质中被取代。当两种药物都高度结合蛋白质（80% 或更多）、其中一种药物具

有更高的结合亲和力时，或者当其中一种药物浓度高于另一种药物时，这种相互作用的临床意义可能会增加。在这些情况下，可能需要调整剂量。结合药物的置换并不必然导致游离药物水平的增加，因为游离药物会受到新陈代谢和消除的增加。血浆蛋白和药物结合力增加也可能作为急性期反应或在妊娠期间发生，因此需要更高的剂量。在解释可能存在蛋白质紊乱或药物相互作用患者的总药物水平时需谨慎，而在这些情况下，游离药物水平可能更有用。

（三）实验室方法

目前，大多数临床实验室使用免疫分析方法来快速、定量地检测治疗药物。在免疫分析中，患者样本中药物与药物结合物（附着在酶或微粒上的药物）竞争特定抗体的结合。抗体结合会导致封闭酶活性或由于微粒的交联而导致浑浊。通过直接测量酶活性或间接测量溶液中微粒络合物对浊度的抑制，可以对患者样本中药物量进行定量。具有卓越灵敏度的化学发光免疫分析也可用于药物分析。其他免疫分析方法，如酶联免疫吸附试验和放射免疫分析则较少使用。更复杂实验技术（如紫外色谱或质谱学检测）也常用于药物测量（见第2章）。免疫分析方法比层析方法更有优势，因为免疫分析可以自动化，以更少劳动力与成本，更快、更多地分析样本。只有总药物浓度是常规测量的。游离药物水平需要更耗时、更昂贵的超速离心或透析平衡步骤，以将蛋白质结合药物与游离药物分开。通常，游离药物浓度比总药物浓度低2～20倍，因此需要更灵敏的分析。

（四）标本采集

用于治疗药物测量的合适样本通常是血清或血浆。大多数实验室不接受凝胶分离管，因为凝胶会结合药物并干扰药物回收。由于药物在红细胞中的分布和浓度，免疫抑制药物的水平是用全血测量的，在制备血清/血浆时会将其去除。EDTA抗凝的全血是该类免疫抑制药物测量的合适样本。在丁丙诺啡、美沙酮和一些阿片类止痛

药（包括羟考酮）治疗用药的情况下，尿样经常被用来评估患者依从性。唾液或口腔液可能适用于儿科患者或那些静脉采血困难患者的监测某些药物（如茶碱），口腔液也不会被掺假或替代，这可能是监测有药物滥用倾向患者疼痛管理依从性的一个问题。一般来说，低谷水平是在下一剂之前提取的，用于评估治疗效果的可能性。根据特定的药物，峰值水平在不同时间绘制，通常用于评估毒性风险。

（五）常用监测药物

表6-3列出了用于TDM的常用药物和注意事项。所需的标本体积和防腐剂因分析方法的不同而有所不同，因此所描述的收集说明仅供参考。读者应该参考实验室的具体说明。一般监测建议将取决于监测药物的目的、可能的药物相互作用，以及患者是否稳定或显示出毒性迹象。治疗范围仅为建议，并将根据患者、病情和其他药物的存在而有所不同。

1. 甲氨蝶呤

甲氨蝶呤是一种叶酸拮抗药，用于治疗多种肿瘤。大剂量甲氨蝶呤（定义为$>1g/m^2$或20mg/kg）的剂量相关性毒性较常见，不良反应包括免疫抑制和多种器官损害（如肾衰竭、骨髓抑制、肝脏毒性、神经毒性、胃肠道毒性和死亡）。毒性与血清甲氨蝶呤浓度及接触时间相关。水合不良、肾功能不全、胸腔积液、腹水或胃肠道梗阻的患者发生毒性反应风险增加。甲氨蝶呤不良反应可通过给予亚叶酸钙（一种减少的叶酸）来缓解。甲氨蝶呤系列水平用于指导大剂量甲氨蝶呤应用后亚叶酸钙抢救的适当剂量和持续时间。

药　品	监测建议	标本采集管和指示	建议的治疗范围	特别考虑因素
甲氨蝶呤	用药后 24、48、72 小时监测。然后每天 1 次，直到低于细胞毒性水平	5ml 红盖，用铝箔纸包裹以避光，标明静脉注射后的时间	24 小时<10μmol/L 48 小时<1μmol/L 72 小时<0.4μmol/L	监测指南仅适用于大剂量治疗（>20mg/kg）
他克莫司（FK-506）	监测谷值，用药后 12 小时内的药效水平	3ml 紫盖	5～20ng/ml	免疫分析法中与代谢产物的交叉反应
环孢素	监测谷值，用药后 12 小时或 24 小时内的药效水平	3ml 紫盖，避免从输液管抽取	移植 ①肝脏：400～800ng/ml ②心脏：150～300ng/ml ③肾脏： 　<3 个月：150～250ng/ml 　>3 个月：100～200ng/ml	范围取决于移植器官和移植后时间
氨基糖苷类药物	峰值 ① IV：用药后 30～60 分钟 ② IM：用药后 60～90 分钟谷值 下一次用药前 30 分钟	5ml 红盖	庆大霉素 – 峰值 5～10 μg/ml，谷值 <2.0μg/ml；托巴霉素 – 峰值 4～8μg/ml，谷值 <2.0μg/ml	仅适用于常规剂量指南（不包括低剂量疗法或脉冲疗法）
万古霉素	无论是高峰还是低谷，每天 1 次	5ml 红盖	峰值 30～40μg/ml，谷值 5～10μg/ml	监测频率取决于临床情况
苯妥英钠	毒性峰值为用药后 4～5 小时，监测谷值	5ml 红盖	10～20μg/ml	适用于药物总量（游离＋结合）的监测
苯巴比妥	全程	5ml 红盖	15～50μg/ml	2～3 周达到稳定状态
卡马西平	毒性峰值为用药后 2～4 小时，监测谷值	5ml 红盖	4～12μg/ml	无助于监测特异性的毒性反应
氯硝西泮	毒性峰值为用药后 4 小时，监测谷值	1ml 红盖或绿盖	20～60μg/ml	
拉莫三嗪	用药后 2～4 小时达到毒性高峰，监测谷值	1ml 红盖或绿盖	3～14μg/ml	
左乙拉西坦	毒性峰值为用药后 1 小时，监测谷值	1ml 红盖或绿盖	5～30μg/ml	
奥卡西平	MHD 毒性峰值为用药后 4～6 小时，监测谷值	1ml 红盖或绿盖	MHD 15～35μg/ml	
丙戊酸	谷值不明确	5ml 红盖	50～100μg/ml	治疗剂量范围的上限
三环类抗抑郁药	约 5 天后出现稳定状态，每天 1 次时为用药后 10～14 小时，每天 2 次时为用药后 4～6 小时	5ml 红盖	阿米替林[a] 120～250μg/L，德西普拉明 150～300μg/L，多塞匹纳 150～250μg/L，丙咪嗪 150～250μg/L，去甲替林 50～150μg/L	测量左边方框中带"a"的药物母体和活性代谢物之和

表 6-3　用于治疗药物监测的常用药物

（续表）

药　品	监测建议	标本采集管和指示	建议的治疗范围	特别考虑因素
锂剂	用药后 10～14 小时，然后每 2 周或每周 1 次，直到稳定状态，然后每 1～3 个月 1 次	5ml 红盖	0.5～1.5mmol/L（避免使用绿顶管）	在＜1.5mmol/L 时可能会出现毒性，特别是表现出慢性毒性的患者
地高辛	PO 用药后 8 小时，IV 用药后 12 小时，稳定状态下（1 周后开始）	5ml 红盖	0.9～2.0ng/ml	采集标本的时间很关键，以避免浓度水平过高；偶尔需要 STAT 水平

IM. 肌内注射；IV. 静脉注射；MHD. 单羟基卡马西平；PO. 口服
a. 测量母体和活性代谢物的总和，即（阿米替林 + 去甲替林）、（丙咪嗪 + 去甲替林）和（多塞平 + 去甲多塞平）

2. 免疫抑制药

免疫抑制药［如他克莫司（FK-506）、环孢素和西罗莫司（雷帕霉素）］是用于预防器官移植排斥反应的药物。环孢素还用于治疗牛皮癣、慢性自身免疫性荨麻疹和类风湿关节炎。这些药物最初是在土壤样本中的细菌（他克莫司和西罗莫司）和真菌（环孢素）中发现的。之所以要进行监测，是因为这些药物的治疗指数很窄，药代动力学变化很大。不良反应包括肾毒性、肝毒性、肺毒性、神经毒性（光敏感、手掌刺痛和耳鸣）、震颤和高血压。

全血是 TDM 的首选样本，因为免疫抑制药物更多地集中在红细胞中，而不是血液中的血浆 / 血清部分。低谷浓度可能表示亚治疗免疫抑制，并可能与排斥反应风险增加有关。高谷浓度会导致毒性增加（包括肾毒性），这对肾移植患者的诊断可能特别具有挑战性。药物水平需结合其他实验测试结果和临床结果进行解释，以区分毒性和排斥反应。对于接受环孢素治疗的肾移植患者，区分移植排斥反应和药物所致肾毒性的唯一确定方法是肾活检。这些药物有时与霉酚酸联合使用，以增强免疫抑制作用、减少剂量和不良反应。

免疫抑制药被肝脏广泛代谢为许多代谢物，其中一些具有免疫抑制活性，这些代谢物可以在实验室免疫分析中发生交叉反应，从而高估了在代谢受阻和代谢物积聚情况下的母药浓度（如胆汁淤积症）。接受过鼠单抗治疗的患者也可能因人类抗鼠异嗜性抗体（HAMA）干扰而产生不准确的免疫分析结果。这种干扰是在没有抗原存在的情况下，通过捕获抗体与检测抗体的非特异性连接而发生的。HAMA 干扰可能会导致假阳性和假阴性结果，具体取决于免疫分析的形式。高效液相色谱 – 串联质谱仪越来越多地被用于实验分析，以避免与免疫分析的交叉反应。

（六）抗生素

1. 氨基糖苷类

庆大霉素、妥布霉素和阿米卡星是氨基糖苷类抗生素，氨基糖苷类药物的耳毒性和肾毒性与暴露剂量和暴露时间有关。一些因素（如肾和心功能、年龄、肝脏疾病和肥胖）影响氨基糖苷类药物的药代动力学特性。由于一些患者因素，以及低安全边际和高发生率的剂量相关毒性，氨基糖苷类药物水平通常与肾功能监测相结合，以将毒性降至最低。在肾功能正常且没有潜在疾病的患者中，药物监测适应证不太明确。

2. 万古霉素

万古霉素是一种三环糖肽类抗生素，具有明显剂量相关性肾毒性和耳毒性。测量万古霉素水平的做法源于氨基糖苷类药物监测指南。然而，万古霉素监测必要性存在争议，因为血清万古霉素水平与疗效或毒性的相关性尚未明确。肾功能正常的成人患者可能不需要常规监测。监测适应证为肾功能受损或改变、同时使用肾毒性药物、改变分布体积（如烧伤患者）、万古霉素使用时间延长、高于正常剂量，以及在新生儿、儿童、孕妇和恶性肿瘤患者中使用。

（七）抗癫痫药

抗癫痫药物通常定期监测以明确减少癫痫发作频率和幅度所需的剂量。谷值被用来确定最小有效剂量。当怀疑有毒性时，可获得峰值或随机水平。太低剂量会导致突破性的癫痫发作，而太高剂量会导致癫痫发作。治疗水平维持癫痫发作控制并避免不良反应。血液中的药物浓度也可用来评估患者依从性，并解释药物治疗难治性癫痫发作。

1. 苯妥英钠（Dilantin®）

苯妥英钠（或其前体药物磷苯妥英钠）是一种广泛使用的抗惊厥药物，具有非线性动力学和较大的个体差异。苯妥英钠的毒性包括共济失调、震颤、嗜睡、癫痫加重和神经精神改变。苯妥英钠在某些人群中使用需特别考虑（如新生儿和老年人的清除量减少、儿童苯妥英钠的代谢比成人更快），不同年龄段剂量调整是必要的。由于妊娠期间发生代谢和体积变化，需要在妊娠期间进行仔细监测。苯妥英钠与蛋白质高度结合，肾衰竭、肝脏疾病、烧伤和年龄等情况，会通过改变血浆蛋白质的量来影响游离药物的量。

广泛的蛋白质结合也使苯妥英钠易于与其他蛋白质结合的药物发生重大相互作用，如丙戊酸。丙戊酸和苯妥英钠联合给药很常见，可能会导致苯妥英钠总量的下降。丙戊酸取代了白蛋白中的苯妥英钠，这会导致游离苯妥英钠的短暂增加，但这种游离苯妥英钠很容易被代谢和清除。总体效果通常是苯妥英钠总量减少，而游离苯妥英钠水平不变。监测苯妥英钠的总水平对于患者管理就足够了，游离苯妥英钠水平通常不是必需的，除非是肾脏或肝脏疾病等影响总蛋白或身体清除的情况。

> **提示**
>
> - 一般来说，在下一次给药之前绘制低谷水平以评估治疗效果的可能性。峰值水平在不同时间绘制，取决于特定的药物，通常用于评估毒性风险。
> - 经常监测抗癫痫药物，以确定减少癫痫发作频率和强度所需的剂量。

2. 苯巴比妥和扑米酮（Mysoline®）

苯巴比妥和扑米酮用于治疗除失神（轻微）小发作外所有类型的癫痫。扑米酮主要活性代谢物是苯巴比妥。在新生儿、老年人和肝肾功能不全的患者中，扑米酮和苯巴比妥的清除时间延长。苯巴比妥是一种有效的肝酶诱导剂，可能会影响由相同酶代谢的其他药物代谢和水平。同时使用丙戊酸可显著降低苯巴比妥的清除。

3. 卡马西平（Tegretol®）

卡马西平不仅用于癫痫发作，还用于治疗三叉神经痛和双相情感障碍。监测卡马西平的水平是有用的，因为它吸收缓慢且不可预测。年龄和肝功能影响药物清除。与剂量相关的毒性效应包括视物模糊、感觉异常、共济失调、眼球震颤和嗜睡。卡马西平被代谢成活性代谢物卡马西平 10，11- 环氧化物。众所周知，儿童会积累环氧化物代谢物，在一些人中可能会出现与参考区间内卡马西平水平毒性重叠的疗效。在慢性治疗中，卡马西平会诱导自身的新陈代谢，因此有必要调整剂量。

4. 丙戊酸（Depakene®，Depakote®）

丙戊酸被用来治疗所有类型的癫痫，它还用于治疗偏头痛和双相情感障碍。丙戊酸的治疗指数很窄，与剂量相关的不良反应主要涉及中枢神经系统（CNS）抑郁。丙戊酸平均半衰期为 12～16 小时，且个体差异显著，使用缓释制剂很受欢迎。丙戊酸在新生儿和肝功能障碍患者中的半衰期延长。广泛的蛋白质结合是尿毒症和肝功能异常患者丙戊酸毒性增加的原因。

5. 第二代抗癫痫药

第二代抗癫痫药物包括一系列具有不同化学结构和药代动力学的药物，一些是蛋白质结合的（拉莫三嗪与白蛋白结合 55%），一些不是（左乙拉西坦<10% 蛋白质结合）。常见的不良反应有头晕、共济失调、恶心和呕吐。服用拉莫三嗪后，红细胞压积和中性粒细胞减少也可见。总的来说，第二代抗癫痫药物比第一代药物具有更宽的治疗指数和更少的不良反应。可用高效液相色谱法和免疫分析法检测。然而，尚未明确全部该类药物的治疗和毒性范围。因此，进行药物监测通常是为了获得个体（患者）达到最小不良反应且有治疗效果的药物水平，以供将来参考，为了依从性，并记录对该患者明显的不良反应水平。个性化参考区间的概念与基于一般人群的目标范围剂量相比越来越受欢迎，因为个性化范围优化了剂量，最大限度地平衡了患者自身药代动力学的有效性和毒性。

（八）抗抑郁药

1. 三环类抗抑郁药

三环类抗抑郁药［如阿米替林、去甲替林（Pamelor®）、丙咪嗪（Tofranil®）和多塞平］，由于多种原因而受到监测。在新陈代谢和消除方面存在显著个体差异，因此应用标准剂量患者达到治疗水平的不到 50%。遗传变异在一定程度上解释了这种差异，白种人中约有 17%、其他族群中约有 5% 属于"代谢不良者"。除此之外，监测适应证还包括狭窄的治疗指数、多种药物相互作用和患者依从性。三环类抗抑郁药的安全边际很低，过量服用会导致抗胆碱能毒性、癫痫发作和心律失常。尽管毒性和血液水平的相关性很差，但有一般的指导作用。浓度超过 500μg/L 的水平时，可能与抗胆碱能毒性(潮红、心动过速、发热、散瞳、黏膜干燥、尿潴留和肠鸣音消失）有关。急性过量服药浓度超过 1000μg/L 时，更易发生心脏毒性。

2. 锂剂

锂剂是一种一价阳离子，最常用于治疗双相情感障碍。监测锂剂的药物浓度有意义，因为它

的治疗指数很窄，而且不同个体对剂量需求的差异很大。

锂剂主要通过肾脏排泄，儿童清除增加，老年人清除减少。锂剂的排泄与钠的排泄是平行的。因此，服用稳定剂量锂剂的患者在钠保护状态下可能会中毒，引起发热、多汗、液体摄入不足和腹泻等症状。

通常，毒性与浓度水平超过 1.5mmol/L 有关，但毒性也可能发生在较低的浓度水平，特别是在慢性毒性的情况下。锂剂过量的特征是嗜睡、虚弱、说话含糊、共济失调、震颤和肌阵挛。严重的毒性可能导致癫痫、体温过高和昏迷。服用缓释锂剂的患者管理很困难，血清测量在决定是否进行血液透析或全肠灌洗方面起着至关重要的作用。监测分析方法包括使用离子特定电极、分光光度或比色试验。

3. 新一代抗抑郁药

新一代抗抑郁药［氟西汀（Prozac®）]是第一个用于治疗抑郁症的选择性 5-羟色胺再摄取抑制剂。当患者依从性有问题时，氟西汀监测是有用的。进一步监测不太可能是有益的，因为氟西汀具有广泛的治疗指数，而且血药浓度和临床反应的相关性很差。氟西汀由肝脏代谢为活性代谢物诺氟西汀。

其他 5-羟色胺再摄取抑制剂 / 新一代抗抑郁药有舍曲林（Zoloft®）、帕罗西汀（Paxil®）、氟伏沙明（Luvox®）、西酞普兰（Celexa®）、爱司西酞普兰（Lexapro®）、喹硫平（Seroquel®）、曲唑酮（Deseryl®）和文拉法辛（Effexor®），由于其治疗指数广泛不需要进行常规监测。

（九）心脏药物

地高辛

地高辛是治疗心力衰竭和心律失常的常用药物，其治疗指数较低。在肾功能受损的患者中，随着清除时间的延长，地高辛吸收和分布存在显著的个体差异。过量服用地高辛特点是胃肠道不适、神志不清、视力改变、高钾血症和危及生命的心脏毒性。过量时可用抗地高辛抗体解毒剂治疗，这种治疗通常会使随后地高辛血药浓度变得不可靠。通常，血液地高辛免疫分析不如其他治疗药物的免疫分析可靠。有很多干扰地高辛免疫分析的报道，这些干扰被称为地高辛样免疫活性物质。

（十）镇痛药物

1. 对乙酰氨基酚

对乙酰氨基酚是一种治疗药物，用作镇痛和退烧药。当按推荐剂量使用时，不需要测量其浓度水平。然而，过量摄入对乙酰氨基酚可能与严重肝脏损伤有关。因此，对乙酰氨基酚是一些具有广泛的治疗窗口化合物的代表，当按推荐剂量使用时，不需要进行浓度监测。然而，由于超过窗口上限可能会产生毒性，因此监测过量摄入患者的对乙酰氨基酚水平至关重要，特别是使用 N-乙酰半胱氨酸解其毒性时。表 6-4 汇总了对乙酰氨基酚毒性的实验室监测。免疫测定法可用于快速测定血清/血浆水平。

对乙酰氨基酚很快就会从胃肠道吸收。服药后 30～60 分钟，血药浓度达到最高水平。对乙酰氨基酚的代谢产物［N-乙酰-对苯奎宁亚胺（NAPQI）］可产生肝毒性。正常情况下，该代谢产物与肝脏中的谷胱甘肽结合来解毒。当过量摄入对乙酰氨基酚时，NAPQI 的产生超过了肝脏谷胱甘肽的数量，导致 NAPQI 损伤肝脏。肾损伤也可能是由于同一化合物造成。

建议每日服用对乙酰氨基酚的剂量不超过 4g。单次服用 10～15g 可能会造成肝脏损伤。致命疾病通常与摄入≥25g 对乙酰氨基酚有关。当患者同时摄入酒精时，对乙酰氨基酚的剂量略高于每天 4g 的推荐量，可能会产生肝脏毒性。如果患者摄入对乙酰氨基酚和酒精之前一直禁食，或者服用另一种酶诱导药物（如苯妥英钠），可能会加剧该反应。摄入超过推荐剂量的对乙酰氨基酚，会导致血液中对乙酰氨基酚相应升高，血液中药物水平与肝脏损伤严重程度有关。

通常，对乙酰氨基酚摄入量超标的急性症状发生在摄取后 2～3 小时，最常见的症状有恶心、呕吐和腹痛。由于过量服用高铁血红蛋白，可观察到皮肤和指甲发紫。在服药后 2～4 天，最终肝损伤的程度将显现出来。届时，包括凝血酶原时间在内的肝功能检测结果就会出现异常。如果有严重肝脏损伤，可能会发生相关的各种异常（包括电解质紊乱）。急性肾衰竭也可能发生，即使没

表 6-4 对乙酰氨基酚毒性的实验室监测	
项　目	**结　果**
对乙酰氨基酚浓度的实验监测	实验监测的重要性与使用 N-乙酰半胱氨酸作为对乙酰氨基酚过量的治疗方法有关；重要的是，在对乙酰氨基酚代谢物引起肝脏损伤之前，提供 N-乙酰半胱氨酸的中和作用。为了确定摄入对乙酰氨基酚是否可能导致肝脏毒性，应获得摄入后 4 小时的血清浓度；药物血清浓度将用于确定患者是否可能遭受肝脏损伤，如果可能则接受 N-乙酰半胱氨酸治疗。如果第一个对乙酰氨基酚水平是在摄入后 4 小时以上获得的，可以使用诺模图（一些教科书中涉及）来确定摄入后何时对乙酰氨基酚水平可能与肝脏损伤有关
肝功能检查	如果患者不治疗，摄入过量对乙酰氨基酚后 24～48 小时出现明显的肝脏坏死；进行标准肝功能测试，如门冬氨酸氨基转移酶（SGOT）、丙氨酸转氨酶（SGPT）、胆红素及凝血酶原时间，可以用来评估肝脏损伤的程度

有观察到肝衰竭。

2. 阿司匹林（乙酰水杨酸）

阿司匹林（乙酰水杨酸）是一种治疗药物，作为止痛、解热、消炎和抗血栓药已使用了一个多世纪。它很容易被吸收，并通过水解物迅速代谢成水杨酸。治疗剂量应用后 1～2 小时出现峰值浓度。50%～90% 以剂量依赖的方式与白蛋白结合。进一步新陈代谢产生水杨酸、龙胆酸和葡萄糖醛酸偶联物，它们通过肾脏排泄。很多制剂均含阿司匹林，包括含有其他止痛药的制剂。当治疗剂量应用时，没有必要监测浓度水平，但慢性水杨酸盐中毒（水杨酸反应）具有很高的发病率（30%）和死亡率（25%），在没有监测浓度水平的情况下很难诊断，因为患者可能太困惑，无法提供可靠的病史。表 6-5 概述了水杨酸盐毒性的实验室检测。免疫测定法可用于快速测定血清/血浆水平。与 15mg/kg 的正常剂量相比，急性致毒剂量约为 500mg/kg，具有潜在的致死性。当服用治疗剂量时，半衰期为 2～5 小时，一旦剂量约超过 30mg/kg，代谢就会饱和，导致药物消除延迟。毒性早期特征是直接通过刺激呼吸驱动中心引发呼

吸性碱中毒，其次是呕吐。后者的毒性机制是氧化磷酸化解偶联，导致酮症、代谢性酸中毒和高热，进一步脱水和电解质失衡。出现的血液学后果表现为凝血酶原时间延长、消化道出血，偶尔还会出现弥散性血管内凝血（disseminated inravascular coagulation，DIC）。

3. 其他镇痛药

通常，丁丙诺啡和美沙酮用作阿片类药物戒断的镇痛药，但最近在治疗慢性疼痛方面发现了医学上的应用。芬太尼和羟考酮是其他用于疼痛控制的药物，可能会监测浓度水平。由于耐受性的原因，该类药物的血清/血浆浓度与临床疗

| 表 6-5 阿司匹林毒性的实验室检测 ||
项 目	结果/评论
尿中阿司匹林代谢物的比色法（Trin der 试剂）检测，血清水杨酸盐浓度的酶分析或免疫分析	- 该类测试的重要性是确诊中毒。由于含有缓释阿司匹林的制剂有很多，建议每隔 3 小时采集 1 次连续血样，以确定药物浓度是否仍在上升 - 急性摄入 6 小时的血清浓度 　– <50mg/dl：无症状 　– 51～110mg/dl：轻度至中度毒性 　– >110mg/dl：严重毒性 - 可能使以上浓度监测结果不可靠的情况 　– 在 24 小时内有过 1 次摄入 　– 慢性中毒（浓度>30mg/dl 表示严重毒性） 　– 已摄入肠溶片或缓释制剂 　– 存在肾衰竭 - 阿司匹林过量有症状，需要治疗的情况 - 可重复服用口服活性炭，以防止进一步吸收和增加粪便排出。碳酸氢盐被用来抵消代谢性酸中毒，钙和电解质被用来防止癫痫发作和心力衰竭。血液透析的浓度可能在 100mg/dl 以上（慢性水杨酸反应时>40mg/dl），以支持肾功能和电解质平衡 - 定期监测肾功能、血气和乳酸，以及凝血评估对患者护理很重要

效相关性较差。一般情况下，该类药物用于疼痛控制的剂量安全性不需要监测，并且可以根据疼痛缓解情况来调整剂量。然而，该类药物具有很高的滥用风险，因此除了其他规定外，患者经常被要求签署疼痛管理协议，声明他们只按处方使用药物，不使用非法物质。尿检有时被用来监测依从性，并确保患者不会将药物转用于销售或其他目的。免疫分析方法可用于分析尿样中的这些药物。

二、药物滥用

（一）药物滥用检测

药物滥用检测（drug of abuse testing，DAT）包括对非法药物 [如可卡因和苯环利定（PCP）] 和具有潜在成瘾性或有害的治疗药物（如苯二氮䓬类药物、阿片类药物和苯丙胺）使用情况的监测。DAT 的目标是检测过去对某种药物的接触或使用，不需要对药物或其相关代谢物在体液中的含量进行定量，并通过实验室检测确定某种药物在样品中是高于（即"存在"）还是低于（即"不存在"）规定的临界值。

DAT 检测技术可以检测药物自身或半衰期较长的代谢物。例如，可卡因的血液半衰期不到 60 分钟，但其主要代谢物苯甲酰丙氨酸的半衰期长达 8 小时。因此，通过检测代谢物，服用可卡因后数天内依然能被检测出来，而可卡因自身则不到 5 小时被清除。表 6-6 列出了常见滥用药物的典型检测窗口。

药物及其代谢物在尿液中的浓度比在血清中高得多。由于尿液易于获得，因此尿液是 DAT 的首选标本，当然其他标本也可用于 DAT。胎粪（婴儿出生后的第一次排便）已被用来检测胎儿在子宫内接触毒品的情况。由于胎粪是在胎儿发育的最后 3 个月里形成的，所以最早可以在妊娠期第 6 个月检测到药物暴露。当需要检测在比尿液更长时间范围内的药物使用情况时，往往会检测头发和指甲，但尿液以外的标本临床效用仍然存在争议。

提示

药物滥用测试（DAT）包括测试使用非法药物及可能上瘾或有害的治疗药物。药物滥用测试的目的是检测过去的药物暴露或使用。不需要液体中药物或其代谢物的定量水平。实验室分析确定药物是高于（即"存在"）还是低于（即"不存在"）样品中定义的截止浓度。

表 6-6 常见滥用药物的典型检测窗口

尿液滥用药物名	时间（天）	备注
安非他命	2～4	
巴比妥类药物	1～5 或更久	取决于巴比妥酸盐
苯二氮䓬类	2～8 或更久	取决于苯二氮
可卡因代谢物	2～7 或更久	当使用敏感的免疫分析方法且临界值设为 150ng/ml，重度使用者可能 6～10 天保持阳性
美沙酮	1～4	
阿片类药物	2～5 或更久	对于重度使用者阳性可能会持续 7～8 天
苯环己哌啶	7～14	
THC（大麻）	20～30	

对患者样本中的多种药物进行分析耗时耗力而且价格昂贵。因此，实验室对滥用药物的分析采取了两种方法以提高效率。第一种方法，用一种简单、快速、易于自动化的检测方法对样品中是否存在某一类药物进行筛选。这些筛选试验灵敏度很高，旨在检测一系列具有共同化学结构的类似药物。然而，筛查试验的特异性通常不是很高，并且容易受到各种交叉反应的影响，可能导致检测结果出现假阳性。因此，需要进行更具体的检测，再次"确认"筛查结果为阳性的样本中是否存在某种药物。常见的筛查试验

是免疫测定法，可以在临床实验室的化学仪器上快捷进行，也可以在正式实验室之外的各种环境中利用即时检测设备进行检测。表 6-7 列出了免疫检测方法的临界值和其他特点。大多数的免疫测定法可以检测一类药剂中的若干种药物，但有些则是针对某一特定化合物的，如可卡因、苯环己哌啶、羟考酮和 6- 单乙酰吗啡的代谢物。

第二种方法或"确证"实验在质谱检测之前采用色谱分离的方法，以准确识别免疫分析筛查阳性样品中的药物或代谢物（见第 2 章）。确证试验昂贵且耗时，但对于法医、法证、就业前和其他要求准确测试结果的应用来说，绝对是必需的。确证试验可能需要数天时间，因此对于创伤或急性用药过量患者的即时护理和管理没有太大帮助。

临床医生需要就筛查试验假阳性的可能原因与实验室进行积极沟通，否则缺乏确证实验可能会造成对检测结果的误读。一些实验室都附加了一个注释，提醒尿检免疫分析阳性结果尚未得到确认，并将可能导致假阳性检测结果的常见原因与结果一起列出。

表 6-7 中列出了可导致交叉反应和 DAT 假阳性结果的常见药物。交叉反应和假阳性的原因取决于免疫分析中所采用抗体的特异性，因此交叉反应在不同制造商和实验室会因所采用的分析方法不同而有所不同。临床医生应熟悉用于分析患者样本的药物检测技术特点和局限性。

由于在患者的样本中不应该检测到滥用药物，所以该类药物没有参考或治疗范围。然而，有时医生希望得到阳性的检测结果。例如，用于疼痛管理的羟考酮，如果尿检阳性可能表明患者遵守了他们的药物治疗方案，如果阴性则表明患者没有按规定服用羟考酮，并可能将药物转用于其他目的，包括出售以获取金钱利益。

对滥用药物的筛查并不能检测出患者可能摄入的每一种药物。实验室的分析局限于实验室所拥有的特异性测试方法。患者可能会接触到各种

提示

滥用药物筛查并不能检测患者可能摄入的所有潜在药物。实验室分析受限于现有测试的特异性。

各样的植物，而这些植物可能含有实验室无法检测到的毒素或药物。一般来说，药物分析是为了快速鉴定出能通过有效治疗而减少化合物的毒性作用的药物（如对乙酰氨基酚及其解毒剂）。同时摄入不同的药物是非常常见的，并可能在实验室分析滥用药物时发挥作用。例如，酒精和可卡因会经常被一起摄入，而这些药物的共同摄入会形成一种名为古柯碱的有毒代谢物。

（二）标本采集和实验室分析

对于任何 DAT 来说，样品掺杂的可能性都是一个值得关注的问题。尽管尿液样本中含有药物，但故意"掺杂"尿样，阻止免疫学或指示剂反应发挥作用，会导致假阴性结果的发生。常见的家用化学品，如漂白剂、醋、碳酸氢钠、Drano®、软饮料或过氧化氢，可能会被添加到尿液样本中，从而导致造成假阴性结果。这些添加剂大部分是通过改变样品的 pH，使检测中使用的抗体变性或使 pH 偏离最佳检测条件来发挥作用的。这种掺杂物可以通过检查送检尿液样本的 pH 来检测。其他掺杂物包括戊二醛或亚硝酸盐，可以在实验室中使用特定的掺杂物检测方法进行分析。

患者可以服用利尿药来暂时促进排泄。由于利尿药会导致尿量增加，尿样中可能存在的药物会被稀释到检测限以下。此外，患者可能会用水代替尿液样本，以避免被发现使用毒品。采集机构可以通过在采集后立即监测样品的温度来防止样品稀释，超过生理温度范围的样品应怀疑可能被稀释。采集机构还可以为热水龙头加盖，并在马桶水中添加发蓝剂，作为额外的阻止措施。实验室可以检测尿液渗透压，并通过分析尿液肌酐来监测样本稀释情况。

滥用药物名	特异性	针对的药物	临界值（范围）（ng/ml）	假阳性原因	常规检测的常见药物	备注
表 6-7 滥用药物免疫分析试验的特点						
重要测验						
安非他命	类	苯丙胺类药物	500（300～2000）	异美汀、氨甲庚醇、司立吉兰、环己丙甲胺	苯丙胺、甲基苯丙胺、MDMA（摇头丸）	伪麻黄碱不再干扰当前的免疫分析
巴比妥类药物	类	巴比妥类药物	200（100～500）	—	布他比妥、巴比妥、司可巴比妥、苯巴比妥	
苯二氮䓬类药物	类	苯二氮䓬类药物	200（100～300）	奥沙普秦	地西泮、利眠宁、阿普唑仑、奥沙西泮	许多检测方法对氯硝西泮和劳拉西泮不敏感
可卡因	化合物	可卡因代谢物	150（100～300）	—	可卡因代谢物	真实的假阳性非常罕见
阿片类药物	类	吗啡及相关化合物	300（300～2000）	喹啉抗生素	海洛因、吗啡、可待因、氢吗啡酮、氢可酮	羟考酮和羟吗啡酮很难被检测、使用美沙酮不会导致阳性
羟考酮	化合物	羟考酮	100（100～300）	—	羟考酮、羟吗啡酮	用于评估依从性/转移和（或）阿片类药物测试阳性的原因
6-单乙酰吗啡	化合物	海洛因代谢物	10	—	海洛因	专门针对海洛因吸食者
苯环己哌啶	化合物	苯环己哌啶	25（10～25）	右美沙芬、曲马朵	苯环己哌啶	
THC	类	大麻类	50（20～100）		大麻	使用 Nexium 可能导致某些免疫分析的假阳性

MDMA. 亚甲二氧基甲基苯丙胺；THC. 四氢大麻酚

患者也可能通过替换样本来避免被发现。将别人的尿液作为患者样本送检可能是实验室最难发现的。不含毒品的尿液很容易通过互联网获得，并且这些尿液资源被试图避免毒物检出的患者所利用。几乎在所有标准测试中，这些样本资源与正常、未掺杂人类的尿液一样。如果在采集尿液样本期间不对患者进行密切监测，用实验室方法几乎无法检测到样本的替换。

在对患者进行毒品检测时，正确地采集标本是检测毒品存在的重要步骤。

- 大多数毒品和代谢物在使用后都集中在尿液中。尿液适用于定性分析（有无药物），以及确定苯丙胺、苯二氮䓬类、巴比妥类、大麻、可卡因代谢物、阿片类药物及其代谢物（包括可待因和吗啡）、羟考酮和苯环己哌啶的近期使用情况。尿液易于采集且无创，但会受到掺杂、稀释和样品替代的影响。对尿液采集的监测会侵犯患者的隐私，因此采集尿液样本的机构应采取措施阻止掺假（对热水龙头加盖，在厕所使用蓝剂），并让患者脱掉外套和大件衣服，在采集期间将钱包和背包放在浴室外。

- 血清 / 血浆和血液样本提供了药物在患者体内的单一时间点。由于在稳定状态下血液与组织和器官的受体处于平衡状态，定量的血液药物水平可以评估中毒和毒性。血清、血浆和血液浓度对于分析酒精中毒、管理镇痛药过量（包括对乙酰氨基酚和水杨酸盐）及评估 TDM 不良反应和毒性非常有用。采集血液需要针刺和抽血，但不像尿样那样会有样品掺假。

- 其他体液可能被证明是有用的，如胎粪用于评估子宫内的药物暴露、玻璃体液用于尸检、头发和指甲用于评估过去对某些滥用药物和毒素的暴露，以及可以在不侵犯隐私的情况下收集汗液或唾液，而且不容易被掺杂。

对于药物监测很重要的一点是，需在摄入后的适当时间收集标本，并妥善保存标本。在用药过量的情况下，由于胃排空延迟或缓释制剂的吸收延长，可能需要在一段时间内进行连续监测。血液水平不一定与毒性的严重程度相关，因为一些化合物分布在特定的身体部位或细胞中，因此在血液中的检测率较低。尿液中药物的检测取决于患者的肾功能和尿量、自上次用药以来的时间、药物的长期使用、患者的水化状态和代谢。因此，在用药后数小时内收集的尿液比用药后数天收集的尿液更有可能检测到药物。此外，并非所有药物在体液中都同样稳定。酒精应在厌氧条件下收集，因为它们是挥发性化合物，暴露在空气中就会挥发消散。总而言之，在分析之前，应采取适当的步骤来保存收集后的标本中的药物。

（三）部分滥用药物

1. 苯丙胺

苯丙胺是一种兴奋剂，也是常见的滥用药物

提示

网上很容易找到不含药物的尿液样本，这些材料被一些患者用于避免检测到其药物使用情况。在几乎所有标准测试中，这些材料的表现就像正常、未掺杂的人类尿液。

之一。甲基苯丙胺（别名 crank，speed）、3，4-亚甲二氧基甲基苯丙胺（甲基苯丙胺的一种衍生物，也被称为 MDMA 或摇头丸）及其他几种苯丙胺衍生物被作为非法药物口服和静脉注射。甲基苯丙胺的一种可吸食形式被称为"冰"。苯丙胺类药物也可作为处方药用于治疗各种疾病，如体重减轻、发作性睡病、注意障碍和鼻窦充血。苯丙胺类药物主要是通过中枢神经系统激活交感神经系统而发挥作用。该类药物的毒性水平仅略高于常规剂量，但在反复使用后会产生高度耐受性。苯丙胺类药物中毒的患者中枢神经系统会受到影响，这种影响可以从欣快感延伸到癫痫和昏迷。一般情况下，更严重的症状和体征与药物摄入量有较大关系。即使冠状动脉正常，急性外周表现也可能从出汗和颤抖延伸到心肌梗死。苯丙胺使用者的死亡可能是由室性心律失常引起的。摄入苯丙胺和相关药物可以通过在尿液或胃部样本中鉴定其化合物来最终确定，而血清定量水平往往与症状和体征的严重程度无关。

2. 巴比妥类

巴比妥酸盐在临床上被用作催眠药和镇静药，用于诱导麻醉和治疗癫痫。超短效、短效、中效和长效巴比妥酸盐具有不同的药代动力学特性。所有巴比妥类药物都会引起大脑神经元活动的普遍抑制。巴比妥类药物的中毒剂量取决于所使用的特定巴比妥类药物、给药途径、给药速度及患者的个体耐受性。当给药剂量超过催眠药量的 5～10 倍时，就可能出现毒性，但长期使用可能导致明显的耐受。轻度至中度巴比妥类药物中毒的患者常常表现为嗜睡、说话含糊、眼球震颤和共济失调。过量摄入药物会导致低血压、昏迷，甚至呼吸骤停。在尿液和血清中都可以检测到巴比妥类药物，用以记录其摄入情况。

3. 苯二氮䓬类

苯二氮䓬是镇静药，也是抗癫痫和抗焦虑的药物。不同的苯二氮䓬类药物在效力、作用时间及转化为活性和非活性代谢物方面都有所不同。苯二氮䓬类药物会对脊柱反射产生普遍的抑制，并可能导致昏迷。苯二氮䓬类药物过量导致死亡的情况很少，除非这些药物与其他化合物（如酒精）一起使用。据报道，口服过量的地西泮（Valium®）超过治疗剂量的 15～20 倍，并不会出现严重的意识压抑。然而，如果以同样的药物在低得多的浓度下快速静脉注射，则可能发生呼吸骤停。尽管苯二氮䓬类药物之间存在差异，但通常在摄入后 30～120 分钟开始出现中枢神经系统抑制。虽然药物水平可以从血清和尿液标本中获得，但是由于药物水平在急救管理中很少有价值，所以通常进行的是定性分析。尽管大多数患者在管理中没有得到监测，但在苯二氮䓬类药物中，用于治疗失神发作的氯硝西泮（Klonopin®）仍是最常进行定量监测的药物，特别是儿童。几乎没有证据表明存在治疗窗口，可能是因为受体效应并不反映血浆浓度，而且持续使用会产生耐受性。高效液相色谱法用于血清/血浆的定量分析，但在尿液中可通过免疫测定法定性检测药物的存在。

4. 大麻素

大麻的衍生品包括大麻和印度大麻。大麻（Cannabis sativa）由其植物的叶子和开花部分组成。大麻通常用香烟或烟斗吸食，也可以在食物中摄取。该植物的干燥树脂可被压缩成块状，制成大麻脂。大麻中的主要精神活性大麻素是 δ-9-四氢大麻酚（THC）。四氢大麻酚也有胶囊形式，可用于治疗正在接受化疗和青光眼患者治疗后的恶心症状。四氢大麻酚的作用与剂量和服用后时间有关。四氢大麻酚可能是一种兴奋剂、镇静药或致幻化合物。一支典型的大麻烟含

有 1%～3% 的四氢大麻酚，但有些可能含有高达 15% 的四氢大麻酚。印度大麻含有 3%～6% 的四氢大麻酚，从印度大麻中提取的油剂可以制备出 30%～50% 的四氢大麻酚。个体毒性存在显著差异，受到先前接触毒品和耐受程度的影响。使用四氢大麻酚后，患者临床表现可以从欣快和感官意识增强到短期记忆受损、人格解体、视觉幻觉和急性偏执性精神病。虽然，我们可以通过检测尿液中的药物来确定四氢大麻酚的使用情况，但是药物水平与中毒程度的关联性很差。由于四氢大麻酚是疏水性的，并会分布到脂肪细胞中，而且在被肾脏清除之前，它会从脂肪细胞继续缓慢分布到血液循环中，因此在中度至重度使用者最后一次接触大麻后的 10～25 天，尿液中的大麻素检测可能仍然呈阳性。事实上，有充分的证据表明，长期使用者在最后一次接触四氢大麻酚超过 80 天后，测试结果仍为阳性。

随着医疗用途和美国多个州吸食大麻合法化，被怀疑使用大麻后驾驶者，越来越需要类似检测酒精的方式来检测其浓度，但目前还没有固定的大麻素浓度水平确定中毒的标准，因为血液和唾液测试所检测到的化合物在摄入后数天内仍然存在。目前，警方不得不依靠现场清醒测试来评估其中毒的情况，这是非科学的主观措施。执法部门需要确定一种半衰期短的大麻摄入标志物，以及可以在现场进行的测试。

5. 可卡因

可卡因是一种刺激性药物，它可以被嗅入鼻腔、吸食或静脉注射。可卡因的"游离碱"形式是吸烟的首选，因为它在较低的温度下挥发，而且不像盐酸盐那样容易受热破坏。强效可卡因是一种在碱性水溶液中混合生成游离碱的干燥形式的药物。可卡因还可与海洛因结合，以"速效球"的形式注射。可卡因的主要作用是普遍的交感神经刺激，与苯丙胺产生的刺激非常相似。由于心脏收缩力下降，心血管功能也会受到抑制。中毒剂量在很大程度上取决于个体对药物的耐受性、给药途径，以及可卡因是否与其他化合物一起给

药。吞咽或吸食时仅产生欣快感的剂量，在快速静脉注射或吸食时可产生抽搐和心律失常。接触可卡因后最初会产生欣快感，随之而来的可能是焦虑、烦躁、多动和癫痫发作。高剂量时，可发生呼吸骤停，其死亡常常由于致死性心律失常、癫痫状态、颅内出血或高热引起。可卡因的使用可以通过分析尿液中的主要代谢物苯甲酰丙氨酸来检测，但在死亡调查中也可在血浆 / 血清或玻璃体液中分析母体药物和代谢物。

6. 阿片类药物

阿片类药物是用于止痛的麻醉性镇静药和镇痛药，它们是从罂粟花 Papaver somniferum 中提取的天然化合物。阿片类药物包括天然阿片类药物及其衍生物（吗啡和可待因）、合成阿片类药物（二氢可待因、海洛因、氢可酮、氢吗啡酮、羟考酮和羟吗啡酮）。一些处方药都含有阿片类药物。阿司匹林或对乙酰氨基酚与阿片类化合物（如可卡因）的混合物被普遍使用。右美沙芬是一种阿片类衍生物，用于止咳。洛哌丁胺也是一种阿片类药物，其品牌名称为易蒙停，用于治疗腹泻，这些化合物无须处方即可获得，因为它们没有镇痛或成瘾的特性。

吗啡是一种阿片类镇痛药，在医学上广泛用于减轻疼痛，其滥用最著名的是海洛因。一般来说，阿片类药物会导致镇静和呼吸抑制。毒性与呼吸衰竭有关，可导致死亡。中毒剂量随使用的阿片类药物、给药途径和速度及个体对药物耐受性差异较大。出现针尖样瞳孔、呼吸和中枢神经系统抑制等典型的症状和体征时，即可临床诊断为阿片类药物中毒。这些症状可通过服用阿片类药物拮抗药（纳洛酮）来逆转。阿片类药物的使用可以通过免疫测定法测定尿液来确定。特定的免疫测定法可以检测出美沙酮、芬太尼和丁丙诺啡的存在，而色谱技术可以分析出哌替啶和曲马朵。然而，由于阿片类药物浓度与临床效果的相关性很差，这些化合物在血清 / 血浆中的水平通常不作分析。

羟考酮是由阿片类药物的天然成分 thebaine 合

成的，它与其他药物合用，被用于多种复合镇痛药中，如对乙酰氨基酚和阿司匹林。羟考酮的滥用在过去十年中有所增长，由于大多数广谱阿片类筛选免疫测定法无法在临床相关浓度范围内检测到羟考酮，因此对于这种药物一般采用专门的特异性免疫测定法。

7. 苯环己哌啶

苯环己哌啶是一种麻醉剂，在 20 世纪 60 年代末作为一种廉价的街头毒品开始流行。它最常被抽烟样吸食，但也可以用鼻子吸、口服或注射。它通常与其他非法药物联合使用。摄入苯环己哌啶会产生普遍的痛觉丧失，并可引起幻觉、兴奋和抑制。大量摄入苯环己哌啶会导致死亡，通常是由于自毁行为或高热并发症造成的。苯环己哌啶的使用可以通过免疫测定法在尿液中检测出来。由于药物水平与中毒程度不相关，所以血清中的苯环己哌啶水平没有临床价值。

8. 醇类

酒精、甲醇、乙二醇和异丙醇：酒精是最常见的滥用药物。一些到医院就诊的患者出现精神状态改变都是由于摄入了过量的酒精。酒精不仅存在于饮料中，也存在于很多药物中。酒精中毒与很多不同类型的意外伤害有关，特别是涉及机动车的意外伤害。长期滥用酒精可导致胰腺疾病和肝硬化。

酒精可迅速从胃肠道吸收。它分布在全身的水分中，并自由扩散到组织中。血液中的酒精浓度峰值出现在摄入酒精后 30～75 分钟。食物的摄入会延迟吸收。一个有用的经验法则是，1 盎司 80°～100° 的烈酒、4 盎司葡萄酒或 12 盎司啤酒在数分钟内摄入，血液中的酒精浓度会增加 25～30mg/dl。一旦停止摄入酒精，非慢性酒精中毒者血液中的酒精水平会以每小时 15～25mg/dl 的速度下降。诱发胎儿酒精综合征所需的血液酒精水平尚未确定。滥用酒精的孕妇生出患有胎儿酒精综合征的婴儿的风险很大。这些婴儿有产前生长迟缓、中枢神经系统功能障碍和特征性的颅面畸形。由于妊娠期间可接受的酒精摄入量下限尚未确定，所以一般建议孕妇戒酒。

酒精的代谢是通过氧化途径变成乙醛和乙酸，也可以通过非氧化途径变成脂肪酸乙酯。当乙醛随后转化为乙酸时，会发生酸中毒。将酒精氧化成乙醛的主要代谢酶是乙醇脱氢酶，第二组酶是细胞色素 P_{450} 系统。细胞色素 P_{450} 酶是肝微粒体酶，参与了多种药物的代谢。酒精可以诱导细胞色素 P_{450} 酶，使其活性升高，因此摄入酒精可以改变由这一系统代谢的药物的代谢作用。酒精的诱导作用可能增加或减少药物的治疗或毒性作用。酒精还可以通过细胞色素 P_{450} 酶与药物竞争代谢。

血液中酒精浓度的测量可以通过呼吸分析来进行，或者更准确地说，可以通过特定的酶测定法或气相色谱法来进行。后者也可以单独测量酒精、甲醇和异丙醇（表 6-8）。甲醇和异丙醇也有毒性，主要是氧化代谢的结果。甲醇代谢产生甲酸会导致失明，而异丙醇代谢为丙酮会导致酮症。乙二醇是另一种挥发性化合物，通过类似的代谢被氧化成草酸，导致急性肾衰竭。乙二醇的气相色谱检测需要在不同的实验室条件下进行。甲醇、乙二醇和异丙醇的毒性作用、摄入来源及实验室检测和定量情况见表 6-9。

三、环境毒素

（一）常见环境毒素

在日常生活中，常会遇到一些可以产生疾病甚至死亡的物质，因此对环境毒素的监测是一项重大挑战。在工作场所会发生重金属、气体和腐

提示

- 滥用酒精是最普遍的现象，很多患者因酒精摄入过量导致意识改变而被送往医院。
- 可以通过呼气分析或更准确地通过酒精特异性的酶分析或气相色谱测试测量血液中的酒精浓度，后者还可以分别测量甲醇和异丙醇。

表 6-8 酒精摄入的实验室评估	
实验室监测：急性摄入	血液酒精含量（见下文）
实验室监测：慢性摄入	酒精摄入的长期标志物包括升高的 γ-谷氨酰转肽酶（GGT）、缺糖转铁蛋白和脂肪酸乙酯
肝功能测试	天冬氨酸转氨酶（AST）、谷丙转氨酶（ALT）和胆红素评估酒精诱导的肝损伤（见第 16 章，肝硬化）
胰腺功能试验	淀粉酶和脂肪酶可用于评估酒精诱导的胰腺损伤（见第 17 章，胰腺炎）
血液酒精浓度（mg/dl）（范围因人与人差异而重叠）	非慢性酒精滥用者血液酒精浓度的影响
10～50	清醒
40～120	欢欣沉醉
90～250	激动、兴奋
180～300	意识模糊
270～400	昏睡
350～500	昏迷
>450	在 <1 小时内摄入 300～400ml 纯酒精或 600～800ml 100 度威士忌可导致死亡

引自 Dubowski KM. Alcohol determination in the clinical laboratory. Am J Clin Pathol. 1980;74:747–750.

蚀性化合物的职业暴露，而工业中的毒素浸出会污染土壤和地下水，导致食物来源、饮用水供应和牲畜暴露。一氧化碳、汞、氰化物和杀虫剂是一些值得注意的环境毒素。铅暴露可能来自职业和非职业来源（如油漆碎片），并产生亚临床到危及生命的疾病，具体取决于摄入的数量。儿童的低水平接触可能会产生严重的疾病，并影响长期的智力发展。

对环境毒素的实验分析并不总是直接测量该化合物。在某些情况下，毒素会损害代谢途径的流动，可以通过测量累积的代谢物来反映毒性作用，而不用直接分析该毒素。例如，杀虫剂暴露可以通过胆碱酯酶活性间接测量，而不是直接分析体内的杀虫剂水平。

（二）一氧化碳

1. 定义

在美国，一氧化碳中毒每年造成多达 4000 人死亡，是意外和故意中毒的主要原因。约 10% 的案例涉及儿童。心脏、中枢神经系统和肺部是最

直接受到一氧化碳毒性影响的器官。一氧化碳还会损害视力、听力和周围神经传导。这种中毒可能是亚致死性的，并导致心律失常、心肌缺血、头痛和其他各种体征和症状。幸存者可能遭受永久性的严重神经系统损伤。

一氧化碳中毒的主要病理机制是一氧化碳与血红蛋白分子中的氧结合点结合。一氧化碳与血红蛋白结合形成碳氧血红蛋白。一氧化碳对血红蛋白的亲和力比氧气高，并降低了血红蛋白向组织输送氧气的能力，从而导致组织缺血。

非吸烟成年人的碳氧血红蛋白的正常范围是总血红蛋白的 0.1%～0.9%。当出现溶血性疾病，

表 6-9 甲醇、乙二醇和异丙醇的毒性作用和实验室检测

	甲 醇	乙二醇	异丙醇
摄取来源	甲醇、被甲醇污染的酒精和防冻剂	防冻剂	外用酒精
症状出现用时	12～48 小时	0.5～12 小时	数分钟内
致命剂量的纯化合物	大多数情况下 60～250 ml	约 100 克	约 250 ml
毒性作用	视力下降到失明、呕吐、癫痫、昏迷	无尿、呕吐、癫痫、昏迷	呕吐、腹痛、呕血、黑便、昏迷
解药	4-甲基吡唑、乙醇	4-甲基吡唑、乙醇	无
实验室检测			
血中	是	是	是
渗透压	升高	升高	升高
低血糖	是	是	否
酸中毒	严重	严重	轻微
草酸钙结晶（尿）	否	是	否
阴离子间隙	大	大	正常

血红蛋白分解增加时，碳氧血红蛋白水平可增加到约 2%。这一水平的数值对已有心脏病的患者会产生不良的临床影响。碳氧血红蛋白水平和临床研究结果的相关性很差。表 6-10 汇总了不同数值的碳氧血红蛋白的相对后果，但个别患者临床症状表现出较大的差异性。儿童更容易受到急性一氧化碳中毒的影响，并且有不同的临床表现，类似于胃肠炎。与成人一样，他们也可能出现严重的神经系统后遗症和心肌缺血。患者往往不知道自己接触了一氧化碳，因为它是无味和无刺激性的。一氧化碳中毒没有任何病理特征，但其快速诊断却非常重要，以便进行适当的处理，并在发生其他暴露之前确定一氧化碳的来源。

表 6-10　一氧化碳中毒的临床表现	
碳氧血红蛋白相对于总血红蛋白（%）	成人临床表现 [a]
0.1～0.9	不吸烟的成年人的正常范围
1.5～10	吸烟的成年人的正常范围
10～30	随着注意力的提高，头痛越来越严重，用力时呼吸困难更大
40～50	非常严重的头痛、呼吸困难伴心动过速，可能是致命的
60～70	昏迷、癫痫发作、常常致命
80	快速致命

a. 孩子表现更敏感，还可以有其他不同表现

2. 诊断

一氧化碳中毒的实验监测是通过测量碳氧血红蛋白水平进行的（表 6-11）。血气分析仪是一种分光光度计，可测量血液在多种波长的吸光度。各种形式的血红蛋白吸收特征波长的光，从而可以测量特定的血红蛋白，如碳氧血红蛋白。除此之外，还需对患者进行评估，以确定可能导致一氧化碳水平升高（<10%）的潜在原因，如贫血、感染和吸烟等可能增加碳氧血红蛋白的水平。由于一氧化碳可以导致骨骼肌和心肌的缺血性损伤，所以对缺血性肌肉损伤的评估也是适当的。

> **提示**
>
> 通过测量碳氧血红蛋白水平来进行一氧化碳中毒的实验室监测。

表 6-11　用于评估患者一氧化碳中毒的实验室检测	
检测项目	备　注
碳氧血红蛋白（相对于总血红蛋白的百分比）	见表 6-10
CBC/ 相关的微生物学研究	贫血和感染可增加碳氧血红蛋白的浓度，如果存在应加以鉴别
骨骼和心肌缺血性损伤的指标	肌酸激酶、肌钙蛋白 I、肌钙蛋白 T、乳酸脱氢酶和（或）醛缩酶可能升高，如果肌肉受损，可以在尿液中检测到肌红蛋白

CBC. 全血细胞计数

（三）铅

1. 定义

铅中毒主要是一种儿童疾病。在过去的 20 年里，随着对铅毒性研究的增加，定义铅中毒的门槛已经降低了。在 1970 年之前，铅中毒的定义是血液水平超过 60μg/dl。1971 年，该阈值被降低到 40μg/dl。到 1975 年，可接受的水平是 25μg/dl，自 1985 年以来，血液中 10～15μg/dl 的水平已被认为会损害认知和行为的发展。最近，美国疾病控制和预防中心建议儿童的铅水平为 <5μg/dl。据估计，在 1992 年，美国 6 个月至 5 岁的儿童中有 17.2% 的血铅水平超过 15μg/dl，尽管这与发展中国家观察到的情况相比相差甚远，这些儿童主要来自大城市的低收入家庭，这些儿童的铅来源不仅包括含铅涂料，还包括被铅污染的家庭灰尘、土壤和工作场所服装，使用含铅的炊具，在蓄电池、钓鱼和窗帘重物中接触到铅，甚至在旧建筑中使用铅焊接的管道造成的铅污染水。据报道，一些罐头食品也含有铅。从其他国家出口到美国的含铅

服装首饰、药品、玩具和化妆品（如 surma 或 kohl）都被证实含有铅。显然，铅中毒病例调查，对于确定摄入铅的确切来源以消除其接触非常重要。

全国范围内都在大力筛查儿童，特别是那些居住在 1960 年以前建造的老房子里或经常去那里的 6 个月至 5 岁的儿童。高剂量的铅暴露会导致持续的癫痫发作、智力迟钝和慢性行为功能障碍。大部分被吸收的铅都储存在骨骼中。然而，铅也可以在软组织和红细胞中发现。铅会干扰参与血红蛋白合成的酶，所以铅暴露会导致贫血。在一些慢性铅中毒的病例中也会观察到肾脏毒性。任何有发育迟缓、行为障碍、癫痫发作、学习障碍、缺铁、听力障碍、肾脏疾病、反复呕吐和腹痛的儿童，都应考虑铅中毒。

2. 诊断

全血铅水平反映了人体的铅负担。对于年幼

提示

随着对铅中毒毒性的理解增加，过去 20 年来铅中毒的定义阈值已经降低。

的儿童，通常会送去指刺样本进行分析。表 6–12 描述了实验室对疑似铅中毒儿童相对于当前血铅水平的监测。如果血铅水平高于 5μg/dl，建议静脉穿刺抽取样本进行检测，以排除皮肤污染。如果该"清洁"样本含铅量超过 5μg/dl，建议对家长进行可能的暴露源教育。初次的测试通常是通过阳极剥离伏安法进行的，但对于确认测试，特别是浓度超过 40μg/dl 时，一般是通过原子吸收法或质谱法进行的。游离红细胞原卟啉（锌原卟啉）是由于铅中毒导致血红素合成而形成的。然而，游离红细胞原卟啉的测量是一种不敏感的铅暴露筛

表 6–12　儿童铅中毒的实验室检测			
血铅浓度（μg/dl）			
＜ 5 岁	5—44 岁	45—69 岁	≥ 70 岁
• 血铅教育 　– 饮食 　– 环境	• 血铅教育 　– 饮食 　– 环境	• 血铅教育 　– 饮食 　– 环境	在医学毒理学家或儿科环境卫生专业单位咨询的情况下，住院并开始螯合治疗（在确认静脉血铅含量后）
在适当的情况下进行风险评估和环境抽样	• 血铅随访监测 • 完整的病史和体格检查 • 实验室检查 　– 铁贮备 　– 血红蛋白或红细胞压积 • 环境调查 • 减少铅危害 • 神经发育监测 • 腹部 X 线片（如怀疑吸入微量铅）和灌肠	• 血铅随访监测 • 实验室检查 　– 血红蛋白或红细胞压积 　– 铁贮备 　– 游离原卟啉 • 环境调查 • 减少铅危害 • 神经发育监测 • 腹部 X 线片（如怀疑吸入微量铅）和灌肠 • 口服螯合疗法，如果不能保证铅安全的环境考虑住院治疗	与前者采取同样措施

在任何血铅水平下都不建议采取以下措施：寻找牙龈含铅线、神经生理功能测试、肾功能评估（EDTA 螯合期间除外）、对头发、牙齿或指甲进行铅含量测试、长骨 X 线片检查。对于成年人来说，人们已经认识到铅的积累，血铅浓度＜25μg/dl 不需要采取措施。

查方法，因为它不能检测出铅含量低于 25μg/dl 的儿童的铅中毒，并且只能识别出不到 50% 的血液含量高于 25μg/dl 的儿童。游离原卟啉测量的作用主要是检测持续的铅暴露。由于铅中毒引起的贫血可能类似于缺铁性贫血，因此应进行缺铁性研究（如血清铁蛋白和全血计数中的红细胞分布宽度），以区分铅中毒性贫血和缺铁性贫血。

本章中关于 TDM 的部分内容可参考 *Massachusetts General Hospital in Clinical Laboratory Reviews,* 1999;8:1.

> **提示**
>
> 全血铅水平反映了身体的铅负担。对于儿童来讲，通常会采集指尖血进行分析。如果血铅水平高于 5μg/dl，建议进行穿刺采血样本进行测试，以排除皮肤污染的可能性。

▶ **自测题**

1. 以下很少通过监测来确定患者是否处于安全和（或）治疗浓度的，是哪一种药物？

A. 他克莫司

B. 苯妥英钠

C. 红霉素

D. 地高辛

2. 从下列选项中找出不属于治疗性药物监测适应证的一项。

A. 患者对处方药物治疗的依从性不确定

B. 处方药物的安全系数很低，毒性血药浓度仅略高于治疗性血药浓度

C. 处方药物的药代动力学变异性最小

D. 处方药物经常有药物间的相互作用

3. 以下哪个器官是药物代谢的主要场所？

A. 肾脏

B. 肝脏

C. 肺部

D. 胃肠道

4. 以下哪个器官的功能受损需要调整剂量，因为其治疗性药物的代谢作用降低？

A. 肾脏

B. 皮肤

C. 胃肠道

D. 肺部

5. 以下哪项是药物谷值？

A. 在下一次服药前抽取的样本

B. 用药 4 小时后抽取的样本

C. 给药后 5 分钟采集的样本

D. 每月抽取 1 次样本以确定药物浓度是否在治疗范围内

6. 对于这些通过实验室检测进行监测的药物，以下哪一个"药物类别 – 药物名称"不正确？

A. 抗生素 – 氨基糖苷类

B. 抗癫痫药 – 苯巴比妥

C. 免疫抑制药 – 环孢素

D. 抗抑郁药 – 甲氨蝶呤

7. 一名患者被怀疑服用过量的对乙酰氨基酚（泰诺）。如果存在毒性，应选择以下哪项实验室检查来揭示毒性？

A. 丙氨酸氨基转移酶（ALT）

B. 血尿素氮（BUN）

C. 淀粉酶

D. 肌钙蛋白

8. 以下哪种治疗性药物的滥用情况比其他药物少？

A. 苯二氮䓬类药物

B. 羟考酮

C. 万古霉素

D. 苯丙胺类药物

9. 哪一个样本类型适合确定是否存在某种药物但不适合对药物水平进行量化？

A. 汗水

B. 尿液

C. 血浆

D. 全血

10. 以下哪种化合物不属于醇类?

　　A. 甲醇

　　B. 乙二醇

　　C. 异丙醇

　　D. 乙醛

11. 以下哪个器官最不可能因摄入过多的酒精而受到损害?

　　A. 肝脏

　　B. 胰腺

　　C. 肺部

　　D. 心脏

12. 一个血液中酒精浓度为 400mg/dl 的患者,如果不是慢性酒精中毒者,最有可能出现以下哪种情况?

　　A. 欣喜若狂

　　B. 兴奋

　　C. 混乱

　　D. 昏睡或昏迷

13. 一个患者实验室检测结果为严重酸中毒、低血糖、渗透压升高、尿液中有草酸盐结晶。以下四种醇类化合物中,哪一种最可能被该患者摄入?

　　A. 酒精

　　B. 甲醇

　　C. 异丙醇

　　D. 乙二醇

14. 以下哪种环境毒素是导致意外和故意中毒的主要原因?

　　A. 铅

　　B. 汞

　　C. 氰化物

　　D. 一氧化碳

15. 在哪个范围的血铅水平（µg/dl）是绝对需要住院治疗的?

　　A. 大于 45

　　B. 大于 70

　　C. 大于 100

　　D. 大于 150

答案与解析

1. 正确答案是 C。其他药物被监测是为了保证患者安全和（或）疗效。

2. 正确答案是 C。当处方药有明显的药代动力学变化时,就是治疗性药物监测的一个指征。

3. 正确答案是 B。肝脏是药物代谢的主要场所。

4. 正确答案是 A。药物可以通过肾脏、肝脏、肺脏、皮肤、粪便和其他方式排出。然而,一些极性、非亲脂性药物的消除主要是通过肾脏排泄实现的。当给肾功能受损的患者服用由肾脏排除的药物时,可能会出现药物清除率降低的情况。

5. 正确答案是 A。选择 B 更可能代表一个峰值水平,如果 4 小时后需要给药,以达到峰值浓度的血液。一般而言,低谷水平是用来评估发生治疗效果的可能性。峰值水平在不同的时间绘制,取决于特定的药物,并经常用于评估毒性风险。

6. 正确答案是 D。甲氨蝶呤不是抗抑郁药。它是一种叶酸拮抗药,用于治疗多种肿瘤。大剂量甲氨蝶呤治疗常有药物相关毒性。

7. 正确答案是 A。摄入过量对乙酰氨基酚可能与严重肝损伤有关。丙氨酸转氨酶是一个常用于评估肝功能的测试。血尿素氮通常用于评估肾功能,淀粉酶评估胰腺功能,而肌钙蛋白评估心脏功能。

8. 正确答案是 C。在苯二氮䓬类药物中,地西泮和其他几种药物常被滥用。在苯丙胺中,经常检出甲基苯丙胺及其衍生物摇头丸。羟考酮测试可以用来识别那些服用量大于处方量的药物的人,以及那些在应该按处方服用药物的情况下出售药物的人。

9. 正确答案是 B。大多数药物和代谢物在使用后都集中在尿液中,因此,尿液适合于定性分析和确定最近使用某些滥用药物的情况。从全血中提取的血浆通常用于确定药物的定量水平,以评估中毒和毒性。尽管汗液可以用来对某些非法药物进行采样,但它通常不是首选的样本。

10. 正确答案是 D。前三个选项都是酒精，而最常使用和滥用的酒精没有被列出。甲醇中毒可导致视力受损，甚至失明。防冻剂中的乙二醇可产生呕吐、癫痫发作、无尿，甚至昏迷。异丙醇中毒通常会导致呕吐并伴有腹痛和胃肠道出血。

11. 正确答案是 C。过量摄入酒精通常会损害肝脏和胰腺，在一些大量饮用酒精的患者中也可观察到酒精性心肌病。

12. 正确答案是 D。以 mg/dl 为单位，欣快感的范围是 40～120mg/dl；兴奋的范围是 90～250mg/dl；昏迷的范围是 180～300mg/dl。

13. 正确答案是 D。其他选项都与尿液中的草酸盐晶体无关。发生草酸盐结晶是因为乙二醇被代谢为草酸盐。此外，过量服用异丙醇通常不会出现低血糖。

14. 正确答案是 D。在美国，一氧化碳中毒每年造成多达 4000 人死亡。心脏、中枢神经系统和肺部是最直接受到一氧化碳毒性影响的器官。一氧化碳中毒的主要病理机制是一氧化碳与血红蛋白分子中的氧结合点结合。

15. 正确答案是 B。对于血铅水平超过 70mg/dl 的患者，需要住院并开始螯合治疗。口服螯合治疗也适用于 45～69mg/dl 浓度水平，如果不能确保铅安全的环境，可考虑住院治疗。

拓展阅读

[1] Advisory Committee on Childhood Lead Poisoning Prevention. *Low Level Lead Exposure Harms Children: A Renewed Call for Primary Prevention*. Atlanta, GA: US Department of Health and Human Services, CDC, Advisory Committee on Childhood Lead Poisoning Prevention; 2012. Available at http://www. cdc.gov/nceh/lead/acclpp/final_document_010412.pdf. Accessed March 2013.

[2] Best CA, Laposata M. Fatty acid ethyl esters: toxic non-oxidative metabolites of ethanol and markers of ethanol intake. *Front Biosci.* 2003;8:e202–e217.

[3] Dasgupta A. Therapeutic drug monitoring of digoxin: impact of endogenous and exogenous digoxin-like immunoreactive substances. *Toxicol Rev.* 2006;25:273–281.

[4] Hammond S, et al. Laboratory assessment of oxygenation in methemoglobinemia. *Clin Chem.* 2005;51:434–444.

[5] Johnson JA, et al. Clinical Pharmacogenetics Implementation Consortium (CPIC) guideline for pharmacogenetics-guided warfarin dosing: 2017 update. *Clin Pharmacol Ther.* 2017;102:397–404.

[6] Leibovici L, Vidal L, Paul M. Aminoglycoside drugs in clinical practice: an evidenced based approach. *J Antimicrob Chemother.* 2009;63:246–251.

[7] Moeller KE, et al. Urine drug screening: practical guide for clinicians. *Mayo Clin Proc.* 2008;63:66–76.

[8] Morris RG. Cyclosporin therapeutic drug monitoring—an established service revisited. *Clin Biochem Rev.* 2003;24:33–46.

[9] Newmeyer MN, et al. Free and glucuronide whole blood cannabinoids' pharmacokinetics after controlled smoked, vaporized, and oral cannabis administration in frequent and occasional cannabis users: identification of recent cannabis intake. *Clin Chem.* 2016;62:1579–1592.

[10] Oellerich M, Armstrong VW. The role of therapeutic drug monitoring in individualizing immunosuppressive drug therapy: recent developments. *Ther Drug Monit.* 2006;28:720–725.

[11] Olson KR, ed. *Poisoning & Drug Overdose.* 6th ed. New York, NY: McGraw-Hill Education; 2012.

[12] O'Malley GF. Emergency department management of the salicylate-poisoned patient. *Emerg Med Clin North Am.* 2007;25:333–346.

[13] Ostad Haji E, Hiemke C, Pfulmann B. Therapeutic drug monitoring for antidepressant drug treatment. *Curr Pharm Des.* 2012:18:5818–5827.

[14] Patsalos PN, et al. Antiepileptic drugs—best practice guidelines for therapeutic drug monitoring: a position paper by the subcommission on therapeutic drug monitoring, ILAE Commission on Therapeutic Strategies. *Epilepsia.* 2008;49:1–38.

[15] Roberts JA, Norris R, Paterson DL, Martin JH. Therapeutic drug monitoring of antimicrobials. *Br J Clin Pharmacol.* 2012;73:27–36.

[16] Scheidweiler KB, Andersson M, Swortwood MJ, Sempio C, Huestis MA. Long-term stability of annabinoid in oral fluid after controlled cannabis administration. *Drug Test Anal.* 2017;9:143–147.

[17] Schnur J, John RM. Childhood lead poisoning and the new Centers for Disease Control and Prevention guidelines for lead exposure. *J Am Assoc Nurse Pract.* 2014:26:238–247.

[18] Schumacher GE, Barr JT. Therapeutic drug monitoring: do the improved outcomes justify the costs? *Clin Pharmacokinet.* 2001;40:405–409.

[19] Sullivan LE, Fiellin DA. Narrative review: buprenorphine for opioid-dependent patients in office practice. Ann Intern Med. 2008;148:662–670.

[20] Vale A. Alcohols and glycols. *Medicine.* 40:2012;89–93.

[21] Wallemacq P et al. Opportunities to optimize tacrolimus therapy in solid organ transplantation: report to the European consensus conference. *Ther Drug Monit.* 2009;31:139–152.

[22] Whyte IM, Francis B, Dawson AH. Safety and efficacy of intravenous *N*–acetylcysteine for acetaminophen overdose: analysis of the Hunter Area Toxicology Service (HATS) database. *Curr Med Res Opin.* 2007;23:2359–2368.

[23] Willie S, Cooreman S, Neels H, Lambert L. Relevant issues in the monitoring and the toxicology of antidepressants. *Crit Rev Clin Lab Sci.* 2008;45:25–89.

第7章　婴幼儿疾病
Diseases of Infancy and Childhood

Paul Steele　著

胡炎伟　杨佳锦　译　　周　洲　周宏伟　校

学习目标

1. 明确需要对母亲和（或）婴儿进行产前检查的适应证，以及早产的临床后果。

2. 了解在新生儿筛查项目中选择实验室检查项目的原则。

3. 知悉唐氏综合征的诊断方法和临床适应证。

4. 知悉导致新生儿溶血病和囊性纤维化的根本病因及相关的实验室检查表现。

5. 了解以下常见先天性代谢异常疾病和相关生化代谢障碍机制。

- 不涉及尿素循环酶的氨基酸尿症。
- 涉及尿素循环酶的氨基酸尿症。
- 伴有鞘脂降解障碍的溶酶体贮积症。
- 伴有黏多糖降解受损的溶酶体贮积症。
- 伴有糖原降解受损的溶酶体贮积症。

由于病理损伤需要一段时间的积累，一些始于儿童时期的疾病直到成年后才会出现典型的临床表现，导致该类疾病的精准诊断非常困难。本章所述的疾病都是在儿童时期就有明显症状的疾病，但很显然其只是"儿童疾病"中的一小部分。本章概述了产前和新生儿相关的实验室检查项目，一些儿童时期发生或确诊的疾病（如血友病及某些感染性疾病）在其他章节阐述。

一、产前和新生儿相关的实验室检查

1. 产前诊断和筛查

目前已有数千种疾病能在出生前获得诊断。对于有特定家族病史的群体，通过基因检查可以轻易对该类疾病进行产前诊断。而对于绝大多数没有特定家族病史的群体，也可以进行产前筛查。筛查与诊断的不同之处在于其不提供明确诊断，只是对某种疾病发生风险进行评估。对于大多数没有特定家族病史的群体，首选侵入性较小的筛查项目［如多种针对胎儿唐氏综合征（也称为21三体综合征）的孕妇血清筛查实验（见下文）］。然而，胎儿唐氏综合征的诊断性检查是有创性的（如需要采集绒毛或羊水）。是否启动筛查由家庭决定，需要考虑因素包括父母年龄、避免生出非健康孩子意愿的程度等。

2. 新生儿筛查

新生儿筛查制度的建立之初是为了发现苯丙酮尿症（phenylketonuria，PKU）和先天性甲状腺功能减退症等疾病，通过早发现、早干预以避免出现精神发育迟缓（智力残疾、精神发育不全）等严重后果。随着检测技术的进步［如降低成本及串联质谱法（可单次检测多项异常指标）的应用］，扩展了新生儿筛查项目的内容，涵盖了多种无法预防但可以有效治疗的疾病。美国 50 个州均可筛查三十余种新生儿疾病，包括氨基酸尿症（如 PKU 和枫糖尿症）、有机酸血症（如异戊酸血症）、脂肪酸紊乱［如中链酰基辅酶 A 脱氢酶（MCAD）缺乏症］、与血红蛋白 S 相关的血红蛋白疾病、先天性甲状腺功能减退症、先天性肾上腺皮质增生症、囊性纤维化和典型半乳糖血症等。随着新检测方法发展，美国各州新生儿筛查项目种类的差异将不可避免继续存在，这些差异可以在美国国家新生儿筛查和全球资源中心管理的网站上搜索到。

与任何筛查项目一样，阳性结果需要进行后续确诊实验，以排除假阳性。美国医学遗传学与基因组学学会（ The American College of Medical Genetics and Genomics，ACMG）在线发布了针对新生儿筛查阳性的建议措施和流程。需要对其中一些疾病进行紧急干预，以保护生命或防止精神发育迟缓的发生。

3. 新生儿检查

对出生后 24 小时临床表现良好，但在第 2 天或第 3 天出现疾病体征的新生儿进行实验室检查评估，具体内容包括以下 8 种检查。

- 血气分析明确有无代谢性酸中毒 / 碱中毒。
- 尿液分析明确有无酮尿症。
- 全血细胞计数检测明确有无血细胞异常。
- 血糖检测明确有无低血糖。
- 血氨检测明确有无高血氨。
- 肝功能检测明确有无肝功能异常。
- 凝血酶原时间和部分凝血活酶时间检测明确有无凝血障碍。
- 血乳酸检测明确有无乳酸酸中毒。

表 7-1 列出了疑似新生儿（或较大儿童）患有先天性代谢障碍疾病常见的实验室筛查项目。

这些筛查结果仅对特定疾病有提示作用，需

> **提示**
>
> 新生儿筛查是一种检测疾病的手段，早发现、早治疗可以避免灾难性后果的发生。

表 7-1 遗传性代谢性疾病的常规实验室筛查

筛查项目	标本类型
乳酸	血液、脑脊液（必要时）
丙酮酸	血液
氨基酸	尿液、血液、脑脊液（必要时）
有机酸	尿液
还原糖	尿液
葡萄糖	尿液、血液、脑脊液（必要时）
酮类和 pH	尿液
肝酶、电解质、尿酸、氨	血液
酰基肉碱谱	血液
黏多糖	尿液

要其他检测来明确具体的代谢缺陷。确诊性实验室检查通常涉及对特定酶活性或代谢途径中各种代谢物的测定。如果患儿有任何感染迹象或表现，需首先排除脓毒血症。

二、早产

1. 定义

早产的定义为活胎儿在 37 孕周之前出生，是新生儿发病和的死亡主要原因之一。目前由未足月产或胎膜早破导致早产的根本原因尚不清楚，但通常认为与感染或炎症有关。与早产相关的母体因素包括糖尿病、肥胖、不孕症的干预、生殖道或泌尿系统感染、牙周病、社会经济地位低下及其他因素。关于是否使用抗生素治疗或预防感染以干预早产尚存争议。

此外，还有医源性原因导致早产，即母亲和

（或）胎儿的病情迫使临床提前终止妊娠，这种提前终止妊娠的时机选择受胎儿器官未成熟风险的影响，其中最主要的问题是肺脏发育不成熟，与新生儿呼吸窘迫综合征的发生有关。

2. 诊断

早产的风险可以通过测量宫颈或阴道分泌液中的胎儿纤维连接蛋白来进行评估。随着受精卵的植入发育，这种糖蛋白由胎膜产生并出现在妊娠早期的宫颈和阴道中，通常在第 20 周消失，但在妊娠晚期（尤其是待产和分娩前）又重新出现。其主要临床应用在于阴性预测价值，也即对有早产风险的患者，当其宫颈阴道分泌物中胎儿纤维连接蛋白呈阴性时，提示患者不太可能在该实验室检测后 1 周内分娩。即使胎儿纤维连接蛋白检测呈阳性时，临床干预早产也仅部分成功，该情况阻碍了纤维连接蛋白检测的广泛应用。

当胎儿或母体病情要求提前分娩时，下列检测方法可用于评估早产胎儿肺成熟度。一种简单而廉价的检测方法是使用常规血液学自动分析仪中的血小板通道，对羊水中板层小体进行计数。板层小体由 II 型肺泡细胞产生，含有表面活性物质。每微升羊水中超过 50 000 个嗜锇板层小体则预示着肺发育成熟。如果少于 50 000 个 /μl，则需要对羊水样本行进一步检测。其他测试包括检测有无磷脂酰甘油、卵磷脂与鞘磷脂的比率（L/S 比率）测定。近年来，肺成熟度检测（及进行该检测所需的羊膜穿刺术）在常规临床实践中使用明显减少。如果临床需要提前分娩，肺成熟结果并不会改变这项决策。对妊娠日期不确定的晚期早产儿，超声技术的进步在很大程度上减少了临床对肺成熟度检测需求。

三、唐氏综合征

1. 定义

唐氏综合征是最常见和临床意义重大的常染色体畸变疾病，并对个体有长期影响。通过细胞遗传学分析，发现其基因缺陷表现为第 21 号染色体呈三体征。90% 以上的唐氏综合征病例是减数

分裂障碍所致，其临床特征包括精神发育迟缓和多种器官畸形（心脏、消化道、眼睛和耳朵），以及在晚年发展为阿尔茨海默病。

唐氏综合征在活婴中的总体发生率约为 1‰。然而，分娩唐氏综合征婴儿的风险在很大程度上与女性年龄相关。该风险在 35 岁以后显著增加，到 40 岁时发生率为 1/270～1/100。

2. 筛查和诊断

新生儿唐氏综合征可通过临床表现诊断，而外周血的中期染色体检测只是用于确认该诊断。唐氏综合征非侵入性胎儿筛查涉及的检测项目见表 7-2，将这些项目整合起来可用于怀孕期间唐氏综合征发生的风险评估。妊娠期唐氏综合征的确诊依赖侵入性检测，即对绒毛（通常仅限于妊娠早期）或羊水中细胞行中期染色体分析。风险评估完成后，由患者自行决定是否进行唐氏综合征胎儿筛查或侵入性诊断试验。怀孕期间采用侵入性检查评估唐氏综合征有导致流产的风险。

通常，妊娠早期筛查包括母体血清中 2 种物质检测，即妊娠相关血浆蛋白 A（PAPP-A）和人绒毛膜促性腺激素游离 β 亚基（fβhCG），两者在胎儿发生唐氏综合征母体血清中分别减低和增高。妊娠早期筛查的第三部分是超声检查颈项透明层厚度，该指标会因唐氏综合征胎儿颈部液体积聚而增大。妊娠早期筛查的灵敏度约为 85%，假阳性率为 5%。单胎妊娠不推荐仅使用颈项半透明厚度检查，因为其灵敏度只有 70%。而在多胎妊娠中，母体血清标志物的解释可能会有问题，颈项透明层厚度检查可以对每个胎儿进行评估。颈项透明层厚度检查的准确性高度依赖操作者技术，需要接受专门的培训。

表 7-2 唐氏综合征实验室检测	
检测项目	结果 / 注释
妊娠早期筛查	
妊娠相关血浆蛋白 A（PAPP-A）	唐氏综合征胎儿孕妇降低
游离 hCGβ 亚基	唐氏综合征胎儿孕妇升高
颈项透明层厚度	超声波检查，允许对多胎妊娠的每个胎儿进行评估
四联筛查	
妊娠中期筛查	
甲胎蛋白（AFP）	唐氏综合征胎儿孕妇降低，胎儿神经管缺陷升高
人绒毛膜促性腺激素（hCG）	唐氏综合征胎儿孕妇升高
未结合雌三醇(uE3)	唐氏综合征胎儿孕妇降低
抑制素 A	唐氏综合征胎儿孕妇升高
循环游离胎儿 DNA 序列	可以检测出 21 三体以及其他缺陷，包括 18 三体和 13 三体
中期染色体分析	诊断试验，可对绒毛样本、羊水细胞和新生儿血液进行检测

提示

唐氏综合征是最常见和临床意义重大的疾病，由常染色体畸变引起，会影响婴儿的生长发育。通过细胞遗传学分析，发现其基因缺陷表现为第 21 号染色体呈三体征。新生儿唐氏综合征可通过临床表现诊断，而外周血的中期染色体检测只用于确认该诊断。

敏度和特异度的检查。该检查还可发现其他染色体非整倍体综合征，如 18 三体、13 三体和性染色体非整倍体。目前推荐用有创性检查（对绒毛或羊水样本进行中期染色体分析）来对 ccffDNA 测序阳性结果进行后续确认。对于早中期唐氏综合征筛查呈阳性，但 ccffDNA 测序为阴性的患者，并非一定要进行有创性检查。

最后，四联筛查中的甲胎蛋白检测结果如果升高，说明神经管缺陷（如脊柱裂）风险增加。这些病例可以通过采集羊水检测的乙酰胆碱酯酶和甲胎蛋白（二者在神经管缺陷中均升高），或者高分辨率超声检查进行进一步确认。

四、围产期感染性疾病

1. 定义

母体患某些感染性疾病时会对胎儿和新生儿产生影响，如细菌性阴道病、性传播疾病及其他感染会增加早产风险，风疹和梅毒感染与先天畸形相关。新生儿死亡也与一些病原体感染有关，包括巨细胞病毒（cytomegalovirus，CMV）、B 族链球菌、单纯疱疹病毒、李斯特菌和细小病毒等。多种感染性疾病会发生垂直传播，如乙型肝炎（hepatitis B，HBV）、丙型肝炎（hepatitis C，HCV）、人类免疫缺陷病毒（human immunodeficiency virus，HIV）感染、CMV 感染、风疹、弓形虫病和梅毒等。

2. 筛查和诊断

常规产前检查旨在筛查上述病原体感染，以鉴别孕妇是否需要干预或确定不良预后，特别是当明确妊娠期间发生感染时，母体血清学检查对

妊娠中期筛查通常包括母体血清四联筛查，其中有甲胎蛋白（alpha fetoprotein，AFP）、未结合雌三醇（在怀孕唐氏综合征的孕妇中均降低）、总人绒毛膜促性腺激素（human chorionic gonadotropin，hCG）和抑制素 A（在此类孕妇中均升高）的检测。四联筛查的检出率约为 81%，假阳性率为 5%。母体血清检测结果通常用"中位数的倍数"（或称 MoM）的形式表述，其正常范围与孕周、妊娠次数、孕妇体重和种族因素密切相关。

妊娠早期和中期联合筛查可以提高检出率。一种方法是按顺序进行检查，即当早期妊娠筛查结果为阳性时，应及早告知患者（以便决定是否选择其他确诊方法），然后在合适情况下进行妊娠中期的四联筛查。孕妇血清中循环游离胎儿 DNA（ccffDNA）测序是一种与有创性检查具有相似灵

胎儿可能有临床意义，如母体血清的风疹血清学筛查。常规检测包括梅毒、HBV、HCV 及 HIV 的血清学检测。在妊娠晚期进行直肠阴道 B 族链球菌的常规培养。高危孕妇应进行衣原体和淋病奈瑟球菌的核酸和（或）培养检测，如有生殖器病变还需检测单纯疱疹病毒。

五、新生儿溶血病

1. 定义

新生儿溶血病（hemolytic disease of the newborn，HDN），又称胎儿成红细胞增多症，是一种新生儿在子宫内因红细胞被破坏而发生贫血的综合征，该红细胞破坏是母体产生抗红细胞抗原的抗体所致，以抗 Rh 抗原最为常见（也称为 D 抗原），这些抗体可通过胎盘进入胎儿循环，其抗体是 Rh 阴性母亲在怀孕或分娩期间接触 Rh 阳性的胎儿红细胞后产生。因此，HDN 最可能发生在 Rh 阴性孕妇第 2 次或随后再次怀上 Rh 阳性胎儿时。临床预防 HDN 发生的方法是识别怀孕期间的致敏风险，在 28 孕周和分娩时通过对孕妇被动接种 Rh 免疫球蛋白，快速清除 Rh 阳性胎儿细胞，从而有效防止母亲的免疫系统产生同种抗体。

其他针对红细胞的同种抗体也能导致 HDN，但比较少见。当抗 A 或 B 型红细胞抗原的 IgG 类抗体经胎盘进入 A、B 或 AB 型的胎儿体内时，通常只会引起轻度的 HDN。该类型的 HDN 可以在第 1 次怀孕时就发生，因为母体即使没有怀孕或血型不合输血的经历也能产生这类抗体。

在由孕妇体内相关抗体导致的新生儿疾病中，有些少见抗体针对的是红细胞抗原外的其他靶点，如母体中抗血小板抗体引起的新生儿同种免疫性血小板减少性紫癜。

2. 筛查和诊断

常规产前检查包括鉴定孕妇 ABO/Rh 血型。通常采用一组标准红细胞进行抗体筛查，即间接抗球蛋白实验（见第 2 章），以确定母体是否存在可能对胎儿造成危害的同种抗体（如抗 Rh 抗体）。

应检测胎儿血型（确定妊娠期间胎儿发生 HDN 的风险程度）、监测胎儿贫血和高胆红素血症状况（后者由红细胞破坏引起），这些通常需要有创性操作［如羊膜穿刺术（提取羊水）或脐带穿刺术（在子宫内从脐带抽血）］，这两种操作都有导致胎儿流产或受损的风险。对抗原基因进行基因检测可能成为一种新的、无创性检查手段。父亲基因分型显示抗原基因为纯合子，意味着胎儿抗原阳性；如果是杂合子意味着胎儿抗原有 50% 的可能性为阴性，这种情况不一定发生 HDN。通过对存在于母体血浆中胎儿 DNA 进行基因分型，可以明确胎儿抗原是否为阴性。测定母体内抗体的滴度可以用于预测胎儿疾病发生的风险，但抗体水平与疾病严重程度并不总是相关。用分光光度法检测羊水中的胆红素有助于疾病管理。对于羊水胆红素检测提示严重贫血高风险的胎儿，同时羊水样本（见上文）的胎儿肺成熟度检测表明发生呼吸窘迫综合征的风险较低，可进行提前分娩。此外，可进行宫内输血和血浆置换。无创超声检测可以测定与胎儿贫血密切相关的胎儿大脑中动脉血流速度，该检测已被证实比有创性的羊水胆红素测定有更高的灵敏度、特异度及准确性。

新生儿 HDN 实验室评估方法包括全血细胞计数、脐带血直接抗球蛋白试验（direct antiglobulin test，DAT）。后者可检测红细胞表面存在的免疫球蛋白和（或）沉积的补体。有关 HDN 实验室检测项目见表 7-3。

表 7-3　新生儿溶血病（HDN）的实验室检测

检测目的	结果 / 注释
预测孕期 HDN	
母体 ABO 和 Rh 型	筛查 HDN 发生风险
母体抗体筛查	检测抗红细胞抗体
母体抗体效价	显著升高提示着患 HDN 的风险增大
父体基因分型	抗原基因纯合提示胎儿患病风险高，抗原基因杂合需要进一步检测以评估胎儿易感性
胎儿基因分型	评估是否存在抗原基因，样本可采用羊水或脐带细胞（两者皆为有创性操作获得）或母体血浆
评估孕期 HDN	
ΔOD_{450}	有创，采用分光光度法检测 450 nm 吸光度预期值和实测值的变化评估胆红素
胎儿红细胞比容	有创，需要脐带穿刺术
胎儿大脑中动脉血流	无创，胎儿贫血时收缩期血流峰值速度递增
评估新生儿疾病	
临床表现	婴儿可正常或极度异常，黄疸很常见，可能会出现心肺问题，严重受累的胎儿可能会在宫内或分娩时死亡
网织红细胞计数	出生 7 天，其水平升高提示 HDN
有核红细胞	持续高比例的有核红细胞与红细胞生成量的增加一致
未结合胆红素	显著升高，但其他因素亦可导致新生儿未结合胆红素升高，如肝脏不成熟
结合珠蛋白	数值降低提示血管内溶血
直接抗球蛋白试验	阳性结果表明新生儿循环中存在针对红细胞的母体抗体

六、囊性纤维化

1. 定义

囊性纤维化（cystic fibrosis，CF）是一种常染色体隐性遗传病，由 7 号染色体长臂上的囊性纤维化跨膜传导调节因子（CFTR）基因突变引起，临床表现为外分泌腺功能障碍，由上皮细胞顶膜的氯离子传导异常所致，继而引起慢性阻塞性肺疾病和胰腺外分泌功能不全。CFTR 基因中最常见的突变是 ΔF_{508}（第 508 位的苯丙氨酸密码子丢失），可见于约 70% 的病例。然而，目前该基因上已经发现了约 2000 种突变，大多数为罕见突变，其中一些突变与该病的关系并不明确。

白种人新生儿 CF 的发病率为 1/3400～1/2500，在非洲裔新生儿中每 17 000 名中有 1 个，在亚洲新生儿中约为 90 000 名中有 1 个。每 29 名白种人中有 1 人可能是 CF 致病基因的携带者。

2. 筛查和诊断

目前建议扩大筛查范围，对所有计划怀孕夫妇进行是否携带 CF 相关基因突变的检查。当夫妇中一方或双方具有 CF 家族史时，应该为他们提供遗传咨询服务。用分子遗传学手段筛查致病基因携带者，一般检测最常见的突变类型。随着检测成本逐步降低，典型的携带筛查检测方法包含的位点数量正在不断增加（某些方法使最初能检测 23 个突变增加到可检测 100 多个突变）。

对新生儿进行 CF 筛查已越来越普遍，对血斑行免疫活性胰蛋白酶原（immunoreactive

trypsinogen，IRT）测定是常用的筛查方法，对测定结果增高者再进行多重突变 DNA 检测或用新样本复查 IRT。

无论是 CF 筛查阳性患者还是临床上怀疑患者，实验室都可以通过汗液氯化物测定去评估。采用毛果芸香碱离子电渗法刺激患者排汗，然后去测定汗液当中氯化物浓度看其是否升高。

用于 CF 诊断（而不是筛查）的基因检测通常包含更多突变位点，通常超过 75 个位点。诊断性基因检测最初应用的是与突变携带者筛查同样的方法（见上文）。不同的是突变携带者筛查实验室检测的是一个基因上的突变，即父母中的一方。而诊断性实验室检测父母双方两个基因上的突变。如果在疑似 CF 患者中未检测到或仅检测到一个突变，则需对该基因进行核苷酸测序。一旦先证者的基因突变类型被记录下来，如果需要进行家系研究，家庭成员就可以专门检测这些特定的突变位点。

目前已经描述了 6 类基因突变，每类突变都对应不同类型的 CFTR 功能障碍。针对每类特定的突变可以开发相应的 CFTR 功能调节药物，这使对囊性纤维化的遗传学特征的研究变得更加重要。表 7-4 列出了囊性纤维化的实验室检测项目。

七、氨基酸尿症

定义与诊断

氨基酸尿症是机体氨基酸代谢障碍，使氨基酸发生蓄积而引起。原发性氨基酸尿症是特定氨基酸降解途径中出现遗传性酶缺陷或肾小管中转运蛋白缺陷，改变了氨基酸重吸收后的结果。表 7-5 展示了与氨基酸降解障碍有关的部分原发氨基酸尿症，其中列出了与每种氨基酸尿症发生相关的缺陷酶及相应出现浓度升高的氨基酸或其他化合物。与原发氨基酸尿症不同，继发氨基酸尿症是负责清除或降解氨基酸的器官（特别是肝脏和肾脏）受损时导致的氨基酸蓄积。原发性氨基酸尿症可以通过证实氨基酸代谢所需的特定酶活性降低或发现该酶编码基因出现异常进行诊断。与疾病相关的特征性临床症状和体征特别有助于临

> **提示**
>
> - 囊性纤维化是一种常染色体隐性疾病，由 7 号染色体长臂性纤维化跨膜传导调节因子基因突变引起。
> - 氨基酸尿症是氨基酸代谢缺陷导致的氨基酸蓄积。原发性氨基酸尿症是特定氨基酸降解途径内或肾小管转运体内遗传性酶缺陷的结果，该缺陷改变了氨基酸的再吸收。

表 7-4　囊性纤维化的实验室检测

检测项目	结果 / 注释
毛果芸香碱离子电渗法导出汗液的氯化物定量试验	在临床证据和实验室结果支持的情况下，汗液氯化物浓度 >60 mEq/L 即可确诊；对于汗液氯化物试验阳性结果，还需与以下疾病相鉴别，如未经治疗的肾上腺皮质功能不全、遗传性肾源性尿崩症、甲状腺功能减退症、胰腺炎和营养不良
基因检测	用于携带者检测、疾病诊断和新生儿筛查的随访检测
72 小时粪便脂肪水平	升高
粪便弹性蛋白酶	降低
免疫反应性胰蛋白酶原	在新生儿筛查试验中升高

床诊断。临床上不同氨基酸尿症可表现为无明显症状的良性病变，也可表现为有致命危害的病变。此外，一种氨基酸尿症的临床特征可能差异也很大，因为某些氨基酸尿症有多种类型，而且某些酶缺乏可能会导致同一种氨基酸升高。

八、溶酶体贮积症

定义与诊断

与氨基酸尿症相似，溶酶体贮积症也是先天性代谢障碍导致的疾病。该病是由本应在溶酶体中被酶降解的化合物出现异常蓄积造成，可通过

表 7-5　氨基酸尿症缺陷的酶		
疾　病	缺陷酶	浓度升高的氨基酸或其他化合物（最明显者）
尿素循环之外的酶		
苯丙酮尿症（多种形式疾病有着不同的酶缺陷）	苯丙氨酸羟化酶 二氢蝶呤还原酶 生物蝶呤合成缺陷	苯基丙氨酸
酪氨酸血症（多种形式疾病有着不同的酶缺陷）	富马酸乙酰乙酸酯水解酶 酪氨酸转氨酶	酪氨酸
尿黑酸尿症	尿黑酸氧化酶	尿黑酸
同型半胱氨酸尿症（多种形式疾病有着不同的酶缺陷）	胱硫醚 β 合酶 亚甲基四氢叶酸还原酶（MTHFR） 甲基转移酶	同型半胱氨酸
组氨酸血症	组氨酸酶	组氨酸
枫糖尿病	支链酮酸脱羧酶	亮氨酸、异亮氨酸、缬氨酸和相应的酮酸（急性发作时）
非酮症性高血糖	甘氨酸裂解酶系统中的阻断	甘氨酸
甲基丙二酸血症	甲基丙二酰辅酶 A 变位酶	甘氨酸和甲基丙二酸
胱硫醚尿症	γ- 胱硫醚酶	胱硫醚
肌肽血症	肌肽酶	肌肽
血脯氨酸过多症（多种形式疾病有着不同的酶缺陷）	脯氨酸氧化酶 Δ^5- 吡咯啉 -5- 羧酸脱氢酶	脯氨酸
尿素循环中的酶		
瓜氨酸血症	精氨酸琥珀酸合成酶	瓜氨酸、氨和丙氨酸
精氨酸琥珀酸尿症	精氨酸琥珀酸裂解酶	精氨酸丁二酸和瓜氨酸，餐后氨
精氨酸血症	精氨酸酶	精氨酸，餐后氨
高鸟氨酸血症	鸟氨酸脱羧酶	鸟氨酸、谷氨酰胺和丙氨酸，餐后氨
鸟氨酸转氨酰胺酶缺乏症	鸟氨酸转氨基甲酸酶	氨和谷氨酰胺
氨基甲酰磷酸合成酶缺乏症	氨基甲酰磷酸合成酶	氨、甘氨酸和谷氨酰胺

检出贮积在组织中或从尿液中排出的产物进行诊断。当证实某种酶出现缺乏时一般就足以诊断特定的溶酶体贮积症。此外，对该类或其他先天型可导致酶缺陷的突变进行 DNA 分析，有助于区分疾病的严重程度，甚至提示并非该病（所谓的假性缺乏）。与氨基酸尿症类似，一些溶酶体贮积症也有亚型，不同的酶缺乏可能导致相似或相同化合物的蓄积。表 7-6 分别根据鞘脂、黏多糖（也称为糖胺聚糖）和糖原降解障碍，列举了相对应的主要溶酶体贮积症类型。溶酶体贮积症是一类罕见病，发病率最高的是戈谢病，在每 600 名阿什肯纳兹犹太人中就有 1 人确诊该病。每种溶酶

表 7–6　溶酶体贮积症的分类	
溶酶体中蓄积的化合物与相关疾病	缺陷酶
鞘脂类代谢障碍[a]	
尼曼 – 皮克病	鞘磷脂酶
戈谢病	β 葡糖苷酶
球形细胞脑白质营养不良	半乳糖基神经酰胺 β- 半乳糖苷酶
异染性脑白质营养不良	芳基硫酸酯酶 A
法布里病	α- 半乳糖苷酶（X- 连锁）
GM2 神经节苷脂贮积症变异型 B	β-N- 乙酰氨基葡萄糖苷酶 A
氨基己糖苷酶缺乏症	β-N- 乙酰氨基葡萄糖苷酶 A 和 B
泛发性神经节苷脂沉积症	β- 半乳糖苷酶
黏多醣贮积症（MPS）[b]	
黏多糖贮积症 IH 型	α-L- 艾杜糖醛酸酶
黏多糖贮积症 IS 型	α-L- 艾杜糖醛酸酶
黏多糖贮积症 II 型	艾杜糖醛酸硫酸酯酶（X- 连锁）
黏多糖贮积症 III 型（多种形式疾病有着不同的酶缺陷）	乙酰肝素 N- 硫酸酶 α-N- 乙酰氨基葡萄糖苷酶 α- 氨基葡萄糖 -N- 乙酰基转移酶 N- 乙酰氨基葡萄糖 –6– 硫酸酯酶
黏多糖贮积症 IV 型（多种形式疾病有着不同的酶缺陷）	氨基半乳糖 –6– 硫酸酯酶 β- 半乳糖苷酶
黏多糖贮积症 VI 型	芳基硫酸酯酶 B
葡萄糖醛酸酶缺乏症	β- 葡萄糖醛酸酶
糖原贮积症[c]	
糖原贮积症 II 型	α 葡萄糖苷酶

a. 鞘磷脂（包括鞘磷脂、葡萄糖神经酰胺、半乳糖神经酰胺、硫脂和神经节苷脂）由于缺乏降解所需的酶而造成蓄积
b. 黏多糖（糖胺聚糖）由于降解所需的酶缺乏所致的蓄积
c. 糖原由于降解所需的酶缺乏而造成的蓄积

提示

溶酶体贮积症是由本应在溶酶体中被酶降解的化合物出现异常蓄积所致，可通过检出贮积在组织中或从尿液中排出的产物来诊断。

体贮积症都有其独特的临床特征，大多数症状和体征都可在早年表现出来，该病甚至可以在子宫内或出生不久后就被确诊。正确诊断非常重要，这样才能及时采取合适的治疗。

九、神经母细胞瘤

1. 定义

神经母细胞瘤是一种影响婴幼儿的实体肿瘤，是 1 岁以下儿童最常见的恶性肿瘤，大多数患儿在 2 岁前被诊断，它可以表现为肿块，通常位于腹部或颈部，或者表现为肿瘤扩散的迹象和症状（包括骨痛或脊髓功能障碍）；它是一种发生在儿童时期的"小圆细胞"肿瘤，需与其他同类型肿瘤相鉴别，如淋巴瘤、横纹肌肉瘤、尤文肉瘤及原始神经外胚层肿瘤等。

2. 诊断

测定尿儿茶酚胺可以用来提示临床医生神经母细胞瘤的可能性，因为上述其他"圆形细胞肿瘤"并不会排泄儿茶酚胺。与嗜铬细胞瘤不同（见第 22 章），尿甲基肾上腺素含量检测对于该病的诊断通常没有意义，因为大多数神经母细胞瘤不会产生大量肾上腺素。为诊断和监测神经母细胞瘤，通常采用高效液相色谱法（HPLC）检测尿液中的香草扁桃酸（VMA）和高香草酸（HVA）。对于 VMA/HVA 阴性患者，检测儿茶酚胺及其代谢物可能会识别出一种或多种其他化合物，然后可以用来纵向跟踪其在尿液水平的变化，以指导治疗。

用组织学方法检测患者骨髓样本中有无转移具有挑战性，因为肿瘤细胞通常很少，但分子研究现在正被用来检测微小残留病。该类检测包括

用逆转录聚合酶链反应（RT-PCR）检测酪氨酸羟化酶（一种参与儿茶酚胺合成的酶）和原癌基因 *MYCN*。值得注意的是，原癌基因 *MYCN* 在神经母细胞瘤肿瘤样本中的拷贝数有重要预后价值，它的扩增提示患者预后较差。开发神经母细胞瘤其他生物标志物是一个热点方向，如嗜铬粒素 A 和神经元特异性烯醇化酶正是目前开发应用的两个代表标志物。

▶ **自测题**

1. 以下哪些测试可以用来评估早产的风险？

A. 血清人绒毛膜促性腺激素（hCG）水平

B. 宫颈或阴道液胎儿纤维连接蛋白（FN）水平

C. 尿液黄体生成素（LH）水平

D. 血清孕酮

2. 以下哪个选项不是唐氏综合征四联筛查的组成部分，该筛查用作唐氏综合征的中期筛查？

A. 颈项透明层厚度

B. 甲胎蛋白（AFP）

C. 未结合雌三醇

D. 抑制素 A

3. 新生儿溶血病是指新生儿在宫内因红细胞被破坏而发生贫血的综合征，该红细胞破坏是母体针对红细胞抗原形成 IgG 抗体的结果。以下哪种红细胞抗原最常与新生儿溶血病有关？

A. Kell 抗原

B. Duffy 抗原

C. Rh 抗原

D. Kidd 抗原

4. 在评估囊性纤维化患者时，以下哪项检查比其他检查更不常用？

A. 汗液氯化物

B. 免疫反应性胰蛋白酶原

C. 膜氯通道 CFTR 的突变分析

D. 氨基酸水平

提示

神经母细胞瘤是一种影响婴幼儿的实体瘤，是 1 岁以下最常见的恶性肿瘤，大多数患者在 2 岁之前被诊断。

5. 以下哪对（疾病类别—疾病名称）不正确？

A. 氨基酸尿症—枫糖尿病

B. 溶酶体贮积症—苯丙酮尿症

C. 糖原储存障碍—Pompe 病

D. 黏多糖沉积症—Hurler 综合征

答案与解析

1. 正确答案是 B。胎儿纤维连接蛋白由胎膜产生，随着植入的进行，在孕早期该蛋白出现于宫颈和阴道中，至孕 20 周消失，而在妊娠晚期再次出现，通常在分娩之前。

2. 正确答案是 A。颈项透明层厚度、游离 βhCG 和妊娠相关血浆蛋白 A 为唐氏综合征妊娠早期筛查指标，四联筛选包括甲胎蛋白、hCG、未结合雌三醇和抑制素 A。

3. 正确答案是 C。Rh 阴性母亲在怀孕期间接触 Rh 阳性的胎儿细胞产生抗体，在分娩时产生更大量的抗体。因此，Rh 阴性孕妇第 2 次或之后妊娠怀有 Rh 阳性的婴儿时，生育 HDN 婴儿风险最高。

4. 正确答案是 D。汗液氯化物定量试验是针对所有年龄段囊性纤维化患者的筛查试验。免疫反应性胰蛋白酶原试验用于筛查新生儿的囊性纤维化。囊性纤维化是由细胞膜中运输氯离子通道的基因突变引起的，该基因称为 CFTR，对其突变进行检测对于评估囊性纤维化很重要。

5. 正确答案是 B。苯丙酮尿症由氨基酸苯丙氨酸蓄积导致。因此，该病是一种氨基酸尿症。其余选项疾病类别和其相关的命名疾病匹配正确。

拓展阅读

[1] Brewington J, et al. Diagnostic testing in cystic fibrosis. *Clin Chest Med*. 2016;37:31–46.

[2] Cappelletti M, et al. Inflammation and preterm birth. *J Leukoc Biol*. 2016;99:67–78.

[3] Carter SC, et al. Pharmacogenetics of cystic fibrosis treatment. *Pharmacogenomics*. 2016;17:1453–1463.

[4] DeFranco EA, et al. Improving the screening accuracy for preterm labor: is the combination of fetal fibronectin and cervical length in symptomatic patients a useful predictor of preterm birth? A systematic review. *Am J Obstet Gynecol*. 2013;208:233.e1–233.e6.

[5] Skrzypek H, et al. Noninvasive prenatal testing for fetal aneuploidy and single gene disorders. *Best Pract Res Clin Obstet Gynaecol*. 2017;42:26–38.

[6] Valle D, et al., eds. Part 8: Amino acids; lysosomal disorders. In: *The Online Metabolic & Molecular Bases of Inherited Disease*. New York, NY: McGraw-Hill; 2017.

[7] Verly IRN, et al. Catecholamines profiles at diagnosis: increased diagnostic sensitivity and correlation with biological and clinical features in neuroblastoma patients. *Eur J Cancer*. 2017;72:235–243.

[8] Yarbrough ML, et al. Fetal lung maturity testing; the end of an era. *Biomark Med*. 2014;8:509–515.

第8章 血管疾病

Blood Vessels

Michael Laposata 著

杨俊瑶 蔺亚晖 译　　周 洲 周宏伟 校

学习目标

1. 确定有助于评估心血管风险的脂质和非脂质实验室检测，并描述如何将其与其他信息结合使用。

2. 了解最常见或最具特征的原发性高脂血症的名称、其相关血清或血浆脂质异常及导致疾病发生的缺陷。

3. 了解可通过实验室检查确定、可纠正的高血压病因。

4. 了解血管炎不同形式及其诊断中抗中性粒细胞胞浆抗体（ANCA）的作用。

5. 了解血浆 D- 二聚体浓度和影像学检查在诊断深静脉血栓形成（DVT）中的作用。

6. 了解临床实验室检测在脑卒中患者中的作用。

由于血管存在于所有器官和组织中，因此血管疾病不限于特定的症状和体征。所有器官和组织都是血管疾病的潜在损伤目标，大多数患者都伴随因血流减少而导致的特定器官或组织损伤的症状和体征。例如，如果流向心脏的血流减少，患者将出现与心脏功能障碍相关的症状和体征。血流量减少可能是源于血管壁病变（如血管疾病或血管内血凝块阻塞）。起源于血管壁的疾病包括动脉粥样硬化性血管病、高血压性血管病、血管炎、肿瘤和动脉瘤。非血管壁内异常也可能导致的血管疾病，如深静脉血栓形成（deep vein thrombosis，DVT），如任何血块移动到肺部，DVT 也可能产生肺栓塞（pulmonary embolism，PE）。本章将讨论 DVT 和 PE。首次 DVT 或 PE 几乎都是由正常静脉内形成血栓所导致。然而，如果存在静脉解剖结构异常，如先天性下腔静脉闭锁，血管自身缺陷可能是 DVT 发生的重要原因。

• 动脉粥样硬化性血管疾病是西方国家最主要

的疾病之一。临床实验室检测的目的是确定动脉粥样硬化病因。动脉粥样硬化性血管病的发生通常与膳食中脂质过多或脂质代谢紊乱有关。本章介绍了有关导致动脉粥样硬化的膳食脂肪和脂质代谢紊乱的信息。

• 高血压性血管病也很常见。临床实验室检测的作用为确定是否存在可纠正的高血压病因。90% 以上的高血压病例为"原发性"，故目前尚无可纠正的病因。虽然应用降压药治疗非常重要且有益，但在大多数情况下并不是针对病因治疗。然而，有一些高血压的病因是可识别且可通过手术治疗的，如因肿瘤分泌激素导致的高血压可通过手术治愈，切除肿瘤后血压通常可恢复正常。本章中针对高血压的讨论将侧重可纠正病因的高血压及有助于识别这些病因的实验室检测。

• 血管炎是一组少见的血管壁炎症性疾病。临床实验室检查针对某些特定血管炎的诊断作用有限，其诊断需依据患者临床具体特征、某些种类血管炎的抗中性粒细胞胞浆抗体（antineutrophil cytoplasmic antibody，ANCA）的检测结果，以及血管活检标本的组织病理学检查。

- DVT 和 PE 主要通过影像学检查进行诊断。然而，D- 二聚体检测阴性是排除 DVT 和 PE 的重要临床实验室检测指标。

一、动脉粥样硬化

（一）膳食脂肪

饮食中大部分脂质以甘油三酯形式存在。人类每天摄入数克甘油三酯，几乎全部（97%）甘油三酯分子均由结合在甘油骨架的三种脂肪酸组成。在胃肠道中，脂肪酶将甘油三酯分子降解，从甘油三酯的甘油骨架中释放脂肪酸。脂肪酸是具有羧基（COOH）端和甲基（CH_3）端的长链碳分子。饮食中常见脂肪酸碳链长度为 22 个碳原子。碳链中不包含双键的脂肪酸为饱和脂肪酸，包含一个双键的脂肪酸为单不饱和脂肪酸，包含两个或多个双键的脂肪酸为多不饱和脂肪酸。对于含有双键的脂肪酸，双键和甲基端的碳原子数表示该脂肪酸所属的家族。当最靠近脂肪酸甲基端的双键与末端包含 3 个碳原子时，该脂肪酸被称为 ω-3。同样，如果最靠近脂肪酸甲基端的双键与末端包含 6 个碳原子时，则称为 ω-6。其他脂肪酸家族包括 ω-9 和 ω-7。油脂主要由 ω-6 脂肪酸（如植物油）、ω-9 脂肪酸（如橄榄油）或 ω-3 脂肪酸（如鱼油）组成。人体无法合成 ω-3 或 ω-6 脂肪酸，必须从饮食中获得，因此，它们被称为必需脂肪酸。饱和脂肪酸及 ω-9 和 ω-7 家族中的脂肪酸是生命所必需的，但由于这些脂肪酸可以由人体内的小分子合成，因此，它们被称为非必需脂肪酸。大量证据表明，饱和脂肪酸是不健康的；多不饱和脂肪酸可能是健康的，但它在某种程度上取决于所属的脂肪酸家族。值得注意的是，ω-3 脂肪酸有益于降低心血管风险，并可用于抑郁症辅助治疗。ω-3 脂肪酸在某些鱼类中含量较高，尤其在冷水鱼类。两种主要的高度不饱和 ω-3 脂肪酸是具有 20 个碳和 5 个双键的 EPA（二十碳五烯酸）和具有 22 个碳和 6 个双键的 DHA（二十二碳六烯酸）。ω-6 脂肪酸虽是多不饱和脂肪酸，但可生成促炎化合物。此外，还有一种分类仅适用于那些带有双键的脂肪酸。如果不饱和脂肪酸中的氢原子位于双键同一侧，则该脂肪酸被称为顺式脂肪酸，是天然双键形式。而当氢位于双键的相反侧时，脂肪酸被称为反式脂肪酸。反式脂肪酸不健康，尽管少量的反式脂肪酸可内源性合成，商业制备食品中的反式脂肪酸已受到越来越多限制，但人体内大部分反式脂肪酸仍来自饮食。

与每天以克为单位摄入的甘油三酯不同，每天摄入胆固醇量仅为毫克。当胆固醇与脂肪酸结合时，它可变成胆固醇酯。胆固醇酯分子在水中高度不溶。因此，被运送到血管壁中的胆固醇，比被运送到形成中斑块内的胆固醇生成胆固醇酯更容易被清除。动脉粥样硬化斑块中含有大量胆固醇酯。

血中不可溶的甘油三酯和胆固醇酯由脂蛋白运输。脂蛋白有一层磷脂外壳，其极性足以与水相互作用。未与脂肪酸结合的游离胆固醇也具有极性，存在于脂蛋白的外壳中。在外壳内，脂蛋白核心中胆固醇酯和甘油三酯与磷脂分子的非极性部分相互作用。此外，脂蛋白中还含有某些影响其代谢和分布的载脂蛋白。

（二）定义

动脉粥样硬化性血管疾病是西方国家死亡和发病的主要原因。它是包括主动脉在内的大动脉中脂质积聚的结果，沉积的脂质导致动脉管腔变窄，进而导致血流量减少。当动脉粥样硬化斑块破裂时，破裂的斑块形成血栓，并完全阻塞血流。动脉粥样硬化性疾病起源于血管，即其脂质沉积和细胞增生发生在血管壁内。终末器官损伤取决于闭塞动脉的解剖位置。全身性动脉粥样硬化伴多血管床受累很常见。

以下 5 方面为动脉粥样硬化性血管疾病的病因。

- 摄入过量或致动脉粥样硬化的膳食脂肪，主要是饱和脂肪酸和胆固醇，这是动脉粥样硬化性血管疾病最常见的病因。
- 原发性脂质紊乱，也称为原发性高脂血症，可导致血浆中胆固醇、甘油三酯增加或两者同时增加。其中多种疾病由干扰胆固醇代谢的基因突变引起，该类病因并不少见。
- 血浆胆固醇和（或）甘油三酯等脂质浓度升高可导致非脂质疾病，被称为继发性高脂血症。对脂质代谢有不利影响的疾病或情况包括甲状腺功能减退症、肾病综合征、肝病、糖尿病、肥胖症和酗酒。此外，一些药物也可以改变血脂水平。
- 伴或不伴其他脂质或脂蛋白异常的脂蛋白（a）[Lp（a）] 水平升高较少见。
- 同样不常见的还有与血管壁直接损伤相关的疾病，这些疾病与脂质水平无关，如高循环浓度的同型半胱氨酸。

（三）诊断

对患者进行常规评估或监测动脉粥样硬化性血管疾病状态的早期策略，是检测患者是否有血清或血浆胆固醇水平升高，如有则首先确定是否因过量摄入膳食脂肪导致。

总胆固醇水平升高（＞200mg/dl）提示需要确定升高原因。低密度脂蛋白胆固醇（low density lipoprotein cholesterol，LDL-C）的血浆或血清浓度水平高有害，而高密度脂蛋白胆固醇（high density lipoprotein cholesterol，HDL-C）浓度水平高则有益。表 8-1 描述了血浆中转运脂质的脂蛋白。

2013 年末，美国心脏病学会和美国心脏协会与美国国家心脏、肺和血液研究所合作，制订了新的指南。这些指南与十多年前由成人治疗组Ⅲ（ATP Ⅲ）先前制订的指南相比，有了实质性变化。LDL-C 的早期治疗达标值为 100mg/dl（可选目标值＜70mg/dl）已被弃用。相反，确定了 4 个他汀类药物治疗组，即临床动脉粥样硬化性血管疾病患者、LDL-C 水平＞190mg/dl 的人群、LDL-C 水平为 70～189mg/dl 且无动脉粥样硬化性血管疾病证据的 40—75 岁糖尿病患者、无心血管疾病或糖尿病证据但 LDL-C 水平为 70～180mg/dl 且 10 年动脉粥样硬化血管疾病风险＞7.5% 的个体。脑卒中风险已被增加到传统的冠状动脉事件心血管风险评估。关于生活方式预防心血管疾病的具体建议，如多吃水果、蔬菜、全谷物、鱼、低脂乳制品、家禽瘦肉、坚果、豆类、限制饱和脂肪酸的非热带植物油、反式脂肪酸、糖果、含糖饮料和

表 8-1 主要血浆脂蛋白

脂蛋白类型	核心脂质成分	同义词	主要载脂蛋白 *
乳糜微粒（CM）	甘油三酯＞胆固醇酯	无	B48（也见于乳糜微粒残留）、A- Ⅰ、A- Ⅳ、C- Ⅰ、C- Ⅱ、C- Ⅲ、E
极低密度脂蛋白（VLDL）	甘油三酯＞胆固醇酯	前 β 脂蛋白	B-100、C- Ⅰ（尤其是高脂血症患者）、C- Ⅱ（尤其是高脂血症患者）、C- Ⅲ、E（尤其是高脂血症患者）
低密度脂蛋白（LDL）	胆固醇酯＞甘油三酯	β 脂蛋白	B-100
高密度脂蛋白（HDL）	胆固醇酯＞甘油三酯	α 脂蛋白	A- Ⅰ、A- Ⅱ、A- Ⅳ、C- Ⅰ（尤其是正常血脂患者）、C- Ⅱ（尤其是正常血脂患者）、C- Ⅲ、E（尤其是正常血脂患者）

*. 主要载脂蛋白用粗体标出

钠；参加中等至剧烈强度的有氧体育活动，每次持续 40 分钟，每周 3～4 次。关于减重新的推荐是 BMI 为 25kg/m^2（过去为 30kg/m^2）者，即使有一种合并症（如腰围增大）应开始减重治疗。

1. 低密度脂蛋白胆固醇

检测 LDL-C 最常用的方法为甘油三酯水平低于 400mg/dl 的空腹样本计算得出，采用 Friedewald 计算公式，即 LDL-C= 总胆固醇−HDL-C −（甘油三酯 /5）。甘油三酯 /5 代表极低密度脂蛋白（very low density lipoprotein，VLDL）组分，建立在假设 LDL 和 HDL 中甘油三酯非常少的基础上。由于血浆和血清甘油三酯浓度随膳食脂肪的摄入而增加，所以采用 Friedewald 公式准确计算 LDL-C 需要空腹样本。采集血样前 8～12 小时不得摄入任何卡路里，但可饮水。如果患者未禁食，甘油三酯超过基线，计算出的 LDL-C 为假性降低。准确测定 LDL-C 还有一个困难是总胆固醇水平存在显著生物学变异，与饮食习惯变化无关，其对计算出的低密度脂蛋白（low density lipoprotein，LDL）值也会产生显著影响。因此，应在 1～8 周后抽取第二份样本重复检测总胆固醇和 LDL-C。只要总胆固醇差值 <30mg/dl，则使用两份样本的平均值。如果差值 >30mg/dl，则需再进行第三个样本检测，并计算三个样本的平均值。通常，单个个体中总胆固醇日变化率至少为 10% 且可高达 30%。如果患者 LDL-C 真实值为 145mg/dl，则在患者中使用 Friedewald 公式计算其 LDL-C 的变异水平可达 125～165mg/dl。如果空腹样本中甘油三酯浓度高于 400mg/dl，则不可采用 Friedewald 公式计算。在如此高的浓度下，甘油三酯浓度 /5 不再是极低密度脂蛋白胆固醇（very low density lipoprotein cholesterol，VLDL-C）浓度的合理估计值。

直接测定法也可以用于 LDL 的测定。该法不依赖于 Friedewald 公式，与甘油三酯浓度无关。如果直接测定 LDL 无须空腹。直接 LDL-C 测定可避免甘油三酯 >400mg/dl 时 LDL-C 计算值问题。然而，即使常规使用这些测定，一些研究仍然显示该测定方法并不精确，尽管这一结论也受到了

提示

对患者进行常规评估或监测动脉粥样硬化性血管疾病状态的早期策略是检测患者血清或血浆总胆固醇和 LDL-C 浓度是否升高，以及 HDL-C 浓度是否降低。如有需要，先确定是否可能因过量摄入膳食脂肪导致。

其他研究的质疑。直接测定 LDL-C 对血脂异常患者并无帮助。

2. 高密度脂蛋白胆固醇

低 HDL-C 水平（<40mg/dl）是心脏病的危险因素，而 HDL-C 浓度 ≥60mg/dl 则可降低心血管疾病风险。检测 HDL-C 采集样本前无须禁食。

3. 总胆固醇

总胆固醇浓度是 HDL-C、LDL-C、VLDL-C、中密度脂蛋白胆固醇（intermediate density lipoprotein，IDL-C）和与 Lp（a）相关胆固醇的总和。在绝大多数患者中，IDL 和 Lp（a）中的胆固醇远低于其他脂蛋白。测定总胆固醇采集样本前无须禁食。与 HDL-C 一样，总胆固醇不受近期饮食影响。

4. 非高密度脂蛋白胆固醇

非高密度脂蛋白胆固醇（non-HDL-C）是总胆固醇浓度和 HDL-C 浓度之差。剩余的脂蛋白颗粒［LDL、VLDL、IDL 和 Lp（a）］均为致动脉粥样硬化因子。一些临床试验已证实，non-HDL-C 预测心血管风险优于 LDL-C。总胆固醇和 HDL-C 均不受甘油三酯水平或饮食脂肪摄入影响，所以可用非空腹样本计算 non-HDL-C。使用 non-HDL-C 测量值替代 LDL-C 计算值，可避免甘油三酯浓度 >400mg/dl 对 LDL-C 计算值的影响。

5. 高敏 C 反应蛋白

持续性炎症水平与心血管事件风险相关。炎症患者 C 反应蛋白（CRP）水平通常高于 3.0mg/L。CRP 短暂升高常见于良性过程，因此建议在测得升高值 2 周内重复检测，以确定 CRP 水平是否超过 3.0mg/L。美国心脏协会和国家胆固醇教育组

一致认为，应在传统血脂评估后检测 CRP 水平，而 CRP 水平仅用于临界心血管风险患者的分层。CRP＜1.0mg/L 代表低风险，1.0～3.0mg/L 为中度心血管风险，CRP＞3.0mg/L 的患者被认为有较高心血管疾病风险。最初 CRP 检测并非为高敏感性分析而设计，仅用于测量远高于心血管风险评估水平的值。

6. 代谢综合征

当存在一系列发生心肌梗死、脑卒中和糖尿病风险因素时，即存在代谢综合征。在美国，代谢综合征极为常见，超 40% 的 60 岁以上人群受此影响。代谢综合征患者无身体症状。然而，随着时间推移，患有代谢综合征的患者一般会发生动脉粥样硬化性血管疾病（如心肌梗死和脑卒中）、肾功能不全、2 型糖尿病及其相关风险和并发症。美国心脏协会和国家胆固醇教育计划中的多个专家组已建立了代谢综合征部分风险因素及其水平。

- 腰围：男性＞40 英寸（101.6cm），女性＞35 英寸（88.9cm）。
- 甘油三酯升高：≥150mg/dl。
- HDL-C 降低：男性＜40mg/dl，女性＜50mg/dl。
- 血压升高：≥130/85mmHg 或使用降压药物。
- 空腹血糖升高：≥100mg/dl 或使用降糖药物治疗。

7. 心血管风险评估

对于心血管风险因素增加的患者，如吸烟、高血压、糖尿病、肥胖、缺乏运动或有冠心病家族史但目前无症状也无冠心病的人群，检测脂质和炎症水平最有价值。如下文在心血管风险评分计算中所述，患者管理决策涉及相关风险因素的非实验室检查和实验室检查评估。大量风险计算基于临床病史、症状和体征及实验室检测数据进行了整合。总的来说，以下为风险评分及其相关参数代表了形成动脉粥样硬化斑块的风险（包括炎症标志物在内）及斑块破裂的风险。

- Framingham 评分：总胆固醇、HDL-C、年龄、性别、吸烟状况和血压。

- Reynolds 评分：高敏 C 反应蛋白（hs-CRP）、总胆固醇、HDL-C、年龄、性别、父母病史、吸烟状况和血压。对于患有糖尿病的女性，血红蛋白 A1C 结果也包括在内。
- PROCAM 评分：LDL-C、HDL-C、甘油三酯、冠心病家族史、吸烟状况、年龄及是否患有糖尿病。该分数仅在男性中得到验证。
- 系统冠状动脉风险评估（评分）：总胆固醇、HDL-C、年龄、性别、吸烟状况和血压。

8. 根据特定种类脂蛋白过量或缺乏分类的遗传性疾病

与饮食脂肪摄入过多相比，基因异常对高血脂水平影响的了解较少。下文描述了选定的血脂异常和脂蛋白异常。

(1) 低密度脂蛋白相关异常

① 高 LDL-C

- 家族性高胆固醇血症：LDL 受体基因缺陷导致血浆中 LDL 颗粒积聚。患者血浆 LDL-C 升高，冠状动脉疾病早发。缺陷基因为 *LDLR*（LDL 受体）。
- 家族性载脂蛋白 B 缺陷：载脂蛋白 B 缺陷导致对 LDL 受体亲和力降低。受影响的个体通常 LDL-C 升高，但是 LDL-C 水平有很大的差异。缺陷基因为 *APOB*（载脂蛋白 B）。

② 低 LDL-C

- 低 β 脂蛋白血症：由载脂蛋白 B 基因突变导致成熟载脂蛋白 B 截短所致，这种情况与心血管疾病风险增加无关。缺陷基因为 *APOB*（载脂蛋白 B）。
- 无 β 脂蛋白血症：由编码载脂蛋白 B 的脂蛋白组装所需蛋白的基因突变所致，受影响的患者小时候有智力和发育迟缓。缺陷基因为 *MTTP*（微粒体甘油三酯转移蛋白）。

(2) 富含甘油三酯的脂蛋白（VLDL 和 CM 相关）异常

高甘油三酯

- 脂蛋白脂酶缺乏：这些患者有严重的高甘油三酯血症及相关并发症，如胰腺炎、口干燥症和干眼症。高甘油三酯血症是由脂蛋白脂酶活性水平显著降低或缺乏所致。缺陷基因为 *LPL*（脂蛋白脂肪酶）。

- 载脂蛋白 C-Ⅱ 缺乏：这些患者由于缺乏载脂蛋白 C-Ⅱ 的脂蛋白脂肪酶激活剂而出现家族性乳糜微粒血症。缺陷基因为 *APOC-II*（载脂蛋白 C-Ⅱ）。
- 异常 β 脂蛋白血症：这种疾病的特征是残余脂蛋白颗粒（以 CM 和 VLDL 为主）在血浆中积聚。过多的血浆脂蛋白导致病理性结节性黄瘤和掌纹黄瘤病。缺陷基因为 *APOE*（载脂蛋白 E）。

(3) 高密度脂蛋白相关异常

① 低 HDL-C

- *APOA1* 基因缺陷：载脂蛋白 A-Ⅰ、C-Ⅲ 和 A-Ⅳ 基因缺陷均可减少 HDL 颗粒产生。其中一些缺陷与早发心血管疾病有关。然而，尽管高密度脂蛋白（high density lipoprotein, HDL）水平很低，其他突变似乎能延长寿命。缺陷基因为 *APOA1*（载脂蛋白 A-Ⅰ）。
- 卵磷脂胆固醇酰基转移酶（LCAT）缺乏：LCAT 缺乏导致血浆中胆固醇向胆固醇酯的转化减少，这会导致 HDL-C 水平降低、角膜混浊和溶血性贫血。缺陷基因为 *LCAT*（卵磷脂 – 胆固醇酰基转移酶）。
- 丹吉尔病：该病患者的细胞胆固醇外流减少。突变发生在编码 ATP 结合盒 A1（ABCA1）蛋白的基因中，该蛋白是一种转运蛋白。该基因中多个不同突变与丹吉尔病有关，丹吉尔病与冠状动脉疾病风险增加和 HDL 水平极低有关。有缺陷的基因为 *ABCA1*（ATP 结合盒亚家族 A 成员 1）。

② 高 HDL-C

- 胆固醇酯转运蛋白（CETP）缺乏症：该缺乏症患者的 HDL-C（主要为胆固醇酯）水平极高。该酶缺乏会导致 HDL 颗粒中胆固醇酯积累，因此这种缺乏与早发性冠状动脉疾病无关。缺陷基因为 *CETP*（胆固醇酯转移蛋白）。

二、高血压

（一）定义

高血压是西方国家的常见慢性病。美国约有 50% 成年人患有高血压，多数患者无明确的高血压病因。美国心脏协会和美国心脏病学学院 2017 年指南指出：正常血压为收缩压＜120mmHg，舒张压＜80mmHg。血压升高是指收缩压为 120～129mmHg 且舒张压＜80mmHg。1 期高血压指收缩压为 130～139mmHg 或舒张压为 80～89mmHg。2 期高血压指收缩压＞139mmHg 或舒张压＞89mmHg。高血压危象指收缩压＞180mmHg 或舒张压＞120mmHg，可损害血管。高血压危象原因包括未服用降压药、脑卒中和急性心肌梗死，高血压危象可危及生命。

评估高血压患者有两个问题：①是否存在确定的高血压病因，即高血压是特发性的还是原发性的；②高血压是否导致高血压患者常见靶器官损伤，即脑、心脏和肾脏的损伤。

可纠正原因的高血压会通过某些症状（如潮红和出汗，与嗜铬细胞瘤相关）、体格检查结果（如肾血管杂音，与肾动脉狭窄相关）和检验结果异常（如低钾血症，见于醛固酮增多症患者）表现出来。高达 85% 的儿童高血压患者有继发性病因，因此需要对患者进行仔细评估，确定可纠正的病因。在 18 岁以下的儿童中，主动脉狭窄和肾实质疾病是常见高血压病因。在成人中，5%～10% 的高血压患者有继发性病因。年轻继发性高血压患者通常与甲状腺功能异常和纤维肌发育不良相关。在中年人中，高血压最常见继发性原因是醛固酮增多症。在老年人中，动脉粥样硬化性肾动脉狭窄、肾衰竭和甲状腺功能减退症是主要的继发因素。肥胖是所有年龄段血压升高的危险因素，血容量增加会增加动脉压，其他可能使血压升高的生活方式因素包括吸烟、饮食中含盐过多、饮食中含钾过少和酒精摄入过量（男性＞2 杯 / 天，女性＞1 杯 / 天）。多种药物可导致部分患者血压升高，特别是口服避孕药、非甾体抗炎药（布洛芬等）、各种用于治疗精神疾病药物（三环类抗抑郁药等）、类固醇激素（甲泼尼龙等）及多种中药材和违禁药物。

了解高血压的原因则需了解血压调节机制（见第 22 章，肾上腺激素）。针对各种原因引起的动脉压降低，肾脏充盈血流减少，导致肾脏分泌肾素。肾循环中释放的肾素将血管紧张素原转化为血管紧张素 I，血管紧张素 I 随后转化为血管紧张素 II。该分子作用于肾上腺皮质，释放醛固酮。醛固酮增加肾脏钠潴留，从而扩大细胞外液量，使血压恢复正常。该通路的任何改变，如醛固酮增加或肾血流量减少，均会激活肾素 - 血管紧张素系统，导致不适当的液体积聚，并增加血压，这就是多种引起高血压疾病均与肾功能不全有关的原因（表 8-2）。与高血压相关的肾脏疾病可以是肾血管性的，该情况下肾脏充盈血流减少，也可以是肾实质性的，实质疾病包括慢性肾脏感染、肾小球肾炎和多囊肾病等。这些疾病大多是可以治疗的，治疗潜在疾病可以降低高血压风险。肾上腺异常，如嗜铬细胞瘤或分泌醛固酮的肿瘤（见第 22 章），也可导致高血压，这些可通过手术纠正。

（二）诊断

首先对接受评估的高血压患者进行以下常规检查。

- 全血细胞计数，以确定患者是否贫血或红细胞增多。
- 电解质检测，用于评估钾和碳酸氢盐水平。
- 血浆或血清中的肌酐浓度和肌酐清除率，用于评估肾脏功能。
- 血糖（通常为空腹水平）检测以诊断糖尿病，因为糖尿病患者的高血压发病率约是非糖尿病患者的 2 倍。
- 尿液分析，通过检测尿液中葡萄糖水平以诊断糖尿病；如果出现蛋白尿、血尿或脓尿，尿液分析也可能表明肾脏存在明显的实质疾病。

> **提示**
>
> 美国心脏协会和美国心脏学会 2017 年指南的正常血压标准：收缩压＜120mmHg，且舒张压＜80mmHg。

在筛选试验之外，进一步调查高血压病因的试验更具侵入性、成本更高或更复杂（表 8-2）。

三、血管炎

（一）定义

系统性血管炎是一种存在血管炎症和组织坏死的疾病。根据血管大小不同，血管炎可分为不同类型。目前，血管炎分类仍存争议，主要是因为这些疾病发病率较低，在解剖学、流行病学和临床方面均有所不同。原发性血管炎无明确潜在病因，而继发性血管炎有潜在病因。潜在病因可能是感染，如 HIV、乙型肝炎或丙型肝炎或潜在的结缔组织疾病（如狼疮或类风湿关节炎）。血管组织病理学活检是鉴别血管炎具体类型的依据，但从血管组织取样存在风险，因此通常不采用活检方法。所以，分类必须依据组织病理学以外的标准。

大量不同类型的血管炎，在临床或解剖学特征上是部分重叠的，这常常给特定类型血管炎的诊断带来困难。一般来说，诊断主要有两个方面：①出现特定类型的临床表征；②特定大小的血管内炎症（表 8-3）。表 8-3 中不包括感染性血管炎。落基山斑疹热、梅毒、曲霉菌病、疱疹和新生儿感染都可引起血管炎（见第 5 章，导致血管炎的病原体和感染）。

（二）诊断

不同类型血管炎的实验室检测不同（表 8-3）。ANCA 是针对中性粒细胞（最常见）和单细胞中抗原的自身抗体，通常为 IgG。由于一些类型的系统性血管炎（ANCA 相关血管炎）患者中可检测到该抗体，因此在诊断上已使用其来鉴别这些特定类型的系统性血管炎，包括以前被称为 Wegener 肉芽肿病的肉芽肿性多血管炎、显微镜下多血管炎及原被称为 Churg-Strauss 综合征的变应性肉芽肿性血管炎（表 8-3）。免疫荧光方法检测乙醇固定的中性粒细胞有助于区分不同的 ANCA 模式。尽管存在不同亚型，但主要的染色形式是 p-ANCA（核周染色）、c-ANCA（细胞质染色）和非典型 ANCA。p-ANCA 抗体最常见的靶点是髓过氧化物酶，它是一种参与氧自由基生成的中性粒细胞颗粒蛋白，这些抗体很少识别乳铁蛋白、弹性蛋白酶和组织蛋白酶 G。c-ANCA 抗原特异性为蛋白酶 3（PR3）。系统性血管炎与 HLA-DQB1 和 HLA-DQA2 有很强的相关性。

一些血管炎会影响肾脏，监测肾功能对这些

血管炎非常重要。多种其他检测结果均可支持特定类型血管炎的诊断。

四、深静脉血栓形成和肺栓塞

（一）定义

深静脉血栓形成（DVT）和肺栓塞（PE）是常见疾病。PE 风险是 DVT 患者最关心的问题。

表 8-2 高血压的评估	
疾 病	支持诊断结果的检测结果
药物性高血压	拟交感神经药、皮质类固醇、盐皮质激素、血管加压素或可卡因等升血压药物的摄食史呈阳性
肾脏和血管因素引起的高血压	
肾动脉狭窄	血管造影术和影像检查符合狭窄，开始使用血管紧张素转化酶抑制药或血管紧张素受体拮抗药治疗后血清肌酸酐升高，肾血管杂音
多病因慢性肾脏疾病	BUN 和肌酐升高
多囊肾病	确认肾脏囊性疾病的放射学检查
肾素分泌肿瘤（肾或肾外）	血浆肾素活性升高、肾血管造影正常、血钾降低和尿醛固酮分泌升高
主动脉缩窄（主动脉缺损导致的肾血流量减少）	影像学检查，手臂至腿部血压差 >20mmHg
肾上腺因素引起的高血压	
原发性醛固酮增多症	低或临界血钾和尿醛固酮分泌增加
17-α 羟化酶缺乏	17-α 羟化酶活性降低（见第 22 章），与原发性醛固酮增多症相似，但在男性中具有男性化和性早熟
11-β 羟化酶缺乏	11-β 羟化酶活性降低（见第 22 章），与原发性醛固酮增多症相似，但在男性中具有男性化和性早熟
Cushing 综合征	检测结果与库欣综合征的一种不同形式一致（见第 22 章，诊断检测）
嗜铬细胞瘤	儿茶酚胺过量的测试结果（见第 22 章，诊断试验）
甲状腺疾病	促甲状腺激素（TSH）异常试验筛查甲状腺功能

BUN. 血尿素氮

下肢 DVT 是 PE 的风险因素，而下肢浅静脉血栓形成则不是。浅静脉血栓不会栓塞到肺部。与膝盖以下的 DVT 相比，腿部膝盖以上的深静脉血栓患 PE 的风险要大得多。如果 DVT 已经延伸至膝盖以上，患者更可能出现软组织肿胀和不适、静脉扩张（体格检查时可触及"索条"）、Homans 征（足背屈疼痛）、红斑和皮温升高。上肢（通常为手臂）DVT 远不及下肢（腿部）DVT 常见。下肢 DVT 初期，由于体积较小，往往无症状。肺循环血栓形成可独立于 DVT 单独发生，但通常由最初在腿部深静脉中形成的血栓引起。

通常，DVT 和 PE 与一种或多种血栓形成的先天性或获得性风险因素相关。获得性因素包括创伤、制动、术后状态、抗磷脂抗体、恶性肿瘤、骨髓增生性疾病、妊娠和产后状态等。最常见的先天性风险因素（见第 11 章，高凝状态）包括产生活化蛋白 C 抵抗的凝血因子 *V Leiden* 突变、凝血酶原 *G20210A* 突变及蛋白 C、蛋白 S 和抗凝血酶缺乏。

表 8–3　血管炎非感染性病因的实验室检查		
血管炎性疾病	炎症血管	临床实验室检查
大血管炎：巨细胞动脉炎	主动脉和大中型动脉	大多数患者的红细胞沉降率（ESR）或 C 反应蛋白（CRP）升高
大血管炎：大动脉炎	主动脉和大中型动脉	大多数患者 ESR 或 CRP 升高，BUN、肌酐和尿样分析用以评估和监测肾脏疾病
中血管炎：结节性多动脉炎	中等大小的动脉、无肺或肾小球受累的小动脉	像念珠一样串在一起的小动脉瘤，形成了"念珠征"；没有具体的实验室检查
中血管炎：川崎病	大中型动脉、小动脉	实验室检测不能为自限性疾病提供信息；如果发生心脏并发症，检测心肌损伤可能有用（见第 9 章）
ANCA 相关小血管炎：肉芽肿性多血管炎（曾被称为 Wegener 肉芽肿病）	小动脉、细动脉、毛细血管、小静脉、静脉	绝大多数活动期患者中可检测到抗蛋白酶 3（抗 PR3）ANCA（c-ANCA），而抗髓过氧化物酶（抗 MPO）ANCA（p-ANCA）的检出比例则小得多
ANCA 相关小血管炎：变应性肉芽肿性血管炎（又称 Churg-Strauss 综合征）	小动脉、细动脉、毛细血管、小静脉、静脉	大多数患者中可检测到抗髓过氧化物酶 p-ANCA，嗜酸性粒细胞增多
ANCA 相关小血管炎：显微镜下多血管炎	小动脉、细动脉、毛细血管、小静脉	大多数情况下可检测到抗髓过氧化物酶 p-ANCA（更常见）或抗蛋白酶 3 c-ANCA（不太常见），BUN、肌酐和尿液分析以评估和监测肾脏异常
免疫复合物相关小血管炎：IgA 血管炎（也称为过敏性紫癜）	小动脉、毛细血管、小静脉，免疫复合物介导的血管炎，涉及 IgA	BUN、肌酐和尿液分析，以评估和监测肾脏异常；小出血引起的可触及性紫癜
免疫复合物相关小血管炎：冷球蛋白血症性血管炎	小动脉、毛细血管、小静脉，冷球蛋白引起的免疫复合物介导的血管炎	若有需血清冷球蛋白的类型鉴定和定量测定（见第 3 章，冷球蛋白血症）
单器官血管炎：皮肤白细胞碎屑性血管炎	毛细血管、小静脉、小动脉	可能有潜在的自身免疫性、肿瘤性或感染性疾病或伴有不同类型的血管炎，实验室检测旨在检测潜在的疾病

ANCA. 抗中性粒细胞胞浆抗体；BUN. 血尿素氮

（二）诊断

血栓降解会产生交联纤维蛋白降解产物，D-二聚体是其中的一种，其水平在 DVT 和 PE 患者中通常升高。然而，在其他与纤维蛋白形成和降解相关的临床情况下，D-二聚体水平也可能升高，其中包括恶性肿瘤、创伤、弥漫性血管内凝血和术后状态等。因此，D-二聚体检测的诊断优势在于结果阴性可以排除 DVT 和 PE。D-二聚体测定包括使用 D-二聚体的特异性单克隆抗体。不同的临床实验室检测具有不同的灵敏度和特异度，尽管不同的 D-二聚体检测方法存在差异，但多数可用于有效排除 DVT 和 PE 临床概率不高的患者。

D-二聚体测定前，临床决策规则有助于标准化评估疑似 DVT 或 PE 患者。常用的临床决策规则是 DVT 的 Wells 评分。获取病史和体格检查信息，并根据这些个体参数进行评分。对 PE，两个经过广泛验证的临床决策评分是 Wells 评分和修订的 Geneva 评分，这两个决策得分因评估中包含的项目及单个参数的赋值分数不同而有差异。

影像学检查为评估 DVT 和 PE 患者提供明确的诊断信息。在疑似急性 DVT 的患者中，如果临床决策规则评分显示发生 DVT 可能性较小时，则首选 D-二聚体检测，当 DVT 可能性较低的患者同时检测为阴性时，即可排除 DVT，但检测结果为阳性，则需进行加压超声检查。加压超声检查阳性可确诊 DVT，阴性则可排除 DVT。临床决策规则评估的 DVT 高度疑似患者，在 D-二聚体检测之前即应进行加压超声检查。加压超声检查阳性可确诊 DVT，但加压超声检查阴性，仍需检测 D-二聚体。D-二聚体检测阴性可排除 DVT，但 D-二聚体检测阳性则提示需在 1 周内复查加压超声检查。DVT 诊断中，计算机断层扫描（CT）可用于评估腿部肿胀和加压超声检查结果不确定的患者。

与 DVT 相同，对疑似急性 PE 临床决策规则诊断不符的患者应先评估 D-二聚体。D-二聚体阴性则排除 PE，而阳性结果需进行肺部 CT 扫描。该影像学检查需静脉注射造影剂。肺动脉腔内充盈缺损可确诊 PE。对于临床决策规则评分为疑似急性 PE 患者，进行影像学检查时不进行 D-二聚体检测，影像学检查结果可确诊 PE。

多种其他影像学检查也可用于评估患者是否患有 DVT 或 PE，但并不常用，第 14 章也讨论了 PE。

表 8-4 列出了影像学检查和 D-二聚体检测及其在 DVT 和肺栓塞诊断中的应用。

五、脑卒中

（一）定义

当大脑缺氧导致神经元死亡时，则会发生脑卒中。根据 2016 年美国国家脑卒中协会数据，10% 的脑卒中患者几乎完全康复，25% 的脑卒中患者恢复时有轻微损伤。然而，40% 脑卒中患者有中度至重度损伤，需要特别护理。受脑卒中影响的大脑区域，特定功能会丧失。例如，大脑某个部位的脑卒中可能会导致身体左侧运动残疾和感觉缺失，而另一不同位置的脑卒中则会导致面部下垂和找词困难。缺血事件（80%～85%）或出血事件（15%～20%）可导致无法向脑内神经元输送氧气和营养物质。前者是血管堵塞，后者是血管破裂，无法再将血液输送到破裂部位之后的组织。

缺血性脑卒中的主要原因是动脉粥样硬化性血管疾病。脑卒中患者最常见的受累血管是颈部大动脉和大脑内大、小动脉。动脉粥样硬化斑块在这些区域的积聚会减少血流，正如冠状动脉一样，当斑块破裂时，血管会被与纤维蛋白混合的血小板阻塞。血管闭塞后 4～6 小时的缺血性脑卒中患者，可使用纤维蛋白溶解剂（如静脉组织纤溶酶原激活剂）治疗，以尝试溶解血栓并重建血流。在一些情况下，这些血管中血栓形成的主要

> **提示**
>
> 对深静脉血栓患者来说，最关心的是肺栓塞的风险。而下肢深静脉血栓，特别是体积比较小时，往往没有症状。

表 8-4　深静脉血栓形成（DVT）和肺栓塞（PE）的检查

查 DVT 或 PE 检查	描　述	优　势	不足之处	评　价
加压超声检查（用于 DVT）	静脉通过超声波显影，然后对静脉上方皮肤表面施加外压，正常静脉塌陷而血栓形成的静脉则不被压塌	对有症状的近端下肢 DVT 有效，无创性，高度特异	对无症状 DVT 和下肢远端 DVT 较不敏感	对怀疑患有 DVT 的患者进行初步评估时最常用的成像程序
计算机断层扫描（用于 PE）	用 X 线生成人体的三维图像	便于诊断肺栓塞	需要静脉注射造影剂	
计算机断层扫描（用于 DVT）	延迟增强扫描显示填充缺陷	与超声相关性良好，诊断准确率高	辐射剂量、成本和扫描时间	对于腿部肿胀且超声结果阴性或不确定的患者
D-二聚体检测（用于排除 DVT 和 PE）	D-二聚体是由血栓生理性纤溶作用下的交联纤维蛋白的特异性降解产物	对 DVT 或 PE 风险较低的患者进行简单血液检测。采用敏感的检测方法，D-二聚体阴性在排除 DVT 和 PE 方面具有较高的阴性预测值	阳性结果必须通过更具体的影像学检查来确认	不能使用不敏感的方法，包括人工乳胶凝集，以排除 DVT 或 PE

原因与动脉粥样硬化斑块无关。例如，患有抗磷脂综合征的血栓前症患者，血液处于高凝状态，患者大脑血管中可形成血栓，从而导致脑卒中，但并不存在动脉粥样硬化斑块。

闭塞部位形成血栓或血栓栓子均可导致缺血性脑卒中。血栓栓子可从其他部位血管到达阻塞部位形成栓塞。静脉部位（如腿部深静脉）血栓栓塞是脑血管血栓的主要原因。因 20%～25% 的个体有卵圆孔未闭，并且这些个体中有一定比例可以允许小血栓从心脏右侧绕过肺进入心脏左侧，所以静脉血栓可以到达它们形成部位的远端，并且进入大脑以产生阻塞而导致脑卒中。

当这些原因导致大脑血液供应暂时中断时，称为短暂性脑缺血发作（transient ischemic attack，TIA），这是永久性脑卒中的高风险警告。短暂性脑缺血发作原因与脑卒中的原因相同。多次脑卒中病史可导致血管性痴呆，这种形式的痴呆症类似于阿尔茨海默病，具有思维、语言、推理和记忆缺陷，即使是轻微的认知障碍也可能是大脑血管闭塞的结果。

高血压是脑卒中的另一个主要原因。动脉血压升高会造成血管损伤和狭窄，从而发展为动脉粥样硬化。在这些患者中，高血压会导致缺血性脑卒中。当高血压导致大脑供氧血管破裂时，则导致出血性脑卒中。高血压危象是血压的严重升高，高血压危象时血液可能从血管中渗出而导致脑卒中。当收缩压高于 180mmHg 或舒张压高于 120mmHg 时，患者风险非常高。

出血性脑卒中的常见原因包括高血压、脑动脉瘤破裂和动静脉畸形。约有 50% 出血性脑卒中患者在数天内死亡。早期治疗对于减少脑卒中幸存者的大脑永久性损伤至关重要。

（二）诊断

当患者出现特征性运动和（或）感觉缺陷及认知困难时，即诊断为脑卒中。与用于急性心肌梗死诊断的肌钙蛋白不同，脑卒中诊断尚无类似标志物。由于缺血性脑卒中和出血性脑卒中的治疗完全相反，因此有脑卒中表现时应立即进行影像学检查以明确是缺血性还是出血性脑卒中，这点非常重要。对于缺血性脑卒中，治疗目标是降低形成血栓的力量。对于出血性脑卒中，治疗目标是增加形成血栓的力量。

脑卒中的实验室检查对确定脑卒中病因非常

有效。例如，卵圆孔未闭和下肢明显栓子的脑卒中患者，推荐评估静脉高凝状态，包括凝血因子 *V Leiden* 突变、凝血酶原 *20210* 突变、蛋白 C、蛋白 S 和抗凝血酶活性及抗心磷脂和抗 β_2 糖蛋白 1 抗体的检测。

临床实验室在脑卒中患者中的另一个重要作用是监测用于治疗缺血性脑卒中的抗血小板药物。氯吡格雷和阿司匹林均用于治疗缺血性脑卒中，实验室检查可证实这些抗血小板药物抑制血小板功能的有效性。开展治疗缺血性脑卒中药物的实验室检测是因为部分人群使用氯吡格雷无效，或患者服用 81mg 阿司匹林可能并未完全吸收导致未能产生抗血小板效果。其他药物（如普拉格雷和替格瑞洛）也可产生抗血小板效果，可替代氯吡格雷，因此应使用基于血小板对刺激物产生聚集的多种不同方法检测血小板功能（表 8-5）。

表 8-5　临床实验室在脑卒中患者中的作用	
确定脑卒中的病因	如证明动脉粥样硬化性血管疾病高风险的测试和高凝状态测试
监测抗血小板治疗的有效性	如专门评估氯吡格雷和阿司匹林抗血小板作用的试验，以及其他基于血小板聚集的试验，以评估用于治疗脑卒中的抗血小板药物有效性

▶ **自测题**

1. 四种主要血浆脂蛋白中的一种具有脂质核心，其中胆固醇酯的浓度高于甘油三酯，而外壳仅包含载脂蛋白 B-100。下列哪一种脂蛋白具有这种组成？

A. 乳糜微粒

B. 极低密度脂蛋白

C. 低密度脂蛋白

D. 高密度脂蛋白

2. 以下哪一项陈述是正确的？

A. 需要高浓度的高密度脂蛋白

B. 需要高浓度的低密度脂蛋白

C. 需要高浓度的 C 反应蛋白

D. 需要高浓度的总胆固醇

3. 除一种疾病或状况外，下列所有疾病或状况均与可纠正形式的高血压相关。确定不是高血压可纠正形式的选择。

A. 肾动脉狭窄

B. 嗜铬细胞瘤

C. 摄入皮质类固醇阳性史

D. 肺腺癌

4. 在高血压患者的初步评估中，除一项检查外，其他所有检查可能都特别有用。以下哪一项选择是评估高血压时信息最少的测试？

A. 电解质测量

B. 肌酐浓度和血浆

C. 尿样分析

D. D- 二聚体

5. 在评估患者血管炎的非感染性原因时，以下哪项检查最不可能提供信息？

A. 针对中性粒细胞中抗原的抗体（ANCA）

B. 确定存在炎症的血管的特定大小

C. 前列腺特异性抗原（PSA）

D. C 反应蛋白

6. 以下关于 D- 二聚体检测以排除肺栓塞的陈述中，哪一项是正确的？

A. 需要进行高灵敏度检测，以使阴性检测的预测值接近 100%

B. 需要进行高灵敏度检测，以使阳性检测的预测值接近 100%

C. 需要进行高特异性检测，以便阴性检测的预测值接近 100%

D. 需要进行高特异性检测，以便阳性检测的预测值接近 100%

答案与解析

1. 正确答案是 C. 低密度脂蛋白。低密度脂蛋白是一种运载胆固醇进入外周组织细胞的脂蛋白颗粒，胆固醇含量为 45%~50%，而甘油三酯含量仅有 10%。外壳仅含有载脂蛋白 B-100。

2. 正确答案是 B。低密度脂蛋白是一种运载胆固醇进入外周组织细胞的脂蛋白颗粒，可被氧化成氧化低密度脂蛋白，当低密度脂蛋白，尤其是氧化修饰的低密度脂蛋白（OX-LDL）过量时，它携带的胆固醇便积存在动脉壁上，容易引起动脉硬化。因此低密度脂蛋白被称为"坏的胆固醇"，因此需要低浓度的低密度脂蛋白。

3. 正确答案是 D。肾动脉狭窄和嗜铬细胞瘤均可通过手术进行治疗，摄入皮质类固醇引起醛固酮增高诱导的高血压均可纠正。肺腺癌与血压增高没有必然联系，因此不属于高血压可纠正形式。

4. 正确答案是 D。高血压患者初步评估时，建议进行全血细胞计数、电解质测量、肌酐浓度和肌酐清除率、血糖、尿样分析检测。D- 二聚体时凝血状态的检测指标，对高血压评估的信息量少。

5. 正确答案是 C。前列腺特异性抗原（PSA）是前列腺相关的一种抗原，在诊断前列腺癌中常用，患者中 PSA 水平升高，对与血管炎诊断不太可能提供信息。

6. 正确答案是 A。D- 二聚体检测阴性可排除肺栓塞的可能，但其阳性不能确诊肺栓塞。因此，提高其检测灵敏度，有利于降低假阴性，以使阴性检测的预测值接近 100%。

拓展阅读

[1] Al-Ansary LA, et al. A systematic review of recent clinical practice guidelines on the diagnosis, assessment, and management of hypertension. *PLoS One.* 2013;8:e53744.
[2] Carey RM, et al. Prevention, detection, evaluation, and management of high blood pressure in adults: synopsis of the 2017 American College of Cardiology/American Heart Association hypertension guideline. *Ann Int Med.* 2018;168:351–358.
[3] Dron JS, Hegele RA. Genetics of lipid and lipoprotein disorders. *Curr Genet Med Rep.* 2016;4:130–141.
[4] Eckel RH, et al. 2013 ACC/AHA guideline on lifestyle management to reduce cardiovascular risk: a report of the American College of Cardiology/American Heart Association. *Circulation.* 2014;129(25 suppl 2):S76–S79.
[5] Goff DC, et al. 2013 ACC/AHA guideline on the assessment of cardiovascular risk: a report of the American College of Cardiology/American Heart Association. *Circulation.* 2014;129(25 suppl 2):S49–S73.
[6] Grau RG. Drug–induced vasculitis: new insights and a changing lineup of suspects. *Curr Rheum Rep.* 2015;17:71.
[7] Grundy SM, et al; Coordinating Committee of the National Cholesterol Education Program. Implications of recent clinical trials for the National Cholesterol Education Program Adult Treatment Panel III guidelines. *Circulation.* 2004;110:227–239.
[8] Grundy SM, et al., for the conference participants. Definition of metabolic syndrome: report of the National Heart, Lung, and Blood Institute/American Heart Association conference on scientific issues related to definition. *Circulation.* 2004;109:433–438.
[9] Huisman MV, Klok FA. Diagnostic management of acute deep vein thrombosis and pulmonary embolism. *J Thromb Haemost.* 2013;11:412–422.
[10] Jensen MD, et al. 2013 AHA/ACC/TOS guideline for the management of overweight and obesity in adults: a report of the American College of Cardiology/American Heart Association task force on practice guidelines and the Obesity Society. *Circulation.* 2014;129(25 suppl 2) S102–S138.
[11] Laposata M. Fatty acids: biochemistry to clinical significance. *Am J Clin Path.* 1995;104:172–179.
[12] Ortiz-Fernandez L, et al. Cross-phenotype analysis of immunochip data identifies KDM4C as a relevant locus for the development of systemic vasculitis. *Ann Rheum Dis.* 2018;77:589–595.
[13] Reboussin DM, et al. Systematic review for the 2017 ACC/AHA/AAPA/ABC/ACPM/APhA/ASH/ASPC/NMA/PCNA guideline for the prevention, detection, evaluation, and management of high blood pressure in adults: a report of the American College of Cardiology/American Heart Association task force on clinical practice guidelines. *J Am Coll Cardiol.* Nov 7, 2017. pii: S0735–1097(17)41517–8.
[14] Righini M, et al. D-dimer for venous thromboembolism diagnosis: 20 years later. *J Thromb Haemost.* 2008;6:1059–1071.
[15] Rosafio F, et al. Platelet function testing in patients with acute ischemic stroke: an observational study. *J Stroke Cerebrovasc Dis.* 2017;26:1864–1873.
[16] Stone NJ, et al. 2013 ACC/AHA guidelines on the treatment of blood cholesterol to reduce atherosclerotic cardiovascular risk in adults: a report of the American College of Cardiology/American Heart Association. *Circulation.* 2014;129(25 suppl 2):S1–S45.
[17] Thomas SM, et al. Diagnostic value of CT for deep vein thrombosis: results of a systemic review and metaanalysis. *Clin Radiol.* 2008;63:299–304.
[18] Whelton PK, et al. 2017 ACC/AHA/AAPA/ABC/ACPM/APhA/ASH/ASPC/NMA/PCNA guideline for the prevention, detection, evaluation, and management of high blood pressure in adults: executive summary: a report of the American College of Cardiology/American Heart Association task force on clinical practice guidelines. *J Am Coll Cardiol.* Nov 7, 2017. pii: S0735–1097(17)41519–1.

第9章 心脏疾病
The Heart

Fred S. Apple 著

蔺亚晖 杨俊瑶 译 周 洲 周宏伟 校

学习目标

1. 掌握缺血性胸痛鉴别诊断，以及实验室检测在心肌损伤和急性心肌梗死排除和确诊中的应用。

2. 掌握充血性心力衰竭临床特征，以及实验室检测在充血性心力衰竭的排除和确诊、病情监测和预后评估的应用。

心脏疾病种类繁多，本章将概述生物标志物在急性心肌梗死（acute myocardial infarction，AMI）和充血性心力衰竭（congestive heart failure，CHF）中的应用。由于诊断性实验室检测在其他种类心脏疾病诊断中的作用相对较小，本章暂不讨论。

一、急性心肌梗死

（一）急性心肌梗死现状

急性心肌梗死（AMI）是一种心肌细胞因需氧和供氧不平衡而导致的损伤，最终发生心肌细胞坏死的疾病。继发于急性心肌缺血的心肌坏死称为 AMI，这种坏死最常见于冠状动脉粥样硬化的血栓栓塞。现已证实，冠状动脉粥样硬化进展中将出现斑块破裂和血栓形成。冠脉血流完全丢失将导致 ST 段抬高型心肌梗死（ST-segment elevation MI，STEMI）。过多的冠脉血流部分丢失也可导致心肌坏死，通常病情相对较重，被称为非 ST 段抬高型心肌梗死（non-ST-segment elevation MI，NSTEMI）。STEMI 和 NSTEMI 均被认为是 1 型心肌梗死（type 1 MIs），除冠状动

疾病（coronary artery disease，CAD；如冠状动脉内皮功能异常、呼吸衰竭、低血压等）导致伴有心肌坏死的心肌损伤外，继发于缺血失衡的均被称为 2 型心肌梗死（type 2 MIs）；其他严重程度较轻的缺血性事件则没有心肌坏死被称为心绞痛（angina），其可分为稳定型心绞痛和不稳定型心绞痛。

在美国，约有 9000 万人（1/3）患有某种形式的心脏病，其中 700 万人患有心肌梗死、约有 870 万患有缺血性心绞痛。每年超过 500 万患者因心血管疾病死亡或入院治疗，远超其他疾病，超过 1/7 的死亡由冠心病（coronary heart disease，CHD）导致。因室性心律失常、心脏泵血功能异常及伴或不伴心源性休克的慢性心力衰竭可导致猝死。心血管疾病和脑卒中每年造成的经济负担超 3000 亿美元。

多数 AMI 患者并无明确诱发因素，其临床病史对确诊仍有重要价值。40%～50% 的 AMI 患者可出现心绞痛前驱病史，其中约有 1/3 的患者在入院前 1～4 周出现症状；余下 2/3 的患者在入院前 1 周，甚至更短时间内出现症状，其中 1/3 患者仅

在 24 小时或更短时间内出现症状。AMI 患者疼痛差异很大，可被描述为压榨痛、窒息痛、紧缩感和沉重感，也可被描述为刺痛、刀割痛、锥痛或者灼烧样不适，疼痛常放射至左臂。一些病例也可出现上腹痛，与各种腹部不适相似，易被误诊为消化道疾病。也有部分患者的 AMI 不适可放射到肩部、上肢、颈部和下颌部，通常在左侧。

（二）诊断

心肌损伤的理想标志物应具备以下特征：①具备极佳临床灵敏度和阴性预测值（＞99%），可早期排除心肌损伤；②可早期检测到心肌损伤，并确定 AMI 诊断；③可作为 ACS 患者的风险评估工具；④可检测再闭塞和再梗死；⑤可在心脏和非心脏手术中检测到手术相关的围术期 AMI。排除 AMI 需要高诊断灵敏度和高阴性预测值（急诊医生在急诊急救环境中首选，不让任何 AMI 患者因漏诊而离院）的检测，而确诊 AMI 需要高诊断特异度和高阳性预测值（心脏科医生首选，可避免对非 AMI 患者过度评估和浪费诊断成本）。实验室有义务向医生提供心脏标志物（肌钙蛋白）解读。

直到 2000 年，世界卫生组织（World Health Organization，WHO）才明确 AMI 诊断定义，包含 2 个要素：①胸痛病史；②心电图（ECG）的进行性变化和（或）一系列心脏生物标志物［总肌酸激酶（CK）和 CK-MB］持续升高。欧洲心脏病学会（ESC）2018 年会议期间公布了第 4 版心肌梗死全球统一定义，区分了心肌损伤和心肌梗死的概念，明确了 cTn 检测的重要性（表 9-1），主张在临床符合缺血症状的背景下，根据 cTnI 或 cTnT 高于心肌损害第 99 百分位数参考上限（upper reference limit，URL）来诊断 AMI。该指南认为所有 cTn 升高都可诊断为心肌损伤，但是不可诊断为 AMI；仅当 cTn 升高并有临床症状、ECG 和影像学相符合证据时，才能诊断 AMI。对于因非急性缺血性原因导致的 cTn 升高，医生应寻找其他病因（表 9-2）。只有约 30% 的 AMI 患者首次心电图结果可诊断为 AMI。不同类型心肌梗死的

提示

- 在美国，每年超过 500 万患者因心血管疾病死亡或入院治疗，远超其他疾病，超过 1/7 的死亡由冠心病引起。
- 欧洲心脏病学会 2018 年会议期间公布了第 4 版心肌梗死全球统一定义，区分了心肌损伤和心肌梗死的概念，主张在符合缺血症状的临床背景下，根据 cTnI 或 cTnT 高于心肌损害第 99 百分位数参考上限来诊断 AMI。

通用分类见表 9-3。

对于 ECG 无法诊断的患者，cTn 检测非常重要。依据就诊时间可将 AMI 患者分为 4 类。第 1 类，胸痛等缺血症状出现 2 小时内到达急诊的极早期患者，尚无诊断 AMI 的 ECG 证据。对实验室检测尤为重要的是心肌梗死生物标志物（cTn 是金标准）从心脏快速释放入血，提供了敏感的组织特异性诊断信息。采用血清、血浆或全血的检测方法应快速和足够灵敏地检测到参考区间内的小幅变化。高敏感心肌肌钙蛋白（hs-cTn）的检测灵敏性显著提高，有效改善早期诊断。第 2 类，缺血症状出现 2～6 小时达急诊的患者，尚无诊断 AMI 的 ECG 证据，这类患者需要连续观察 cTn 水平和 ECG 变化，几乎所有的 cTn 检测方法都能在 6 小时后检测到 cTn 水平升高。第 3 类，缺血症状出现 6～48 小时达急诊的患者，尚无特异性 ECG 改变。由于 cTn 在外周血中可存在 2～6 天，提供了延迟诊断的时间窗，因此也是检测心肌损伤的理想标志物。cTn 或其他心脏标志物的不足之处在于不能依据单次检测结果鉴别心肌的复发性损伤或陈旧性损伤，因此连续检测其升高或降低的动态变化非常重要。第 4 类，出现症状到达急诊时患者已经有 ST 段抬高型心肌梗死或 Q 波心肌梗死的 ECG 证据。理论上这类患者无须检测 cTn，但是 cTn 也可作为诊断补充。图 9-1 显示了 1 型心肌梗死、2 型心肌梗死、慢性心肌损伤和非心肌损

表 9-1　急性心肌梗死的诊断标准

急性心肌梗死（AMI）是指因急性心肌缺血导致的心肌坏死。在这些情况下，以下任意一项标准都符合心肌梗死的诊断

- 心脏标志物（首选心脏肌钙蛋白，cTn）水平升高和（或）降低，且至少有 1 次高于第 99 百分位数的参考上限（URL）及至少有以下任意一项
  - 缺血症状
  - 新发或可能新发的 ST 段 T 波（ST-T）显著改变，或新发左束支传导阻滞（LBBB）
  - 心电图出现病理性 Q 波
  - 新发存活心肌丢失或新发区域室壁运动异常的影像学证据
  - 冠状动脉内血栓的血管造影或解剖鉴定
- 伴有心肌缺血症状和可能新出现的心电图缺血改变或新发 LBBB 心源性死亡，但死亡发生在获得心脏标志物之前，或在心脏标志物水平出现升高之前
- 经皮冠脉介入术（Percutaneous coronary intervention，PCI）相关的心肌梗死指患者术前 cTn 水平正常（≤第 99 百分位数参考上限）但术后升高超过第 99 百分位数参考上限的 5 倍或者患者术前 cTn 水平升高处于稳定或下降状态但术后升高超过 20%。并伴有①心肌缺血症状；②新发心电图缺血改变；③血管造影结果与手术并发症相符；④新发存活心肌丢失或新发局部室壁运动异常的影像学证据
- 在心肌缺血和 cTn 水平升高和（或）降低且至少有 1 次高于第 99 百分位数参考上限情况下，造影或尸检发现与心肌梗死相关的支架内血栓
- 冠状动脉旁路移植术（Coronary artery bypass grafting，CABG）相关的心肌梗死指患者术前 cTn 水平正常（≤第 99 百分位数参考上限）但术后升高超过 10 倍第 99 百分位数，并伴有①新发病理性 Q 波或 LBBB；②造影发现新侧支或新的冠状动脉阻塞；③新发存活心肌降低或丢失，或者新发局部室壁运动异常的影像学证据

表 9-2　心肌肌钙蛋白升高诊断：心肌损伤导致的心肌肌钙蛋白升高

- 心肌缺血相关损伤
  - 斑块破裂
  - 冠状动脉腔内形成血栓
- 氧供需不平衡相关损伤
  - 快速心律失常 / 缓慢性心律失常
  - 主动脉夹层或严重主动脉瓣疾病
  - 肥厚型心肌病
  - 心源性、低容量性或感染性休克
  - 严重呼吸衰竭
  - 严重贫血
  - 伴或不伴左心室肥厚的高血压
  - 冠状动脉痉挛
  - 冠状动脉血栓或血管炎
  - 无明显冠状动脉疾病的冠状动脉内皮功能异常

- 非心肌缺血相关损伤
  - 心脏的挫伤、手术、消融、起搏或除颤
  - 累及心肌的横纹肌溶解
  - 心肌炎
  - 心脏毒性药物，如蒽环类、赫赛汀
- 复杂或原因不明心肌损伤
  - 心力衰竭
  - 应激性心肌病（takotsubo 综合征）
  - 严重肺栓塞或肺动脉高压
  - 脓毒血症和危重患者
  - 肾衰竭
  - 严重急性神经疾病，如脑卒中、蛛网膜下腔出血
  - 浸润性疾病，如淀粉样变、硬皮病
  - 过度运动

伤患者 hs-cTn 升高和降低的动力曲线，不难看出使用 hs-cTn 的监测间隔时间为 3 小时，而普通灵敏度 cTn 监测间隔时间为 6 小时。

（三）心肌肌钙蛋白生化性质

心肌肌钙蛋白是由肌钙蛋白 T（原肌球蛋白结合蛋白亚基）、肌钙蛋白 I（抑制亚基）和肌钙蛋白 C（钙结合亚基）3 个亚基组成的复合物，通过调节肌动蛋白和肌球蛋白相互作用，从而调节心脏收缩。大部分肌钙蛋白位于肌原纤维（94%～97%），小部分位于细胞质（3%～6%）。cTnI 和 cTnT 由不同基因编码，有不同的氨基酸序

表 9-3　不同心肌梗死分型的通用定义

- 1 型：自发心肌梗死
  - 自发心肌梗死是一条或多条冠状动脉由于动脉粥样硬斑块破裂、不稳定、侵蚀或剥离导致的腔内血栓，致使心肌血流减少或远端血小板血栓而发生心肌坏死。患者可能患有非闭塞性冠心病或无冠心病，包括 ST 段抬高型心肌梗死和非 ST 段抬高型心肌梗死

- 2 型：供血不足导致的心肌梗死
  - 心肌供需不平衡导致的坏死性心肌损伤，如冠状动脉内皮异常、冠状动脉栓塞、恶性心律失常或缓慢性心律失常、贫血、呼吸衰竭、低血压和伴或不伴左心室肥厚的高血压

- 3 型：未测生物标志物的致死性心肌梗死
  - 伴有心肌缺血症状和可能新的心电图缺血改变或新（左束支传导阻滞 LBBB）的心源性死亡，但生前未检测心脏标志物，或者心脏标志物水平为出现升高

- 4a 型：经皮冠脉介入术（PCI）相关的心肌梗死
  - 指患者术前 cTn 水平正常（≤第 99 百分位数参考上限）但术后升高超过第 99 百分位数参考上限的 5 倍或者患者术前 cTn 水平升高处于稳定或下降状态但术后升高超过 20%，并伴有①心肌缺血症状；②新发心电图缺血改变；③血管造影结果与手术并发症相符；④新发存活心肌丢失或新发局部室壁运动异常的影像学证据

- 4b 型：支架内血栓相关的心肌梗死
  - 在心肌缺血和 cTn 水平升高和（或）降低且至少有 1 次高于第 99 百分位数参考上限情况下，造影或尸检发现与心肌梗死相关的支架内血栓

- 5 型：冠状动脉旁路移植术（CABG）相关的心肌梗死
  - 指患者术前 cTn 水平正常（≤第 99 百分位数参考上限）但术后升高超过第 99 百分位数参考上限的 10 倍，并伴有①新发病理性 Q 波或新 LBBB；②造影发现新的侧支或新的冠状动脉阻塞；③新发存活心肌降低或丢失，或者新发局部室壁运动异常的影像学证据

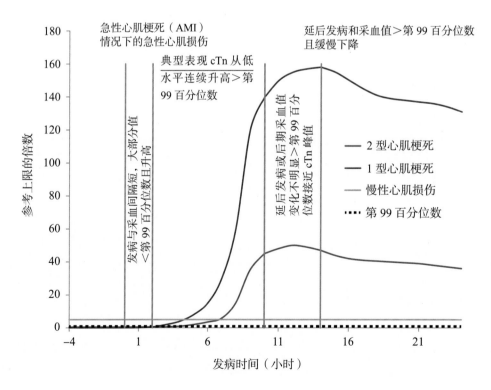

▲ 图 9-1　1 型心肌梗死、2 型心肌梗死和慢性心肌损伤特征曲线

经 the IFCC Task Force for Clinical Application of Cardiac Bio-Markers (TF-CB); prepared by Paul Collinson 许可转载

列，也与其他肌肉组织（如骨骼肌）的肌钙蛋白存在差异。与骨骼肌 TnI 不同，人 cTnI 的氨基末端有一个 31 个氨基酸的转录后修饰链。cTnI 仅有一种异构体，并不在人或动物的正常、再生或疾病状态骨骼肌中表达。cTnT 的编码基因也与骨骼肌编码基因不同，其心肌特异性主要体现在氨基末端的 11 个氨基酸残基。但是，在胎儿发育期、骨骼肌疾病（神经肌肉疾病）、肾病终末期骨骼肌会表达少量 cTnT。有证据显示，被全球广泛应用的 hs-cTnT（已被美国 FDA 批准的第 5 代检测试剂盒）与骨骼肌疾病患者外周的 cTnT 免疫反应增强。肌钙蛋白 C 并不特异表达在心脏，因此 cTnC 并不能作为心脏标志物。心肌损伤发生后，组织和血中存在多种形式 cTn，包括 T-I-C 三聚体、I-C 二聚体、游离 I 和游离 T，这些被释放肌钙蛋白常常发生氧化、还原、磷酸化和去磷酸化修饰，C 末端和 N 末端也会被降解。因此，检测 cTn 时应选用识别稳定区表位的抗体，最好能够检测到等摩尔数的不同 cTn 形式。

（四）心肌肌钙蛋白的检测方法

一些制造商已经开发了基于单克隆抗体的诊断免疫分析方法，对 cTnI 和 cTnT 灵敏度进行检测。近年来，通过技术改进已开发出 hs-cTnI 和 hs-cTnT 检测方法。检测时长为 5～30 分钟。表 9-4 总结了代表性检测方法（普通灵敏度、高灵敏度和床旁 POCT 检测）的性能特征。临床实践中，从一种 cTnI 检测结果换算至另一种 cTnI 或 cTnT 仍有两大障碍：①尚无 cTnI 一级参考物质用于生产商标准化检测方法。②不同检测方法所用的多个不同抗体识别不同的表位，无法统一浓度值。因此，cTnI 检测方法的标准仍无法实现。而仅有一个厂商生产 cTnT。虽然不存在标准化问题，但是不同设备检测 cTnT 的结果仍有变异。因此实验室应告知临床医生更好地理解 cTn 检测方法间的差异及所有检测结果均不能换算。2018 年 IFCC 心脏生物标志物临床应用工作组联合 AACC 重申 cTn 检测方法质量特征。希望通过这些质量特征使

提示

心肌肌钙蛋白是由肌钙蛋白 T（原肌球蛋白结合蛋白亚基）、肌钙蛋白 I（抑制亚基）和肌钙蛋白 C（钙结合亚基）三个亚基组成的复合物，通过调节肌动蛋白和肌球蛋白相互作用，从而调节心脏收缩。

试剂盒生产厂商与实验室统一标准，便于客观评价检测质量和临床应用，内容包括抗体选择、定标物质、临床决断值的不精密度、储存时间和温度、采样管、凝块影响及全血检测等内容（表 9-5）。

（五）急性心肌梗死诊断临界值设为第 99 百分位参考上限

在 2012 年第 3 版心肌梗死全球统一定义发表之后，2018 年第 4 版心肌梗死全球统一定义发布，区别了心肌损伤和心肌梗死的概念，强调连续检测 cTn 升高和（或）降低，且至少有 1 次高于第 99 百分位数参考上限。第 99 百分位数是低于 99% 检测结果的数值（图 9-2）。肌钙蛋白检测方法的改进，使其能检测极低水平的肌钙蛋白。高敏感检测方法能够检测的肌钙蛋白水平远远低于上一代检测方法，检测重复性更佳。之前能检测到肌钙蛋白并在 3～6 小时升高可诊断大面积心肌梗死。此外，小面积心肌梗死产生比较低的肌钙蛋白水平。由于上一代检测方法灵敏性低，患者缺血发作 3～6 小时后肌钙蛋白水平才升到足够高水平，并且能够表现出连续升高时才能诊断 AMI。目前检测方法的改进使 hs-cTn 检测方法能够在健康人中测得肌钙蛋白。一些健康人外周血含有极低水平的肌钙蛋白，有时低于检出限（limit of detection，LoD）。采用新的检测方法能够检测到与急性或慢性心肌损伤的小幅 cTn 升高。例如，高血压可以导致心脏损伤并使肌钙蛋白水平升高。而这类患者并不需要住院治疗。对于这些结果的解读更为复杂，因此并不是所有伴小幅 cTn 升高的患者都诊断为 AMI。

证据显示，和 POC cTnT 检测相比，高灵敏度肌钙蛋白检测方法（hs-cTnT）可导致 cTn 阳性率增加，但 hs-cTnI 并不如此。中小面积心肌梗死已经能被检测到。如今 cTn 监测水平升高使 2007 年之前被划分为不稳定心绞痛的患者诊断为心肌梗死。此外，手术相关的肌钙蛋白升高（如血管成形术）也可诊断为心肌梗死（表 9-3）。不良预后证实了这种小幅 cTn 升高非常重要。

提示

- 一些制造商已开发采用单克隆抗体免疫技术的 cTnI 和 cTnT 灵敏度检测方法。
- 2018 心肌梗死全球统一定义强调连续检测 cTn 的升高和（或）降低，且至少有 1 次高于第 99 百分位数。

表 9-4 普通灵敏度、高灵敏度和 POC cTn 检测性能特征

厂商 / 平台 / 方法	LoD（μg/L）	第 99 百分位数（μg/L）	10% CV（μg/L）	捕获抗体识别的表位（C）检测抗体识别的表位（D）
Abbott ARCHITECT cTnI	0.009	0.028	0.032	C：87-91，24-40；D：41-49
Abbott i-STAT（POC）cTnI	0.02	0.08	0.10	C：41-49，88-91；D：28-39，62-78
Quidel（Alere）Triage（POC）cTnI	0.05	<0.05	NA	C：NA；D：27-40
Beckman Access AccuTnI cTnI	0.01	0.04	0.06	C：41-49；D：24-40
Mitsubishi Pathfast（POC）cTnI	0.008	0.029	NA	C：41-49；D：71-116，163-209
Ortho-Clinical Diagnos Vitros cTnI	0.012	0.034	0.034	C：24-40，41-49；D：87-91
Radiometer AQT90[a]（POC）cTnI	0.009	0.023	0.039	C：41-49，190-196；D：137-149
Roche Cobas cTnT	0.01	<0.01	0.030	C：125-131；D：136-147
Siemens Centaur Ultra cTnI	0.006	0.04	0.03	C：41-49，87-91；D：27-40
Siemens Stratus CS（POC）cTnI	0.03	0.07	0.06	C：27-32；D：41-56
hs-cTnI	ng/L	M/F，ng/L	ng/L	
Abbott ARCHITECT[a]	1.2	34/16	4.7	C：24-40；D：41-49
Beckman Access	2.3	12/20	<7.0	C：41-49；D：24-40
ET Healthcare Pylon	1.4	28/19	10	C：27-40；D：41-49
Ortho-Clinical Diagnostic Vitros	1.0	26/9	4.3	C：87-91；D：24-40，41-49
Singulex Clarity	0.09	9/8	0.88	C：41-49；D：27-41
Siemens ADVIA Centaur XPT	1.6	58/39	3.0	C：30-35；D：41-56，171-190
hs-cTnT/Gen 5 Roche cobas e601	3.0	22/14	11	C：125-131；D：136-147

CV. 变异系数；LoD. 检测限；POC. 即时；M. 男性；F. 女性；NA. 未报道
注：表格上区为 μg/L，表格下区为 ng/L；a. 美国以外可用
引自 Apple FS, Collinson PO; IFCC Task Force on Clinical Applications of Cardiac Bio-Markers. Analytical characteristics of high sensitivity cardiac troponin assays. *Clin Chem*. 2017:58:54-61.

由 AACC/IFCC 心脏生物标志物临床应用工作组于 2018 年发表的新版心肌肌钙蛋白在急性冠脉综合征中的临床应用与实验室实用指南的主要观点有：①应用质控（quality control，QC）；②验证可报告范围的最低检测限；③患者和质控物可检测浓度采用整数；④采用性别特异第 99 百分位数参考上限定义正常值；⑤hs-cTn 检测需要标准化；⑥实验室应与临床沟通，使其了解分析前影响因素和分析中因素对结果的干扰；⑦作者报道 hs-cTn 研究时应报道分析前和分析中的变异；⑧一致性和标准化检测结果及可替代物质的重要性；⑨从样本接收和采集后报告结果的时间；⑩hs-cTn 水平的时序性改变、分析变异和生物学变异对连续采样结果的影响。

一些生物标志物已经不再被用于评估心脏疾病，包括天冬氨酸转氨酶（aspartate aminotransaminase，AST）、总肌酸激酶活性（creatine kinase，CK）、肌红蛋白、总乳酸脱氢酶（lactate dehydrogenase，LDH）和 LDH 同工酶。这些标志物广泛分布在多种组织，因此诊断心肌损伤的特异度较低。CK-MB 不再被推荐为首选的标志物，仅当 cTn 无法开展时才推荐检测。CK-MB 并不能对心肌损伤诊断、梗死面积评估和再梗死确定提

提示

- 与普通灵敏度和床旁 POCT cTnT 检测方法相比，高敏感肌钙蛋白检测方法（hs-cTnT）检测的 cTn 阳性比率越高。
- 一些生物标志物已经不再被用于评估心脏疾病，包括天冬氨酸转氨酶（AST）、总肌酸激酶活性（CK）、肌红蛋白、总 LDH 和 LDH 同工酶。

供辅助诊断价值，并无证据支持推荐联合检测 cTn 和 CK-MB。

（六）用于确定第 99 百分位数的健康人群定义

普通灵敏度、高灵敏度和 POC cTn 检测方法的第 99 百分位数见表 9-4。如何定义健康参考个体尚存争议。例如，应选择表观健康个体、年轻个体、与住院患者年龄匹配但无心血管疾病的个体，还是与确诊 AMI 患者人口特征相似的个体，如何定义个体健康？以下个体是否能被选择：①经问卷调查显示已知服用心脏疾病相关药物（如他汀类药物）；②已知与心血管疾病相关病史（如

表 9-5　心肌肌钙蛋白在急性冠脉综合征中的临床应用与实验室实用指南[a]

- 对于 hs-cTn 检测，临床实验室应该每天至少检测三种浓度的质控物 1 次
- 开展 hs-cTn 检测前应验证空白限（LoB）、检出限（LoD）和功能检测限（LoQ）
- 用整数报告 hs-cTn 浓度（单位为 ng/L），对于质控数值建议保留 1 位小数
- 对于 hs-cTn 检测，采用来源于规定参考人群的性别特异的第 99 百分位数参考上限
- 不能在 50% 的健康男性和女性人群检测到≥LoD 的检测方法，仅能被定义为普通灵敏度 cTn，不能称为高灵敏度 cTn（hs-cTn）
- 当在两种或多种设备间检测 cTn 时，应向临床解释各种 cTn 检测方法灵敏度的差异
- 心肌肌钙蛋白检测报告时间为收到样本后 1 小时内，第一份样本应标记为 0 小时
- 确定连续检测 cTn 水平变化幅度有助于从慢性 cTn 升高患者（多为结构性心脏病）中鉴别急性心肌损伤（包括 AMI）患者

a. AACC/IFCC 心脏生物标志物临床应用工作组发表

引自 Apple FS et al, on behalf of the IFCC Task Force on Clinical Applications of Cardiac Bio-Markers. IFCC educational materials on selected analytical and clinical applications of high-sensitivity cardiac troponin assays. *Clin Biochem*. 2015;48:201–203.

Wu AHB et al. Clinical laboratory practice recommendations for the use of cardiac troponin in acute coronary syndromes: expert opinion from the Academy of the American Association for Clinical Chemistry and the Task Force on Clinical Applications of Cardiac Bio-Markers of the International Federation of Clinical Chemistry and Laboratory Medicine. *Clin Chem*. 2018;64:645–655.

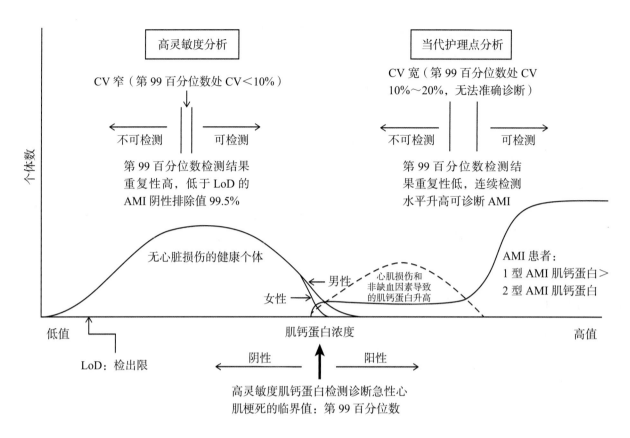

▲ 图 9-2　肌钙蛋白检测灵敏度改进和临床意义变化
AMI. 急性心肌梗死；LoD. 检出限；CV. 变异系数；相对变量的测量；标准差方差 / 均值

肾病或糖尿病）；③经医生在接受病史和体格检查（包括心电图、超声心动图或影像学检查结果）后对个体的评估？已有多个公认的健康参考个体标准。年轻和老年的表观健康参考人群都应被纳入。纳入标准应基于用药史（非心脏疾病用药物，如他汀类）、已知疾病史、血液标志物（检测利钠肽排除心肌功能异常，检测肾小球滤过率排除肾功能不全和检测 HbA1c 排除未确诊的糖尿病）。纳入的男性和女性数量应相当，同时考虑种族和民族的多样性。有研究在同一参考人群比较 19 种检测方法显示，第 99 百分位数和高于 LoD 的检出能力差异均显著。hs-cTn 检测方法在男性检测的水平显著高于女性，因此应采用性别特异性第 99 百分位数，这样可显著增加心肌损伤高风险的女性患者检出率。

（七）心肌肌钙蛋白在早期排除心肌梗死的应用

在一些低风险临床案例中，hs-cTn 检测方法可早期排除 AMI。大量研究显示，单次基线 hs-cTn 水平<LoD 能安全排除 20%～50% 的急诊患者，阴性预测值和临床灵敏度>99.5%。被排除的患者在 30 天内发生 AMI 或心源性死亡的比例低于 0.5%。

（八）心肌肌钙蛋白在风险评估中的应用

1. 心肌缺血患者

在预防和循证医学中，检测心肌缺血患者 cTnI 和 cTnT 水平可作为临床医生排除和预测评估的标志物。cTnI 和 cTnT 水平可显示哪些患者 AMI 和死亡风险更高，因而决定哪些患者能够从早期药物或手术治疗中获益。这些患者将从抗凝和抗血小板的早期干预中获益。在可能患有 AMI 疑似 ACS 患者中监测 cTn 是为了更高效的鉴别出不稳定冠心病患者，继而采取合适的治疗流程。这种监测 cTn 的策略至少需要 2 次抽血检测。目前尚不推荐一般住院患者筛查 cTnI 和 cTnT。

2. 非心肌缺血患者

临床医生常常遇到未明确冠心病病史和心肌缺血低风险的患者，但是谨慎起见也连续检测 cTn。为排除或确诊 AMI 而典型的连续监测时间为 0 小时（就诊时）、3 小时和 6 小时。如果早期检测结果正常，但仍高度怀疑 AMI，则在 9~12 小时再增加 1 次检测。如果 cTn 水平在 1 次或 2 次的连续监测中升高，临床医生需要考虑：①非缺血情况下 cTn 水平升高意味着什么；②是否检测错误导致的假阳性；③为何第 1 次检测；④由于 cTn 检测方法（hs-cTn 检测法）对低值的灵敏度已提高，能够检测到各种临床情况下的小面积心肌损伤，因此 cTn 不仅仅是 AMI 的生物标志物，也是心肌损伤的敏感生物标志物。临床上约有 20% 的疑似 ACS 患者虽然有 cTn 水平升高，但最终并未被诊断为 AMI，而是非缺血性原因导致［如心肌炎、胸部钝性挫伤和化疗药物（表 9-2）］，也有部分患者 cTn 升高的机制并不清楚。

（九）高敏感心肌肌钙蛋白检测

理解检测方法性能中"高敏感"一词的内涵十分重要，它并不代表检测另外一种 cTn。而是要回答"如何定义高灵敏度检测方法？"的问题。①在第 99 百分位数对应浓度下总的不精密度（imprecision，CV）应≤10%。②在 50% 以上的男性和女性健康个体中，均能检测到高于 LoD 的浓度。目前美国市场上尚无符合上述两个标准的中心实验室普通灵敏度和床旁 POCT 检测 cTn 的试剂盒。Hs-cTn 检测结果应用 ng/L 为单位报告，普通灵敏度 cTn 检测结果应用 µg/L 为单位报告，以示区别。FDA 现正评审 5 个不同 hs-cTn 检测方法的 510K 认证，临床医生将不久能在临床实践中使用。

二、充血性心力衰竭

（一）充血性心力衰竭的患病情况

充血性心力衰竭（CHF）是心脏泵血功能低下继而导致肺内液体蓄积的疾病，它是由心脏组织丢

失及并发的功能下降导致。心脏功能异常而导致无法泵出足够的血液满足组织代谢需求是其主要病理生理状态。在美国，CHF 是唯一发病率上升的心血管疾病。美国心肺和血液研究所的数据显示约有 500 万人患 CHF，每年约有 40 万新发病例。CHF 是导致 65 岁以上老年人住院的主要原因。目前的预测依赖于疾病严重程度，但是总体并不乐观。轻度、中度和重度 CHF 的 5 年死亡率分别约为 10%、20%~30% 和 80% 以上。

（二）诊断

1. 脑钠肽监测充血性心力衰竭

有药理活性的激素脑钠肽（Brain natriuretic peptide，BNP）和无药理活性的 N 末端脑钠肽前体（N-terminal prohormone of brain natriuretic peptide，NT-proBNP）是两个研究较为充分的 CHF 辅助诊断生物标志物。上述两个多肽在心肌压力和（或）容量负荷增加时由心肌细胞脑钠肽前体（prohormone of brain natriuretic peptide，proBNP）酶解而产生。两个标志物在临床应用中的证据通常十分相似，但各自在不同患者病理生理过程中有细微的检测和生理学差异。

ACC 和 AHA 的 CHF 评估和管理临床指南指出 BNP 在鉴别诊断 CHF 意义明确。而 ESC 临床指南强调监测 BNP 应与患者临床病史、体格检查、ECG 和胸部 X 线片联合应用。BNP 异常能引起超声心动图或影像学特征改变。CHF 患者 BNP 水平显著升高（BNP ＞1000ng/L 或 NT-proBNP ＞1800ng/L），而无急性 CHF 情况下的左心室功能异常仅有小幅升高（＞300ng/L）。CHF 在慢性肾脏疾病晚期非常常见。心室以脉冲方式释放 BNP 和 NT-proBNP，BNP 在血中的半衰期约为 22 分钟，而 NT-proBNP 为 2 小时。BNP 可被肾脏的

实质清除，但肾脏并不是清除 BNP 的主要器官。而 NT-proBNP 主要在肾脏中清除。血液透析患者中 BNP 增加，不仅代表了由于心室壁张力增加而导致的心室调节反应，也代表了肾脏的清除减少。

重要的是 BNP 并非是完全 CHF 特异性的。左心室肥厚、心脏炎性疾病、全身动脉高血压、肺动脉高压、急性和慢性肾衰竭、肝硬化和严重内分泌疾病（如醛固酮增多症和 Cushing 综合征）等灌注压力降低的非 CHF 也可导致 BNP 水平升高。急诊 CHF 患者，有较高 BNP 水平（＞500ng/L）时需要留观，而低水平时（＞300ng/L）可以出院。BNP 和 NT-proBNP 与 CHF 严重程度（NYHA 分级 Ⅰ～Ⅳ）呈线性关系。迄今最大规模的临床研究（The Breathing Not Properly Multicenter Study）显示，BNP 水平是 CHF 的独立预测因子。BNP 浓度为 100ng/L 作为 CHF 诊断切点时，灵敏度为 90%、特异度为 75%、准确性为 81%。而不采用检测 BNP 浓度的传统诊断方法的准确性仅为 74%。检测 BNP 使临床上无法确诊患者的比例从 43% 降至 11%。检测 BNP 水平可改善急诊早期呼吸困难患者的治疗和评估，缩短在院时间和总体治疗成本。NT-proBNP 也显示了相同的研究数据。AMI 发生时 BNP 水平与梗死面积成正比，推动研究者探索检测 BNP 在左心室功能不全中的作用。心肌梗死后，患者的 BNP 水平与左心室射血分数呈反比。但是，对于在一般人群中检测 BNP 以筛查无症状左心室功能异常的证据并不一致。大部分研究并未显示采用 BNP 或 NT-proBNP 有显著优势。BNP 或 NT-proBNP 水平正常时，CHF 可能性很小。

临床上常常将检测 BNP 用于疑似 CHF 患者的排除。BNP 水平不应代替全面的临床评估（包括超声心动图）而孤立对待。检测 BNP 可用于指导治疗、监测病程和提供风险评估信息。BNP 是 CHF 和 ACS 患者 1 年心血管死亡的独立预测因子。检测 BNP 或 NT-proBNP 也可在出院前辅助判断 30 天内再入院风险。

> **提示**
>
> - 充血性心力衰竭是心脏泵血功能低下继而导致肺内液体蓄积的疾病，是由心脏组织丢失及并发的功能下降导致。
> - BNP 和 NT-proBNP 是两个研究较为充分的 CHF 辅助诊断生物标志物。

2. 脑钠肽检测方法

表 9–6 显示了 FDA 批准的 BNP 和 NT-proBNP 的检测方法，两者采用不同的检测标准和分析抗体。在室温 24 小时内检测 BNP 时，采用识别 N 末端不稳定区抗体的检测方法（如 Alere/Biosite、Beckman、Abbott）较识别 C 末端的检测方法 [如 Siemens（Bayer）] 检测稳定性差。罗氏检测 NT-proBNP 的抗体在室温检测样本的稳定可保持 72 小时。图 9–3 汇总了不同 BNP 检测方法与心脏释放至外周循环中多种 BNP 形式的交叉反应。与 cTn 检测相同，临床医生和实验室需了解不同厂商的 BNP 和 NT-proBNP 检测方法尚缺乏标准化，同一医疗机构中应采用同一种检测方法，不同检测方法的结果无法互换。

3. 参考区间

临床临界值 BNP 和 NT-proBNP 水平受多种临床因素影响，最重要的是年龄、性别、肥胖和肾功能。男性和女性也有显著差异，女性较高，且年龄每增加 10 岁 BNP 水平也升高。两者与左心室功能异常的相关性仍未完全明确，而与体重指数成负相关。建立 NT-proBNP 的参考区间仍然比较困难。对美国 FDA 和欧洲批准的产品声明调查显示，年龄和性别相关的正常参考区间浓度存在显著性差异。100ng/L 已经被认为是灵敏度和特异度最优的 BNP 临界值。FDA 批准的产品声明以 125ng/L 作为 ≤75 岁的临界值，而 450ng/L 作为 ＞75 岁的临界值。但是，PRIDE/ICON 研究的证据显示，≤50 岁人群临界值为 450ng/L，＞50 岁人群临界值为 900ng/L，全年龄段的阴性排除临界值为 300ng/L。对于 50 岁以上人群，

---

eGFR≥60mL/min 的 临 界 值 为 450ng/L，eGFR＜60ml/min 的人群临界值为 1800ng/L；对于 50 岁及以下人群，eGFR≥60ml/min 的临界值为 900ng/L，eGFR＜60ml/min 的人群临界值为 1800ng/L。

表 9–6　BNP 和 NT-proBNP 代表性商用检测试剂盒

BNP
- Abbott ARCHITEC
- Alere/Biosite Triage
- Beckman Coulter Access
- Siemens Centaur

NT-proBNP
- Roche Cobas
- Siemens Centaur 和 Vista
- Ortho-Clinical Diagnostics Vitros
- Response Biomedical Ramp
- Mitsubishi Pathfast

（三）脑钠肽在治疗中的意义

2000 年以来，有大量随机对照研究报道了连续监测 BNP 指导慢性心力衰竭治疗的应用，这些数据提示依据 BNP 水平调整慢性心力衰竭，结合现有临床治疗方案，能够减少心力衰竭的心脏死亡率和住院人数，特别是对 75 岁以下且无并发症的收缩性心力衰竭患者。

> **提示**
> - 临床上常常将检测 BNP 用于疑似 CHF 患者的排除。
> - BNP 和 NT-proBNP 的商品化检测方法的标准和采用的抗体有差异。
> - BNP 和 NT-proBNP 水平受多种临床因素影响，最重要的是年龄、性别、肥胖和肾功能。
> - 为实现 BNP 全面评估 CHF 患者的最大价值，应在出院前 24 小时内进行第 2 次检测。

不同 BNP 检测方法与外周循环中多种 BNP 段交叉反应

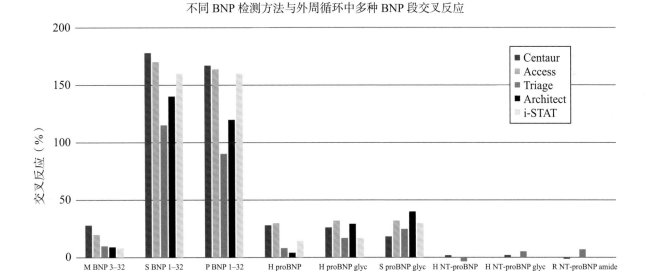

▲ 图 9–3　**BNP 检测法与 BNP 和 NT-proBNP 肽段的特征性交叉反应谱**

M、P、S、H、R 为样本来源缩写，glyc 和 amide 分别表示糖基化和氨基化修饰。BNP. 脑钠肽；NT-proBNP. N 末端脑钠肽前体（引自 Saenger AK, et al. Specificity of B-type natriuretic peptide assays: cross-reactivity with different BNP, NT-proBNP, and proBNP peptides. *Clin Chem*. 2017;63:351–358.）

（四）生物学变异

BNP 和 NT-proBNP 被越来越广泛的应用到 CHF 的治疗监测中，连续监测其浓度辅助有效治疗的问题也显现出来。有研究采用 4 种不同方法检测 11 例 CHF 患者的 BNP 和 NT-proBNP 生物学变异，结果显示 BNP 和 NT-proBNP 的变异分别 130% 和 90%，这些需要在判断连续监测 BNP 水平的临床和统计学显著性时考虑。这些提示能够改善 CHF 症状的有效治疗，需要将 BNP 水平从 500ng/L 降至 250ng/L。如果临床不了解这些信息，则有可能错误认为 24 小时内将 BNP 水平从 500ng/L 降至 400ng/L 就已达到治疗目标。因此为实现 BNP 全面评估 CHF 患者的最大价值，应在出院前 24 小时内进行第 2 次检测。

（五）心力衰竭风险评估的新标志物

心力衰竭中，除了 BNP 研究取得广泛进展外，在心力衰竭评估和管理中潜在的新型生物标志物研究也越来越多。未来几年将涌现出大量新的候选生物标志物研究，包括与心肌牵张相关的 ST2（白介素 –1 受体家族成员）、GDF-15（生长分化因子 15）和半乳凝集素 3（一种糖类结合凝集素）、与心肌坏死相关的 hs-cTn、与系统性炎症相关的脂蛋白相关磷脂酶 A2、与氧化应激相关的髓过氧化物酶、与细胞外基质转换有关的胶原前肽、与神经体液相关的嗜铬粒蛋白 A，以及与心脏外机制相关的标志物［如肾脏功能相关的中性粒细胞明胶酶相关脂质运载蛋白（即 NGAL）］。

▶ **自测题**

1. 下列哪一个选项不正确？

诊断急性心肌梗死时，需要心脏生物标志物（特别是心肌肌钙蛋白）升高或降低，且至少有 1 次高于第 99 百分位数参考上限值，同时至少包含以下情况任意一项。

A. 心脏缺血症状

B. 肺栓塞证据

C. 心电图新发病理性 Q 波

D. 影像学显示存活心肌丢失

2. 以下哪一种生物标志物是诊断心肌梗死的首选？

A. 肌酸激酶 MB 同工酶（CK-MB）

B. 乳酸脱氢酶（LDH）

C. 心肌肌钙蛋白 I 或心肌肌钙蛋白 T

D. 天冬氨酸转氨酶（AST）

3. 在呼吸困难患者中鉴别诊断充血性心力衰竭，以下哪种生物标志物最佳？

A. 脑钠肽（BNP）

B. 肌钙蛋白 I

C. D- 二聚体

D. 肌钙蛋白 T

答案与解析

1. 正确答案是 B。是否出现肺栓塞与心肌梗死诊断不相关。

2. 正确答案是 C。其他几种标志物曾经为心肌梗死标志物，但心肌肌钙蛋白 I 或心肌肌钙蛋白 T 是诊断心肌梗死的首选。

3. 正确答案是 A。检测 BNP 可极大改善充血性心力衰竭诊断的频率，优于临床判断和其他诊断方法，是诊断充血性心力衰竭的首选生物标志物。其不仅在充血性心力衰竭中升高，在心脏炎性损伤、动脉和肺动脉高压、慢性心力衰竭和肝纤维化中也升高。充血性心力衰竭中肌钙蛋白也伴随 BNP 水平升高。

拓展阅读

[1] Apple FS, et al. Quality specifications for B-type natriuretic peptide assays. *Clin Chem*. 2005;51:486–493.

[2] Apple FS, et al. Determination of 19 cardiac troponin I and T assay 99th percentile values from a common presumably healthy population. *Clin Chem*. 2012;58:1574–1581.

[3] Apple FS, et al; for the IFCC Task Force on Clinical Applications of Cardiac Bio-Markers. Cardiac troponin assays: guide to understanding analytical characteristics and their impact on clinical care. *Clin Chem*. 2017;63:73–81.

[4] Chapman AR, et al. Association of high-sensitivity cardiac troponin I concentration with cardiac outcomes in patients with suspected acute coronary syndrome. *JAMA*. 2017;318:1013–1924.

[5] McFalls EO, et al. Long-term outcomes of hospitalized patients with a non-acute syndrome diagnosis and an elevated cardiac troponin level. *Am J Med*. 2011;124:630–635.

[6] Peacock WF, et al; for the ADHERE Scientific Advisory Committee Study Group. Cardiac troponin and heart failure outcome in acute heart failure. *N Engl J Med*. 2008;358:2117–2126.

[7] Saenger AK, et al. Specificity of B-type natriuretic peptide assays: cross-reactivity with different BNP, NTproBNP, and proBNP peptides. *Clin Chem* 2017;63:351–358.

[8] Sandoval Y, et al. Diagnosis of type 1 and type 2 myocardial infarction using a high-sensitivity cardiac troponin I assay with gender-specific 99th percentiles based on the Third Universal Definition of Myocardial Infarction classification system. *Clin Chem*. 2015;61:657–663.

[9] Sandoval Y, et al. Present and future of high sensitivity cardiac troponin in clinical practice: a paradigm shift to high sensitivity assays. *Am J Med*. 2016;129:354–365.

[10] Sandoval Y, et al. Rapid rule-out of acute myocardial injury using a single high-sensitivity cardiac troponin I measurement. *Clin Chem*. 2017;63:369–376.

[11] Sandoval Y, et al. Single high-sensitivity cardiac troponin I to rule out myocardial infarction. *Am J MED*. 2017;130:1076–1083.

[12] Tang WHW, et al. National Academy of Clinical Biochemistry practice guidelines: clinical utilization of cardiac biomarker testing in heart failure. *Circulation*. 2007;116:e99–e109.

[13] Thygesen K, et al. Writing group on behalf of the Joint ESC/ACCF/AHA/WHF Task Force for the Universal Definition of Myocardial Infarction. Third Universal Definition of Myocardial Infarction. *J Am Coll Cardiol*. 2012;60:1581–1598.

[14] Van Kimmenade RRJ, Januzzi JLJr. Emerging biomarkers in heart failure. *Clin Chem*. 2012;58:127–138.

[15] Wu AHB, et al. Clinical laboratory practice recommendations for the use of cardiac troponin in acute coronary syndrome: expert opinion from the Academy of the American Association for Clinical Chemistry and the Task Force on Clinical Applications of Cardiac Bio-Markers of the International Federation of Clinical Chemistry and Laboratory Medicine. *Clin Chem*. 2018;64:645–655.

第 10 章 红细胞疾病
Diseases of Red Blood Cells

Daniel D. Mais 著

梁少聪 陈定强 译 周 洲 周宏伟 校

学习目的

1. 了解贫血的不同原因及其病理生理学。
2. 学习如何确定特定患者贫血的具体原因。
3. 了解红细胞增多症的原因及鉴别要点。

一、贫血

（一）定义

贫血是指人体红细胞（red blood cell，RBC）缺乏，引起血液携氧能力下降。全血细胞计数（complete blood count，CBC）检测了数种红细胞参数，包括 RBC 计数、血红蛋白（hemoglobin，Hb）浓度和红细胞压积（hematocrit，Hct）（见本章后面关于 RBC 指数的描述）。根据 1967 年世界卫生组织（World Health Organization，WHO）的建议（表 10-1），Hb 浓度是最常用于诊断贫血的指标。然而这个建议并没有被广泛采纳。多年来人们提出了许多修改建议，通常包括适当提高阈值和针对特定种族采用适宜参考范围。需要注意的是婴儿、儿童、成年男性、成年女性、孕妇和老年人的 Hb 和 Hct 的参考范围有差异。关注年龄和性别相适应的正常范围对于评估贫血非常重要。

贫血可表现为面色苍白、疲劳、呼吸困难或组织氧合不良的症状（心脏氧合不良引起的胸痛，脑氧合不良引起的精神状态改变）。通常，当患者处于轻微贫血或其他方面健康时，贫血仅表现为 CBC 异常。

贫血会刺激人体的多种代偿机制。心肺系统尝试通过交换更多气体（呼吸急促）和循环更多容量（心动过速）来充分利用血液进行代偿。缺氧时肾脏生成的促红细胞生成素（erythropoietin，EPO）增加，刺激骨髓的红细胞生成增加。如果生成成熟红细胞的途径正常（即贫血的潜在原因不是因为红细胞生成或成熟缺陷），那么这种代偿通常有效。除了生成更多的红细胞外，骨髓也开始将未成熟的红细胞释放到外周循环中。其中许多未成熟红细胞仍然含有参与 Hb 合成的核糖体和粗面内质网，这些细胞从形态学上可辨认为网织红细胞（见下文，网织红细胞计数）。在接下来的 3～4 天，内质网溶解，形成成熟的红细胞。如骨髓反应极度活跃时，可能会释放一些含有细胞核的红细胞。

（二）鉴别诊断

确定贫血的原因通常较为简单。有几种策略可以帮助诊断（表 10-2 和表 10-3），其中一种策略已在流程图中展示（图 10-1 至图 10-4）。此外外周涂片检查尤为重要，因为从中可以找到大量

表 10-1 WHO 对贫血的定义

组 别	血红蛋白（g/dL）
婴儿和儿童，6 个月至 6 岁	<11.0
孕妇	<11.0
儿童，6—14 岁	<12.0
非妊娠成年女性	<12.0
成年男性	<13.0

提示

- 贫血是指人体红细胞（red blood cell，RBC）缺乏，引起血液携氧能力下降。
- 确定贫血的原因通常较为简单。对外周血涂片的检查尤其重要，因为从中可以找到大量线索。

表 10-2 贫血的病理生理学分类

生成缺陷	生存缺陷
增殖缺陷 • 慢性病性贫血 • 肾脏疾病（低促红细胞生成素） • 范可尼贫血 • 先天性纯红细胞再生障碍性贫血 • 细小病毒感染 • 药物或毒素	**溶血** • 血红蛋白病 • 免疫溶血性贫血 • 感染所致溶血 • 膜异常 • 代谢异常 • 机械性溶血 • 药物或毒素 • Wilson 病
成熟缺陷 • 维生素 B_{12} 缺乏 • 叶酸缺乏 • 铁缺乏 • 铁粒幼细胞性贫血 • 铅中毒	**出血** **脾功能亢进**

表 10-3 根据平均红细胞体积和红细胞分布宽度对贫血进行分类

	RDW 正常	RDW 增高
MCV 减低	• 慢性病性贫血 • 地中海贫血 • 血红蛋白 E 病	• 缺铁性贫血 • 镰状细胞病
MCV 正常	• 急性失血 • 慢性病性贫血 • 低促红细胞生成素状态（肾衰竭）	• 早期营养（铁、维生素 B_{12}、叶酸）缺乏 • 镰状细胞病
MCV 增加	• 再生障碍性贫血 • 肝病 • 酗酒	• 叶酸和维生素 B_{12} 缺乏 • 骨髓增生异常 • 网织红细胞增多症（如溶血）

MCV. 平均红细胞体积；RDW. 红细胞分布宽度

线索（表 10-4）。图 10-5 至图 10-24 展示了许多红细胞的异常形态和胞内容物。

红细胞异常形态的外周血涂片见图 10-5 至图 10-18。

网织红细胞计数是一个重要的参数。当其显著升高时，通过瑞氏染色的外周血涂片很容易察觉。网织红细胞表现为大的、嗜多色性红细胞，当它们数量众多时，涂片通常呈现多色性改变。由于红细胞生成减少而引起的贫血常表现为网织红细胞计数正常或偏低。这些增生减低性贫血包括缺铁性贫血、慢性病性贫血（anemia of chronic disease，ACD）、铅中毒、叶酸缺乏、维生素 B_{12}

缺乏、骨髓增生异常综合征、再生障碍性贫血和纯红细胞再障。

无论红细胞的形态或大小如何，当贫血伴有网织红细胞增多时提示存在溶血或出血的可能。也有一些例外的情况，一是某些治疗中的红细胞生成缺陷疾病，如在铁、叶酸或维生素 B_{12} 缺乏的早期治疗，可发现持续性贫血伴网织红细胞增多症。二是溶血和失血性贫血最终可能导致铁、叶酸或维生素 B_{12} 的消耗，并可表现为红细胞生成缺陷。最后，阵发性睡眠性血红蛋白尿症（paroxysmal nocturnal hemoglobinuria，PNH）是一种溶血性贫血，可转变为再生障碍性贫血。

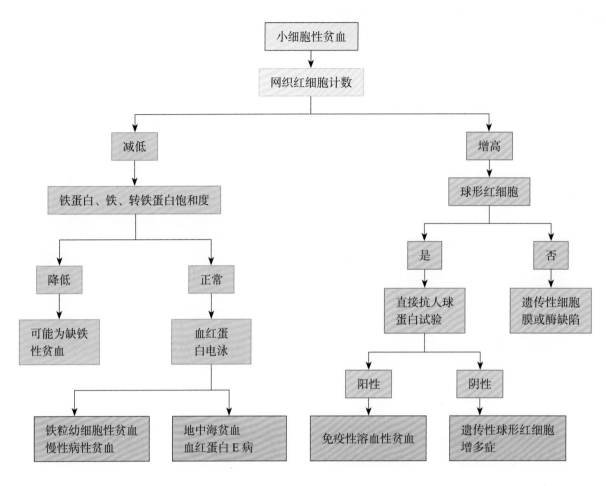

▲ 图 10-1　小细胞性贫血诊断流程

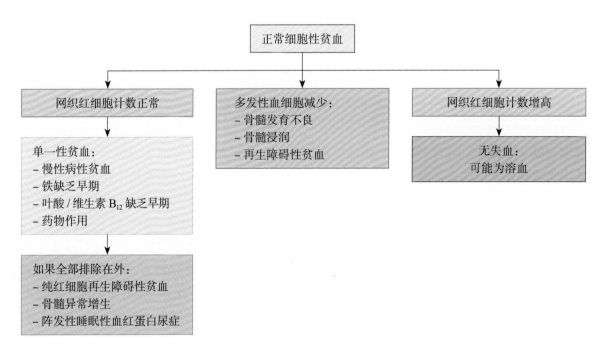

▲ 图 10-2　正常细胞性贫血诊断流程

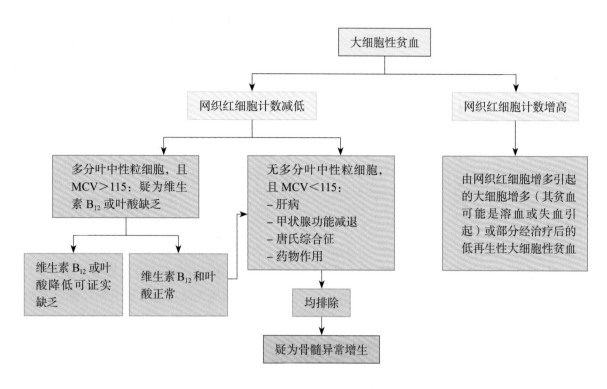

▲ 图 10-3　大细胞性贫血的诊断流程

溶血性贫血是指红细胞存活时间（通常为 120 天）缩短的贫血。红细胞的过早破坏可能发生在血液内（血管内溶血）或网状内皮系统内（血管外溶血）。血管内溶血是由机械性红细胞损伤〔如微血管病性溶血性贫血（MHA）或机械心脏瓣膜〕、补体结合在红细胞表面（如 ABO 血型不合）、PNH、阵发性冷性血红蛋白尿症（paroxysmal cold hemoglobinuria, PCH）、蛇毒和感染因子（如疟疾、巴贝西虫、梭状芽孢杆菌属）引起的。

对所有其他原因的溶血来说，血管外溶血更常见且具有典型表现。溶血的原因可能是遗传性的或获得性的。遗传性溶血性贫血通常（但并非总是）出现在幼儿期（表 10-5）。

溶血性贫血表现为黄疸、乏力、心动过速和面色苍白。如果是慢性的，Hb 分解产物长期排出增加，通常会导致色素性胆结石的形成。血管内溶血可表现为尿色加深和背部疼痛。腿部溃疡常见于镰状红细胞病和遗传性球形红细胞增多症（hereditary spherocytosis, HS）。血管外溶血患者常发生脾肿大。支持发生溶血的实验室证据包括未结合胆红素增加、乳酸脱氢酶（lactate dehydrogenase, LDH）增加和结合珠蛋白减少。网织红细胞比成熟红细胞大，会导致平均红细胞体积（mean corpuscular volume, MCV）的变化具有不可预测性。血涂片可以发现外周血中有价值的形态学改变。血管内溶血时，可出现血红蛋白尿和含铁血黄素尿。

（三）急性失血

1. 定义

急性失血（出血）最常见的原因是手术、创伤或胃肠疾病。大多数情况下，出血表现非常明显，但出血部位有时较隐匿或为内部出血（如腹膜后或盆腔大出血）。急性失血可发生在患者入院前，该情况下出血量无法评估。

急性失血的主要表现为心动过速、呼吸急促和低血压，这些表现与其说是携氧能力下降，不如说是血管内容量下降所致。水分从组织间液转移到血浆中会导致血液稀释和 Hct 降低。因此，治疗的第一步是用生理盐水恢复静脉容量，只有在不成功的情况下才考虑输血。

人体对慢性失血耐受性相对良好，一般在疾病的晚期表现为缺铁性贫血。急性失血并不是突发贫血的唯一形式。除出血外，其他可能导致急性严重贫血的原因包括血管内溶血和慢性代偿性溶血性贫血的急性加重，如镰状细胞病（表 10-6）。

2. 诊断

病史和体格检查是正确诊断的关键。复杂情况下，可能需要排除溶血。急性失血的实验室检查结果主要是正细胞性贫血、伴明显的网织红细胞增多。外周血涂片需注意中性粒细胞可能增多，这是粒细胞从边缘池中动员（去边缘）的结果，是一种生理应激反应。稍晚些时候，可能会出现反应性血小板增多。

（四）缺铁性贫血

1. 定义

骨髓有核红细胞的细胞质主要作用是生成

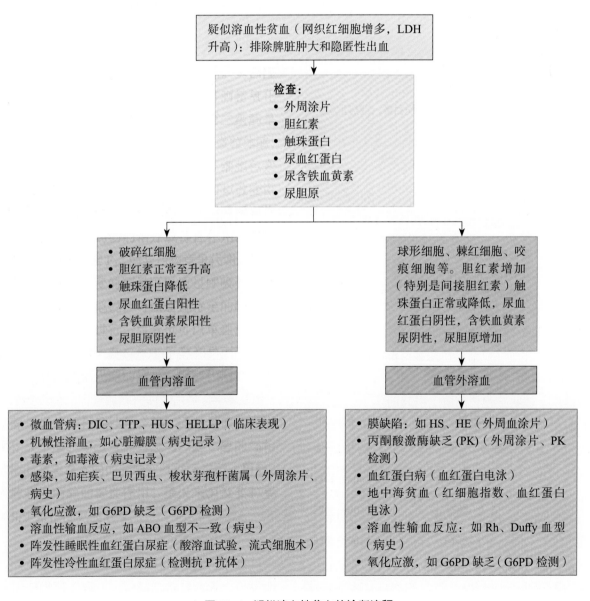

▲ 图 10-4　疑似溶血性贫血的诊断流程

LDH. 乳酸脱氢酶；DIC. 弥漫性血管内凝血；TTP. 血栓性血小板减少性紫癜；HUS. 溶血性尿毒综合征；HELLP. 溶血，肝功能指标升高和血小板降低；HS. 遗传性球形红细胞增多症；HE. 遗传性椭圆形红细胞增多症；G6PD. 葡萄糖 -6- 磷酸脱氢酶

Hb 分子，此过程有铁的参与。饮食中的铁主要在十二指肠吸收。它由转铁蛋白转运到骨髓，在骨髓中与原卟啉结合成血红素，参与生成红细胞。未参与生成红细胞的铁与铁蛋白结合储存。当铁摄入不足或铁流失过多时（表 10-7），网状内皮

表 10-4　异常红细胞形态特点

异常红细胞形态	定　义	相关疾病
嗜碱性点彩红细胞	由于核糖体聚集，红细胞中出现小蓝点	溶血性贫血 铅中毒 地中海贫血
帕彭海姆小体	由于铁沉积在线粒体中，出现比嗜碱性点彩更大、更不规则、更灰的内含物	脾切除 铁粒幼红细胞性贫血
海因茨小体 咬痕细胞	海因茨小体：灰黑色圆形内含物，仅见于活体染色（结晶紫） 咬痕细胞：海因茨小体在脾脏中被清除时，红细胞形成的尖锐咬合样缺陷。两者均由变性的血红蛋白引起	G6PD 缺乏或不稳定血红蛋白发生的氧化损伤
豪 - 乔小体红细胞 卡波环	豪 - 乔小体：点状，深紫色内含物。卡波环：环状，深紫色内含物。两者都是残余的核碎片	脾切除
靶形红细胞	红细胞中央淡染区中心部位出现深染区	地中海贫血 血红蛋白 C 肝脏疾病
裂片红细胞	由于机械因素至红细胞碎裂，形成盔形红细胞等红细胞碎片	微血管病性溶血性贫血（MHA），如 DIC、TTP、HUS、HELLP；机械心脏瓣膜
泪滴形红细胞	泪滴状或梨形红细胞	可见于地中海贫血和巨幼细胞性贫血，常见于骨髓痨
锯齿形红细胞	周边呈锯齿或尖刺突起的红细胞	尿毒症 胃癌 丙酮酸激酶缺乏症
棘形红细胞（刺细胞）	红细胞表面呈针状或指状凸起	肝病 无 β 脂蛋白血症 McLeod 表型
球形红细胞	由于红细胞膜减少，中央淡染区消失	免疫性溶血性贫血 遗传性球形红细胞增多症
椭圆形红细胞	红细胞长度是宽度的两倍	铁缺乏 遗传性椭圆形红细胞增多症
口形红细胞	红细胞中央淡染区呈口形拉长	酗酒 服用狄兰汀药物 Rhnull 表型（无 Rh 抗原） 遗传性口红细胞增多症

G6PD. 葡萄糖 -6- 磷酸脱氢酶；DIC. 弥漫性血管内凝血；TTP. 血栓性血小板减少性紫癜；HUS. 溶血性尿毒综合征；HELLP. 溶血，肝功能指标升高和血小板减少

系统的铁蛋白 – 铁储备逐渐耗尽。产生的红细胞 Hb 浓度不足，从而导致小型低色素红细胞的出现，这些红细胞的携氧能力很差。随后产生的成熟红细胞数量减少，Hct 降低（表 10-8）。临床表现包括由贫血导致的乏力和苍白，以及异食癖（渴望摄取固体，如岩石，污垢或冰）、萎缩性舌炎、匙状指和食管蹼。食管蹼与铁缺乏并存被称为普卢默 – 文森综合征，是长期未经治疗的铁缺乏症，此临床表现并不常见。

缺铁是贫血最常见的原因。在世界范围内，缺铁最常见的原因是膳食中铁不足。在美国，铁的摄入量通常不是问题，尽管在部分人群中供应可能滞后于需求，如幼儿和孕妇。铁缺乏的发现有助于追溯病因及后续对症治疗。在美国成年人中，缺铁的潜在原因通常源于胃肠道，铁缺乏通常是隐匿性胃肠道恶性肿瘤的首发表现。

2. 诊断

在许多情况下，缺铁性贫血患者的 CBC 和外

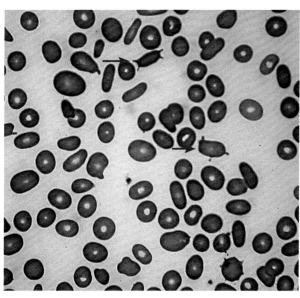

▲ 图 10-5 外周血涂片中的棘红细胞

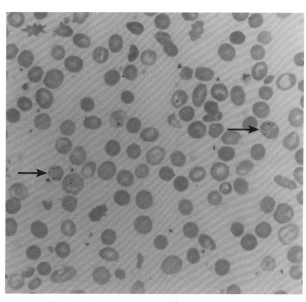

▲ 图 10-6 外周血涂片中的嗜碱性点彩红细胞

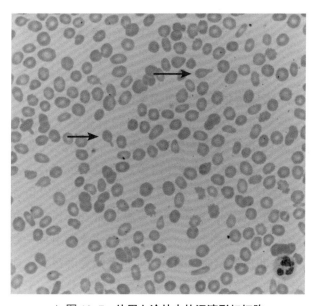

▲ 图 10-7 外周血涂片中的泪滴形红细胞

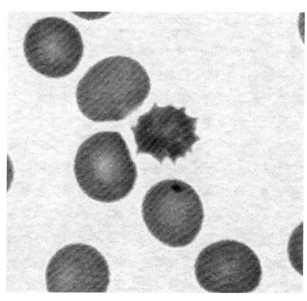

▲ 图 10-8 外周血涂片中的锯齿形红细胞

周血检查结果具有高度特征性：RBC 计数、MCV、平均红细胞血红蛋白浓度（mean corpuscular hemoglobin concentration，MCHC）降低和红细胞分布宽度（red cell distribution width，RDW）增高，血小板计数经常升高。外周血涂片可见低色素小红细胞和散在分布的椭圆形细胞。这与最常见的其他诊断相反，地中海贫血中RBC 计数增高，RDW 倾向于较低，看不到椭圆形细胞，更常见靶形红细胞和嗜碱性点彩红细胞。

确诊缺铁的最好单项检测是血清铁蛋白。铁蛋白高于 15μg/L 基本上可排除铁缺乏，而铁缺乏患者的血清铁蛋白通常低于 10μg/L。铁蛋白降低是铁缺乏的最早改变，并在整个疾病过程中持续存在。使用铁蛋白的诊断难点在于它是一种急性期时相反应蛋白，即炎症反应时浓度水平会增加。在肝功能不全时，由于清除率受损，它也可能假性升高。因此，某些情况下可能需要其他检测项目来诊断缺铁性贫血。

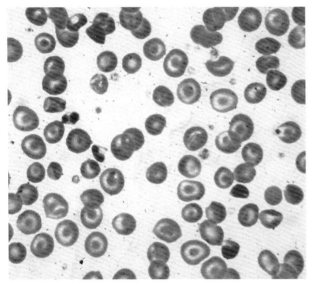

▲ 图 10-9　血红蛋白 C 病患者的外周血涂片

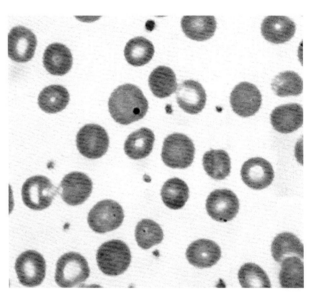

▲ 图 10-10　豪 – 乔小体

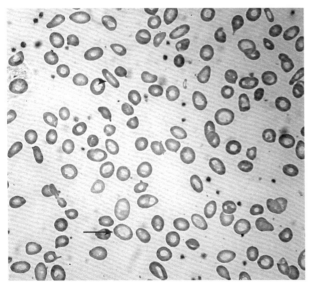

▲ 图 10-11　缺铁性贫血患者的外周血涂片，可见显示低色素性小红细胞（箭）和椭圆形红细胞（箭头）

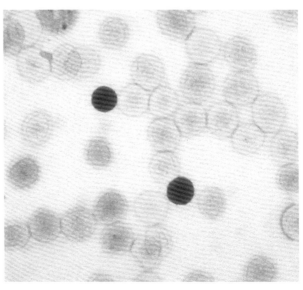

▲ 图 10-12　胎儿血红蛋白酸洗脱试验玻片结果

在已确定的铁缺乏症中，血清铁通常较低，总铁结合能力（total iron-binding capacity，TIBC）升高，并且转铁蛋白饱和度较低。这些发现在某种程度上与慢性病性贫血（ACD）中观察到的结果存在差异（见下文）。当细胞缺铁时，血清可溶性转铁蛋白受体升高；因此，血清可溶性转铁蛋白受体在缺铁性贫血和红系增生（溶血性贫血、红细胞增多症）中升高。最后，锌原卟啉（zinc protoporphyrin，ZPP）和游离红细胞原卟啉（free erythrocyte protoporphyrin，FEP）不仅在缺铁时升高，在铅中毒和 ACD 时也升高。作为最后的检测方法，足量的骨髓穿刺液可以直接在显微镜下检查骨髓铁储备。

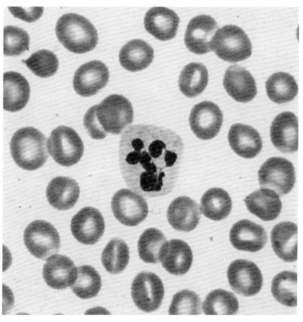

▲ 图 10-13　巨幼细胞性贫血及多分叶中性粒细胞患者的外周血涂片

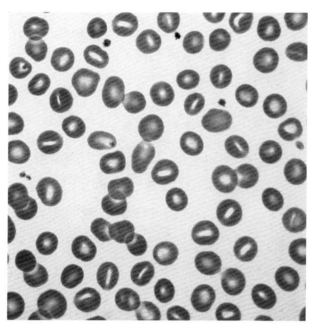

▲ 图 10-14　巨幼细胞性贫血及巨椭圆形红细胞患者的外周血涂片

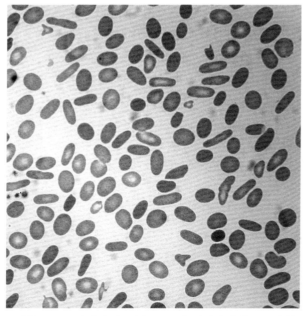

▲ 图 10-15　来自有大量椭圆形红细胞患者的外周血涂片

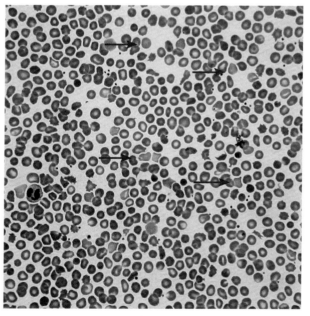

▲ 图 10-16　外周血涂片瑞氏染色可见的网织红细胞

（五）慢性病性贫血

1. 定义

持续的全身性炎症改变了骨髓中铁的利用，抑制了造血，并减弱了 EPO 对贫血的反应。这些因素的叠加引发了轻度、难治性、再生障碍性贫血，这种贫血通常是正常细胞性和正常色素性的，但在多达 1/3 的病例中是小细胞的。虽然缺铁是世界范围内最常见的贫血原因，但 ACD 是美国住院

> **提示**
>
> 铁缺乏的发现有助于追溯病因及后续对症治疗。在美国成年人中，缺铁的潜在原因通常源于胃肠道，铁缺乏通常是隐匿性胃肠道恶性肿瘤的早期表现。

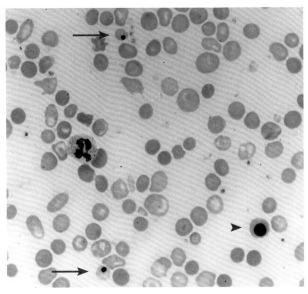

▲ 图 10-17 外周血涂片显示的有核红细胞（箭头），以及豪 – 乔小体（箭）

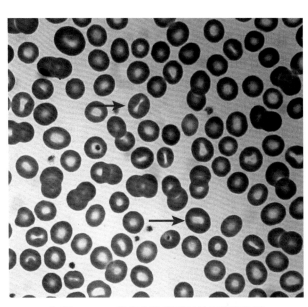

▲ 图 10-18 外周血涂片可见的口形红细胞

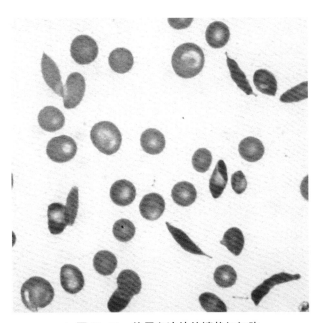

▲ 图 10-19 外周血涂片的镰状红细胞

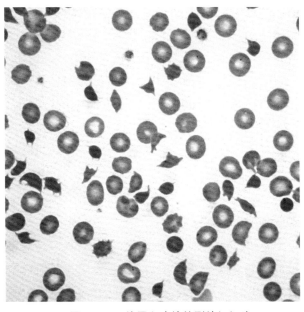

▲ 图 10-20 外周血涂片的裂片红细胞

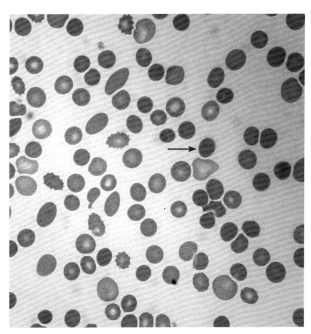

▲ 图 10-21　外周血涂片的球形细胞

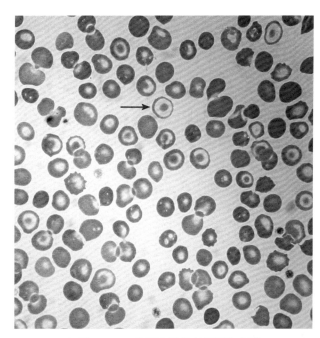

▲ 图 10-22　外周血涂片的靶形红细胞

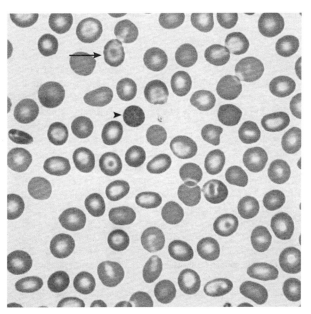

▲ 图 10-23　地中海贫血患者的外周血涂片，可见小红细胞、靶形红细胞（箭）和嗜碱性点彩红细胞（箭头）

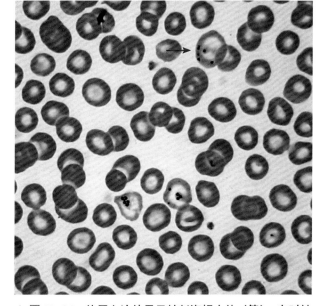

▲ 图 10-24　外周血涂片显示帕彭海姆小体（箭），有时被误认为是豪 – 乔小体（图 10-10）

和门诊患者最常见的贫血原因。绝大多数病例是由于类风湿关节炎、胶原血管病（如狼疮）、慢性感染和恶性肿瘤引起的。

　　慢性炎症性疾病导致贫血的方式仍在探讨中。ACD 患者的骨髓活检显示，铁储备充足，但红系前体细胞对铁的摄取减少。转铁蛋白受体减少已在 ACD 的有核红细胞上得到证实。此外，ACD

患者 EPO 的产生减少。研究表明，细胞因子包括 IFNγ、TNFα、IL-1 和铁调素，注射到实验动物体内会导致 ACD。

2. 诊断

　　由于患者会同时存在许多合并症，因此难以诊断 ACD。在这些患者中，ACD 可能与缺铁、叶酸缺乏、肾功能不全和（或）频繁放血术同时出现。

此外，在高达 30% 的具有 ACD 特征性铁指数的患者中，无法证实存在慢性疾病。

ACD 的实验诊断取决于在特征性铁检查时出现低增殖性（低网织红细胞计数）正细胞性或小细胞性贫血。铁检查应记录铁储存量增加（正常至高浓度的血清铁蛋白或骨髓活检中的可染色铁

升高）和低血清铁、低转铁蛋白和低 TIBC。

铁蛋白水平正常或升高对于鉴别 ACD 和缺铁至关重要。然而，因为铁蛋白是一种急性时相反应物，其结果解释可能存疑。因此，虽然低铁蛋白基本上可以诊断出缺铁，但正常的铁蛋白并不能完全排除它。在这种情况下，可溶性血清转铁蛋白受体测定可能有帮助，该项目在缺铁性贫血中浓度升高，在 ACD 中浓度正常。

（六）地中海贫血

1. 定义

编码珠蛋白肽链的基因突变可能导致两大类疾病。一些突变导致珠蛋白肽链结构异常，即血红蛋白病，如 HbS（镰状细胞病和镰状细胞特征）。其他突变导致正常结构的珠蛋白肽链生成减少，引发地中海贫血。

Hb 分子由四条多肽链组成。成人的主要 Hb，即血红蛋白 A（HbA）是由两条 α 链和两条 β 链组成。较少的成人 Hb（HbA2）是由两条 α 链和

表 10-5 血管内溶血和血管外溶血的实验室鉴别	
血管内溶血	血管外溶血
裂片红细胞	小球形红细胞
↑乳酸脱氢酶（LD）	↑ LD
↓结合珠蛋白	正常或↓结合珠蛋白
↑游离血红蛋白，↑尿血红蛋白	↑间接胆红素
含铁血黄素尿症	↑尿胆原和粪胆原

表 10-6 非出血性急性重度贫血分类	
急性血管内溶血	慢性溶血急性加重
• 微血管病性溶血性贫血 • 机械性溶血（如心脏瓣膜） • 毒素（如毒液） • 感染（如疟疾、梭状芽孢杆菌） • 氧化应激（尤其是 G6PD 缺乏症） • 溶血性输血反应（ABO 血型不合） • 阵发性睡眠性血红蛋白尿症 • 阵发性冷性血红蛋白尿症	• 细小病毒 B19 骨髓感染（再生障碍性危象） • 脾脏隔离危象 • 溶血性贫血危象

G6PD. 葡萄糖 –6– 磷酸脱氢酶

表 10-7 铁缺乏的原因	
机　制	示　例
缺铁饮食	严格素食者
铁吸收不良	乳糜泻 小肠切除术 胃酸缺乏 钩虫感染
慢性血液（铁）丢失	月经 结直肠癌 特发性肺含铁血黄素沉着症

表 10-8 铁缺乏的阶段		
阶　段	实验室检查结果	临床表现
铁储存耗尽	↓血清铁蛋白，↓骨髓铁染色颗粒	无
红细胞生成受损	以上全部加上↑TIBC，↓血清铁，↑RDW	无
缺铁性贫血	以上全部加小细胞性，低色素性贫血	乏力，苍白

TIBC. 总铁结合力；RDW. 红细胞分布宽度

两条 δ 链组成。胎儿 Hb（HbF）主要由两条 α 链和两条 γ 链组成。所有血红蛋白的共同特点是都含有 α 链。α 链基因位于 16 号染色体上，每条 16 号染色体包含两个独立的 α 链基因，每个正常细胞共有四个具有转录活性的基因。因此，要使个体完全缺乏 α 链，需要四个基因均发生遗传突变。β、γ 和 δ 链基因均位于 11 号染色体上，每个 11 号染色体包含了一个 β、一个 γ 和一个 δ 基因。如果 β 链发生突变，可以通过增加 γ、δ 或两者的生成进行一定程度的补偿。α 链没有类似的替代方案。

随着 α 链生成减少，就会出现 α- 地中海贫血。然而，对红细胞的危害不是来自 α 链的缺乏，而是来自过量的非 α 链（如 β）。多余的肽链在细胞中形成沉淀，导致无效红细胞生成、小红细胞增多和红细胞在脾脏破坏增加。同样，β 链生成减少（β- 地中海贫血）导致多余 α 链的沉淀和后续的红细胞破坏。疾病的严重程度与基因型相关（表 10-9）。

2. 诊断

由于 α 链在胎儿期已出现，因此 α- 地中海贫血可以在出生时被诊断出来。β- 地中海贫血的诊断有些延后，因为 β 链直到 3～6 个月大才会产生到成人水平。CBC 以小红细胞增多为特点，通常 RBC 计数正常或增高。外周血涂片经常可见靶形红细胞，并可能存在嗜碱性点彩红细胞。当出现小红细胞增多症、"地中海贫血"参数和正常血清铁时，基本上可诊断地中海贫血。在 β- 地中海贫血的情况下，Hb 电泳提示 HbA2 增加，有时 HbF 增加（见下文和第 2 章，Hb 分析）。在 α- 地中海贫血的情况下（见上文，所有 Hb 分型都包含 α 链），Hb 的比例大致正常。这些发现通常足以对地中海贫血进行诊断。如果需要进一步明确，可以进行分子遗传学检测。

（七）叶酸缺乏

1. 定义

叶酸和维生素 B_{12} 缺乏症（如下所述）是引起巨幼细胞性贫血的典型原因。巨幼细胞是指骨髓

> **提示**
>
> ACD 是美国住院和门诊患者最常见的贫血原因。

表 10-9 地中海贫血综合征

分 类	症 状	基因型	表 现
正常	正常	αα/αα β/β	无
α- 地中海贫血综合征	α- 地贫携带者（静止型）	αα/α■ β/β	无
	α- 地贫轻型	αα/■■ β/β	轻度
		α■/α■ β/β	
	血红蛋白 H 病	α■/■■ β/β	中到重度
	血红蛋白 Barts 病	■■/■■ β/β	严重
β- 地中海贫血综合征	β- 地贫轻型	αααα β/β⁺	无症状
		αααα β/β°	
	β- 地贫中间型	αααα β⁺/β⁺	中到重度
		αααα β⁺/β°	
	β- 地贫重型	αααα β°/β°	严重，依赖输血

α. 正常 α 基因；■. α 基因严重抑制；β. 正常 β 基因；β⁺. β 基因轻度抑制；β°. β 基因严重抑制

中出现的造血前体细胞，由于核成熟滞后于细胞质，它们的核显得异常的大且不成熟。这种巨幼变不仅影响成红细胞，还影响其他快速分裂的细胞，包括成熟中的粒细胞、巨核细胞和肠上皮细胞。巨幼变由 DNA 合成受损引起的，且其影响不只是形态学的改变。

红细胞生成无效，导致骨髓细胞增多。许多成红细胞在骨髓中已被破坏，因此，巨幼细胞性贫血在一定程度上是一种溶血性贫血。实际上，成熟红细胞的髓内破坏会导致 LDH 和胆红素升高，这与溶血性贫血有关。成熟的红细胞是大红细胞，完全发育的巨幼细胞性贫血的 MCV 可超过 115 fL。

维生素 B_{12} 缺乏导致的神经系统缺陷，在叶酸缺乏中不会出现。然而，已知在怀孕早期补充叶酸可以降低神经管缺陷的发生率，其机制目前尚不清楚。

饮食因素是叶酸缺乏的主要原因。叶酸存在于绿叶蔬菜、水果和豆类中。饮食中的叶酸在十二指肠中被吸收，体内储存了 4～5 个月的叶酸量。因此，在相对较短的时间内，节食、吸收障碍或利用过度会导致叶酸缺乏（表 10-10）。

表 10-10　叶酸缺乏的原因	
摄入不足	营养不良、慢性酒精中毒
吸收障碍	乳糜泻、小肠切除术
需求增加	怀孕、慢性溶血
肾功能下降	透析

2. 诊断

血涂片显示巨幼细胞性贫血的典型特征：明显的卵形大细胞增多症，过度分叶的中性粒细胞和大血小板。可以通过检测血清或 RBC 叶酸来明确诊断，但在评估时可存在一些混杂因素。几次均衡的膳食可以使血清叶酸快速恢复正常，但长期来说 RBC 叶酸能更好地反映叶酸的状况。维生素 B_{12} 缺乏会产生假性 RBC 叶酸降低，但不影响血清叶酸。

（八）维生素 B_{12} 缺乏

1. 定义

与叶酸缺乏症一样，维生素 B_{12} 缺乏症也会导致巨幼细胞性贫血。这两种情况之间的主要区别在于维生素 B_{12} 缺乏症还可能产生退行性神经系统综合征，其表现可归因于脊柱内神经纤维的脱髓

鞘和丧失。神经系统症状包括感觉异常、无力和步态不稳定。诊断维生素 B_{12} 缺乏症并采取适当治疗是至关重要的，因为这些神经系统变化是不可逆的。

吸收障碍是维生素 B_{12} 缺乏的主要原因（表 10-11），最常见的是恶性贫血。恶性贫血是由于胃黏膜受自身免疫性攻击引起胃内因子（intrinsic factor，IF）的缺乏。与叶酸缺乏症不同，维生素 B_{12} 缺乏症很少是由于饮食不良造成的。这是因为：①维生素 B_{12} 在广泛的膳食来源中含量丰富；②身体储存了数年的维生素 B_{12}。因此，饮食缺乏需要经多年的高度限制性素食。

表 10-11　维生素 B_{12} 缺乏的原因	
摄入不足	严格素食者
吸收障碍	恶性贫血、胃酸缺乏、胃切除术、回肠疾病或切除术、裂头绦虫感染
需求增加	怀孕、慢性溶血
转运受损	转钴胺素缺乏症

2. 诊断

血涂片显示巨幼细胞性贫血的典型特征：明显的卵形大红细胞增多症、多分叶中性粒细胞和大血小板。可通过检测血清维生素 B_{12} 水平来确诊。确定缺乏的原因是评估的下一步。Schilling 试验就是为此目的而设计的。患者应给予注射用药物剂量的未标记的维生素 B_{12}，然后口服放射性标记的维生素 B_{12}。未标记剂量的目的是用维生素

B_{12} 使身体完全饱和，以便放射性标记的剂量将在尿液中迅速排泄。然后收集 24 小时尿液样本。低水平的尿液放射性证实维生素 B_{12} 吸收不良，但不能识别特定的胃肠道缺陷。然后进行 Schilling 试验的第二部分。除口服 IF 外，患者还给予另一剂口服放射性标记的维生素 B_{12}。恶性贫血患者在试验的第二部分将表现出吸收增强（尿液放射性增加）。Schilling 试验已在很大程度上被自身抗体的血清学检测所取代，包括抗 IF 和抗壁细胞抗体。

（九）铅中毒

1. 定义

铅元素的毒性可影响红细胞、肾脏上皮细胞和神经系统。这种影响通常具有隐匿性、非特异性的特征，例如腹痛和认知障碍。同时也可表现为突然出现呕吐，癫痫发作和精神状态改变。此外，铅中毒时，血象可表现为小细胞低色素性贫血。铅暴露是通过环境来源发生的，例如含铅的家用油漆，受污染的土壤，铅管道和制造设施。

铅以两种途径发挥其对血液的影响：抑制成熟红细胞中的血红素合成和降低成熟红细胞的存活率。铅对某些氨基酸（尤其是半胱氨酸的巯基）和某些细胞器（尤其是线粒体）具有很强的亲和力。由于血红素合成发生在线粒体内，并且参与此过程中起作用的两种酶 δ- 氨基乙酰丙酸脱水酶（δ-ALA）和铁螯合酶富含巯基，因此该过程对铅非常敏感。铁螯合酶催化铁插入原卟啉环。它的抑制作用导致游离（无铁）红细胞原卟啉（erythrocyte protoporphyrin，FEP）的积累，其中大部分与锌进行非酶结合形成 ZPP。除了对血红素合成的影响外，铅还抑制 ATP 酶驱动的钠通道，导致渗透脆性和溶血增加。最后，铅抑制酶 5′- 核苷酸酶，导致红细胞出现嗜碱性点染。

尽管存在所有这些脆弱性，但直到血铅水平高于 50μg/dl 时才会出现贫血。血铅水平＞10μg/dl 被认为是升高的。缺铁通过两种方式增强铅毒性的影响。铁的缺乏抑制了血红素合成中铁螯合酶

环节，另一方面为了吸收更多的铁，胃肠道吸收铅增加。

2. 诊断

嗜碱性点彩红细胞在外周血涂片和骨髓成熟红细胞中可见。疾病预防控制中心已将铅中毒定义为血铅水平＞10μg/dl。直到血铅水平超过 35μg/dl 时，FEP 和 ZPP 才会升高；因此，这些检测对铅中毒筛查不够敏感。

然而，FEP 检测的优点是利用指尖或足跟血标本也可有效检测。此外，该测定方法可以轻松识别严重中毒的患者。FEP 和 ZPP 升高不是铅中毒独有的，在铁缺乏中也可见。

（十）镰状细胞贫血和其他血红蛋白病

1. 定义

血红蛋白病是血红蛋白（Hb）的结构缺陷，通常由一个 Hb 基因的单核苷酸点突变引起。在正常形成的 Hb 中存在合成后修饰的例子，例如一氧化碳中毒产生的碳氧血红蛋白。表 10–12 列出了常见的血红蛋白病。在美国，HbS 是最常见的异常 Hb，其次是 HbC 和 HbE。在世界范围内，HbS 仍然是最常见的，但紧随其后的是 HbE（在东南亚非常常见），其次是 HbC、HbD 和 HbG。已经合计发现数百种结构异常的 Hb。

纯合子镰状细胞贫血（SS 基因型，镰状细胞病）与红细胞中 Hb 的异常聚合有关，导致细胞形状改变，从而迅速从循环中被清除。在缺氧条件下，HbS 的聚合作用增强。正常红细胞的寿命约为 120 天，而 SS 中的红细胞的平均寿命不到 30 天。Hb 电泳显示红细胞主要含有 HbS，少量 HbF 和 HbA2。HbSS 患者的临床过程是一种伴有多种复杂事件（通常称为危象）的慢性溶血。慢性溶血

表 10-12 常见血红蛋白病

血红蛋白基因缺陷	定 义
血红蛋白 S	β 链第 6 个氨基酸从谷氨酸变为缬氨酸（β_6 glu → val）
血红蛋白 E	β 链第 26 个氨基酸从谷氨酸变为赖氨酸（β_{26} glu → lys）
血红蛋白 C	β 链第 6 个氨基酸从谷氨酸变为赖氨酸（β_6 glu → lys）
血红蛋白 D	β 链第 121 个氨基酸从谷氨酸变为谷氨酰胺（β_{121} glu → gln）
血红蛋白 G	α 链第 68 个氨基酸从天冬酰胺变为赖氨酸（α_{68} asn → lys）

导致慢性贫血，伴有生长迟缓、青春期延迟、运动耐力受损、黄疸和胆结石（由于形成色素结石）。患者通常需要间断性输血。偶发性并发症包括血管闭塞事件（如中风、骨缺血性坏死、脾脏自身梗死）、脾脏隔离危象、再生障碍危象（通常由细小病毒 B19 的骨髓感染引起）、细菌性败血症和高溶血危象。细菌感染的风险与潜在的功能性脾功能缺乏症有关，该功能在幼儿晚期影响大多数镰状细胞贫血患者，使得他们对荚膜细菌（如流感嗜血杆菌和肺炎链球菌）易感。镰状细胞贫血最常见的死亡原因是感染，其次是中风和其他血栓栓塞事件。

杂合子患者（SA 基因型，镰状细胞性状）基本上无症状，红细胞各项指数正常。可以通过 Hb 电泳检测镰状 Hb，约占总 Hb 的 35% 至 45%。当在缺氧环境下长期生活，如在高海拔地区时，这些患者有脾脏梗死的风险。有趣的是，HbS 和 β-地中海贫血双杂合子患者比杂合子 SA 患者风险更高，其红细胞中 HbS 含量＞50%。相反，S-α-地中海贫血的双杂合子 HbS 含量较少（＜35%）并表现为较轻的症状。

HbE 的杂合型和纯合型的临床表现相对良性。然而，HbE 患者的红细胞指数与地中海贫血患者（小细胞、高红细胞计数）的红细胞指数非常相似。

HbE 疾病在东南亚地区高发。HbS 和 HbE（SE 病）的双杂合子表现为中度至重度溶血。

HbC 疾病（CC 基因型）通常与轻度溶血有关，杂合子（CA）临床表现正常。在这两种基因型患者中，外周血涂片中的靶形红细胞往往较多。S 和 C 双杂合子（SC 病）患者的临床表现严重程度介于 SS 和 SA 之间。SC 病虽然症状通常比 SS 病轻，但 SC 病的骨缺血性坏死和视网膜损伤发生率高于 SS 病。SC 病患者外周血涂片可见镰状细胞和靶形红细胞。

HbD 和 HbG 是 Hb 的良性变异体。由于它们出现在与 HbS 相同的位置，因此在解读异常的 Hb 电泳结果时可能会导致混淆。然而，这些患者临床表现良好。

2. 诊断

Hb 变异体通常通过 Hb 电泳进行鉴定。但是，现在许多实验室使用高效液相色谱（HPLC）技术。这两种方法的限制是，不同的变异体可产生相似的结果。尽管使用 HPLC 时问题较少，但诊断必须结合患者的临床表现和红细胞指数结果。

基于 HbS 聚合的特点，目前有许多方法用于筛查镰状 Hb。然而，阳性的筛查结果对于镰状细胞贫血并不特异，并且在 SC 病、Hb C$_{harlem}$ 病中均存在镰状细胞特征。此外，筛查结果阴性并不能完全排除 HbS，特别是在婴儿中，他们可能仍存有大量的 HbF 抑制了 HbS 的聚合。

（十一）遗传性球形细胞增多症

1. 定义

遗传性球形细胞增多症（HS）曾被称为遗传性溶血性黄疸，其主要特征是慢性溶血、黄疸和脾肿大。这是一种常见疾病，在北欧血统的人中是最常见的遗传性红细胞疾病，美国发病率约为 1/5000。HS 通常表现为常染色体显性遗传，但约有 25% 受影响的家庭表现为常染色体隐性遗传。这种变异源于以下因素，HS 可以由 RBC 细胞骨架蛋白（包括带 3 蛋白、带 4.2 蛋白、血影蛋白和锚蛋白）几种缺陷中的一种引起。这些成分中的任何一个缺陷都会导致细胞骨架不稳定。随后，双凹形膜的缺陷在结构上更容易形成球体。

多种潜在的分子缺陷也导致临床表现的异质性，表型从轻度到重度不等。HS 可能早期表现为新生儿黄疸，也可能在幼儿晚期表现为脾肿大和轻度贫血。虽然贫血在某些情况下相当严重，但大多数情况表现为轻度的溶血性贫血，并且由骨髓较好地代偿。有些患者需要进行脾切除术，使得症状得以缓解。然而，脾切除术会增加患细菌败血症风险。随着 HS 患者年龄增长，他们有患色素性胆结石的风险。

2. 诊断

外周血涂片显示大量球形红细胞，表现为中央淡染区缺失。存在很多较大的嗜多色性红细胞，反映了网织红细胞计数的增加。虽然球形红细胞通常比正常红细胞小，但由于网织红细胞增多，MCV 可表现为较低、正常或较高，MCHC 特征性增加。

当在外周血涂片中观察到许多球形红细胞时，两个主要考虑的因素是免疫性溶血和 HS。免疫性溶血通常可以通过直接抗球蛋白试验（direct antiglobulin test，DAT，Coombs 试验）阴性排除。

渗透脆性试验可用于 HS 辅助诊断。然而，任何原因的球形红细胞都会导致结果阳性。

（十二）遗传性椭圆形红细胞增多症

1. 定义

遗传性椭圆形红细胞增多症（hereditary elliptocytosis，HE）是常染色体显性遗传病，由于细胞骨架蛋白四聚化缺陷导致出现椭圆形红细胞，也称为卵形细胞。该疾病有几种临床变异体。常见类型的 HE 主要见于非裔美国人，表现为轻度终身溶血性贫血。遗传性焦红细胞增多症是 HE 的一种变体，红细胞对热损伤极为敏感。外周血涂片以各种大小和形状的异形红细胞增多为特点。这种现象在婴儿期最为明显，并随着年龄的增长而趋于减轻，过渡为普通的 HE 表型。HE 存在口形红细胞型，也称为东南亚卵母细胞增多症。这种表型对间日疟原虫感染具有一定的保护作用。

提示

- 在美国，HbS 是最常见的异常 Hb，其次是 HbC 和 HbE。在世界范围内，HbS 仍然是最常见的，但紧随其后的是 HbE（在东南亚非常常见），其次是 HbC、HbD 和 HbG。
- HS 曾被称为遗传性溶血性黄疸，其主要特征是慢性溶血、黄疸和脾肿大。这是一种常见疾病，在北欧血统的人中是最常见的遗传性红细胞疾病。

2. 诊断

尚无针对 HE 的特异性实验诊断试验，诊断取决于是否在外周血中发现椭圆形红细胞。根据椭圆形红细胞的定义，这些细胞的长度是其宽度的两倍，在 HE 中，它们占所有红细胞的 25% 以上。椭圆形红细胞并非 HE 所独有，缺铁性贫血和地中海贫血也存在。在其他疾病中，椭圆形红细胞的比例通常远低于 25%，并且可以根据其他条件进行排除。一旦排除，即可对 HE 进行诊断。

（十三）自身免疫性溶血性贫血

1. 定义

当抗体附着在红细胞上时，其影响在很大程度上取决于抗体的性质。一些抗体能够激活补体并引起机体快速的血管内溶血，另一些则表现为调理素，促进脾脏内红细胞的破坏。有些抗体只在寒冷的环境中反应，有些只在温暖的环境中反应。有些覆盖在红细胞上，不引起任何改变。

这些疾病表现出贫血的典型表现，且发病率不一。血管外溶血时，常表现为轻度的脾肿大。血管内溶血可伴随尿色加深、腹痛或背痛、发热。在严重的 IgM 诱导冷性自身免疫性溶血性贫血（cold autoimmunehemolytic anemia，CAIHA）中，患者皮肤可能呈网状青斑纹，暴露于寒冷环境中可能会出现肢端发绀。

温性自身免疫性溶血性贫血（warm autoimmune

hemolytic anemia，WAIHA）由 IgG 自身抗体介导，该抗体在体温（37℃）下与红细胞结合温度最佳。WAIHA 中最常见的红细胞抗原靶标是 Rh 抗原。IgG 分子间必须形成交联链以激活补体，而 WAIHA 中的目标抗原通常在红细胞表面分布较稀疏无法形成交联链。较高密度的抗原与一种称为 PCH 的疾病有关，如下所述。因此，IgG 抗体调理 WAIHA 中的红细胞，导致出现脾巨噬细胞介导的膜损伤，形成小的球形细胞（微球形细胞）。在某些情况下，伴有免疫性血小板减少症，被称为 Evans 综合征。

CAIHA 也称为冷凝集素病，是在较低温度范围内由结合红细胞的 IgM 抗体介导。靶抗原通常是红细胞抗原 I 或 i。在一定温度范围内（如 0～22℃），这种结合显然不会带来临床影响。然而，这些抗体在实验室中可能造成困扰。在实验室中，研究通常在室温进行，可能落在该温度范围内。具有更宽适宜温度的抗体可与温度略低于核心体温的四肢红细胞结合，导致肢端发绀。IgM 抗体能够激活补体。大多数情况下，补体 C3 的调理作用可导致出现类似于 WAIHA 的血管外溶血现象。C3 介导的溶血与其说是脾脏因素导致，不如说是由肝脏因素引起。然而，有时补体级联反应在细胞表面被激活，可导致血管内溶血。

WAIHA 和 CAIHA 通常是特发性疾病。然而，相当一部分是继发于其他基础疾病，包括淋巴肿瘤（如慢性淋巴细胞性白血病）、药物应用、系统性自身免疫性疾病（如系统性红斑狼疮）、免疫缺陷（如常见的变异型免疫缺陷）和感染（传染性单核细胞增多症、HIV 和肺炎支原体）。

PCH 是由针对红细胞 P 抗原的 IgG 抗体引起的，引发 PCH 疾病的抗体称为 Donath–Landsteiner 抗体。这种特异性的 IgG 抗体具有特殊的倾向，包括在较低温度下（四肢血液中）与红细胞结合和激活补体，引起血管内溶血。这种抗体最初与梅毒有关，现在更常见于病毒感染的儿童，死亡率高达 30%。

药物诱导的免疫性溶血性贫血是由几种病理生理机制引起的（表 10–13）。可以针对能够非特异性黏附于红细胞膜的药物产生抗体（药物吸附或半抗原机制）。其次，药物 – 抗体免疫复合物可能会覆盖在红细胞表面（免疫复合物机制）。前两种机制的区别在于抗体是针对药物的，而不是针对红细胞抗原的。药物若带有抗红细胞抗原的抗体，可能会引起真正的自身免疫性溶血性贫血（autoimmune hemolytic anemia，AIHA）。这种情况在临床病理学上与 AIHA 难以区分，并且停药后症状可缓解或不缓解。

同种异体免疫性溶血性贫血是由于输注携带受体外来抗原的红细胞所致。大多数抗体升高是既往致敏的结果，通常是有既往输血史或怀孕，并且可导致轻度到中重度的血管外溶血。此外，ABO 抗体可产生严重的血管内溶血，甚至致命。

表 10–13 药物诱导的免疫溶血性贫血

机 制	药物吸收（半抗原）	免疫复合物	AIHA
溶血类型	血管外溶血	血管内溶血	血管外溶血
介导的药物	• 青霉素 • 氨苄西林 • 甲氧西林 • 羧苄西林 • 头孢菌素	• 奎尼定 • 非那西丁 • 噻嗪类 • 利福平 • 磺胺类	• α- 普鲁卡因胺 • 甲芬那酸 • L-DOPA • 异烟肼 • 普鲁卡因胺 • 肼屈嗪 • 布洛芬

AIHA. 自身免疫性溶血性贫血

2. 诊断

DAT 也称为直接 Coombs 试验，是诊断免疫性溶血的关键。该试验能够证明红细胞表面存在抗体或补体。

其他实验室检查结果包括贫血、网织红细胞增多、高间接胆红素血症、结合珠蛋白降低和 LDH 升高。外周血涂片中通常可见球形，嗜多色性红细胞，严重时可见有核红细胞。在冷凝集素病中，可见红细胞聚集。

红细胞抗体的存在会严重干扰输血前检测结果。

（十四）胎儿和新生儿溶血病

1. 定义

如果胎儿和母体血液混合（胎母输血综合征），则母体对胎儿血细胞的抗原致敏。这些抗原部分是父系起源的，对母体来说是外源的，可引起母体抗体反应。如果产生的抗体类型可以穿过胎盘（大多数 IgG 亚型可以穿过胎盘，而 IgM 不能），将导致胎儿发生溶血。

胎儿溶血的严重程度取决于多种因素，包括免疫抗原的特性和母体抗体的滴度。通常不会发生致敏的妊娠事件。因为最初的反应主要是产生不会穿过胎盘的 IgM。在随后妊娠中，IgG 介导的免疫应答可能增强，从而引起 HDN。此外，妊娠引起的母体致敏可能会使患者之后的输血变得困难。

当首次发现该综合征时，常见于抗 Rh 抗原（又称 D 抗原）抗体。D 抗原是将血型分类为 Rh+ 或 Rh- 型。然而，预防策略已将 RhD HDFN 的发病率降低到所有妊娠孕妇的 0.1% 左右。目前在许多中心发现，母体抗 Kell 抗体的发病率超过了抗 D 抗体的发病率。

如果孕妇具有抗胎儿抗原的抗体，则胎儿有患胎儿和新生儿溶血病（hemolytic disease of the fetus and newborn，HDFN）的风险。轻度 HDFN 可能仅表现为代偿性溶血，其中在胎儿体内红细胞的生成速度能够跟上红细胞破坏的速度。严重

- WAIHA 由 IgG 自身抗体介导，该抗体在体温（37 ℃）下与红细胞结合温度最佳。CAIHA 也称为冷凝集素病，是在较低温度范围内由结合红细胞的 IgM 抗体介导。
- 药物诱导的免疫性溶血性贫血由多种病理生理机制引起。

的 HDFN 表现为贫血、高胆红素血症和出现大量循环有核红细胞（胎儿成红细胞）。随后可能出现低蛋白血症，导致血清渗透压降低和严重水肿（胎儿水肿）。已知有致敏反应的妊娠（已检测到抗胎儿红细胞抗原的母体抗体）必须进行监测，以确定胎儿溶血严重程度。

可通过对孕期 Rh 阴性妇女注射 Rh 免疫球蛋白（RhIg）预防 RhD HDFN。RhIg 可结合并有效隐藏 D 抗原位点，避免免疫反应。通常在 28 周、足月和怀疑胎母输血综合征时给予（羊膜穿刺、创伤、流产、早剥等）RhIg。

2. 诊断

多项实验室检查可支持 HDFN 的诊断和治疗。首先是血型鉴定，以确认母亲、父亲和新生儿的 Rh 血型。

其次，在 Rh 阴性的妇女中须进行抗体筛查试验。这个试验是将母体血清与一组具有已知抗原状态的红细胞进行孵育。如果检测到同种抗体，则通过连续稀释样品直至反应消失来确定抗体效价。如果滴度大于 1∶32，则 HDN 风险较高，需进行胎儿监测。

对于携带同种抗体的 Rh 阴性妇女，必须监测胎儿以确定溶血的严重程度。进行羊膜穿刺术测定羊水胆红素含量。当胆红素较低时，需继续监测。当胆红素较高时，考虑治疗干预，包括宫内输血，并在允许的情况下进行分娩。

对于未携带抗体的 Rh 阴性妇女，可以通过实验室检查以确认和量化胎儿的出血程度，包括 Kleihauer-Betke 测试、红细胞花环试验等。如果检

测结果阳性，可以对孕妇给予一定剂量的 RhIg。

（十五）微血管病性溶血性贫血

1. 定义

这一组疾病具有形成引起红细胞破碎的微小血管环境的能力。它们常通过诱导内皮损伤和血栓形成来，产生锯齿状的纤维蛋白晶体与因动脉压力被推压而来的红细胞相遇，致使血管内溶血和外周血中出现红细胞碎片。血栓的生成常非常迅速，使血小板减少。与 MHA 相关的疾病包括弥散性血管内凝血（disseminated intravascular coagulation，DIC）、血栓性血小板减少性紫癜（thrombotic thrombocytopenic purpura，TTP）、溶血尿毒综合征（hemolytic uremic syndrome，HUS）以及以溶血、肝酶升高和血小板减少（hemolysis，elevated liver enzymes，and low platelets，HELLP）为特征的 HELLP 综合征。由心脏机械瓣膜引起的恶性高血压和大血管红细胞破裂与该疾病的血象相似。

2. 诊断

外周血涂片中可见红细胞破裂，血小板减少。需结合临床病理结果进行诊断，无单一诊断方法。

（十六）葡萄糖 –6– 磷酸脱氢酶缺乏症

1. 定义

葡萄糖 –6– 磷酸脱氢酶（glucose-6-phosphate dehydrogenase，G6PD）缺乏症是最常见的红细胞酶类疾病。红细胞因缺乏细胞核而无法合成新酶。在正常红细胞中，年轻红细胞比衰老红细胞酶活力更高。然而，若关键酶的活性在平均红细胞寿命（120 天）之前降解，会导致细胞提前死亡。红细胞通过 G6PD 产生氧化应激的谷胱甘肽保护 Hb 免受氧化。氧化的 Hb 在红细胞内形成变性珠蛋白小体（Heinz 小体），其被脾巨噬细胞清除后会出现咬痕细胞。

该病有多种 G6PD 基因变异型，大多数种类的等位基因突变会导致红细胞寿命减短，而酶功能正常。极少种类基因突变会导致患者 G6PD 生成减少，甚至体内年轻红细胞内酶活性减低。在

提示

如果孕妇具有抗胎儿抗原的抗体，则胎儿有患 HDFN 的风险。

大多数疾病类型中，年轻红细胞，尤其是网织红细胞，具有正常的 G6PD 活性。而在其他红细胞中，酶活性普遍降低，且降低程度不一致。由此可将 G6PD 缺乏症分为三种类型：第 1 类，慢性轻度溶血；第 2 类，在氧化应激后严重的血管内溶血；第 3 类，在氧化应激后轻度至中度的血管内溶血。

大多数 G6PD 缺乏症患者临床表现良好，但在接触过量氧化剂后会使病情加重（2 级或 3 级），如食物摄入（如蚕豆）、药物使用（如呋喃妥因、抗疟药、磺胺药）或感染。在大多数患者体内，衰老红细胞较先受到氧化剂的攻击。

2. 诊断

外周血涂片可见咬痕细胞和 Heinz 小体，后者需特殊染色方可观察。实验室可对 G6PD 活性进行定量分析。在急性发作期，G6PD 活性可能正常，因为此时只检测到未溶血的年轻红细胞，可在 3 个月内重复测定进一步确认。

（十七）丙酮酸激酶缺陷症

1. 定义

红细胞内 ATP 的持续供应维持了细胞膜完整性。红细胞主要通过糖酵解途径生成 ATP，关键酶之一是丙酮酸激酶(pyruvate kinase，PK)缺陷症。ATP 生成不足将导致红细胞进行性脱水，从而引起血管外溶血。PK 缺陷症是一种隐性遗传性疾病，呈现全球性分布，在北欧后裔和宾夕法尼亚阿米什人尤为多见。

2. 诊断

外周血涂片可见典型的钝锯齿状红细胞，但只在脾切除术后才会大量出现。红细胞自溶试验阳性，加 ATP 可完全纠正。在 PK 荧光斑点试验中，将红细胞与 NADH（带荧光）孵育，以检测

NADH 是否转化为 NAD（不发光）。

（十八）阵发性睡眠性血红蛋白尿症

1. 定义

血液中补体活性持续处于低水平，形成的补体 C3b 不与血细胞表面（细菌、白细胞、血小板或红细胞）结合而被快速降解。与细胞表面结合的 C3b 将诱导细胞裂解。因此，血细胞具有 C3b 降解机制，以免细胞裂解。

阵发性睡眠性血红蛋白尿症（paroxysmal nocturnal hemoglobinuria，PNH）是由造血干细胞 PIG-A 基因获得性（体细胞）突变引起，导致糖基磷脂酰肌醇（glycosylphosphatidylinositol，GPI）锚蛋白的合成减少。GPI 锚蛋白是多种表面蛋白质的跨膜锚蛋白，参与保护细胞免于补体溶解的过程。这些蛋白质包括 CD16［f（c）受体Ⅲ型］，CD55（衰老加速因子 DAF）和 CD59（反应性溶血膜抑制因子 MIRL）。由于这种缺陷存在于早期干细胞中，所有血细胞系（红细胞、白细胞、血小板）都会受到影响。

PNH 临床表现为溶血，病情严重程度与溶血程度有关，血红蛋白尿反映了血管内溶血的严重程度。虽然溶血通常表现为阵发性（发作性），但有些患者为慢性溶血。此外，病情恶化并不像之前描述的仅在夜间发生。在病情发展初期，PNH 可能与血栓形成有关。随时间推移，这种疾病可能发展为再生障碍性贫血。

2. 诊断

蔗糖溶血试验或酸化血清（Ham）试验是 PNH 的筛查试验。这两个试验是将血液置于促进补体激活的环境中进行。与正常对照组相比，病人样本中的溶血程度增强为阳性。流式细胞术是首选诊断方法，这种检查可以对 PNH 中已知减少的表面蛋白进行定量检测。

（十九）铁粒幼细胞性贫血

1. 定义

在发育的红细胞中，线粒体内的铁与卟啉结合形成血红素，但铁在线粒体内异常时将出现环

提示

大多数 G6PD 缺乏症患者临床表现良好，但在接触过量氧化剂后会使病情加重（2 级或 3 级），如食物摄入（如蚕豆）、药物使用（如呋喃妥因、抗疟药、磺胺药）或感染。

PNH 是由造血干细胞 PIG-A 基因获得性（体细胞）突变引起，导致糖基磷脂酰肌醇（glycosylphosphatidylinositol，GPI）锚蛋白合成减少。

形铁粒幼红细胞。发现环形铁粒幼红细胞增多时，可以鉴别诊断骨髓增生异常综合征、酗酒、铜缺乏（Wilson 病）、铅中毒、药物作用（异烟肼、吡嗪酰胺）、吡哆醇（维生素 B_6）缺乏和遗传性铁粒幼红细胞性贫血。

2. 诊断

在外周血涂片中发现该疾病有两型红细胞群，即正常大红细胞和低色素小红细胞。铁粒细胞性贫血的诊断需要骨髓活检。正常骨髓中可见正常幼红细胞中有一到四个微小铁粒的非环形铁粒幼红细胞。环形铁粒幼红细胞是至少有 10 个铁粒围绕至少 1/3 细胞核的幼红细胞。尽管在一些正常人和疾病中可以看到少量铁粒幼红细胞，但只有当它们在幼红细胞占比＞15% 才可诊断为铁粒幼细胞性贫血。

（二十）纯红细胞再生障碍性贫血

1. 定义

再生障碍性贫血是指体内造血功能完全缺失，从而影响粒细胞前体、红系前体和巨核细胞。然而，造血细胞的增殖障碍和再生障碍性贫血相似，影响了这些细胞系的增殖。再障可是原发性或继发性的。继发性再生障碍性贫血可能是由胸腺瘤、促红细胞生成素治疗或细小病毒 B19 感染导致。

健康儿童和成人中，细小病毒 B19 感染可能导致红细胞的生成短暂停滞，而不会造成严重后

果。感染通常持续两周左右，在正常红细胞寿命为 120 天的人群中，并不会对机体造成影响。然而，在慢性溶血性贫血患者中，红细胞生成的短暂停滞将带来严重后果。该病毒感染红系祖细胞，使其在原胚期成熟停滞。骨髓学检查可发现大量巨大的原红细胞、较成熟红细胞减少和病毒核内容物。

原发性再生障碍性贫血（Blackfan–Diamond 综合征）是一种罕见的结构性红细胞再生障碍，通常在 5 岁内发病。骨髓中的红系前体细胞通常较低或缺失，HbF 增加。

2. 诊断

诊断为孤立性贫血患者，通常表现为正细胞性，伴有网织红细胞减少。骨髓活检提示红细胞生成减少。

二、红细胞增多症

（一）定义

以往将红细胞增多症定义为红细胞计数持续升高，然而红细胞计数不易测量，目前世卫组织对此疾病的定义是根据血红蛋白的量，具体指男性高于 18.5g/dl，女性高于 16.5g/dl。

（二）鉴别诊断

主要鉴别诊断包括骨髓增生性肿瘤 [myeloproliferative neoplasm，MPN；真性红细胞增多症（polycythemia vera，PV）]、反应性（继发性）红细胞增多症和脱水引起的假红细胞增多症（Gaisbock 综合征）（表 10-14）。继发性红细胞增多症与低氧分压（如吸烟和生活在高海拔地区）、异常 Hb 变异和某些 EPO 增多的肿瘤（肾细胞癌、小脑血管母细胞瘤）有关。

（三）真性红细胞增多症

1. 定义

PV 是一种 MPN，由红系前体细胞克隆性增生引起。平均发病年龄为 60 岁，最常见的症状为高血压、血栓形成、瘙痒、红斑性肢痛症或头痛。红细胞增多症中，红细胞、中性粒细胞和嗜碱性粒细胞一般正常，有时会出现血小板增多症。最

常见死因为血栓形成。然而，一些患者会进展为急性白血病。

2. 诊断

PV 的诊断需严格参照以下标准（表 10-15）。同位素稀释法是用放射性同位素标记患者红细胞样本并重新融合，然后根据标记红细胞的稀释度计算红细胞总量。这种红细胞总量测量方法可区分血浆体积减小和真正的绝对红细胞增多症。

表 10-14 真性红细胞增多症与继发性红细胞增多症		
参　数	真性红细胞增多症	继发性红细胞增多症
红细胞计数	↑	↑
氧分压	正常	正常～↓
白细胞和嗜碱性粒细胞	正常～↑	正常
LAP 评分	↑	正常
血清维生素 B_{12} 含量	↑	正常
血清 EPO 含量	↓	↑
血清铁 / 铁染色	↓	正常

LAP. 白细胞碱性磷酸酶；EPO. 促红细胞生成素

表 10-15 真性红细胞增多症的标准：A1+A2+ 任何其他 A 标准或 A1+A2+ 任何两个 B 标准	
A1	红细胞计数增加或血红蛋白>18.5g/dl（男性），>16.5g/dl（女性）
A2	红细胞增多症为原发性无家族性红细胞增多症，低氧分压（PaO_2<92%），高亲和力血红蛋白变异，截短型促红细胞生成素（EPO）受体，或生成 EPO 的肿瘤
A3	脾肿大
A4	费城染色体以外的克隆细胞遗传学异常
A5	体外内源性红系集落形成
B1	血小板增多>400×10^6/μl
B2	白细胞>12×10^6/μl
B3	骨髓穿刺髓系细胞增多
B4	血清 EPO 含量低

骨髓检查显示红系前体细胞增殖活跃，在 PV 中，红系前体在体外能自发形成红系集落。在检测内源性红系集落形成时，需对患者骨髓细胞进行培养。PV 患者可以观察到在不添加 EPO 的情况下，红系集落的自发形成。在健康患者或继发性红细胞增多症患者中，红系集落的形成需要外源性 EPO。

目前已在超过 80% 的 PV 病例中发现 Janus kinase 2（Jak-2）突变。Jak-2 突变是密码子 617 处的缬氨酸替换为苯丙氨酸（Val617Phe），这使得依赖细胞因子生长的细胞转变为不依赖细胞因子生长。

三、检验方法

（一）红细胞相关参数

测定总血红蛋白最常用的方法是化学反应。在氰基血红蛋白（氰化血红蛋白［hemiglobin cyanide，HiCN］）方法中，Hb 转化为 HiCN，通过分光光度法测定浓度，用波长为 540 nm 的吸光度值反映血红蛋白含量。

Hct 可以通过离心一管全血的方法直接测量（手工技术）。填充红细胞柱高度与总高度的比率为 Hct。需要注意的是，Hct 是一个无单位值（百分比），因为单位在其计算过程中抵消。

红细胞（以及白细胞和血小板）可以通过使用血细胞计数器手动计数。这是一种手工检测方法，当自动分析仪给出错误的结果时，可以通过这种方法进行校正。RBC 计数以每 mm^3 细胞数（例如，$5.5 \times 10^6/mm^3$）、每 μl（常规单位）或每 L（SI 单位）为单位。当手动计算出 Hct 和 RBC 数目时，可以计算剩余的红细胞参数。如，$MCV=Hct \times 1000/RBC$。MCV 以 fl 表示。

自动化技术广泛应用于临床实验室中。在大多数仪器中，可以直接检测红细胞数量、MCV 和 RDW（同总 Hb 一样），然后自动计算其他参数，如 Hct。自动化仪器用于细胞计数的方法至少有三种：阻抗法（计数给定大小的任何颗粒）、光学法（光散射）或阻抗和光散射联合的方法。

提示

目前，已在超过 80% 的 PV 病例中发现 Janus kinase 2（JAK-2）突变。

在阻抗法中，细胞重悬在导电稀释剂中，并逐个通过电流孔。孔径内的细胞会导致电阻（阻抗）瞬间增加。电阻和电流（$V=I \times R$）产生的电压会随电阻增加而增加。该仪器将电压的瞬间增加解释为单个细胞，即电压变化的量与细胞的大小成比例。该仪器将 36~360fL 的颗粒计数为红细胞。在这个大小范围内的白细胞将被算作红细胞，但它们的相对数量非常小（通常情况下），以至于它们的影响可忽略不计。红细胞通过孔径时可以得到一系列尺寸（体积），大致呈高斯曲线分布。该分布的平均值为 MCV。曲线中的方差为 RDW。其余红细胞参数计算如下：$Hct=MCV \times RBC$；$MCHC=Hb/Hct \times 100$。

（二）网织红细胞计数

网织红细胞可以通过手工或自动方式检测。在手工法中，血液涂片用超活性染料（如新亚甲基蓝）染色，该染料对网织红细胞的内质网进行染色。通过对红细胞和网织红细胞进行计数，以百分比（每 100 个红细胞的网织红细胞数）报告结果。

自动化方法更精确，因为可以计数更多的细胞。血样与超活性染料一起孵育，然后通过自动计数器光散射（在染色的网织红细胞中最大）用于计数网织红细胞。

正常情况下，网织红细胞占所有红细胞的比例不足 1.5%。当红细胞在外周血中丢失或被破坏时，这一比例增加，反映骨髓中血细胞占比。贫血患者网织红细胞计数正常表明骨髓受损。

然而，在贫血的情况下，网织红细胞百分比可能并不能反映真实情况。因为贫血导致 EPO 生成增加，EPO 刺激红细胞前体细胞的增殖，刺激骨髓网织红细胞的释放。即使骨髓的增殖能力受损，后一种效应也会产生短暂的网织细胞增多症。

因此，为纠正这一点，可以计算网织红细胞指数（reticulocyte index，RI）：RI= 网织红细胞百分比 ×（患者的 Hct / 正常 Hct）。正常 RI＜3%。

（三）血红蛋白分析

血红蛋白电泳是通过施加电压从而分离蛋白质。大多数蛋白质通常带负电荷，当放入半固态介质（凝胶）时会在电压作用下移动。蛋白质移动的距离取决于其尺寸和电荷数量，因而将不同的蛋白质分离开。带正电的电极吸引带负电荷的蛋白质，称为阳极。最先接近阳极的蛋白质被称为快速迁移的或阳极的蛋白质。离阳极最远的蛋白质被认为是缓慢迁移的或阴极的蛋白质。

当 RBC 发生裂解时，裂解物中的主要蛋白质是血红蛋白。在正常成人中，如果红细胞裂解，这种血红蛋白主要是 HbA，有 2%～3% 的 HbA2。当将红细胞裂解物加至电场中的凝胶上时，阳极附近出现突出带（HbA）（快速迁移）和阴极附近出现暗淡带（HbA2）。任何与此结果不一致都表明血红蛋白病或地中海贫血。常规血红蛋白电泳通过将裂解的血液样品置于 pH 为 8.6 的醋酸纤维素凝胶中（碱性电泳），凝胶经受电动势、固定和染色。

地中海贫血是 Hb 功能正常而合成缺陷，在电泳中不产生异常条带。相反，β- 地中海贫血是通过"地中海贫血指数"（低 Hct、红细胞计数增加、低 MCV）和 HbA2 定量升高诊断。α- 地中海贫血具有"地中海贫血指数"和正常的 HbA2。

真正的血红蛋白病是由于血红蛋白结构异常，这种分子通常在电泳中产生明显的条带。大多数（但不是所有）异常 Hb 可以通过常规电泳来确定，特别是结合一些临床信息和 CBC 数据确诊。当存在不确定性时，在 pH 为 6.2 的枸橼酸盐琼脂上（酸性电泳）会产生一组不同的电泳位置，与碱性凝胶结合可以帮助识别异常条带。

尽管 HPLC 和毛细管电泳的应用越来越广泛，但是通过电泳分离血红蛋白仍是常规检测方法。

（四）镰状血红蛋白的筛查试验

采用以下两种分析方法的其中一种，即可快

提示

当 RBC 发生裂解时，裂解物中的主要蛋白质是血红蛋白。在正常成人中，如果红细胞裂解，血红蛋白主要为 HbA，有 2%～3% 的 HbA2。

速检测镰状血红蛋白，且无须进行电泳。在第一类筛查试验中，Hb 溶解度（连二硫酸盐）试验可以检测血液溶解物中的以不溶形式存在的 Hb，红细胞溶于含有皂苷的二硫酸钠缓冲液中。几分钟后，显著的浊度变化即可判断阳性和阴性。需要注意的是，该试验可检测溶解度改变的游离血红蛋白，因此可能在许多不同的基因型中呈阳性：SS、SA、SC、SD 和某些类型的 HbC。当 HbS 浓度过低时，例如在新生儿中，该试验可能为阴性。

第二类筛查试验，即镰变（焦亚硫酸钠）试验，检测含有镰状红细胞。该试验是在全血中加入焦亚硫酸钠，含有 HbS 的红细胞呈现镰刀状，用显微镜检查涂片判断是否有镰状细胞。与溶解度试验一样，该试验不提供基因型信息，并且可能在 SS、SA、SC、S- 其他和某些类型的 HbC 中呈阳性。该试验要求至少含有 10% 的 HbS 才可判断为阳性。因此，在新生儿或那些多次输血患者中，该试验可能不是阳性。

（五）渗透脆性试验

红细胞在低渗环境中膨胀并最终发生裂解，球形红细胞比正常双凹红细胞以更快的速度裂解。这是渗透脆性试验的理论基础。红细胞在梯度低渗溶液中孵育，与正常对照平行进行试验。与对照组相比，红细胞裂解增强代表阳性。然而，渗透脆性试验阳性不能诊断 HS，因为任何情况下球形红细胞均呈现阳性。球形红细胞增多症最常见的获得性原因是自身免疫性溶血性贫血。

（六）直接抗人球蛋白试验（Coombs 试验）

该试验中使用的试剂是来源于兔或山羊的抗

体，与人免疫球蛋白（抗人球蛋白［antihuman globulin，AHG]）反应（结合）。这些抗体可以与人 IgG、补体蛋白 C3 或两者都具有反应性。将患者血液与 AHG 混合，然后观察凝集情况。根据使用的试剂，凝集表明患者的红细胞与 IgG、C3 或两者都结合。此外，如果这些试剂未在体外添加到红细胞中，凝集表明在体内发生了抗体结合。

在 WAIHA 常见病例中，红细胞主要与抗 IgG 反应。与抗 C3 可能有反应，也可能无反应。在冷凝集素病中，红细胞仅与抗 C3 结合。虽然自身抗体的滴度提供的有临床价值信息很少，但冷凝集素的滴度可能对临床有帮助。冷凝集素滴度是指引起正常红细胞凝集的患者血清的最高稀释度。

（七）Kleihauer-Betke 试验

Kleihauer-Betke（酸洗脱）试验是基于弱酸能够将正常的 HbA 从红细胞中洗脱出来，而酸洗脱无法将 HbF 洗脱出来。因此，对血液进行弱酸处理，然后进行涂片染色，观察到有 HbA 的细胞像苍白的"鬼影"，而含有 HbF 的细胞为鲜红色。在孕妇中，红细胞中存在 HbF 表明母胎输血综合征。

▶ **自测题**

1. 全血细胞计数中的下列哪个参数无法反映的红细胞数量？

 A. 血红蛋白

 B. 红细胞计数

 C. 平均红细胞体积

 D. 红细胞压积

2. 除以下一项外，所有疾病都是与红细胞成熟缺陷相关的贫血。下列哪项与红细胞成熟缺陷无关？

 A. 叶酸缺乏

 B. 铁缺乏

 C. 铅中毒

 D. 免疫性溶血性贫血

3. 下列哪些原因导致的贫血与 MCV 的高值无关？

 A. 维生素 B_{12} 缺乏

 B. 缺铁性贫血

 C. 叶酸缺乏

 D. 酒精滥用

4. 以下四种选择中哪一种对应于以下红细胞中内容物的描述？

在瑞氏染色的外周血涂片中，该内容物是红细胞内的蓝点，比嗜碱性斑点大，并代表了含铁的线粒体；它们常见于无脾的患者。

 A. 海因小体

 B. 帕彭海默小体

 C. 豪 – 乔小体

 D. 卡波环

5. 以下四种选项中哪一种对应于以下异常红细胞的描述？

在外周血涂片的瑞氏染色中，红细胞有一个中央苍白的区域，呈口状伸长。

 A. 球形红细胞

 B. 靶形红细胞

 C. 口形红细胞

 D. 棘形红细胞（棘细胞）

6. 以下哪种异常血细胞最有可能出现在免疫性溶血性贫血患者身上？

 A. 球形红细胞

 B. 靶形红细胞

 C. 椭圆形红细胞

 D. 泪滴形细胞

7. 血管内溶血患者不太可能存在以下选项之一。判断出比血管内溶血更可能与血管外溶血有关的选项。

 A. 血细胞

 B. 结合珠蛋白的显著降低

 C. 尿胆素原的增加

 D. 游离血红蛋白的增加

8. 以下哪个选项不太可能是缺铁的原因？

 A. 小肠切除术

B. 结直肠癌与慢性失血

C. 完全素食饮食

D. 肺栓塞

9. 在评估缺铁性贫血的患者中，下面哪项检查不太能提供信息？

A. 血清铁蛋白

B. 血清铁

C. 白细胞计数

D. 外周血涂片

10. 在美国住院和门诊患者中最常见的贫血病因是什么？

A. 慢性贫血

B. 缺铁性贫血

C. 免疫性溶血性贫血

D. 镰状细胞贫血

11. 以下哪种基因型表现为被称为血红蛋白 H 的 α- 地中海贫血综合征，其特征是中度至重度红细胞生成受损？

A. 一个正常 α 基因，三个表达显著下调的 α 基因；两个正常 β 基因

B. 两个正常 α 基因和两个表达显著下调的 α 基因；两个正常 β 基因

C. 四个表达显著下调的 α 基因；两个正常的 β 基因

D. 三个正常 α 基因，一个表达显著下调的 α 基因；两个正常 β 基因

12. 以下哪一项与恶性贫血有关？

A. 叶酸缺乏

B. 维生素 B_{12} 缺乏

C. 铅毒性

D. 铁缺乏

13. 以下哪种血红蛋白病（表现为红细胞中存在两种血红蛋白）是临床上最严重的疾病？

A. 血红蛋白 S/ 血红蛋白 A

B. 血红蛋白 C/ 血红蛋白 C

C. 血红蛋白 S/ 血红蛋白 S

D. 血红蛋白 E/ 血红蛋白 E

14. 冷自身免疫性溶血性贫血（cold autoimmune hemolytic anemia，CAIHA），也称为冷凝集素病，是由在较低温度范围（远低于 37℃）结合红细胞的抗体介导。与红细胞结合产生 CAIHA 的抗体类型是什么？

A. IgG

B. IgM

C. IgA

D. IgE

15. 以下有三种药物与药物诱导的溶血性贫血有关，选出与药物性溶血性贫血不相关的药物。

A. 红霉素

B. 青霉素

C. α- 甲基多巴

D. 奎尼丁

16. 有几项实验室检查支持 Rh 阴性女性新生儿溶血病的诊断。在下面的选项中，只有一个试验在此评估中没有用处，请选出该选项。

A. 母亲血浆或血清中红细胞抗体的筛查试验

B. 必须监测胎儿溶血的严重程度，这可能需要羊膜穿刺收集羊水

C. Kleihauer-Betke 试验可用于确认和定量胎儿母体出血的严重程度

D. 父亲血浆或血清中红细胞抗原抗体的筛查试验

17. 以下关于 G6PD 缺陷症的描述中，哪一项是不正确的？

A. 大多数 G6PD 缺陷症的患者在暴露于过量的氧化剂之前临床表现良好

B. 外周血涂片中观察到靶形红细胞和镰刀状红细胞

C. 在 G6PD 缺陷症患者中，其中一种通过摄入引起溶血反应的氧化剂是蚕豆

D. 红细胞依赖于 G6PD 产生谷胱甘肽，谷胱甘肽中和氧化应激防止血红蛋白氧化

18. 关于铁粒幼细胞性贫血的描述，以下哪一项是正确的？

A. 被称为铁粒幼细胞的红细胞含有异常螯合铁的线粒体

B. 铁粒幼细胞性贫血的主要病因是缺乏丙酮酸激酶

C. 铁粒幼细胞性贫血表现为周期性（阵发性）溶血

D. 铁粒幼细胞性贫血与造血功能缺失有关

19. 在 80% 以上的病例中，真性红细胞增多症与以下哪种突变有关？

A. *btk* 突变

B. Janus 激酶 2（Janus kinase 2，*Jak-2*）突变

C. 凝血酶原 20210 突变

D. *α-Globin* 基因突变

20. 用没有明显疾病的人的血进行血红蛋白电泳，凝胶上最突出的条带代表以下哪一项？

A. α- 球蛋白链

B. 血红蛋白 A2

C. β- 球蛋白链

D. 血红蛋白 A

21. 以下哪一项是用于评估低渗环境中红细胞溶解的试验？

A. 直接抗球蛋白试验

B. 渗透脆性试验

C. Kleihauer-Betke 试验

D. 镰状细胞血红蛋白筛查试验

答案与解析

1. 正确答案是 C。MCV 是红细胞大小的相关指标，其他所有选项都是红细胞数量的相关指标。

2. 正确答案是 D。免疫性溶血性贫血与红细胞增生减低无关。免疫性溶血性贫血是由抗体介导的红细胞破坏造成的。

3. 正确答案是 B。缺铁性贫血是导致小红细胞、低 MCV 值的非常常见的原因。其他选项都与大红细胞有关。

4. 正确答案是 B。海因茨小体是灰黑色的圆形包涵体，只能通过活体染色（如结晶紫）才可见。它们存在于某些含有不稳定血红蛋白的患者中。豪 – 乔小体是点状、深紫色小体，不像帕彭海默小体，后者更不规则、颜色更灰。卡波环是环形深紫色的胞内结构。与豪 – 乔小体一样，它们是残留的细胞核碎片。

5. 正确答案是 C。球形红细胞是由于红细胞膜减少而缺乏中央淡染区的红细胞。靶形红细胞是因为多余膜的存在，而在中央区形成深色圆圈的红细胞。棘形红细胞是周围有钝状和棘状的突起，突起尖端呈球根状的红细胞。

6. 正确答案是 A。其他选项的红细胞形态均与免疫性溶血无关。球形红细胞也存在于一种罕见的遗传性疾病，该疾病为遗传性球形红细胞增多症。

7. 正确答案是 C。其他三个选项更可能与血管内而不是血管外溶血相关。

8. 正确答案是 D。小肠切除可能导致铁吸收不良。结直肠癌的慢性失血可导致铁的丢失。严格的素食饮食可能导致铁缺乏。肺栓塞不太可能与缺铁有关。

9. 正确答案是 C。血清铁蛋白的值有助于评估铁贮存状态。血清铁可反映红细胞生成情况。当血清铁降低时，红细胞生成受损，外周血涂片显示小红细胞。白细胞计数在缺铁性贫血的评估上临床价值有限。

10. 正确答案是 A。缺铁是全世界最常见的贫血原因，但在美国，最常见的原因是慢性病贫血。与慢性病贫血相关的最常见的疾病是类风湿关节炎和其他结缔组织病以及恶性肿瘤。

11. 正确答案是 A。选项 B 代表 α 地中海贫血轻型。选项 C 代表血红蛋白 Barts 病。选项 D 代表 α 地中海贫血（静止型）携带者。

12. 正确答案是 B。胃肠道吸收不良可能导致维生素 B_{12} 缺乏，最常见于恶性贫血。恶性贫血是由于胃黏膜的自身免疫作用影响，引起内因子缺乏而导致的。

13. 正确答案是 C。选项 A 代表镰状细胞的特征。纯合子血红蛋白 C 病比正确选项（C）代表的镰状细胞性贫血症状更轻。血红蛋白 E 在杂合和纯合形式下症状都相对温和。

14. 正确答案是 B。在温抗体型自身免疫性溶

血性贫血（WAIHA）患者中，IgG 抗体能在体温下与红细胞结合，产生溶血作用。

15. 正确答案是 A。其他三个选项均已知与药物诱导的溶血性贫血有关。

16. 正确答案是 D。父亲在这个过程中没有参与免疫反应，事实上，他向胎儿提供的红细胞抗原在母亲身上并不存在。这就解释了为什么母体会对胎儿红细胞产生免疫反应。

17. 正确答案是 B。外周血涂片最明显的现象是出现含有海因茨小体的红细胞和"咬痕细胞"。其他关于 G6PD 缺乏所致贫血的相关描述都是正确的。

18. 正确答案是 A。选项 B 指红细胞中的丙酮酸激酶缺乏引起的贫血。选项 C 描述的是阵发性睡眠性血红蛋白尿症（尽管是这个名称，但它是阵发性而不是夜间性的）。选择 D 是对纯红细胞再生障碍等疾病的描述。

19. 正确答案是 B。其他突变与真性红细胞增多症之外的疾病相关。BTK 基因突变与 X 连锁丙种球蛋白缺乏症相关。凝血酶原 20210 号突变与静脉血栓的形成相关。α- 珠蛋白基因的突变可以导致不同类型的 α 地中海贫血。

20. 正确答案是 D。血红蛋白电泳分离的是整个血红蛋白分子，而不是组成血红蛋白分子的单独肽链，如 α 或 β 链。血红蛋白 A2 在正常电泳图谱中仅占 2%～3%。

21. 正确答案是 B。渗透脆性试验用于评估红细胞在梯度低渗溶液中的溶解情况。与对照组相比，如果溶解增强，则为试验阳性。球形红细胞比正常的双凹红细胞溶解速度更快。

拓展阅读

[1] Annibale B, et al. Gastrointestinal causes of refractory iron deficiency anemia in patients without gastrointestinal symptoms. *Am J Med.* 2001;111:439–445.

[2] Beutler E. The common anemias. *JAMA.* 1988;259:2433.

[3] Beutler E, Waalen J. The definition of anemia: what is the lower limit of normal of the blood hemoglobin concentration? *Blood.* 2006;107:1747–1750.

[4] Bianchi P, Fermo E, Vercellati C, et al. Diagnostic power of laboratory tests for hereditary spherocytosis: a comparison study on 150 patients grouped according to the molecular and clinical characteristics. *Haematologica.* 2012; 97:516–523.

[5] Bilgrami S, Greenberg BR. Polycythemia rubra vera. *Semin Oncol.* 1995;22:307.

[6] Bolton-Maggs PH, Langer JC, Iolascon A, et al. Guidelines for the diagnosis and management of hereditary spherocytosis—2011 update. *Br J Haematol.* 2012;156:37–49.

[7] Bowie LJ, et al. Alpha thalassemia and its impact on other clinical conditions. *Clin Lab Med.* 1997;17:97.

[8] Cash JM, Sears DA. The anemia of chronic disease: spectrum of associated diseases in a series of unselected hospitalized patients. *Am J Med.* 1989;87:638–644.

[9] Fitzsimons EJ, et al. Erythroblast iron metabolism and serum soluble transferrin receptor values in the anemia of rheumatoid arthritis. *Arthritis Rheum.* 2002;47:166–171.

[10] Gehrs BC, Friedberg RC. Autoimmune hemolytic anemia. *Am J Hematol.* 2002;69:258–271.

[11] Geifman-Holtzman O, et al. Female alloimmunization with antibodies known to cause hemolytic disease. *Obstet Gynecol.* 1997;89:272–275.

[12] Goddard AF, et al. Guidelines for the management of iron deficiency anaemia. British Society of Gastroenterology. *Gut.* 2000;46(suppl 3–4):IV1–IV5.

[13] Harkness UF, Spinnato JA. Prevention and management of RhD isoimmunization. *Clin Perinatol.* 2004;722:721–742.

[14] Kettaneh A, et al. Pica and food craving in patients with iron-deficiency anemia: a case-control study in France. *Am J Med.* 2005;118:185–188.

[15] Lane PA. Sickle cell disease. *Pediatr Clin North Am.* 1996;43:639.

[16] Manci EA, et al. Causes of death in sickle cell disease: an autopsy study. *Br J Haematol.* 2003;123:359–365.

[17] Marchand A, et al. The predictive value of serum haptoglobin in hemolytic disease. *JAMA.* 1980;243:1909–1911.

[18] Nilsson-Ehle H, et al. Blood haemoglobin values in the elderly: implications for reference intervals from age 70 to 88. *Eur J Haematol.* 2000;65:297–305.

[19] Nissenson AR. Prevalence and outcomes of anemia in rheumatoid arthritis: a systematic review of the literature. *Am J Med.* 2004;116:50S–57S.

[20] Perrotta PL, Snyder EL. Non-infectious complications of transfusion therapy. *Blood Rev.* 2001;15:69–83.

[21] Rivera S, et al. Hepcidin excess induces the sequestration of iron and exacerbates tumor-associated anemia. *Blood.* 2005;105:1797–1802.

[22] Rosse WF, Ware RE. The molecular basis of paroxysmal nocturnal hemoglobinuria. *Blood.* 1995;86:3277.

[23] Wilson A, et al. Prevalence and outcomes of anemia in inflammatory bowel disease: a systematic review of the literature. *Am J Med.* 2004;116:44S–49S.

[24] Wolf AW, et al. Effects of iron therapy on infant blood lead levels. *J Pediatr.* 2003;143:789–795.

第 11 章　出血与血栓性疾病
Bleeding and Thrombotic Disorders

Elizabeth M. Van Cott　Michael Laposata　著

郭勇晖　苗林子　赵倩雯　胡秀梅　译　　屈晨雪　郑　磊　校

学习目标

1. 学习血栓形成和纤溶的基本分子机制。
2. 了解凝血功能障碍的基本分类。
3. 明确评估出血患者和血栓患者适合的实验室方法。
4. 学习不同止血障碍性疾病的典型临床和实验室特征。

止血障碍性疾病分为出血性疾病和血栓性疾病两大类。出血性疾病进一步分为凝血因子疾病和血小板疾病两类。为了更好地理解止血障碍性疾病，在讨论疾病之前，简单介绍正常止血机制。

一、生理止血

生理止血是凝血因子和血小板可控性活化，最终形成凝块，随后凝块溶解。这个过程既阻止了出血，又不会过度血液凝固（血栓形成）。有效止血是机体对血管完整性受到破坏（血管壁损伤）的快速和局部反应，因此血凝块仅会在有需要的时间和部位形成。

（一）血栓形成

血栓形成涉及血小板活化和随后通过凝血级联反应生成纤维蛋白。这两个过程将在后续部分分别讨论。

1. 血小板血栓形成

当血管受损伤时血小板暴露于血管内皮下，从而在体内引发血小板血栓形成。血小板黏附于内皮下，沿内皮表面伸展，并释放促进其他血小板聚集于该部位的物质。此外，血小板通过为凝血级联反应的几个步骤提供反应表面来加速纤维蛋白凝块形成。

血管性血友病因子（von Willebrand factor，vWF）患者中，血浆蛋白可以促进血小板与血管内皮下表面的黏附，尤其在高剪切力的血管中（如动脉快速血流比静脉慢血流具有更高的剪切力）。vWF 与血小板表面特定的受体结合。因此，vWF 缺乏会导致血小板与血管内皮细胞黏附不良。血管性血友病（von Willebrand disease，vWD）出血的严重程度因人而异。此外，还一种相关的血小板黏附缺陷发生在血小板缺乏 vWF 受体的患者中，这种出血性疾病被称为巨血小板综合征，是由于血小板无法与 vWF 结合所导致。

血小板活化是由于血小板激动药与血小板膜上特定受体的相互作用引发。大部分血小板激动药为可溶性的，生理性血小板激动药包括腺苷二磷酸（adenosine diphosphate，ADP）、凝血酶、肾上腺素、胶原蛋白和花生四烯酸的代谢产物血栓烷 A2。血小板激动药受体相互作用引发一系列血小板膜和胞质事件，包括胞内钙离子浓度增加、血小板形状从圆盘状变为多刺球状。胞内钙离子浓度的变化导致血小板收缩，使 α 和 δ 颗粒（也称为致密体）与血小板膜融合，并将其颗粒内容物释放到细胞外。成功的颗粒释放需要血栓烷 A2 参与，后者是通过环加氧酶代谢内源性花生四烯酸而来。环加氧酶可被阿司匹林不可逆地抑制，也可以被其他解热镇痛抗炎药可逆性地抑制。使用阿司匹林治疗可导致患者血小板分泌缺陷（颗粒内容物释放减少），这通常对有潜在止血功能障碍性疾病的患者具有临床意义。α 颗粒含有 vWF、纤维蛋白原、因子 V、两种血小板特异性蛋白质［血小板因子 4（platelet factor 4，PF4）和 β 血小板球蛋白（β-thromboglobulin，β-TG）］，以及许多其他蛋白质。δ 颗粒含有血清素、腺苷三磷酸（adenosine triphosphate，ATP）、ADP、焦磷酸盐、多磷酸盐和钙。其中一些物质的释放，尤其是 ADP，会激活附近未受刺激的血小板。α 或 δ 颗粒缺失或缺乏是几种先天性和获得性血小板功能障碍的特征，统称为贮存池障碍。有些患者的血小板含有适当数量且完整的颗粒，但不能在适当刺激下发生释放反应，属于血小板释放反应缺陷。因此，这类患者会有出血倾向。由于阿司匹林抑制血栓烷产生，因此服用该药物是血小板释放反应缺陷的常见原因。

血小板颗粒内容物释放后发生血小板聚集，即血小板相互结合形成血小板血栓。正常血小板聚集通过纤维蛋白原与血小板表面的纤维蛋白原受体结合而发生，后者（位于）血小板表面糖蛋白 IIb/IIIa 复合物（glycoprotein IIb/IIIa，GPIIb/IIIa）。GP IIb/IIIa 先天性地缺乏导致出血倾向，被称为格兰茨曼血小板功能不全（glanzmann thrombasthenia，GT）。

血小板表面为凝血途径的酶促反应提供了场所（见下文），如血小板膜可以结合因子 Xa/ 因子 Va 复合物，激活凝血酶原转变为凝血酶。因此，血小板活化和通过凝血级联反应形成的纤维蛋白是相互作用的生物过程。

2. 纤维蛋白凝块形成

凝血因子途径是一种酶促级联反应，酶原依次转化为完全活化的酶，后者再将其他酶原转化为其活化形式（图 11-1）。在直接形成纤维蛋白之前的最后步骤，可以通过内源性和外源性途径激活。因此，这部分通路称为共同途径。凝血途径中存在若干正反馈和负反馈机制以确保整个凝血途径在严格调控下进行。目前认为，内源性、外源性和共同途径中因子间的多种相互作用极其复杂。下文将描述凝血因子的相互作用，重点是基础反应。

凝血级联反应是由组织因子（曾被称为因子 III）的出现而引发。组织因子正常情况下不暴露于血中，当血管受伤时，组织因子出现于血中。它与因子 VII 和少量循环的活化因子 VII（因子 VIIa）结合，形成因子 VII 或 VIIa 与组织因子复合物。复合物中因子 VII 可以自动转化为因子 VIIa，从而产生更多因子 VIIa- 组织因子复合物。该复合物将内源性途径的因子 IX 激活为因子 IXa，共同途径的因子 X 激活为因子 Xa。因子 IXa 在因子 VIII 作为辅因子（或因子 VIIIa 它是一种更有效的辅因子）的支持下，将因子 X 激活为因子 Xa。因子 Xa 在因子 V 或更有效的因子 Va 的帮助下将凝血酶原（因子 II）转化为凝血酶（因子 IIa）。此时，凝血级联反应显著放大，凝血酶激活因子 VIII 转变为更有效的因子 VIIIa，激活因子 V 为其更有效的因子 Va 形式。此外，凝血酶将因子 XI 激活为因子 XIa，其与因子 VIIa 和组织因子一样，将因子 IX 激活为因子 IXa。凝血酶催化纤维蛋白原转化为纤维蛋白，然后因子 XIII 将其交联，产生稳定形式的纤维蛋白（凝块）。凝血酶也将因子 XIII 激活为因子 XIIIa。

因子 XII、前激肽释放酶（prekallikrein，PK）

和高分子量激肽原（high-molecular-weight kininogen，HMWK，在图 11-1 中显示为 HK）不是体内生成纤维蛋白所必需的成分，即使它们完全缺乏，机体出血风险也不会增加。然而，当因子Ⅻ接触胶原蛋白（因血管损伤而暴露）或多磷酸盐（从活化血小板中释放）时，内源性凝血途径会被激活。

上文描述的级联反应解释了两个长期存在的临床结果。首先，它解释了为什么因子Ⅷ和Ⅸ缺陷与出血倾向显著相关，因为这些因子在级联反应早期放大阶段很重要。因子Ⅶa 和组织因子将因子Ⅸ激活为因子Ⅸa，后者需要因子Ⅷ才能将因子 X 转化为因子 Xa。其次，对于因子Ⅻ、PK 和 HMWK 的缺陷与出血风险无关的临床观察，也由此得到解释，因为因子Ⅶa/TF 激活因子Ⅸ，凝血酶激活因子Ⅺ，绕过了对因子Ⅻ的需求。

两个凝血级联反应发生在血小板表面。第一个反应是因子 X 被激活为因子 Xa，这一过程是通过血小板结合的因子Ⅸa 和因子Ⅷa 激活的。第二个反应是与血小板结合的因子 Xa 和因子 Va 在后续级联反应中将凝血酶原（因子Ⅱ）转化为凝血酶（因子Ⅱa）。因此，大部分单个凝血因子缺陷病例以遗传为主，但通常更为常见的多个凝血因子缺陷病例不是遗传性的。抑制物是一种特定凝血因子的抗体，可以针对任何单个凝血因子产生，从而造成该凝血因子缺陷。此外，针对大多数因子的抑制物是很罕见的。

机体内有两种主要抑制途径，来限制凝血级

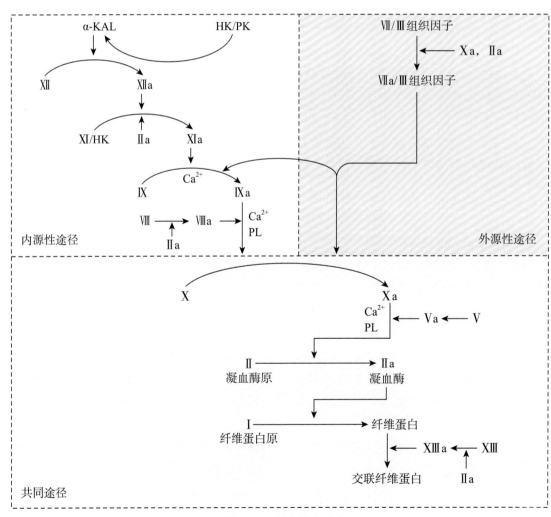

▲ 图 11-1　凝血瀑布反应
α-KAL.α 激肽；PK. 前激肽释放酶；HK. 高分子量激肽原；PL. 磷脂

联反应的放大速率，其中之一是蛋白 C- 蛋白 S 抗凝途径（图 11-2），凝血级联反应产生过量凝血酶，通过与内皮表面一种叫作血栓调节蛋白的结合，提供了中止凝血级联反应的信号。凝血酶 / 血栓调节蛋白复合物将蛋白 C 转化为其活化形式。活化的蛋白 C 与作为辅助因子的游离蛋白 S 结合。蛋白 S 还可以与 C4b 结合蛋白及一些其他数量有限的蛋白质结合，随即蛋白 S 失活。一旦游离的（未结合的）蛋白 S 与活化蛋白 C 结合，活化蛋白 C/ 蛋白 S 复合物会通过蛋白水解作用来降解因子 Va 和Ⅷa，通过灭活这两个活化的辅因子来减少凝血级联反应的通量。一种被称为 Leiden 突变的因子 V 突变，可以使因子 V 抵抗活化蛋白 C/ 蛋白 S 复合物的蛋白水解作用，这种情况被称为活化蛋白 C 抵抗，这使因子 Va 的促血栓形成作用持续存在并导致机体处于高凝状态。另一个控制凝血级联反应机制的是抗凝血酶（以前称为抗凝血酶Ⅲ）的抑制作用（图 11-3）。抗凝血酶本身抗凝作用有限，但在肝素或某些带负电荷的肝素样分子存在时，抗凝血酶构象发生改变，抑制活性增加 1000 倍，抗凝血酶和肝素都与活化的凝血因子结合，形成复合物使其能够抑制大部分活化的凝血因子。然而，抑制 Xa 因子过程不需要肝素直接结合活化的凝血因子。在抗凝血酶被肝素或相关分子激活后，Xa 因子仅与抗凝血酶结合，就可以被中和。短链肝素（低分子量肝素）的抗血栓形成作用主要针对因子 Xa，因为短链肝素主要仅抑制因子 Xa（抑制因子Ⅱa 需要更长链的肝素）。磺达肝癸钠是一种人工合成类肝素戊糖，专门抑制 Xa 因子。阿哌沙班、贝曲沙班、依度沙班和利伐沙班是新型抗凝剂，可直接抑制 Xa 因子，无须抗凝血酶参与。

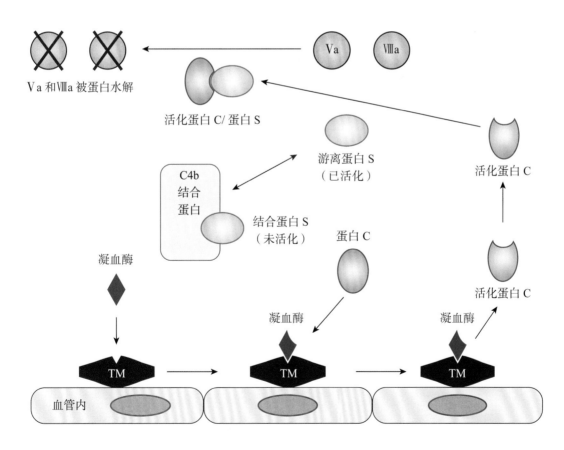

▲ 图 11-2　蛋白 C- 蛋白 S 抗凝血途径

TM. 血栓调节蛋白（经 Van Cott EM, Laposata M 允许转载，引自 Laboratory evaluation of hypercoagulable states. *Hematol Oncol Clin North Am.* 1998;12:1141-1166.）

应该注意的是，凝血级联反应中的所有凝血因子都是在肝脏合成的，因子 Ⅱ、Ⅶ、Ⅸ 和 Ⅹ 活性是维生素 K 依赖性的。组织因子在某些细胞上表达，而在其他细胞类型（如内皮细胞）中通常不表达。正常情况下，循环血浆中几乎没有组织因子的存在。它不仅仅在肝脏中合成。当血管受损伤时，内皮下组织因子会暴露于血液中，从而触发凝血级联反应的外源性途径。血液中凝血因子的半衰期有显著差异，凝血因子 Ⅶ 的半衰期最短，约为 5 小时，而凝血因子 ⅩⅢ 的半衰期最长，超过 120 小时。凝血因子血浆浓度范围也很广。循环凝血因子中的因子 Ⅶ 浓度最低，为 100～500ng/ml。浓度最高为纤维蛋白原，为 200～400mg/dl。

（二）纤维蛋白溶解

纤维蛋白溶解是血凝块受控溶解的过程，它发生在损伤血管开始愈合时，血凝块形成开始时就已在有限范围内进行。通过这种方式，纤溶蛋白溶解是一种限制过多血凝块形成的调节机制。

纤维蛋白溶解过程的主要参与者是纤溶酶，

它以纤溶酶原的形式存在（图 11-4）。纤溶酶原通过组织型纤溶酶原激活物（tissue-type plasminogen activator，tPA）转化为纤溶酶，纤溶酶降解纤维蛋白凝块。基因重组 tPA 是一种药物，通过溶解血栓（血栓分解）来治疗心肌梗死或脑卒中患者，以及其他部位有血栓形成的患者。来自基因合成的有临床疗效的 tPA 衍生物也用于溶栓。tPA 由内皮细胞释放，凝血酶可以增加其向血浆的分泌。纤溶酶原激活物抑制剂由血小板和内皮细胞分泌，特别是当它们被激活时，纤溶酶原激活物抑制剂通过阻断 tPA 的作用来稳定新形成的凝块，从而防止凝块过早溶解。纤溶酶降解纤维蛋白多聚体，

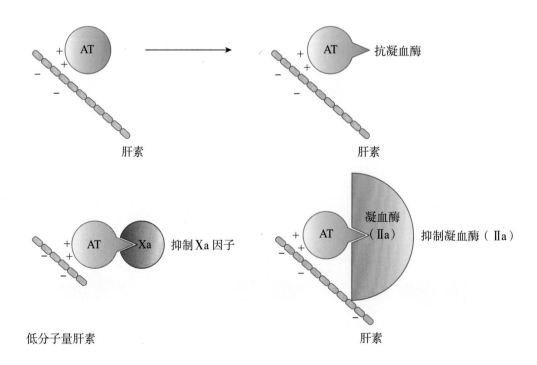

▲ 图 11-3　抗凝血酶的抗凝作用

AT. 抗凝血酶［经 Kabakibi A 等许可转载，引自 The hypercoagulable state. *Turnaround Times* (a newsletter for physicians at the Massachusetts General Hospital, Boston). 1994;3:1:1.］

在一定程度上也降解纤维蛋白原。通过特定和连续的蛋白水解裂解作用，产生纤维蛋白降解产物（fibrin degradation product，FDP）。这些 FDP（片段 X、Y、D、d- 二聚体和 E）可以在发生纤溶患者的血浆中检测到。纤溶酶原缺乏容易导致血栓形成，纤溶酶原激活物抑制剂缺乏可能增加出血风险。抗纤溶酶具有抑制纤溶酶的作用，但该作用仅在它处于血液循环时才发挥，当它与凝块结合时并没有这种作用。这点阻止了具有蛋白水解活性形式的纤溶酶循环，同时允许凝块内的纤溶酶溶解凝块。抗纤溶酶缺乏可导致出血倾向。

二、出血性疾病

图 11-5 展示了凝血功能障碍的分类。凝血功能障碍主要分为出血性疾病和血栓性疾病。出血性疾病分为两类，一类与凝血因子和纤溶途径因子缺陷相关，另一类与血小板数量异常或功能受损相关。单一凝血因子缺陷通常是先天性的，但偶尔也存在获得性单一凝血因子缺陷的情况。比如，与淀粉样变性相关的 X 因子缺陷就是获得性单一凝血因子缺陷的病例。抗纤溶酶缺乏也在本节列出，由于抗纤溶酶缺乏会导致纤溶酶活性增加和血凝块过度溶解，从而引发出血倾向。此外，还有一类主要的凝血因子异常是多个凝血因子缺陷，常见与多

个凝血因子缺陷相关的情况有：①维生素 K 缺乏或华法林摄入（导致凝血因子 Ⅱ、Ⅶ、Ⅸ、Ⅹ 及蛋白 C 和蛋白 S 减少）；②弥散性血管内凝血会导致多种凝血因子的消耗；③肝脏疾病会致凝血因子合成减少；④肝素可以抑制多种活化的凝血因子，肝素用药会导致大多数活化的凝血因子失活。

血小板相关出血性疾病主要分为血小板数量异常和血小板质量异常。血小板数量异常包括血小板减少症和血小板增多症。血小板减少症可由血小板破坏增多或生成减少导致。各种免疫性或非免疫性因素可以导致血小板破坏增多。血小板生成减少的常见原因包括转移癌或血液系统恶性肿瘤引起的骨髓肿瘤浸润，以及化疗药物诱导的血小板减少症。血小板减少症也可能由于血小板在脾脏中滞留过多而引发，常见于脾大患者。

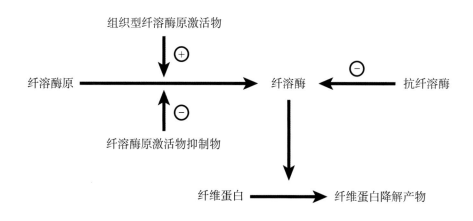

▲ 图 11-4　纤溶途径
+ 表示组织型纤溶酶原激活物将纤溶酶原转化为纤溶酶，- 表示抑制作用［经 Kabakibi, A 等许可转载，引自 The hypercoagulable state. *Turnaround Times* (a newsletter for physicians at the Massachusetts General Hospital, Boston). 1994;3:1:1.］

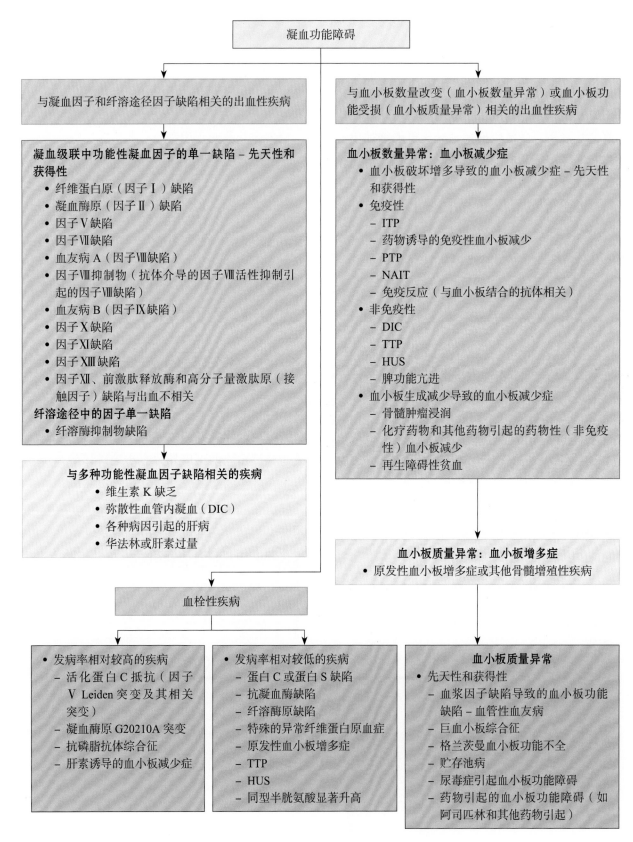

▲ 图 11-5　凝血功能障碍的分类

HUS. 溶血性尿毒综合征；DIC. 弥散性血管内凝血；TTP. 血栓性血小板减少性紫癜；ITP. 免疫性血小板减少性紫癜；
PTP. 输血后紫癜；NAIT. 新生儿同种免疫性血小板减少

血小板增多症比血小板减少症少见，血小板增多症可分为反应性血小板增多症和肿瘤性血小板增多症，反应性血小板增多症是因应激导致血小板生成增多而引起的血小板数量一过性增多，肿瘤性血小板增多症最常见于骨髓增殖性疾病，其次见于骨髓增生异常性疾病。

血小板质量异常的特点是血小板计数正常而功能异常。血管性血友病（von willebrand disease，vWD）是一种表现为血小板功能缺陷性疾病，这种疾病是源于血小板外的缺陷，因为血管性血友病因子主要在内皮细胞中合成。血管性血友病因子覆盖在活化血小板的表面，使其黏附在受损伤血管表面，形成血小板血栓。

血小板功能缺陷的其他原因是血小板本身异常。这些疾病可能是先天性的或获得性的。相对于极为少见的先天性血小板功能缺陷，获得性血小板功能缺陷更为常见。先天性血小板功能缺陷包括格兰茨曼血小板功能不全、巨血小板综合征和贮存池病。常见的获得性血小板功能缺陷包括药物诱导的血小板功能缺陷，如阿司匹林和氯吡格雷（波立维）引起的血小板功能缺陷和肾功能受损尿毒症引起的血小板功能缺陷。

（一）纤维蛋白原缺乏

1. 定义

纤维蛋白原在肝细胞合成。纤维蛋白原生成异常分为先天性或获得性，通常包括正常纤维蛋白原分子生成减少（无纤维蛋白原血症和低纤维蛋白原血症）或异常纤维蛋白原生成（异常纤维蛋白原血症，表 11–1）。

(1) 先天性无纤维蛋白原血症和低纤维蛋白原血症：分别为正常纤维蛋白原生成缺失和生成减少所致。一般来说，纯合子变异导致无纤维蛋白原血症，杂合子变异导致低纤维蛋白原血症，这两种疾病都很罕见。纯合子有轻度至中度的自发性出血倾向，临床表现包括脐带残端出血和黏膜出血，以及与失血相关其他可能的症状和体征。外伤或手术后可能会出现严重出血。低纤维蛋白

血症患者通常无症状，但手术或外伤后可能出现严重出血。

(2) 先天性异常纤维蛋白原血症：是由于遗传基因编码异常生成异常纤维蛋白原分子所致，这种异常纤维蛋白原分子生成量正常或接近正常。异常纤维蛋白原血症纯合子患者体内所有纤维蛋白原都是异常的，杂合子患者体内约 50% 的纤维蛋白原异常。虽然数百种异常纤维蛋白原被发现，但一些异常纤维蛋白原血症的患者没有症状，因此实际发病率尚不清楚。纯合子可能有轻度出血倾向，其原因可能是异常纤维蛋白原分子裂解太慢而无法形成纤维蛋白单体，或者是异常纤维蛋白单体聚合速度太慢。出血倾向的特点是容易出现瘀斑或自发性瘀斑、月经过多、手术或外伤后出血时间延长或严重出血。杂合子通常无症状，但可能会出现手术或外伤后出血量多。一些特殊类型异常纤维蛋白原血症（10%～15%）与血栓形成风险增加相关，并没有出血。只有极少数类型的先天性异常纤维蛋白原血症与出血和血栓均相关。

(3) 获得性低纤维蛋白原血症：主要见于肝病晚期、消耗性凝血障碍（如 DIC）患者和接受溶栓治疗的患者。

(4) 获得性异常纤维蛋白原血症：是指获得性因素产生正常或接近正常数量的异常纤维蛋白原分子，最常见于急性或慢性肝病患者，尤其是原发性或转移性肝脏恶性肿瘤患者。患者是否出现症状取决于 2 个因素：①是否同时产生足量的正常纤维蛋白原分子能够完成正常止血功能；②异常纤维蛋白原分子是否能像正常纤维蛋白原分子一样完成交联（见肝脏疾病中的凝血异常）。

2. 诊断

见表 11-1 汇总的纤维蛋白原缺陷患者的实验室检查内容。

（二）凝血酶原（因子 Ⅱ）缺乏

1. 定义

凝血酶原（因子 Ⅱ）是凝血酶（因子 Ⅱa）的前体，凝血酶在凝血级联反应的共同途径中将纤维蛋白原转化为纤维蛋白。无论是遗传的还是获得性的凝血酶原缺乏都可能导致出血倾向。遗传性凝血酶原异常非常罕见。与纤维蛋白原一样，凝血酶原异常有两种主要形式，第一种是正常凝血酶原分子的生成减少或完全缺乏，第二种是生成数量正常但活性降低的异常凝血酶原分子（功能障碍型或异常凝血酶原血症）。杂合子患者通常具有约 50% 的正常凝血酶原活性，可能无症状或有出血倾向。在一项队列研究中，杂合子患者 83% 有出血表现，因子 Ⅱ 水平为 21%～35%。纯合子凝血酶原异常通常具有正常活性的 1%～25%，有轻度至重度出血倾向。获得性凝血酶原缺乏通常伴有因子 Ⅶ、Ⅸ 和 Ⅹ 缺陷，见于维生素 K 缺乏和华法林（香豆素）治疗后，或者见于多种凝血因子缺陷的肝病或 DIC 中，或者见于某些狼疮抗凝物患者伴随单一凝血因子缺陷，或者出现在使用牛凝血酶治疗患者中，这些患者产生了针对凝

<table>
<tr><td>提示</td></tr>
</table>

获得性低纤维蛋白原血症主要见于肝病晚期、消耗性凝血障碍（如 DIC）患者和接受溶栓治疗的患者。

血酶原的抗体（针对因子 Ⅴ 的抗体也不少见）。出血表现取决于凝血酶原的活性水平，大于正常值的 50% 时通常不会发生出血。

2. 诊断

见表 11-2 汇总的凝血酶原缺乏患者的实验室检查及诊断内容。

（三）因子 Ⅴ 缺陷

1. 概述

因子 Ⅴ 是一种高分子量蛋白质（约 300 000Da），可作为加速反应的辅因子促进 Ⅹa 将凝血酶原酶转化为凝血酶。当凝血酶将因子 Ⅴ 裂解为因子 Ⅴa 时，其辅因子活性显著增加。因子 Ⅴa 和 Ⅷa 能被活化的蛋白 C 降解。单独因子 Ⅴ 缺陷而引起的出血很罕见。

因子 Ⅴ 杂合和纯合缺陷的表现已有报道，杂合子患者的因子 Ⅴ 水平通常约为正常人活性的 50%，可能有出血表现或无症状。在 19 名杂合子患者的队列研究中，50% 有出血表现，因子 Ⅴ 活

检查项目	结果/评价			
	数量缺乏		**异常纤维蛋白原血症（质量缺陷）**	
	无纤维蛋白原血症	低纤维蛋白原血症	纯合	杂合
PT	显著延长	正常或轻度延长	显著延长	正常或轻度延长
PTT	显著延长	正常或轻度延长	显著延长	正常或轻度延长
功能性纤维蛋白原	减低	轻度减低或正常	减低	轻度减低或正常
免疫法纤维蛋白原	减低	轻度减低或正常	正常	正常
凝血酶时间	延长	正常或延长	延长	延长
蛇毒凝血酶时间	延长	正常或延长	延长	延长

表 11-1　纤维蛋白原缺陷的实验室检查

PT. 凝血酶原时间；PTT. 部分凝血活酶时间

性为 21%～55%。纯合子患者因子 V 活性波动在 50% 以下，如果因子 V 活性为 10% 或更低，通常有出血症状。

与其他凝血因子一样，遗传性因子 V 缺陷的两种主要形式为，即正常分子生成减少或缺失（缺失型）和生成数量正常但活性降低的异常分子（功能障碍型）。罕见的因子 V 和 Ⅷ 联合缺乏是由于因子 V 和因子 Ⅷ 细胞内转运的遗传因素缺陷所致。获得性因子 V 缺陷主要发生于肝功能障碍或 DIC。

2. 诊断

见表 11-2 汇总的凝血因子 V 缺陷患者的实验室检查及诊断内容。

（四）因子 Ⅶ 缺陷

1. 定义

因子 Ⅶ 是一种维生素 K 依赖的凝血因子前体，被凝血酶、因子 Ⅹa 或因子 Ⅸa 激活后转化为因子 Ⅶa，之后在钙和组织因子存在的情况下，这种激活的 Ⅶ 因子将结合了磷脂的因子 Ⅹ 转化为因子 Ⅹa。Ⅶa 还可以将因子 Ⅸ 转换为因子 Ⅸa。因子 Ⅶ 缺陷分为遗传性或获得性。

遗传性因子 Ⅶ 缺陷罕见，可能表现为正常分子生成减少或缺失（缺失型）或生成数量正常但活性降低的异常分子（功能障碍型）。通常，遗传性单一因子 Ⅶ 缺陷的杂合子患者因子 Ⅶ 活性约为 50%。在 88 名杂合子患者的队列研究中，36% 有出血倾向，因子 Ⅶ 活性为 21%～69%。在纯合子患者中，因子 Ⅶ 活性为 50% 以下。这些患者的出血风险很难预测，因为因子 Ⅶ 活性与患者出血倾向的相关性较差，通常因子 Ⅶ 活性低于 10% 与严重自发性出血相关，但相当一部分因子 Ⅶ 活性低于 2% 的患者并不发生出血。获得性因子 Ⅶ 缺陷常常伴随因子 Ⅱ、Ⅸ 和 Ⅹ 缺陷，发生在维生素 K 缺乏时和华法林（香豆素）治疗后；或者见于多种凝血因子缺陷的肝病或 DIC 患者。

曾有报道凝血因子 Ⅶ 缺陷患者发生颅内出血，最常见于 1 岁以内的婴儿。因子 Ⅶ 活性升高则与

> **提示**
>
> - 凝血酶原异常主要有两种形式：①是正常凝血酶原分子生成减少或完全缺乏；②是生成数量正常的异常凝血酶原分子，异常凝血酶原分子活性降低（功能障碍型或异常凝血酶原血症）。
> - 遗传性因子 Ⅶ 缺陷纯合子出血风险很难预测，因为因子 Ⅶ 活性水平与患者出血倾向的相关性较差，相当一部分因子 Ⅶ 低于 2% 的患者并不发生出血。

心血管疾病风险增加相关。

2. 诊断

见表 11-2 汇总的因子 Ⅶ 缺陷患者的实验室检查及诊断内容。

（五）血友病 A（因子 Ⅷ 缺陷）

1. 定义

血友病 A 是一种由凝血因子 Ⅷ 促凝活性缺陷引起的出血性疾病。因子 Ⅷ 与 vWF 结合并在血浆中循环。约 90% 血友病 A 患者合成含量减低但结构正常的因子 Ⅷ，10% 血友病 A 患者合成含量正常但分子结构异常（无功能型）的因子 Ⅷ。血友病 A 呈 X 连锁隐性遗传，65%～75% 的患者有家族史。美国男性中的发病率为 1/ 万，女性携带者很少有症状。在临床上无法区分血友病 A 和血友病 B（因子 Ⅸ 缺陷，见下文）。出血的可能性取决于因子 Ⅷ 含量。大多数患者（50%～70%）疾病程度较重。以下为疾病严重程度分类。

- 轻度：因子 Ⅷ 水平为正常值的 6%～20%，自发性出血罕见。
- 中度：因子 Ⅷ 水平为正常值的 1%～5%，偶见自发性出血。
- 重度：因子 Ⅷ 水平低于正常值的 1%，伴有频繁自发性出血。

如果没有预防性治疗来提高凝血因子水平，所有血友病患者（A 型和 B 型）都可能出现创伤

表 11-2	凝血因子缺陷的实验室检查		
缺陷因子	PT 是否延长	PTT 是否延长	其他对诊断或解释有意义的检测项目
纤维蛋白原（表 11-1）			
凝血酶原（因子Ⅱ）	是	是（通常不如 PT 延长明显）	因子Ⅱ检测。选择性进行其他凝血因子检测以确定因子Ⅱ减低是否同时伴有其他凝血因子减低，尤其是因子Ⅶ、Ⅸ和Ⅹ（通常可以明确因子Ⅱ减低的病因） 狼疮抗凝物检测。确定因子Ⅱ减低是否与狼疮抗凝物有关
因子Ⅴ	是	是（通常不如 PT 延长明显）	因子Ⅴ测定。选择性进行其他凝血因子检测以确定因子Ⅴ减低是否同时伴有其他凝血因子缺陷
因子Ⅶ	是	否	因子Ⅶ检测。选择性进行其他凝血因子检测以确定因子Ⅶ减低是否同时伴有其他凝血因子减低，尤其是因子Ⅱ、Ⅴ、Ⅸ和Ⅹ
因子Ⅷ	否	是	因子Ⅷ和因子Ⅸ检测，因为这两种凝血因子缺陷病在临床表现上无法区分 血管性血友病因子抗原和瑞斯托霉素辅助因子检测，以确定因子Ⅷ水平降低是由于血友病 A 或者血管性血友病
因子Ⅸ	否	是	因子Ⅷ和因子Ⅸ检测，因为这两种凝血因子缺陷病在临床表现上无法区分。选择性进行其他凝血因子检测以确定因子Ⅸ减低是否同时伴有其他凝血因子减低，尤其是因子Ⅱ、Ⅶ和Ⅹ
因子Ⅹ	是	是（通常不如 PT 延长明显）	因子Ⅹ检测。选择性进行其他凝血因子检测以确定因子Ⅹ减低是否同时伴有其他凝血因子减低，尤其是因子Ⅱ、Ⅶ和Ⅸ
因子Ⅺ	否	是	因子Ⅺ检测
因子Ⅻ	否	是	因子Ⅻ检测
前激肽释放酶	否		前激肽释放酶检测
高分子量激肽原	否	是	高分子量激肽原检测
因子ⅩⅢ	否	否	因子ⅩⅢ缺陷的筛查试验为评估患者血凝块在尿素中的溶解度（因子ⅩⅢ水平低于 2% 的患者血凝块会发生溶解），也可进行不涉及血凝块溶解的凝血因子定量分析，能够检测出因子ⅩⅢ的轻度缺乏

PT. 凝血酶原时间；PTT. 部分凝血活酶时间

或手术后严重出血。血友病（A 型和 B 型）的特征性出血包括关节内（关节）、颅内和肌肉出血，B 型还可能产生筋膜室压迫综合征。轻微割伤和擦伤后容易出现瘀斑和长时间出血也是该病的特征。出血通常在受伤后延迟发生，并且可能在受伤数小时后发生病理性出血。患者一期止血（依赖血小板血栓形成）完善，但二期止血（依赖凝血级联反应产生纤维蛋白凝块）存在缺陷。多达 15%

血友病 A 患者在病程中某个时段会产生因子Ⅷ抑制物（即针对因子Ⅷ的抗体）。该抑制物仅出现于输注因子Ⅷ制剂的患者中，尤其见于因子Ⅷ含量低于 1% 的患者。因子Ⅷ抑制物偶尔可出现在非血友病患者中（见因子Ⅷ抑制物）。

2. 诊断

见表 11-2 有关因子Ⅷ缺乏的实验室检查及诊断内容。

（六）因子Ⅷ抑制物

1. 定义

因子Ⅷ抑制物本质是抗体，通常是 IgG，能够与因子Ⅷ结合并抑制其促凝活性。

因子Ⅷ抑制物可见以下几种临床情况。

* 因子Ⅷ抑制物最常出现在血友病 A 患者中，10%～15% 血友病 A 患者会出现因子Ⅷ抑制物，使针对出血的治疗更加困难。绝大多数出现因子Ⅷ抑制物的血友病 A 病例为重度血友病 A（因子Ⅷ活性＜1%）。抑制物的形成与外源性因子Ⅷ输注有关，通常在治疗的前 100 天内出现。在血友病 A 治疗中可以观察到两种免疫反应性，第一种是高反应性，注射因子Ⅷ后可产生高滴度的抑制物，即使没有再次接触因子Ⅷ，数月至数年内Ⅷ抑制物仍然维持在高滴度水平，这类患者再次接触因子Ⅷ后 3～7 天通常会出现快速免疫记忆应答。第二种模式反应水平较低，即使再次暴露，抑制物通常仍保持较低滴度，并且偶尔会消失并自发地再次出现，免疫记忆应答在低反应者中即使有也很微弱。

* 产后人群可能会自发出现因子Ⅷ抑制物，通常在第一个孩子出生后 2～5 个月出现，并在 12～18 个月后自然消失。其临床异质性强，曾有患者因出血而死亡的报道。母亲和胎儿的抗原差异并不能充分解释因子Ⅷ抑制物的产生，其产生的机制仍未可知。

* 因子Ⅷ抑制物可能出现在过敏反应和免疫反应增强的患者中，具体可为以下几类疾病的患者。

  ① 类风湿关节炎。

  ② 系统性红斑狼疮。

  ③ 对青霉素、氯霉素、磺胺类和苯妥英等的药物反应。

  ④ 恶性肿瘤。

  ⑤ 哮喘。

  ⑥ 克罗恩病。

  ⑦ 溃疡性结肠炎。

  ⑧ 天疱疮。

  ⑨ 多发性骨髓瘤。

* 抑制物可能出现于无任何明显基础疾病的患者中，这些患者通常为老年人，抑制物可能在数月内缓解，或者持续数年，或者在免疫抑制治疗后消失。

在血友病 A 患者中，对因子Ⅷ浓缩制剂治疗反应不佳可能是因子Ⅷ抑制物存在的首要迹象，或者可能出现出血事件频率增加。在非血友病患者中，出现出血倾向通常是自发性因子Ⅷ抑制物的特征性表现。预后最好的是抑制物滴度低的患者、围产期女性和无基础疾病的患者。

2. 诊断

见表 11-3 汇总的有关因子Ⅷ抑制物的实验室检查内容。

（七）血友病 B（因子Ⅸ缺陷）

1. 定义

血友病 B 是一种遗传性出血性疾病，是由于因子Ⅸ促凝活性缺陷引起的。因子Ⅸ是一种维生素 K 依赖性凝血因子，其活性形式（因子Ⅸa）是凝血级联内源性途径中的一种丝氨酸蛋白酶。70%～90% 血友病 B 患者凝血因子Ⅸ结构正常但数量缺乏，10%～30% 的患者生成无功能的异常因子Ⅸ。该病遗传方式为性连锁遗传，男性受累，女性为携带者。在血友病 B 患者中，60%～70% 有出血家族史。血友病 B 患病率远低于血友病 A，美国男性中血友病 B 的发病率约为 1/50 000，而血友病 A 的发病率约为 1‰。与血友病 A 相同，血友病 B 女性携带者通常无症状。获得性因子Ⅸ缺陷常常伴随因子Ⅱ、Ⅶ和Ⅹ缺陷，发生在维生素 K 缺乏和华法林治疗后的患者中；在肝病、DIC

或肾病综合征患者中，获得性因子 IX 缺陷可伴随其他凝血因子缺陷。

如前所述，血友病 B 与血友病 A 在临床表现上无法区分，出血严重程度取决于残存的因子 IX 活性。

- 轻度：因子 IX 活性为正常值的 6%～20%，自发性出血罕见。
- 中度：因子 IX 活性为正常值的 1%～5%，偶见自发性出血。
- 重度：因子 IX 活性低于正常值的 1%，伴有频繁自发性出血。

如果没有预防性治疗提高因子水平，外伤或术后血友病 B 患者可能出现严重出血。血友病 B 的出血表现与血友病 A 相似，包括深部组织出血、关节内出血（关节积血）、颅内出血（可能致命）及可能导致筋膜室压迫综合征的肌肉出血。血友病患者还可发生严重的黏膜出血，尤其是在牙科手术后。

1%～5% 的血友病 B 患者会出现针对因子 IX 的抑制物，其抗体通常滴度很高且治疗后仍经常发生严重出血。

2. 诊断

见表 11-2 汇总的有关因子 IX 缺陷的实验室检查及诊断内容。

（八）因子 X 缺陷

1. 定义

遗传性单一因子 X 缺陷是一种罕见的疾病，

提示

血友病 B 是一种由因子 IX 的促凝活性缺陷引起的遗传性出血性疾病。

分为纯合子和杂合子。纯合子患者因子活性通常低于正常活性的 2%。杂合子患者因子活性通常为正常活性的 40%～70%。在 15 名杂合子患者队列研究中，其中 33% 有出血倾向，因子 X 水平为 23%～47%。因子 X 水平低于 10% 的患者自发性大出血风险高，因子 X 水平高于 40% 的患者通常无症状。与其他因子缺陷一样，遗传性因子 X 缺陷有两种主要形式，即分子结构正常但合成减少或缺失（缺失型）及含量正常但分子结构异常（功能障碍型）。

获得性因子 X 缺陷可能因服用华法林或维生素 K 缺乏引起（同时存在因子 II、VII 和 IX 缺陷），或者继发于肝脏疾病（伴有肝脏合成的其他凝血因子缺陷），或者由 DIC 引起，或者在淀粉样变性时作为单一缺陷的凝血因子。淀粉样变性时，X 因子与细胞外淀粉样纤维不可逆结合，从而从血循环中被清除。

2. 诊断

见表 11-2 汇总的有关因子 X 缺陷的实验室检查及诊断内容。

表 11-3 因子 VIII 抑制物的实验室检查	
检查项目	结果 / 注释
PT	正常
PTT	延长，患者血浆和正常血浆 1:1 混合孵育 0 分钟的 PTT（即混合后立即进行 PTT）可以纠正，但混合血浆在 37℃孵育更长时间后（60 或 120 分钟）PTT 延长；若血浆中含有具有临床意义的因子 VIII 抑制物，混合血浆孵育 60～120 分钟后的 PTT 通常比孵育 0 分钟时 PTT 延长 8 秒以上
因子 VIII	降低
因子 VIII 抑制物检测	用于抑制物的定量，抑制物水平以贝塞斯达单位（BU）表示，1BU/ml 是指使因子 VIII 活性降低 50% 的抑制物量

PT. 凝血酶原时间；PTT. 部分凝血活酶时间

（九）因子XI缺陷

1. 定义

因子XI缺陷是一种常见的疾病。纯合子患者因子XI活性通常低于正常活性的 20%。杂合子患者因子XI活性通常是正常活性的 20%～70%。几乎所有因子XI缺陷的病例都表现为正常结构分子的生成减少或缺陷，而不是分子结构异常或功能缺陷。

绝大多数因子XI缺陷发生在犹太人中，尤其是德系血统的犹太人。在德系人群中，纯合缺陷的发病率为 0.2%～0.3%，而杂合缺陷的患病率更高，为 5.5%～11.0%。

杂合子和纯合子的出血倾向临床异质性都比较大。因子XI水平为 15%～20% 的患者自发性出血不常见，但经常出现术后出血，而因子XI水平为 20%～65% 的患者往往无症状，术后出血概率很低。出血症状与因子XI活性水平无显著相关性。一些纯合子患者的部分凝血酶原时间（PTT）延长，因子XI水平低于 10%，但即使术后也无出血症状。相对于因子XI的测定水平，患者出血倾向与其亲属出血倾向更密切相关。这种现象的解释是，某些突变会造成因子XI水平降低和PTT延长，但这在体内并没有重要临床意义，因为它们仅会影响体外凝血因子测定试验中该因子的活性，而这些试验并不能准确反映体内凝血过程。这种解释对影响凝血因子的所有突变都适用。获得性因子XI缺陷可能继发于妊娠、蛋白尿、肝功能障碍和 DIC。

2. 诊断

见表 11-2 汇总了有关因子XI缺陷患者实验室评估的信息。

（十）接触因子缺陷

1. 定义

接触因子（最初认为其通过接触受损伤的血管壁而激活凝血级联反应，因此而命名）包括因子XII、前激肽释放酶和高分子量激肽原。虽然体内的凝血级联反应并不依赖于这些因子，但由于PTT 检测试验涉及这些因子，任何一种接触因子

缺陷都会导致 PTT 延长。因子XII、PK 或 HMWK 任何程度的缺陷均无出血倾向的报道。因子XII缺陷相当普遍，患者多达数千人，尤其在亚裔和患有扁桃体炎的儿童中很多。HMWK 和 PK 缺陷则很少见。

数十年前，部分凝血活酶时间监测是在没有激活剂的条件下进行的，凝血时间显著延长。50 多年前，在检测试剂中添加了激活剂，此后临床检测才不再使用未激活的 PTT 试验。因此本书中使用术语部分凝血活酶时间和 PTT，而不用"活化部分凝血活酶时间"和"APTT"。

2. 诊断

见表 11-2 汇总的有关接触因子（因子XII、前激肽释放酶、高分子量激肽原）缺陷的实验室检查及诊断内容。

（十一）因子XIII缺陷

1. 定义

因子XIII以酶原形式循环于血浆中，可被凝血酶转化为其活性形式（因子XIIIa）。因子XIIIa可以催化相邻纤维蛋白单体之间形成共价键，从而稳定纤维蛋白凝块，并抵抗纤溶酶降解。先天性因子XIII缺陷罕见。纯合子患者的出血特点表现为新生儿脐带残端出血（临床上超过 90% 因子XIII明显缺陷患者有此表现）、颅内出血、流产和创伤后血肿，出血通常在创伤后数小时至数天延迟发生。因子XIII轻度或中度缺陷的患者可能出现皮肤黏膜出血或者无症状。因子XIII水平高于 30% 的患者通常无症状。

2. 诊断

见表 11-2 汇总的有关因子XIII缺陷的实验室检查及诊断内容。

（十二）抗纤溶酶缺乏

1. 定义

抗纤溶酶或纤溶酶抑制物（以前称为 α_2 抗纤溶酶）是一种糖蛋白（GP），它以多种方式调节纤溶过程（图 11-4）。它阻断纤溶酶（发挥主要纤溶作用的酶）和其他丝氨酸蛋白酶（其中一些是凝

血因子）的酶活性，并且抑制纤溶酶原与纤维蛋白的结合。出血倾向与先天性纤溶酶抑制物缺乏有关，这是一种极为罕见的疾病，只有当纯合子的纤溶酶抑制物活性低于正常的 10% 时才出现临床表现，出血患者可能表现为黏膜出血（特别是泌尿生殖道）、皮下血肿、自发性瘀斑和外伤后严重出血。大多数杂合子无症状，少数有症状的仅为轻微的出血倾向。获得性纤溶酶抑制物缺乏多见于肝病、肾病综合征、淀粉样变性、DIC 和溶栓治疗后。溶栓治疗中，纤溶酶原被转化为纤溶酶并进一步形成纤溶酶 – 抗纤溶酶复合物，因此剩余的抗纤溶酶含量减少。

2. 诊断

见表 11-4 汇总的有关抗纤溶酶缺乏的实验室检查内容。

表 11-4　抗纤溶酶缺乏的实验室检查	
检查项目	结果 / 注释
PT	正常
PTT	正常
抗纤溶酶	降低

PT. 凝血酶原时间；PTT. 部分凝血活酶时间

（十三）维生素 K 缺乏

1. 定义

成人维生素 K 缺乏最常继发于疾病或药物治疗，很少出现饮食不足引起的缺乏。以下为维生素 K 缺乏的原因。

- 华法林治疗（减少有活性维生素 K 的量）。
- 抗生素治疗（能够抑制合成维生素 K 的肠道菌群）。
- 吸收不良综合征，如囊性纤维化、口炎性腹泻、溃疡性结肠炎、克罗恩病、寄生虫、感染、短肠综合征和回肠空肠吻合术（用于治疗病理性肥胖）。
- 饮食限制，维生素 K 摄入量偶然性减少。
- 长期全胃肠外营养。

虽然体内的凝血级联反应并不依赖于这些接触因子，但由于设定的 PTT 检测试验涉及这些因子，任何一种接触因子的缺陷都会导致 PTT 延长。因子 XII、PK 或 HMWK 任何程度的缺陷均无出血倾向报道。

- 胆道梗阻。

如果维生素 K 摄入（肠内和肠外）和内源性产生都被切断，维生素 K 可在短短 2 周内耗尽。维生素 K 缺乏早期，由于因子 VII 和 IX 半衰期较短，会出现仅因子 VII，或仅因子 VII 和 IX 减少。维生素 K 轻度缺乏患者可能表现为无症状的 PT 延长，严重维生素 K 缺乏表现为严重的自发性出血。PT 延长的程度并不能准确预测出血风险。

大多数抗生素会破坏细菌菌群，因此在出血患者中需考虑这种可能造成维生素 K 缺乏的原因。某些头孢菌素会比其他抗生素更快引起维生素 K 缺乏，第 3 位带有 N- 甲基硫四唑（methylthiotetrazole，MTT）基团的头孢菌素可以直接抑制维生素 K 依赖的羧化酶，该酶负责将凝血因子 II、VII、IX、X 转化为其活性形式。MTT 类头孢菌素类包括头孢孟多、头孢哌酮、头孢替坦、拉氧头孢、头孢美唑和头孢甲肟。当维生素 K 缺乏高风险的患者使用 MTT 类头孢菌素治疗时，建议每周采用维生素 K 进行预防。

2. 诊断

见表 11-5 汇总的有关维生素 K 缺乏的实验室检查内容。

（十四）弥散性血管内凝血

1. 定义

弥散性血管内凝血（disseminated intravascular coagulation，DIC）是一种常见的获得性凝血障碍，继发于多种基础疾病。DIC 最常见的病因是感染，10%～20% 的革兰阴性脓毒症患者可发展为 DIC。引起 DIC 的其他原因包括产科并发症（如死胎滞

表 11-5　维生素 K 缺乏的实验室检查	
检查项目	结果 / 注释
PT	通常延长
PTT	可能延长，取决于严重程度
因子 Ⅱ、Ⅶ、Ⅸ 和 Ⅹ，蛋白 C 和蛋白质 S	因子 Ⅱ、Ⅶ、Ⅸ 和 Ⅹ 及蛋白 C 和蛋白质 S 的联合缺乏可以诊断维生素 K 缺乏或摄入华法林等维生素 K 拮抗药，特别是在非维生素 K 依赖性凝血因子（如因子 Ⅴ）水平正常的情况下。由于因子 Ⅶ 和蛋白 C 在血浆中的半衰期最短，它们先于其他凝血因子减低

PT. 凝血酶原时间；PTT. 部分凝血活酶时间

留、胎盘早剥、羊水栓塞、高渗盐水引产和感染性流产）、广泛组织损伤（包括外伤、缺血、梗死和烧伤）、肝脏疾病、ABO 血型不合的输血和成人呼吸窘迫综合征。DIC 的临床表现多样，轻者可无症状（只能通过实验室检测发现），重者可有严重的凝血障碍（死亡率高达 80%）。

不论何种病因引起，急性 DIC 的主要事件是微血管血栓形成，伴随血小板和凝血因子的消耗。由于血小板和凝血因子水平减低，以及纤溶系统过度激活以清除血栓，从而引发出血。出血症状可能包括瘀点、瘀斑、黏膜渗血、血尿、胃肠道出血、手术伤口出血和静脉通路部位长时间出血，严重出血可能导致低血压休克。

恶性肿瘤患者 DIC 临床表现可能进展缓慢，风险较低。这些患者也有大血管血栓形成的风险，最常见的是深静脉血栓形成。

PT 和 PTT 的延长是由于凝血过程消耗而出现的纤维蛋白原和其他凝血因子减少，纤维蛋白原同时也被纤溶系统过度激活的纤溶酶降解。因血小板同时被消耗，因此血小板计数通常很低。FDP（其中一部分是 D- 二聚体）的升高提示纤维蛋白凝块已经形成并随后发生降解。任何一项实验室检查均无法独立诊断或排除 DIC，其诊断依赖于特征性实验室检查异常并存在明确的 DIC 诱因。一种诊断 DIC 的实用的方法是检测 PT、PTT 和

D- 二聚体，并连续监测纤维蛋白原和血小板。在严重急性 DIC 中，纤维蛋白原可能正常甚至升高，其余大多数实验室检查结果会出现异常。在慢性 DIC 中，实验室检查结果可能无显著异常甚至无异常，因为肝脏和骨髓会加快生成凝血因子和血小板，可能会抵消凝血因子和血小板的消耗。

2. 诊断

见表 11-6 汇总的有关 DIC 的实验室检查内容。

（十五）肝病引起的凝血异常

1. 定义

急性和慢性肝病患者通常会出现凝血指标异常，这些患者无症状或仅有轻微出血表现，但是晚期肝病患者可能出现严重出血。

肝病患者的出血表现可能是一种或多种原因引起。

(1) 凝血因子异常：由肝脏合成的维生素 K 依赖性凝血因子（Ⅱ、Ⅶ、Ⅸ 和 Ⅹ）和非维生素 K 依赖性凝血因子减少引起。纤维蛋白原降低通常仅见于严重肝衰竭患者，事实上，不伴有肝衰竭的急性肝炎患者纤维蛋白原水平通常是升高的。

(2) 血小板减少：通常是由于脾脏滞留血小板、血小板生成障碍或血小板破坏增多导致，严重的血小板数量减低并不常见。

(3) 血小板功能障碍：通常较轻，其临床意义不明确。血小板功能障碍可能仅在伴有严重血小板减少或严重肾衰竭的肝病患者中具有重要临床

意义，因为严重肾衰竭时的尿毒症会引起血小板功能障碍。

(4) DIC 或 DIC 样综合征：关于肝病患者发生凝血功能异常是由 DIC、单纯肝病还是由两种或其他机制共同引起的，目前尚未取得广泛共识。急性肝衰竭患者经常会出现 DIC 样综合征。这些患者出现的实验室检查异常包括低纤维蛋白原血症、血小板减少、FDP 和 D- 二聚体升高及因子 V 和因子Ⅷ降低。

(5) 获得性异常纤维蛋白原血症［出现在患有某些特殊肝病的患者中（见纤维蛋白原缺陷）］：肝病可能导致纤维蛋白聚合障碍，从而使患者存在出血倾向。

(6) 纤溶功能增强：肝硬化患者凝血功能异常可能是肝脏清除纤溶酶原激活物增强及合成纤溶酶抑制物减少引起了纤溶活性增强所致（图 11-4）。

2. 诊断

见表 11-7 汇总的有关肝病引起凝血功能异常的实验室检查内容。

（十六）免疫性血小板减少性紫癜

1. 定义

免疫性血小板减少性紫癜（immune thrombocy-

> **提示**
>
> 急性和慢性肝病患者通常会出现凝血指标异常，这些患者可以无症状或仅有轻微出血表现，但晚期肝病患者可能出现严重出血。

topenic purpura，ITP，此处 I 曾经代表"特发性"）可分为急性和慢性。该病是一种不伴有其他病因（如 DIC、血栓性血小板减少性紫癜、药物诱导的血小板减少症及新生儿血小板减少症）的血小板破坏增多病，通常伴有血小板生成减少。

ITP 中血小板破坏是抗体介导的，大多数急性和慢性 ITP 患者血小板相关 IgG 含量升高，许多慢性 ITP 患者血清和血小板表面的抗血小板抗体水平升高。值得注意的是，一些非免疫性血小板减少症与血小板表面 IgG 升高有关。经证实，幽门螺杆菌感染与 ITP 相关。

急性 ITP 中，血小板可能成为某些病原体抗体的非特异性靶点，该抗体能与血小板膜上的某一个抗原表位发生交叉反应。慢性 ITP 则似乎更符合典型的自身免疫性疾病，其中血小板自身抗体靶抗原是血小板糖蛋白，抗体包被的血小板主

检查项目	结果 / 注释
FDP 或 D- 二聚体	几乎所有病例都升高（包括急性和慢性），由于微血管中纤维蛋白沉积物发生纤溶引起
PT	大多数临床 DIC 病例都延长，PT 的延长是由于纤维蛋白原、凝血酶原（因子Ⅱ）及其他凝血因子减少
PTT	PTT 延长在 DIC 中比 PT 延长少见，但由于纤维蛋白原、因子Ⅷ和其他凝血因子减少，PTT 会随着 DIC 的严重程度增加而延长
血小板计数	由于血小板消耗，大多数急性 DIC 病例中血小板计数减少
纤维蛋白原	由于纤维蛋白原转化为纤维蛋白，在<50% 的急性 DIC 病例中，连续检测纤维蛋白原持续减低或逐步降低；DIC 中纤维蛋白原水平也可能正常甚至升高，多种机制可能导致纤维蛋白原升高，其中一个原因是在感染或其他刺激引起的急性时相反应中，肝脏合成的纤维蛋白原增加
裂片红细胞	约 50% 的急性 DIC 病例外周血涂片中出现，红细胞在穿过被纤维蛋白链部分阻塞的血管时发生微血管病性溶血而产生

表 11-6 弥散性血管内凝血的实验室检查

FDP. 纤维蛋白降解产物；PT. 凝血酶原时间；PTT. 部分凝血活酶时间

要在脾脏发生滞留和破坏。

急性 ITP 通常多见于儿童，发病高峰期为 2—9 岁。60%～80% 的病例发病前有病毒性呼吸道感染等前驱病史，感染通常发生在血小板减少前 2～21 天。急性 ITP 出现后的 1～2 周出血风险最高，其中颅内出血是 ITP 最严重的并发症。大多数急性 ITP 患者 3 周至 3 个月后自行缓解，少数患者 12 个月后仍未完全缓解，可诊断为慢性 ITP。

慢性 ITP 最常见于 20—50 岁人群，女性多于男性［比例为（2∶1）～（3∶1）］。慢性 ITP 的特点是没有前驱疾病史，表现为就诊前持续数月轻度出血。常于四肢远端出血表现为散在瘀点或紫癜、黏膜轻度出血易发瘀斑、鼻衄和月经过多。ITP 经常被发现于血小板计数偏低的无症状患者中。诊断 ITP 需要通过病史、体格检查和实验室检查并排除其他可能引起血小板减少的病因。

2. 诊断

见表 11-8 汇总的有关免疫性血小板减少性紫癜的实验室检查内容。

提示

> 急性 ITP 通常多见于儿童，发病高峰期为 2—9 岁。慢性 ITP 最常见于 20—50 岁人群，女性发病率高于男性。

表 11-7　肝病引起凝血异常的实验室检查

检查项目	结果 / 注释
PT 和 PTT	两者都会延长，但通常 PT 延长程度大于 PTT
FDP 或 D- 二聚体	由于肝脏清除率降低而升高
纤维蛋白原	大多数情况下略低或正常，如果潜在疾病引起急性时相反应，可能升高
血小板计数	通常轻度减少或正常
凝血因子检测	在未并发 DIC 时用于确认凝血因子缺陷的程度

DIC. 弥散性血管内凝血；FDP. 纤维蛋白降解产物；PT. 凝血酶原时间；PTT. 部分凝血活酶时间

表 11-8　免疫性血小板减少性紫癜（ITP）的实验室检查

检查项目	结果 / 注释
血小板计数	大多数急性 ITP 病例血小板计数<20 000/μl。慢性 ITP 血小板计数通常为 5000～75 000/μl，平均值高于急性 ITP 患者
血小板形态	外周血涂片常常可见大（幼稚）血小板
PT 和 PTT	正常
血红蛋白和血细胞比容	若伴有严重或长期失血，可能会减低；若没有失血表现但有贫血，则应考虑自身免疫性溶血性贫血与血小板减少症同时发生（伊文思综合征）
血小板抗体	不推荐检测抗血小板抗体来诊断 ITP，因其灵敏度和特异度都不高。大多数急性或慢性 ITP 患者血小板表面免疫球蛋白会升高，但一些疾病都伴有血小板相关抗体升高，包括脓毒症、药物诱导的血小板减少症、淋巴增殖性疾病、弥散性血管内凝血和自身免疫性疾病。血小板抗体检测的各种方法只能检测血小板表面的少量抗体（比直接抗球蛋白试验阳性患者红细胞上的抗体量要少得多）
骨髓穿刺	除非有其他指征性的症状 / 体征，否则不建议。骨髓涂片可见正常红细胞和白细胞的前体细胞，巨核细胞数量正常或增多。为了代偿血小板的快速破坏，骨髓生成血小板可能明显增多
H.pylori、HIV 和 HCV 检测	这些感染能导致 ITP 样的血小板减少症，治疗后可缓解

PT. 凝血酶原时间；PTT. 部分凝血活酶时间；*H.pylori.* 幽门螺杆菌；HIV. 人类免疫缺陷病毒；HCV. 丙型肝炎病毒

（十七）药物引起免疫性血小板减少症

1. 定义

一些药物都会诱导免疫性血小板减少症，然而大部分病例是由少数几种药物引发的，尤其是肝素、奎尼丁 / 奎宁、金制剂和磺胺类药物。这些药物暴露史通常比较容易确定。在询问患者病史时，需要询问非处方药、外用药史，以及软装饮料、混合饮料和开胃酒的使用情况，以排除奎宁的使用。大多数药物引起血小板减少的发病机制涉及药物和 IgG（主要涉及的抗体类别）两个因素。血浆蛋白与药物结合后成为抗原，与特异性抗体结合形成的复合物再结合到血小板膜上，这种机制被称为"无辜的旁观者"效应，之后抗体包被的血小板被截留和破坏。某些其他药物（如鱼精蛋白、博来霉素和瑞斯托霉素）能通过非免疫反应的直接毒性作用破坏血小板。在肝素诱导的血小板减少症（heparin-induced thrombocytopenia，HIT）中，肝素与来自血小板的循环蛋白（称为血小板因子 4）结合作为抗原，该复合物通过其结合的抗体结合在血小板表面，导致血小板活化。与其他药物诱导的血小板减少不同，发生 HIT 时血栓形成的风险增加。

由于使用的药物和患者临床治疗情况不尽相同，药物诱导的免疫性血小板减少症实际发病率尚不清楚。普通（标准）肝素治疗诱导的免疫性血小板减少症发病率可能高达 1%～3%，使用奎尼丁治疗的患者中，约每 1000 人中有 1 人出现有症状的血小板减少症。药物诱导免疫性血小板减少最常见于 50 岁以上的患者，但在 1 岁以下的婴儿中也有病例报道。药物治疗与血小板减少症的必然性似乎无法预测。

摄入诱导血小板减少症的药物后，在血小板减少发生之前可能出现潮红、发热、头痛和寒战等症状。血小板减少可能在药物暴露后突然发生。如果血小板计数下降需要抗体产生引发，血小板减少则可能延迟到 4～15 天后发生。如果（机体）存在免疫记忆反应，血小板减少延迟期可能会缩短。高反应患者接触药物后 6～12 小时即可能发

> **提示**
>
> 与药物诱导的免疫性血小板减少相关的药物很多，但大部分病例由少数几种药物引发，尤其是肝素、奎尼丁 / 奎宁、金制剂和磺胺类药物。

生出血。出血表现可能包括一种或多种，如瘀点、紫癜（通常是首发症状）、黏膜出血性大疱、胃肠道或泌尿生殖道出血、肺出血及罕见但致命的颅内出血。综上所述，HIT 患者血栓风险增加，而出血并不常见。

2. 诊断

见表 11–9 汇总的有关药物诱导免疫性血小板减少症的实验室检查内容。药物诱导血小板减少症相关的试验不建议进行常规检测，但 HIT 例外。对于可疑 HIT，首先应进行血小板计数，如果血小板计数降至患者正常基线值的 50% 或更低，应进行肝素 –PF4 复合物抗体检测或者肝素和患者血浆混合后血小板活化的功能检测。

（十八）输血后紫癜

1. 定义

输血后紫癜（posttransfusion purpura，PTP）是一种罕见的综合征，其特征是在输注含有血小板或血小板成分的血液或血液制品后 7～10 天突然发生血小板减少，这种血小板减少是因为抗体介导了自身和输入血小板破坏。超过 90% 病例中，患者体内产生的抗体是针对血小板糖蛋白 GP Ⅲa 上 HPA-1a 的，HPA-1a 以前也被称为 P1[A1]。这些病例中受血者自身血小板 HPA-1a 为阴性，目前尚不清楚为什么输注 HPA-1a 阳性血小板后，患者自身 HPA-1a 阴性血小板会被破坏。美国人群中只有 2%～3% 缺失 HPA-1a 抗原，PTP 患者产生针对其他血小板特异性抗原的抗体也有报道，但概率要小得多。几乎所有患者中，目前认为抗 HPA-1a 抗体的产生是一种免疫记忆反应，前期致敏发生在有既往输血史或妊娠史。

PTP 主要发生在女性中，其可能的原因是妊娠导致致敏。已报道的大多数病例中，首次接触 HPA-1a 抗原与引起血小板减少的输血间隔期大于 3 年。大多数病例的血小板减少是暴发性的，血小板计数降至 10 000/μl 以下。通常出血初始表现为紫癜和皮肤黏膜出血，之后可能进展为胃肠道和泌尿生殖道出血、鼻出血、静脉通路部位渗血和颅内出血。在持续接受红细胞和（或）血小板支持治疗的重症患者中，血小板减少通常在 14 天（此为平均值，波动范围为 1~35 天）后开始恢复，轻症血小板减少患者往往需要更长的恢复期（平均 24 天，波动范围为 6~70 天）。出血导致的死亡率约为 10%。通常情况下，疾病发作时最大的风险是致死性出血。经证实，即使在发作间隔期，复发性 PTP 患者血液中持续存在抗体，并且可能有反复外源性血小板输注，这些患者第一次发作到复发间隔期一般超过 3 年。

2. 诊断

见表 11-10 汇总了有关输血后紫癜的实验室检查内容。

（十九）新生儿同种免疫性血小板减少症

1. 定义

新生儿同种免疫性血小板减少症（neonatal alloimmune thrombocytopenia，NAIT）是发生于胎儿和新生儿的血小板破坏性疾病。母体中存在一些可经胎盘屏障传递的 IgG 抗体，后者作用于胎儿血小板特异性抗原可导致血小板破坏。而对母体血小板无相关特异性抗原。新生儿出生前后

的血循环中，抗体包被的血小板被网状内皮系统清除。据估计，NAIT 发病率为 1/5000~1/2000。近年来，由于对该病的监测和血清学检测越来越先进，报道的发病率有升高趋势。80%~90% 的 NAIT 病例（及 95% 的有症状病例）涉及的血小板特异性抗原是 HPA-1a。综上所述，97%~98% 的普通人群血小板上存在这种抗原。约 50% 的 NAIT 发生在第 1 次妊娠期间，若第 1 次妊娠发生过 NAIT，下次妊娠有 97% 的概率会再次发病。

患病新生儿通常是经过非复杂妊娠和分娩出生。出生后数小时内，出现广泛分布的瘀点和瘀斑，其他临床症状包括颅内出血引起的神经系统异常，以及严重出血时因贫血引起的苍白。颅内出血是 NAIT 患者死亡的主要原因，死亡率为 50%。NAIT 总死亡率为 5%~10%。血小板减少在未经治疗病例中通常持续约 2 周（1 周~2 个月），在治疗病例中持续 1 周。

2. 诊断

见表 11-11 汇总的有关新生儿同种免疫性血小板减少症实验室检查内容。

TTP 和溶血性尿毒综合征（hemolytic uremic syndrome，HUS）是血栓相关的血小板减少症，在血栓性疾病中进行讨论。

表 11-9　药物诱导免疫性血小板减少症的实验室检查	
检查项目	结果 / 评价
血小板计数	极度减低（<10 000/μl）至轻度减低
检测血小板结合的以及血清中未与血小板结合的药物依赖性血小板抗体	不需常规检测（HIT 抗体除外）。通常两种检测结果都是阳性的，但如果反应依赖药物在体内代谢的产物，而不是仅在实验室检测中使用的原药，检测结果可能为阴性。如果药物引起血小板减少的机制包括抗原 – 抗体复合物活化血小板，则药物诱导血小板活化的试验应为阳性。用可疑药物进行体内试验以确认毒性十分危险，很少使用。一些方法能用于评估药物诱导的血小板活化，包括流式细胞术、活化血小板释放的血清素检测，以及测定 HIT 中肝素 – 血小板因子 4 复合物抗体的酶联免疫吸附试验

HIT. 肝素诱导的血小板减少症

（二十）原发性血小板增多症

1. 定义

原发性血小板增多症（essential thrombocythemia，ET）是一种慢性骨髓增殖性肿瘤，其特征是因肿瘤多能干细胞克隆性增殖而引起血小板增多，预期寿命基本正常，中位生存时间为 10～15 年，但病程常因出血和血栓形成而复杂化。少数患者（<5%）为进展为急性白血病，主要是前期使用放射性磷或烷化剂治疗来降低血小板数量的患者。依据旧诊断标准，30%～50% 的患者有轻度脾大，15%～20% 的患者存在肝大。根据 2008 年 WHO 诊断标准，仅少数患者在诊断时出现脾大。老年人群该病的发病率较高。

原发性血小板增多症主要诊断要点是持续升高的血小板计数伴骨髓巨核细胞增生。该病患者

提示

新生儿同种免疫性血小板减少症是发生于胎儿和新生儿的血小板破坏性疾病。母体中存在一些针对胎儿血小板但不存在于母亲血小板的血小板特异性抗原的抗体 IgG，当这种母体抗体通过胎盘时胎儿血小板发生破坏。

可以进展到"耗尽"阶段，其特征为骨髓纤维化和血小板计数降低。实验室检测是为了排除其他可能引起血小板增多的病因。其鉴别诊断包括反应性血小板增多和其他骨髓增殖性疾病，如骨髓纤维化、真性红细胞增多症和慢性髓系白血病。

2. 诊断

见表 11-12 汇总的有关原发性血小板增多症实验室检查内容。

（二十一）血管性血友病

1. 定义

大多数血管性血友病（von Willebrand disease，vWD）是正常血管性血友病因子数量减少所致，其余病例则由 vWF 质量异常引起。vWF 通常以多聚体形式存在，是由单个 vWF 多肽聚合形成的。在正常血浆中，vWF 有一系列不同大小的多聚体。vWF 有两个主要作用。

- 血小板黏附：vWF 大分子多聚体（即含有多个单一多肽）能有效促进血小板黏附于受损

表 11-10　输血后紫癜的实验室评估

检查项目	结果 / 评价
PT 和 PTT	正常
血小板计数	通常降低至<10 000/μl
血清血小板抗体检测	阳性（见下文）
患者血小板 HPA-1a 抗原检测	患者的血小板上无 HPA-1a 抗原。大多数情况下，患者血清中存在抗 HPA-1a 抗体，应尝试证实该抗体对 HPA-1a 的特异性

PT. 凝血酶原时间；PTT. 部分凝血活酶时间

表 11-11　新生儿同种免疫性血小板减少症（NAIT）的实验室检查

检查项目	结果 / 评价
PT 和 PTT	正常
血小板计数（新生儿）	出生时正常或轻度下降，出生后数小时开始持续下降。多数患者仅表现为血小板轻度减少，但大多数有症状患者血小板计数<30 000/μl，约 50% 患者<20 000/μl，2～3 周恢复正常
血红蛋白 / 血细胞比容	可能因出血而降低
抗 HPA-1a 抗体（HPA-1a 相关病例）	血小板 HPA-1a 阴性的母亲血清中抗 HPA-1a 抗体呈阳性

PT. 凝血酶原时间；PTT. 部分凝血活酶时间

血管的内皮，如果仅存在小分子多聚体，会出现血小板血栓形成不良。

- 与因子Ⅷ结合：vWF 与因子Ⅷ结合在血浆中循环，因子Ⅷ为血友病 A 中缺乏的促凝蛋白。vWF 通过保护因子Ⅷ免于快速降解，延长其半衰期。如果 vWF 降低，因子Ⅷ的活性通常也会降低。

人群中 vWD 发病率的估计不尽相同，据报道普通人群的患病率高达 1%。与血友病 A 和血友病 B 不同，vWD 男性和女性都可受累，是最常见的遗传性出血性疾病。vWD 主要分三种类型，1990 年对这些类型进行了重新定义并用阿拉伯数字重新编号（表 11-13）。最常见的类型（1 型）通常伴有轻度出血，大部分 vWD 病例属于 1 型。2 型 vWD 为 vWF 质量缺陷。3 型 vWD 是一种罕见的常染色体隐性遗传病，表现为严重出血和 vWF 水平极低甚至完全缺失。通过实验室检查可以区分这些分型。

还应注意的是，vWF 平均水平与血型相关（表 11-14）。

超过 65% 的 vWD 患者为 O 型血，可能是因为这种血型的患者 vWF 基线水平较低。

不同患者出血的严重程度差异很大，即使在同一 vWD 亚型中，甚至同一患者不同时期，其出

血严重程度也可能存在较大差异。一般情况下的出血表现为幼年容易发生的瘀斑或鼻出血，其他表现为月经过多和黏膜出血（如牙龈、口咽、胃肠道和泌尿生殖道）。当面临严重的止血困难时（如创伤或手术），可能会发生大量出血。

2. 诊断

不同类型和亚型的 vWD 患者实验室检查结果各异。与出血严重程度类似，同一患者不同时期的实验室检查结果可能差异很大，有时甚至可能是正常的。单次检测结果正常不能排除 vWD 诊断。如果患者病史强烈提示 vWD，而实验室检测结果正常，应稍后重复检测。由于怀孕、压力、口服避孕药和急性疾病或创伤时血浆 vWF 水平都

表 11-12　原发性血小板增多症的实验室检查	
检查项目	**结果 / 评价**
血小板计数	血小板计数持续 >450 000/μl[a]
血红蛋白	无血红蛋白升高有助于排除真性红细胞增多症[a]
DNA 检测	*JAK2* V617F 突变或其他克隆标志[a] 不存在 *BCR-ABL* 基因（排除慢性髓系白血病）[a]
骨髓活检	巨核系细胞增生为主，巨大的成熟巨核细胞数量增加。粒系细胞或红系细胞无明显增多或左移。无纤维化有助于排除骨髓纤维化[a]
血小板聚集	不用于诊断，但血小板聚集可能减低或增强
急性时相反应蛋白	C 反应蛋白或纤维蛋白原等急性时相反应蛋白升高，则反应性血小板增多的可能性更大，而不大可能是 ET 引起。反应性血小板增多的原因包括缺铁、脾切除术、手术、感染、炎症、结缔组织病、恶性肿瘤和其他原因（如果不伴有 *JAK2* V617F 突变，则诊断 ET 需要排除反应性血小板增多的证据；但若满足所有其他诊断标准，即使存在反应性血小板增多也不能排除 ET[a]）

ET. 原发性血小板增多症；a. 根据 2008 年 WHO 指南诊断

会升高，因此这些时期的检测结果用于诊断可能不准确。对于诊断 vWD，究竟是患者 vWF 绝对水平重要，还是该血型 vWF 平均值的相对水平更重要，目前尚不明确。目前指南指出 vWF 的绝对

表 11-13 血管性血友病（vWD）分型

缺陷类型和描述

* 1：vWF 数量部分缺乏
* 2：vWF 质量缺陷
    - 2A：由于 vWF 缺陷，血浆中 vWF 高分子量多聚体缺失
    - 2B：由于异常 vWF 对血小板糖蛋白 Ib 的亲和力增强，高分子量 vWF 多聚体缺失
    - 2M：vWF 功能降低但不伴高分子量多聚体减少
    - 2N：vWF 对因子Ⅷ的亲和力降低（可能被误诊为血友病）
* 3：vWF 数量严重缺乏
    - 血小板型 vWD：由于异常血小板的 vWF 受体对正常 vWF 的亲和力增强，血浆中高分子量 vWF 多聚体缺失
    - 获得性 vWD：血浆 vWF 减少与潜在疾病相关，疾病引起血循环中 vWF 被清除

vWD. 血管性血友病；vWF. 血管性血友病因子

提示

如果患者病史强烈提示 vWD，但实验室检测结果正常，应一段时间后重复检测，因为 vWF 的血浆水平在怀孕、压力、服用口服避孕药及疾病或创伤的急性期都会升高。

水平似乎比对该血型相对水平更重要。

表 11-14 汇总了有关血管性血友病实验室检查。

3. 血管性血友病类型、亚型及预期检测结果

(1) 1 型：由于 vWF 合成缺陷或从内皮（vWF 合成的主要部位）释放障碍，各种分子量的 vWF 多聚体均减少。vWF 功能（瑞斯托霉素辅因子或 vWF：RCo）和抗原水平（vWF 抗原或 vWF：Ag）通常成比例降低。因子Ⅷ活性也可能降低。vWF 多聚体分析显示不同分子量 vWF 多聚体分布比例正常。

(2) 2A 型：由于 vWF 多聚体合成或聚合缺陷，或者由于多聚体降解增加，血浆中和血小板

表 11-14 血管性血友病的实验室检查

检查项目	结果 / 注释
瑞斯托霉素辅因子活性（vWF：RCo）	vWF 的功能检测，评估正常血小板在瑞斯托霉素诱导下的聚集能力，瑞斯托霉素诱导时正常聚集反应需要大分子 vWF 多聚体
血管性血友病因子抗原（vWF：Ag）	vWF 的免疫学检测，评估 vWF 的数量（而非功能）
因子Ⅷ活性（因子Ⅷ）	因子Ⅷ降低继发于 vWF 缺乏，如果因子Ⅷ活性降低到一定程度，会出现 PTT 延长
vWF 多聚体分析	vWF 多聚体分析用于评估不同分子量 vWF 多聚体的分布比例，2A 型和 2B 型 vWD 会出现高分子量 vWF 多聚体缺失
低剂量瑞斯托霉素诱导的血小板聚集	在 2B 型 vWD 中，血小板表面结合了高分子量 vWF 多聚体，在比通常用于诱导血小板凝集的剂量更低的瑞斯托霉菌素诱导下即发生聚集
血型	**vWF 平均值（%）**
O	75
A	106
B	117
AB	123

Ag. 抗原；PTT. 部分凝血活酶时间；vWD. 血管性血友病；vWF. 血管性血友病因子

表面缺乏大分子和中分子 vWF 多聚体。与 vWF 抗原水平（vWF：Ag）相比，vWF 功能活性（vWF：RCo）降低更明显。因此，vWF:RCo＜vWF:Ag＜因子Ⅷ是 2A 型中最常见的结果。vWF 多聚体分析显示多聚体分布异常，缺乏大分子和中分子多聚体。

(3) 2B 型：血浆中的大分子 vWF 多聚体明显缺乏，中分子和小分子多聚体正常。由于异常 vWF 分子对血小板表面的亲和力增加，大分子多聚体大量结合于患者的血小板上。血浆中 vWF 的功能和抗原水平与 2A 型相似（vWF：RCo＜vWF：Ag＜因子Ⅷ。vWF 多聚体分析显示血浆中大分子多聚体缺失。正常血小板在低浓度瑞斯托霉素条件下不会发生聚集，患者血小板由于包被了大分子 vWF 多聚体，在低浓度瑞斯托霉素诱导下聚集增强。

(4) 2M 型和 2N 型：不常见，在表 11-13 中进行了简要介绍。

(5) 3 型：由于 vWF 合成严重缺陷，所有分子量 vWF 多聚体均严重缺乏。相比 vWF 活性降低，因子Ⅷ活性降低较轻。vWF 功能和抗原水平均显著降低。vWF 多聚体分析显示所有分子量多聚体缺失。

(6) 血小板型血管性血友病：vWF 质量正常，但血小板 GPIb 缺陷，由于异常血小板对 vWF 大分子多聚体的亲和力增加，实验室检查结果与 2B 型相似。

(7) 获得性 vWD：继发于系统性红斑狼疮、多发性骨髓瘤、瓦尔登斯特伦巨球蛋白血症

（Waldenström macroglobulinemia，WM）、淋巴系统增殖性疾病和其他疾病，患者无先天性或家族性出血性疾病史。血循环中 vWF 减少的原因为大分子 vWF 多聚体吸附于细胞（如淋巴细胞或肿瘤细胞），或者存在针对 vWF 的抗体。当基础疾病得到有效治疗后获得性 vWD 可缓解。

（二十二）巨血小板综合征和格兰茨曼血小板功能不全

1. 定义

巨血小板综合征（bernard soulier syndrome，BS）和格兰茨曼血小板功能不全（Glanzmann thrombasthenia，GT）是罕见的先天性出血性疾病，是由于特异的血小板糖蛋白（platelet glycoprotein，GP）缺失或缺陷导致血小板功能受损所致。BS 的特征是功能性 GPIb/Ⅸ/Ⅴ（血小板上的 vWF 受体）减少。GT 的特征是功能性 GPⅡb/Ⅲa 减少。当血小板被激活时，GPⅡb/Ⅲa 复合物通过将纤维蛋白原结合到血小板表面来介导血小板聚集。

GT 的严重程度通常会随着年龄的增长而减轻。临床表现为易发生瘀斑、鼻出血及黏膜出血（尤其是胃肠道出血和月经过多），不同患者的出血量差异较大。

2. 诊断

见表 11-15 汇总的有关巨血小板综合征和格兰茨曼血小板功能不全的实验室检查内容。

表 11-15　巨血小板综合征和格兰茨曼血小板功能不全的实验室检查	
检查项目	结果 / 评价
血小板计数	BS 轻度至中度降低，偶尔正常。GT 血小板计数通常正常，也可能轻度降低
外周血涂片血小板形态	BS 血小板很大（＞80% 的血小板直径＞2.5μm），因此这种疾病称为巨血小板综合征。GT 血小板形态通常正常
PT 和 PTT	正常
血小板聚集试验	BS 中瑞斯托霉素诱导的血小板凝集反应降低，但肾上腺素、ADP、花生四烯酸和胶原诱导的聚集反应正常。GT 中肾上腺素、ADP、胶原和花生四烯酸诱导的聚集反应极低（聚集曲线几乎呈水平线），但瑞斯托霉素诱导的凝集反应正常
血小板糖蛋白定量检测	BS 患者膜糖蛋白Ⅰb/Ⅸ/Ⅴ含量减低，GT 患者的膜糖蛋白Ⅱb/Ⅲa 含量减低

ADP. 腺苷二磷酸；BS. 巨血小板综合征；GT. 格兰茨曼血小板功能不全；PT. 凝血酶原时间；PTT. 部分凝血活酶时间

（二十三）血小板贮存池病

1. 定义

血小板贮存池病（storage pool disease，SPD）是一类血小板颗粒缺乏性疾病。血小板活化时其颗粒内容物分泌减少导致血小板止血功能降低。以下为先天性贮存池病的三种类型。

- δ 贮存池病：血小板 δ（致密）颗粒数量减少，这种颗粒分泌的物质包括 ADP、多聚磷酸盐、5- 羟色胺和钙。
- α-δ 或 α 部分 δ 贮存池病：δ 颗粒数量减少伴 α 颗粒完全或部分缺乏。α 颗粒中含有一些蛋白质，包括纤维蛋白原、血小板因子 4、血小板源生长因子和 β 血小板球蛋白。
- 灰色血小板综合征（α 贮存池病）：α 颗粒数量减少，而 δ 颗粒数量正常，外周血涂片中血小板呈灰色、偏大且呈空泡状。

SPD 也可能为获得性异常，可能在接受体外循环支持治疗的患者中急性起病，也可能继发于某些急性白血病和骨髓增殖性疾病，呈慢性病程。大多数先天性 SPD 的分子基础尚不清楚，可能是由于巨核细胞的颗粒形态发生异常或成熟异常所致。SPD 可能是颗粒形成的整体缺陷的表现，如赫曼斯基 – 普德拉克综合征［Hermansky-Pudlak 综合征（见下文）］。遗传性 SPD 是最常见的先天性血小板缺陷性疾病，但仍然相当罕见。

大多数 SPD 患者有轻微出血症状，其出血表现为轻度黏膜出血、易瘀斑、月经过多及牙科或普通手术后出血过多。SPD 也可能作为下列综合征的一个部分出现。

- Hermansky-Pudlak 综合征：其特征包括 δ 贮存池病、眼皮肤白化病、肺纤维化和蜡样物质沉积在网状内皮系统细胞中，其中一种亚型由 10 号染色体基因（*HSP1*）缺陷引起。
- 白细胞异常色素减退综合征（Chediak-Higashi 综合征）：其特征包括 δ 贮存池病伴巨大血小板颗粒、畏光、眼球震颤、假性白化病、淋巴结病、脾大和易感染。该病是由于

1 号染色体 CHS1 基因缺陷影响蛋白质转运所致。

- 血小板减少伴桡骨缺如综合征：其特征包括 α 贮存池病和桡骨缺如。
- 威 – 奥综合征（Wiskott-Aldrich 综合征）：这种 X 连锁隐性遗传病的特征，其中包括 δ 贮存池病伴有其他血小板代谢缺陷的、反复感染、湿疹、淋巴细胞减少、细胞和体液免疫多重缺陷，以及伴有微血小板（小血小板）的血小板减少，脾切除后血小板减少症可能缓解。该病是由于 X 染色体上 *WASP* 基因缺陷，影响了信号转导和其他功能所致。

2. 诊断

见表 11–16 汇总的有关贮存池病实验室检查内容。

（二十四）尿毒症凝血功能障碍

1. 定义

尿毒症出血倾向是由于血小板功能障碍和内皮细胞功能障碍所致。

出血表现可轻可重，其中包括瘀点、瘀斑、鼻出血和紫癜。矛盾的是，慢性肾衰竭也与动静脉血栓形成的发病率增加相关。因此，慢性肾衰竭对凝血功能的影响是双向的，出血或血栓。

2. 诊断

见表 11–17 汇总的有关尿毒症凝血功能障碍的实验室检查内容。

（二十五）药物性血小板功能障碍

1. 定义

一些药物服用后都会出现血小板功能障碍，特别是阿司匹林和氯吡格雷。由于阿司匹林在非

处方药中无处不在，因此一些药物都与血小板功能障碍相关。有些患者同时服用多种药物，如阿司匹林和氯吡格雷，具有不同的抗血小板作用，从而通过多种机制抑制血小板功能。对于存在止血缺陷基础病的患者，药物性血小板功能障碍可能造成较高出血风险，但在正常人群中通常不会导致明显出血症状。当发生明显出血时，患者通常有影响血小板或凝血因子的基础疾病，或者存在易发生出血的解剖损伤，如溃疡。

常见凝血疾病包括 vWD、任何原因导致的血小板减少症和抗凝治疗，如叠加药物性血小板功能障碍时，会使患者面临出血的风险。出血表现为瘀点、紫癜、瘀斑、黏膜出血、血尿、鼻出血，以及静脉通路部位和手术切口渗血。

2. 诊断

实验室检查对预测药物性血小板缺陷的临床

表现价值不大。实验室检查可以证实是否存在血小板功能异常，但无法评估出血风险。此外，血小板功能实验室检测对某种药物并不特异。表11-18 汇总了有关药物性血小板功能障碍的实验室检查内容。

表 11-16　贮存池病的实验室检查

检查项目	结果 / 评价
PT 和 PTT	正常
血小板计数	表现不一
外周血涂片	α 贮存池病表现为血小板减少，伴有偏大、灰色、空泡状血小板。Chediak-Higashi 综合征中血小板、中性粒细胞、嗜酸性粒细胞、淋巴细胞和单核细胞中可见巨大颗粒。Wiskott-Aldrich 综合征表现为微小血小板和血小板减少
血小板聚集试验	ADP 和肾上腺素诱导的血小板聚集二次聚集波缺失或极度减低
血小板 ATP/ADP 比例	δ 颗粒缺陷时血小板中 ADP 减低，该比值增加（不常规检测）
循环血小板电子显微镜检查	可能出现 α 颗粒减少、δ 颗粒减少或两者均减少
α 颗粒定量分析	α 颗粒含量可以通过检测 β 血小板球蛋白或血小板因子 4 来分析，这两者通常都存在于 α 颗粒中（不常规检测）

ADP. 腺苷二磷酸；ATP. 腺苷三磷酸；PT. 凝血酶原时间；PTT. 部分凝血活酶时间；SPD. 贮存池病

表 11-17　尿毒症凝血功能障碍的实验室检查

检查项目	结果 / 评价
PT 和 PTT	正常
血小板计数	可能降低，但很少低于 80 000/μl。血液透析会加重血小板减少，但可能改善血小板功能
血小板聚集试验	对血小板激动药失去典型的聚集反应，常常出现 ADP、胶原和肾上腺素诱导的聚集反应降低

ADP. 腺苷二磷酸；PT. 凝血酶原时间；PTT. 部分凝血活酶时间

三、血栓性疾病

本章中，与血栓形成相关的疾病（图 11-5）分为发病率相对较高和较低两类。其中发病率较高的是活化蛋白 C 抵抗，是由因子 V Leiden 突变所致。这种突变存在于 3%～5% 的白种人群中。其他高发病率的血栓性疾病有凝血酶原 G20210A 突变和抗磷脂抗体（antiphospholipid antibody，APA）综合征（一种获得性疾病）。发生率较低的血栓性疾病为蛋白 C 缺乏症、蛋白 S 缺乏症和抗凝血酶缺乏症。血浆同型半胱氨酸水平升高也可能增加血栓形成的风险。纤溶酶原缺乏症也很罕见，与血栓形成的关系存在争议。两种罕见疾病，某些特定类型的异常纤维蛋白原血症和原发性血小板增多症，可导致血栓形成或出血。此外，TTP 和 HUS 在临床上也很少见。

（一）高凝状态

1. 定义

高凝状态与血栓形成风险增加相关（表 11-19），它有两种形式，即遗传性和获得性高凝状态。遗传性高凝状态源于调节性抗凝蛋白（如蛋白 C、蛋白 S 或抗凝血酶）的数量或质量缺陷（图 11-2，图 11-3）。活化蛋白 C 抵抗是由因子 V 分子突变（几乎都是因子 V Leiden 突变）引起的，后者阻止了活化蛋白 C 介导的因子 V 失活。凝血酶原 G20210A 突变在白种人群中普遍存在，类似于因子 V Leiden 突变。该突变是凝血酶原基因启动子区域突变，导致凝血酶原（因子 II）合成增加。

高同型半胱氨酸血症是一种血浆同型半胱氨酸水平异常升高的疾病，可以是遗传性的或获得性的。高同型半胱氨酸血症个体发生冠状动脉疾病和深静脉血栓形成的风险增加。然而，尚未研究显示采用维生素疗法治疗轻度或中度升高的同型半胱氨酸会降低血栓形成风险。代谢途径中任何一个环节的阻断都会导致同型半胱氨酸的堆积。当同型半胱氨酸水平比正常上限高很多倍时，可能会导致血管壁损伤。获得性高凝状态源于多种临床状况，如恶性肿瘤、制动、手术、创伤、肥胖、吸烟、感染、长期旅行，以及口服避孕药、雌激素替代疗法和黄体酮等。抗磷脂综合征是有特殊凝血检测表现的获得性高凝状态。

仅存在一种高凝状态通常不足以引发血栓形成。第二次（或更多）叠加的高凝状态（通常称为"第二次打击"）的存在似乎是引发血栓形成事件所必需的。例如，具有活化蛋白 C 抵抗的人可能不会经历血栓形成事件，直到遭受重大创伤作为"第二次打击"。

| 表 11-18　药物性血小板功能障碍的实验室检查 ||
检查项目	结果 / 评价
血小板计数	用于识别潜在的血小板减少症（如果存在），血小板减少会因药物影响而加重
PT 和 PTT、血管性血友病因子抗原，以及瑞斯托霉素辅因子活性	仅当存在潜在的凝血因子缺陷时会出现异常
血小板聚集试验	体内存在某些药物的患者可能出现血小板聚集功能异常，尤其是肾上腺素等较弱的血小板激动药诱导的血小板聚集试验。然而，血小板聚集率异常与出血风险并不相关

PT. 凝血酶原时间；PTT. 部分凝血活酶时间

高凝状态	发病率	血栓好发部位	相关实验室检查结果	说 明
表 11-19 高凝状态的实验室检查				
遗传性因素				
活化蛋白 C 抵抗(几乎与因子 V Leiden 突变共存)	白种人群 3%~5%	静脉为主	活化蛋白 C 抵抗试验阳性,因子 V Leiden 的 DNA 检测呈阳性	在非裔和亚裔中不常见
凝血酶原 G20210A 突变	白种人群 1.5%~3%	静脉为主	凝血酶原 G20210A 的 DNA 检测呈阳性	在非裔和亚裔中不常见
高同型半胱氨酸血症(尤其是遗传性并伴有极高值的),也可以是获得性的	显著高值极为罕见,轻度升高常见	静脉和动脉,常伴有动脉粥样硬化	同型半胱氨酸至少中度升高	已证实维生素摄取不会降低血栓形成风险
蛋白 C 缺乏(仅限于遗传性缺乏)	0.2%~0.4%	静脉为主	蛋白 C 抗原(I型缺乏)和活性降低	如果在没有肝素桥接的情况下启用华法林抗凝,则有华法林引起皮肤坏死的风险
蛋白 S 缺乏[a](仅限于遗传性缺乏)	0.2%~0.4%	静脉为主	蛋白 S 抗原(I型缺乏)和活性降低	雌激素、怀孕和口服避孕药导致获得性下降,急性期反应也是如此
抗凝血酶缺乏(仅限于遗传性缺乏)	0.01%~0.02%	静脉为主	抗凝血酶抗原(I型缺乏)和活性降低	肝素使用可以导致获得性缺乏
获得性因素				
抗磷脂抗体[存在狼疮抗凝物、抗心磷脂抗体和(或)抗 β_2-GPI 抗体]	在一般人群中为 1%~5%。在具有某些潜在疾病的人群中发病率要高得多,尤其是系统性红斑狼疮。随着年龄的增长发病率越高	静脉和动脉	狼疮抗凝物和(或)抗心磷脂抗体和(或)抗 β_2-GPI 抗体的阳性检测结果	狼疮抗凝物、抗心磷脂抗体和(或)抗 β_2-GPI 抗体间隔 12 周的 2 次检测结果都是阳性可诊断为抗磷脂综合征。其在血栓形成或特定妊娠并发症前提下,检测结果阳性的 5 年内发生

血栓形成的其他获得性易感因素

静脉血栓栓塞:术后状态、制动、外伤、肥胖、充血性心力衰竭、妊娠和产后状态、雌孕激素使用、肾病综合征、L- 天冬酰胺酶治疗、感染、长时间旅行、脱水、吸烟和恶性肿瘤

动脉血栓栓塞:动脉粥样硬化、内皮损伤、旁路移植物、心脏栓塞(来自心房颤动、二尖瓣狭窄或心肌梗死后的附壁血栓)和动脉炎

静脉和动脉同时栓塞:弥散性血管内凝血、恶性肿瘤、骨髓增殖性疾病、系统性红斑狼疮、阵发性睡眠性血红蛋白尿和肝素诱导的血小板减少症

a. 如果蛋白 C 和蛋白 S 均降低,应考虑维生素 K 缺乏或使用了华法林,尤其是凝血酶原时间延长时;如果蛋白 C、蛋白 S 和抗凝血酶均减少,可能是由于肝病导致这些蛋白合成减少,或因近期发生活动性凝血消耗了这些因子

2. 诊断

高凝状态的实验室检查最常用于有个人或家族血栓病史的患者。遗传性高凝状态的实验室评估最好以试验结果组合的形式综合判断。最常见的疾病是活化蛋白 C 抵抗（几乎都由因子 V Leiden 突变引起）和凝血酶原 G20210A 突变，不太常见的是蛋白 C、蛋白 S 和抗凝血酶的缺乏。通常，抗磷脂抗体检测与遗传性易栓症检测一起进行。如果所有这些检查结果均为阴性，并且临床仍高度怀疑遗传性高凝状态，可以对更罕见的高凝状态原因进行额外检查。虽然一些获得性因素或治疗会降低高凝状态检测组合中蛋白 C、蛋白 S 和抗凝血酶的水平，但并不会显著增加血栓形成的风险。例如，华法林降低了蛋白 C 和蛋白 S 的水平，但同时也降低了血栓形成的风险。肝素治疗可降低抗凝血酶水平。虽然妊娠、口服避孕药和雌激素治疗通过其他机制引起高凝状态，但它们都可以降低蛋白 S 的活性。活动性的凝块形成、肝功能障碍或 DIC 可降低蛋白 C、蛋白 S 和抗凝血酶水平。如果存在上述混杂因素，应该在这些因素不再存在时重复检测（如果可能），以获得患者的真实基线水平。这种策略应该可以确定三种蛋白质中的任何一种遗传缺陷。

(1) 活化蛋白 C 抵抗：通常，进行的第一个试验是活化蛋白 C 抵抗的功能试验。如果结果异常，则进行基因分析，以确定因子 V Leiden 突变是否以杂合子、纯合子状态存在或不存在。

(2) 凝血酶原 G20210A：该突变是通过基因分析确定的，可以特异性识别杂合子和纯合子状态。

(3) 高同型半胱氨酸血症：血浆同型半胱氨酸水平可通过多种全自动化方法进行测定。同型半胱氨酸通常与血栓风险无关，除非它的含量非常高。

(4) 蛋白 C、蛋白 S 和抗凝血酶缺乏：个体功能分析可以测定各个内源性抗凝蛋白活性的质量（因子数量正常而功能异常）和数量（功能正常而因子数量低下）缺陷。相比之下，只检测蛋白数量的抗原（免疫学）检测方法，可以检测数量缺陷，但不能检测质量缺陷。因此，第一种分析方法应为功能分析。如果结果异常，可以进行抗原分析，来确定活性下降的原因是蛋白的数量还是质量缺陷。

(5) 狼疮抗凝药（lupns anticoagulant，LA）（一种抗磷脂抗体）：多种测试方法可以用于 LA 检测。该抗体仅在实验室检测中干扰凝血级联反应中磷脂辅助因子作用（见下文）。可使用各种磷脂依赖的凝血试验时间，特别是基于 APTT 或稀释的蝰蛇毒时间（Russell viper venom time，DRVVT）测定。DRVVT 是使用包含因子 X 激活剂蝰蛇毒所获得的凝血时间。

(6) 抗心磷脂抗体或 β_2-GPI 抗体（两者都是抗磷脂抗体）：这些抗磷脂抗体可能与 LA 的存在有关，也可能无关（见下文），可通过酶联免疫分析方法进行检测。

表 11-19 汇总了高凝状态的特征。

（二）抗磷脂抗体

1. 定义

抗磷脂抗体 [狼疮抗凝物、抗心磷脂抗体和抗 β_2 糖蛋白 I（β_2-GPI）抗体] 识别特定的磷脂 - 蛋白复合物，而不识别单独的磷脂。这些复合物可以是免疫球蛋白 IgG 或 IgM 型，也可以是少见的 IgA 型。LA 是一种免疫球蛋白，可以在实验室检测中干扰磷脂依赖性的凝血反应，但不抑制任何特异性凝血因子活性。LA 针对的靶蛋白主要是与凝血酶原、β_2-GPI、蛋白 C、蛋白 S 及其他蛋白结合的磷脂。抗心磷脂抗体是另一种抗磷脂抗体，它可以识别与特定磷脂、心磷脂结合的 β_2-GPI。这类抗体可以通过抗心磷脂抗体免疫分析检测。抗 β_2-GPI 抗体的靶点也是 β_2-GPI。

抗磷脂抗体可出现在没有任何疾病诊断的健康个体中，也可发生在患有各种临床疾病的患者中。

- 系统性红斑狼疮及其他自身免疫性疾病。
- 恶性肿瘤。
- 摄入特定药物后（普鲁卡因胺、奎尼丁、苯妥英、氯丙嗪、丙戊酸、阿莫西林、沃格孟汀、肼屈嗪、链霉素和普萘洛尔均被报道可诱发 LA）。
- 传染病，如细菌（包括螺旋体和分枝杆菌）、病毒、真菌和原生动物感染。
- 疫苗接种后。

由于抗磷脂抗体的诊断完全依赖于实验室检测结果，检测方法学间的灵敏度不同，因此对抗凝脂抗体发病率的评估差异很大。约 2% 的 APTT 延长患者会有 LA 的存在。LA 是 APTT 延长的最常见原因，在 APTT 纠正试验（将患者血浆和正常血浆进行混合后再检测样本的 APTT）中 APTT 仍然延长。据估计，1%～5% 的普通人群具有抗磷脂抗体。30%～40% 系统性红斑狼疮患者具有抗磷脂抗体。由感染引起的抗磷脂抗体通常是一过性且无症状的。

尽管在体外 LA 表现为抗凝作用，但它似乎与出血并不相关，即使外科手术中也是如此。LA 患者发生出血的罕见病例几乎都是因为恰好与 LA 一起存在的特定止血异常。偶尔会出现 LA 患者凝血酶原（因子 Ⅱ）减少。LA 可以直接与凝血酶原结合，但即使这样，一般情况下 LA 也不会中和凝血酶原的促凝活性。然而，在一些患者中，该结合确实会通过加速清除凝血酶原 / 抗凝血酶原复合物而降低凝血酶原浓度，可能出现出血并发症。LA 患者合并血小板减少症的情况并不少见，这可能也是出血所致。

抗磷脂抗体与动静脉血栓形成风险增加相关。虽然人们已提出几种血栓形成的机制，但抗磷脂抗体在血栓形成中的作用尚不清楚。由于抗磷脂抗体实验室检测方法多样，无论是否伴有系统性红斑狼疮的 LA 患者，临床明显血栓栓塞的发生

提示

狼疮抗凝物是导致 APTT 延长最常见的原因，在 APTT 纠正试验（将患者血浆和正常血浆进行混合后再检测样本的 APTT）中 APTT 仍然延长。

率也很难估计。然而，数据表明，如果没有血栓病史，每年有 1% 的 LA 患者发生血栓形成，如果之前至少有一次血栓形成事件，则每年有 5.5% 的 LA 患者会出现血栓形成。高滴度的抗心磷脂抗体或抗 β_2-GPI 抗体比低滴度抗体具有更高的并发症风险，IgG 型抗体发生血栓形成的风险高于 IgM 型或 IgA 型抗体。如果三种抗磷脂抗体试验（LA、抗心磷脂抗体和抗 β_2-GPI 抗体）中有一种以上异常，则血栓形成的风险更大。

据报道，抗磷脂抗体患者发生复发性自发性流产增加。有证据表明，在大多数经历反复流产或早产的女性中，胎盘中血栓形成和梗死介导了抗磷脂抗体相关的自发流产。

2. 诊断

目前暂无"金标准"试验可明确抗磷脂抗体的存在。

(1) LA 检测：尽管一些 APTT 试剂对 LA 不敏感，但 APTT 延长且 APTT 纠正实验不能纠正是 LA 存在的线索。因此，需要注意的是，常规 APTT 试验用来筛查 LA 并不合适。在磷脂含量减少的情况下，APTT 或 DRVVT 试验可用作 LA 的筛选试验。如果检测时间延长，应进行 1∶1 纠正试验和确证试验。在 LA 存在的情况下，当等量患者血浆和正常血浆混合时，APTT 或 DRVVT 试验通常仍然延长。确证试验表明，当添加过量的磷脂时，凝血时间缩短靠近正常时间，抵消 LA 效应。PT 通常不会因 LA 而增加，除非患者有相关的低凝血酶原血症，或者 PT 中使用的凝血活酶对 LA 抑制特别敏感。

(2) 抗心磷脂抗体或抗 β_2-GPI 抗体检测：使用

酶联免疫吸附试验（enzyme-linked immunosorbent assay，ELISA）以任意单位定量 IgG 和 IgM 抗体水平。某些试剂盒也检测 IgA 抗体水平。

LA 患者可能出现梅毒血清学检测结果假阳性［如性病研究实验室试验（Venereal Disease Research Laboratories，VDRL）和快速血浆反应素检测（rapid plasma reagin，RPR）试验］。

表 11-19 汇总了关于抗磷脂抗体实验诊断的信息。

（三）血栓性血小板减少性紫癜

1. 定义

TTP 是一种临床综合征，表现为三联征（以下①～③，临床上较常见）或五联征（以下①～⑤，临床上较少见）。

① 血小板减少伴全身性紫癜和黏膜出血。

② 溶血性贫血（微血管病变）引起的黄疸或脸色苍白。

③ 神经系统异常，可能包括间歇性无力、吞咽困难、头痛、痴呆 / 行为改变、迟钝、癫痫发作、复视、感觉异常和昏迷。

④ 发热。

⑤ 肾功能异常，可能包括血尿、蛋白尿或肾功能不全。

非特异性病理特征包括在器官微小动脉、小动脉和毛细血管中广泛分布由血小板和纤维蛋白组成的"透明"血栓。由这些血栓引起器官缺血和梗死会导致发热和器官功能障碍。已经证实，TTP 的病因是缺乏 vWF 裂解蛋白酶。非家族性 TTP 是由 vWF 裂解蛋白酶抑制物引起，家族性 TTP 是由该蛋白酶的结构缺陷引起。大多数临床病例发现，TTP 患者血浆中含有大量异常的 vWF，促进了体内血小板聚集。

TTP 可发生在任何年龄，最常发生在 20—50 岁，发病率峰值约为 30 岁，男女比例为 2∶3。TTP 通常以急性、暴发性发病，也可以慢性或急性复发形式发生。急性和急性复发类型发作通常伴有病毒前驱症状。发病初期可能以非特异性症

提示

血栓性血小板减少性紫癜是一种临床综合征，表现为三联征（临床上较常见）或五联征（临床上较少见）。

状（如乏力、虚弱、疲劳和厌食）为主，直到数天数几周后，才出现上述三联或五联征。慢性类型通常表现为惰性及病情较轻，病程可以持续数月。

以下为由缺血引起其他器官系统可能的非特异性表现。

- 心脏：传导缺陷、猝死和心力衰竭。
- 肺部：肺部浸润和急性呼吸衰竭。
- 胃肠道：因内脏缺血、胰腺炎、胃肠道黏膜出血而引起腹痛。

2. 诊断

见表 11-20 汇总的关于 TTP 实验室检查内容。

（四）溶血性尿毒综合征

1. 定义

溶血性尿毒综合征（HUS）是一种临床综合征，其临床表现与 TTP 相似。尽管临床表现相似，但有证据表明，在 HUS 中未发现导致 TTP 发病的低水平 vWF 裂解蛋白酶。因此，这两种疾病的发病机制显然完全不同。HUS 的特点是发热、微血管病性溶血性贫血、血小板减少和肾功能障碍。它在临床上与 TTP 的不同之处在于：① HUS 中神经系统症状不明显或不存在；② HUS 中的肾功能损害通常比 TTP 更严重；③ HUS 患者发病年龄更小，发病年龄峰值为 6 个月至 4 岁，男性和女性患病比例相等；④ HUS 比 TTP 更常见；⑤ 与 TTP 一样，HUS 也可能会发现透明血栓，但在大多数情况下局限于肾小球毛细血管和入球小动脉。

成人 HUS 偶发，常与成人产科并发症（如子痫等）密切相关，这一点与儿童 HUS 有区别。成人 HUS 预后比儿童更差，死亡率高达 60%。

急性 HUS 有非家族性和家族性两种形式，可能有不同的发病原因。非家族性形式常与产志

贺毒素的大肠埃希菌（特别是大肠埃希菌 O157：H7）引起的腹泻相关。家族性形式与补体因子 H 和因子 I 的异常有关。如果患有急性肾衰竭的儿童及时接受透析，大多数病例都会痊愈而不会留下后遗症。预后取决于肾衰竭的持续时间和神经功能障碍的严重程度。约 90% 的儿童病例的肾功能恢复正常。

2. 诊断

见表 11–21 汇总的关于溶血性尿毒综合征的实验室检查内容。

（五）抗凝治疗

抗凝治疗可通过抑制凝血级联反应从而抑制纤维蛋白凝块形成，最终达到治疗和（或）预防血栓形成的目的。由于抗凝作用过少可能会导致新的血栓形成，而抗凝作用过多会导致出血，因此可以通过实验室检查来确定患者体内存在多少抗凝药，以便在必要时调整剂量。几十年来，肝

素和华法林是唯一可用于临床抗凝治疗的药物。肝素通过静脉注射或皮下注射给药，而华法林则可以口服。如前所述，肝素可抑制多种凝血因子活性，其抑制作用可使 APTT 延长。大多数 PT 试剂含有肝素中和剂，因此很大程度上阻止了使用肝素的患者 PT 显著延长。华法林减少因子 Ⅱ、Ⅶ、Ⅸ 和 Ⅹ 活化形式的合成，从而延长 PT。不同的 PT 检测方法可以反映华法林延长的程度并不相同。因此，使用计算法将 PT 转换为标准化数值，该数值同时还兼顾了 PT 试剂的相对灵敏度。这种

表 11–20　血栓性血小板减少性紫癜的实验室检查

检查项目	结果 / 评价
血管性血友病因子裂解蛋白酶活性	酶活性降低是该疾病的诊断标志，但该检测可能无法用于 TTP 的快速诊断。如果该检测结果较低，建议进行酶抑制物检测
PT/APTT/ 纤维蛋白原水平	一般都正常
纤维蛋白降解产物或 D-二聚体水平	正常或轻微升高
血红蛋白 / 血细胞比容	大多数情况下轻度至中度下降，出血和溶血可导致某些患者严重贫血
结合珠蛋白	降低反映血管内溶血
血小板计数	下降，一般在 10 000～50 000/μl 范围内
外周血涂片	裂片红细胞、有核红细胞可见，血小板数量减少
直接和间接抗球蛋白试验	阴性，排除免疫性溶血性贫血
间接胆红素	轻度至中度升高
LDH	升高，与溶血的严重程度和可能缺血组织的损伤相关
WBC 计数和分类	显示轻度白细胞增多，核左移
尿液分析	以轻中度蛋白尿和血尿为特征（无管型）
BUN 和肌酐	可能升高也可能不升高，取决于是否存在肾功能损害

BUN. 血尿素氮；PT. 凝血酶原时间；APTT. 活化部分凝血活酶时间；LDH. 血清乳酸脱氢酶

表 11-21 溶血性尿毒综合征的实验室检查	
检查项目	结果 / 评价
PT、APTT 和纤维蛋白原	正常
纤维蛋白降解产物或 D-二聚体水平	正常或轻微升高
血红蛋白 / 血细胞比容	外周血涂片（有核红细胞、裂片红细胞）随着微血管病变变化而减少
血小板计数	轻度至中度下降
尿液分析	血尿、蛋白尿和红细胞管型
肌酐	升高
乳酸脱氢酶	升高
间接胆红素	升高
结合珠蛋白	降低
DAT	显示轻度白细胞增多，核左移
E.coli O157：H7	一般为阳性

PT. 凝血酶原时间；APTT. 活化部分凝血活酶时间；DAT. 直接抗球蛋白试验

算法称为国际标准化比值（international normalized ratio，INR），无论实验室使用何种试剂，它都旨在提供类似的结果。为了确保使用正确的抗凝剂量，肝素通过 APTT 进行监测，华法林则通过 INR 进行监测。

目前，新型抗凝剂已经出现，它们通常不需要进行实验室常规监测，尽管如此，必要时仍需进行监测。低分子量肝素、磺达肝癸钠、利伐沙班、依度沙班、贝曲沙班和阿哌沙班可抑制 Xa 因子。因此，这些抗凝剂可以用抗 Xa 因子活性测定法进行监测，其检测方法可根据检测到的 Xa 因子抑制程度来检测抗凝剂浓度。直接凝血酶抑制剂（阿加曲班、比伐卢定和达比加群）抑制凝血酶，从而延长 APTT，并可使 PT 轻度延长。已证实稀释凝血酶时间测定与达比加群的治疗剂量呈线性关系。APTT 可用于监测阿加曲班。比伐卢定

特别批准用于经皮冠状动脉介入治疗（percutaneous coronary intervention，PCI），这是一种需要抗凝的心导管插入术，通过活化凝血时间（activated clotting time，ACT）的快速床边全血凝固时间测试进行监测。如果患者使用比伐卢定进行 PCI，则需要使用 ACT 进行检测。

口服药物只有华法林、利伐沙班、达比加群、依度沙班、贝曲沙班和阿哌沙班，其他抗凝药物都不可口服。

表 11-22 汇总了各种抗凝药物的抗凝作用机制及实验室监测试验。

表 11-22 抗凝治疗的实验室监测		
抗凝药物	机 制	抗凝监测试验
华法林	降低活化的凝血因子Ⅱ、Ⅶ、Ⅸ、Ⅹ	INR
肝素	抑制因子Ⅱa、Ⅹa、Ⅸa、Ⅺa、Ⅻa（此处多了一个Ⅹa）	APTT[a]
低分子量肝素	抑制因子Ⅹa	抗因子Ⅹa 活性
磺达肝素	抑制因子Ⅹa	抗因子Ⅹa 活性
利伐沙班	抑制因子Ⅹa	抗因子Ⅹa 活性
阿哌沙班	抑制因子Ⅹa	抗因子Ⅹa 活性
阿加曲班	抑制因子Ⅱa	PTT
达比加群	抑制因子Ⅱa	稀释凝血酶时间
比伐卢定	抑制因子Ⅱa	心脏导管插入术使用 ACT

INR. 国际标准化比值；PTT. 部分凝血活酶时间；ACT. 活化凝血时间
a. 对于心导管插入术期间的高剂量药物，使用 ACT 评价

（六）抗血小板治疗

患有动脉血栓形成，特别是心肌梗死或缺血性脑卒中患者，通常采用抗血小板疗法进行治疗，以抑制血小板活化。与一些抗凝治疗不同，实验室检测尚未常规用于监测抗血小板治疗。实验室监测对抗血小板治疗是否有获益的研究正在进行当中。临床上有很多血小板抑制药物可供使用。

阿司匹林不可逆地抑制血小板中环氧化酶，从而阻止花生四烯酸生成血栓烷 A_2，从而抑制血小板聚集，因为血栓烷 A_2 引起血小板颗粒释放并激活其他血小板。此外，还有几种 GP Ⅱ b/Ⅲ a 抑制剂可用于临床（阿昔单抗、依替巴肽或替罗非班）。由于血小板表面的 G Ⅱ b/Ⅲ a 介导血小板聚集，这些药物通过抑制 GP Ⅱ b/Ⅲ a 从而抑制血小板聚集。氯吡格雷、普拉格雷和替格瑞洛都抑制血小板表面 ADP 受体，最终抑制血小板 GP Ⅱ b/Ⅲ a 的激活。双嘧达莫通过多种机制抑制血小板。

本章部分内容（如止血导论）经许可修改，引自 Laposata M，Connor AM，Hicks，DG，Phillips DK.The Clinical Hemostasis Handbook. Chicago，IL：Year Book Medical Publishers；1989.

▶ **自测题**

1. 以下哪种凝血障碍或疾病与血栓形成相关，而不是与出血相关？

A. 血管性血友病

B. 因子 V 缺陷症

C. 因子 V Leiden 突变

D. 免疫性血小板减少性紫癜

2. 以下哪种情况或疾病与多种凝血因子的缺陷不相关？

A. 血友病 A

B. 维生素 K 缺乏症

C. 肝病

D. 弥散性血管内凝血

3. 以下所有都是血小板数量异常的疾病，其中有一项为免疫介导，即涉及与血小板结合的抗体，请找出以下哪项为免疫介导的血小板减少症？

A. 弥散性血管内凝血

B. 溶血性尿毒综合征

C. 输血相关性紫癜

D. 血栓性血小板减少性紫癜

4. 在下面的选项中，有三个为血小板数量异常引起的疾病，一个为血小板质量异常引起的疾病。请找出以下哪项为以血小板与纤维蛋白原结合缺陷为特征的血小板质量异常的疾病？

A. 格兰茨曼血小板功能不全

B. 免疫性血小板减少性紫癜

C. 脾功能亢进

D. 原发性血小板增多症

5. 已知患者患有遗传性凝血因子缺陷症。患者表现出正常的凝血酶原时间和显著升高的部分凝血活酶时间。以下哪个因子缺陷最有可能？

A. 因子Ⅶ

B. 因子Ⅺ

C. 因子ⅩⅢ

D. 纤维蛋白原

6. 以下哪些因子即使显著缺陷导致 APTT 明显延长，患者也不容易出血？

A. 因子Ⅷ

B. 因子Ⅸ

C. 因子Ⅻ

D. 因子 V

7. 维生素 K 缺乏最常继发于疾病或药物治疗，而不是饮食摄入减少。以下哪种情况不会导致维生素 K 缺乏？

A. 华法林治疗

B. 囊性纤维化相关的吸收不良

C. 抗生素治疗

D. 血友病 A

8. 下列哪项不是弥散性血管内凝血常见的原因？

A. 恶性肿瘤

B. 肺纤维化

C. 产科并发症（如宫内死胎）

D. 严重感染

9. 关于急性弥散性血管内凝血，以下哪项陈述是正确的？

A. DIC 在临床上通常表现为出血性疾病

B. DIC 在临床上通常表现为血栓性疾病

C. 约 50% 的 DIC 患者出现出血，约 50% 出现血栓形成

D. 即使是非常严重的 DIC 患者也很少出现出血或血栓形成

10. 患有与肝硬化相关严重肝病的患者，可能不会出现以下哪种凝血异常？

A. 凝血因子生成减少

B. 血小板功能亢进

C. 血小板减少症

D. 循环中 D- 二聚体的水平增高

11. 下列关于免疫性血小板减少症说法不正确的是？

A. ITP 中血小板的破坏是抗体介导的

B. 急性 ITP 通常表现为儿童期疾病

C. 慢性 ITP 最常见于 20—50 岁的患者

D. 慢性 ITP 在男性中比在女性中更为普遍

12. 以下哪种药物与药物性血小板减少症最不相关的是？

A. 奎尼丁

B. 肝素

C. 磺胺类药

D. 阿司匹林

13. 以下哪种凝血障碍在人群中的发病率最高？

A. 血管性血友病

B. 因子 V 缺陷症

C. 原发性血小板增多症

D. 血小板贮存池缺陷

14. 以下哪项测试和患者的血管性血友病诊断无关？

A. 因子Ⅷ

B. 瑞斯托霉素辅因子（血管性血友病因子活性的评估）

C. 血管性血友病因子抗原

D. 白细胞计算

15. 正在评估一名血管性血友病患者以确定该疾病的亚型。已经确定，患者血小板已被血管性血友病因子包被，还发现患者血小板可以被极低剂量的瑞斯托霉素激活聚集。该患者最可能的血管性血友病的亚型是什么？

A. 1 型

B. 2A 型

C. 2B 型

D. 3 型

16. 以下哪种血型的人的血管性血友病因子基线水平较低？

A. O 型

B. A 型

C. B 型

D. AB 型

17. 功能性血小板糖蛋白Ⅰb/Ⅸ/Ⅴ复合物降低的患者最有可能被诊断为哪种疾病？

A. 格兰茨曼血小板功能不全

B. 巨血小板综合征

C. 血小板贮存池病

D. 环氧化酶缺乏症

18. 以下哪种遗传性血栓性疾病是白种人中最常见的？

A. 蛋白 C 缺乏症

B. 抗凝血酶缺乏症

C. 因子 V Leiden 突变

D. 蛋白 S 缺乏症

19. 在华法林存在的情况下，以下哪项检测结果对于评估高凝状态不可靠？

A. 抗凝血酶

B. 因子 V Leiden 突变

C. 蛋白 C

D. 凝血酶原 20210 突变

20. "抗磷脂"抗体的靶点是什么蛋白质？

A. β_2-GPI

B. 心磷脂

C. 磷脂酰丝氨酸

D. 磷脂酰肌醇

21. 下列哪项不是抗磷脂抗体？

A. 狼疮抗凝物

B. 抗心磷脂抗体

C. 抗 β_2-GPI 抗体

D. 抗核抗体

22. 以下哪种抗凝剂可以选择性地抑制凝血因子 X？

    A. 华法林

    B. 肝素

    C. 达比加群

    D. 利伐沙班

23. 以下哪种抗凝剂是用国际标准化比值监测的？

    A. 低分子量肝素

    B. 阿哌沙班

    C. 普通肝素

    D. 华法林

24. 以下哪种药物的作用显著影响血小板聚集试验的结果？

    A. 达比加群

    B. 阿哌沙班

    C. 利伐沙班

    D. 阿司匹林

25. 以下哪一对列出的血小板抑制剂及其抑制作用的机制不正确？

    A. 氯吡格雷 / 阻断血小板 ADP 受体

    B. 阿司匹林 / 阻断血小板血栓烷受体

    C. 依替巴肽 / 阻断血小板纤维蛋白原受体

    D. 布洛芬 / 阻断血小板环氧化酶

答案与解析

1. 正确答案是 C。其他选项均与出血有关，与血栓无关。请注意，V 因子缺陷和 V 因子 Leiden 突变分别与出血和血栓形成有关。

2. 正确答案是 A。血友病 A 是仅Ⅷ因子缺陷。维生素 K 缺乏会导致因子Ⅱ、Ⅶ、Ⅸ和 X 缺陷。严重肝病时会导致所有因子均较基线有所下降，但因子Ⅷ除外。严重 DIC 也会导致大多数凝血因子缺陷，包括因子Ⅷ。

3. 正确答案是 C。所有其他选项都是血小板减少症，其中血小板因循环中的消耗过程而丢失。对于输血后紫癜，在超过 90% 的病例中，存在一种针对血小板抗原的抗体，称为 HPA-1a。

4. 正确答案是 A。血小板质量异常的疾病与血小板计数正常但血小板功能受损有关。选项 B 和 C 是血小板减少性疾病。选项 D 是循环中血小板数量增加的疾病。

5. 正确答案是 B。因子Ⅶ缺陷会延长 PT 而不是 APTT。因子ⅩⅢ缺陷既不会延长 PT 也不会延长 APTT。纤维蛋白原缺乏应延长 PT 和 APTT。

6. 正确答案是 C。当所有其他因子明显缺陷时，会使患者容易出血。因子Ⅻ缺陷会显著延长 APTT，不会延长 PT，但对出血风险没有影响。

7. 正确答案是 D。肝炎不会导致维生素 K 吸收不良。华法林治疗会减少活性维生素 K 的量。吸收不良会导致对脂溶性维生素 K 的吸收减少。抗生素治疗可以减少胃肠道中产生维生素 K 的细菌的数量，并损害肝脏中的维生素 K 代谢。

8. 正确答案是 B。选项 A、C 和 D 都是众所周知的弥漫性血管内凝血发展的刺激因素。

9. 正确答案是 A。DIC 会导致凝血因子和血小板的消耗。血栓出现在较小的血管中，但血栓很少阻塞较大的血管并导致组织灌注不良。由于凝血因子和血小板的消耗，患者容易出血。正是由于这个原因，在临床上，DIC 患者会出现出血，尤其是严重时。

10. 正确答案是 B。肝硬化患者的肝细胞中产生的凝血因子数量减少。血小板减少症可因脾大截留或血小板生成减少而发生。发现 D- 二聚体水平升高是因为这些纤维蛋白降解产物被肝硬化时功能异常的肝脏清除。

11. 正确答案是 D。ITP 在女性中更为常见，与男性的比例为（2∶1）～（3∶1）。关于 ITP 的所有其他陈述都是正确的。

12. 正确答案是 D。其他选项是众所周知的药物性血小板减少症的原因。阿司匹林会损害血小板功能，但不会减少血小板计数。

13. 正确答案是 A。尽管血管性血友病患病率各不相同，但可能有多达 1% 的人群出现血管性血友病因子水平下降。V 因子缺陷症是罕见的因子缺陷症之一。原发性血小板增多症是一种相对罕见的血小板数量异常。血小板贮存池病是一种罕见的血小板功能性疾病，其中血小板内的一种或多种颗粒类型缺乏。

14. 正确答案是 D。血管性血友病检测试验的标准组合包括选项 A、B 和 C 中列出的试验。白细胞计数很少改变。

15. 正确答案是 C。2B 型患者存在异常形式的血管性血友病因子，异常的血管性血友病因子在不应该结合时与血小板结合，使血小板对激动剂瑞斯托菌素的聚集过敏。

16. 正确答案是 A。每种血型的平均血管性血友病因子水平：O 型为 76%、A 型为 106%、B 型为 117%、AB 型为 123%。存在几种可能的假设。由于 O 型血患者的血管性血友病因子基线值较低，因此在诊断为低血管性血友病因子的患者中发现这种血型的频率要高得多。

17. 正确答案是 B。格兰茨曼血小板功能不全与功能性糖蛋白 Ⅱb/Ⅲa 减少有关。血小板贮存池病与血小板中缺乏颗粒有关。环氧化酶缺乏症是一种由于细胞内酶环氧化酶减少而影响血小板功能（和其他细胞）的疾病。

18. 正确答案是 C。约 5% 的白种人存在因子 V Leiden 突变，其发生率远高于其他选项。

19. 正确答案是 C。华法林会抑制凝血因子 Ⅱ、Ⅶ、Ⅸ 和 Ⅹ 的合成。此外，华法林还会抑制天然抗凝剂蛋白 C 和蛋白 S 的产生。

20. 正确答案是 A。所有其他选项都是磷脂而不是蛋白质。β_2-GPI 的功能仍未明确。

21. 正确答案是 D。"抗磷脂抗体"是一个通用术语，包括选项 A、B 和 C。

22. 正确答案是 D。华法林抑制凝血因子 Ⅱ、Ⅶ、Ⅸ 和 Ⅹ 的合成。肝素抑制所有凝血因子的活化形式。达比加群是凝血因子 Ⅱa（凝血酶）的选择性抑制剂。

23. 正确答案是 D。INR 用于衡量华法林的抗凝作用。INR 源自凝血酶原时间，是为了将凝血酶原时间测定中使用的促凝血酶原激酶试剂差异的影响降至最低。

24. 正确答案是 D。阿司匹林的作用是抑制血小板功能。其他选项都是减缓凝血级联反应的抗凝剂，而对血小板功能没有显著影响。

25. 正确答案是 B。与布洛芬一样，阿司匹林抑制血小板环氧化酶。然而，这种抑制作用对循环中暴露于阿司匹林的血小板在其生命周期内是不可逆的。布洛芬的抑制作用在 1 天内基本完全逆转。因此，与布洛芬相比，阿司匹林对血小板功能的影响时间更长。氯吡格雷代谢为与血小板 ADP 受体结合的氯吡格雷代谢物。依替巴肽阻断纤维蛋白原受体，即糖蛋白 Ⅱb/Ⅲa。

拓展阅读

[1] Acharya SS, et al. Rare bleeding disorder registry: deficiencies of factors Ⅱ, Ⅴ, Ⅶ, Ⅹ, ⅩⅢ, fibrinogen and dysfibrinogenemias. *J Thromb Haemost*. 2004;2:248.

[2] Adcock DM, Gosselin R. Direct Oral Anticoagulants (DOACs) in the laboratory: 2015 review. *Thromb Res*. 2015;136:7–12.

[3] Arber DA, Orazi A, Hasserjian R, et al. The 2016 revision to the World Health Organization classification of myeloid neoplasms and acute leukemia. *Blood*. 2016;127:2391–405.

[4] Avecilla ST, et al. Plasma-diluted thrombin time to measure dabigatran concentrations during dabigatran etexilate therapy. *Am J Clin Pathol*. 2012;137:572–574.

[5] Boyce T, et al. *Escherichia coli* O157:H7 and the hemolytic–uremic syndrome. *N Engl J Med*. 1995;333:364.

[6] Bussell JB, et al. Fetal alloimmune thrombocytopenia. *N Engl J Med*. 1997;337:22–26.

[7] Castellone DD, Van Cott EM. Laboratory monitoring of new anticoagulants. *Am J Hematol*. 2010;85:185–187.

[8] Feinstein DI. Immune coagulation disorders. In: Colman W, et al, eds. *Hemostasis and Thrombosis: Basic Principles of Clinical Practice*. 4th ed. Philadelphia, PA: Lippincott Williams & Wilkins; 2001:1003.

[9] Feinstein DI, Marder VJ, Colman RW. Consumptive thrombohemorrhagic disorders. In: Colman W, et al, eds. *Hemostasis and Thrombosis: Basic Principles of Clinical Practice*. 4th ed. Philadelphia, PA: Lippincott Williams & Wilkins; 2001:1197.

[10] Finazzi T, et al. Natural history and risk factors for thrombosis in 360 patients with antiphospholipid antibodies: a four-year prospective study from the Italian registry. *Am J Med*. 1996;100:530.

[11] Furlan M, et al. von Willebrand factor-cleaving protease in thrombotic thrombocytopenic purpura and the hemolytic–uremic syndrome. *N Engl J Med*. 1998;339:1578.

[12] George JN, et al. Chronic idiopathic thrombocytopenic purpura. *N Engl J Med*. 1994;331:1207.

[13] George JN, et al. Idiopathic thrombocytopenic purpura: a practice guideline developed by explicit methods for the American Society of Hematology. *Blood*. 1996;88:3.

[14] Gill JC, et al. The effect of ABO blood group on the diagnosis of von Willebrand's disease. *Blood*. 1987;69:1691–1695.

[15] Gillis S. The thrombocytopenic purpuras: recognition and management. *Drugs*. 1996;51:942.

[16] Hoyer L. Hemophilia A. *N Engl J Med*. 1994:330:38.

[17] Joist JH, George JN. Hemostatic abnormalities in liver and renal disease. In: Colman W, et al, eds. *Hemostasis and Thrombosis: Basic Principles of Clinical Practice*. 4th ed. Philadelphia, PA: Lippincott Williams & Wilkins; 2001:839.

[18] Kempton CL, White GC Jr. How we treat a hemophilia A patient with a factor Ⅷ inhibitor. *Blood*. 2009;113:11–17.

[19] Khor B, Van Cott EM. Laboratory evaluation of hypercoagulability. *Clin Lab Med*. 2009;29:339–366.

[20] Kottke-Marchant K. Platelet disorders. In: Kottke-Marchant K, ed. *An Algorithmic Approach to Hemostasis Testing*. Northfield, IL: College of American Pathologists Press; 2008:185–216.

[21] Kurtzberg J, Stockman JA. Idiopathic autoimmune thrombocytopenic purpura. *Adv Pediatr*. 1994;41:111.

[22] Laposata M, et al. *The Clinical Hemostasis Handbook*. St. Louis, MO: The CV Mosby Company; 1989.

[23] Mackman N, Gruber A. Platelet polyphosphate: an endogenous activator of coagulation factor XII. *J Thromb Haemost*. 2010;8:865–867.

[24] Miyakis S, et al. International consensus statement on an update of the classification criteria for definite antiphospholipid syndrome (APS). *J Thromb Haemost*. 2006;4:295–306.

[25] Neunert C, et al. The American Society of Hematology 2011 evidence-based practice guideline for immune thrombocytopenia. *Blood*. 2011;117:4190–4207.

[26] Nichols WL, et al. Diagnosis, evaluation, and management of von Willebrand disease. NIH publication number 08–5832. National Heart, Lung, Blood Institute (NHLBI); 2007.

[27] Peyvandi F, et al. Classification of rare bleeding disorders (RBDs) based on the association between coagulant factor activity and clinical bleeding severity. *J Thromb Haemost*. 2012;10:1938–1943.

[28] Provan D, et al. International consensus report on the investigation and management of primary immune thrombocytopenia. *Blood*. 2010;115:168–186.

[29] Roberts HR, White GC Jr. Inherited disorders of prothrombin conversion. In: Colman W, et al, eds. *Hemostasis and Thrombosis: Basic Principles of Clinical Practice*. 4th ed. Philadelphia, PA: Lippincott Williams & Wilkins; 2001:839.

[30] Rodeghiero F, et al. Standardization of terminology, definitions and outcome criteria in immune thrombocytopenic purpura of adults and children: report from an international working group. *Blood*. 2009;113(11):2386–2393.

[31] Rothenberger SS, McCarthy LJ. Neonatal alloimmune thrombocytopenia: from prediction to prevention. *Lab Med*. 1997;28:592.

[32] Saha M, McDaniel JK, Zheng XL. Thrombotic thrombocytopenic purpura: pathogenesis, diagnosis and potential novel therapeutics. *J Thromb Haemost*. 2017; 15:1889–1900.

[33] Seitz R, et al. ETRO Working Party on Factor Ⅷ questionnaire on congenital Factor Ⅷ deficiency in Europe: status and perspectives. *Semin Thromb Hemostasis*. 1996;22:415.

[34] Seligsohn U, et al. Inherited deficiencies of coagulation factors Ⅱ, Ⅴ, Ⅶ, Ⅹ, Ⅺ and Ⅷ and combined deficiencies of factors Ⅴ and Ⅷ and of the vitamin K-dependent factors. In: Lichtman MA, et al, eds. *Hematology*. 7th ed. New York, NY: McGraw-Hill; 2006:1887.

[35] Shahani T, et al. Human liver sinusoidal endothelial cells but not hepatocytes contain factor Ⅷ. *J Thromb Haemost*. 2014;12:34–35.

[36] Siegler RL. The hemolytic uremic syndrome. *Pediatr Clin North Am*. 1995;42:1505.

[37] Souid A, Sadowitz PD. Acute childhood immune thrombocytopenic purpura: diagnosis and treatment. *Clin Pediatr*. 1995;34:487.

[38] Taaning E, Svejgaard A. Post-transfusion purpura: a survey of 12 Danish cases with special reference to immunoglobulin G subclasses of the platelet antibodies. *Transfus Med*. 1994;4:1.

[39] Tarr PI, Gordon CA, Chandler WA. Shiga-toxin-producing *Escherichia coli* and haemolytic uraemic syndrome. *Lancet*. 2005;365:1073–1086.

[40] Tsai H-M, Lian EC-Y. Antibodies to von Willebrand factor-cleaving protease in acute thrombotic thrombocytopenic purpura. *N Engl J Med*. 1998;339:1585.

[41] Van Cott EM, Drouin A. von Willebrand disease. In: Kottke-Marchant K, ed. *An Algorithmic Approach to Hemostasis Testing*. 2nd ed. Northfield, IL: College of American Pathologists Press; 2016;241–252.

[42] Van Cott EM, Eby C. Antiphospholipid antibodies. In: Kottke-Marchant K, ed. *An Algorithmic Approach to Hemostasis Testing*. 2nd ed. Northfield, IL: College of American Pathologists Press; 2016:327–336.

[43] Van Cott EM, Laposata M. Laboratory evaluation of hypercoagulable states. *Hematol Oncol Clin North Am*. 1998;12:1141.

[44] Verhovsik M, et al. Laboratory testing for fibrinogen abnormalities. *Am J Hematol*. 2008;83:928–931.

[45] Waters AH. Autoimmune thrombocytopenia: clinical aspects. *Semin Hematol*. 1992;29:18.

[46] Zhang B, et al. Genotype–phenotype correlation in combined deficiency of factor Ⅴ and factor Ⅷ. *Blood*. 2008;111:5592–5600.

第 12 章　输血医学

Transfusion Medicine

Christopher P. Stowell　著

李　博　王红霞　译　屈晨雪　郑　磊　校

学习目标

1. 了解血液采集过程和血液成分及血浆衍生物的制备。

2. 了解确保安全输血所进行的必要检测。

3. 了解个别血液成分输血的具体适应证和同种异体输血的替代方法。

4. 了解输血后可能出现的临床并发症。

5. 了解造血祖细胞的收集和使用。

6. 了解单采过程及其临床适应证。

输血医学是包括血库（血液成分和血浆衍生物的收集、制备、测试和存储）及血液成分、血浆衍生物和单采技术的治疗用途的医学领域，它还包括造血细胞和其他血液来源细胞的收集、储存和使用。图 12-1 概述了从收集血液到输血的过程。简单地说，从筛选的志愿献血者那里采集血液作为全血或单采，并对血液样本进行传染病检测和血型确定。全血可被分解成红细胞、血小板和血浆产物。此外，这三种成分都可以通过单采法收集。血浆可以进一步加工，以提供白蛋白、凝血因子浓缩物和免疫球蛋白制剂。血液成分的血型需要进行检测，以确定与受体的相容性。还可以对血液成分进行处理以减少输血并发症（如去除白细胞以防止发热反应）。作为复杂的生物衍生治疗药物，血液成分及其衍生物会导致各种潜在的不良影响，需对其进行评估和管理。

一、血液采集和血液成分制备

（一）采血

安全的血液供应源自健康的志愿献血者。过去有偿献血导致肝炎传播的危险增加。献血者公开自己的健康问题或高风险行为有可能失去献血资格从而造成经济损失，因此大家对此类问题十分关注。在美国，几乎所有的血液均来源于志愿献血者。美国 90% 以上的血液供应由地区血液中心采集和分发，其余由医院血库采集。美国食品药品管理局（Food and Drug Administration，FDA）生物制品评价和研究中心调节血液采集及制备的各个环节。大多数血库和捐献中心自愿申请并获得美国血库协会（American Association of Blood Banks，AABB）的授权。这些机构需要对献血者进行筛选，因为某些行为或医疗情况可能使得献血不安全（如病毒性肝炎患者或应用致畸药物）。AABB 制订了统一献血者健康问卷，经 FDA 批准在美国广泛应用，反映美国各地捐献标准的一致性。有意捐献者还需经过基本体格检查，包括温度、血压、脉搏、手臂检查，以了解有无静脉注射毒品现象，并且检测末梢或静脉血血红蛋白水平，男性不低于 13.0g/dl，女性不低于 12.5g/dl 方有献血资格。采集机构需核实各项记录，以确保献血者以前并未被取消献血资格。

在采血过程中，首先消毒静脉穿刺点，然后将与收集装置连接的针头穿刺入上肢静脉中，包括一个主要的收集袋和几个整体密闭相连的副收集袋用于制备血液成分。主收集袋内含特定溶液，这种溶液包括抗凝剂和多种物质，如磷酸盐、腺嘌呤、葡萄糖等，其有助于红细胞在输注时保持其形态并可在冰箱存储 35～42 天。一般献血者每次捐献 450～500ml 全血，但不得超过 10.5ml/kg，相当于一位体重约为 70kg 献血者总血量的 10%，这些失血量健康人体能较好耐受。血小板分离要求在 10 分钟内进行。在采集血液的同时往往抽取第一管 15～25ml 血液进行血清学和传染病检测，目的是防止最有可能被皮肤细菌污染的血液进入收集袋。血液采集完毕后，将针从献血者手臂拔出，穿刺针至主收集袋的连接管将被热封关闭。

（二）血液成分制备

为了在最佳条件下储存血液，几乎所有收集的全血都被分离成红细胞、血小板和血浆等成分。该分离过程需要两次离心，并依赖于集成连接的卫星袋系统，所有制备步骤均在封闭、无菌的环境中进行（表 12-1 描述了血液成分，血液成分制

> **提示**
>
> - 全血可分为浓缩红细胞、血小板和血浆产物。
> - 常规献血是捐献 450～500ml 的全血，这部分血液约占一个体重 70kg 献血者总血容量的 10%，健康人可以很好地耐受这一血容量损失。

备，见第 2 章）。美国的程序中，通过第一个相对低离心力的离心步骤将红细胞从富含血小板的血浆中分离出来。富含血小板的血浆从初级收集袋中被挤出到一个附属袋中，该附属袋与初级收集袋中的浓缩红细胞之间热密封。保留在初级收集袋中的浓缩红细胞可在 1～6℃下储存长达 35 天（CPDA-1 RBC）。在某些采集系统中，可以将来自另一个卫星袋的额外添加剂 - 防腐剂溶液添加到红细胞浓缩液中，从而产生一种低血细胞比容（但质量相同的红细胞）产品，且这种产品能够多储存一周（即 42 天）。

在第一次离心后，富含血小板的血浆从浓缩红细胞分离出来，然后再通过第二次更高离心力的离心步骤分离成血小板和血浆。在第二次离心之后，血小板含量较少的血浆被压入另一个卫星袋中，通常在收集后 8 小时内［作为新鲜冰冻血浆（fresh frozen plasma，FFP）］或在收集后 24 小时内（24 小时血浆）冷冻。悬浮在 40～60ml 的血浆中残留的血小板颗粒，称为血小板浓缩物或全血衍生的血小板。"随机供体血小板"这一术语虽

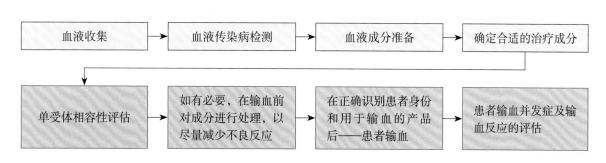

▲ 图 12-1　血液采集、处理和输血概览

种　类	成分概述	主要适应证	作　用	注意事项
表 12-1　血液成分描述和适应证				
浓缩红细胞	浓缩红细胞是红细胞从血浆中离心分离的产物，该成分的血细胞比容为 55%～80%	浓缩红细胞用于治疗症状性贫血。镰状细胞危象或新生儿溶血病时的换血治疗	浓缩红细胞提供红细胞质量并增加血液中的携氧能力	红细胞需与 ABO 和 Rh 血型匹配并且交叉配血成功
去白红细胞	浓缩红细胞通过过滤或洗涤去除白细胞来（获得）去白红细胞，洗涤红细胞在去除白细胞方面不如过滤有效	同浓缩红细胞适应证，去白红细胞用于对异体血成分中的白细胞有发热反应的患者，也可以用来防止需要多次输注血小板的患者发生同种异体免疫反应，或者用于防止易感患者发生巨细胞病毒感染	去白红细胞增加血细胞比容和提高血液的单位红细胞携氧能力	去白红细胞需与 ABO 和 Rh 血型匹配，并且交叉配血成功
新鲜冰冻血浆（FFP）	与细胞成分分离并在采集全血后 8 小时内冷冻的血浆称为 FFP，也可以从单采获得的血浆中制备	新鲜冰冻血浆中包含所有血浆中凝血因子，易变的 V 因子、Ⅷ因子也包含在内的。常用于控制多种凝血因子缺陷患者的出血。FFP 不应用于纠正血容量不足，应用其他无潜在感染风险的血液扩容剂	新鲜冰冻血浆保留了血浆蛋白尤其是凝血因子，因此有助于控制出血的发生	该成分应与受血者的 ABO 血型相合，但在输血前不必进行交叉配血，也无须考虑 Rh 血型
冷沉淀	冷沉淀通常是将新鲜冰冻血浆解冻至 1～6℃ 后形成的沉淀物，将该沉淀物收集后再冷冻而成。1 单位的冷沉淀在小于 25ml 的体积内包含至少 80U Ⅷ因子和 150mg 纤维蛋白原	该成分用于纤维蛋白原缺乏症（通常来自弥散性血管内凝血）或因子ⅩⅢ缺陷症的患者	对于纤维蛋白原缺乏症患者，输注冷沉淀可将纤维蛋白原水平提高到 100mg/dl，有助于其止血	不必进行交叉配血，虽然 ABO 血型相合者优先考虑，但并非需，不必考虑 Rh 血型
单采血小板	单采获得的血小板每单位（U）至少含有 3×10^{11} 个血小板，该产品的体积为 200～400 ml	血小板输注适用于因血小板生成减少或失血导致血小板减少的患者及功能性血小板数量不足的患者。在与血小板快速破坏相关的情况下，输注血小板通常无效。如果作为预防措施给予血小板计数非常低的患者，血小板可能有助于预防出血事件	血小板减少症患者的血小板计数升高或将功能活跃的血小板输注到血小板功能障碍的患者体内，可止血或预防出血	尽管不需要交叉配型，但最好使用与受体 ABO 相容的血小板产品，以尽量减少不相容血浆的输注
浓缩血小板（全血衍生血小板）	血小板浓缩物从单个单位的全血中获得，含有至少 5.5×10^{10} 个血小板。悬浮于 40～60ml 血浆中，储存于 20～24℃。它们通常被合并（通常为 4～6 个单位）以提供相当于 1 个单采血小板单位的剂量	与单采血小板相同	与单采血小板相同	与单采血小板相同
单采粒细胞	通过单采从单个供体收集粒细胞。该产品还含有其他血细胞，体积为 200～300ml	粒细胞可能适用于同时患有中性粒细胞减少症和对治疗无反应的既往感染的患者。本产品不应用于预防感染。一般情况下，对婴儿比对成人更有效	粒细胞可能有助于消除中性粒细胞减少受体的感染	由于产品中含有大量红细胞，需在输血前进行交叉配型。此外，粒细胞非常不稳定，因此应在采集后尽快输注本品

然很常用，但却是不准确的。血小板在 20~24℃ 条件下最多可保存 5 天，而各种血浆衍生成分则需冷冻保存（≤-18℃可保存 1 年；≤-65℃保存 7 年）。由于成人患者的一次输血剂量由 4~10 个单位的血小板浓缩物组成，因此通常使用市售的封闭系统来收集去除白细胞的血小板。

FFP 可用于制备另一种被称为冷沉淀抗血友病因子或（"冷沉淀"）的有用成分。当 FFP 在 1~6℃ 解冻时，会形成沉淀。大部分血浆可以被压入一个卫星袋中，留下这种冷沉淀，悬浮于 10~20ml 血浆中重新冷冻，然后再储存（≤-18℃保存 1 年）。冷沉淀含有约 50% 的Ⅷ因子、血管性血友病因子、ⅩⅢ因子和存在于原始血浆单位中的纤维蛋白原，但体积要小得多。去除冷沉淀后剩余的血浆还可以重新冷冻。"去除冷沉淀血浆"（或少冷凝蛋白血浆）可用作制备血浆衍生物（如白蛋白和免疫球蛋白）的起始材料（源血浆），偶尔用于血栓性血小板减少性紫癜患者血浆置换期间的替代品（表 12-2）。因此，每个单位的全血可以分离成一个单位的浓缩红细胞、浓缩血小板、FFP 或冷沉淀及一些其他血浆产品。不同的血浆产品（不含冷沉淀物）都可以用作制备白蛋白或免疫球蛋白等衍生物的源血浆。

同样也可用单采的方式采集血液成分，从献血者采集全血后，收集所需的血液成分（血浆、血小板及红细胞），而其他血液成分回输至献血者（见第 2 章单采图）。此过程可手工完成，但现在通常使用自动化设备完成。通过单采设备，采集献血者的全血后加入抗凝剂，然后注入离心分离机中分成各种血液成分。需要的血液成分注入

表 12-2　血液成分的衍生物及其使用适应证

衍生物	描述及指示
Ⅷ因子浓缩物	用于治疗血友病 A。因子Ⅷ可以从混合的人血浆中纯化，并经过处理以去除和灭活感染因子。可用重组因子Ⅷ产品。一些血浆来源的制剂含有大量的血管性血友病因了，也用于治疗这种疾病
Ⅸ因子浓缩物	使用类似于因子Ⅷ的方法制备。用于治疗血友病 B 患者。也可用重组因子Ⅸ。还可以使用含有因子Ⅱ、Ⅶ和 X 及因子Ⅸ的浓缩物，它们被称为凝血酶原复合物浓缩物。一些浓缩物可能形成血栓，因此不是治疗血友病 B 的首选产品
白蛋白	以 5% 或 25% 溶液的形式从混合供体血浆中制备，并去除传染性病原体。白蛋白用作血浆置换术的置换液，用于伴有急性肺损伤的低白蛋白血症患者，与大容量腹腔穿刺术结合使用。用于利尿药无反应的腹水患者以利尿。用于特定的蛛网膜下腔出血患者以预防血管痉挛，以及用于特定的烧伤患者。当晶体或合成胶体扩容剂（如葡聚糖和羟乙基淀粉）可用时，不应常规用于扩容
静脉注射免疫球蛋白（IV-Ig）	从混合供体血浆中制备的 IgG 组分经过处理，以最大限度地减少 IgG 二聚化并去除或灭活感染因子。用作体液免疫缺陷状态的抗体替代疗法（见第 3 章）和治疗特定的自身免疫性疾病，如特发性或免疫性血小板减少性紫癜（ITP）
Rh 免疫球蛋白	从高滴度抗 D 供体的混合血浆中制备的 IgG 组分，并去除或灭活感染因子。用于 Rh 阴性女性的肌内注射，以防止其在怀孕和分娩期间发生同种异体免疫。Rh 阴性女性应在 28 孕周和 Rh 阳性婴儿出生后 72 小时内接收该产品，或在流产、早产、阴道出血、异位妊娠、腹部创伤或侵入性手术（如羊膜穿刺术或绒毛膜绒毛取样）也应使用该产品。该产品的静脉制剂用于治疗 ITP
抗凝血酶Ⅲ浓缩物	从混合人血浆中纯化抗凝血酶，并去除或灭活感染因子。用于治疗易发生血栓的循环抗凝血酶含量低的患者
重组活化因子Ⅶ	重组活化因子Ⅶ用于治疗获得性Ⅶ因子缺陷和存在Ⅸ因子抗体的患者，也可用于治疗先天性Ⅶ因子缺陷的患者。随机试验表明该因子治疗复合凝血病患者的出血疗效欠佳，因此不应广泛用于产品说明书之外的病症，有血栓形成倾向的患者应慎用该制品

收集袋中，其他血液成分通过相同的或不同的静脉回输至献血者。这个过程可为不连续（将血液注入仪器中，分离血液成分，剩余血液成分回输，并重复此循环）或连续（使用单独的管道将血液吸入仪器并将其返回给捐献者）。整个体外采集过程，除了与献血者静脉接触点之外，其余均为密闭进行。单采通常用于采集血浆，然后进一步加工成如白蛋白、凝血因子复合物、免疫球蛋白及血小板等血液制品衍生物。1U 单采血小板（通常称为单采血小板）比从全血细胞中提取的 1U 血小板数量更多，至少含有 3×10^{11} 个血小板，通常可提高成年人血小板数 30 000～50 000/μl。而 1U 全血提取血小板只包含 5.5×10^{10} 个，通常成人剂量为 4～10 个 U 或 lU/10kg。全血提取血小板比机采血小板便宜因为它的分离过程不需要特殊的设备，但机采血小板制备过程简单同时残留的白细胞极少（去白过程），这对于一部分患者相当有利。

粒细胞也可通过机采的方式来采集，以便输注给中性粒细胞减少和严重感染患者。也可通过机采方式来采集红细胞（如果献血者符合更加严格的标准和血细胞比容要求，一般每次采集 2U）、各种红细胞复合物、血小板和血浆。机采也可用来收集外周血造血干细胞（peripheral blood hematopoietic stem cell，PBHSC），用于自体和异体的造血干细胞移植。

（三）捐献血液的检测

捐献的血液在采集后进行分离，同时对献血者的血样进行一系列实验室检查。需对每名献血者的血样进行 ABO 血型和 Rh 血型测定，同时对捐献的血清或血浆进行检测，了解有无特异红细胞自身抗体的存在。若输血者的红细胞表达靶抗原，则可被破坏。含有自身抗体献血者的血小板和血浆同样也不能输注，尽管红细胞相对安全，尤其是经过生理盐水洗涤后。献血者以往的任何记录包括 ABO 血型和 Rh 血型鉴定结果同样也需要检查，以减少献血者或单位血型错误鉴定的可能。

（四）感染性疾病检测

因输血而导致病毒、细菌和寄生虫的传播的报道层出不穷。为尽量减少传染病的传播，献血者根据其有无感染病史及有无感染性病原体接触史进行筛查。此外，所捐献的血液在输注前需进行多项感染性病原体检测。所需检验项目列于表 12-3 中。血小板通常在 20～24℃ 条件下储存，也需进行检测以除外细菌污染可能，是目前输血感染的主要原因。目前已有一些血液培养方法用于检测少白细胞血小板，但对于非少白细胞血小板和全血来源血小板，检测手段较为有限，若缺乏合适的培养方法，可选择一些替代方法（如酸碱度检测和革兰染色）对于居住或者在南美洲和中美洲出生的捐献者，需进行克氏锥虫抗体的筛查，因为该虫成体可导致南美锥虫病。

表 12-3 捐献血液的感染性疾病检测	
必查项目	**选查项目**
梅毒血清学检测	巨细胞病毒抗体
HIV-1 和 HIV-2 抗体 HIV-1 RNA	
丙型肝炎病毒（HCV）抗体	
丙型肝炎病毒 RNA	
乙型肝炎表面抗原	
乙型肝炎核心抗原抗体	
抗 HTLV- I 和 HTLV- II 抗体	
寨卡病毒 RNA	
西尼罗病毒 [a]	
克氏锥虫抗体 [b]	
细菌筛查（仅限血小板）	

HIV. 人类免疫缺陷病毒；HTLV. 人类 T 细胞嗜淋巴病毒
a. 在当地确定，可能因季节或通过公共卫生监督检测 WNV 感染的蚊子而有所不同；b. 对所有捐赠者进行一次测试，并且仅在存在另一次接触（居住在南美洲或中美洲的流行地区）时重复测试

二、相容性检测

（一）输血前检测

在输血前，需明确献血者和待输血者红细胞血型是否相合（表 12-4 和表 12-6）。这个过程包括各项血清学检测。取得血库标本及输血开始时需确认患者的血型也同样重要。在输血过程中，患者的血型误认和样本贴错标签均为最常见的严重错误。ABO 血型输错比 HIV 和各种肝炎病毒的传播更为常见，以下为可相容性检测。

- 患者血型鉴定及对样本血型相容性检测结果的正确标注。血库标本（血管）需贴上患者检验证明标签，该标签需包括患者的两项身份证明（常用名和医疗记录号码）及日期。还要有一些手段确定采血者的身份（常见但非必需，通过签名或使用血样记录）。
- 确定供体的 ABO 和 Rh 类型。收集机构确定 ABO 血型（正定型和反定型）和捐赠单位的 Rh 类型（并检查既往的记录）。医院输血科需确认从采集机构收到的 ABO 类型（仅正定型）和 Rh（D）阴性的 Rh 血型。
- 献血者的 ABO 和 Rh 血型鉴定，血液中心已确定了所献血液的 ABO 血型（正定型和反定型）和 Rh 血型（同时核对以前的记录）。医院输血科在接收血液中心的血液后需确认 ABO 血型（仅需正定型）和 Rh（D）阴性血

单位的 Rh 血型。

- 在当前标本上对患者的 ABO 和 Rh 型的测定，并与以前的记录进行比较。ABO 组（正定型和反定型）和 Rh 型在当前标本上确定。对于在过去 3 个月内进行过输血或怀孕的患者，样本需 <3 天。然而，一些输血要求每 3 天更换 1 次标本。
- 对输血者血清或血浆中特异红细胞自身抗体的筛查，若发现特异的抗体（如非抗 A 或抗 B），就需确认这些抗体相对应的特异抗原，以评估发生溶血性输血反应的风险，同时有助于鉴别缺乏靶抗原因而血型相合供血者的红细胞，对之前特异性红细胞抗体的检查应

表 12-4　红细胞相容性			
ABO 患者群	**存在异凝集素**	**相容供体红细胞单位**	**不相容供体红细胞单位**
A	抗 B	A、O	B、AB
B	抗 A	B、O	A、AB
AB	不存在	A、B、AB、O	无
O	抗 A、抗 B、抗 AB	O	A、B、AB
红细胞 D 抗原	**可接受的捐赠单位**	**不可接受的捐赠单位**	
Rh 阳性	Rh（D）阳性 Rh（D）阴性	无	
Rh 阴性	Rh（D）阴性	Rh（D）阳性	

予以记录。

- 交叉配血的方法（见第 2 章，交叉匹配）。下文描述了几种用于执行交叉配型的技术。
- 在开始输血时对患者身份进行识别，需再次使用臂章正确识别患者，以确保该装置是为患者准备的。臂章是患者、标本和血液成分的唯一联系。

（二）ABO 分型

在对患者和样本进行相容性试验后，确保红细胞输血安全性的最重要步骤是确定献血者和受血者的 ABO 血型。A 和 B 血型抗原的特异性在于细胞膜上存在膜相关糖蛋白和糖脂携带的糖类结构。A 基因编码一种糖基转移酶，该酶将 N- 乙酰半乳糖胺残基连接到核心结构（称为"H"），而 B 基因编码一种转移半乳糖残基的酶。这两个不同的残基分别赋予糖蛋白或糖脂核心结构 A 或 B 血清学活性。O 基因是表型隐性的，不编码活性酶，因此 O 型血的红细胞被未修饰的 H 结构包裹。由于 A 和 B 基因是共显性基因，因此同时拥有这两种酶的人，A 和 B 抗原在他们的红细胞上都表达。

出生后第 1 年，机体均会对所缺少的抗原产生相应抗体。因此，红细胞有 A 抗原（A 型）的人会在血浆中产生抗 B 抗体（表 12-4）。正是由于这些抗体的存在（称为同种凝集素，因为它们可使红细胞在体外聚集）使 ABO 血型不合的输血变得非常危险。同种凝集素主要为 IgM 并易于固定补体，因此可导致血管内溶血。

正是由于明确 ABO 血型非常重要，因此我们不仅要检测红细胞上的 A 和 B 抗原，同时也得明确血浆或血清中相应的抗 A 或抗 B 凝集素（见第 2 章，ABO 和 Rh 分型）。检测输受血者或献血者红细胞存在 A 或 B 抗原是将其与试管 1 中的抗 A 试剂和试管 2 中的抗 B 试剂结合，然后评估红细胞凝集反应。例如，若与抗 A 凝集，则表明红细胞上存在 A 抗原。这个检验称为正定型或细胞定型。患者血浆或供者血浆中是否存在抗 A 或抗 B 抗体是将血浆与已知的 A 型或 B 型红细胞试剂相

> **提示**
>
> 鉴定后对患者和标本进行相容性试验。确保红细胞输注安全性的最重要步骤是确定供者和预期受者的 ABO 血型。

结合，然后评估红细胞凝集反应。与 B 型红细胞凝集，则表明血浆中存在抗 B 凝集素，则可预测此人的血型为 A 型。该检验称为反定型或血清定型。正定型或反定型的结果需相同。

（三）Rh 分型

Rh 系统是与输血安全相关第二重要的抗原系统。约 85% 的白种人表达 D（或 Rh）抗原而被称为 D（或 Rh）阳性（表 12-4）。如果通过输血或者由于母胎出血接触 D 抗原阳性红细胞，Rh 阴性即缺乏 D 抗原的人，很容易产生针对 D 抗原的异种抗体，而 D 抗原具有最强免疫原性。抗 D 抗体是严重新生儿溶血病的最常见原因，虽然妊娠并发症的频率由于 Rh 免疫球蛋白的出现已大大下降。Rh 免疫球蛋白是一种通过含有高滴度抗 D 抗体人混合血浆而获得的免疫球蛋白成分。给已经暴露于 D 抗原阳性红细胞（如妊娠有 A 阳性胎儿的孕妇）的个人肌内注射该产品，通过与 D 阳性胎儿细胞结合从而在免疫反应发生之前迅速从母体血液循环中将其清除，因此减少致敏机会（见第 10 章新生儿溶血性疾病）。

Rh 血型鉴定是通过将红细胞与针对 D 抗原的抗体试剂相结合。Rh 阳性细胞表达 D 抗原，因此与试剂凝集。不与 Rh 抗体凝集的红细胞在添加凝集增强剂后再观察 1 次，若仍不凝集，则鉴定为 Rh（D）阴性。某些人红细胞在第一步时不凝集，而在第二步加入凝集增强剂后凝集。则认为 D 抗原弱阳性。无论是献血者还是输血者，若 D 抗原弱阳性，均等同于 D 抗原阳性人群，因为某些 D 抗原弱阳性红细胞同样可导致 D 抗原阴性个体产生抗 D 抗体，或成为抗 D 抗体的靶抗原。

RHD 基因位于 1 号染色体上，紧邻高度同源

的 RHCE 基因，两者作为单倍体型遗传，表现出连锁不平衡。*RHD* 基因编码表达 D（Rh）抗原活性的 D 蛋白。Rh（D）阴性表型（尤其是在白种人群中）最常见的机制是完全不存在 *RHD* 基因。这种表型通常表示为"d"，但实际上没有"d"基因或"d"蛋白。这些个体完全缺乏 D 基因和 D 蛋白。RHCE 编码的蛋白质在结构上与 D 蛋白非常相似，但携带两种不同的抗原，每种抗原都有两个共同的共显性等位基因，即 C/c 和 E/e。由于这些基因是作为单倍型遗传的，因此简写命名法（Fisher-Race）被广泛使用，如表 12-5 所示。

	D 表型	
CE 表型	RhD 阳性	RhD 阴性"d"
Ce	CDe=R$_1$	Cde=r'
cE	cDE=R$_2$	cdE=r''
ce	cDe=R$_0$	cde=r
CE	CDE=R$_z$	CdE=r^y

表 12-5　Rh 单倍型命名法

（四）抗体筛查和用于检测抗体的间接抗球蛋白试验

需要进行抗体筛查，以明确患者是否具有针对某种红细胞抗原的抗体。在这项检测中，患者血清或血浆与 2~3 种特别选择的红细胞试剂相结合，这些红细胞试剂带有一些抗原，可检测出有临床意义的自身抗体。这些细胞如果为 O 型，则不会与抗 A 或抗 B 凝集素凝集。如果患者的血清不与用于筛查的红细胞试剂产生凝集反应，则表明不存在相应的红细胞自身抗体。

尽管大多数抗 A 和抗 B 凝集素主要为 IgM，其容易在体外发生凝集反应，而其他大部分有临床意义的红细胞自身抗体为 IgG，并不在体外产生凝集反应。为检测 IgG 抗体，通常使用间接抗球蛋白试验（曾称为间接 Coombs 试验）进行抗体筛查（见第 2 章间接抗人球蛋白试验流程图）。在

这项技术中，患者血清与用于检验的红细胞试剂相结合，同时往往还加入添加剂，如低离子强度的生理盐水或聚乙二醇以促进抗体与红细胞结合，上述混合过程在 37℃ 条件下操作。若血清中存在红细胞自身抗体，则与含有靶抗原的红细胞试剂结合，然后用生理盐水洗脱细胞，并添加抗人球蛋白试剂。抗人球蛋白试剂由抗 IgG 抗体混合物和（或）补体组成，这些抗体与黏附于筛选红细胞表面的任何 IgG 或补体相结合，通过与邻近靶细胞上的 IgG 或补体相结合，抗 IgG 抗体连接红细胞并在体外产生红细胞凝集，这就是所谓的间接抗人球蛋白试验，因为它在第一步首先需要与异抗体孵育（血清标本），需要在第二步时加入抗人球蛋白试剂。抗人球蛋白试验通常在试管中进行，但也适用于固相和凝胶检测技术。

如果 1 种或 1 种以上筛选细胞与患者的血清凝集，说明存在红细胞自身抗体，需进一步对其进行抗体鉴定，以明确其靶抗原，需要再次采用间接抗人球蛋白实验，将患者的血清加入 O 型红细胞检测液中（通常为 10 个），试剂中的靶抗原能与大多数临床常见的自身抗体结合。检测细胞在间接抗球蛋白实验中凝集的方法可以明确何种抗原能与患者自身抗体相结合。通过不断累积有关某一特异性自身抗体的临床经验，医生可以预测出某一特异性自身抗体导致溶血性输血反应或新生儿溶血病发生的可能性（表 12-6）。如果自身抗体有导致溶血反应的潜在危险，输血时则需选择无靶抗原的血液。红细胞特异性抗原分型方法与 ABO 血型和 Rh 血型鉴定方法相似，通常采用针对特异性抗原的血清抗体试剂。患者若有多种红细胞自身抗体，或者具有常见抗原抗体，那么该患者将很难遇到合适的缺乏这种靶抗原的血液。在这种情况下，血库需筛查库存红细胞以寻找抗原阴性血液，并请求血液供应商也这样做，或者根据全国稀有血液登记来寻找合适的血源。

（五）红细胞交叉配型

通常采用三种技术，即抗人球蛋白技术交叉

配型、快速离心交叉配型和电子交叉配型。

多年来抗球蛋白交叉配型被作为标准试验，若患者有红细胞自身抗体，则需进行该试验（见第 2 章血液交叉配型流程图）。该配型过程与抗体筛查非常类似，同样以间接抗球蛋白技术为基础，但在这种情况下患者血清与献血者血液的红细胞结合。如果患者存在针对献血者红细胞的同种抗体，抗体与献血者红细胞孵育后结合，最后添加抗人球蛋白试剂出现细胞凝集。若发生凝集，交叉配型提示血型不合，献血者血液将不能输注

提示

常用交叉配血技术有三种，即抗人球蛋白技术交叉配型、快速离心交叉配型和电子交叉配型。

给患者。若将这位献血者血液误输给患者，这些血液将被很快破坏，即将会发生溶血性输血反应。若不发生凝集反应，提示该患者并无针对献血者红细胞的同种抗体，也就是血型相合。

表 12-6　主要红细胞抗原的频率和临床意义

血　型	抗　原	人口频率			是否涉及	
		欧洲	撒哈拉以南非洲	东亚	新生儿溶血病	溶血性输血反应
Rh	D	0.85	0.92	0.99	是	是
	C	0.68	0.27	0.93	是	是
	c	0.80	0.98	0.47	是	是
	E	0.29	0.22	0.39	是	是
	e	0.98	0.98	0.96	是	是
Kell	K	0.09	0.02	罕见	是	是
	k	0.99	>0.99	>0.99	是	是
Duffy	Fy^a	0.66	0.10	0.99	是	是
	Fy^b	0.83	0.33	0.19	是	是
	$Fy^{(a-b-)}$	罕见	0.68	罕见	不适用	不适用
Kidd	Jk^a	0.77	0.92	0.72	是	是
	Jk^b	0.74	0.49	0.76	是	是
MNSs	M	0.78	0.74	0.50	是，少数病例	是，少数病例
	N	0.72	0.75	0.67	是，罕见	否
	S	0.55	0.31	0.09	是	是
	s	0.89	0.93	1.00	是	是
Lewis	Le^{a*}	0.22	0.23	0.19	否	是，少数病例
	Le^{b*}	0.72	0.55	0.81	否	否
	$Le^{(a-b-)}$	0.06	0.22	0.12	不适用	不适用

NA. 不适用；*. 非等位基因对

快速离心交叉配型是将患者血清与预期供血者红细胞相结合，不经过孵育离心，或者使用抗球蛋白试剂，并立即观察凝集反应。这种技术可检测 ABO 血型不合，但对其他红细胞自身抗体的存在不敏感，因此只能用于无特异性自身抗体的患者（如抗体筛查阴性的患者）、大量输血患者（输注相当于 1 个全身血容量的血液）、在紧急状态下只能进行简易交叉配血，以确保快速提供血液的情况。

在电子交叉配型中，血库人员依靠计算机以验证献血者和患者红细胞 ABO 血型（Rh 分型）是否相合。要求条件较多，血液分型信息系统和打印等办公系统、充分验证程序需完善。该种技术同样只适用于无特异性红细胞自身抗体患者及紧急输血情况。

（六）直接抗球蛋白试验

直接抗球蛋白试验（曾被称为直接 Coombs 试验）是检测患者体内红细胞有无结合 IgG 或补体，通常应用针对抗球蛋白试剂的 IgG 或各种补体成分包括 C3b、C3d 和（或）C4d。在这种技术中，患者的红细胞用生理盐水冲洗，然后直接加入抗人球蛋白试剂（实验名称由此而来，见直接抗球蛋白试验）。混合后观察细胞凝集。若红细胞表面被免疫球蛋白和（或）补体覆盖则证明发生了免疫介导的溶血。直接抗球蛋白试验阳性疾病包括新生儿溶血性疾病、自身免疫性溶血性贫血、药物引起溶血性贫血。发生溶血性输血反应的患者直接抗人球蛋白试验也可为阳性，该类患者血液循环中存在针对供血者红细胞的同种抗体。值得注意的是，大多数直接抗球蛋白试验阳性的患者并未溶血。直接抗人球蛋白试验阳性见于淋巴组织增生和自身免疫性疾病患者，或者服用某些药物的患者（如普鲁卡因胺、万古霉素、青霉素和头孢菌素等）。

如果患者有 RBC 自身抗体，尤其是 IgG，它可能会干扰常规血清学检测，尤其是基于间接抗球蛋白技术的任何检测，如抗体筛选和交叉配型。

吸收技术用于从患者血浆中去除自身抗体，但留下任何同种抗体。在自体吸收技术中，患者红细胞（在去除任何自身抗体的治疗后）与患者自己的血浆一起孵育。自身抗体与患者的红细胞结合，但存在任何同种抗体都不结合，因为患者缺乏这些抗原。在吸收所有自身抗体后（可能需要数个周期新批次的患者红细胞），可以使用上述常规抗体筛选测试自身吸收血浆中的同种抗体。如果患者最近接受过输血，则不能使用这种吸收技术，因为输血的细胞可能会吸收一些同种抗体及自身抗体，如果它们恰好带有目标抗原。在这种情况下，用于吸收的红细胞可能在表型上与患者相匹配，或者可以选择几个细胞，每个细胞显示不同的红细胞抗原阵列，故此得名异源吸收技术。然后还使用上述常规抗体筛选测试被异源细胞吸收患者血浆样品的 RBC 同种抗体。

（七）不含红细胞的其他血液成分的相容性测试

不含有红细胞的血液成分（即血小板和血浆）相容性检测相对于红细胞成分来说要简单得多，因为无须做交叉配型试验。需检查献血者血液和患者 ABO 血型，以防止输注血浆与输血者红细胞的 ABO 血型不合。如果存在 ABO 血型不匹配，输注每单位单采血小板或新鲜冰冻血浆（200~300ml）存在的一定数量的抗 A 和（或）抗 B 凝集素可能会导致受血者部分红细胞的破坏。Rh 阴性受血者可以接受 Rh 阳性献血者的血浆制品或单采血小板，因为这些血液成分不包含红细胞。来自 Rh 阴性献血者全血来源血小板应优先供给 Rh 阴性的患者，特别是血小板产品可能有可见的红细胞残余物，从而避免发生 D 抗原自身免疫反应的可能。

（八）免疫血液学中的分子技术

在过去的 20 年里，分子技术大大增加了我们对血液的了解、对抗原结构及其遗传学进行分组，并解释了数十年来困扰血库人员的一些血清学问题。尽管此时医院输血科中没有常规使用，但越来越多的应用已进入临床。

(1) 献血者基因分型：基于微阵列的平台和质谱技术，已被用于对大量献血者进行一些最常见的临床显著抗原的基因分型。该信息的可用性有助于为需要具有特定表型的 RBC 患者确定供体单位。

(2) 患者基因分型：类似技术可以应用于个体患者难以通过血清学方法获得可靠表型的情况，如已经输血或有自身抗体的患者。

(3) 新生儿溶血病：可以使用羊水或母体血浆检测同种异体免疫母亲的胎儿中的 RHD 基因，从而确定胎儿是否有患新生儿溶血病的风险。胎儿中不存在 RHD 基因也消除了对胎儿进行额外、更具说服力的测试需要（如经脐带采血），也可以确定父亲是否是 RHD 基因的纯合子。

(4) 在没有血清学试剂的情况下进行基因分型：一些具有临床意义的血型系统（如 Scianna 和 Dombrock）分型，血清通常不可用，而其他血型系统分型血清则周期性短缺。在这些情况下，基因分型被用作一种替代方法。

以下为其他潜在应用。

(1) 扩展的电子交叉配型：使用电子交叉配型来确保供体 RBC 和受体的 ABO 和 RhD 兼容性已经很成熟。如果捐赠者可以获得更多扩展的基因型信息，那么扩展该技术以匹配其他具有临床意义的抗原将是可行的。这种方法可以在两种情况下使用。

① 同种免疫患者：可以在数据库中搜索 A、R1r 和 Kell（K1）阴性的供体红细胞，供体红细胞是抗 E 和抗 k 的 A 组患者。只有这些单位需要抗原确认（根据当前法规进行血清学检查）和交叉配血。

② 多重输血患者可对输血依赖患者：如镰状细胞病、地中海贫血或再生障碍性贫血患者，对其进行前瞻性基因型匹配，以降低异基因免疫和迟发性溶血性输血反应（hemolytic transfusion reaction，HTR）的发生率，尤其是高溶血综合征。

(2) 自身免疫性溶血性贫血：对自身免疫性溶血性贫血患者的评估既费时技术要求又高，尤其

是当他们需要自体或异体吸收时。通过扩展基因型匹配，可以实现识别适合输血的单位的目标，而且可能更快。

三、输血适应证

表 12-7 列出了浓缩红细胞、血小板、新鲜冰冻血浆和冷沉淀的适应证。

（一）红细胞

美国国立卫生研究院（National Institutes of Health，NIH）的共识会议建立了围术期红细胞输注的多个参数。虽然会议认为没有单一措施可以替代临床判断是围术期输血的基础，但该共识仍建议当患者血红蛋白水平超过 100g/L 基本不输血，而当血红蛋白水平低于 70g/L 则需要输血。一些专业组织也建立了红细胞的输血指南。目前有一些随机对照试验比较了放宽或严格输血指征对其临床预后的影响，结果表明血细胞比容在 30%（100g/L）时开始输血其效果并不优于血细胞比容为 21%（70g/L）。

（二）血小板

美国国立卫生研究院共识会议和专业团体提出了血小板输注指征。值得注意的是，最近几年对于骨髓衰竭的血小板减少症患者预防性应用血小板重新进行了评估。总的来说，将预防性应用血小板的水平从以往传统的每微升 20 000 个改为每微升 10 000 个。同样对于在一些微创操作（如静脉置管或腰椎穿刺）前预防性应用血小板的疗效也提出质疑。目前建议只应在急性出血时应用血小板。应用血小板的其他适应证见表 12-7。

（三）新鲜冰冻血浆

美国国立卫生研究院共识会议和专业团体也建立了应用新鲜冰冻血浆（FFP）可能有效的临床适应证。在凝血因子或调节蛋白包括蛋白 C、蛋白 S 缺乏的情况下，若无法获取相应的浓缩物或重组物，常用 FFP 替代治疗。并不建议应用 FFP 来改善患者轻度的凝血功能异常，如患者出血风险较

表 12-7　输血适应证

浓缩红细胞
- 心血管功能不平衡患者的血红蛋白<7g/dl 或红细胞比容<21%
- 心血管疾病、败血症或血红蛋白病患者的 Hgb<10g/dl 或红细胞比容<30%

血小板
- 预防性血小板计数<10 000/μl（成人）或<50 000/μl（新生儿）
- 血小板<30 000/μl 和出血或轻微床边手术
- 血小板<50 000/μl 和术中或术后出血
- 血小板小于 100 000/μl，体外循环后出血
- 血小板减少性血栓性紫癜、肝素诱导的血小板减少症患者不要输注血小板，血小板输注不太可能对特发性血小板减少性紫癜或输注后紫癜有用

新鲜冰冻血浆
- 患者的出血 INR≥2
- 床边手术 INR≥2
- 预防（非出血）INR≥10
- FFP 不适用于 INR<1.5 的患者
- 血栓性血小板减少性紫癜

冷沉淀
- 以下情况下出血
  - 纤维蛋白原功能障碍
  - 纤维蛋白原<100mg/dl
  - 血管性血友病

INR. 国际标准化比率

低，凝血酶原时间（PT）及国际标准化比值仅轻度升高（<1.5 倍对照值）或 INR≤1.5，或者有凝血因子缺陷但部分凝血活酶时间仅轻度延长，同样对于 PT 或 PTT 轻度延长的患者在行微创操作前（如静脉置管）应用 FFP 获益不大。此外，FFP 在治疗血栓性血小板减少性紫癜、逆转紧急状态下华法林的作用、治疗弥散性血管内溶血患者的出血症状及大量输血并发症方面十分有效。

（四）冷沉淀

应用冷沉淀作为纤维蛋白原和 XIII 因子的来源已被广泛接受，而且冷沉淀可与凝血酶混合形成局部纤维蛋白凝胶，用于组织连接或控制大范围的黏膜出血。尽管目前从经济上考虑对含有一

提示

- 血红蛋白水平超过 10g/dl（100g/L）的人很少需要输血，而血红蛋白水平低于 7g/dl（70g/L）的人通常需要输血。
- 一般来说，预防性输血的传统触发水平由血小板每微升 20 000 改为每微升 10 000。

定数量纤维蛋白原的产品进行病毒灭活是可行的，通常也这样做，但是冷沉淀治疗尿毒症患者出血的作用仍有争议。由于有其他产品可用，冷沉淀不再用于治疗血友病 A 或血管性血友病。

四、输血并发症

在美国，约 3% 的输血会发生输血并发症。这些输血并发症可分为免疫性和感染性，或者是由于血液成分的化学或物理特征而引起（的反应）。输血（和献血）的致命并发症需报告给美国食品药品管理局的生物制剂评估和研究中心。最近，美国疾病控制中心开发了一种血液预警系统，输血服务使用标准化的准则，以电子方式报告输血并发症，该准则已被纳入国家医疗保健安全网络维护的国家数据库。欧洲和加拿大也有类似的系统主要用来查明新出现的问题，并评估具体干预措施的有效性。

（一）免疫反应

1. 红细胞反应

溶血性输血反应：虽然溶血性输血反应很常见，但幸运的是溶血性输血反应比较罕见，这也正好说明了血清学检测技术和程序化技术对防止这类反应发生的有效性。尽管在美国输血 HTR 的发生率不到 0.1%，但它们有可能危及生命。值得注意的是，这类由于 ABO 血型不相容而导致的致死性急性溶血反应在输血不良反应中比 HIV 或 HCV 病毒感染更常见，而且这类反应经常是由于患者或样本的人为识别错误导致，而不是由于血清学异常或异种血型引起的。

溶血性输血反应是由针对输血红细胞上存在的同种异体抗原的抗体介导的反应。除 AB 同种凝集素外，大多数针对红细胞抗原的同种异体抗体都是通过输血或母胎出血暴露于异体红细胞而产生的。人体中有包含 50 多个系统的数百种红细胞抗原，但只有一小部分具有常规的临床意义。除了 AB 等凝集素外，Rh、Kell、Duffy、Kidd 和 MNS 系统中的抗原抗体也是引起溶血性输血反应的因素。因为这些同种异体抗体的溶血程度和严重程度不同，所以通过上述技术鉴定显得尤为重要。

急性溶血性输血反应发生在输血后 24 小时内，迟发性溶血性输血反应常在输血后 5～7 天（范围为 3～21 天）出现。急性反应通常比迟发性反应更加严重，常发生在注射带有靶抗原的红细胞时本身已经存在红细胞抗原抗体的患者身上。最严重的急性溶血性输血反应是由于 ABO 血型不相容引起的，因为 AB 凝集素以相当高的滴度存在并有效地结合补体，主要是 IgM。A 和（或）B 抗原位点也很丰富［通常每个细胞（1～2）×10⁶ 个抗原位点］。Kell、Kidd 和 Duffy 等系统中抗原的血型抗体也是引起急性溶血性输血反应的原因。

急性溶血性输血反应患者通常表现为体温升高，这一点非常重要，因为他们最初可能被误认为发热性非溶血性输血反应（febrile nonhemolytic transfusion reaction，FNHTR，见下文）。恶心、呕吐、低血压、腰痛和胸骨下压力都可能是发生急性溶血的征兆，通常在这种情况下，发生的是血管内溶血。血红蛋白从溶解的红细胞释放到血浆中而出现血红蛋白血症（血浆呈红色而不是黄色）和血红蛋白尿（离心后仍然是红色）。溶血可引起弥散性血管内凝血和全身血流动力学不稳定。加之，无细胞的血红蛋白对肾小管细胞的直接毒性作用，这些情况经常导致伴随急性血管内溶血的肾功能损伤。治疗方法在很大程度上是支持治疗的，但至关重要的是保留肾功能，而且通常是使用静脉补液和利尿药来完成的。

迟发性急性溶血性输血反应分两种。第一种

是患者通过输血暴露于外来红细胞同种异体抗原，并产生初级免疫反应。随着血浆中抗体量的增加，输血后的红细胞可能会与刺激抗原发生溶血。第二种是当患者由于既往输血或怀孕（记忆反应）而致敏，且再次暴露于一种同种异体抗原时，可能会发生迟发性反应。尽管在输血前无法检测到针对该抗原的同种异体抗体，但是暴露于同种异体抗原也能刺激记忆反应。针对 Kidd 和 Rh 抗原的抗体经常导致这种反应。延迟性急性溶血性输血反应是典型的血管外溶血，唯一的临床和实验室体征是血红蛋白水平下降、胆红素水平升高、低体温和不适感。当在延迟的急性溶血性输血反应中不能检测到溶血时，这种反应被称为迟发性的血清学（而不是溶血）输血反应。

2. 对血浆成分的反应

过敏性反应—过敏性和过敏性输血反应：在接受含血浆的血液制品治疗患者中，有 1%～3% 的患者会发生过敏反应。在大多数情况下，这些过敏反应是宿主对供体血液成分中的外来血浆蛋白的反应。这些反应绝大多数表现为荨麻疹、瘙痒和红斑，可以用抗组胺药或类固醇来治疗。严重反应较为少见，如支气管痉挛、喉水肿、胃肠道紊乱（恶心、呕吐、痉挛和腹泻）和低血压（类过敏反应）。血浆中含有抗 IgA 抗体的 IgA 缺陷患者，如果接受含有 IgA 的输血成分，有发生包括直接过敏反应在内的更为严重反应的风险。如果需要输血，应向这些患者输入来自 IgA 缺乏的供体的血液，或者在选择性情况下，储存自己的成分以供日后使用。洗涤红细胞可以有效地去除 IgA。对于 IgA 缺乏，而体内没有抗 IgA 的患者，不需要特殊的准备，但在输血时应密切观察。

3. 白细胞反应

(1) 发热性非溶血性输血反应：是最常见的输血相关并发症，并伴随 1%～3% 的细胞成分输血而出现。它们更常见于经产妇或多次输注非白细胞的细胞成分的患者。FNHTR 通常表现为在输血期间或输血后不久（通常在 1～2 小时）体温升高 1°C 或更多，这不太可能与患者的基础疾病或治疗有关。体温升高常伴有寒战、僵硬和全身不适，一些患者还伴有恶心和呕吐。这些反应大多数是温和的，持续时间不超过 8 小时。可以使用退热药物，偶尔可能需要哌替啶来治疗严重的疾病。这些反应长期以来一直被认为是受体血浆中存在的抗白细胞抗体的产物，与输血产物中的 WBC 或 WBC 片段发生反应。然而，FNHTR 可能还有其他病因，包括在储存过程中淋巴细胞释放的细胞因子。

(2) 输血相关移植物抗宿主病（transfusion-associated graft versus host disease，TA-GVHD）当细胞免疫受损时，血细胞成分中存在的免疫活性 T 淋巴细胞可能被输入到免疫活性不佳的受者体内。植入的异基因 T 细胞对皮肤和胃肠道中的细胞产生同种免疫反应，类似于造血干细胞移植相关的移植物抗宿主病（graft versus host disease，GVHD）。然而，在输血相关的 GVHD 中，供体 T 细胞也会攻击骨髓中的宿主细胞，这使得输血的并发症在大多数情况下是致命的。幸运的是，血液细胞成分中的 T 淋巴细胞可以通过伽马照射灭活，有效地预防了这种并发症。这种罕见并发症常见于那些接受 HPC 移植或有血液系统恶性肿瘤的患者。低出生体重的婴儿、对新生儿患有溶血性疾病的婴儿和接受宫内输血的胎儿也有风险。患有先天性 T 细胞免疫缺陷的患者（如 Wiskott–Aldrich 综合征和 DiGeorge 综合征）也可出现这种并发症。当献血者与输血受者共享 HLA 单倍型纯合子时，血亲献血者的细胞成分也应进行常规照射以防止 TA-GVHD 的发生。在这种情况下，输入的 T 细胞在免疫上仍然不识别其他免疫能力强

的宿主，因为它们识别不匹配的宿主单倍型抗原是外来的，所以它们不仅没有被清除，反而会植入并攻击宿主。在其他患者中，如实体肿瘤或正在接受手术的患者，大多数关于 TA-GVHD 的报道都早于对这种单向单倍型匹配的认识，这是这些免疫能力强的患者中发生这种事件的最可能的解释。

(3) 与输血相关的急性肺损伤（transfusion-related acute lung injury，TRALI）与输血相关的急性肺损伤特点是在输血完成后 6 小时内出现急性呼吸窘迫、缺氧和 X 线检测示双侧肺水肿，通常伴有发热和低血压。基于目前对 TRALI 的定义，需满足先前不存在急性肺损伤或其他危险因素，如脓毒症、吸入性疾病或肺炎等。大多数患者通过支持性治疗可以完全康复，其中可能包括机械通气。肺浸润通常在 2～4 天消失，无长期后遗症，但有 5% 的死亡率。这种并发症是由于供体血液（通常来自有妊娠史的女性）的血浆中存在抗白细胞抗体，与受者 WBC 发生反应，如果受者的白细胞携带 HLA 此靶抗原，将导致免疫复合物的形成，滞留于肺血管中，并引起肺水肿。目前，正在采取各种措施包括检测来自男性献血者或无怀孕或输血史的献血者 FFP，或者检测献血者的 HLA 抗体，来减少 TRALI 的发生率。

4. 血小板反应

(1) 输血后紫癜：输血后紫癜（见第 11 章出血疾病）这种罕见的并发症常出现在血小板抗原缺乏（通常是 HPA-1A）的患者，并通过既往输血或妊娠而产生同种抗体。当通过输入血小板产品或含有污染血小板的红细胞产品而再次暴露于 HPA-1A 时，这些患者就会出现记忆反应，并在 7～10

天后出现严重的血小板减少。奇怪的是，患者自身的 HPA-1A 阴性的血小板也会被清除。可能的解释为 IgM 最初与 GP II b～III a（本质上是血小板自身抗体）的反应，但随后随着产生具有抗 HPA-1A 特异性的 IgG 而"成熟"。该反应是自限性的，但可能会伴有严重的出血。类固醇和静脉注射免疫球蛋白已成功地用于治疗这种免疫反应。

(2) 血小板输注无效：患者可能通过输血或妊娠而对白细胞和血小板抗原敏感。如果患者在血小板膜上表达了针对外来血小板抗原或 HLA I 类分子的抗体，则输注的血小板将被迅速清除。因此，提高这类患者的血小板计数可能极其困难。如果血小板输注后 15～60 分钟 2 次测量的血小板增量低于预期，则认为该患者对血小板输注无效。请注意，数小时后的计数可以确定哪些患者免疫无效。输血后计数可根据血小板数量和患者体表面积（校正计数增量）校正。

$$校正计数增量 = \frac{血小板计数增量 \times 体表面积 \times 10^{11}}{输入的血小板数量}$$

这里输入的血小板默认数量是：1 单位全血来源的血小板 = 5.5×10^{10} 个；1 单位单采血小板 = 3×10^{11} 个。

校正血小板计数增幅小于 7500 是免疫无效的有力证据。值得注意的是，应排除其他引起血小板输注无效的原因，其中包括活动性出血、发热、脓毒症、脾大（脾隔断症）、弥散性血管内凝血、骨髓移植、抗生素（如万古霉素）、静脉滴注两性霉素 B、血栓性血小板减少性紫癜、特发性或免疫性血小板减少性紫癜和肝素诱导的血小板减少症。

血小板输注无效的患者可能会对缺乏与患者 HLA 同种异体抗体（或 HLA 匹配的血小板）对应的供体的血小板或通过血小板交叉匹配型选择的血小板产生良好的反应。输血单位中的白细胞是刺激对血小板和白细胞抗原的免疫反应所必需的。同种异体免疫可以通过输注去白细胞的细胞成分来阻止，通常是通过一个白细胞的过滤器来

提示

输血相关急性肺损伤的特征是出现急性呼吸窘迫、缺氧和 X 线检测示双侧肺水肿，通常伴有发热和低血压。

去除白细胞。需要广泛的血小板输注支持的患者，特别是血小板（如用于 HPC 移植或恶性血液病），通常需要接受白细胞成分以降低同种异体免疫的可能性。

（二）非免疫反应

1. 血液物理特征引起的并发症

(1) 低体温：输注少量冰冻血液产品可能会伴有轻微的不适。这种并发症可以通过使用血液加热器或毛毯来避免。然而，在大量输血的情况下，快速输入大量 1～10℃ 的血液会导致体温过低。当循环血液低于 37℃ 时，止血功能受损，在极端情况下，可能会发生心律失常和心脏停搏。在这种情况下，使用高通量血液加热器十分必要。

(2) 与输血相关的循环超负荷（transfusion-associated circulatory overload，TACO）循环超负荷是一种相对常见但经常容易被忽视的输血并发症。患有充血性心力衰竭或肾衰竭的患者及幼儿和老年人尤其危险。患者在输血期间或输血后不久出现呼吸困难、端坐呼吸、咳嗽或胸痛，尤其是有缺氧、肺部啰音、心动过速或高血压等征兆时，应高度怀疑。可能需要吸氧和用利尿药来治疗。未来的输血应该缓慢推进，也许还需要借助利尿药。

2. 化学并发症

(1) 铁超负荷：每一单位包装的红细胞含有约 200mg 的铁。慢性红细胞输血可以抑制身体消除过剩铁的机制，导致铁在各种组织中滞留。接受了 100 个或更多单位红细胞（20g 铁）的个体有发生各种铁超负荷并发症的风险，包括心律失常、胰腺衰竭（青铜色糖尿病）和肝功能异常。组织铁可以用螯合剂（如去铁胺或去铁素）来动员和

排出。螯合治疗是一个缓慢的过程，如果在组织广泛滞留之前使用，会更有效。

(2) 血钾中毒 Na^+/K^+ 泵活性降低。一旦输注了储存的红细胞，它们就会运输葡萄糖，恢复 ATP 水平，并吸收在储存过程中丢失的 K^+。然而，在短期内，每个单位的红细胞在过期时可能包含多达 7mmol 的细胞外 K^+。有研究表明，新生儿或肾衰竭患者接受大量血液输注，出现危及生命的心律失常。新生儿通常接受已储存不到 1 周红细胞单位，并没有积累太多的细胞外 K^+。洗涤红细胞也是去除细胞外 K^+ 的有效手段，尽管它很少需要。

(3) 枸橼酸中毒：枸橼酸是用于采集所有血液产品时使用的抗凝剂，因此会随着血液产品一起输注到患者体内。由于枸橼酸盐存在于血浆中，因此多见于血小板和血浆成分制品，而在红细胞制品中相对较少。枸橼酸盐可以由身体的每一个有核的细胞代谢，但若快速输入大量库存血，枸橼酸的快速流入可能会超过身体的代谢能力，导致患者血浆中枸橼酸盐积累。大多数患者每 6 分钟可接受 1 单位的 FFP，并没有枸橼酸中毒的证据。然而，肝衰竭患者的枸橼酸代谢更慢，尤其敏感。滞留的枸橼酸螯合钙，导致离子钙水平下降，并产生口周刺痛和肢体感觉异常。在极端情况下，它可能会产生严重的低（电离性）钙血症，从而导致心律失常。

(4) 2，3-二磷酸甘油酸减少：随着红细胞储存时间的增加，细胞内 2，3-二磷酸甘油酸（2，3-DPG）水平降低，导致氧合血红蛋白解离曲线向左移。一旦输注储存的红细胞，2，3-DPG 的水平就可以在 24～48 小时恢复。有人认为，2，3-DPG 缺乏的储备红细胞中血红蛋白的高氧亲和力可能会损害氧气的输送，特别是对新生儿进行氧气的输送。因此，一般选择少于 1 周的红细胞输血。然而，大多数文献表明接受陈旧单位的新生儿不良结果是基于 RBC 存储系统的研究，在这些研究中，维持 2，3-DPG 水平的系统不如使用当前系统有效。

提示

容量过载是一种相对常见但经常被忽视的输血并发症。患有充血性心力衰竭或肾衰竭的患者，尤其是幼儿和老年人尤其危险。

3. 传染病并发症（见传染病检测）

(1) 经典病原体：通过对供者宣传教育及对病史和风险行为进行筛查和检测，包括使用基于病毒遗传核酸扩增的高敏感技术，大大减少了肝炎病毒和逆转录病毒的输血传播。通过输血感染人类免疫缺陷病毒或 HCV 的发生概率为每（1～2）×10^6 输血单位发生一个事件。通过使用强大的病毒灭活技术或用重组蛋白替代，在很大程度上消除了通过混合血浆产品进行的病毒传播。

(2) 目前重要的病原体：就传播感染的数量和死亡人数而言，血液成分细菌污染是发达国家输血中最重要的感染性并发症。据估计，在美国，约每 50 万单位红细胞中的 1 个，或者每 1 万～2 万单位血小板中的 1 个，与输血传播的脓毒症有关。最常与脓毒性红细胞输血相关的微生物是革兰阴性嗜冷菌，如小肠结肠炎耶尔森菌、假单胞菌、肠杆菌及沙雷菌属。据报道，血小板单位可传播革兰阳性球菌（金黄色链球菌、表皮葡萄球菌和葡萄球菌）及革兰阴性菌（克雷伯菌、沙雷菌、沙门菌和肠杆菌）。这些细菌来源被认为是皮肤共生体并引入血液，或者在临床健康献血者中不常见的隐菌血症。即使接种量很小，血液也是一种极好的培养基，特别是在室温下储存时，就像血小板一样。虽然捐赠者现在接受了关于抗生素使用的具体询问，但健康史既不是敏感的，也不是特定的筛查工具。现在筛选血小板产品的检测（见上文）是常规的。

巨细胞病毒（cytomegalovirus，CMV）是疱疹病毒家族中普遍存在的成员，发达国家 30%～60% 的成年人都曾接触过。CMV 可以通过输血含有白细胞的血液成分来传播，如填充的红细胞和血小板。虽然原发性感染很少在免疫完整的宿主中产生严重的疾病，但它与 CMV 血清阴性的免疫功能低下患者的全身感染有关。以下患者组已被证明易受输血传播的 CMV 原发性感染和疾病的影响，以下为应接受 CMV 降低风险的细胞血液成分。

- 早产儿、低出生体重（<1200g）新生儿。
- CMV 血清阴性的孕妇（包括那些接受宫内输血的孕妇）。
- 造血或实体器官移植的 CMV 血清阴性接受者或候选者。
- CMV 血清阴性，人类免疫缺陷病毒感染患者。

可以通过筛选献血者中代表过去曾暴露过的 CMV 抗体（IgG），或者通过白细胞减少过滤器过滤去除含有潜在 CMV 的白细胞来获得血液成分以 CMV 降低风险。目前，已经证明这两种方法在预防输血传播的 CMV 感染方面同样有效。只有细胞成分需要降低 CMV 风险，因为完整的 CMV 需要单核细胞传递。

（3）新型病原体：血液供应总是容易受到外来新的病原体的影响。在某些情况下，病原体可能真的是一种新的生物体，或者是一种最近已经有能力感染人类的生物体，如 SARS 病毒、各种禽流感毒株，以及导致变异型克雅病的牛朊病毒。对于自然或人为灾难的人口流动，或者仅仅是为了商业或娱乐而旅行，将病原体从世界的一个地方传播到另一个地方，如西尼罗病毒、疟原虫、锥虫，以及寨卡病毒。在某些情况下，询问供者是否接触病原体或特征性疾病史，或者开展快速筛查试验，是阻止新感染源经输血传播的有效手段。然而，在生物体尚未被识别、其生物学特性独特、传播途径不清楚或临床效果不明确的情况下，有效反应更加困难。因此，还需进一步开发病原体灭活技术的研究工作。

（三）输血反应检查

如果怀疑有反应，需立即停止输血，同时保

持静脉通畅，并且需对患者进行评估。紧急气道和血流动力学不稳定的情况应立即处理，并采取适当措施以减轻患者主要症状和担忧。如果评估显示患者唯一症状是皮肤过敏的表现（潮红、瘙痒和荨麻疹），则可以在仔细观察下继续输血。在其他情况下，应停止输血，并进行文书检查，以验证是否输入了正确的单位（即一个标记为该患者的单位）。应填写输血反应表，并从患者身上抽取新的血液标本。将输血反应表、相关单位的血样及新标本送血库进行评估，并将输血后尿液标本也一起送去尿检。

血库将输血反应检查视为一个统计要求，进行文书检查，并将输血后的标本与输血前用于检测溶血或高胆红素血症的标本进行比较。通过确定输血后标本的 ABO 和 Rh 类型，以确认输血前标本确实来自该患者，以及确定正在输血单位的 ABO 和 Rh 血型是匹配的。对输血后的标本也进行直接抗球蛋白检测，寻找抗体包被的红细胞（即被受体异体抗体包被的供体细胞），表明存在基于免疫的 HTR。任何提示 HTR 的发现都会引发对血库进行更广泛调查。经检查后排除了溶血反应，可以恢复输血。

五、同种异体输血的替代品

20 世纪 80 年代见证了避免异体输血（输注他人的血液）的技术得到广泛发展，特别是在择期手术患者中。此项技术发展的动力主要来自于对输血感染性并发症的担忧。1985 年在筛查测试开展之前，在美国一些中心城市，人类免疫缺陷病毒传播率可能高达每 10 000 单位输血发生 1 例，而多达 5%～10% 的输血接受者被感染了当时被称

为非甲、乙型肝炎病毒，直到 1989 年才鉴定出是
HCV。目前虽然对这些血液保存技术的需求没有
20 年前那样多，但它们仍在使用，并有益于血型
异常或存在多种同种抗体的患者，因为这些患者
很难找到兼容的血液。此外，可以通过加强常规
措施来避免异体血液暴露，即医学可纠正贫血的
治疗、医生对无症状贫血的耐受性、精细手术止
血，以及止血药物的广泛使用。重组促红细胞生
成素的使用也减少了肾衰竭、恶性肿瘤和 HIV 感
染患者对定期红细胞输血的依赖。

目前已经开展了四种技术来减少手术患者对
储存红细胞的依赖，即术前自体献血（PABD）、
急性正常血容量血液稀释（ANH）、术中血液恢复
和再输注，以及术后血液恢复和再灌注。

PABD 适用于通常需要输血的择期手术患者，
在这种情况下可以减少异体血液的使用。由于血
液只能由供者 / 受者使用，因此供者的条件很简
单，且不需要进行检测（除 ABO/Rh 分型外）。需
要注意的是，错误输注、细菌污染和输血量过大
与自体单位和异体单位一样均可能发生。由于避
免的风险（特别是感染）非常小，捐赠可能面临
很小风险的捐赠者（如轻度贫血和冠状动脉功能
不全）不应鼓励使用 PABD。

ANH 是一种在手术前立即从手术室的患者身
上取出几个单位的血液的技术。这个体积被晶体
代替。如果发生出血，或在手术结束时再止血，
血液会被回输。它的优点是几乎不需要预先计划，
但对于减少中度贫血患者的异体红细胞输血并不
是很有效，这些患者在手术开始时只能取出几个
单位。

采集从手术区域回收的血液，经过某种方式
处理，并重新回输体内。流出的血液通常用肝素
或枸橼酸盐抗凝，通过抽吸到储存池中，然后用
专门为此目的设计的离心装置进行洗涤。洗涤后
的红细胞悬浮在生理盐水中，并被泵入适合向患
者再灌注的袋子中。洗涤过程会去除可能引起反
应的材料，如细胞碎片、活化的凝血因子和补体
等。类似过程也可以手工进行。这项技术在大量

出血的手术中特别有用。虽然有些昂贵，但回收
3～4 个单位的红细胞通常足以收回成本。这种技
术适用于选择性的手术和急诊手术。

此外，也可使用收集术后出血量的设备。这
些设备中大部分都依赖于对流出血液的过滤。因
为过滤技术不足以去除可能引起反应的物质，而
且只能回收少量的血液，所以通常不值得冒险。
一种小型离心装置也可以清洗术后收集到的血液，
虽然它提供了一种更清洁的产品，但以这种方式
回收的血液量太少，并不能使它具有成本效益。

六、细胞疗法

细胞治疗包括造血细胞的收集、处理、储存
和治疗的使用，最常见的造血细胞是造血祖细胞
（hematopoietic progenitor cell，HPC）。此外，来
自 HPC 供体的单核细胞组分已用于增强异体移植
的移植物抗肿瘤效果，对肿瘤抗原敏感的树突状
细胞已用于治疗实体肿瘤。异基因 HPC 的优势是
它们没有恶性肿瘤，且可能有显著的移植物抗肿
瘤效应，是大多数形式的白血病、霍奇金病和骨
髓增生异常综合征治疗的首选。异基因移植偶尔
也被用于治疗造血系统的某些遗传性疾病，如镰
状细胞病和地中海贫血。自体 HPC 移植不伴有排
斥反应，且 GVHD 的发生率较低。在某些形式的
非霍奇金淋巴瘤和多发性骨髓瘤患者中进行自体
HPC 移植，并作为一些实体肿瘤（如睾丸癌、乳
腺癌和卵巢癌）强化化疗后的抢救治疗措施。

潜在的异体供体一般需符合献血的标准，包
括传染病检测，尽管如果不能找到合适的替代供
体，这些标准可能会被放弃。需使用分子技术对
HLA I 类和 II 类抗原进行分型。I 类错配增加了排
斥反应和移植失败的风险，而 II 类错配与 GVHD

发生率的增加相关。单一的 Ⅰ 类或 Ⅱ 类不匹配通常对生存率的影响很小。两个 Ⅰ 类不匹配，或一个 Ⅰ 类和一个 Ⅱ 类不匹配，通常与较差的结果相关。单倍体同卵的兄弟姐妹供体已被成功地使用。如果找不到合适的家庭成员捐赠（只有 1/4 的兄弟姐妹可能是两个单倍型匹配），捐赠者可通过国家骨髓捐赠计划，这个计划是由 HLA 已分型并且愿意捐赠 HPC 的人注册登记的。该搜索可能需要数月时间，而且对于具有不是常规表型的患者来说不太可能成功。在过去数年里，人们做出了相当大的努力来登记先前为数不足的少数民族人口的捐助者。ABO 或 Rh 匹配是非必要的，因为如果移植成功，移植受体将转化为供体类型，尽管如果供体红细胞与受体的抗 A 或抗 B 凝集素不相容，红细胞移植可能会被延迟。供体异凝集素也可能导致残留的受体红细胞溶血，或至少是直接抗球蛋白试验呈阳性。从受者到供者的血型转换确实给输血服务带来了问题，输血服务需提供与供者和受者都兼容的血液，直到受者的原始红细胞和同凝集素无法检测到为止。

HPC 可从单采外周血、抽吸骨髓或脐带血中采集。现在单采收集占自体移植的 90%，占异体移植的 50%。骨髓抽吸需要多次穿刺和髂后上嵴穿刺且需在全身麻醉下由供者进行。抽吸物通过肝素或柠檬酸抗凝、过滤，然后汇集到一个袋子里，通常再冷冻保存直到移植。

单采收集的侵袭性较小，残留的恶性细胞不易恢复。此外，已证明单采收集与更快地移植有关，尽管比骨髓移植更容易发生慢性 GVHD。外周血中 HPC 的数量通常很低，因此当骨髓从化疗周期中恢复时，通过使用粒细胞集落刺激因子或粒细胞 - 巨噬细胞集落刺激因子来制备自体供者。在这种情况下，HPC 的水平（可以通过流式细胞术检测外周血中 CD34 阳性细胞的数量来确定）可能会升高 200~1000 倍。穿刺仪配置用于收集单核细胞。通常要进行大容量的收集（处理三个血容量），这可以减少收集一定目标数量的 CD34 阳性细胞所需的程序〔通常为（2~4）×10^6/kg〕，

但大容量地收集也可能会导致收集过程中从骨髓中招募 HPC。

对 HPC 产品进行广泛的质量控制测试，包括 ABO 和 Rh 型、RBC 和 WBC 细胞计数（和差异）、CD34 细胞计数、体外计数集落形成单位的方法、细胞活力，以及细菌、真菌和支原体的检测。自体 HPC 产物在 10% 二甲亚砜和 10% 蛋白质（血浆或白蛋白）作为冷冻保护剂的存在下冷冻（通常以受控的速度），并储存在机械冷冻机或液氮罐中。在移植时，这些单位在 37℃ 下解冻，通常是在患者的床边，然后静脉注射，类似于常规输血。异体 HPC 通常在 4℃ 保存，并在 24 小时内输入受体。

脐带血中含有高水平的循环 HPC，这一观察结果带动了脐带血库的发展。如果母亲符合异体献血的标准（血红蛋白水平和刚分娩后又怀孕的情况除外）包括通常的传染病测试及父母中任何一方没有家族遗传病史，那么在知情同意的基础上，从胎盘通过脐带（在脐带被切断或从新生儿夹闭后）收集她的血液，然后冷冻存储。除了通常的脐带血质量控制检测外，还进行 HLA Ⅰ 类、Ⅱ 类分型及 ABO/Rh 分型。

自 1988 年这项技术首次开发以来，已经进行了 5000 多次相关和不相关（但 HLA 匹配）的脐带血移植。脐带血 HPC 很容易进入宿主骨髓，似乎不像成人 HPC 那样对受体抗原提呈细胞发生异常反应。此外，大量的 HLA 已分型的脐带血样本可能会提高发现不相关匹配的概率。脐带移植也不太可能因 GVHD 或 CMV 传播而变得复杂化。然而，每个脐带血样本中 HPC 的总数较少，移植速度较慢。尽管最终是供体的 HPC 占主导地位，但是这确实导致了双脐带移植的使用来加速移植。

七、治疗性血浆分离置换法

治疗性单采是指从体内提取血液，选择性地去除一种特定的成分（即血浆、白细胞、血小板或红细胞），并回输剩余的成分连同替代溶液〔晶体和（或）胶体〕以维持等血容量过程。以下是几种不同的治疗性单采程序，旨在去除或处理血液中的特定成分。

（一）治疗性单采治疗的适应证

目前，已经采用了一种循证方法来对治疗性单采适应证进行分类（表 12-8），并根据建议的强度和证据的质量进行分级。表 12-9 中列出了已证实的治疗性单采治疗作为特定疾病的一种治疗方法。

治疗性单采已被用于治疗许多疾病。虽然它对某些疾病（如血栓性血小板减少性紫癜）明显有效，但单采对某些疾病的治疗益处目前尚不清楚，因为某些疾病并不常见，要获得基于大规模、前瞻性、随机临床试验的疗效信息极其困难。

（二）血浆分离置换法

血浆置换（见第 2 章，血浆置换图）是指从患者体内提取血液，通过离心或过滤将血浆与细胞成分分离。去除血浆后将细胞成分回输给患者。可以从患者身上取出几升异常的血浆，并用生理盐水、白蛋白、淀粉溶液、FFP 或它们的组合来替代。这种技术用于去除自身抗体、免疫复合物、副蛋白和蛋白毒素。

（三）细胞单采法

细胞分离是指去除血液中的一种细胞成分。白细胞分离偶尔用于治疗急性髓系白血病或慢性髓系白血病加速期，且具有高水平的循环原始细胞，并有肺或中枢神经系统白细胞浸润证据的患者。髓系母细胞黏附在血管内皮上，可阻碍肺和大脑中的血液流动。外周 HPC 和粒细胞收集是白细胞分离的一种改良形式。

血小板置换可能适用于骨髓增殖性疾病患者，如原发性血小板增多症，其血小板计数超过 $1 \times 10^6/\mu l$，也表现为出血或血栓形成的迹象。

（四）红细胞置换术（红细胞交换）

虽然大多数镰状危象是通过水合、止痛药和补充氧气来处理的，但对于经历严重脑梗死危象合并脑卒中、急性胸部综合征、视网膜梗死或阴茎异常勃起的患者，偶尔也会进行红细胞交换。很少用红细胞交换来为患者做术前准备。在用正常红细胞交换镰状红细胞时，通常的目标是将血红蛋白 S 浓度降低到总血红蛋白的 30% 以下，并将红细胞比容提高到 30%。选择交换的红细胞通常要进行血红蛋白 S 的筛查（因为镰状特征的供体可能没有意识到这一点，血红蛋白水平正常），并且可能部分表型要匹配（如 Kell 和 Rh 抗原）以防止同种异体免疫。红细胞交换也用于疟疾或巴

表 12-8　治疗性单采患者的适应证分类

类　别	治疗性单采的使用
第一类	单采被接受为一线治疗的疾病，或者作为主要的独立治疗，或者与其他治疗模式相结合
第二类	单采被接受为二线治疗的疾病，或者作为一种独立的治疗，或者与其他治疗模式相结合
第三类	单采治疗的最佳作用尚未确定，决策应该是个体化的
第四类	已发表的证据表明或建议单采是无效或有害的疾病。如果在这种情况下进行单采治疗，机构审查委员会的批准是可取的

引自 Schwartz J, Padmanabhan A, Aqui N, et al. Guidelines on the use of therapeutic apheresis in clinical practice—evidence-based approach from the Writing Committee of the American Society for Apheresis: the seventh special issue. *J Clin Apheresis*. 2016;31:149–162.

分　类	第一类疾病	第二类疾病	第三类疾病	第四类疾病
表 12-9　治疗性单采确定的适应证 [a]				
实体器官移植	• 抗体介导排斥异体移植（肾）（A） • 脱敏 LD 同种异体移植（肾）（A） • 脱敏 LD ABOi 同种异体移植（肾、肝）（A）	• 抗体介导排斥同种异体移植（ABOi 肾）（A） • 闭塞性细支气管炎综合征（同种异体肺移植）（B） • 细胞排斥（和预防）同种异体心脏移植（B） • 脱敏（同种异体心脏移植）（A）	• 抗体介导的排斥反应同种异体移植（心脏、肺、ABOI 和 HLA 肝）（A） • 脱敏 DD 同种异体移植（肾、肺）（A） • 脱敏 ABOi DD 同种异体移植（肝）（A）	
肾脏	• 肺出血肾炎综合征（A） • 急进性肾小球肾炎伴 ANCA（DAH，透析依赖性）（A） • 局灶性节段性肾小球硬化（A）	• 冷球蛋白血症（A） • 骨髓瘤管型肾病（A）	• 肺出血肾炎综合征（非透析）（A） • 急进性肾小球肾炎伴 ANCA（非透析）（A） • IgA 肾病（A）	
神经病学	• 急性吉兰 - 巴雷综合征（A） • CIDP（A） • 重症肌无力（A） • N- 甲基 -D- 天冬氨酸受体抗体脑炎（A） • 副蛋白血症周围神经病变（IgA/IgG、IgM）（A）	• 急性中枢神经系统多发性硬化症（A） • 急性播散性脑脊髓炎（A） • 兰伯特 - 伊顿肌无力综合征（A） • 急性视神经脊髓炎（Devic 综合征）（A） • PANDAS（A）	• 慢性局灶性（拉斯马森综合征）脑炎（A） • 慢性进展型多发性硬化（A） • 桥本脑病（A） • 副肿瘤综合征（A） • 副蛋白血症性周围神经病变（抗 MAG，多发性骨髓瘤）（A） • 僵人综合征（A） • 小舞蹈症（A）	• 多灶性运动神经病（A）
新陈代谢	• 家族性高胆固醇血症（纯合子）（E） • 暴发性肝豆状核变性（Wilson 病）（A）	• 家族性高胆固醇血症（杂合子）（A） • 脂蛋白型高脂血症（A） • 蘑菇中毒（A） • 雷夫叙姆病（A）	• 急性肝衰竭（A） • 遗传性血色病（D） • 非蘑菇中毒 / 过量服用（A） • 胰腺炎伴高甘油三酯血症（A） • 脓毒症伴多器官衰竭（A） • 甲状腺毒症（A）	
血液学和肿瘤学	• 红皮性皮肤淋巴瘤（B） • 红细胞增多症 - 真性红细胞增多症（D） • 高黏度 / 副蛋白血症（症状）（A） • 白细胞增多 / 白细胞淤滞（C）	• ABO 不相容 HPC 移植（A） • 严重巴贝虫病（D） • 冷抗体自身免疫性溶血性贫血（A） • 移植物与宿主病（B） • HPC 移植 -ABOi（A） • 母体同种异体免疫（A）	• 再生障碍性贫血、纯红细胞再生障碍（A） • 继发性红细胞增多症（D） • 产后 HELLP 综合征（A） • 肝素诱导的血小板减少症和血栓形成（A） • 重症疟疾（D） • 非红皮性皮肤淋巴瘤（B）	• 淀粉样变（A） • 凝血因子抑制药 - 自身抗体（A） • 产前 HELLP 综合征（A） • 免疫性血小板减少症（A）

（续表）

分　类	第一类疾病	第二类疾病	第三类疾病	第四类疾病
血液学和肿瘤学	• 镰状细胞病 – 脑卒中、急性或预防（D） • 血栓性血小板减少性紫癜（A） • 血栓性微血管病 –H 因子自身抗体，噻氯匹定诱导的（A）	• 镰状细胞病 – 急性胸部综合征（D） • 血小板增多（症状）（C）	• 输血后紫癜（A） • 镰状细胞病（贫血）– 多器官衰竭、复发性血管堵塞、前驱麻醉、妊娠、阴茎异常勃起、脾 / 肝隔离症（D） • 血栓性微血管病 –THBD 突变、补体或 MCP 基因突变，氯吡格雷、钙调磷酸酶抑制药，志贺毒素（A） • 温抗体自身免疫性溶血性贫血（A）	• 药物相关性血栓性微血管病 – 吉西他滨、奎宁（A）
自体免疫		• 灾难性抗磷脂抗体综合征（A） • 严重系统性狼疮（A）	• 白塞综合征（A） • 寻常型天疱疮（B） • 进行性系统性硬皮病（A） • 银屑病（A）	• 皮肌炎 – 多发性肌炎（A、C） • 特发性结节性多动脉炎（A） • 进行性系统性硬皮病（B） • 系统性狼疮肾炎（A）

ABOi. ABO 不相容；ANCA. 抗中性粒细胞胞浆抗体；CIDP. 慢性炎性脱髓鞘性多神经病变；DAH. 弥漫性肺泡出血；DD. 死亡供体；LD. 活供体；MCP. 膜辅助因子蛋白（补体调节蛋白）；PANDAS. 与链球菌感染相关的儿童自身免疫性神经精神疾病；THBD. 血栓调节蛋白编码基因
括号中的字母表示具体的单细胞置换程序，即（A）血浆置换疗法、（B）光分离置换法、（C）细胞单采法、（D）红细胞置换、（E）选择性柱吸附
引自 Schwartz J, Padmanabhan A, Aqui N, et al. Guidelines on the use of therapeutic apheresis in clinical practice—evidence-based approach from the Writing Committee of the American Society for Apheresis: the seventh special issue. *J Clin Apheresis*. 2016;31:149–162. 该参考文献还包括根据建议的强度和证据的质量对每个适应证分级

贝虫病患者的治疗，尽管有足够的药物治疗，但仍有较高比例的红细胞感染（如＞10%）及失代偿迹象（如明显的溶血、肺受累、中枢神经系统受累、肾衰竭或弥散性血管内凝血）。免疫抑制、脾脏切除或老年人患者特别容易因患巴贝虫感染而出现并发症。

（五）光分离置换法

在单采过程中，将患者白细胞从全血中分离出来，在体外暴露于补骨脂素和紫外线下，然后将补骨脂素 / 紫外线处理后的白细胞回输给患者。

光分离置换法已用于治疗皮肤 T 细胞淋巴瘤，与常规化疗相比，可以提高患者的生存率。光分离置换法也用于治疗 GVHD 和同种异体心脏移植排斥反应。

▶ 自测题

1. 采集正常献血者一单位的全血进行输血后，接下来进入全血处理的哪一步？

A. 对血液中传染病的检测

B. 血液成分的制备

C. 供受者兼容性评估

D. 治疗血液制品，以尽量减少潜在的不良反应

2. 输注以下一个单位的哪种血液成分，恢复血浆蛋白的数量最多？

A. 填充的红细胞

B. 新鲜冰冻血浆

C. 冷沉淀物

D. 血小板浓缩物（全血来源）

3. 以下哪一种血液成分可以在室温下保存？

A. 填充的红细胞

B. 新鲜冰冻血浆

C. 血小板，两者都来自于全血和单采血

D. 冷沉淀物

4. 以下哪些血液成分可以用来增加受者体内凝血因子的循环浓度？

A. 浓缩红细胞

B. 新鲜冰冻血浆

C. 血小板，包括随机供体和单一供体

D. 冷沉淀物

5. 临床上，以下哪种重组凝血因子的使用比其他选择低得多？

A. 重组Ⅶa

B. 重组Ⅷ

C. 重组Ⅸ

D. 重组Ⅱa

6. 以下哪一项除外，均是对献血者进行强制性传染病检测，以下哪一项传染病确定不考虑？

A. 人类免疫缺陷病毒

B. 埃博拉病毒

C. 丙型肝炎病毒

D. 梅毒

7. 以下哪一种代表了供体和受体的红细胞不相容？

A. 供体为 O 型，受体为 A 型

B. 供体为 A 型，受体为 AB 型

C. 供体为 B 型，受体为 A 型

D. 供体为 O 型，受体为 AB 型

8. 以下哪一种检测，能检测体内红细胞表面 IgG 或补体？

A. 间接抗球蛋白试验

B. 红细胞交叉匹配

C. 直接抗球蛋白试验

D. 检测针对特定红细胞抗原的抗体

9. 以下哪一种不是输血适应证？

A. 血红蛋白值<7g/dl，心血管功能未受损

B. INR＞2.0 的患者出现出血

C. 成人血小板计数<10 000/μl 的预防性出血

D. 新鲜冰冻血浆治疗非出血患者的 INR 值为 1.3

10. 以下哪一项是描述输血后 5～7 天出现迟发性溶血性输血反应（范围为 3～21 天），其与输血后 24 小时内发生的急性溶血性输血反应形成了鲜明对比。

A. 溶血性输血反应通常表现为体温升高

B. 这些溶血性输血反应发生在已经有抗红细胞抗原抗体患者身上，当他们被静脉滴注带有这些目标抗原的红细胞时，就会发生溶血

C. 这种溶血输血反应的溶血通常发生在血管内

D. 这些溶血性输血反应通常更为严重

11. 以下哪一项主要红细胞抗原系统与新生儿溶血病无关，通常也与溶血输血反应无关？

A. Lewis

B. Duffy

C. Kidd

D. Rh

12. 除 ABO 红细胞抗原外，红细胞输血安全中第二重要的抗原系统是什么？

A. Kell

B. Kidd

C. Duffy

D. Rh

13. 以下哪项反应介导了发热性非溶血性输血反应？

A. 一种涉及红细胞的反应

B. 一种涉及白细胞的反应

C. 一种涉及血小板的反应

D. 一种涉及血浆和血液成分的反应

14. 以下哪一种原因引起了输血相关急性肺损伤（TRALI）这一输血并发症？

A. 供体血浆中的抗白细胞抗体

B. 供者血浆中的抗血小板抗体

C. 供者血浆中的抗红细胞抗体

D. 受体血浆中的抗白细胞抗体

15. 以下哪一项输血并发症与其病因不正确？

A. 铁超负荷 / 消除红细胞输血中多余的铁是不够的

B. 钾中毒 / 储存期间流出红细胞的游离钾

C. 枸橼酸中毒 / 产品用枸橼酸抗凝，大量输血时输给患者体内

D. 红细胞中 2, 3-DPG 减少 / 2, 3-DPG 从红细胞主动转移到血小板

16. 以下哪项检测并非血库中输血反应评估的一部分？

A. 一种文书检查，以确定针对收件人的产品是否被使用

B. 输血后标本的溶血检查和输血前标本的高胆红素血症

C. 确定输血后标本的 Kell 和 Duffy 抗原类型，以确认输血单位是合适的

D. 对输血后的标本进行直接抗球蛋白试验，以确定任何抗体包被的红细胞

17. 以下哪一种不是治疗性单采的第一类适应证（第一类适应证为一线治疗）？

A. 急性吉兰 - 巴雷综合征

B. 镰状细胞危象与脑卒中

C. 血栓性血小板减少性紫癜

D. 免疫性血小板减少症

答案与解析

1. 正确答案是 B。步骤依次是：B—A—C—D。

2. 正确答案是 B。在浓缩红细胞和随机捐赠的血小板产品中，有少量血浆。冷冻血浆中含有数量非常有限的血浆蛋白。新鲜冰冻血浆含有正常人血浆中的所有蛋白质。

3. 正确答案是 C。血小板储存温度为 20～24℃。浓缩红细胞储存温度为 1～6℃。新鲜冰冻血浆储存温度要求低于 –18℃，可储存 1 年；或者在低于 –65℃ 的条件下储存 7 年。冷冻血浆的情况也是如此。

4. 正确答案是 B。假设它已被正确处理并在采血后 8 小时内冷冻，其可以保留易溶的凝血因子，特别是因子 V 和因子Ⅷ。冷冻血浆含有凝血因子纤维蛋白原和凝血因子Ⅷ及血管性血友病因子。其他凝血因子在低温血浆中缺失或浓度很低。凝血因子在 1～6℃（浓缩红细胞的储存温度）或 20～24℃（血小板的储存温度）下是无法保存的。

5. 正确答案是 D。重组Ⅶa 被批准用于治疗因第八因子抑制剂而出血的患者，它也被广泛用于治疗大量出血的患者。重组Ⅷ是治疗 A 型血友病患者的药物。重组Ⅸ用于治疗 B 型血友病患者。重组Ⅱa 用于制造一种被称为"纤维蛋白胶"的产品，它可用于体内组织的物理连接，并可局部用于减少出血，尤其是 A 型血友病或 B 型血友病患者。因此，重组Ⅱa 是四个选择中使用最少的。

6. 正确答案是 B。虽然埃博拉病毒感染的死亡率很高，但在献血时检测并不是强制性的。据推测，有埃博拉病毒传染性的人在献血时会因其临床症状而被排除。其他选择都要求长期对献血产品进行检测。

7. 正确答案是 C。O 型血是通用的献血者。AB 型血是通用的接受者。C 选项中，B 型血中有抗 A 抗体，当输给红细胞上有 A 型抗原的患者时会引起严重反应。

8. 正确答案是 C。间接抗球蛋白试验确定血液循环中可与红细胞结合的抗体，与直接抗球蛋白试验不同，直接抗球蛋白试验测量的是已经与红细胞表面结合的 IgG 或 comple-ment。红细胞交叉配血是一种兼容性测试，以确定所捐献的红细胞产品是否适合个人。D 选项描述的测试是检测

特殊红细胞抗原的抗体，如 Kell、Kidd 和 Duffy。

9. 正确答案是 D。其他选项都是公认的输血指征。鲜冻血浆不适用于 INR 值<1.5 的患者。

10. 正确答案是 B。延迟性溶血性输血反应一般比急性溶血性输血反应要轻。众所周知，当患者重新接触到自己过去因输血或怀孕而致敏的抗原时，就会发生这种情况。暴露于该抗原可以刺激体内的反应，即使在输血前已经检测不到该抗原的抗体。当输血者对输血红细胞上异体抗原产生原发性免疫反应，即异体免疫，也可能发生延迟溶血性输血反应。最严重的急性溶血性输血反应为 ABO 不相容造成。

11. 正确答案是 A。红细胞上的 Lewis（Le）抗原可以是 Le^a 或 Le^b。Le 抗体在新生儿溶血性疾病中未被发现，仅在少数溶血性输血反应的病例中被发现。新生儿溶血性疾病和溶血性输血反应都没有涉及抗 Le^b 抗体。其他选项都与新生儿溶血病和溶血性输血反应有明确关系。

12. 正确答案是 D。缺乏 D 抗原（Rh 抗原的另一个名称）的 Rh 阴性个体容易产生 D 抗原的异体抗体。这是人类红细胞上的一种高度免疫原性抗原。抗 D 是导致新生儿严重溶血病的最常见原因。约 85% 的白种人表达 D 抗原。

13. 正确答案是 B。发热性非溶血性输血反应是常见的输血相关并发症之一。有 1%～3% 的细胞成分输血与发热性非溶血性输血反应有关。这些反应是受血者血浆中抗白细胞抗体与输血产品中白细胞发生反应的结果。

14. 正确答案是 A。TRALI 与捐赠者血浆中的抗体有关，而不是与接受者血浆中抗体有关。其特点是急性呼吸窘迫、缺氧和胸部 X 线片显示有浸润，以及在输血完成 6 小时内出现发热和高血压。

15. 正确答案是 D。2, 3-DPG 的消耗会随红细胞储存时间的增加而发生。这种成分并没有主动转移到血小板上。消耗了 2, 3-DPG 的红细胞被输注后，在 24～48 小时会恢复到正常水平。

16. 正确答案是 C。确定转体后标本的 ABO 和 Rh 类型，以确认转体前的标本确实来自该患者。这个测试评估的不是 Kell 和 Duffy 抗原。

17. 正确答案是 D。免疫性血小板减少症是第 4 类治疗性无血细胞疗法的适应证。第 4 类指的是已经证明缺乏治疗效果的无血细胞疗法，对照研究或病例报道未能显示无血细胞疗法的临床益处。

拓展阅读

[1] American Association of Blood Banks. *Circular of Information for the Use of Human Blood and Blood Components*. Bethesda, MD: American Association of Blood Banks; 2017.

[2] Andrzejewski C, Davenport RD. Therapeutic apheresis. In: Fung MK, Eder AF, Spitalnik SL, Westhoff CM, eds. *Technical Manual*. 19th ed. Bethesda, MD: AABB Press; 2017:641–682.

[3] Bowden RA, et al. A comparison of filtered leukocyte-reduced and cytomegalovirus (CMV) seronegative blood products for the prevention of transfusion-associated CMV infection after marrow transplant. *Blood*. 1995;86:3598–3603.

[4] Denomme G, Flegel W. Applying molecular immunohematology discoveries to standards of practice in blood banks: now is the time. *Transfusion*. 2008;48:2461–2475.

[5] Fresh-Frozen Plasma, Cryoprecipitate, and Platelets Administration Practice Guidelines Development Task Force of the College of American Pathologists. Practice parameter for the use of fresh-frozen plasma, cryoprecipitate, and platelets. *JAMA*. 1994;271:777.

[6] Gassner C, et al. Matrix-assisted laser desorption/ionization, time-of-flight mass spectrometry-based blood group genotyping—the alternative approach. *Transfus Med Rev*. 2013;27:2–9.

[7] Goldman M, et al. TRALI Consensus Panel. Proceedings of a consensus conference: towards an understanding of TRALI. *Transfus Med Rev*. 2005;19:2–31.

[8] Harm SK, Dunbar NM. Transfusion service related activities. In: Fung MK, Eder AF, Spitalnik SL, Westhoff CM, eds. *Technical Manual*. 19th ed. Bethesda, MD: AABB Press; 2017:457–488.

[9] Hébert PC, et al. A multicenter, randomized, controlled clinical trial of transfusion requirements in critical care. *N Engl J Med*. 1999;340:409.

[10] Leger RM, Borge PD. The positive direct antiglobulin test and immune-mediated hemolysis. In: Fung MK, Eder AF, Spitalnik SL, Westhoff CM, eds. *Technical Manual*. 19th ed. Bethesda, MD: AABB Press; 2017:385–412.

[11] McLeod BC, Weinstein R, Winters JL, Szczepiorkowski ZM, eds. *Apheresis: Principles and Practice*. 3rd ed. Bethesda, MD: AABB Press; 2010.

[12] Mintz PD, ed. *Transfusion Therapy: Clinical Principles and Practice*. 3rd ed. Bethesda, MD: American AABB Press; 2010.

[13] Ooley PW, ed. *Standards for Blood Banks and Transfusion Services*. 30th ed. Bethesda, MD: AABB Press; 2016.

[14] Popovsky MA, ed. *Transfusion Reactions*. 4th ed. Bethesda, MD: AABB Press; 2012.

[15] Practice guidelines for blood component therapy: a report by the

American Society of Anesthesiologists' Task Force on Blood Component Therapy. *Anesthesiology*. 1996;84:732–747.

[16] Rebulla P, et al. The threshold for prophylactic platelet transfusion in adults with acute myeloid leukemia. *N Engl J Med*. 1997;337:1870–1875.

[17] Reid ME, Lomas-Francis C, Olsson ML. *The Blood Group Antigens. Factsbook*. 3rd ed. San Diego, CA: Academic Press; 2012.

[18] Schwartz J, Padmanabhan A, Aqui N, et al. Guidelines on the use of therapeutic apheresis in clinical practice—evidence-based approach from the Writing Committee of the American Society for Apheresis: the seventh special issue. *J Clin Apheresis*. 2016;31:149–162.

[19] Simon TL, McCullough J, Snyder EL, Solheim BG, Strauss RG, eds. *Rossi's Principles of Transfusion Medicine*. 5th ed. Bethesda, MD: AABB Press/Wiley-Blackwell; 2016.

[20] Smith JW. Blood component collection by apheresis. In: Roback JD, Grossman BJ, Harris T, Hillyer CD, eds. *Technical Manual*. 17th ed. Bethesda, MD: AABB Press; 2011:227–238.

[21] Trial to Reduce Alloimmunization to Platelets Study Group. Leukocyte reduction and ultraviolet B irradiation of platelets to prevent alloimmunization and refractoriness to platelet transfusions. *N Engl J Med*. 1997;337:1861–1869.

[22] Uniform Donor Health Questionnaire. Available at: http://www.aabb.org/tm/questionnaires/Documents/dhq/v2/DHQ%20v2.0.pdf. Accessed November 17, 2017.

[23] Wagner SJ. Whole blood and apheresis collections for components intended for transfusion. In: Fung MK, Eder AF, Spitalnik SL, Westhoff CM, eds. *Technical Manual*. 19th ed. Bethesda, MD: AABB Press; 2017:125–160.

[24] Wong EC, Roseff S, eds. *Pediatric Transfusion Medicine: A Physician's Handbook*. 4th ed. Bethesda, MD: AABB Press; 2014.

第13章 白细胞、淋巴结和脾脏疾病
Diseases of White Blood Cells, Lymph Nodes, and Spleen

Daniel E. Sabath 著

唐月汀 苗林子 译   屈晨雪 郑 磊 校

学习目标

1. 学习白细胞减少症的鉴别诊断。

2. 鉴别白细胞恶性和非恶性增殖性疾病。

3. 学习淋巴瘤、白血病、骨髓增生异常综合征、骨髓增殖性疾病和浆细胞病的分型及诊断标准。

4. 了解与较常见白细胞功能紊乱相关的遗传、生化和（或）细胞缺陷。

白细胞（white blood cells，WBC）异常几乎都是表现为数量异常（如白细胞数量过多或过少），该现象可能是肿瘤性的（如白血病），也可能是非肿瘤性的。白细胞质量或功能性紊乱可同时伴随数量异常，而白细胞计数正常出现功能缺陷的情况并不常见。图 13-1 汇总了白细胞相关疾病的诊断流程。

一、白细胞减少症

定义与诊断

白细胞计数低可以是淋巴细胞减少、粒细胞减少或两者均减少。一些免疫缺陷病与淋巴细胞减少症相关（见第 3 章）。粒细胞减少症主要表现为外周血中性粒细胞数量减少（中性粒细胞减少症）。当中性粒细胞数量约减少到 1000/ul 以下时，患者易发生感染，其严重程度轻重不一，取决于病原体和抗生素治疗的有效性。以下为粒细胞减少症的分类。

- 造成粒细胞生产缺陷的原因可能有以下 5 点。

(1) 骨髓衰竭相关疾病，如再生障碍性贫血。

(2) 白血病细胞或来自其他部位转移癌细胞浸润骨髓的疾病。在这种情况下，中性粒细胞生成减少通常也与其他血细胞生成缺陷有关。

(3) 某些药物抑制粒细胞的产生，引起中性粒细胞减少症药物有很多，尤其是治疗癌症的化疗药物和某些非甾体抗炎药（nonsteroidal anti-inflammatory drug，NSAID）。

(4) 维生素 B_{12} 或叶酸缺乏。这些缺乏会导致巨幼细胞性贫血和未成熟粒细胞 DNA 合成缺陷。

(5) 肿瘤细胞抑制粒细胞生成，如大颗粒淋巴细胞白血病。

- 以下 4 点为可能引起粒细胞加速清除的原因。

(1) 暴露于药物后由免疫介导的中性粒细胞损伤，该损伤由中性粒细胞表面的免疫反应引起。

(2) 免疫介导的中性粒细胞损伤，作为自身免疫性疾病的一部分。如费尔蒂综合征（Felty 综合征）是类风湿关节炎的一种变异型，伴有中性粒细胞减少、脾大、腿部溃疡和类风湿关节炎关节病变。中性粒细胞减少会直接影响 Felty 综合征患者的临床进程。

(3) 与其他明确病因无关且由免疫介导的特发性中性粒细胞损伤。

(4) 由于脾大或严重感染导致中性粒细胞的脾隔离症所引起的粒细胞过度破坏。

二、白细胞非恶性增殖性疾病

（一）定义与诊断

外周血白细胞计数升高常见于感染和其他炎症状态（如自身免疫性疾病）患者。

（二）淋巴细胞

在各种不同的情况下，如肺结核、急性肠道感染、传染性单核细胞增多症及其他病毒感染的患者，均可能出现淋巴细胞数量增多。

（三）嗜酸性粒细胞

循环嗜酸性粒细胞增多最常见于过敏性疾病和哮喘的患者。在一些寄生虫感染和皮肤病（如湿疹）患者中也可发现循环嗜酸性粒细胞增多。

提示

- 白细胞计数低可以是淋巴细胞减少、粒细胞减少或两者均减少。
- 外周血白细胞计数升高常见于感染和其他炎症状态（如自身免疫性疾病）患者。

嗜酸性粒细胞增多也可能由某些药物和某些自身免疫性疾病引起，如某些肿瘤（霍奇金淋巴瘤和T细胞淋巴瘤）中可见嗜酸性粒细胞增多。此外，高嗜酸性粒细胞综合征的一个原因是肿瘤干细胞或其他不明原因引起嗜酸性粒细胞过度生成。

（四）单核细胞

在淋巴细胞计数升高时（如肺结核），外周血单核细胞数量也增多。类风湿关节炎、系统性红斑狼疮和其他结缔组织疾病也可能与单核细胞增多症有关。

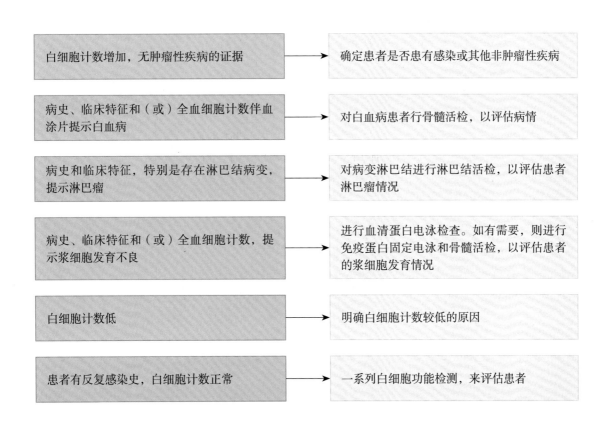

▲ 图 13-1　白细胞疾病诊断流程

（五）中性粒细胞

剧烈运动后、月经期和妊娠期，循环系统里的中性粒细胞可能会轻度增多，但不会引起疾病。细菌感染、肿瘤性疾病、局部缺血、自身免疫性疾病或某些药物（如皮质类固醇或肾上腺素）作用时，中性粒细胞计数增多具有临床意义。当白细胞计数增多时，血液中最常见的未成熟中性粒细胞是中性杆状核细胞。杆状核粒细胞或未成熟中性粒细胞等前体细胞百分比是一种常用的感染指标。然而，由于医疗技术人员对杆状核粒细胞计数的重复性很差，因此，目前倾向于不报告杆状核粒细胞计数。在感染或其他骨髓尝试快速生成粒细胞的情况下，可以看到其他未成熟中性粒细胞的前体细胞。

三、白细胞恶性增殖性疾病

白细胞肿瘤常累及外周血，可导致白细胞增多。白细胞肿瘤大致分为两大类，即淋巴系肿瘤（淋巴细胞系）和髓系肿瘤（粒细胞系、单核细胞系、巨核细胞系和红细胞系）。淋巴系肿瘤包括急性前体淋巴细胞白血病（acute precursor lymphoblastic leukemia，ALL）和成熟 B 细胞、T 细胞和 NK 细胞肿瘤。髓系肿瘤包括急性髓系白血病、骨髓增殖性肿瘤和骨髓增生异常综合征（myelodysplastic syndrome，MDS）。

四、淋巴系统恶性肿瘤

1. 定义

淋巴系统肿瘤是由淋巴细胞或其前体细胞恶性转化而来。淋巴细胞可见于淋巴结、血液、骨髓、脾脏和结外部位，如皮肤、黏膜、呼吸道和胃肠道，淋巴系统肿瘤可发生在这些部位，主要累及骨髓和外周血的肿瘤称为白血病，累及组织的称为淋巴瘤。由于一些淋巴系统肿瘤同时累及组织和血液 / 骨髓，因此，白血病 / 淋巴瘤的区分有点武断。表 13-1 列出了 2017 年修订的世界卫生组织（WHO）淋巴系统肿瘤分类。

淋巴细胞白血病（分类）对应于前体 B 细胞、

> **提示**
>
> 白细胞肿瘤大致分为两大类，即淋巴系肿瘤（淋巴细胞系）和髓系肿瘤（粒细胞系、单核细胞系、巨核细胞系和红细胞系）。

T 细胞或成熟淋巴细胞。前体淋巴细胞肿瘤也称为淋巴母细胞白血病 / 淋巴瘤。较为常见的 B 细胞和 T 细胞恶性肿瘤常出现在白血病期，包括慢性淋巴细胞白血病（CLL）/ 小淋巴细胞淋巴瘤、毛细胞白血病、套细胞淋巴瘤、Burkitt 淋巴瘤 / 白血病、T 幼淋细胞白血病、大颗粒 T 淋巴细胞白血病和塞扎里综合征（Sézary 综合征）。淋巴细胞白血病通常表现为白细胞计数升高（特别是淋巴细胞增多），并且根据骨髓受累程度，正常白细胞、红细胞和（或）血小板的数量可能会减少。广泛累及骨髓阶段可导致外周血中出现髓系和红系前体细胞。白血病是通过外周血涂片、骨髓穿刺及骨髓活检来诊断。其他检查，如流式细胞术免疫表型分析、分子诊断技术和细胞遗传学，经常用于确诊。

当淋巴系统恶性肿瘤主要局限于组织时，被称为淋巴瘤。淋巴瘤是 B 细胞、T 细胞或 NK 细胞的单克隆、恶性增殖性疾病。大多数淋巴瘤是成熟淋巴细胞恶性肿瘤，但幼稚淋巴细胞恶性肿瘤也可累及组织，此时也归为淋巴瘤。淋巴瘤分为两大类，霍奇金淋巴瘤和非霍奇金淋巴瘤（包含更多种类型的一大类淋巴瘤）。淋巴瘤患者常表现为孤立的浅表淋巴结肿大，可在体检时意外发现，也可能出现全身性淋巴结病。如果肿大淋巴结在易引起症状和体征的部位出现，在疾病早期更容易被发现。例如，纵隔淋巴结肿大会使胸部大血管血流通过受阻，并在此基础上产生症状。在某些情况下，器官受累可能是淋巴瘤的首发表现（如非霍奇金淋巴瘤），当眼眶、胃肠道或皮肤出现细胞增殖时，可能会出现症状。骨髓和外周血受累也可能是淋巴瘤的首发症状。

表 13-1 世界卫生组织淋巴细胞肿瘤分类

B 细胞肿瘤	**T-NK 细胞肿瘤**
• 前体 B 细胞肿瘤	• 前体 T 细胞肿瘤
– B 淋巴母细胞白血病 / 淋巴瘤，非特指型	– 前体 T 淋巴母细胞白血病 / 淋巴瘤
– B 淋巴母细胞白血病 / 淋巴瘤，伴有特定细胞遗传学 / 分子遗传学异常	– 母细胞性 NK 细胞淋巴瘤
• 成熟 B 细胞肿瘤	• 成熟 T-NK 细胞肿瘤
– 慢性淋巴细胞白血病 / 小淋巴细胞淋巴瘤	– T 幼淋巴细胞白血病
– B- 幼淋巴细胞白血病	– 大颗粒 T 淋巴细胞白血病
– 脾边缘区 B 细胞淋巴瘤	– 成人 T 细胞白血病 / 淋巴瘤
– 毛细胞白血病	– 结外 NK/T 细胞淋巴瘤，鼻型
– MGUS	– 肠病相关 T 细胞淋巴瘤
– 淋巴浆细胞性淋巴瘤 / 华氏巨球蛋白血症	– 肝脾 T 细胞淋巴瘤
– 重链病 (α、γ、μ)	– 皮下脂膜炎样 T 细胞淋巴瘤
– 浆细胞骨髓瘤	– 蕈样肉芽肿
– 浆细胞瘤 (骨或骨外组织)	– Sézary 综合征
– MALT	– 原发性皮肤间变大细胞淋巴瘤
– 淋巴结边缘带 B 细胞淋巴瘤	– 血管免疫母细胞 T 细胞淋巴瘤
– 滤泡淋巴瘤	– 间变性大细胞淋巴瘤
– 套细胞淋巴瘤	**霍奇金淋巴瘤**
– 弥漫大 B 细胞淋巴瘤	• 结节性淋巴细胞为主型霍奇金淋巴瘤
– 纵隔 (胸腺) 大 B 细胞淋巴瘤	• 经典型霍奇金淋巴瘤
– 血管内大 B 细胞淋巴瘤	– 结节硬化型
– ALK 阳性大 B 细胞淋巴瘤	– 淋巴细胞丰富型
– 浆母细胞淋巴瘤	– 混合细胞型
– 原发性渗出性淋巴瘤	– 淋巴细胞消减型
– Burkitt 淋巴瘤 / 白血病	
– 伴有 MYC 和 BCL2 和 (或) BCL6 重排的高级别 B 细胞淋巴瘤 (见注)	

MGUS. 意义未明的单克隆免疫球蛋白病; MALT. 黏膜相关淋巴组织结外边缘带淋巴瘤; MYC. 是一种编码核磷酸蛋白的原癌基因; BCL2 和 BCL6 B 细胞淋巴瘤基因 2 和 6
引自 Swerdlow SH, Campo E, Harris NL, et al, eds. *WHO Classification of Tumours of Haematopoietic and Lymphoid Tissues.* Lyon, France: IARC Press; 2017.

2. 诊断

淋巴结穿刺活检是确诊淋巴瘤的首选方法，因为它使病理学家可以确定整体组织结构，并获得大量细胞样本。

由于淋巴瘤在所有淋巴结中不是均匀分布，因此在诊断时必须（采集）几个淋巴结进行活检。近年来，细针穿刺和活检成为淋巴瘤的常用诊断方法。虽然细针穿刺不能对组织结构进行最佳评估，但流式细胞术和（或）分子诊断技术可以检测少量样本来提供诊断。

以下为霍奇金淋巴瘤和非霍奇金淋巴瘤的主要鉴别方法。

(1) 霍奇金淋巴瘤

① 细胞增殖通常局限于一组淋巴结，如颈部或纵隔淋巴结。

② 增殖细胞由近及远连续扩散。

③ 肠系膜淋巴结及结外部位很少累及。

(2) 非霍奇金淋巴瘤

① 经常累及多组淋巴结。

② 增殖细胞广泛且不连续扩散。

③ 淋巴结外部位累及也很常见。

霍奇金淋巴瘤和非霍奇金淋巴瘤的临床分期根据疾病扩散程度情况来划分。临床程度越严重则分期越高。

- Ⅰ期：累及一组淋巴结或两个连续的淋巴结群。
- Ⅱ期：累及位于横膈同一侧两个或多个不连续的淋巴结群。
- Ⅲ期：累及横膈上下的淋巴结。
- Ⅳ期：广泛受累，通常累及肝脏、骨髓、肺、骨骼和皮肤。

除上述分期外，还对有发热、盗汗、体重减轻等全身症状的患者增加了"B"亚型。例如，横膈同一侧两组淋巴结累及伴发热和盗汗的患者分期为ⅡB 期。一般来说，这些"B 型症状"提示疾病病程更晚，预后更差。此外，"E"还用于描述仅涉及结外部位（如胃肠道）的淋巴瘤。

3. 淋巴瘤分类

历史上霍奇金淋巴瘤和非霍奇金淋巴瘤的诊断主要是基于淋巴结的组织学表现。对于霍奇金淋巴瘤，Rye 分类系统已经使用了数十年，现在已经被纳入 WHO 血液系统肿瘤分类系统，变化相对较少。非霍奇金淋巴瘤的分类问题较多。在 1966 年，非霍奇金淋巴瘤采用拉帕波特分类，1973—1974 年按卢克斯 – 柯林斯分类，1982 年根据国际专家小组的临床应用工作标准，非霍奇金淋巴瘤重新分类。

到 20 世纪 90 年代初，对淋巴瘤生物学的理解方面取得了重大进展，因此新的淋巴瘤分类系统是基于检测细胞胞内和细胞表面蛋白特异性抗体（免疫组化和流式细胞术）和检测特异性分子病变进行分型。1994 年，国际淋巴瘤研究组引入了 REAL 分类法。新的分类方法旨在整合形态学、免疫学和遗传学，以更好地定义疾病。REAL 分类系统进行了一些修改后形成了 2008 年 WHO 分类系统的基础，并于 2017 年进行了修订（表 13-1）。

WHO 分类系统尝试根据肿瘤细胞对应的正常细胞进行非霍奇金淋巴瘤进行分类。首先，根据肿瘤细胞是 B 细胞还是 T /NK 细胞来源进行分类。其次，根据分化阶段进行分类。大多数 B 细胞和

提示

> 对于霍奇金淋巴瘤，Rye 分类系统已经使用了数十年，现在已经被纳入 WHO 血液系统肿瘤分类系统，变化相对较少。非霍奇金淋巴瘤的分类问题较多。

T 细胞肿瘤对应于成熟阶段的 B 细胞和 T 细胞。

最后，淋巴瘤分类根据显微镜下观察到的结构特征（如滤泡性或弥漫性生长模式、恶性细胞形态）、恶性细胞胞浆和表面表达的蛋白（如 T 细胞或 B 细胞标志和正常淋巴细胞不表达的蛋白质）、免疫球蛋白基因或 T 细胞受体基因克隆性重排及一些病例中恶性细胞存在特定的遗传异常进行分类。用于淋巴瘤诊断技术有光学显微镜、免疫组化、流式细胞术及分子生物学技术，包括细胞遗传学、荧光原位杂交（fluorescence in situ hybridization，FISH）、聚合酶链反应（polymerase chain reaction，PCR），以及一些新技术，如（基因）芯片和下一代测序。

由于详细讨论所有淋巴细胞恶性肿瘤超出本章范围，因此选择了常见几种类型介绍。

（一）前体 B 细胞和 T 细胞肿瘤

未成熟 B 细胞和 T 细胞肿瘤最常表现为白血病，广泛累及血液和骨髓，但也可累及淋巴组织表现为淋巴瘤。例如，前体 T 细胞白血病 / 淋巴瘤通常表现为纵隔肿块，不累及血液或骨髓。急性淋巴细胞白血病几乎占所有儿童肿瘤的 1/3，占儿童白血病 75%。急性淋巴细胞白血病诊断中位年龄为 10 岁，男性略多，男女比例为 1.4 : 1。80%～85% 的儿童白血病是前体 B 细胞型，其余是 T 细胞型。

诊断

(1) 形态学：形态学上，受累组织中可见中等大小形态单一的细胞，核染色质细致，核质比例高，核仁不明显。

(2) 免疫表型：根据系列（特征），细胞表达 B 细胞或 T 细胞表面抗原。B 细胞和 T 细胞前体

细胞都表达末端脱氧核核糖核酸转移酶（terminal deoxynucleotidyl transferase，TDT）。

（3）细胞遗传学：一些与 ALL 相关的重现性染色体易位与特定的 WHO 分类相关。具有 50 条或以上染色体的超二倍体，提示预后良好。费城染色体 t（9；22）（q43；q11）的存在，提示预后不良。

（4）分子遗传学：ALL 的病例表现为免疫球蛋白或 T 细胞抗原受体的克隆性基因重排。分子生物学的方法也可以用于检测特定的染色体易位。

（二）慢性淋巴细胞白血病

1. 定义

慢性淋巴细胞白血病（chronic lymphocytic leukemia，CLL）是最常见的非霍奇金淋巴瘤。诊断中位年龄为 70 岁，男性略多，男女比例为 1.7∶1。CLL 的肿瘤细胞是成熟 B 细胞。CLL 是一种惰性疾病，预期寿命较长。有 5%～10% 的病例在疾病任何时候会转化为侵袭性疾病，这通常是晚期事件。

2. 诊断

（1）形态学：CLL 中的淋巴细胞通常很小，而且分化良好。有时很难与正常的淋巴细胞区分，但可以通过细胞体积稍大，染色质粗糙、凝集成块状，外周血涂片上易破裂形成"篮状细胞"（的特点）来识别 CLL 肿瘤细胞。约 3% 的 B 细胞 CLL 病例可以转化为一种高分化 B 细胞淋巴瘤，称为 Richter 综合征。此外，还有一类是转化为幼稚淋巴细胞型，该病患者可出现白细胞计数明显升高，以幼稚淋巴细胞为主，有明显的核仁。

（2）免疫表型：大多数 CLL 病例，肿瘤细胞在低表达膜表面单克隆 IgM 和 IgD，只有约 25% 的病例表达 IgM，在极少病例中表达 IgD 或其他免疫球蛋白或不表达免疫球蛋白。CLL 的一个特征是表达 CD5，CD5 通常是一种泛 T 细胞抗原，但也表达在正常 B 细胞的一个亚群上。CLL 细胞也表达 B 细胞抗原 CD19、CD20（低水平）、CD23 和 CD200。免疫表型也可用于预后判断，如 CD38 和 ZAP-70 的高水平表达与较差的预后相关。

（3）细胞遗传学：CLL 的染色体异常具有判断预后的意义。11q 和 17p 缺失与较短的生存期显著相关，13q 缺失则与预后良好相关。

（4）分子遗传学：CLL 细胞伴有免疫球蛋白基因克隆性重排。具有高突变免疫球蛋白基因的 CLL（与基线未突变序列相比）有更好的预后，无突变的免疫球蛋白基因与预后较差相关。

（三）毛细胞白血病

1. 定义

毛细胞白血病是一种罕见的非霍奇金淋巴瘤。该病在男性多见，中位年龄为 50 岁。男女比例约为 4∶1。临床表现主要是由于肿瘤细胞浸润骨髓、肝脏和脾脏引发。体格检查的一个重要临床表现是脾大，也可能出现肝大，但其程度远小于脾脏。该类疾病患者骨髓衰竭很常见，导致全血细胞减少及其他相关并发症。患者通常表现为脾大、白细胞减少、单核细胞相对减少、骨髓"干抽"。

2. 诊断

（1）形态学：毛细胞白血病的诊断依赖于发现（异常）淋巴细胞，这种淋巴细胞具有豆形细胞核和丰富的灰色胞浆，类似单核细胞的形态。在瑞特 – 吉姆萨染色涂片上，这类淋巴细胞具有类似毛发的细长细胞质突起，因而得名毛细胞。

（2）细胞化学染色：毛细胞白血病细胞酸性磷酸酶染色呈阳性，加酒石酸盐后部分或完全不褪色，其被称为抗酒石酸盐酸性磷酸酶染色（tartrate-resistant acid phosphatase，TRAP）。TRAP 阳性且出现细长细胞质突起的淋巴细胞与毛细胞白血病的诊断高度一致。

（3）免疫表型：毛细胞具有 B 细胞表型，表达单克隆免疫球蛋白、CD19（增强）和 CD20（增强）。毛细胞白血病相对特异性的抗原包括白细胞介素 2 受体、CD25，以及膜表面 CD11c 和 CD103。骨髓活检组织或脾脏免疫组化可用于检测 DBA44，对毛细胞白血病相对特异，但不是绝对特异性的，这些结果都支持毛细胞白血病是一种 B 细胞肿瘤。

（4）分子遗传学：毛细胞白血病的肿瘤性 B 细胞具有免疫球蛋白基因克隆性重排。此外，几乎所有毛细胞白血病都有一个之前在黑色素瘤中发现的 *BRAF* 基因（V600E）突变，这种突变对毛细胞白血病具有相对特异性，但似乎不影响疾病预后。

（四）浆细胞肿瘤

浆细胞肿瘤是一种由免疫球蛋白分泌细胞的单克隆扩增引起的疾病，这导致在血清或尿液中出现高水平的完全或不完全免疫球蛋白分子。血清中的单克隆免疫球蛋白被称为 M 成分，因为它是在这组疾病最初发现类型，即多发性骨髓瘤中发现的。某些浆细胞肿瘤可能产生只含有轻链或重链的不完全免疫球蛋白。游离轻链被称为本周蛋白（bence-jones 蛋白），可能被分泌到尿液中。浆细胞肿瘤包括浆细胞骨髓瘤、冒烟型骨髓瘤、孤立性浆细胞瘤、瓦尔登斯特伦巨球蛋白血症（waldenström macroglobulinemia，WM）/淋巴样浆细胞白血病、重链病、原发性淀粉样变和意义未明的单克隆免疫球蛋白病（monoclonal gammopathies of unknown significance，MGUS）。淀粉样变已在第 3 章中讨论。

（五）浆细胞骨髓瘤

1. 定义

浆细胞骨髓瘤也称为多发性骨髓瘤，是一种单克隆浆细胞增生并分泌单克隆免疫球蛋白的疾病。发病平均年龄为 62 岁。最常见的症状是由于浆细胞浸润骨骼产生溶骨性病变而引起的骨痛。最常受累的骨骼是头骨、肋骨、椎骨和四肢的长骨。患者常出现贫血、疲劳和虚弱等症状。由于疾病晚期发生白细胞减少，患者也可能出现反复细菌感染。此外，游离轻链进入尿液可能导致"骨

提示

> 毛细胞白血病的诊断依赖于发现（异常）淋巴细胞，这种淋巴细胞具有豆形细胞核和丰富的灰色胞浆，类似单核细胞的形态。在瑞特 - 吉姆萨染色涂片上，这类淋巴细胞具有类似毛发的细长细胞质突起，因而得名毛细胞。

髓瘤肾"，并诱发肾衰竭。骨髓瘤诊断取决于血清或尿液中是否存在单克隆免疫球蛋白，然后根据疾病的严重程度再对骨髓瘤类型进行进一步分类（表 13-2）。浆细胞骨髓瘤的初步检查中包含骨骼检查，以评估骨骼受累程度。

2. 诊断

（1）形态学：骨髓涂片或活检中发现浆细胞数量增加，可以诊断浆细胞肿瘤。骨髓中浆细胞数量增加，在骨髓活检中形成小簇到大片。孤立性组织病变，通常累及骨骼，也可出现大片异常浆细胞，并划分为浆细胞瘤。外周血中很少出现异常的浆细胞，浆细胞白血病是这种疾病的终末期表现。

（2）免疫表型：流式细胞术可以检测异常浆细胞，表现为 CD19 和 CD45 异常缺失，表达 CD38 和 CD138，表达胞浆单克隆免疫球蛋白轻链。异常细胞可表达 CD56，而正常浆细胞不表达 CD56。组织切片中，通过表达 CD138 和胞浆单克隆免疫球蛋白轻链识别异常浆细胞。

（3）细胞遗传学：骨髓瘤染色体异常对预后判断有重要意义。最常用的方法是 FISH，用于识别特定的染色体异常。FISH 可应用针对易感基因的荧光 DNA 探针在细胞核中定位异常染色体，这些探针可以观察发生染色体易位时两个独立基因是否在聚集在一起，或者易位时一个基因是否被破坏。利用某种富集技术，如使用浆细胞表达的抗体（CD138）涂层的磁珠，可以获得足够浆细胞有助于研究。预后较好的细胞遗传学异常包括超二倍体、t（11;14）或 t（6;14），预后不良的细胞遗传学异常包括 13 号染色体缺失、t（4;14）、t（14;16）、t（14;20）、17p13 缺失和亚二倍体。

表 13-2　浆细胞骨髓瘤的诊断标准

- 浆细胞骨髓瘤根据是否伴有终末器官损伤，分为有症状和无症状形式
- 有症状性浆细胞骨髓瘤
  - 组织活检发现浆细胞瘤或骨髓单克隆浆细胞比例>10%
  - 存在终末器官损伤的证据，包括高钙血症、肾功能不全、贫血或骨骼病变；或者骨髓单克隆浆细胞比例>60%，游离轻链比例>100
- 冒烟型（或无症状）骨髓瘤
  - 血清中的 M 蛋白含量>30g/L，24 小时尿轻链>0.5g
  - 骨髓中单克隆浆细胞比例占 10%～60%

（4）分子遗传学：浆细胞肿瘤存在免疫球蛋白克隆性基因重排。

（5）蛋白质电泳：多发性骨髓瘤患者评估从血清和尿液的蛋白电泳开始，以检出单克隆免疫球蛋白（见第 2 章，蛋白电泳和免疫固定）。电泳凝胶上的 M 组分是一种正常情况下不出现的致密蛋白质条带，通常在凝胶的 γ 区域，偶尔也出现在 β 或 α_2 区域。为了增加尿液中 M 成分检出率，检测前样本必须进行浓缩。确认血清或尿液蛋白电泳出现的条带为 M 成分，需要进行免疫固定电泳检测（见第 2 章），这些检测能识别 M 组分中重链和轻链的类型。如果存在 M 蛋白，需要检测血清免疫球蛋白含量，以确定 M 成分浓度是否大于 30g/L，以及游离轻链比例是否大于 100（一种轻链，kappa 或 lambda，超过另一种）。

（6）其他生化检测：α_2 微球蛋白是 I 类主要组织相容性复合体蛋白的轻链，存在于所有有核细胞的表面。多发性骨髓瘤中血浆未结合 α_2 微球蛋白水平升高可以反映肿瘤负荷。其他用于评估骨髓瘤的试验包括血清钙检测和肾功能评估。

（六）瓦尔登斯特伦巨球蛋白血症 / 淋巴样浆细胞淋巴瘤

1. 定义

WHO 分类中瓦尔登斯特伦巨球蛋白血症是与淋巴样浆细胞淋巴瘤相关的临床综合征。骨髓中

提 示

骨髓瘤诊断取决于血清或尿液中是否存在单克隆免疫球蛋白，然后根据疾病严重程度再对骨髓瘤类型进行进一步分类。

小淋巴细胞和浆细胞弥漫性浸润，合成大分子免疫球蛋白 IgM。与浆细胞骨髓瘤相似，两者均有 M 蛋白。然而，瓦尔登斯特伦巨球蛋白血症中的 M 蛋白只有免疫球蛋白 IgM，与浆细胞骨髓瘤中相对罕见 IgM 型不同，瓦尔登斯特伦巨球蛋白血症患者不伴有溶解性骨骼破坏。平均发病年龄为 63 岁，以男性为主。患者常表现为疲劳、体重减轻、虚弱、因贫血和血小板减少而出血。当循环中大分子 IgM 浓度达到一定程度时，IgM 在血浆和组织中沉积产生高黏滞综合征。大多数瓦尔登斯特伦巨球蛋白血症患者的血清黏度升高，但只有 15%～20% 有症状。与高黏滞综合征导致的血流缓慢相关的最常见症状是视物模糊、黏膜出血、头晕，以及眼底检查中出现视盘水肿、出血和视网膜静脉扩张。

2. 诊断

（1）形态学：瓦尔登斯特伦巨球蛋白血症的病理改变是浆细胞性淋巴瘤。异常细胞是小的成熟淋巴细胞，其中一些类似于小的浆细胞，这些细胞可以出现在活检组织、外周血或骨髓中。

（2）免疫表型：异常细胞表达 B 细胞标记 CD19 和 CD20，而不伴有 CD5 和 CD10 的表达。细胞表面表达单克隆免疫球蛋白。异常细胞可能表达 CD38 或 CD138 等浆细胞抗原。

（3）蛋白电泳：诊断瓦尔登斯特伦巨球蛋白血症需要血清免疫球蛋白 IgM 浓度大于 30g/L。与多发性骨髓瘤一样，瓦尔登斯特伦巨球蛋白血症必须与 IgM 型 MGUS 鉴别。

（4）分子遗传学：异常细胞伴有免疫球蛋白基因克隆性重排。此外，髓系早期分化相关分子（MYD88）的基因突变（L265P）与瓦尔登斯特伦

巨球蛋白血症高度相关。

（七）重链病

1. 定义

重链病是一组淋巴细胞恶性增生性疾病，伴有单克隆免疫球蛋白（仅有重链无轻链）的合成与分泌。每种重链病根据产生异常重链的类型而命名。

(1) α 重链病：血清中存在的大量 IgA 的重链。

(2) γ 重链病：血清中存在的大量 IgG 的重链。

(3) μ 重链病：血清中存在的大量 IgM 的重链。

所有类型重链病均属罕见病，其中 α 重链病发病率最高。三种亚型中，单克隆重链均存在缺陷，大部分是免疫球蛋白可变区缺失，也有部分是第一恒定区缺失。重链病患者常见的临床表现为脾大、肝大和淋巴结肿大。几乎所有 μ 重链病例都与 CLL 相关。γ 重链病已被发现存在于各种自身免疫性疾病和淋巴样浆细胞淋巴瘤中。α 重链病与黏膜相关淋巴组织结外边缘带淋巴瘤相关，后者多累及胃肠道。

2. 诊断

重链病诊断主要依据血清和（或）浓缩尿液的蛋白电泳检出单克隆重链条带。如果不能确诊重链病，应进一步明确是否合并淋巴瘤。

（八）意义未明的单克隆免疫球蛋白病

1. 定义

意义未明的单克隆免疫球蛋白病患者，虽然无临床症状但血清和（或）尿液蛋白可以检出单克隆免疫球蛋白。MGUS 随年龄增长发病率增高。由于恶性单克隆免疫球蛋白病发生率也随着年龄增长而增加，因此必须将 MGUS 患者与浆细胞骨髓瘤或瓦尔登斯特伦巨球蛋白血症患者进行鉴别。大部分 MGUS 患者即使不治疗也可以保持多年的临床稳定性，但高达 15%～20% 患者在随访中进展为骨髓瘤、巨球蛋白血症、淀粉样变或淋巴瘤。相比于惰性骨髓瘤和冒烟性骨髓瘤、多发性骨髓瘤和瓦尔登斯特伦巨球蛋白血症，MGUS 血清免疫球蛋白含量及骨髓中浆细胞比例均较低，可以

> **提示**
>
> 瓦尔登斯特伦巨球蛋白血症中的 M 蛋白只有免疫球蛋白 IgM，与浆细胞骨髓瘤中相对罕见 IgM 型不同，瓦尔登斯特伦巨球蛋白血症患者不伴有溶解性骨骼破坏。

依此特征予以区分鉴别。

2. 诊断

MGUS 的诊断依据是血清或尿液单克隆免疫球蛋白浓度小于 30g/L，骨髓异常浆细胞比例低于 10%，无溶骨性病变及多发性骨髓瘤相关症状。

（九）霍奇金淋巴瘤

定义及诊断

霍奇金淋巴瘤和非霍奇金淋巴瘤的鉴别要点是淋巴结中是否存在一种大的异常肿瘤细胞，即里 - 施（Reed–Sternberg，RS）细胞。多年来，RS 细胞的系列归属一直存在争议，但现在很清楚的是，RS 细胞是一种异常的恶性 B 淋巴细胞。霍奇金淋巴瘤是一种好发于青年的恶性肿瘤，老年人次之。与非霍奇金淋巴瘤的多重分类方案不同，霍奇金淋巴瘤 Rye 分类法至今已应用数十年。这一分类系统现在已被纳入 WHO 恶性血液病分类系统，改变甚少。霍奇金淋巴瘤分为两大类，即经典型霍奇金淋巴瘤和以结节性淋巴细胞为主型霍奇金淋巴瘤。经典霍奇金淋巴瘤的特点为少量 RS 细胞分布在正常淋巴细胞、浆细胞、嗜酸性粒细胞和中性粒细胞背景中。RS 细胞不表达造血细胞标志物 CD45，偶尔表达 B 淋巴细胞标志 CD20，特征性表达 CD30 和 CD15。WHO 对于经典型霍奇金淋巴瘤亚型的分类依据，主要以组织结构和细胞背景组成差异特征来区分。

结节性淋巴细胞为主型霍奇金淋巴瘤也可见散在异常大细胞，但这些细胞不具有 RS 细胞的形态特征。结节性淋巴细胞为主型霍奇金淋巴瘤的异常细胞细胞核扭曲折叠，因此被称为"爆米花细胞"，这些异常细胞表达泛造血细胞标志物

CD45 和 B 细胞标志物 CD20，异质性表达 CD30 而不表达 CD15。此类异常细胞经常被正常的 T 细胞围绕。结节性淋巴细胞为主的霍奇金淋巴瘤被认为是一种低级别 B 细胞淋巴瘤。

五、髓系肿瘤

急性髓系白血病（acute myeloid leukemias，AML）是一种主要发生于外周血和骨髓的血液恶性肿瘤。AML 是一种因造血干细胞失去分化和调节增殖能力导致的恶性克隆性疾病。白血病克隆性大量扩增的结果是导致低分化的原始细胞即白血病细胞在骨髓中大量集聚，同时抑制正常造血细胞生成。诊断 AML 需满足骨髓原始细胞比例≥20%。原始细胞常出现在外周血中，可通过外周血涂片检查进行初步诊断。然而，仅凭形态学难以区分急性髓系白血病和急性淋巴细胞白血病。白血病通常进展迅速，如果不采取治疗措施，患者可能在数天到数周内死亡。急性淋巴细胞白血病分为 B 细胞型和 T 细胞型（见上文）。在此将进一步讨论髓系干细胞和祖细胞来源的恶性克隆性疾病，即 AML。

白血病一般不能仅通过形态学来诊断，有时特殊细胞化学染色可以帮助确定白血病细胞的系列，但明确分型最好的方法是使用流式细胞术检测免疫表型。此外，白血病细胞遗传学和（或）分子生物学分型对预后评估至关重要。某些情况下，这些信息可用于设计特殊治疗方案。

1976 年，法、美、英（French-American-British，FAB）三国协作组提出了一个急性白血病的统一分类方法。FAB 分型规则主要依据白血病细胞形态学，部分结合细胞化学染色特征进行分类，最终将 AML 分为 M_1 至 M_7 共 7 种类型。1990 年，美国国家癌症研究所对不属于 M_1 至 M_7 分类的 M_0 型 AML 制订了指南。当时，明确了 AML 与 MDS 的区别（见骨髓增生异常综合征）。随着对 AML 分子病理生理学了解越来越多，FAB 分类显然不能适用于所有个体。例如，t（8; 21）易位可以在几种不同的 FAB 类型中发现，唯一的例外是 FAB

中 M_3 型，即急性早幼粒细胞白血病，这种白血病伴有重现性 t（15; 17）易位，并且是髓系白血病中是唯一对全反式维甲酸和三氧化二砷治疗敏感的亚型。

WHO 认识到 FAB 分类系统的一些缺陷并加以改进形成了 WHO 分类系统，其特点为通过分子病理学来定义伴有重现性染色体异常或特定基因突变的白血病类型，对由 MDS 进展而来的白血病，以及因恶性肿瘤化疗引发的不完全符合 FAB 分类的白血病进行分类（表 13–3）。对于其余的髓系白血病（没有特别说明），分类类似 FAB 系统。

1. 白血病伴重现性遗传学异常

急性髓系白血病中可发现一些特定的染色体易位，这些易位常造成异常转录因子产生，从而改变基因表达，导致白血病发生。最常见的重现性易位是 t（8; 21）（q22; q22），该易位涉及 Runt 相关转录因子 1 和 RUNX1 易位伴侣 1 基因（*RUNX1 – RUNX1T1*），在多种 FAB 型 AML 中可见，提示预后相对较好。inv（16）易位涉及基因核心结合因子亚基和肌球蛋白重链 11 基因（*CBFB-MYH11*），并与骨髓粒单细胞白血病中特殊亚型，即嗜酸性粒细胞增多亚型（FAB 型 AML M4–Eo）有

表 13-3　髓系肿瘤 WHO 分型（2016）

急性髓系白血病

- 急性髓系白血病伴重现性遗传学异常
  - AML 伴 t（8；21）（q22；q22），*RUNX1/RUNX1T1*
  - AML 伴 inv（16）（p13.1q22）或 t（16；16）（p13；q22），*CBFB/MYH11*
  - 急性早幼粒细胞白血病（APL）伴 t（15；17）（q22；q12），*PML/RARA*
  - AML 伴 t（9；11）（p22；q23），*MLLT3/KMT2A*
  - AML 伴 t（6；9）（p32；q34），*DEK/NUP214*
  - AML 伴 inv（3）（q21；q26.2）或 t（3；3）（q21；q26.2）
  - AML（原始巨核细胞型）伴 t（1；22）（p13；q13），*RBM15/MKL1*
  - AML 伴 *NPM1* 突变
  - AML 伴 *CEBPA* 双等位基因突变
- AML 伴骨髓发育异常
- 治疗相关髓系肿瘤
- 急性髓系白血病，非特指型
- 系列不明的急性白血病

骨髓增殖性肿瘤

- 慢性髓系白血病
- 慢性中性粒细胞白血病
- 真性红细胞增多症
- 原发性骨髓纤维化
- 原发性血小板增多症
- 慢性嗜酸性粒细胞白血病
- 肥大细胞增多症
- 髓系和淋巴系肿瘤伴嗜酸性粒细胞增多和 *PDGFRA*、*PDGFRB* 或 *FGFR1* 异常
- 骨髓增生异常 / 骨髓增殖性肿瘤
  - 慢性单核细胞白血病
  - 不典型慢性骨髓性白血病
  - 青少年粒单细胞白血病
- 骨髓增生异常综合征
  - 难治性血细胞减少伴单系发育异常（贫血、中性粒细胞减少或血小板减少）
  - 难治性贫血伴环状铁粒细胞增多
  - 难治性血细胞减少伴多系发育异常
  - 难治性贫血伴原始细胞过多
  - MDS 伴孤立 del（5q）染色体异常

引自 Swerdlow SH, Campo E, Harris NL, et al, eds. *WHO Classification of Tumours of Haematopoietic and Lymphoid Tissues*. Lyon, France: IARC Press; 2008.

关，且提示预后相对较好。t（15；17）易位涉及 *PML-RARA* 基因突变，并与急性早幼粒细胞白血病（FAB 型 M₃）特异性相关。这种易位可引起维甲酸受体 α（*RARA*）异常。值得关注的是，对于急性早幼粒细胞白血病，除了标准的白血病化疗方案外，还可以用全反式维甲酸治疗，而且许多患者疗效良好。全反式维甲酸能与 t（15；17）融合基因的异常产物相互作用，并干扰其致病作用。这是首个直接针对白血病分子病理机制的急性白血病治疗方案。此外，还有一种与 AML 相关的重现性染色体异常是 t（9；11），涉及 *MLLT3* 基因和赖氨酸特异性甲基转移酶 2A（*KMT2A*）基因重排，*KMT2A* 位于 11q23。*KMT2A* 除了在混合型白血病与 3 号染色体（*MLLT3*）易位外，还与一些不同基因形成融合基因。*KMT2A* 易位在儿童 AML 中更常见，提示预后不良。WHO 分类中其他罕见易位包括 t（6；9）/ *DEK-NUP214*（易位后的嵌合基因）、inv（3）和 t（1；22）/ *RBM15-MKL1*（两个基因的融合产物）。

已证实多种重现性基因突变对 AML 预后有重要影响，其中两种突变类型是诊断 AML 的特异性因素，包括伴有核磷蛋白 1（*NPM1*）基因突变和 CCAT/ 增强子结合蛋白 A（*CEBPA*）双等位基因突变，这两类突变提示 AML 预后良好。高通量 DNA 测序技术（如下一代测序）的应用解密了 AML 详细遗传特征，还发现了许多重现性基因突变与预后相关。尽管尚不确定可否应用于靶向治疗，仍是一个迅速发展的新领域。

2. 继发性急性髓系白血病

与伴重现性遗传学异常白血病是新发疾病不同，继发性急性髓系白血病则是从之前已经存在的其他疾病进展而来。一类白血病继发于干细胞疾病（如 MDS，见下文），这类白血病与多系造血细胞形态学异常相关；另一类继发于其他恶性肿瘤接受化疗的情况，这类白血病发生在使用烷基化剂（如环磷酰胺或氮芥类药物）或拓扑异构酶抑制剂（如表鬼白毒素或蒽环类）治疗的患者。这两类白血病都与复杂的细胞遗传学异常有关，

并且预后不良。下一代测序技术对于鉴定此类白血病的重现性基因突变也很有价值。

3. 其他急性髓系白血病

还有一类白血病，既无特异性遗传异常，也无既往干细胞疾病病史或相关治疗史，可由免疫表型、形态学和细胞化学染色确定其系列，这类白血病的分型与先于 WHO 分类系统的 FAB 分类系统相似。

4. 双表型或混合型白血病

急性白血病中的一类在同一种白血病细胞上同时表达髓系和淋系标志物，被称为混合型白血病。这类白血病可能表现出缺乏（系列）特异性免疫表型或恶性造血干细胞基因的异常表达。双表型白血病是指同时有两种不同的白血病细胞，它们具有不同免疫表型（如一类细胞为髓系，另一类为淋巴系）。双表型或混合型白血病的预后都相对较差。

5. AML 的诊断技术

(1) 细胞化学：广泛用于急性白血病诊断的细胞化学染色有两种，分别为髓过氧化物酶（myeloperoxidase，MPO）染色和非特异性酯酶（nonspecific esterase，NSE）染色。MPO 可鉴别髓系细胞，通常为呈强阳性反应。急性粒单细胞白血病中的原始单核细胞和幼稚单核细胞呈 MPO 阳性反应。NSE 主要在单核细胞系阳性，在急性单核细胞白血病中占主导地位。

(2) 免疫表型：流式细胞术可利用荧光标记抗体结合特定的细胞表面蛋白，该技术是区分 AML 和 ALL 的标准方法，并能区分 AML 的单个亚型。免疫表型对鉴定无特异形态学特征而无法确定其系列的原始细胞时尤为重要（如在微分化型 AML），如 CD14 和 CD64 标志物检测可用于鉴定 AML 中的单核细胞；血红蛋白或糖蛋白 A 检测有助于红白血病诊断；血小板糖蛋白抗原的检测有助于急性巨核细胞白血病诊断。

(3) 细胞遗传学和荧光原位杂交（FISH）：某些类型的 AML 是通过特定染色体重排来定义的（见上文）。传统上，染色体重排是通过细胞遗传

学技术来检测的，该技术通过对白血病原始细胞分裂相的染色体进行染色并在显微镜下观察不同的染色体，以检测异常的染色体重排。在检测特异性基因重排技术手段中，FISH 是检测伴重现性遗传异常白血病中特异性基因重排最快、最敏感的方法。

(4) 分子遗传学：分子遗传学检测也可用于提供形态学无法提供的诊断和（或）预后信息。例如，PCR 基因扩增（除 FISH 外）可用于检测 AML 重现性细胞遗传学易位。分子生物学也可用于检测特定基因突变，如 FMS 样酪氨酸激酶 3（FLT3）、NPM1 和 CEBPA，这些突变通常发生在细胞遗传学正常的 AML 中。下一代测序技术可用于分析与 AML 预后有关的重要的基因突变。应用 PCR 技术检测染色体易位后特异性融合 RNA，可以灵敏地检测化疗或移植后残留的白血病细胞，从而利于早期治疗干预。

6. AML 预后判断的实验室方法

目前 AML 初步治疗方案是少数化疗方案之一，但这些方案都对骨髓和其他器官有相当大的毒性。通过对大量 AML 患者的研究，我们清楚地发现，只有某些类型的 AML 对标准化疗反应良好，而其他类型的 AML 反应较差，如果想让患者治愈，则需要强化化疗方案和（或）干细胞移植。研究表明细胞遗传学和分子生物学异常与预后密切相关，因此临床实验室检测在 AML 患者的治疗中起着关键作用，其目的是在诊断时确定哪些患

者需要更积极治疗，哪些患者预后更好，避免接受不必要和可能危及生命的治疗。

确定 AML 预后的传统方法是通过细胞遗传学将患者分为预后良好、预后差或中等风险组（表 13-4）。AML 预后良好细胞遗传学变异包括伴有 t（8；21）、inv（16）或 t（15；17）。预后不良的细胞遗传学变异包括 AML 伴多条染色体缺失、inv（3）、KMT2A 重排，以及 AML 伴有多种细胞遗传学异常。既不符合高风险标准也不符合低风险标准的被认为是中等风险，包括无细胞遗传学异常的 AML。

表 13-4　急性髓系白血病（AML）预后标志物

预后良好
- AML 伴 t（8；21）（q22；q22），*RUNX1/RUNX1T1*
- AML 伴 inv（16）（p13.1q22）　或 t（16；16）（p13；q22），*CBFB/MYH11*
- 急性早幼粒细胞白血病（AML）伴 t（15；17）（q22；q12）、*PML/RARA* 和变异
- *NPM1* 突变不伴 *FLT3* 突变
- 双等位基因 *CEBPA* 突变，不伴 *FLT3* 突变

中等预后
- 正常核型
- 预后既不好也不差的突变
- *FLT3* 突变合并 *NPM1* 突变
- *FLT3* 突变合并 *CEBPA* 突变

预后不良
- AML 伴 t（9；11）（p22；q23）、*MLLT3/MLL* 及其他 *MLL* 易位
- AML 伴 t（6；9）（p32；q34），*DEK/NUP214*
- AML 伴 inv（3）（q21；q26.2）　或 t（3；3）（q21；q26.2），*RPN1/EVI1*
- AML 伴 t（9；22）（q34；q11），*BCR/ABL1*
- 单体核型（多染色体丢失）
- 复杂核型（4 种以上异常）
- 不伴其他修饰突变的 *FLT3* 突变
- *TP53* 突变

AML 预后的更多信息来自于对单个基因的检测，这些基因是影响标准化疗疗效的重要因素。*FLT3* 基因是影响预后最重要的基因之一，当该基因在 AML 细胞中发生突变时，即使同时存在

其他预后良好的指标，患者也属于预后不良的类别。相比之下，如果没有 FLT3 突变，*NPM1* 基因突变预后良好。同样，在没有 FLT3 突变的情况下，如果 *CEBPA* 基因双链都发生突变，患者预后良好。目前，NPM1 和 CEPBA 的突变被定义为 AML 的特定突变类型。AML 伴 t（8；12）和 inv（16）通常是预后良好的亚型，但合并 *KIT* 基因突变则提示预后不良。目前，越来越多的基因被认为对 AML 预后有影响，基因分析很可能取代细胞遗传学来判断 AML 预后。下一代的基因测序技术正在迅速发展，可以确定 AML 细胞的许多基因，甚至整个基因组，这将有助于提高评估疾病预后，应用这些信息将有望开发个体化的癌细胞靶向疗法。

六、骨髓增殖性肿瘤

骨髓增殖性肿瘤是指髓系多能干细胞异常克隆性增殖所致的一组髓系增殖性疾病。该类疾病主要有以下 4 种类型。

- 慢性髓系白血病，粒细胞增生。
- 真性红细胞增多症，以红系前体细胞增生为主（见第 10 章，红细胞增多症）。
- 原发性血小板增多症，以巨核细胞增生为主要细胞学特征（见第 11 章，出血性疾病）。
- 原发性骨髓纤维化（见下文），初期骨髓多系细胞增多，之后随着骨髓纤维化的进展细胞明显减少。

骨髓增殖性肿瘤的临床和血液学表现有相当多的交叉重叠，包括红细胞、血小板和（或）白细胞数量增加，外周循环中出现幼稚细胞，以及骨髓纤维化。纤维化是机体对骨髓肿瘤成分的代偿反应。骨髓增殖性肿瘤与骨髓增生异常综合征的区别在于，前者骨髓前体细胞很少有发育异常。骨髓增殖性肿瘤的预后因诊断类型而异，其中真性红细胞增多症和原发性血小板增多症往往生存时间长，并且转化为急性白血病的发生率低；而慢性髓系白血病和原发性骨髓纤维化预后较差。

慢性髓系白血病与其他骨髓增殖性肿瘤的区别在于它伴有一种特殊染色体易位 t（9；22）（q34；q11），也被称为费城染色体（Ph 染色体），将在下面详细讨论。

其他骨髓增殖性肿瘤通常含有 *JAK2* 酪氨酸激酶基因突变。JAK2 是一种酪氨酸激酶，参与传递生长信号给几种不同的造血生长因子。80%～90% 的红细胞增多症及 40%～50% 的原发性血小板增多症和原发性骨髓纤维化，JAK2 的第 617 号缬氨酸突变为苯丙氨酸（命名为 V617F）。V617F 突变可使 JAK2 蛋白中具有抑制酪氨酸激酶活性的结构域失活。进而导致 JAK2 激酶在没有生长因子刺激的情况下被激活，最终出现细胞不受控制的增殖。在原发性血小板增多症和原发性骨髓纤维化病例中，有相当一部分钙质网蛋白（*CALR*）或血小板生成素受体基因（即 *MPL*）发生突变。利用分子生物学技术检测 *JAK2* 基因的 *V617F* 突变，以及 *CALR* 和 *MPL* 突变已经成为疑诊骨髓增殖性肿瘤患者的标准诊断流程。

（一）慢性髓系白血病

1. 定义

在美国，慢性髓系白血病（Chronic Myeloid Leukemia，CML）约占所有白血病的 15%。诊断中位年龄为 65 岁，男性略多，男女比例为 1.7 : 1。CML 开始呈慢性病程，通常持续 3～4 年。接着，慢性期演变为快速进展的加速期，多数情况下这个阶段持续 1～2 年，至少 25%CML 患者死于这一阶段。剩下的可发展为急性白血病，又被称为急变期。急变期的患者对化疗具有高度耐药性，通常会在 6 个月内死亡。约 25% 的 CML 患者从慢性期快速直接进展到急变期，没有明显的加速期。在慢性期，造血干细胞移植对于延缓病程和治疗 CML 是非常有效的。

CML 具有特征性染色体易位，t（9；22），也称为 Ph 染色体。该染色体发现于 1960 年，是第一个与人类癌症相关的基因病变。当分子克隆技术可用时，t（9；22）被发现产生异常的 RNA 和蛋

- 确定 AML 预后的传统方法是通过细胞遗传学将患者分为预后良好、预后差或中等风险组。AML 预后的更多信息来自于对单个基因的检测，这些基因是影响标准化疗疗效的重要因素。
- 骨髓增殖性肿瘤是指髓系多能干细胞异常克隆性增殖所致的一组髓系增殖性疾病。

白质产物 BCR-ABL1。BCR-ABL1 是一种酪氨酸激酶，可激活并诱导骨髓细胞出现不可控的增殖。以往 CML 治疗主要依靠干扰素和骨髓移植，1996 年一种名为甲磺酸伊马替尼的药物被发现，它可以抑制 BCR-ABL1 的酪氨酸激酶活性，因此引发了 CML 治疗的革命性突破。然而，长期使用伊马替尼治疗可导致耐药性，因此可根据需要尝试 BCR-ABL1 抑制剂替代疗法。尽管一小部分患者使用单一抑制剂疗法似乎已达到治愈效果，但对大部分 CML 患者来说，当前唯一的治愈 CML 的方案仍然是骨髓移植。

2. 诊断

CML 的诊断基于骨髓形态学，外周血细胞形态学，细胞遗传学和分子遗传学检测。大多数 CML 患者最初表现为慢性期，在该阶段细胞化学和免疫表型对 CML 诊断没有特别的价值。

(1) CML 慢性期：此阶段重要的血液学表现是中性粒细胞计数中度到显著升高，通常在外周血涂片中可以检测到中性粒细胞成熟过程中所有阶段的细胞。嗜碱性粒细胞增加是重要的表现，因为嗜碱性粒细胞中度增多是 CML 的早期标志。此外，约 50% 的 CML 患者也出现血小板计数升高。随着慢性期 CML 疾病进展，骨髓细胞明显增多，粒红比例从（2～4）: 1 增加到（10～30）: 1。CML 中粒系有完全成熟阶段的细胞。

(2) CML 加速期：加速期没有被广泛接受的定义。这一阶段疾病的特征包括脾大、骨髓中原始粒细胞（10%～19%）和早幼粒细胞比例相比慢性

期增加、嗜碱性粒细胞占白细胞总数的 20%，以及伴有贫血或血小板减少。

(3) CML 急变期：根据定义，血液或骨髓中原始细胞百分比达到 20%，表示 CML 已发生急变。原始细胞可以是髓系或淋巴系，可通过流式细胞术的免疫表型进行鉴定。急变期约 70% 患者原始细胞是髓系，约 30% 病例可由 CML 转化为急性淋巴细胞白血病，急性淋巴细胞白血病免疫表型最常见的是原始 B 细胞。

(4) 细胞遗传学：Ph 染色体即 t（9；22），在 CML 病例中几乎 100% 存在；如果通过细胞遗传学、FISH 或分子研究无法检出 Ph 染色体时，则应考虑其他诊断。CML 急变期通常伴有随其他细胞遗传学异常。

(5) 分子遗传学：对于 Ph 染色体阴性病例，使用 FISH 或逆转录 PCR 检测 *BCR-ABL1* 融合基因 RNA，仍可诊断 CML。PCR 也可用于检测 CML 患者治疗后的微小残留病。此外，其他新技术可实现外周血或骨髓中的 BCR-ABL1 RNA 量化，该技术用于评估伊马替尼的临床反应和早期检测伊马替尼耐药性。

（二）真红细胞增多症

1. 定义

真性红细胞增多症是指红细胞数量无明显诱因（如生活在高海拔地区或吸烟等慢性缺氧原因）出现显著增加。真性红细胞增多症转化为 AML 很少见，但是真性红细胞增多症患者患白血病的风险增加（见第 10 章，真性红细胞增多症），静脉血栓形成的风险也会增加。

2. 诊断

(1) 细胞计数和外周血涂片：根据定义，真性红细胞增多症血红蛋白、红细胞压积和红细胞计数都升高。由于过度产生红细胞而导致的铁缺乏，患者通常表现为小细胞增多但红细胞压积正常。正因如此，有时候这些患者最初被认为是地中海贫血。此外，真红患者白细胞计数和血小板计数也常中度升高。

提示

- CML 具有特征性染色体易位，t（9；22），也称为 Ph 染色体。
- 真性红细胞增多症是指红细胞数量无明显诱因（如生活在高海拔地区或吸烟等慢性缺氧原因）出现显著增加。

(2) 骨髓形态：骨髓可能表现为正常，但通常表现为细胞增生，红系前体细胞增加。随着疾病的进展，骨髓可出现纤维化。

(3) 细胞遗传学和分子病理学：细胞遗传学一般正常，通过检测 *JAK2* 基因点突变可确诊。

（三）原发性血小板增多症

1. 定义

原发性血小板增多症是指无明显诱因出现血小板增多，血小板计数经常超过 $1000 \times 10^9/L$。原发性血小板增多症患者可伴出血或凝血异常，但这些并发症并不常见。原发性血小板增多症极少转化为急性髓系白血病（见第 11 章，原发性血小板增多症）。

2. 诊断

(1) 细胞计数和外周血涂片：血小板计数长期升高，白细胞计数和红细胞压积也可中度升高。

(2) 骨髓形态：骨髓表现为细胞总体增多和巨核细胞增多。随着疾病进展，骨髓发生纤维化。

(3) 细胞遗传学和分子病理学：细胞遗传学检查通常正常。*JAK2* 基因突变可以明确诊断，约 50% 病例存在这种突变，还有 40% 患者存在 *CALR* 基因突变，以及 5%～10% 患者伴有血小板生成素受体基因 MPL 的活化突变。

（四）原发性骨髓纤维化

1. 定义

原发性骨髓纤维化患者典型表现是明显的脾脏肿大，部分患者出现肝脏肿大。该病主要累及老年人。随着骨髓纤维化和外周血细胞减少，会出现与细胞减少相关的并发症。可能致命的并发症包括血小板计数降低引起的出血及白细胞计数减低引发的感染。少数原发性骨髓纤维化患者（低于 10%）可进展为急性白血病，在疾病的高度增殖期用放射性磷或烷基化剂治疗的患者进展为急性白血病的概率较高。

2. 诊断

(1) 细胞计数和外周血涂片：外周血经常表现为"红白血病"形态，伴有白细胞增多、不成熟的粒细胞（包括原始细胞）、血小板增多，以及不成熟的红细胞（包括网织红细胞和有核红细胞）。细胞计数随疾病进展而下降。

(2) 骨髓形态：骨髓细胞最初表现为三系增生伴巨核细胞增生和网状纤维化。随着疾病的发展，骨髓广泛纤维化，造血细胞增生低下。

(3) 细胞遗传学和分子生物学：有 30%～60% 的骨髓纤维化患者存在细胞遗传学异常，其中 40%～50% 的患者有 *JAK2* V617F 突变，与原发性血小板增多症一样，有 40% 的伴 CALR 突变，5%～10% 的患者伴有 MPL 突变。

七、骨髓增生异常综合征

（一）定义

骨髓增生异常综合征（myelodysplastic syndromes, MDS）是一组骨髓髓系细胞发育异常（异常但而非肿瘤性）的疾病。MDS 骨髓原始粒细胞比例＜骨髓有核细胞总数的 20%，原始细胞比例＞20% 或更多时，诊断为 AML。 由于 MDS 中异常细胞来源于基因不稳定的异常干细胞克隆，因此 MDS 有转化成急性白血病的风险。

MDS 可以是原发或继发（化疗或放疗后继发），大多数原发性 MDS 患者年龄在 50 岁以上。MDS 曾经有一些别称，如白血病前期、难治性贫血（refractory anaemia，RA）和冒烟性白血病。

（二）诊断

外周血细胞减少是 MDS 的特征。由于无效造血和骨髓发育异常，患者可出现一系或多系血细胞计数减少，并引起相关并发症，包括白细胞计

提示

- MDS 是一组骨髓髓系细胞发育异常（异常但而非肿瘤性）的疾病。MDS 骨髓原始粒细胞比例＜骨髓有核细胞总数的 20%，原始细胞比例＞20% 或更多时，诊断为 AML。
- 骨髓增生异常综合征曾经有一些别称，如白血病前期、难治性贫血（RA）和冒烟性白血病。

数减低引起的感染、血小板计数减低引起的出血和贫血引起的乏力。所有类型的 MDS 中，骨髓活检均显示细胞增生。

40%～80% 的原发性 MDS 患者和 90%～97% 的继发性 MDS 患者存在细胞遗传学异常。 这些异常可作为有价值的预后指标。最常见的核型改变是 5 号染色体长臂的中间缺失（5q－）和 7 号染色体的缺失（－7，7p－或 7q－）。

（三）WHO 骨髓增生异常综合征分型标准

MDS 包括一组异质性但可定义的疾病。以下为 MDS 各类亚型简要描述。

(1) MDS 伴单系发育异常：定义为难治性贫血。发育不良仅见于红系、巨核细胞系或髓系其中的一系。原始细胞少于 5%，环状铁粒幼细胞少于 15%。

(2) MDS 伴多系发育异常：类似于 MDS 伴单系发育异常，不同之处是发育异常出现在两个或更多的系列（包括髓系、红细胞系和巨核细胞系）中。不存在 Auer 小体（骨髓原始细胞中的异常包涵体）。

(3) MDS 伴环状铁粒幼细胞（*MDS*-Rs）类似于 MDS 伴单系或多系发育异常，但骨髓中有 15% 或更多的有核红细胞为环状铁粒幼细胞。环状铁粒幼细胞是一种含有铁颗粒的线粒体围绕核周至少 30% 的细胞（见第 10 章，铁粒幼细胞贫血）。

(4) MDS 伴原始细胞增多 1 型（MDS- EB -1） RAEB-1 的主要诊断标准是骨髓中原始细胞占有核细胞总数的 5%～9%，或外周血中原始细胞占有核细胞总数的 2%～4%。可以伴单系或多系发育异常。此外，外周血中原始白细胞的百分比必须小于有核细胞的 5%，无 Auer 小体。

(5) MDS 伴原始细胞增多 2 型（MDS- EB -2）该型诊断标准为骨髓中原始细胞占 10%～19%，外周血中原始细胞占 5%～19%，或者骨髓原始细胞或其他阶段幼稚中性粒细胞中有 Auer 小体。该型可以伴单系或多系发育不良。

(6) MDS 伴孤立性 5q 缺失：又称"5q- 综合征"，巨核细胞计数正常或增多伴细胞核分叶减少，原始细胞比例小于 5%，无 Auer 小体，伴有孤立性 5q- 细胞遗传学异常。

八、骨髓增生异常 / 骨髓增殖性肿瘤

骨髓增生异常 / 骨髓增殖性肿瘤（myelodys-plastic/myeloproliferative neoplasm，MDS/MPN）既不属于骨髓增生异常综合征也不属于骨髓增殖性疾病范畴的克隆造血干细胞疾病。这类疾病中最常见的是慢性粒单核细胞白血病（chronic myelomonocytic leukemia，CMML），其他此类罕见疾病包括非典型慢性粒细胞白血病、幼年型粒单核细胞白血病、MDS/MPN 伴环形铁粒幼细胞和血小板增多，以及其他不能分类亚型。

(1) CMML：是一种慢性白血病，伴有骨髓发育异常，提示转化为急性髓系细胞白血病的风险增加。CMML 患者外周血单核细胞绝对值增多大于 1000 /μl，骨髓中原始细胞少于 20%，伴一系或多系发育异常。

(2) MDS/MPN 伴环形铁粒幼细胞和血小板增多：顾名思义，这种疾病的特点是发育不良伴环形铁粒幼细胞和血小板数量增加。该疾病中常检测到 JAK2 突变。

九、白细胞功能缺陷相关的疾病

白细胞的数量和功能均需维持正常。本章之前讨论的疾病与白细胞数量改变有关，在某些情况下，也与功能缺陷有关。下列三种疾病是白细胞数量正常但功能障碍的例子。正是由于这个原因，这类疾病也被称为白细胞质量（而不是数量）缺陷。一些白细胞质量缺陷导致功能损害，但不会增加感染的风险。然而，部分白细胞功能缺陷具有临床意义，易导致危及生命的感染。

（一）白细胞异常色素减退综合征

1. 定义

白细胞异常色素减退综合征（chediak-higashi syndrome）是由于溶酶体转运调节因子突变所致。该病特征为细胞中嗜天青颗粒功能缺陷，这种缺陷在中性粒细胞和黑色素细胞中尤为明显。大多数 Chediak-Higashi 综合征患者易出现反复感染。因为黑色素（提供皮肤颜色）缺陷，部分 Chediak-Higashi 综合征患者可出现局部白化病。该疾病患者的血小板储存颗粒也可能存在缺陷。由于颗粒内容物释放是血小板聚集和形成血小板血栓所必需的环节，因此血小板颗粒缺乏可能导致患者产生出血倾向。

2. 诊断

个人史和家族病史符合 Chediak-Higashi 综合征的特点，而且所有粒细胞和淋巴细胞颗粒异常者，强烈提示该诊断。该病可能与 1 号染色体长臂上的溶酶体转运调节因子基因（LYST）的突变有关。

（二）慢性肉芽肿性疾病

1. 定义

慢性肉芽肿性疾病（chronic granulomatous disease，CGD）是一组异质性疾病，该类疾病可因反复的细菌感染可导致（患者）早期死亡。CGD 中的白细胞与正常白细胞没有明显的形态学差异。然而，CGD 中性粒细胞存在多种生化反应功能缺陷，导致中性粒细胞产生杀伤细菌所需的过氧化物和超氧化物的功能受损。

2. 诊断

在硝基四氮唑蓝（NBT）染色实验中，黄

色染料能被正常中性粒细胞颗粒中的氧化酶氧化，形成一种光镜下可检测到的不溶性蓝黑色化合物。CGD 患者因中性粒细胞缺陷，硝基四氮唑蓝染色呈阴性。CGD 可以由多种不同基因的突变引起。

（三）髓过氧化物酶缺乏症

1. 定义

与慢性肉芽肿病相似，髓过氧化物酶缺乏症（myeloperoxidase deficiency）是由于自由基生成途径缺陷引起的，而自由基是杀灭入侵微生物的重要途径。尽管 MPO 缺乏个体可能会出现反复感染，但多数情况下这种疾病是良性的。MPO 缺失可能是先天性或获得性的。

2. 诊断

MPO 缺乏症患者，其新鲜制备的血涂片中性粒细胞 MPO 染色只显示极弱的阳性反应。

▶ 自测题

1. 骨髓活检是以下哪种疾病初步评估最重要的检查？

A. 白血病评估

B. 淋巴瘤评估

C. 自身免疫性疾病评估

D. 白细胞计数正常的复发性感染

2. 下列哪一种疾病中外周血嗜酸性粒细胞升高不常见？

A. 过敏性疾病

B. 特定寄生虫感染

C. 湿疹

D. 急性淋巴细胞白血病

3. 下列哪一项是霍奇金淋巴瘤与非霍奇金淋巴瘤的鉴别要点？

A. 淋巴瘤类型更多

B. 增殖细胞广泛且跳跃式扩散

C. 肠系膜淋巴结常受累

D. 通常只累及一组淋巴结，如纵隔淋巴结

提 示

一些白细胞质量缺陷导致功能损害，但不会增加感染的风险。然而，部分白细胞功能缺陷具有临床意义，易导致危及生命的感染。

4. 下列哪一种白血病在幼儿中最常见？

A. 慢性淋巴细胞白血病

B. 急性髓细胞白血病

C. 慢性髓细胞白血病

D. 急性淋巴细胞白血病

5. 下列哪项诊断时的中位年龄约为 70 岁？

A. 慢性淋巴细胞白血病

B. 急性髓细胞白血病

C. 慢性髓细胞白血病

D. 急性淋巴细胞白血病

6. 下列哪项不是浆细胞肿瘤？

A. 浆细胞骨髓瘤

B. 毛细胞白血病

C. 瓦尔登斯特伦巨球蛋白血症

D. 重链病

7. 下列哪项是对本周蛋白的描述？

A. 完整的 IgM

B. 游离轻链

C. 游离重链

D. 完整的 IgG

8. 瓦尔登斯特伦巨球蛋白血症中的 M 成分通常是哪种类型的免疫球蛋白？

A. IgG

B. IgM

C. IgA

D. IgE

9. 意义未明的单克隆免疫球蛋白血症患者的血清和（或）尿液中存在单克隆蛋白，随着年龄的增长，约有百分之多少的 MGUS 患者会发展成浆细胞肿瘤？

A. 1

B. 15

C. 50

D. 75

10. 淋巴结内的 RS 细胞是霍奇金淋巴瘤的标志，RS 细胞的细胞类型是什么？

A. 异常的恶性 B 细胞

B. 非肿瘤性 T 细胞

C. 非肿瘤性 B 细胞

D. 肿瘤浆细胞

11. 在世界卫生组织（WHO）对白血病的分类中，不同分类的依据是什么？

A. 通过白血病原始细胞形态学

B. 根据细胞的起源

C. 根据细胞化学染色

D. 根据计数增加的细胞类型

12. 骨髓增生异常伴环形铁粒幼细胞和骨髓增生异常伴原始细胞增多是下列哪一类疾病？

A. 急性髓系白血病

B. 骨髓增生异常综合征

C. 急性淋巴细胞白血病

D. 原发性骨髓纤维化

13. 下列哪一项检查最不常用于诊断急性髓系白血病？

A. 细胞化学染色

D. 免疫分型

C. 细胞遗传学和 FISH

D. 血清蛋白电泳

14. 下列哪项不属于骨髓增殖性肿瘤？

A. 原发性骨髓纤维化

B. 原发性血小板增多症

C. 真性红细胞增多症

D. 多发性骨髓瘤

15. 下列哪些疾病主要是白细胞功能障碍而计数正常？

A. Chediak-Higashi 综合征

B. 髓过氧化物酶缺乏症

C. 慢性肉芽肿性疾病

D. 慢性髓细胞白血病

答案与解析

1. 正确答案是 A。在淋巴瘤的初步评估中，淋巴结活检比骨髓活检与疾病相关性更好。在首发症状没有骨髓活检的适应证时，抗核抗体检测更适合对自身免疫疾病的初步评估。在白细胞计数正常仍发生反复时可直接对白细胞功能进行初步评估。

2. 正确答案是 D。急性淋巴细胞白血病常伴随大量淋巴细胞产生，但嗜酸性粒细胞无异常增多。所有其他选择都与嗜酸性粒细胞密切相关。

3. 正确答案是 D。在霍奇金淋巴瘤中，增殖细胞主要通过邻近部位扩散，很少累及肠系膜淋巴结，而且霍奇金淋巴瘤类型比非霍奇金淋巴瘤少。

4. 正确答案是 D。急性淋巴细胞白血病在幼儿中很常见并且治愈率高。

5. 正确答案是 A。慢性淋巴细胞白血病是最常见的非霍奇金淋巴瘤，男性发病率略高。慢性淋巴细胞白血病的肿瘤细胞是成熟 B 细胞，是一种惰性疾病，患者预期寿命具有高度变异性。

6. 正确答案是 B。浆细胞肿瘤是一种由免疫球蛋白分泌细胞的单克隆扩增引起的疾病。其免疫球蛋白为单克隆并且常在蛋白质电泳中显示为额外条带。

7. 正确答案是 B。本 – 周氏蛋白在血液循环中以游离轻链形式存在，并且可以被排泄进入尿液。某些特定浆细胞肿瘤会产生不完整的免疫球蛋白。

8. 正确答案是 B。浆细胞骨髓瘤中，IgM 类型的单克隆蛋白较为罕见。然而，这类患者常伴有溶骨性病变，而瓦尔登斯特伦巨球蛋白血症患者则没有。

9. 正确答案是 B。15%～20% 意义未明的单克隆免疫球蛋白病患者进展为骨髓瘤、巨球蛋白血症、淀粉样变或淋巴瘤。

10. 正确答案是 A。多年来，RS 细胞的谱系一直存在争议，目前的证据表明，RS 细胞是一种异常的恶性 B 淋巴细胞。

11. 正确答案是 B。20 世纪 70 年代，法、美、英三国合作小组制订了急性白血病的统一分类规则（FAB 分类）。该分类中，白血病的类型主要基于白血病细胞形态学，较小程度上，依据细胞组织化学染色特征。WHO 分类系统通过分子病理学来定义伴有重现性染色体异常的特定白血病类型，并包含 MDS 进展而来的白血病，以及因恶性肿瘤化疗引发的白血病。

12. 正确答案是 B。MDS 是一组骨髓髓系细胞发育异常（异常但而非肿瘤性）的疾病。MDS 骨髓原始粒细胞比例必须＜骨髓有核细胞总数的 20%，原始细胞比例＞20% 或更多时，诊断为急性白血病。

13. 正确答案是 D。在评估浆细胞发育不良时，血清蛋白电泳用于鉴定多单克隆免疫球蛋白的产生。

14. 正确答案是 D。骨髓增殖性肿瘤是一类起源于多能髓系干细胞的克隆性增生所致的一组肿瘤性疾病。因此，该类疾病不包含以产生抗体和浆细胞增殖为特点的多发性骨髓瘤。

15. 正确答案是 ABC。慢性髓性白血病的白细胞计数明显升高。其他疾病通常白细胞计数正常，但存在白细胞功能受损。

拓展阅读

[1] Bejar R, Steensma DP. Recent developments in myelodysplastic syndromes. *Blood*. 2014;124:2793.

[2] Bennett JM, et al. Proposed revised criteria for the classification of acute myeloid leukemia. *Ann Intern Med*. 1985;103:620.

[3] Brunning RD. Acute leukemias. In: Rosai J, ed. *Tumors of the Bone Marrow. Atlas of Tumor Pathology*. Washington, DC: Armed Forces Institute of Pathology; 1994. Scries 3, Fascicle 9.

[4] Cheson BD, et al. National Cancer Institute-sponsored working group guidelines for chronic lymphocytic leukemia: revised guidelines for diagnosis and treatment. *Blood*. 1996;87:4990.

[5] Dickstein JI, Vardiman JW. Hematopathologic findings in the myeloproliferative disorders. *Semin Oncol*. 1995;22:355.

[6] Ferry JA, Harris NL. *Atlas of Lymphoid Hyperplasia and Lymphoma*. Philadelphia, PA: WB Saunders; 1997.

[7] Foucar K. Myelodysplastic/myeloproliferative neoplasms. *Am J Clin Pathol*. 2009;132:281.

[8] Grossmann V, et al. A novel hierarchical prognostic model of AML solely based on molecular mutations. *Blood*. 2012;120:2963.

[9] Heaney ML, Golde DW. Myelodysplasia. *N Engl J Med*. 1999;340:1649.

[10] Hunger SP, Mullighan CG. Redefining ALL classification: toward detecting high-risk ALL and implementing precision medicine. *Blood*. 2015;125:3977.

[11] Kjeldsberg C, et al. *Practical Diagnosis of Hematologic Disorders*. 5th ed. Chicago, IL: ASCP Press; 2010.

[12] Kyle RA, Rajkumar SV. Multiple myeloma. *Blood*. 2008;111:2962.

[13] Lorsbach RB, et al. Plasma cell myeloma and related neoplasms. *Am J Clin Pathol*. 2011;136:168.

[14] Quintas-Cardama A, Cortes J. Molecular biology of bcr–abl1–positive chronic myeloid leukemia. *Blood*. 2009;113:1619.

[15] Radich JP. How I monitor residual disease in chronic myeloid leukemia. *Blood*. 2009;114:3376.

[16] Rajkumar SV, Dimopoulos MA, Palumbo A, et al. International Myeloma Working Group updated criteria for the diagnosis of multiple myeloma. *Lancet Oncol*. 2014;15:e538.

[17] Rowley JD. Chromosomal translocations: revisited yet again. *Blood*. 2008;112:2183.

[18] Siddon AJ, Rinder HM. Pathology consultation on evaluating prognosis in incidental monoclonal lymphocytosis and chronic lymphocytic leukemia. *Am J Clin Pathol*. 2013;139:708.

[19] Swerdlow SH, Campo E, Harris NL, et al., eds. *WHO Classification of Tumours of Haematopoietic and Lymphoid Tissues*. Lyon, France: IARC Press; 2017.

[20] Taylor J, Xiao W, Abdel-Wahab O. Diagnosis and classification of hematologic malignancies on the basis of genetics. *Blood*. 2017;130:410.

[21] Vijay A, Gertz MA. Waldenstrom macroglobulinemia. *Blood*. 2007;109:5096.

[22] Wood B. 9–Color and 10–color flow cytometry in the clinical laboratory. *Arch Pathol Lab Med*. 2006;130:680.

第 14 章　呼吸系统疾病

The Respiratory System

Alison Woodworth　Erin Schuler　著

司徒博　唐月汀　译　胡　敏　郑　磊　校

学习目标

1. 掌握血气分析在评估肺部疾病中的作用。

2. 熟悉胸腔积液检查在肺部疾病诊断中的应用。

3. 熟悉支气管肺泡灌洗液相关检测在呼吸系统疾病诊断中的应用。

4. 了解用于诊断和监测常见肺部疾病的实验室方法。

呼吸系统疾病的主要特征是气体交换受损。引起呼吸系统疾病的因素有很多（图 14-1），感染是常见病因之一。呼吸系统疾病的鉴别诊断离不开相关的实验室检查（见第 5 章，呼吸道感染）。血气分析和电解质测定（见第 2 章血气分析）不能特异性诊断肺部疾病，但能用于疾病严重程度的评估；胸腔积液检查有助于判断积液成因，进而对肺部疾病做出评估。通过支气管肺泡灌洗（bronchoalveolar lavage，BAL）采集呼吸道分泌物，并详细分析其中的白细胞、免疫介质和病原体类型或水平等，有助于肺部疾病的临床诊断和管理。本章首先探讨用于诊断和监测呼吸道疾病的实验室方法，然后将详述几种最常见的肺部疾病，如哮喘、成人和新生儿呼吸窘迫综合征（respiratory distress syndrome，RDS）、慢性阻塞性肺疾病（chronic obstructive pulmonary disease，COPD）、脓毒症和肺癌等。

除感染及肿瘤性因素外，肺部疾病按照病因大致分为三类：①气管（支气管）性肺病，包括肺气肿、支气管炎、哮喘和呼吸窘迫综合征，这类疾病常因支气管炎症或损伤，伴肺泡通气功能障碍（图 14-2）；②肺血管病，常引发肺血流动力学改变。该类疾病通常与肺血流量不足有关，往往使肺泡灌注不均匀（图 14-3）；③间质性肺疾病，这是一组异质性疾病，肺组织因瘢痕形成或炎症反应而受损。受损的肺组织不能完全扩张，导致肺泡 - 毛细血管屏障增厚，气体扩散受阻（图 14-4）。

进行性肺病可以引发呼吸衰竭，危及患者生命。急性呼吸窘迫综合征为急性起病，是一种由多发肺部损伤引起的，伴严重呼吸问题的疾病（见下文），该疾病应注意与慢性肺病所致的"终末肺病"相鉴别。

一、血气分析和酸碱度测定

一些肺部疾病伴有动脉血氧分压（PaO_2）、动脉血二氧化碳分压（$PaCO_2$）和 pH 的异常变化。这些指标虽无诊断意义，但能有效辅助评估呼吸系统疾病的严重程度。

以下为血气分析检测的主要项目。

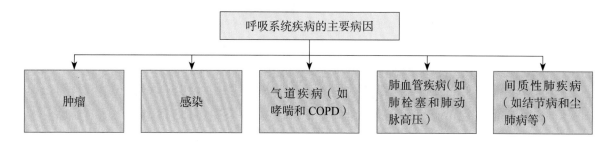

▲ 图 14-1 呼吸系统疾病的主要病因

COPD. 慢性阻塞性肺疾病

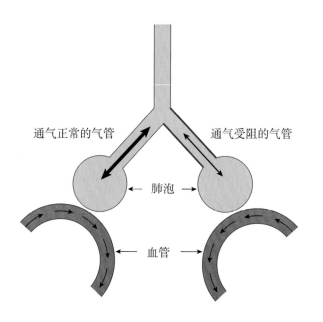

▲ 图 14-2 气管疾病导致通气障碍

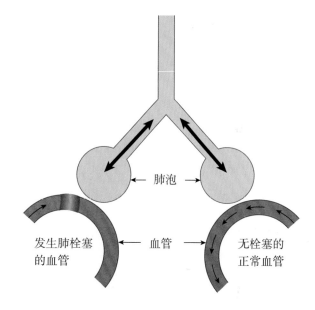

▲ 图 14-3 血流减少导致肺灌注受损

- 动脉血氧分压（PaO_2）。
- 动脉血二氧化碳分压（$PaCO_2$）。
- pH。

以下为肺功能异常时最常见血气分析结果异常。

- PaO_2 降低（低氧血症，并非外界供氧不足引起）。
- $PaCO_2$ 增高（高碳酸血症）。
- 呼吸性酸中毒（$PaCO_2$ 增高引起的动脉血 pH 下降）。
- 代谢性酸中毒（通常因产酸过多或肾小管 H^+ 排泌障碍导致 HCO_3^- 减少，引起动脉血 pH 降低）。

- 呼吸性碱中毒（$PaCO_2$ 下降引起的动脉血 pH 增高）。
- 代谢性碱中毒（HCO_3^- 升高引起的动脉血 pH 增高）。

人体酸碱平衡由机体复杂的生理调节来完成，主要包括体液缓冲系统、肺脏、肾脏和细胞离子交换的调节作用。肺脏可以通过两种调节方式在数分钟内对酸碱紊乱做出反应：①呼出 CO_2（过度通气）以升高 pH；②潴留 CO_2（通气不足）以降低 pH。肾脏主要通过两种方式调节机体酸碱平衡：①排出 H^+ 和重吸收 HCO_3^- 以升高 pH；②重吸收 H^+ 和排出 HCO_3^- 以降低 pH。然而，肾脏代偿反应缓慢，常发生在酸碱失衡数小时之后，并

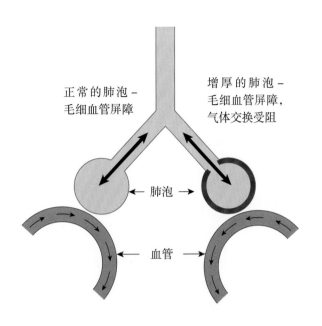

正常的肺泡 – 毛细血管屏障

增厚的肺泡 – 毛细血管屏障，气体交换受阻

肺泡

血管

▲ 图 14-4　肺泡 – 毛细血管屏障增厚，气体扩散受阻

维持数天。表 14-1 汇总了与低氧血症相关的呼吸系统和非呼吸系统疾病，表 14-2 展示了可以导致酸碱失衡的呼吸系统和非呼吸系统疾病。

表 14-1　与低氧血症相关的疾病	
疾　病	病变基础
• 慢性支气管炎	• 肺通气障碍
• 肺气肿	• 肺通气障碍
• 哮喘	• 肺通气障碍
• 尘肺病	• 肺通气障碍
• 中枢或周围神经肌肉疾病	• 肺通气障碍
• 肺栓塞和肺梗死	• 肺血流灌注受损
• 大血管分流异常	• 肺血流灌注受损
• 结节病	• 气体扩散入血受阻
• 肺癌	• 气体扩散入血受阻

二、电解质检测和阴离子隙

电解质是指血液中存在的正离子（阳离子）或负离子（阴离子）。在评估酸碱紊乱时，应重点关注 4 种自由循环离子（Na^+、K^+、Cl^- 和 HCO_3^-）的变化情况。判断酸碱紊乱最重要的依据是血气

> **提示**
>
> 肺脏可以通过两种调节方式在数分钟内对酸碱紊乱做出反应：①呼出 CO_2（过度通气）以升高 pH；②潴留 CO_2（通气不足）以降低 pH。

分析和 pH，而电解质检测主要用于明确酸碱失衡的原发因素。现代血气分析仪也将电解质纳入检测范围，以便用于疑似呼吸性和（或）代谢性酸碱失衡患者的病情评估。

阴离子隙（anion gap，AG）是指血浆中游离的阳离子总数（Na^+ 和 K^+）和阴离子总数（Cl^- 和 HCO_3^-）的差值，主要用于判断酸中毒类型。AG 升高常见于乳酸堆积或者酮症酸中毒，其特征是产酸过多。酸性物质堆积会造成 HCO_3^- 成比例下降，因此 AG 的增长程度即可反映酸性物质的积累量。表 14-2 列举了与高 AG 相关的特定代谢性疾病。

三、胸腔积液检查

许多肺部疾病伴有胸腔积液异常增多（表 14-3）。胸腔穿刺（thoracentesis），主要用于收集胸腔积液。首先应对胸腔积液进行一般性状检查以初步辨别积液的来源，主要检查内容包括积液的颜色、性状和气味。然后将胸腔积液区分为渗出液或漏出液以缩小病因分析的范围，进一步明确积液成因。

以下为渗出液和漏出液的判断标准。

- 渗出液：毛细血管损伤或者淋巴管阻塞（如血液 / 组织屏障的严重缺失），导致血浆直接从血管滤出，因此其蛋白含量相对较高（＞3.0g/dl）。Light 标准规定，渗出液必须满足以下任意一项。
  - ① 胸腔积液总蛋白 / 血清总蛋白＞0.5。
  - ② 胸腔积液 LDH＞正常血清 LDH 上限的 2/3。

表 14-2　与酸碱紊乱相关的疾病

疾　病	代谢变化
代谢性酸中毒 pH 和 HCO_3^- 原发性降低（产酸增多、AG 升高、肾脏排出受损），$PaCO_2$ 代偿性降低	
糖尿病控制不良	酮酸增加，AG 升高
甲醇中毒	甲酸增加，AG 升高，渗透压升高
组织缺氧	乳酸增加，AG 升高
各种原因导致的肾衰竭	H^+ 排出和（或）HCO_3^- 重吸收障碍
腹泻所致的 HCO_3^- 丢失	HCO_3^- 减少所致 pH 相对下降，AG 正常，Cl^- 浓度升高，Na^+ 和 K^+ 浓度降低
呼吸性酸中毒 pH 原发性降低伴 $PaCO_2$ 升高，HCO_3^- 代偿性升高	
神经肌肉疾病（如脑干损伤、重症肌无力和脊髓灰质炎等）导致呼吸抑制	CO_2 呼出减少，H_2CO_3 浓度增加
严重肺栓塞、感染、肺癌、哮喘、COPD 和呼吸窘迫综合征伴通气受阻、灌注不足和（或）扩散障碍	CO_2 呼出减少，H_2CO_3 浓度增加
代谢性碱中毒 pH 和 HCO_3^- 原发性升高，$PaCO_2$ 代偿性升高	
呕吐或使用鼻胃管抽吸	胃酸丢失、Cl^- 丢失、肾脏重吸收 HCO_3^- 增加
使用输尿管（不当）	肾脏排 H^+、排 K^+ 增加，重吸收 HCO_3^- 增加
库欣综合征和高酮酸血症	肾脏排 K^+ 增加，导致 H^+ 排出增多和 HCO_3^- 重吸收增加
呼吸性碱中毒 pH 原发性升高伴 $PaCO_2$ 降低，HCO_3^- 代偿性降低	
吸氧过度	CO_2 呼出增加，H_2CO_3 下降
焦虑和神经系统疾病所致的通气过度	CO_2 呼出增加，H_2CO_3 下降

$pH = 6.1 + \log（动脉 HCO_3^- 浓度）/（0.03 \times PaCO_2）$

提示

阴离子隙是指血浆中游离的阳离子总数（Na^+ 和 K^+）和阴离子总数（Cl^- 和 HCO_3^-）的差值，主要用于判断酸中毒的类型。

表 14-3　渗出液或漏出液成因

与漏出液形成相关的疾病

心力衰竭	心脏泵血功能下降，体静脉压和肺毛细血管压升高，导致液体向胸膜腔漏出
低蛋白血症	白蛋白减少，导致血浆胶体渗透压下降，液体聚积于组织和空腔（包括胸膜腔）

与渗出液形成相关的疾病

肺栓塞和肺梗阻	血管堵塞导致组织坏死，血浆或者全血渗出到胸膜腔
肺部感染	
肺部肿瘤	
伴有肺部损伤的自身免疫性疾病	组织损伤导致液体渗出到胸膜腔
肺部或胸壁损伤	

③ 胸腔积液 LDH/ 血清 LDH＞0.6。

- 漏出液：蛋白质含量相对较低（＜3.0g/dl），胸腔积液总蛋白／血清总蛋白、胸腔积液 LDH 和胸腔积液 LDH/ 血清 LDH 的数值均低于渗出液的判断阈值。

① 胸腔积液总蛋白／血清总蛋白＜0.5。
② 胸腔积液 LDH/ 血清 LDH＜0.6。
胸腔积液检查项目还包括细胞计数和分类、革兰染色、pH、葡萄糖、乳酸、淀粉酶、甘油三酯和肿瘤标志物等，这些检查虽不能直接用于疾病诊断，但有助于判断积液的来源。对感染所致胸腔积液实验室检查的详细论述见第 5 章（肺和胸膜感染）。

四、支气管肺泡灌洗液检查

支气管肺泡灌洗液检查对于呼吸系统疾病的诊断和评估具有重要意义，将其检测结果结合患者临床资料和影像学报告共同分析，可以进一步提高对肺部感染（尤其是呼吸机获得性肺炎、间质性肺炎和肺癌）的诊断效能，并可监测肺移植后的同种异体排斥反应。收集支气管肺泡灌洗液时，应将几份等量的温热盐水注入肺部的不同区域。然后在支气管镜的辅助下收集液体，并保证至少 30% 的回收量。

灌洗液的病原生物学检查主要用于呼吸道感染的病因诊断。支气管肺泡灌洗液的一般性状检查主要用于疾病的鉴别诊断，如血性支气管肺泡灌洗液提示肺泡弥散性出血，浑浊的支气管肺泡灌洗液提示肺泡蛋白沉积症。此外，还能对支气管肺泡灌洗液进行可溶性生物标志物检测和细胞学分析，细胞学检查主要包括细菌培养、白细胞分类计数和革兰染色。

五、常见肺部疾病的实验诊断或监测方法

多种实验室检查（除上述血气分析、支气管肺泡灌洗液、渗出液和漏出液分析外）在诊断肺部疾病中发挥着重要作用。肺功能实验可以反映气流和肺活量信息。肺活量测定通过定量不同吸气和呼气动作中的气体流量，以及气体流动的速率来评价肺部力学。此外，检测气体交换功能可预测肺泡 – 毛细血管屏障的损伤程度。基于气流和气体交换的检测虽然通常不能用于特定肺部疾病的确诊，但可以提示与气流异常相关的疾病。由于肺功能实验在临床实验室外开展，故在此不作进一步探讨。但若怀疑肺部疾病与基因或自身免疫性因素相关时，除进行肺功能测试外，还应做相关实验室检查。例如，对于不明病因的严重肺部疾病患者，应检测 α_1- 抗胰蛋白酶（alpha1-antitrypsin，A1AT）是否缺乏；对于自身免疫功能紊乱引起的肺部疾病，应当对血清中的相关自身抗体进行筛查，如肺出血肾炎综合征患者血清中可以检测到抗肾小球基底膜抗体。

影像学检查，特别是胸部 X 线片、计算机断层扫描（CT）、磁共振成像（MRI）、正电子发射断层扫描（PET）和核医学研究（如通气 / 灌注扫描）等，在诊断肺部疾病中也具有重要作用。下面将介绍几种常见肺部疾病及其实验诊断与监测方法，较罕见疾病及相应临床实验室检测结果在表 14–4 中列出（见第 5 章，呼吸道和胸膜感染性疾病）。

六、常见的肺部疾病

（一）哮喘

哮喘是一种慢性疾病，与支气管壁的可逆性炎症相关，可以导致气道变窄。作为常见的慢性病，其患病率正不断增高，尤其在儿童中更为明显。支气管炎症的急性发作可以引起哮喘，严重时甚至可危及生命。目前，造成支气管炎症的确切原因尚不清楚，但有一些诱因，包括环境变应原（花粉、灰尘等）、化学变应原（清洁剂、烟雾等）、运动、压力、冷空气和药物等。

诊断与管理

由于哮喘与许多其他呼吸系统疾病的临床症状有重叠，因此它的确诊较困难，需要通过实验室检查排除囊性纤维化（见第 7 章）和感染（见第 5 章）等。在进行临床诊断时，首先应通过肺活量测定和胸部 X 线检查来评估气道阻塞情况；同时，确定支气管炎症的具体诱因。血浆中 IgE 浓度升高提示全身过敏反应，婴幼儿和无法进行皮肤检测的患者可以通过抗原特异性 IgE（sIgE）检查识别针对特定变应原的免疫反应。

对于哮喘急性发作患者，应首先评估其氧合指数，以确定疾病严重程度和肺功能状态。血气分析可用来评估机体氧合情况，而电解质、pH 和阴离子隙等指标，可以反映机体酸碱平衡状态和组织缺氧程度（表 14–2）。

（二）慢性阻塞性肺疾病

与哮喘相似，慢性阻塞性肺疾病（chronic

表 14-4　呼吸系统疾病的实验诊断	
疾　病	结果与讨论
结节病	• 血清血管紧张素转换酶在 30%～80% 的结节病患者中升高，可能成为疾病诊断、活动程度和治疗效果评估的重要辅助指标 • 支气管肺泡灌洗液中 CD4/CD8 比值＞3.5
肺栓塞（PE）	• 基于临床显著性评分，与放射学和实验室检测相结合的诊断算法在预测栓塞方面最准确 • 临床患病概率低至中等的患者的 D-二聚体检测结果为阴性，可以有效地排除 PE • 临床患病概率高或 D-二聚体试验阳性的患者，可通过多层螺旋 CT 肺血管造影证实是否为 PE • 脑钠素和肌钙蛋白升高，预示 PE 患者预后不良（见第 8 章 深静脉血栓形状和肺栓塞和第 11 章）
α₁-抗胰蛋白酶（AAT）缺乏	• 血清 AAT 降低 • AAT 表型分析有助于识别蛋白变体 • SERPINA1 基因分子检测能识别早发性慢性阻塞性肺疾病（COPD）或肺气肿患者的等位基因变异（见第 16 章 AAT 缺乏）
Goodpasture 综合征	• Goodpasture 综合征患者血清中，肾小球基底膜（GBM）抗体 IgG 浓度升高 • 抗中性粒细胞胞浆抗体（ANCA）检测有助于疾病分类和排除 • 血细胞计数有助于监测贫血 • C 反应蛋白（CRP）有助于监测炎症反应 • 肾功能检测有助于识别肾衰竭 • 尿液分析检测尿液中存在的血液成分
肺血管炎	• 见第 8 章，血管炎（如肉芽肿性多血管炎和嗜酸性肉芽肿性多血管炎）
囊性纤维化	• 见第 7 章
自身免疫相关疾病	• 见第 3 章

obstructive pulmonary disease，COPD）也是一组与气道阻塞相关的慢性炎症性肺病，伴气道管壁增厚、气流受限、肺泡破裂和气腔过度膨胀。COPD 主要包括慢性支气管炎和肺气肿两个发展阶段，导致两者最大风险因素是吸烟，其次是暴露于空气污染。目前，由于 COPD 可以导致呼吸衰竭，因此其仍是全球发病率和死亡率较高的疾病之一。

诊断和管理

考虑 COPD 时，依据的临床表现为慢性咳嗽、喘息和（或）呼吸衰竭、肺活量测定显示气流受限。血气分析可用于评估机体氧合状态，监测长期氧疗效果。用于评价炎症程度的全血细胞计数、呼吸道感染相关指标（见第 5 章），以及可用于评估机体酸碱平衡状态、肺功能和组织缺氧程度的电解质、pH 和阴离子隙等（表 14-2），均可用来监测疾病进展。慢性阻塞性肺部疾病全球倡议组织（Global Initiative on Chronic Obstructive Lung Disease，GOLD）发表的最新（Gold 2023）报告建议通过肺功能分级和症状/恶化风险评估（ABE 分组）对 COPD 的严重程度进行分类，以指导治疗选择和预后评估。此外，WHO 建议将 AAT 含量纳入疾病评估系统，以确定是否需要 AAT 替代治疗（AAT 是一种由肝脏产生的糖蛋白，可以保护组织免受中性粒细胞弹性蛋白酶的损伤，而 AAT 缺乏会导致肺泡弹性蛋白降解）。

（三）呼吸窘迫综合征

1. 急性呼吸窘迫综合征

急性呼吸窘迫综合征（acute respiratory distress syndrome，ARDS）是一种由全身炎症、外伤或严

重肺部感染而引起的急性发作性呼吸衰竭综合征，见于 1 岁以上的个体，常引起机体缺氧和多器官功能障碍，具有发病率高和致死率高的特点。根据柏林共识［可引用最新 ARDS 共识 Matthay MA, Arabi Y, Arroliga AC, et al. A New Global Definition of Acute Respiratory Distress Syndrome（published online ahead of print, 2023 Jul 24）. Am J Respir Crit Care Med. 2023;10.1164/rccm.202303–0558WS.］，ARDS 的主要临床表现为发病 1 周内出现低氧血症，伴双侧肺浸润和（或）呼吸衰竭，同时，在没有心血管损伤或左肺动脉高压的情况下，出现新的或加重的呼吸道症状。

诊断 ARDS 时，首先需要评估近期的临床表现和（或）确定新发呼吸道症状的时间。胸部 X 线或 CT 扫描可以用来观测双肺混浊样病变，超声可识别双侧肺通气缺失［如多个 B 线和（或）实变］。超声心动图和（或）心脏生物标志物用来排除因心血管缺血和体液潴留导致的呼吸衰竭。动脉血气分析用于评估机体氧合状态。按照动脉血氧分压与吸入氧比例的比值（PaO_2/FiO_2），柏林共识将 ARDS 分为轻度（PaO_2/FiO_2 200～300mmHg）、中度（PaO_2/FiO_2 100～200mmHg）和重度（PaO_2/FiO_2 <100mmHg）三级。最新 ARDS 全球定义指出，同意允许使用 SpO_2/FiO_2 作为 PaO_2/FiO_2 诊断 ARDS 的替代方法。ARDS 的治疗主要以供氧、静脉输液和病因治疗（如抗生素治疗感染）为主。

2. 新生儿呼吸窘迫综合征

新生儿呼吸窘迫综合征（respiratory distress syndrome，RDS，又称新生儿肺透明膜病）通常与胎儿肺发育不完全有关。肺脏呼吸系统是机体所有系统中，较晚发育成熟的系统之一，因此 RDS 是早产儿发病和致死的重要原因。如果临床上不得不早产，那么不论肺脏成熟程度如何，都将提前终止妊娠（见第 7 章）。RDS 患儿通常在出生后数小时之内出现典型症状，这是由于肺表面活性物质的缺乏而引起的。肺表面活性物质是一种覆盖在肺泡表面的磷脂和蛋白质混合物，可将肺泡与肺上皮细胞隔开，防止呼气时肺萎缩。RDS 患

提示

> RDS 通常与胎儿肺发育不完全有关。肺脏呼吸系统是机体所有系统中，较晚发育成熟的系统之一，因此 RDS 是早产儿发病和致死的重要原因。

儿因肺萎缩和肺泡过度拉伸，易引发肺纤维化或透明膜病。同时，RDS 患儿肺泡虽然有血流灌注，但不能通气，从而可能导致机体缺氧、高碳酸血症和呼吸性酸中毒。

临床上，常常通过预防早产或对高危女性在分娩前 7 天内和（或）早产前至少 48 小时内使用皮质类固醇药物来减少 RDS 的发生。皮质醇可以诱导肺表面活性物质产生，从而大大降低 RDS 的发生和死亡率。RDS 患儿也可以通过向气管内注射表面活性物质来进行治疗。对于有早产征象的女性和在 39 孕周前引产的女性，有必要进行胎儿肺成熟度（fetal lung maturity，FLM）评估。

FLM 一般通过测定 30 孕周后羊水中表面活性物质的含量来评估，通常采用的是板层小体计数（lamellar body count，LBC）法。妊娠晚期，肺表面活性剂被包装成称为层状体的储存颗粒后进入羊水中。板层小体大小与血小板相似，可以在标准的全血计数器上进行计数，计数结果 LBC > 50 000/µl 表明胎儿肺成熟。

此外，还有一种评估 FLM 的方法是计算表面活性剂 – 白蛋白（S/A）比率。S/A 比率在整个妊娠期间随肺成熟度增加而成比例增加。胎儿肺成熟期间，磷脂［特别是卵磷脂（磷脂酰胆碱）和磷脂酰甘油（phosphatidylglycerol，PG）］也随胎儿肺成熟在羊水中含量增加。羊水中 PG 的定性检测是预测妊娠晚期 FLM 的一种快速且灵敏的替代方法，即使在被血液和胎粪污染而不能使用上述提及的方法检测的羊水样本中也同样适用。然而，由于近年来超声技术的发展，大大限制了实验室检查在 FLM 评估中的应用。

（四）脓毒症

脓毒症是一种严重的血流感染，常引起机体复杂的生理和生化反应，肺部感染（如肺炎）是其最常见的原因之一。这种全身感染性疾病每年影响了超过 150 万美国人，导致了至少 25 万人死亡，并且用于该疾病诊疗的美国医疗保健费用也超过了 200 亿美元。近年来，随着人口老龄化的加剧和各种疾病并发症的普遍发生，脓毒症的发病率明显增加，该病患者在重症监护病房中占比高达 40%。

脓毒症的病理生理学基础是机体对感染源产生的免疫反应。正常生理状态下，机体可以调节促炎 / 抗炎介质释放，启动组织修复，抵御感染。而当炎症反应不再局限时，就容易发生脓毒症。在促炎细胞因子直接或间接作用下，全身炎症反应发生，亦可称之为全身炎症反应综合征（systemic inflammatory response syndrome，SIRS），具体表现为发热、白细胞增多、内皮细胞功能变化、凝血系统被激活等。如果不及时治疗，便会导致广泛的细胞损伤和线粒体功能障碍，然后进一步发展为多器官衰竭，直至死亡。随着病情进展，脓毒症死亡率明显增高，在休克患者中高达 70%。因此，脓毒症的早期识别和抗生素治疗尤为重要。

随着人们对脓毒症认识的不断深入，其定义也逐渐被修正。20 世纪 90 年代，人们首次将脓毒症定义为继发于明确感染的全身炎症反应综合征。符合以下 4 点中的 2 点即可被确诊为 SIRS。

- 体温＞38℃或＜36℃。
- 尿白细胞＞$12 \times 10^3/\mu l$ 或＜$4 \times 10^3/\mu l$。
- 呼吸频率＞20 次 / 分钟。
- 心率＞90 次 / 分钟。

目前普遍被多领域专家接受的脓毒症的定义为由宿主对感染反应失调引起危及生命的器官功能障碍。当脓毒症进展到晚期，出现低血压和器官衰竭时，可以诊断为感染性休克。

脓毒症的诊断和管理

虽然快速识别和诊断脓毒症是临床上的优先事宜，但目前尚没有单一的生物标志物可以用来完全准确地区分早期脓毒症和非感染性炎症性疾病。一些实验室指标可用于已确诊患者的预后评估与治疗监测，其中最常用的包括乳酸、降钙素原（PCT）、C 反应蛋白（CRP）和其他血液炎症指标。

乳酸是无氧糖酵解的最终产物，其水平在组织灌注和氧气供应不足时明显增加。血乳酸浓度在感染性休克患者中升高，但在脓毒症早期变化并不明显，因此主要用于已确诊患者的治疗监测。目前的指南推荐在就诊 6 小时内进行乳酸测定。乳酸含量升高预示严重脓毒症、感染性休克和死亡风险增高，可提醒临床医护人员进行液体复苏。乳酸清除率，即治疗结束 6 小时后乳酸（第一次乳酸）减少的百分比，可用于疗效评估及预测总生存率。若治疗初期患者乳酸浓度较高，则应继续检测第二次乳酸（第一次乳酸测定后 6 小时）。6 小时内清除率＞10% 提示治疗效果较好且预后较佳。在临床实验室中，乳酸含量常用生化分析仪酶法 [（乳酸脱氢酶（lactate dehydrogenase，LDH）或乳酸氧化酶] 或血气分析仪电极法测定（见第 2 章）。

PCT 和 CRP 这两种炎症因子可在脓毒症患者中升高。促炎介质可上调 PCT 表达。PCT 在甲状腺 C 细胞中合成后，其 N 末端序列经蛋白水解后形成降钙素。而甲状腺以外组织细胞因缺乏特定的切割酶，只能将 PCT 以未加工的形式释放到外周循环中。当机体受到病毒感染时，释放的 γ 干扰素发挥抗病毒作用，同时会抑制 PCT 合成。PCT 在脓毒症和非感染性炎症性疾病患者中均可表达升高，是一种非特异性诊断标志物。PCT 浓度及其变化趋势可以用于预后评估，相比于 PCT 浓度恒定或随时间逐渐增加，当 PCT 浓度较低或逐渐下降时，患者的生存率明显增高。因此，PCT 检测被 FDA 批准用于指导抗生素治疗。患脓毒症的成人 PCT 浓度降低时，结合其他临床和实验室指标，可选择停用抗生素，但在 PCT 浓度升高时，不推荐其作为抗生素叠加或改变治疗方案的标准。

CRP 是一种急性时相反应蛋白，半衰期长，对细菌感染缺乏特异性，因此与 PCT 一样，其初始值在诊断感染性 SIRS（脓毒症）方面没有价值。由于 CRP 具有较长的半衰期，一般不将其用于抗生素疗效评估，但可用于已接受抗菌治疗的患者的预后评估。

临床上一般会通过检测脓毒症患者的血液学指标检测（如白细胞计数，尤其是中性粒细胞计数）来评估炎症状态。在感染过程中，中性粒细胞通过释放细胞因子调节免疫反应，诱导巨噬细胞吞噬细胞碎片。因此，绝对中性粒细胞计数（absolute neutrophil count，ANC）的增加可以用来反映机体感染或炎症状态。炎症因子的刺激可以导致骨髓中性粒细胞过度增殖，引起未成熟粒细胞向外周血释放，这种骨髓外存在未成熟粒细胞的现象称为"核左移"，是感染的一个重要指标。如果外周血未成熟粒细胞＞10% 且血培养阳性，再结合上面提到的其他诊断指标，就可以诊断脓毒症。

（五）肺癌

肺癌定义为任何起源于呼吸道上皮或肺细胞的恶性肿瘤，是全球癌症相关死亡的主要原因。吸烟是导致肺癌的风险因素，高达 90% 的肺癌病例由吸烟引起。此外，暴露于环境致癌物、辐射和遗传疾病等也是肺癌发生的危险因素。肺癌主要有两种类型，即小细胞肺癌（small cell lung carcinoma，SCLC）和非小细胞肺癌（non-small cell lung carcinoma，NSCLC）。在 NSCLC 中，最常见的类型是肺腺癌。大多数肺癌是由致癌基因的获得性突变、扩增或重排引起的，包括表皮生长因子受体（EGFR）、成纤维细胞生长因子受体 1 型（FGFR1）、间变性淋巴瘤激酶（ALK）、Kirsten 大鼠肉瘤病毒癌基因（KRAS）、神经母细胞瘤大鼠肉瘤病毒癌基因（NRAS）、原癌基因 B-RAF（BRAF）、人表皮生长因子受体 2（HER2）、同源性磷酸酶和张力蛋白（PTEN）及间充质上皮转化因子（MET）等。大部分肺癌患者可有咯血、喘息和呼吸急促的临床表现，但也有部分患者无明显症状。

诊断和管理

临床上，肺癌的诊断通常是依赖于胸部 X 线、CT 扫描或 MRI 检查发现新的肺部肿块，然后通过组织学和免疫组织化学分析进行确诊和分型。SCLC 约占肺癌的 14%，但由于缺乏 SCLC 的早期筛查方法，其诊断较为困难。对于 SCLC 患者，建议进行化疗，在特定病理阶段或体能状态下也可选择特定的放疗疗法。指南推荐对于局限期 SCLC 和基础状态较好的患者应采取联合治疗。

NSCLC 的晚期腺癌患者需要通过分子检测来指导治疗，如 EGFR 突变的患者更有可能对酪氨酸激酶抑制药（tyrosine kinase inhibitor，TKI）治疗产生反应，从而使无进展生存期（progression-free survival，PFS）延长；KRAS 基因突变患者，无论是否伴有 EGFR 突变，对 TKI 治疗无反应，应采取替代治疗。此外，还应检测晚期 NSCLC 的 ALK 基因重排，携带这种基因重排的患者占 NSCLC 患者的 5%～10%，对 ALK 抑制剂有较好反应。目前，指南推荐的最基本的的检测策略，其中包括 ALK、EGFR 和 ROS1 的基因重排筛查，以确定是否采取靶向治疗。此外，还推荐使用免疫组织化学（lmmunohistochemistry，IHC）技术检测转移性非鳞状 NSCLC 患者程序性死亡受体配体 1（programmed death-ligand 1，PD-L1）的表达，以预测对程序性死亡受体 1（programmed death-1，PD-1）抑制药的治疗反应；还可以通过多重或下一代测序技术检测突变位点，从而指导肿瘤特异性靶向治疗。

治疗前应对基础 CBC 和肝功能进行测定，以筛查是否存在肿瘤转移。除了这两大类指标外，定期进行胸部 X 线检查和（或）CT 扫描也可以用来监测治疗反应和肿瘤复发。血清细胞角蛋白 19 片段（CYFRA 21-1）可用于评估早、晚期患者的预后，并监测晚期 NSCLC 的治疗效果。血清神经元特异性烯醇化酶（neuron specific enolase，NSE）可用于 NSCLC 和 SCLC 的治疗和复发监测，其他反映预后的指标还包括外周血循环肿瘤细胞（circulating tumor cells，CTC）等。

▶ 自测题

1. 下列哪种肺部疾病与其病变解剖部位不一致？

A. 肺栓塞 – 肺血管

B. 哮喘 – 气管

C. 肺结节病 – 肺间质

D. 慢性阻塞性肺疾病 – 肺血管

2. 下列哪项不是常规血气分析测定指标？

A. 氧分压

B. 氮气分压

C. 二氧化碳分压

D. pH

3. 下列哪种物质不参与阴离子隙的计算？

A. 钠

B. 钾

C. 氯化物

D. 钙

4. 糖尿病控制不良的患者可能发生下列哪种酸碱失衡？

A. 代谢性酸中毒

B. 呼吸性酸中毒

C. 代谢性碱中毒

D. 呼吸性碱中毒

5. 慢性阻塞性肺疾病患者可能发生下列哪种酸碱失衡？

A. 代谢性酸中毒

B. 呼吸性酸中毒

C. 代谢性碱中毒

D. 呼吸性碱中毒

6. 严重慢性呕吐患者可能发生下列哪种酸碱失衡？

A. 代谢性酸中毒

B. 呼吸性酸中毒

C. 代谢性碱中毒

D. 呼吸性碱中毒

7. 因严重焦虑而过度通气的患者可能发生下列哪种酸碱失衡？

A. 代谢性酸中毒

B. 呼吸性酸中毒

C. 代谢性碱中毒

D. 呼吸性碱中毒

8. 下列哪项指标可能与漏出液（而非渗出液）相关？

A. 蛋白质浓度＜3.0g/dl

B. 胸腔积液乳酸脱氢酶（LDH）＞20 IU/dl

C. 胸腔积液总蛋白 / 血清总蛋白＞0.5

D. 胸腔积液 LDH/ 血清 LDH＞0.6

9. 下列哪种疾病可能与漏出液（而非渗出液）的形成相关？

A. 肺部感染

B. 肺栓塞

C. 肺肿瘤

D. 充血性心力衰竭

10. 下列哪项检查通常不用于慢性阻塞性肺疾病患者的诊断和监测？

A. 动脉血气分析

B. 阴离子隙电解质计算

C. 肺功能检查（测定肺活量）

D. 糖化血红蛋白

11. 检测胎儿肺成熟度时，下列哪项不是使用妊娠 30 周后女性的羊水标本测定的指标？

A. 板层小体数

B. 磷脂酰胆碱定性检测

C. 表面活性剂 / 白蛋白比值

D. 卵磷脂 / 鞘磷脂比值

12. 下列哪种基因的获得性突变、扩增或重排不是肺癌的致病因素？

A. 表皮生长因子受体

B. 间变性淋巴瘤激酶

C. Kirsten 大鼠肉瘤病毒癌基因

D. 胱硫醚 –β- 合成酶

答案与解析

1. 正确答案是 D。慢性阻塞性肺疾病是一种常见的以持续气流受限为特征的疾病，因此其病变部位为气管，并非肺血管。

2. 正确答案是 B。血气分析检测项目的三大指标分别是氧分压（PaO_2）、二氧化碳分压（$PaCO_2$）和 pH，不包括氮气分压。

3. 正确答案是 D。阴离子隙（AG）是指血浆中未测定的阴离子（UA）与未测定的阳离子（UC）浓度间的差值，即 AG=UA－UC。由于细胞外液中阴阳离子总当量数相等，即已测定阳离子（$Na^+ + K^+$）+ 未测定阳离子（UC）= 已测定阴离子（$Cl^- + HCO_3^-$）+ 未测定阴离子（UA），鉴于未测定的阴阳离子浓度难以确定，因此常用已测定的阴阳离子差值来表示 AG。

4. 正确答案是 A。糖尿病患者的胰岛素分泌不足或者功能低下，若没有合理规范的降血糖治疗，生糖激素不适当升高，就会造成高血糖、高血酮、酮尿、脱水、电解质紊乱，进而导致机体发生代谢性酸中毒（酮酸增加，动脉血 pH 降低，阴离子隙增加）等病理改变。

5. 正确答案是 B。慢性阻塞性肺疾病是一组与气道阻塞相关的慢性炎症性肺部疾病，以喘息、咳痰为主要症状，容易出现低氧血症和高二氧化碳血症，严重的可导致呼吸衰竭。机体二氧化碳潴留往往引起呼吸性酸中毒（动脉血 pH 降低）。

6. 正确答案是 C。慢性呕吐患者胃酸（HCl）持续丢失，导致 Cl^- 减少；肾脏对 HCO_3^- 重吸收增加，外加肠黏膜上皮细胞同样生成 H_2CO_3，并解离成 H^+ 和 HCO_3^-，进入血液。当消化液丢失过多，$NaHCO_3$ 未能被 HCl 中和，故血浆中 $NaHCO_3$ 含量增加，使血浆 pH 升高，引起代谢性碱中毒。

7. 正确答案是 D。严重焦虑患者因肺通气过度，导致二氧化碳呼出过多，氧气摄入不足，引起血浆中 H_2CO_3 浓度或 $PaCO_2$ 原发性减少，动脉血 pH 升高，患者出现呼吸性碱中毒的一系列临床表现。

8. 正确答案是 A。漏出液是由非炎症性原因引起的从血管内漏出的淡黄色浆液性液体，与渗出液相比，其蛋白质含量相对较低（<3.0g/dl），胸腔积液总蛋白 / 血清总蛋白（<0.5）、胸腔积液 LDH（<20 IU/dl）和胸腔积液 LDH/ 血清 LDH（<0.6）的数值均低于渗出液的判断临界值。

9. 正确答案是 D。充血性心力衰竭因心肌收缩能力减弱，心脏泵血功能下降，引起体静脉压和肺毛细血管压升高，导致液体向胸膜腔漏出，积液并非由于炎症因素引起，因而属于漏出液。

10. 正确答案是 D。慢性阻塞性肺疾病是一种常见的以持续气流受限为特征的疾病，以慢性咳嗽、咳痰、喘息、呼吸困难等为主要临床表现。肺功能检查是反映气流受限的主要客观指标；动脉血气分析和阴离子隙计算可以用来判断机体氧合水平与酸碱平衡状态，监测病情进展；全血细胞计数用于评价机体炎症水平，监测呼吸道感染。糖化血红蛋白是反映近期 2~3 个月血糖水平、评价长期血糖控制情况的指标，不用于慢性阻塞性肺疾病患者的诊断与监测。

11. 正确答案是 B。临床上，使用女性妊娠 30 周后的羊水标本检测胎儿肺成熟度的常用检测指标包括层状体数、表面活性剂 / 白蛋白比值、磷脂酰胆碱（卵磷脂）/ 鞘磷脂比值和磷脂酰甘油的定性检测等。磷脂酰胆碱在妊娠 35 周后合成增加，而在此之前，在羊水中少量存在。因此，选项 B 表述错误。

12. 正确答案是 D。大多数肺癌是由致癌基因的获得性突变、扩增或重排引起的，包括表皮生长因子受体、间变性淋巴瘤激酶、Kirsten 大鼠肉瘤病毒癌基因等，而胱硫醚 -β- 合成酶是同型半胱氨酸代谢的关键酶，与心脑血管疾病相关，目前尚不清楚是否会导致肺癌。

拓展阅读

[1] American College of Obstetricians and Gynecologists. ACOG Practice Bulletin No. 97: fetal lung maturity. *Obstet Gynecol*. 2008;112:717–726.

[2] Ball JA, Young KR Jr. Pulmonary manifestations of Goodpasture's syndrome. Antiglomerular basement membrane disease and related disorders. *Clin Chest Med*. 1998;19:777–791, ix.

[3] Carlsson A, Nair VS, Luttgen MS, et al. Circulating tumor microemboli diagnostics for patients with non–smallcell lung cancer. *J Thorac Oncol*. 2014;9:1111–1119.

[4] Carmona EM, Kalra S, Ryu JH. Pulmonary Sarcoidosis: diagnosis and treatment. *Mayo Clin Proc*. 2016;91:946–954.

[5] Cheng S, Schindler EI, Scott MG. Disorders of water, electrolyte, and acid–base metabolism. In: Rifai N, et al, eds. *Tietz Textbook of Clinical Chemistry and Molecular Diagnostics*. 6th ed. St. Louis, MO: Elsevier Saunders; 2018:1324–1347.

[6] Dellinger RP, Levy MM, Rhodes A, et al. Surviving sepsis campaign: international guidelines for management of severe sepsis and septic shock, 2012. *Intensive Care Med*. 2013;39:165–228.

[7] Froudarakis ME. Diagnostic work-up of pleural effusions. *Respiration*. 2008;75:4–13.

[8] Gal AA, Staton GW Jr. Current concepts in the classification of interstitial lung disease. *Am J Clin Pathol*. 2005;123(suppl):S67–S81.

[9] Grenache DG, Gronowski AM. Fetal lung maturity. *Clin Biochem*. 2006;39:1–10.

[10] Hellmark T, Segelmark M. Diagnosis and classification of Goodpasture's disease (anti-GBM). *J Autoimmun*. 2014;48–49:108–112.

[11] Herbst RS, et al. Lung cancer. *N Engl J Med*. 2008;359:1367–1380.

[12] Homburger HA. Allergic diseases. In: McPherson RA, Pincus MR, eds. *Henry's Clinical Diagnosis and Management by Laboratory Methods*. Philadelphia, PA: Saunders Elsevier; 2007:961–971.

[13] Hughes JM. Assessing gas exchange. *Chron Respir Dis*. 2007;4:205–214.

[14] Hunt JM, Bull TM. Clinical review of pulmonary embolism: diagnosis, prognosis, and treatment. *Med Clin North Am*. 2011;95:1203–1222.

[15] Kahnert K, Alter P, Young D, et al. The revised GOLD 2017 COPD categorization in relation to comorbidities. *Respir Med*. 2018;134:79–85.

[16] Kohnlein T, Welte T. Alpha-1 antitrypsin deficiency: pathogenesis, clinical presentation, diagnosis, and treatment. *Am J Med*. 2008;121:3–9.

[17] Konstantinides S. Clinical practice. Acute pulmonary embolism. *N Engl J Med*. 2008;359:2804–2813.

[18] Korpanty GJ, Graham DM, Vincent MD, Leighl NB. Biomarkers that currently affect clinical practice in lung cancer: EGFR, ALK, MET, ROS-1, and KRAS. *Front Oncol*. 2014;4:204.

[19] Leighl NB, Rekhtman N, Biermann WA, et al. Molecular testing for selection of patients with lung cancer for epidermal growth factor receptor and anaplastic lymphoma kinase tyrosine kinase inhibitors: American Society of Clinical Oncology Endorsement of the College of American Pathologists/International Association for the Study of Lung Cancer/Association for Molecular Pathology Guideline. *J Clin Oncol*. 2014;32:3673–3679.

[20] Lindeman NI, et al. Molecular testing guideline for selection of lung cancer patients for EGFR and ALK tyrosine kinase inhibitors. *J Mol Diagn*. 2013;15:1–39.

[21] Lynch JP 3rd, Ma YL, Koss MN, et al. Pulmonary sarcoidosis. *Semin Respir Crit Care Med*. 2007;28:53–74.

[22] Marshall WJ. Hydrogen ion homeostasis and blood gases. In: *Clinical Chemistry*. Philadelphia, PA: Mosby; 2008:45–68.

[23] McGrath EE, Anderson PB. Diagnosis of pleural effusion: a systematic approach. *Am J Crit Care*. 2011;20:119–127.

[24] Meyer KC. Bronchoalveolar lavage as a diagnostic tool. *Semin Respir Crit Care Med*. 2007;28:546–560.

[25] Moyer VA, U.S. Preventive Services Task Force. Screening for lung cancer: U.S. Preventive Services Task Force recommendation statement. *Ann Intern Med*. 2014;160:330–338.

[26] National Asthma Education and Prevention Program. Expert Panel Report 3 (EPR-3): guidelines for the diagnosis and management of asthma—summary report. *J Allergy Clin Immunol*. 2007;120:S94–S138.

[27] NCCN Clinical Practice Guidelines in Oncology, Lung Cancer Screening. National Comprehensive Cancer Network. Fort Washington, PA. Accessed February 2018.

[28] NCCN Clinical Practice Guidelines in Oncology, Non-Small Cell Lung Cancer. National Comprehensive Cancer Network. Fort Washington, PA. Accessed February 2018.

[29] NCCN Clinical Practice Guidelines in Oncology, Small Cell Lung Cancer. National Comprehensive Cancer Network. Fort Washington, PA Accessed February 2018.

[30] Normanno N, Rossi A, Morabito A, et al. Prognostic value of circulating tumor cells' reduction in patients with extensive small-cell lung cancer. *Lung Cancer*. 2014;85:314–319.

[31] Olson AL, et al. Interstitial lung disease. In: Schraufnagel DE, et al, eds. *Breathing in America: Diseases, Progress and Hope*. New York, NY: American Thoracic Society; 2010.

[32] Qaseem A, et al. Diagnosis and management of stable chronic obstructive pulmonary disease: a clinical practice guideline update. *Ann Intern Med*. 2011;155:179–191.

[33] Ranieri VM, et al. Acute respiratory distress syndrome: the Berlin definition. *JAMA*. 2012;307:2526–2533.

[34] Sahn SA. The value of pleural fluid analysis. *Am J Med Sci*. 2008;335:7–15.

[35] Sandhaus RA, Turino G, Brantly ML, et al. The diagnosis and management of alpha-1 antitrypsin deficiency in the adult. *J COPD Foundation*. 2016;3:668–682.

[36] Sepsis. Centers for Disease Control and Prevention. August 25, 2017. Available at: https://www.cdc.gov/sepsis/datareports/index.html. Accessed February 9, 2018.

[37] Singer M, Deutschman CS, Seymour C, et al. The third international consensus definitions for sepsis and septic shock (sepsis-3). *JAMA*. 2016;315:801–810.

[38] Tan DS, Yom SS, Tsao MS, et al. The International Association for the Study of Lung Cancer Consensus Statement on optimizing management of EGFR mutation-positive non-small cell lung cancer: status in 2016. *J Thorac Oncol*. 2016;11:946–963.

[39] Tang BMP, Eslick GD, Craig JC, McLean AS. Accuracy of procalcitonin for sepsis diagnosis in critically ill patients: systematic review and meta-analysis. *Lancet Infect Dis*. 2007;7:210–217.

[40] Agustí A, Celli BR, Criner GJ, et al. Global Initiative for Chronic Obstructive Lung Disease 2023 Report: GOLD Executive Summary. *Eur Respir J*. 2023;61(4):2300239.

[41] Women's Health Care Physicians. Antenatal corticosteroid therapy for fetal maturation—ACOG. Available at: https://www.acog.org/Clinical-Guidance-and-Publications/Committee-Opinions/Committee-on-Obstetric-Practice/Antenatal-Corticosteroid-Therapy-for-Fetal-Maturation#45. Accessed February 10, 2018.

第 15 章　胃肠道疾病
The Gastrointestinal Tract

Michael Laposata　著

吕琳婷　黄金兰　译　　胡　敏　郑　磊　校

学习目的

1. 了解临床实验室检查和其他诊断试验在评估患者胃肠道疾病方面的意义。
2. 学习如何选择合适的检查来诊断由幽门螺杆菌感染引起的溃疡性疾病。
3. 选择最合适的检查来评估乳糜泻，并了解出现假性结果的情况。
4. 了解上消化道和下消化道出血的原因。
5. 了解结肠癌的推荐筛查方法，以及它们的优点和局限性。

采用内镜技术可以对大部分胃肠道疾病进行直接观察或取样后行病理活检。此外，还可以通过各种影像学检查发现一些胃肠道疾病。由于内镜检查可直接对病变部位进行检查和活检，以及影像学检查的普及性，使大多数胃肠道疾病的发现不依赖于临床实验室检查。但影像学检查和内镜通常成本较高且后者还具有侵袭性，因此实验室检查仍然具有一定的辅助诊断和疾病管理价值。胃肠道相关的感染性疾病有很多（见第 5 章）。临床实验室检查在明确胃肠道致病微生物方面起重要作用。

临床实验室检查还在消化不良（胃酸引起的腹部不适）和溃疡类疾病的评估中发挥作用，尤其是幽门螺杆菌感染引起的溃疡、乳糜泻的识别和监测、胃肠道出血的发现及病因分析及结肠直肠癌的诊断和遗传识别。本章将介绍这些疾病的实验室检查。

一、消化不良、溃疡和幽门螺杆菌感染

1. 定义

根据美国胃肠病学协会的定义，消化不良是指以上腹部为中心的慢性或复发性疼痛与不适，有多种常见原因。胃食管反流病即胃酸反流进入食管，可引起腹部不适。其他原因包括非甾体抗炎药相关的胃炎和胃部无明显病理表现的功能性消化不良。在不同国家上腹部不适患者中，消化性溃疡发病率差异很大。

幽门螺杆菌感染是消化性溃疡的主要病因，多发生在儿童时期，尤其是低社会经济条件下的儿童。在发达国家中，幽门螺杆菌感染率随着年龄的增长而增加。并非所有幽门螺杆菌感染者都会出现溃疡，很多人仅有消化不良的表现。幽门螺杆菌感染初期可引起急性胃炎，持续 1~4 周。大多数人在感染后会转为慢性活动性胃炎，有可能出现更严重的后果。特别是在儿童早期就发生感染的患者，可能发生多灶性萎缩性胃炎，之后发展为胃腺癌的风险随着时间的推移而增加。

2. 诊断

消化不良患者评估主要关注年龄和症状的严重程度。根据诊疗指南，下列情况应首选上消化

道内镜检查，如年龄超过 55 岁、有胃癌家族史、出现相关症状（如体重减轻、吞咽困难、反复呕吐、消化道出血等）。对于没有这些情况的年轻患者，推荐活动性幽门螺杆菌感染检测，并对阳性者进行抗感染治疗。而那些没有感染证据的患者则采用抑酸药物治疗。

传统的上腔镜检查通常用于幽门螺杆菌感染相关疾病的诊断，包括消化性溃疡、萎缩性胃炎和胃癌。由于幽门螺杆菌在胃中分布不均匀，可导致已感染患者胃活检结果因采样误差出现阴性。多种方法可用于检查活检样本中的幽门螺杆菌。部分样本可以用于组织学检查，这是直接检测幽门螺杆菌感染的金标准，也是常用的首选方法。尽管组织免疫化学染色也常用于显微镜下观察幽门螺杆菌，但常规的苏木精伊红染色已能够满足要求。活检样本也可用于幽门螺杆菌脲酶活性的检测。如果活组织样本中有幽门螺杆菌，它会将尿素检测试剂转化为二氧化碳和氨，引起 pH 增加从而改变 pH 检测部位的颜色。组织活检样本还可以用来进行幽门螺杆菌的培养，但其生长环境要求较高，可能会因标本质量不合格或运输时间太长导致培养失败。除上述方法外，可以使用聚合酶链反应技术检测活检标本中是否存在幽门螺杆菌。这种方法不仅同样适用于唾液、粪便和胃液样本，还能鉴定幽门螺杆菌的多个基因（表 15-1）。

尿素呼气试验避免了内镜检查和活检的侵入性，是目前常用的一种可以准确诊断幽门螺杆菌感染的无创方法，这项检查需要受试者摄入含有少量放射性碳标记的尿素食品。如果存在脲酶，则可以将尿素分解成氨和放射性的二氧化碳，酶的活性与呼出的放射性二氧化碳量成正比。但需要注意的是，使用抑制胃酸产生的药物可能导致该试验假阴性。尿素呼气试验也被推荐用于检测幽门螺杆菌和辅助制订治疗策略，以及确认是否根除幽门螺杆菌。

此外，还有一种非侵入性是通过粪便标本来检测幽门螺杆菌抗原。幽门螺杆菌有一种独特的表面抗原，可以在被感染者的粪便中被检测到，

提示

> 幽门螺杆菌感染是消化性溃疡的主要病因，并非所有幽门螺杆菌感染者都会出现溃疡，一些人仅表现为消化不良。

表 15-1 幽门螺杆菌感染诊疗建议	
幽门螺杆菌感染的诊断	活组织检测幽门螺杆菌呈阳性
	活检标本中尿素酶检测呈阳性
	分子学技术检测活检标本中幽门螺杆菌基因
	活检标本幽门螺杆菌培养呈阳性
	尿素呼气试验尿素酶活性阳性
评估幽门螺杆菌治疗的成功程度	尿素呼气试验尿素酶活性呈阴性
评估对克拉霉素的耐药性	分子学技术检测幽门螺杆菌对克拉霉素的耐药基因

但只限于活动性感染时。粪便抗原检测试剂盒使用对抗原敏感和特异的单克隆抗体，对幽门螺杆菌的初始诊断和治疗的后续监测都具有很高的准确性。与尿素呼气试验一样，粪便抗原试验可以用来评估抗生素根除幽门螺杆菌的成功与否。对治疗成功的病例进行粪便抗原检测，发现数周后粪便里幽门螺杆菌表面抗原消失。此外，还可检测血清来评估幽门螺杆菌感染，其中就包括检测血液中的抗幽门螺杆菌 IgG 抗体。IgG 抗体阳性表明既往感染或现在正在感染幽门螺杆菌。与粪便抗原和脲酶试验不同，血清学试验在成功治疗后数年仍呈阳性，因此它们不能用于监测治疗效果。

总而言之，诊断幽门螺杆菌感染的参考试验有内镜活检、显微镜镜观察、快速脲酶检测、分子生物学检查和培养。尿素呼气试验可用于幽门螺杆菌感染的诊断，感染程度和治疗监测。至于克拉霉素的耐药性，我们可以利用分子生物学方法对活检样本进行鉴定。

二、乳糜泻

1. 定义

乳糜泻是一种系统性免疫介导的疾病，在携带易感基因的个体中，是由饮食中的谷蛋白引起的。谷蛋白是小麦、黑麦和大麦中发现的一种蛋白质复合物，其中醇溶蛋白是谷蛋白中的水溶性成分。乳糜泻极为常见，全球有 0.6%～1% 的人患此病，但只有一小部分病例得到诊断。乳糜泻发病率在女性及直系亲属或亲属患有 1 型糖尿病、桥本甲状腺炎患者或其他自身免疫性疾病的人群中较高。遗传在很大程度上影响乳糜泻的发病率。HLA-DQ2 单倍型仅存在于约 1/3 的普通人群中，但在乳糜泻患者中却达到了 90%，同时 5% 的乳糜泻患者表达 HLA-DQ8 单倍型。之所以出现这种遗倾向，是因为表达有 HLA-DQ2 和 HLA-DQ8 单倍型的抗原呈递细胞可结合活化的（脱酰胺）谷蛋白多肽。HLA-DQ2 和 HLA-DQ8 单倍型是必要的，但它们单独存在并不足以导致乳糜泻的发生。此外，还有数十种可致乳糜泻的非 HLA 易感基因，其中大多数与炎症和免疫反应有关。

乳糜泻患者伴有近端小肠黏膜慢性炎症，如果饮食中不含谷蛋白，炎症就能消失。如果再次食用含有谷蛋白的食物，炎症就会复发。来自小麦、大麦和黑麦的谷蛋白相关贮藏蛋白在上消化道进行不完全消化，产生天然肽衍生物的，由此引起免疫反应。转谷氨酰胺酶将谷氨酰胺去酰基转化麦胶蛋白肽中带负电荷的谷氨酸残基，从而刺激发生免疫反应，随后造成肠道损伤。

轻度受影响的人可能会出现诸如腹胀、排便不规律和痉挛（通常称为肠易激综合征）的症状。乳糜泻患者可能表现为某些必需营养元素的吸收不良（比如铁），约有 5% 的成人缺铁为乳糜泻所致。也有可能发生叶酸和维生素 D 的吸收不良，临床上可能表现为骨质疏松症。由于乳糜泻患者体内存在抗体，故可据此将其与抗体阴性的单纯对谷蛋白和小麦过敏的患者区分开来。此外，乳糜泻患者从接触谷蛋白到出现症状通常可间隔数

提示

乳糜泻是一种由谷蛋白和相关蛋白质（小麦、大麦和黑麦谷物产品的组成部分）引发免疫反应，引起免疫紊乱。

周到数年。与之相比，谷蛋白过敏患者发病时间间隔为数小时到数天，而小麦过敏症的时间间隔甚至只有数分钟到数小时。

2. 诊断

表 15-2 总结了乳糜泻的有关实验室检查。需要进行乳糜泻检查的患者有吸收不良状况、一级亲属确诊为乳糜泻、转氨酶水平升高但无其他病因及伴消化道症状的 1 型糖尿病。

3. 血清学检查

对于没有 IgA 缺乏的个体，建议首先检测 IgA 型抗组织转谷氨酰胺酶（tTG）抗体。这是检测最多的抗体，灵敏度和特异度超过 98%，尤其是现在已有现成的商品化人类 tTG 检测试剂盒。约有 3% 的典型乳糜泻患者因缺乏 IgA，会导致检测结果呈假阴性。对于高度怀疑患有乳糜泻但抗 tTG 阴性的患者，建议测量 IgA 以确定是否存在 IgA 缺陷。对于缺乏 IgA 的患者，可以测量 IgG 型抗 tTG 抗体。此外，还可以选择测定 IgG 型脱酰胺醇溶蛋白肽抗体，其对成人乳糜泻诊断的灵敏度和特异度较低，但比儿童的抗 tTG 检测更敏感。醇溶蛋白的抗体检测在病情较轻的情况下较少呈阳性，而且与其他血清学试验一样，在饮食中不含醇溶蛋白时为阴性。可通过监测醇溶蛋白抗体水平，以反映患者的治疗依从性。

肌内膜是一种结缔组织，包裹着每一个单独的肌纤维。乳糜泻患者会产生抗肌内膜抗体，对该疾病有一定的诊断价值，但不会引起任何与肌肉相关的直接症状。抗肌内膜抗体对活动性乳糜泻的特异度几乎是 100%，但同时这些抗体在其他自身免疫性疾病中也可以出现。因此，这种抗体检测只能用于对抗 tTG 抗体检测结果为可疑阳性

表 15-2　乳糜泻常用的诊断试验		
方　法	优　点	缺　点
组织转谷氨酰胺酶（tTG）IgA 抗体	• 最可靠的无创检测和一级筛查检测 • 具有较高的灵敏度和特异度	• IgA 缺乏症（3% 的乳糜泻患者） • 会出现假阴性
tTG 免疫球蛋白抗体	可用于 IgA 缺乏症患者	广泛变化的灵敏度和特异度
IgG 型脱酰胺醇溶蛋白肽抗体	可用于 IgA 缺乏症患者和幼童	灵敏度和特异度不如 tTG IgA 抗体
小肠活检	• 准确度高，金标准 • 可反映治疗的效果	• 内镜检查 • 活检成本较高
HLA-DQ2 或 HLA-DQ8	对乳糜泻有很高的阴性预测价值	操作复杂和成本昂贵
IgA 抗肌内膜抗体	可能用于 tTG 抗体检测结果不稳定的患者	对乳糜泻的灵敏度低于抗谷氨酰胺转胺酶 IgA 抗体试验

的病例进行确认。

4. 活检

乳糜泻的诊断目前需要内镜检查和十二指肠活检。严重者可出现绒毛萎缩、黏膜扁平，但轻症患者也许仅表现为淋巴细胞浸润。最新的指南建议，如果儿童有典型的症状和高滴度的抗 tTG 抗体，伴有 *HLADQ2* 和（或）*HLA-DQ8* 基因型，可以不需要活检。

总之，对乳糜泻诊断流程的建议：首选单测 IgA 型抗 tTG 抗体。如果 IgA 缺乏的可能性很高，则应测定总 IgA 进行确认。当存在 IgA 缺乏症时，可以测定 IgG 型脱酰胺醇溶蛋白肽抗体。若患者应在饮食不含谷蛋白时，进行血清学检测。用上腔镜进行小肠活检对乳糜泻的诊断价值非常高，是推荐的确诊方法。对高度怀疑为乳糜泻的患者应进行肠道活检，即使血清学检查呈阴性。乳糜泻诊断可能需要对十二指肠进行多次活检才能明确。对血清学检查阴性的患者需要与多种与乳糜泻具有相似组织学特征的疾病进行鉴别，其中包括各种自身免疫性疾病和非乳糜泻性谷蛋白过敏等。

对 2 岁以下儿童进行乳糜泻筛查时，应同时检测 IgA 型 tTG 抗体和 IgG 型脱酰胺醇溶蛋白肽抗体。人白细胞抗原 DQ2/ DQ8 检测并不常规用于乳糜泻的初始诊断，但在某些特定的临床情况下，

如小肠组织学结果不明确及与血清学结果不一致时，可以有效地排除该疾病。

三、胃肠道出血

1. 定义

(1) 上消化道出血：上消化道出血的原因很多。无论男女，上消化道出血最常见的原因包括各种原因引起的肝病所致食管静脉曲张、消化性溃疡、胃食管反流病、胃炎和十二指肠炎。食管癌和胃癌也可引起上消化道出血，但并不常见。

(2) 下消化道出血：下消化道出血的一个主要原因是结直肠癌（见下文），其他原因（如痔疮）是下消化道发生肉眼可见出血的最常见原因。肛裂，也就是肛门内壁的撕裂，也会导致出血，且患者非常疼痛。两种常见的炎症性肠病，即溃疡性结肠炎和克罗恩病，由于炎症和肠壁的微小溃疡也会导致下消化道出血。憩室，即从结肠壁伸出的小袋，可发生破裂并导致严重的急性出血。

2. 诊断

即使没有活检或组织学检查，单独的内镜检查通常就能确定绝大多数的上、下消化道出血原因。其他与内镜无关的检查可以在内镜检查后再进行，以进一步明确诊断。总而言之，对大多数上消化道和下消化道出血真正病因的明确都依赖显微镜对活检组织的检查。

消化道的大量失血、急性失血，或者是持续性的少量失血，都会导致贫血。检测粪便或呕吐物中是否有血液的方法，会在下文结肠直肠癌的检测方法中进行介绍。下消化道出血患者的大便可呈现鲜红色、暗红色，黑色或焦油样外观。类似地，对于上消化道出血，呕吐物可能含有鲜红色的血，或有"咖啡渣"外观。但一些药物和食物可以使大便呈现红色或黑色，虽然类似于血，但实际没有血液。

四、结直肠癌

1. 定义

结肠癌目前是发达国家癌症死亡的第二大原因，但采取适当的筛查手段时，它又是最容易预防的癌症之一（表 15-3）。筛查的目的是在没有癌症既往史的无症状个体中发现早期结直肠癌和癌前病变。对非洲人后裔来说，结肠直肠癌筛查应在 50 岁或 45 岁开始。代表多个胃肠病学协会的胃肠病学专家小组为结直肠癌筛查提供了一致的建议。不论种族和性别，筛查都可以降低结直肠癌的死亡率。此外，减少烟草使用及广泛使用阿司匹林保护心脏也降低了结直肠癌的发病率，具有腺瘤性息肉、溃疡性结肠炎、结肠克罗恩病病史及有直系亲属在 60 岁或之前患有结肠直肠癌的人群，都有较高的患癌风险。

表 15-3　结直肠癌筛查：2017 年美国结直肠癌多学会工作组对医生和患者的建议	
第一步测试	• 每 10 年检查 1 次结肠镜 • 每年进行 1 次粪便免疫化学试验 FIT）
如果没有选择第一步测试	
第二步测试	每 5 年进行 1 次 CT 结肠镜检查
	每 3 年进行 1 次粪便 DNA 测试
	每 5～10 年检查 1 次可弯曲乙状结肠镜
如果没有选择第二步测试	
第三步测试	每 5 年检查 1 次胶囊结肠镜

> **提示**
>
> • 对于乳糜泻，若没有 IgA 缺乏，建议首先检测 IgA 抗组织转谷氨酰胺酶（tTG）抗体。
> • 无论有无活检或组织学检查，单独的内镜检查通常就能确定绝大多数的上下消化道出血原因。

2. 诊断

许多检查项目已经被开发用于结直肠癌筛查。本章节将对每种方法进行介绍，并说明专家对该方法的使用建议。

最重要的筛查试验是结肠镜检查，因为其对癌症和所有类型的癌前病变具有最高的灵敏度，但这种筛查手段的成本相对较高。将一个柔性内镜插入直肠，即可对整个结肠范围进行可视化检查。结肠镜检查须进行肠道准备和镇静。如果有息肉，可以通过结肠镜切除并检查是否癌变。专家小组建议在检查正常的人群应每 10 年重复结肠镜检查 1 次。

此外，还有一种常用的筛查试验是对粪便中的人体血红蛋白进行免疫化学试验（fecal immunochemical test，FIT）。这是一种家用检测方法，受试者可以将单份粪便样本涂在测试卡上，然后邮寄到实验室进行分析。这项检测是非侵入性的且对癌症的灵敏度可以达到 79%，也就是说会有 20%～30% 的直肠癌患者会因阴性结果而被漏诊。这种试验成本低，建议每年复查 1 次，这样可能会发现早期检测中遗漏的结直肠癌。

粪便潜血检测，在临床上已经开展了数十年，但它对结直肠癌的检测灵敏度比 FIT 低得多，仅能识别出 20%～50% 的结直肠癌。与粪便潜血试验相比，FIT 有几个优点。粪便潜血试验中的愈创木脂试剂检测的是人血中的过氧化物酶，但该酶也存在于饮食成分中，如少数的红肉、某些蔬菜和水果，所以食用这些食物的人检测结果呈假阳性。此外，服用大剂量维生素 C 的患者，因为维生素 C 可以阻断过氧化物酶反应而使愈创木脂试验假阴性，但 FIT 不受影响。FIT 对下消化道出血的特异性更高。由于愈创木脂试验通常在床边进行，故其仍然是在紧急情况下快速识别结肠出血的可选方法。在结直肠癌筛查，愈创木脂试验需要同时检测三份粪便样本，但 50%～80% 的结直肠癌患者仍可能是阴性结果。

此外，还有一种结肠直肠癌筛查策略是将 FIT 与脱落到粪便中的结直肠癌细胞 DNA 检测相结合。大肠中的肿瘤细胞可以脱落到粪便中，因此我们可以直接在粪便中检测某些特定突变和 DNA 甲基化标志物。该检测在美国已被批准用于筛查无症状的一般风险个体。这项检测筛查结直肠癌一次的敏感度为 92%。目前已经发现了几个致癌突变，如 APC（腺瘤性大肠息肉病）和 TGFBR2/SMAD4（转化生长因子 –β 受体 2 型 /SMA- 和 mad 相关蛋白 4），以及在结直肠癌的一些亚类中出现的 BRAF 突变。在结直肠癌患者的粪便中也发现了其他突变，这些突变对结直肠癌的基因分析很有帮助。本筛查策略中的 FIT 部分负责检测样本中的血红蛋白。整个筛查只需要一份样品，无特殊饮食要求，而且在家即可采样，再将样本邮寄到参考实验室进行分析即可。尽管复查的时间间隔还不确定，但胃肠病学专家小组建议间隔 1 年或 3 年为宜。

其他筛查方法如结肠 CT 成像，已取代双对比钡灌肠法结直肠成像，成为适用于几乎所有结直肠疾病的影像学方法。结肠 CT 成像更有效且患者更容易接受。但方法成本高，需要肠道准备和千万专门的影像中心。如果该检查用于筛查，建议每隔 5 年重复 1 次。纤维乙状结肠镜检查不需要完全的肠道准备，可以在门诊不使用镇静剂的情况下，将一个纤维内镜插入到下结肠约 60 厘米的距离。缺点是由于其只能检查一部分结肠，对右侧结肠癌的筛查作用有限，所以在美国不常用于结直肠癌筛查。对于结肠镜检查不完全的患者，可用胶囊结肠镜补充近端结肠的检查。然而，其所需要的肠道准备比结肠镜检查更多，因此，它

并不比标准结肠镜检查更受欢迎。结直肠筛查还有可以检测血清，如 Septin9 的检测，对结直肠癌筛查的检测敏感度只有 48%，而且无法发现癌前息肉。因此，目前这种血液检测在结肠癌中的真正临床应用价值还不确定。

综上所述，美国在对一般风险个体的直肠癌筛查指南中指出应每年进行 1 次粪便隐血检查，推荐的是 FIT。同时建议每 10 年进行 1 次结肠镜检查。此外，还可以每隔 1～3 年进行 1 次粪便的 DNA 突变分析和 FIT 联合检测。如果患者不接受这种筛查方法，建议每 5 年进行 1 次结肠 CT 检查，同时每 3 年进行 1 次 DNA-FIT 联合检查，以及每 5～10 年进行 1 次纤维乙状结肠镜检查。如果仍不接受这个方案，那么可以将第三种方案调整为每 5 年 1 次的胶囊结肠镜检查。无论何种筛查流程，对结肠直肠癌高风险的个体的评估频率应更高，具体频率取决于风险增加的具体原因。例如，溃疡性结肠炎或克罗恩性结肠炎患者应每 2 年进行 1 次结肠镜检查，而 60 岁以下直系亲属患有结肠直肠癌的患者应每 5 年进行 1 次结肠镜检查。

3. 结直肠癌的遗传图谱分析

腺癌是结直肠癌组织学上最常见的类型。结直肠腺癌在许多年积累了多种基因突变后发生，这些突变可导致正常结肠上皮首先转化为腺瘤，然后进展为癌且这种癌容易发生转移。越来越多的人认识到，一些基因改变可以用作评估预后的标志物，并可以指导结肠直肠癌患者的特定治疗方法的选择。例如，结肠癌的一个基因图谱涉及 7 个基因的 63 个突变分析，如 kras、BRAF、PIK3CA、AKT1、SMAD4、PTEN 和 NRAS。

▶ **自测题**

1. 消化不良包括上腹部慢性反复的疼痛或不适。下列哪一种情况与消化不良无关？

　A. 哮喘

　B. 消化性溃疡

　C. 长期使用非甾体抗炎药

D. 胃食管反流病

2. 关于幽门螺杆菌感染引起的消化性溃疡，下列哪项是错误的？

A. 幽门螺杆菌感染是消化性溃疡的主要原因

B. 幽门螺杆菌感染在较高社会经济条件的人群中更常见

C. 不是所有的幽门螺杆菌感染都会发展成溃疡

D. 幽门螺杆菌感染的人患胃腺癌的风险会增加

3. 幽门螺杆菌感染的实验室检测可分为幽门螺杆菌的检测和活跃程度的检测。下列哪一项检测只能判断是否感染，但不能判断活跃程度？

A. 尿素呼气试验

B. 幽门螺杆菌 IgG 抗体血清学检查

C. 使用活检材料进行快速脲酶检测

D. 幽门螺杆菌的分子检测

4. 下列哪项不是乳糜泻的常用诊断方法？

A. 组织转谷氨酰胺酶 IgA 抗体

B. IgA 抗肌内膜抗体

C. 粪便免疫化学试验

D. 小肠活检

5. 乳糜泻是一种免疫介导的疾病，在基因易感的个体中，其是由一种饮食复合物引发的。下列哪一种选择与引发免疫介导失调的饮食复合物无关？

A. 在小麦，黑麦和大麦中发现的谷蛋白

B. 醇溶蛋白，谷蛋白中的水溶性成分

C. 已在上消化道部分消化的谷蛋白的相关储存蛋白

D. 作为膳食补充剂的甘氨酸

6. 为什么选择组织转谷氨酰胺酶抗体 IgG 而不是 IgA 来评估患者是否有乳糜泻？

A. 涉及 IgA 抗体的检测具有广泛的灵敏度和特异度

B. 多达 3% 的乳糜泻患者是 IgA 缺乏症，并产生假阴性结果

C. IgA 抗体的测试比 IgG 抗体的测试更复杂昂贵

提示

如果没有发现腺瘤，结肠镜检查需要每 10 年进行 1 次，但在那些有腺瘤或有强烈的结肠癌家族史的人群中，检查频率需要更频繁。

D. IgG 抗体在循环中的浓度比 IgA 抗体高得多

7. 目前首选粪便免疫化学试验代替粪便隐血试验作为结肠癌筛查试验的原因，不包括下列哪一项？

A. 愈创木脂试验会与动物血红蛋白反应，在收集粪便样本进行分析之前，必须限制几天肉类的摄入

B. 愈创木脂试验对结直肠癌的检测灵敏度低于 50%

C. 粪便免疫化学试验明显比愈创木脂试验便宜

D. 粪便免疫化学试验使用人体血红蛋白抗体

8. 结直肠腺癌可在基因突变数十年后才出现。在结直肠癌患者中发现的一些基因改变可以作为预后或治疗选择的预后标志物。下列哪一种选择通常包含在结肠癌的基因中？

A. 表皮生长因子受体（EGFR）

B. ALK（间变性淋巴瘤激酶）

C. BRAF 原癌基因 *B-RaF*

D. 胱硫醚 β 合酶

答案与解析

1. 正确答案是 A。在 B、C、D 三种情况下，胃肠道均有明显症状。哮喘通常引起气道阻塞，但对于胃肠道无影响。

2. 正确答案是 B。幽门螺杆菌感染最容易发生在儿童时期，尤其在社会经济条件低下的情况下更为常见，且其流行率随年龄增长而上升。

3. 正确答案是 B。由于幽门螺杆菌能够分解尿素，因此可以通过尿素的代谢检测出幽门螺杆菌

的活动性感染。尿素呼气测试，即摄入一种含有尿素（标有放射性碳）的物质，脲酶将尿素分解为氨和二氧化碳，因此酶的活性与呼出的放射性二氧化碳量成正比。选择 A 和 C 是基于脲酶活性。D 选项中幽门螺杆菌的分子检测也能检测到活跃的幽门螺杆菌。但即使疾病得到治疗，血清学检测也可能多年保持阳性，因此，阳性检测结果无法判断活跃程度。

4. 正确答案是 C。粪便免疫化学试验是一种以粪便为基础的检测结肠出血的试验，常作为大肠癌的筛选试验。所有其他测试都与乳糜泻的评估有关。小肠活检需要内镜检查，费用昂贵且有创，但对于乳糜泻的诊断价值非常高。

5. 正确答案是 D。选项 A、B、C 都与谷蛋白有关，谷蛋白是一种引发乳糜泻的膳食化合物。而 D 选项中的甘氨酸是一种与乳糜泻无关的氨基酸。

6. 正确答案是 B。对于缺乏 IgA 的患者而言，IgA 型组织转谷氨酰胺酶抗体检测结果很可能为假阴性。因此，对这类患者的评估应使用 IgG 型组织转谷氨酰胺酶抗体检测。

7. 正确答案是 C。选项 A、B 和 D 都是关于两种常见的结肠癌筛查试验的真实陈述。选择 C 是错误的，因为粪便免疫化学测试比愈创木粪便潜血测试更昂贵。

8. 正确答案是 C。一项结肠癌的基因分析涉及包括 *BRAF*、*KRAS*、*PIK3CA*、*AKT1*、*SMAD4*、*PTEN* 和 *NRAS* 在内的 7 个不同基因的 63 个突变的分析。

拓展阅读

Dyspepsia and *Helicobacter pylori*:
[1] Lopes AI, et al. *Helicobacter pylori* infection—recent developments in diagnosis. *World J Gastroenterol*. 2014;20:9299–9313.
[2] Parsonnet J. *Helicobacter pylori* in the stomach: a paradox unmasked. *N Engl J Med*. 1996;335:278.
[3] Wang Y-K, et al. Diagnosis of *Helicobacter pylori* infection—current options and developments. *World J Gastroenterol*. 2015;21:11221–11235.

Celiac Disease:
[1] Boettcher E, Crowe SE. Dietary proteins and functional gastrointestinal disorders. *Am J Gastroenterol*. 2013;108:728–736.
[2] Fasano A, Catassi C. Celiac disease. *N Engl J Med*. 2012;367:2419–2426.
[3] Kelly CP, et al. Advances in diagnosis and management of celiac disease. *Gastroenterology*. 2015;148:1175–1186.
[4] Ludvigsson JF, et al. Diagnosis and management of adult coeliac disease: guidelines from the British Society of Gastroenterology. *Gut*. 2014;63:1210–1228.
[5] Rubio-Tapia A, et al. American College of Gastroenterology clinical guideline: diagnosis and management of celiac disease. *Am J Gastroenterol*. 2013;108:656–677.

Gastrointestinal Bleeding:
[1] Elrazek A, et al. The value of U/S to determine priority for upper gastrointestinal endoscopy in the emergency room. *Medicine*. 2015;94:e2241.

Colon Cancer:
[1] Ahlquist DA, et al. Next-generation stool DNA test accurately detects colorectal cancer and large adenomas. *Gastroenterology*. 2012;142:248–256.
[2] Dickinson BT, et al. Molecular markers for colorectal cancer screening. *Gut*. 2015;64:1485–1494.
[3] Lee JK, et al. Accuracy of fecal immunochemical tests for colorectal cancer: systematic review and meta-analysis. *Ann Intern Med*. 2014;160:171–181.
[4] Rex DK, et al. Colorectal cancer screening: recommendations for physicians and patients from the U.S. Multi-Society Task Force on Colorectal Cancer. *Am J Gastroenterol*. 2017;112:1016–1030.
[5] Schoen RE, et al. Colorectal-cancer incidence and mortality with screening flexible sigmoidoscopy. *N Engl J Med*. 2012;366:2345–2357.

第16章 肝胆疾病
The Liver and Biliary Tract

William E. Winter 著

黄金兰 吕琳婷 译 胡 敏 郑 磊 校

学习目标

1. 掌握评估肝功能的实验室检测项目及导致异常结果的病理生理机制。
2. 理解病毒性肝炎患者的临床实验室评估。
3. 了解特定肝胆疾病的实验诊断方法。

实验室对肝胆的评估主要集中于三个方面：①评估肝细胞膜的完整性；②评估肝胆的排泄和解毒功能；③评估肝细胞的合成能力。

一、细胞膜完整性相关的实验诊断

在肝脏或胆道疾病中，一些细胞内的酶被释放至血液循环。反映肝细胞损害的酶主要有丙氨酸转氨酶（alanine aminotransferase，ALT）和天冬氨酸转氨酶（AST）；碱性磷酸酶（alkaline phosphatase，ALP）的升高与胆道疾病有关（表16-1）。值得注意的是，ALP还可来源于肝脏以外的部位，如骨骼。

临床上，一般通过测量血清或血浆中酶活性来表示酶的含量，报告单位常用 U/L 表示，反映了单位时间内产物出现或底物消失的速率。

正常情况下，完整的细胞膜和细胞器可以维持细胞内酶不外漏。当细胞膜破裂或通透性发生改变，使胞内酶逸出至血液中，因此血液中酶浓度升高可反映肝脏发生损伤。临床上常通过计算酶浓度与参考区间上限的比值来评价患者酶升高程度。例如，如果 ALT 参考区间上限为 40U/L，

表16-1　反映肝细胞膜完整性的酶	
肝脏疾病相关的酶	**胆道疾病相关的酶**
• ALT	• ALP
• AST	• GGT
• LDH	• 5′–NT

LDH. 乳酸脱氢酶；GGT.γ- 谷氨酰转移酶；5′–NT.5′–核苷酸酶；ALT.丙氨酸转氨酶；AST.天冬氨酸转氨酶；ALP.碱性磷酸酶

而患者的 ALT 为 120U/L，则该患者 ALT 可描述为"高于正常上限的 3 倍"。

尽管 ALT 和 AST 不是肝脏所特有的酶，但 ALT 和 AST 升高仍是肝脏疾病的特征表现。ALT 主要来源于肝脏和肾脏，其次为骨骼肌和心肌；AST 也可见于上述组织器官。ALT 主要存在于细胞质，而 AST 主要位于线粒体和细胞质，然而目前尚无有效区分 AST 来源部位的临床实验室检测项目。ALT 的肝脏特异性高于 AST。在肝脏疾病中，ALT 和 AST 通常都同时升高。虽然肝细胞内 AST 的含量高于 ALT，但由于 ALT 代谢得更慢，导致它们由肝脏释放入血后浓度相近。

有 2 种情况需引起注意。一种情况是长期酗酒导致的慢性肝病，其 AST 升高程度通常明显大于 ALT，主要原因是酗酒者往往因维生素摄入不足出现吡哆醇（维生素 B_6）缺乏，而 ALT 与 AST 生化活性的发挥需要吡哆醇的参与。但由于 ALT 对吡哆醇的依赖性更大，导致检测时 ALT 的升高程度不如 AST。若慢性肝病患者的 AST/ALT＞2，强烈提示酒精性肝病。另一种情况是肝硬化。无论是何种病因引起的肝硬化，其酶的变化可能表现为轻度升高甚至正常，提示肝细胞大量减少伴随细胞内酶的严重丧失。在肝硬化晚期，会出现 AST 与 ALT 比值升高的特殊现象，这可能与合成大量无活性 ALT 有关。

过去乳酸脱氢酶（LDH）常被用作评估肝功能的指标，但由于它在多种不同组织损伤时（如红细胞溶血）均会释放，目前已不用作评估肝细胞完整性的常规指标。在评估肝脏疾病和肝损伤方面，ALT 和 AST 的特异性远高于 LDH。

LDH 是由 H（heart）和 M（muscle）两种亚基组成的四聚体，不同的 H 和 M 亚基组合可形成五种 LDH 同工酶（LDH1 到 LDH5），可通过电泳的方法进行区分。表 16-2 列出了 LDH 五种同工酶的亚基组成和主要的组织来源。通过测定不同的 LDH 同工酶（LDH4 除外），可以为评估特定组织的功能障碍提供有价值的诊断信息。

表 16-2 乳酸脱氢酶同工酶亚基组成与分布		
同工酶	亚基组成	分布
LDH1	H4	心脏、红细胞、肾皮质
LDH2	H3M	心脏、红细胞、肾皮质
LDH3	H2M2	胰、肺、淋巴细胞、血小板
LDH4	HM3	无特异性分布
LDH5	M4	肝脏、骨骼肌、前列腺

H. 心肌型亚基；M. 骨骼肌型亚基；LDH. 乳酸脱氢酶

LD5 主要来自于肝脏、骨骼肌及前列腺。当肝病疑似患者出现总 LD 水平升高，又没有骨骼肌

ALT 和 AST 异常提示肝脏疾病。ALP 升高与胆道疾病有关。

和前列腺疾病时，升高的 LDH5 很可能由肝病引起。肌酸激酶（CK）是评估骨骼肌损伤或疾病的首选酶学指标，因此当 CK 正常时，LDH5 的升高一般不考虑来源于骨骼肌。目前，LDH 对评估溶血有很大价值。尤其是在 AST 和 ALT 均正常，不提示肝病的情况下，显著升高的 LDH 提示发生溶血。近期发现的许多疾病均可出现 LDH 水平升高，其中包括 SARS 相关冠状病毒感染（SARS-CoV）和人冠状病毒引起的中东呼吸综合征（MERS）。

胆道疾病引起的 ALP 升高程度大于 ALT、AST 或 LDH。ALP 与胆道小管邻近的肝细胞膜有关。在胆道梗阻或炎症时，血液中 ALP 显著升高。与 ALT 和 AST 类似，ALP 也不是胆道疾病的特异性指标，它还可由成骨细胞、回肠和胎盘释放。ALP 升高的情况有：①儿童处于骨骼快速生长发育阶段，其 ALP 含量可高出成人 2～3 倍；②与成骨细胞相关的骨骼疾病（如转移癌、骨折或 Paget 病），ALP 释放增加；③甲状旁腺功能亢进症（包括甲状旁腺腺瘤或增生引起的原发性甲状旁腺功能亢进症、维生素 D 缺乏或肾脏疾病引起的继发性甲状旁腺功能亢进症），过量的甲状旁腺激素会刺激成骨细胞，通过一系列步骤增强骨吸收，导致 ALP 浓度升高；④回肠疾病；⑤妊娠晚期，胎盘释放 ALP 同工酶引起 ALP 浓度升高。

当 ALP 升高的来源不明时，诊断会非常困难。以前可检测 ALP 同工酶，但这些检测方法仍存在较多技术问题。目前，事实证明检测其他胆道相关酶学指标（如 GGT 或 5′-NT）来辅助诊断更为实用。若考虑升高的 ALP 来源于骨骼疾病，可以通过免疫学方法测定骨特异性碱性磷酸酶。骨钙蛋白、羟脯氨酸、氨基末端肽、I 型胶原蛋白交联 C 端肽、吡啶啉和脱氧吡啶啉等其他骨转换标

志物不在此讨论。

GGT 含量以肾近曲小管最高，随后依次为肝脏、胰腺及肠道。在细胞内，GGT 主要定位于微粒体和胆管上皮细胞膜。由于一些实验室仪器均可检测 GGT，这使其在胆道疾病诊断方面的应用比 5′–NT 更为广泛。GGT 在骨骼疾病时一般不升高，但在胆道疾病中常和 ALP 同时升高。如果 ALP 升高程度远大于 GGT（或 GGT 在正常水平），提示 ALP 很可能不是来源于胆管以外的部位（如骨骼），应进一步分析其具体来源。此外，服用抗惊厥药物和饮酒也可诱导 GGT 升高。

尽管目前尚无特异的生化指标证实患者是否酗酒，但酗酒患者体内缺糖运铁蛋白水平可升高。目前处于研究阶段的用于衡量酒精暴露的潜在标志物包括葡萄糖醛酸乙酯、硫酸乙酯、乙醛、乙醛加合物、抗加合物抗体、脂肪酸乙酯类、磷脂酰乙醇、β- 氨基己糖酶、血浆唾液酸 / 载脂蛋白 J 指数、血清总唾液酸、胆固醇酯转运蛋白、5- 羟色氨酸、5- 羟基吲哚 –3- 乙酸、沙索里醇、多萜醇等。然而，目前这些标志物均不推荐用于临床。

综合所述，我们就可解释肝病疑似患者的肝酶升高原因。如果 ALT 或者 AST 升高程度大于 ALP 时，该肝病主要考虑为肝源性而非胆管源性。

引起急性肝病的病因包括（表 16–3）病毒性肝炎（如甲型肝炎、乙型肝炎、丙型肝炎）、酒精性肝炎、中毒性损伤（如对乙酰氨基酚中毒）和缺血性损伤（如低血压）。在急性食源性中毒引发缺血或毒性损伤时，ALT 和 AST 可在 24 小时内急剧上升并达到峰值。急性肝病不常见病因包括由丁型肝炎病毒、戊型肝炎病毒、巨细胞病毒（CMV）、EB 病毒（EBV）、疱疹病毒引起的肝炎，以及自身免疫性肝炎 [抗核抗体（ANA）、平滑肌自身抗体（ASMA）和（或）肝肾微粒体自身抗体（抗 LKM1 自身抗体）阳性，抗线粒体自身抗体（AMA）阴性]、Wilson 病和妊娠期肝病。妊娠期常见的三种肝脏疾病类型：①脂肪肝；②肝内胆汁淤积；③与毒血症相关的肝功能障碍（如 HELLP 综合征，即溶血、肝酶升高和血小板降低）。

> **提示**
>
> 胆道疾病引起的 ALP 升高幅度大于 ALT、AST 或 LDH。ALP 与胆道小管邻近的肝细胞膜有关。

当肝病病程超过 6 个月即为慢性肝病（表 16–3）。慢性肝病的病因包括乙型肝炎或丙型肝炎、药物性肝炎（如他汀类、磺胺类药物或异烟肼）、酒精性肝病、非酒精性脂肪肝（non-alcoholic fatty liver，NAFL）、先天性代谢障碍和自身免疫性肝炎，其中 NAFL 是引起非病毒性和非酒精性肝病的最常见原因，属于代谢综合征范畴。该病可发展为非酒精性脂肪性肝炎（non-alcoholic steatohepatitis，NASH）、肝硬化、肝衰竭，甚至部分病例可进展为肝细胞癌。先天性疾病 [如血

表 16–3　肝脏疾病的病因 [a]
急性肝病（病程小于 6 个月）
● 常见病因
－ 病毒性肝炎（甲型肝炎、乙型肝炎、丙型肝炎）
－ 酒精性肝病
－ 中毒性损伤
－ 缺血性损伤
● 较少见病因
－ 病毒性肝炎 [丁型肝炎、戊型肝炎、巨细胞病毒（CMV）、EB 病毒和疱疹病毒引起的肝炎]
－ 自身免疫性肝炎
－ Wilson 病
－ 妊娠期肝病
慢性肝病（病程大于 6 个月）
● 病毒性乙型肝炎或丙型肝炎
● 药物性肝炎
● 酒精性肝病
● 非酒精性脂肪肝（NAFL）
● 先天性疾病（包括血色素沉着症、α_1- 抗胰蛋白酶缺乏症、Wilson 病、糖原贮积症和戈谢病）
● 自身免疫性肝炎

a. ALT 和 AST 升高幅度超过 ALP

ALP. 碱性磷酸酶；ALT. 丙氨酸转氨酶；AST. 天冬氨酸转氨酶

色素沉着症、α₁- 抗胰蛋白酶缺乏症、Wilson 病、糖原贮积病（GSD）和戈谢病] 也会导致慢性肝病。

AST /ALT 可用于评估酒精性肝病。有研究者认为，在排除酗酒后，仅单独测量 ALT 即可评估肝脏疾病状态。然而，由于现代自动化实验室内酶测定快速且廉价，故临床实际工作中常同时测定这两种酶。

如果 ALP 相对于正常检测上限的升高幅度超过 ALT 或 AST，该肝病可能主要累及胆道（表16-4）。梗阻性胆道疾病的一个主要表现是胆红素浓度升高。总胆红素浓度超过 2～3mg/dl 时会引起临床黄疸。

二、肝胆的解毒和排泄功能相关的实验室检测

肝脏的重要生化作用是代谢毒素、药物和生物学终产物，并将许多代谢产物排泄到胆汁。血浆胆红素是目前最易获得可评价肝脏解毒和排泄能力的内源性终产物。胆红素主要来源于红细胞正常更新后释放的血红蛋白，少部分来源于肌红蛋白和细胞色素。红细胞正常寿命约 120 天，衰老的红细胞主要被脾脏中的单核 – 巨噬细胞吞噬

表 16–4 胆道疾病的病因ᵃ

胆管形成失败
- 胆管闭锁

胆管梗阻或闭塞
- 胆石症
- 胆管炎
- 原发性胆汁性肝硬化
- 原发性硬化性胆管炎
- 术后狭窄
- 寄生虫感染

胆管受压
- 胰腺癌
- 胰腺炎
- 肝癌

a. ALP 升高幅度超过 ALT 和 AST
ALP. 碱性磷酸酶；ALT. 丙氨酸转氨酶；AST. 天冬氨酸转氨酶

破坏后释放血红蛋白，随后血红蛋白在巨噬细胞内被代谢为胆绿素，最终生成胆红素，释放进入外周循环。此种胆红素（又称非结合胆红素）不溶于水，在血液中与白蛋白结合转运至肝细胞，几乎不会从尿液中排出。非结合胆红素在有机阴离子转运蛋白（OATP）作用下被肝细胞摄取。在UDP- 葡萄糖醛酸转移酶的作用下，一个或两个葡萄糖醛酸分子与胆红素结合分别生成胆红素葡糖醛酸单酯和胆红素二葡糖醛酸酯，使其水溶性增加，称为结合胆红素。随后，结合胆红素在多耐药糖蛋白（MDR）的作用下穿过细胞膜，随胆汁一起排入胆管中。当结合或非结合胆红素病理性升高时，皮肤和巩膜出现黄染，称为黄疸。当胆红素浓度急剧升高时，患者皮肤和巩膜可能呈现为绿色。尿液中通常不含胆红素。当结合胆红素等水溶性胆红素病理性升高时，胆红素会从尿液中排出，导致尿液呈黄褐色或绿褐色，即胆红素尿。

临床上常采用含重氮盐的 Ehrlich 试剂，检测患者血清或血浆中的胆红素。结合胆红素水溶性高，可与重氮试剂快速反应，称为"直接反应"或"直接胆红素"。若要测量总胆红素，需在血清或血浆中加入助溶剂（如咖啡因、苯甲酸钠等）增强非水溶性胆红素（如非结合胆红素）与重氮试剂的反应。因为只能测量直接胆红素和总胆红素，常通过计算总胆红素和直接胆红素的差值得到间接胆红素（非结合胆红素）。尽管直接胆红素和结合胆红素、间接胆红素和非结合胆红素含义类似，但还是有一些细微差别。事实上，直接胆红素检测了 70%～90% 的结合胆红素、δ 胆红素（又名胆蛋白）及 5%～10% 的非结合胆红素。

尽管大部分自动生化分析仪采用 Ehrlich 试剂

法检测胆红素，但我们仍有必要了解 Kodak 研发的干化学技术是如何检测胆红素的。干化学技术（目前 Vitros 系列分析仪使用）的独特之处在于利用分光光度法直接测定非结合（BU）和结合（BC）胆红素。BU 和 BC 的总和与 Ehrlich 重氮反应测得的总胆红素的差别在于 δ 胆红素。δ 胆红素可与白蛋白共价结合，其浓度升高与胆红素慢性增高保持一致。然而，目前只有一种分析系统（干化学技术）可以检测 δ 胆红素，而且尚未发现 δ 胆红素的测定能为肝病诊断和治疗提供有效信息。

在大多数肝细胞功能障碍（特别是急性病毒性肝炎）的情况下，胆红素增加以结合胆红素为主，这是因为结合胆红素转运至胆管的过程是胆红素排泄的主要限速步骤，当结合胆红素转运至胆管的过程受阻时，结合胆红素反流入体循环。然而，在严重的肝细胞功能障碍时，如终末期肝病，除了胆红素的转运障碍，还可能伴有胆红素结合障碍。

区分高胆红素血症是以结合性为主还是非结合性为主是非常有用的，有助于鉴别诊断。结合胆红素与总胆红素的比率<0.4，提示可能存在非结合性高胆红素血症；两者比值≥0.4，则提示很可能存在结合性高胆红素血症。由于新生儿非结合胆红素浓度高于儿童或成人，因此在新生儿中两者比值的截点约为 0.2。新生儿可通过经皮胆红素检测仪评估总胆红素水平。然而，2009 年一篇综述警告在总胆红素位于 12～14mg/dl 及以上水平时，经皮检测胆红素的结果会偏低，建议在这个水平的胆红素测定应以血清胆红素结果为准。

引起非结合性高胆红素血症主要有 3 点原因：① 红细胞破坏增加（肝前因素）；② 非结合胆红素转运至肝细胞障碍；③ 胆红素结合障碍。红细胞破坏增加的主要原因包括骨髓内溶血（如维生素 B₁₂ 缺乏导致的无效红细胞造血）、血管内或血管外溶血［如微血管病性溶血性贫血、人工心脏瓣膜导致的溶血和自身免疫性溶血性贫血（IgG 介导的温抗体型和 IgM 介导的冷抗体型）］、红细胞膜缺陷（如先天性球形红细胞增多症或椭圆形红

细胞增多症）、红细胞酶缺陷（如 G6PD 缺乏症或 PK 缺乏症）和血红蛋白病（如镰状细胞性贫血，表 16-5）。

表 16-5　引起非结合性高胆红素血症的溶血性疾病

分　类	说　明
有红细胞破碎	
微血管病变性溶血性贫血	排除 DIC、TTP、和 HUS
人工心脏瓣膜	有瓣膜置换术史
自身免疫性溶血性贫血	Coombs 检测阳性
无红细胞破碎	
骨髓内溶血	排除维生素 B₁₂ 缺乏
红细胞膜缺陷	外周血涂片可见球形、椭圆形红细胞
红细胞酶缺陷	可见咬痕细胞，G6PD 酶活性下降
血红蛋白病	进行血红蛋白分析

DIC. 弥散性血管内凝血；G6PD. 葡萄糖 –6– 磷酸脱氢酶；TTP. 溶血性尿毒综合征；HUS. 血栓性尿毒综合征

一系列非溶血性疾病也可引起非结合性高胆红素血症（表 16-6）。Gilbert 综合征是一种良性常染色体显性遗传病，该病患者体内肝细胞对非结合胆红素的摄取和结合功能轻度障碍。患者在不伴有其他疾病（如胃肠炎或其他轻度病症）时，一般无黄疸。Gilbert 综合征患者肝酶浓度和肝脏合成能力均正常，因此 Gilbert 综合征被认为是

一种正常表型的变体，而不是一种疾病。白种人 Gilbert 综合征最常见的病因是 UDP- 葡糖醛酸转移酶启动子区域中 A（TA）6TAA 发生额外的二核苷酸重复，变为 A（TA）7TAA。而 UDP- 葡萄糖醛酸转移酶先天性缺陷可引发严重疾病。Crigler- Najjar 综合征 I 型患者绝对缺乏 UDP- 葡萄糖醛酸转移酶，导致非结合胆红素显著升高，若在婴儿时期未得到及时治疗，极易引起婴幼儿核黄疸，需通过肝移植进行治疗。Crigler-Najjar 综合征 II 型患者体内 UDP- 葡萄糖醛酸转移酶轻度缺乏，可以通过巴比妥类药物来刺激酶的产生以改善临床症状。新生儿常出现短暂、轻度、自限性的 UDP- 葡萄糖醛酸转移酶活性低下，也可出现黄疸症状（如新生儿黄疸）。然而，当新生儿胆红素浓度升高超过 5～10mg/dl，需进行光疗以降低胆红素浓度。此外，还有一种建议就是当胆红素浓度达到出生体重的 5 倍时，即开始光疗。2%～10% 的母乳喂养婴儿会出现短暂的非结合性高胆红素血症（即母乳性黄疸），其原因可能为母乳中的某些成分会干扰非结合胆红素与葡萄糖醛酸的结合，使得非结合胆红素水平升高。

表 16–6　引起非结合性高胆红素血症的非溶血性疾病
新生儿
• 轻度至中度短暂性非结合性高胆红素血症
– 生理性黄疸
– 母乳性黄疸
• 持续性非结合性高胆红素血症
– Crigler–Najjar 综合征 I 型（重度）和 II 型（轻度）
儿童及成人
• Gilbert 综合征

结合性高胆红素血症的病因及发病机制主要有 2 种：①肝功能紊乱导致结合胆红素转运至胆管减少（表 16–3）；②解剖性胆道梗阻（表 16–4）。中至重度急性或慢性肝病可引起结合性高胆红素血症。

值得注意的是，有两种疾病表现为结合性高胆红素血症但肝功能正常，即 Dubin – Johnson 综合征和 Rotor 综合征。Dubin-Johnson 综合征由多药耐药蛋白 2（MRP2）功能障碍引起。MRP2 由 ABCC2（ATP-binding cassette subfamily C member 2）基因编码产生，是一种微管多特异性有机负离子转运蛋白（cMOAT）。Dubin-Johnson 综合征患者肝脏常呈黑色。Rotor 综合征主要由肝脏谷胱甘肽 – s - 转移酶（hGSTA1–1）水平下降而引发。粪卟啉和粪卟啉 I 在 Dubin-Johnson 综合征患者尿液中是异常的，若无法进行肝脏活检，可通过检测尿液中粪卟啉和粪卟啉 I 来鉴别诊断两种疾病。此外，DNA 检测也逐渐应用于两种疾病的鉴别诊断。

解剖性胆道梗阻可由肝内或肝外因素导致。新生儿期持续性结合性高胆红素血症最常见于胆道闭锁或新生儿肝炎。新生儿期后，肝外胆道梗阻最常见的病因是胆石症。胆石症常伴有胆囊炎症（如胆囊炎）。胆囊破裂后引起腹膜炎，严重者可危及生命。胆道梗阻的其他病因包括炎症（如胆管炎或胰腺炎）、肿瘤（如胰腺腺癌或胆管受压的肝癌）、术后狭窄、自身免疫病［如原发性硬化性胆管炎（PSC）］和寄生虫（如蠕虫或虫卵）。

与肝损伤后引起的酶相比，胆红素升高较晚。尽管肝酶浓度升高程度与肝损伤严重程度不相关，但结合胆红素水平越高，提示肝脏疾病越严重，如在酒精性肝硬化的终末期，ALT 和 AST 可能仅为中度升高，但患者可表现为严重黄疸。此外，患者常出现门脉高压伴腹水、食管静脉曲张、痔疮和脾大。

三、肝脏合成功能相关的实验室检测

除了免疫球蛋白来源于 B 淋巴细胞和浆细胞，肝脏是血液中血浆蛋白的最主要来源。从严格定量角度上看，白蛋白比总蛋白能够更好地反映肝脏合成能力。在同时合并多克隆或单克隆高丙种球蛋白血症时，患者即使有严重的低白蛋白血症，但其总蛋白含量可能正常甚至升高。除了肝脏疾病，其他病因也可引起低蛋白血症，包括营养不良和吸收障碍（白蛋白合成的原料不足）；急性炎症时蛋白质合成由白蛋白为主转变为以急性时相反应蛋白［如补体蛋白、C 反应蛋白、甘露糖结合凝集素和血清淀粉样蛋白（表 16-7）］为主；白蛋白分解增加（如怀孕或甲状腺功能亢进）；肾病综合征引起的蛋白质丢失增多、蛋白丢失性肠病等。

提示

胆道梗阻分为肝内梗阻与肝外梗阻。新生儿期后最常见的肝外梗阻为胆石症。

表 16-7　肝脏合成的急性时相反应蛋白

正性急性时相反应蛋白（急性炎症时浓度升高）

- 免疫相关
  - 补体（C）
  - 甘露糖结合凝集素（MBL）
  - C 反应蛋白（CRP）
  - α_1 酸性糖蛋白（α1AG）
  - 血清淀粉样蛋白 A（SAA）
- 抗蛋白酶类
  - α_1- 抗胰蛋白酶（A1AT）
  - α_2 巨球蛋白（A2M）
- 抗氧化剂
  - 铜蓝蛋白
- 凝血因子
  - 纤维蛋白原
  - Ⅷ因子
- 其他
  - 结合珠蛋白
  - 血浆纤维连接蛋白
  - 脂多糖结合蛋白
  - 铁蛋白
- **负性急性时相反应蛋白（急性炎症时浓度下降）**
  - 视黄醇结合蛋白
  - 甲状腺素转运蛋白
  - 白蛋白
  - 运铁蛋白

视黄醇结合蛋白（retinol-binding protein，RBP）或甲状腺素转运蛋白（transthyretin，TTR）常用于评估营养不良患者的营养补充状况。尽管甲状腺素转运蛋白通常被称为"前白蛋白"，但严格意义上，前白蛋白是指在血清蛋白电泳过程中出现在白蛋白之前区域的蛋白。相比于白蛋白，视黄醇结合蛋白和甲状腺素转运蛋白一般不用做反映肝功能异常的指标。

利用凝血因子活性测试［如凝血酶原时间（PT）］反映凝血因子蛋白含量是评估肝脏合成能力的有效手段。PT 延长或国际标准化比率（INR）升高提示肝功能严重受损。PT 可以反映 Ⅰ（纤维蛋白原）、Ⅱ（凝血酶原）、Ⅳ、Ⅴ、Ⅵ、Ⅶ六种凝血因子的活性。由于凝血因子的半衰期大多比白蛋白的半衰期短，其中又以Ⅶ 因子的半衰期最短，只有 4～5 小时。因此在急性肝功能障碍时，PT 比白蛋白能更敏感地反映肝脏蛋白合成能力降低。

INR 最初用于辅助不同实验室间比较服用抗凝剂（如华法林，可减少维生素 K 依赖的凝血因子合成和活性）患者的 PT 结果。然而，现在可以将 INR 与肌酐和胆红素联合构建 MELD 评分模型，即终末期肝病模型，可预测晚期肝硬化患者肝移植术后 3 个月的死亡率，但该模型预测死亡时的分数还存有一定的争议。

尽管 PT 延长可以反映肝脏合成功能障碍，但由于严重肝脏疾病时抗凝因子（如抗凝血酶、蛋白 S 和蛋白 C）的合成也会下降，所以 PT 延长程度与凝血障碍严重程度没有显著相关性。也就是说，单纯根据 PT 延长程度会高估肝病患者的出血严重程度。

中重度肝病导致出血的原因包括维生素 K 吸收不良，使得维生素 K 依赖性凝血因子（Ⅱ、Ⅶ、Ⅸ和Ⅹ）浓度和活性降低；肝功能障碍导致纤维蛋白降解产物的清除受损，纤维蛋白碎片干扰稳定血栓的形成；肝硬化门静脉压力增大引起食管静脉曲张，易破裂出血，同时门静脉压力升高可引起脾肿大，导致血小板减少。血小板减少症在严重肝病时并不少见。严重肝病时，肝脏产生的促血小板生成素减少，而促血小板生成素的主要作用是刺激骨髓巨核细胞产生血小板，因此，严重肝病常见血小板数量减少。

四、病毒性肝炎的实验诊断

临床上常通过肝炎病毒血清学检查诊断病毒性肝炎、肝炎病毒既往感染或人体对肝炎病毒的免疫状态。

- 甲型肝炎病毒（HAV）是一种 RNA 病毒，主要通过粪－口途径传播，常导致急性肝炎。HAV 感染可引起暴发性肝衰竭，但较少见，一般不引起慢性肝脏疾病。实验室可通过检测总 HAV 抗体进行辅助诊断。总 HAV 抗体阳性提示 HAV IgM 和（或）IgG 水平升高。HAV IgM 抗体阳性提示急性或近期感染或接种疫苗，HAV 总抗体阳性无法区分新近感染者、既往感染恢复者和免疫接种者（表 16-8）。

- 乙型肝炎病毒（HBV）是一种 DNA 病毒，急性感染时最早出现的血清学标志物是表面抗原（HBsAg），之后依次为 e 抗原（HBeAg）、核心抗体 IgM（HBc IgM）。HBeAg 与核心抗原（HBcAg）由同一基因编码，但 HBeAg 不是 HBV 急性感染或复制所必需。在恢复期间，HBsAg 和 HBeAg 从循环中消失，HBc IgM 抗体转为阴性，出现 HBc 总抗体，随后出现 HBV e 抗体（HBeAb）、HBV 表面抗体（HBsAb）。HBV DNA 检测可作为 HBV 感染的直接证据。

在慢性 HBV 感染者体内，HBsAg 始终保持阳性；HBeAg 不一定阳性，若为阳性则提示传染性增加；HBeAb 阳性率也是高度可变的。在慢性 HBV 感染重新激活的情况下，HBc IgM 抗体可能会再次出现。

接种 HBV 疫苗可引起 HBsAb 阳性，但 HBcAb 为阴性，因为免疫原是重组 DNA 技术产生的 HBsAg。有一些罕见的 HBsAg 变异体无法被现有免疫学技术检测出来，这就会出现 HBsAg 阴性的 HBV 感染病例。

HBV 携带者是一种慢性病状态，可成为潜在传染源。当 HBsAg 阳性但又没有临床疾病活动性表现时，可诊断为 HBV 携带者。

- 丙型肝炎病毒（HCV）是一种 RNA 病毒，是引起慢性肝炎的最常见病毒，40%～80% 的急性 HCV 感染会迁延成慢性肝炎（肝病病程超过 6 个月）。HCV 抗体检测阳性无法区分急性和慢性感染，也不能区分新近感染和既往感染。过去常采用重组免疫印迹法（RIBA）检测 HCV 抗体是否阳性来进行诊断，但目前已被血浆中 HCV RNA 的检测所取代。转氨酶升高、肝活检异常或检测到 HCV RNA 均提示存在活动性 HCV 感染，但 AST 和 ALT 水平正常并不能排除慢性 HCV 感染。

- 丁型肝炎病毒（HDV）是一种有缺陷的 RNA 病毒，需与 HBV 同时感染才可引起丁型肝炎。HBV 和 HDV 感染可以同时发生，HDV 也可以在 HBV 慢性感染基础上叠加。HDV 利用 HBV 的表面抗原形成病毒粒子。HDV IgM 抗体提示急性感染。与 HCV 抗体类似，HDV 总抗体具有一定的诊断局限性，即无法区分活动性感染和既往感染、急性感染和慢性感染。

五、其他肝脏疾病及其实验室检查

（一）α_1- 抗胰蛋白酶缺乏症

对于不明原因和（或）早发性的肺气肿或肝病的患者，需考虑 α_1- 抗胰蛋白酶缺乏症（α-1 antitrypsin deficiency）。α_1- 抗胰蛋白酶可以保护肺脏免受内源性弹性蛋白酶、胶原酶和蛋白酶的破坏，其缺乏后会引起早发性全小叶肺气肿。α_1- 抗胰蛋白酶缺乏性肝病是由于患者体内突变的 α_1- 抗胰蛋白酶无法从肝细胞释放，从而发生蓄积所致。

表 16-8 病毒性肝炎及其他肝病的实验室检查	
检查项目	临床意义
甲型肝炎病毒总抗体	阳性提示甲型肝炎病毒现症感染或既往感染或者接种甲型肝炎疫苗
甲型肝炎病毒 IgM 抗体	阳性提示急性甲型肝炎病毒感染
乙型肝炎表面抗原（HBsAg）	阳性提示急性或慢性乙型肝炎病毒感染
乙型肝炎 e 抗原（HBeAg）	阳性提示急性或慢性乙型肝炎病毒感染，且传染性强
乙型肝炎核心抗体 IgM	阳性提示急性乙型肝炎病毒感染或慢性 HBV 感染激活
乙型肝炎核心抗体（HBcAb）	阳性提示乙型肝炎病毒现症感染或既往感染
乙型肝炎 e 抗体（HBeAb）	阳性提示慢性乙型肝炎病毒感染或既往感染
乙型肝炎表面抗体（HBsAb）	阳性提示慢性乙型肝炎病毒感染或既往感染或接种乙型肝炎疫苗
丙型肝炎病毒抗体（HCAb）	阳性提示丙型肝炎病毒现症感染或既往感染
丁型肝炎病毒 IgM 抗体	阳性提示丁型肝炎病毒急性感染
丁型肝炎病毒抗体（HDAb）	阳性提示丁型肝炎病毒现症感染或既往感染
抗核抗体	自身免疫性肝炎可呈阳性
抗平滑肌自身抗体	自身免疫性肝炎可呈阳性
抗 LKM1 抗体	自身免疫性肝炎可呈阳性
抗线粒体自身抗体	原发性胆汁性肝硬化可呈阳性
甲胎蛋白	肝细胞癌的标志物
血氨	终末期肝病可升高
胆汁酸	多种肝细胞疾病可见升高，妊娠期胆汁淤积症的诊断指标

Pi（蛋白酶抑制剂）基因 SERPINA1 位于 14q32.13，其突变可引起 α_1- 抗胰蛋白酶缺乏症。正常的等位基因为 M，常见的异常等位基因为 Z。纯合的 ZZ 变体可导致 α_1- 抗胰蛋白酶缺乏症。有一些 α_1- 抗胰蛋白酶缺乏症的患者肝细胞完全不合成 α_1- 抗胰蛋白酶，因此肝脏中无缺陷酶积聚，故患者仅有肺气肿表现而无肝损伤。

（二）糖原贮积病

糖原贮积病（glycogen storage diseases，GSDs）主要由糖原合成或分解障碍所致，是一组广泛累及肝脏、骨骼肌和（或）心肌的异质性疾病。GSDs 有很多类型，其中 0 型主要为糖原合成障碍，Ⅰ、Ⅲ 和Ⅵ型主要是由于糖原利用障碍而导致空腹低血糖。GSD Ⅰ 型（又称 Gierke 病）主要以 G6PD 缺乏导致的 Ⅰa 型为主，其他类型包括① Ib 型：T1 型转运蛋白缺陷；② 1aSP 型：G6PD 稳定蛋白缺乏；③ 1c 型：T2β 转运蛋白缺乏；④ 1d 型：GLUT7 葡萄糖转运蛋白缺乏。糖原 -1，6- 糖苷酶缺乏可引起 GSDⅢ 型（又称 Cori 或 Forbe 病）。肝磷酸化酶或磷酸化酶 b 激酶缺乏可导致 GSD Ⅵ 型（又称 Hers 病）。

（三）血色病

血色病 Ⅰ 型（hemochromatosis type 1，HH1）是一种常染色体隐性遗传病，是在未进行慢性输血治疗的情况下引起铁过载的最常见病因。HH1 由 HFE 基因突变引起，HFE 基因位于 6 号染色体短臂，编码产生 Ⅰ 类组织相容性复合体样蛋白。引起 HH1 的基因型主要有 2 种，即 C282Y/C282Y 和 C282Y/H63D。H63D/H63D 纯合子无临床表现。HFE 基因突变会导致肝脏分泌的铁调素缺乏，使运铁蛋白过度表达，促进肠道对铁的吸收，最终导致铁过载。

运铁蛋白饱和度升高是血色病最早的生化指标，随后是铁蛋白。运铁蛋白饱和度百分比是筛查铁过载的推荐项目。铁蛋白升高并非铁过载的特异表现，也可见于急性时相反应。在慢性炎症状态下，如慢性疾病引起的贫血，铁蛋白由肝脏疾病或肝损伤释放。铁蛋白在代谢综合征和噬血细胞综合征患者体内升高。铁蛋白通过一个非经典溶酶体分泌途径进入循环。

HH1 在人群中的发病率约为 1/300，以男性发病为主，为女性发病率的 5～7 倍，通常于 40—50 岁时出现临床症状。过量的铁可沉积于心脏（可能导致心力衰竭）、肝脏（导致肝硬化等肝脏疾病）、内分泌器官［导致糖尿病、垂体功能减退症、甲状腺功能减退症和（或）性腺功能减退症］和皮肤。关节病变是 HH1 的另一个特征。

除 HH1 外，血色病还有其他类型。血色病Ⅱa型（HH2a）由铁调素调节蛋白基因 *HFE2*（定位于染色体 1q21.1）突变引起；血色病Ⅱb型（HH2b）是由 *HAMP* 基因（定位于染色体 19q13.12）突变后，其编码产生的铁调素含量下降导致的，HH2a 和 HH2b 均在青少年时期发病；运铁蛋白突变受体 2 基因（*TfR2*，定位于 7q22.1）突变将会导致 HH3；HH4a 是由 *SLC40A1* 基因（定位于染色体 2q32.2）突变，导致其编码的运铁蛋白功能丧失；HH4b 表现为 *CP* 基因（定位于染色体 3q25.1）突变引起血浆铜蓝蛋白缺乏症，但与 Wilson 病引起的铜蓝蛋白缺乏不同（见下文，Wilson 病）。HH4a 和 HH4b 铁主要沉积于网状内皮系统而不是实质器官和肝脏。多种由无效造血引起的贫血（如地中海贫血或铁粒幼细胞性贫血），因胃肠道对铁的过度吸收，常见铁过载。可以通过询问患者是否具有重复输血的病史来鉴别血色病与输血相关的铁沉积。健康成人体内铁的总量为 3.5～5.0g，而每单位血液的输注可通过非肠道途径提供 250mg 的铁。在铁过量导致中毒的情况下，体内可存在 15～20g 铁。引起铁超载的病因中，输血和血色病很少一起出现。

（四）肝豆状核变性

肝豆状核变性（Wilson 病）是一种罕见的常染色体隐性遗传病，发病率约为 1/20 万。基因突变导致 ATP7B 蛋白功能改变，引起铜过载，使铜离子沉积在大脑、肝脏、肾脏和角膜（Kayser-Fleischer 环）。ATP7B 蛋白由定位于染色体 13q 的铜转运 ATP 酶基因编码产生，负责将铜转移到胆汁中。超过 90% 的肝豆状核变性患者血浆铜蓝蛋白水平降低。尿液中的铜排泄增加，因此尿铜是一种十分有意义的无创筛查指标。由于肝铜增多高度提示 Wilson 病，因此，肝脏穿刺活检也是定量检测肝脏中铜负荷程度的有效手段。肝豆状核

变性常表现为慢性肝病（如肝硬化），但也可以发展为可能需要进行肝移植治疗的急性重型肝炎。

（五）肝细胞癌和甲胎蛋白

甲胎蛋白（AFP）是妊娠早期胎儿肝细胞产生的一种血浆蛋白，在成人血液中含量极低。一些病理情况可引起 AFP 升高，如急性肝病可表现为短暂性升高，在慢性肝病或肝硬化中可表现为持续性升高，此时应警惕肝细胞癌变可能。AFP 水平升高可作为肝细胞癌的诊断标志物，灵敏度为 40%～80%。

（六）肝性脑病和氨

氨是氨基酸脱氨反应后的终产物，在肝脏中进入尿素循环后以尿素的形式从肾脏排泄。严重的肝功能障碍会导致高氨血症。Krebs 尿素循环的先天性缺陷也可引起高氨血症，以鸟氨酸氨甲酰基转移酶（ornithine transcarbamylase，OTC）缺陷最常见，属于一种 X 性染色体连锁隐性遗传病。值得注意的是，在先天性尿素生成障碍的患者中可观察到呼吸性碱中毒，而先天缺陷导致的酸碱平衡失衡以酸中毒更常见。

高氨血症与肝性脑病密切相关。毒性或代谢性脑病患者的一个典型体征为扑翼样震颤（如当双手背曲时出现无意识抽搐动作）。在实验室检测血氨时，应注意：①在抽血过程中，止血带压迫血管的时间应尽量缩短，以减少蛋白质的脱氨基作用；②为防止血液样本中的蛋白质代谢产生氨，标本采集后应立即置于冰上；③血液标本应在 4℃进行离心，随后在冰上将血浆分装至带有螺旋盖的密闭管中，采血后 2 小时内冷藏；④由于吸烟可产生氨气，所以吸烟的技术人员不应穿

着工作服进行操作，以免衣物表面残留的氨气干扰仪器检测；⑤一些地板清洁用品中可能含有氨，在环境中产生足量的氨，干扰实验室仪器检测血氨。

（七）妊娠胆汁淤积与血清胆汁酸

血清胆汁酸浓度可以反映肠肝循环中肝脏从血液中清除胆汁酸，并将其排泄到胆汁的能力。如果肝细胞摄取或分泌胆汁酸受损或存在门体分流，血清胆汁酸水平将升高。妊娠胆汁淤积的女性常进行血清胆汁酸的检测。然而，由于胆汁酸并没有在现有肝功能检查项目基础上提供额外有价值的信息，因此很少检测。部分研究者认为，即使不检测胆汁酸也很容易诊断妊娠胆汁淤积症。

（八）急性（暴发性）肝衰竭

急性（暴发性）肝衰竭可由多种损伤引起，最常见的病因是急性病毒性肝炎（如 HBV 或 HAV，HAV 较少见）、毒素（如鹅膏菌）和中毒（如对乙酰氨基酚），其他原因包括腺病毒感染、水痘 - 带状疱疹病毒（VZV）感染、妊娠期急性脂肪肝、Wilson 病、Reye 综合征和门静脉血栓形成等。

随着认识到 Reye 综合征的发生与阿司匹林的用药密切相关，在儿童禁用阿司匹林后，该病如今已相当罕见。由于肝脏脂肪浸润和广泛线粒体损伤导致肝功能严重受损，Reye 综合征主要表现为高血氨脑病和脑水肿。此外，其他器官如肾脏、胃肠道和心脏损伤也可见于 Reye 综合征。

急性肝衰竭病程进展快，除非自然痊愈或采用肝移植进行治疗，其后果往往是严重的。在肝病 6 个月后发生的肝衰竭为慢性肝衰竭。急性和慢性肝衰竭具有一些相同的临床表现，包括（表 16-9）严重的高胆红素血症、凝血功能障碍（如 PT 延长和血小板减少引起的出血）、低蛋白血症（如低白蛋白血症伴水肿）、低血糖、高氨血症伴脑病和少尿性肾衰竭（由内脏血管舒张和血容量不足引起的肝肾综合征）。慢性肝衰竭

还与肺内分流导致的缺氧和杵状指有关（如肝肺综合征）。

（九）肝硬化

肝实质或肝内胆道慢性病变，引起连续或重复的细胞坏死和炎症发生，随后出现纤维化修复，最终导致肝硬化。肝脏的反复损伤破坏肝脏网状的结缔组织结构，引起肝内胶原蓄积形成瘢痕组织。桥接纤维化可阻碍肝内血流，引起门静脉高压，继而发展为腹水和食管静脉曲张。体格检查

表 16-9 肝衰竭常见实验室检查

检查项目	临床意义
高结合与非结合胆红素血症	胆红素结合及排泄障碍
低白蛋白血症	多种原因可引起低白蛋白血症，以白蛋白合成减少为主要原因
ALT 和 AST 升高	• 急性肝衰竭时升高约 100 倍，迅速降至正常提示肝细胞永久性丧失 • 慢性肝衰竭，ALT 和 AST 可正常
血氨升高	尿素循环受损，肝脏衰竭的晚期表现
低血糖	空腹状态下糖异生功能受损，肝糖原储存耗尽
PT 延长	凝血因子生成减少。维生素 K 吸收不良，纤维蛋白分解产物的清除减少
血小板减少症	DIC 或促血小板生成素缺乏
贫血	骨髓抑制导致的慢性贫血，食管静脉曲张破裂失血过多导致的贫血
肌酐和尿素氮升高	尿量减少、肝肾综合征、尿素氮升高而肌酐正常提示胃肠道出血

ALT. 丙氨酸转氨酶；AST. 天冬氨酸转氨酶；DIC. 弥散性血管内凝血；PT. 凝血酶原时间

可发现，肝脏因纤维化而体积缩小且质地坚硬，同时腹部因腹水而膨隆。部分患者可出现脐周静脉曲张，呈现"海蛇头"样外观。肝硬化可进一步发展为肝细胞癌。组织学上，增殖肝细胞在纤维组织内呈结节样再生，这些结节可以是小结节（<3mm），也可以是大结节（>3mm）。

在西方国家，酒精滥用是肝硬化的最常见病因，占 60%～70%，其他原因包括慢性病毒性肝炎（约 10%）、胆道疾病（5%～10%）和遗传性血色病（约 5%）。越来越多研究者认为非酒精性脂肪肝是引起原因不明源性肝硬化的隐形性病因之一。

肝硬化晚期患者出现严重肝功能损害时，称为终末期肝病。这类患者可出现非结合性和结合性混合性高胆红素血症、严重的低白蛋白血症、低血糖、凝血功能障碍（由凝血因子产生减少、纤维蛋白裂解产物清除减少和血小板减少症引起）和高氨血症。

实验室检验可以反映肝功能损伤程度。但肝硬化在肝穿刺活检确诊前，只能是一个临床经验诊断。目前，研究者致力于开发诊断肝硬化的标志物组合，已提出 10 余种诊断模型。其中 FibroSure 模型基于 ALT、α_2 巨球蛋白、载脂蛋白 A-I、总胆红素、GGT、结合珠蛋白等指标并结合患者的年龄及性别来进行评分。2014 年的一篇综述总结该模型可以排除由慢性乙型肝炎感染引起的肝硬化，但在识别慢性感染患者的肝硬化或纤维化上效果并不理想。

（十）原发性胆汁性肝硬化

原发性胆汁性肝硬化（primary biliary cirrhosis，PBC，又名原发性胆管炎）可影响小叶间胆管，是一种可引起梗阻性黄疸的慢性自身免疫性胆道疾病，多见于 40—50 岁女性。PBC 患者可出现结合性高胆红素血症且 ALP 升高幅度大于 ALT 和 AST，但 ALT 和 AST 也可为正常。

提示

- 在西方国家，酒精滥用是肝硬化的最常见病因，占 60%～70%。
- 原发性胆汁性肝硬化（PBC）影响小叶间胆管，是一种引起梗阻性黄疸的慢性自身免疫性胆道疾病。

约 95% 的 PBC 患者抗线粒体抗体（AMA）阳性。门静脉炎和持续的瘢痕形成可最终导致需要采用肝移植治疗的肝衰竭。

（十一）原发性硬化性胆管炎

原发性硬化性胆管炎（primary sclerosing cholangitis，PSC）一般累及较大的胆管，好发于男性（男女比例约 7:3），平均发病年龄约为 40 岁。PSC 患者的 AMA 检测结果为阴性。约 75% 的 PSC 患者出现炎症性肠病（如克罗恩病或溃疡性结肠炎）。该病主要通过肝活检来确诊。

六、肝胆疾病的实验诊断策略

在评估肝功能时，一种合理的策略就是优先分析胆红素浓度（图 16-1 和表 16-3 至表 16-6）。如果存在非结合性高胆红素血症，则应分析是否存在溶血。排除溶血后，应考虑其他可能引起非结合性高胆红素血症的因素，如新生儿黄疸、Gilbert 综合征和 Crigler-Najjar 综合征。

如果存在结合性高胆红素血症，则可根据肝酶来区分肝细胞源性（ALT 和 AST 升高为主）还是胆道源性（ALP、GGT 和 5'-NT 升高为主）。再根据发病次数和病程的急性还是慢性来进一步分析。图 16-1 中未注明的是终末期肝病，该病结合性和非结合性胆红素均可能显著升高。在没有高胆红素血症的情况下，应重点关注升高的肝酶类型。

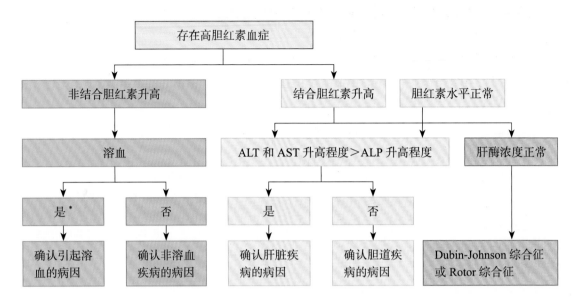

▲ 图 16-1　评估肝功能的一种方法

*. 表示乳酸脱氢酶升高，结合珠蛋白降低，伴或不伴外周血血涂片检查异常；ALP. 碱性磷酸酶；ALT. 丙氨酸转氨酶；AST. 天冬氨酸转氨酶

▶ **自测题**

1. 以下哪一项实验室检查项目升高时，更可能提示胆道疾病而不是肝细胞疾病？

　　A. AST

　　B. LDH

　　C. ALP

　　D. ALT

2. 以下哪一项实验室检查项目升高时，更有可能提示肝细胞疾病而不是胆道疾病？

　　A. ALT

　　B. GGT

　　C. 5'-NT

　　D. ALP

3. 以下哪项常引起慢性肝脏疾病而不是急性肝脏疾病？

　　A. 血色病

　　B. 甲型肝炎

　　C. 过量摄入对乙酰氨基酚造成的毒性损伤

　　D. 肝外血管血栓形成

4. 循环中的胆红素主要来自以下哪种物质？

　　A. 肌肉中的肌红蛋白

　　B. 红细胞中的血红蛋白

　　C. 肝脏中的运铁蛋白

　　D. 红细胞中的铁

5. 下列关于循环胆红素的说法正确的是？

　　A. 非结合胆红素是水溶性的

　　B. 胆红素在肝细胞中与一或两个葡萄糖醛酸分子结合，使其成为水溶性

　　C. 如果结合或非结合的循环胆红素浓度升高时，皮肤和巩膜会出现粉红色，称为黄疸

　　D. 结合胆红素通过胆管转运到尿液中

6. 急性病毒性肝炎患者存在肝细胞功能障碍时，其循环中的结合胆红素增高的原因是？

　　A. 结合胆红素转运至胆管减少

　　B. 血红蛋白向胆红素的转化受损

　　C. 胆红素结合成为葡萄糖醛酸胆红素增加

　　D. 结合胆红素排泄至尿液减少

7. 以下哪个选项提示非结合性高胆红素血症？

　　A. 成人结合胆红素与总胆红素的比率为 0.7

　　B. 新生儿的结合胆红素与总胆红素的比率为 0.3

　　C. 一个 3 岁儿童的结合胆红素与总胆红素的比率为 0.6

D. 成人结合胆红素与总胆红素的比率为 0.3

8. 下列哪项不是非结合性高胆红素血症的病因？

A. 自身免疫性溶血性贫血导致红细胞破坏

B. 非结合胆红素转运至肝细胞障碍

C. 肝细胞中胆红素与葡萄糖醛酸的结合缺陷

D. 结合胆红素转运至胆管受损

9. 以下哪种疾病为血管外溶血性疾病？

A. 微血管病性溶血性贫血

B. 人工心脏溶血

C. 镰状细胞性贫血

D. 维生素 B_{12} 缺乏导致无效造血

10. 以下哪项为非溶血因素引起的非结合性高胆红素血症？

A. 红细胞酶缺陷，如丙酮酸激酶缺乏

B. 红细胞膜缺陷，如遗传性球形红细胞增多症

C. Crigler-Najjar 综合征

D. 血栓性血小板减少性紫癜

11. 胆道梗阻可发生在肝内或肝外，以下哪一个是成人肝外胆道梗阻的最常见病因？

A. 胆道闭锁

B. 胆石症

C. 胰腺癌

D. 寄生虫感染

12. 下列蛋白质中，哪一种是由肝脏合成并且在所有血浆蛋白质中浓度最高？

A. 免疫球蛋白

B. 纤维蛋白原

C. 补体 C3

D. 白蛋白

13. 许多凝血因子的半衰期比白蛋白短，因此测量凝血功能比测量血浆白蛋白浓度更能反映肝脏蛋白合成能力。以下哪项凝血试验常用于评估患者是否存在严重肝功能障碍？

A. PTT

B. PT/INR

C. 纤维蛋白原

D. Ⅶ因子

14. 严重的长期肝病可导致出血，以下哪一项不是引起严重肝病患者出血的原因？

A. 肝脏合成凝血因子减少

B. 肝脏对纤维蛋白分解产物的清除受损，高浓度的纤维蛋白分解产物抑制凝血

C. 肝外凝血因子Ⅷ合成增加

D. 食管静脉曲张易破裂出血

15. 下列哪项检查阳性提示急性或慢性乙型肝炎病毒传染性增加？

A. 乙型肝炎病毒表面抗原

B. 乙型肝炎病毒 e 抗原

C. 甲型肝炎病毒 IgM 抗体

D. 丁型肝炎病毒抗体

16. 原发性胆汁性肝硬化患者下列哪项检查最有可能阳性或升高？

A. 甲胎蛋白

B. 抗平滑肌自身抗体

C. 抗线粒体抗体

D. α_1- 抗胰蛋白酶

17. 在没有慢性输血治疗的情况下，下列肝脏疾病中，哪个与铁过载有关？

A.Wilson 病

B. 肝细胞癌

C. 糖原贮积病

D. 血色病

18. 以下哪一项实验室检查异常不太可能出现于血色病患者？

A. 运铁蛋白饱和度增加

B. 血浆或血清铁蛋白降低

C. 肝脏铁沉积

D. 铁沉积在心脏引起心力衰竭

19. Wilson 病患者一般不出现下列哪一项？

A. 慢性或急性肝病

B. 角膜中的 Kayser-Fleischer 环

C. 血清或血浆中铜蓝蛋白增加

D. 尿液中铜的排泄增加

20. 以下哪一项在暴发性肝衰竭患者中不常见？

A. 循环中氨浓度升高

B. 血糖浓度降低

C. 凝血酶原时间延长

D. 结合和非结合胆红素浓度降低

21. 下列选项中，哪一项是西方国家肝硬化的最常见病因？

A. 酒精滥用

B. 慢性病毒性肝炎

C. 胆道疾病

D. 遗传性血色病

22. 下列哪项疾病可影响小叶间胆管并且是一种梗阻性黄疸相关的慢性自身免疫性胆道疾病？

A. 原发性硬化性胆管炎

B. 原发性胆汁性肝硬化

C. 肝性脑病

D. 妊娠胆汁淤积

答案与解析

1. 正确答案是 C。碱性磷酸酶 ALP 与胆道小管邻近的肝细胞膜有关。当胆道梗阻或发生炎症时，血液中 ALP 的浓度升高。然而，值得注意的是，乳酸脱氢酶（LDH）不适合用于肝细胞疾病的常规评估，因为 LDH 可由多种不同类型组织细胞损伤后释放。

2. 正确答案是 A。选项 B、C、D 均为提示胆道疾病的检测项目。除了胆道疾病，其他许多原因也可引起 ALP 升高。因此，通常选择 ALP 与 GGT 和（或）5′–NT 一起用于评估胆道疾病。

3. 正确答案是 A。血色病是一种先天性遗传病，出生后随着时间的推移，逐步发展为肝脏病。其他 3 个选项均可引起急性肝脏病，是引起急性肝脏损伤的代表性病因。

4. 正确答案是 B。胆红素主要来源于红细胞中的血红蛋白，少部分来自于肌肉中的肌红蛋白。衰老的红细胞主要在脾脏内被巨噬细胞吞噬，随后被代谢为胆红素。运铁蛋白和铁离子均不是胆红素的主要成分。

5. 正确答案是 B。非结合胆红素难溶于水。

当循环胆红素浓度升高时，皮肤和巩膜的颜色为黄色，而不是粉红色。结合胆红素被转运至胆管，但是胆管在解剖学上并没有与泌尿生殖道直接相连。当患者血浆胆红素浓度显著升高时，常可在尿液中发现胆红素。

6. 正确答案是 A。肝功能受损可减少非结合胆红素转运至胆小管。尚无证据显示其他三个过程可解释急性病毒性肝炎患者结合胆红素升高。

7. 正确答案是 D。结合胆红素与总胆红素的比值 ≥0.4，提示很可能存在结合性高胆红素血症。由于新生儿非结合胆红素浓度高于儿童或成人，因此，在新生儿中两者比值的截点约为 0.2。3 岁儿童可与成人一样代谢胆红素，因此，两者比值的 cut off 值一样，为 0.4。故只有选项 D 提示非结合性高胆红素血症。

8. 正确答案是 D。结合胆红素转运至胆管受损可导致结合性高胆红素血症。其他选项可引起非结合胆红素升高。

9. 正确答案是 D。前三个选项均为血管内溶血性疾病。维生素 B_{12} 缺乏导致的无效红细胞造血是骨髓内溶血而不是血循环内的溶血。

10. 正确答案是 C。Crigler-Najjar 综合征 I 型患者由于严重缺乏 UDP- 葡萄糖醛酸转移酶（催化结合胆红素生成的酶），导致非结合胆红素显著升高，II 型患者体内 UDP- 葡萄糖醛酸转移酶轻度缺乏。其他选项均与溶血相关。

11. 正确答案是 B。胆道闭锁可见于新生儿。胰腺癌和蠕虫等寄生虫感染可堵塞胆管，引起肝外胆道梗阻，但是肝外胆道梗阻最常见的病因为胆管内结石，又被称为胆石症。

12. 正确答案是 D。免疫球蛋白是 B 细胞和浆细胞分泌的产物，其在血循环中的浓度高于大多数血浆蛋白质。纤维蛋白原和补体 C3 是由肝脏合成的蛋白质，但是他们在血浆中的浓度低于白蛋白。

13. 正确答案是 B。半衰期最短的凝血因子是 VII 因子。然而，PT 和 INR 源自于凝血因子 VII，很容易受血循环中 VII 因子的浓度影响。几乎每个临床实验室都可检测 PT/INR 值，但是很多实验室无法定量检测Ⅶ因子。因此，PT/INR 最常用于评估肝脏合成能力。PTT 既不受Ⅶ因子缺乏的影响，也不受纤维蛋白原浓度的影响。

14. 正确答案是 C。凝血因子Ⅷ升高，更可能降低出血风险而不是增加出血风险。其他选项都是引起严重肝病患者出血的可能原因。

15. 正确答案是 B。乙型肝炎表面抗原提示急性或慢性乙型肝炎病毒感染，甲型肝炎病毒 IgM 抗体提示急性甲型肝炎病毒感染，丁型肝炎病毒抗体提示丁型肝炎病毒现症或既往感染。

16. 正确答案是 C。甲胎蛋白是肝细胞癌的标志物。抗平滑肌自身抗体是自身免疫性肝炎的标志物。α_1- 抗胰蛋白酶相关的肝病是由 α_1- 抗胰蛋白酶缺陷所致，而不是 α_1- 抗胰蛋白酶的生成增加或血浆浓度升高。

17. 正确答案是 D。Wilson 病与循环中铜过载、过多的铜离子蓄积在大脑、肝脏、肾脏和角膜有关。肝细胞癌与铁沉积不相关。糖原贮积病由糖原分解障碍所致。

18. 正确答案是 B。血色病患者血浆或血清铁蛋白升高，尽管铁蛋白升高并非铁过载的特异表现。铁蛋白由肝脏疾病或肝损伤释放，也可作为急性时相反应蛋白。运铁蛋白饱和度百分比是血色病患者的推荐筛查项目和最早的生化指标。

19. 正确答案是 C。肝脏铜过载可导致肝脏疾病。过多的铜沉积在角膜 – 巩膜连接处（角巩膜缘），形成 Kayser–Fleischer 环。尿酮是一种有效的无创筛查可疑 Wilson 病患者的检测项目。＞90% 的 Wilson 病患者血浆铜蓝蛋白水平下降，而不是升高。

20. 正确答案是 D。胆红素的结合和排泄障碍可导致循环中结合胆红素和非结合胆红素浓度升高。尿素循环受损可引起血氨浓度升高。禁食状态下，肝糖原耗尽，糖异生受损，最终导致血糖浓度下降。凝血因子产生减少、维生素 K 吸收不良、纤维蛋白裂解产物清除减少可导致凝血酶原时间延长。

21. 正确答案是 A。其他选项所致的肝硬化病例所占的近似百分比，如病毒性肝炎（10%）、胆道疾病（5%～10%）、遗传性血色病（5%）。

22. 正确答案是 B。原发性胆汁性肝硬化患者可出现结合性高胆红素血症。ALP 的浓度高于 ALT、AST。原发性胆汁性肝硬化更常见于 40—50 岁女性。原发性硬化性胆管炎一般累及大胆管，好发于男性。原发性硬化性胆管炎患者通常抗线粒体抗体为阴性，而原发性胆汁性肝硬化患者抗线粒体抗体则通常为阳性。肝性脑病通常发生在血氨浓度极高的重症肝病患者。妊娠期胆汁淤积与妊娠妇女血清胆汁酸浓度升高相关。

拓展阅读

[1] American Academy of Pediatrics Subcommittee on Hyperbilirubinemia. Management of hyperbilirubinemia in the newborn infant 35 or more weeks of gestation. *Pediatrics*. 2004;114:297–316.

[2] Castera L. Noninvasive methods to assess liver disease in patients with hepatitis B or C. *Gastroenterology*. 2012;142:1293–1302.e4.

[3] Cohen LA, Gutierrez L, Weiss A, et al. Serum ferritin is derived primarily from macrophages through a nonclassical secretory pathway. *Blood*. 2010;116:1574–1584.

[4] Dufour DR, et al. Diagnosis and monitoring of hepatic injury. I. Performance characteristics of laboratory tests. *Clin Chem*. 2000;46:2027–2049.

[5] Dufour DR, et al. Diagnosis and monitoring of hepatic injury. II. Recommendations for use of laboratory tests in screening, diagnosis, and monitoring. *Clin Chem*. 2000;46:2050–2068.

[6] El-Beshbishi SN, Shattuck KE, Mohammad AA, Petersen JR. Hyperbilirubinemia and transcutaneous bilirubinometry. *Clin Chem*. 2009;55:1280–1287.

[7] Fix OK, Kowdley KV. Hereditary hemochromatosis. Minerva Med. 2008;99(December):605–617.

[8] Hogarth DK, Rachelefsky G. Screening and familial testing of patients for alpha 1–antitrypsin deficiency. *Chest*. 2008;133:981–988.

[9] Jastrzębska I, Zwolak A, Szczyrek M, Wawryniuk A, Skrzydło-Radomańska B, Daniluk J. Biomarkers of alcohol misuse: recent advances and future prospects. *Prz Gastroenterol*. 2016;11:78–89.

[10] Klein KB, Stafinski TD, Menon D. Predicting survival after liver transplantation based on pre-transplant MELD score: a systematic review of the literature. *PLoS One*. 2013;8:e80661.

[11] Langner C, Denk H. Wilson disease. *Virchows Arch*. 2004;445:111–118.

[12] Limdi JK, Hyde GM. Evaluation of abnormal liver function tests. *Postgrad Med J*. 2003;79(June):307–312.

[13] Mallory MA, et al. Abnormal liver test results on routine screening. How to evaluate, when to refer for a biopsy. *Postgrad Med*. 2004;115:53–56, 59–62, 66.

[14] Milich D, Liang TJ. Exploring the biological basis of hepatitis B e antigen in hepatitis B virus infection. *Hepatology*. 2003;38:1075–1086.

[15] Salkic NN, Jovanovic P, Hauser G, Brcic M. FibroTest/Fibrosure for significant liver fibrosis and cirrhosis in chronic hepatitis B: a meta-analysis. *Am J Gastroenterol*. 2014;109:796–809.

第 17 章　胰腺疾病
Pancreatic Disorders

David N. Alter　Michael Laposata　著

虞　倩　于　霞　译　胡　敏　郑　磊　校

学习目标

1. 理解急性与慢性胰腺炎间的差异，以及服务于两者诊断的实验室检测结果。
2. 了解胰腺恶性肿瘤患者的临床、实验室检测和影像学异常表现。
3. 了解糖尿病、妊娠期糖尿病、低血糖症的临床和实验诊断标准。
4. 认识起源于胰岛不同细胞的肿瘤，并了解相关实验室检测结果。

胰腺为横置于腹膜后、兼具内分泌及外分泌功能的器官，其"头部"连接十二指肠，"尾部"靠近脾脏，长约20cm，厚2~3cm。85%脏器组织行使外分泌功能，由向胃肠道分泌消化相关酶（多为无活性"前体"形式）的细胞组成（表17-1），而内分泌功能由组织学上散布在外分泌细胞组分中的激素分泌细胞群［胰岛，又称"朗格汉斯岛"（islets of Langerhans）］组成。如表17-2所示，有四种各自分泌特异性激素的主要细胞类型。

胰腺炎及糖尿病分别是胰腺最常见的外分泌和内分泌功能障碍相关疾病。就恶性肿瘤而言，外分泌肿瘤（95%）多为起源于胰腺导管上皮的腺癌，而起源自胰岛的内分泌肿瘤较为少见，依据起源细胞类型进行分类（胰岛素瘤、胰高血糖素瘤等）。

一、急性胰腺炎

1. 定义
急性胰腺炎是一种胰腺急性炎症性疾病，临

表 17-1　胰腺外分泌功能	
酶	功 能
淀粉酶	催化复杂糖类分解为单个葡萄糖残基
脂肪酶	催化甘油三酯（三酰甘油）水解为单酰甘油和游离脂肪酸
胰蛋白酶（储存形式为胰蛋白酶原）	切割由赖氨酸及精氨酸羧基形成的肽键，消化蛋白质（蛋白酶）
胰凝乳蛋白酶/糜蛋白酶（储存形式为胰凝乳蛋白酶/糜蛋白酶原）	切割由色氨酸、亮氨酸、酪氨酸及苯丙氨酸羧基形成的肽键，消化蛋白质（蛋白酶）
弹性蛋白酶	切割由甘氨酸、丙氨酸及缬氨酸羧基形成的肽键，消化蛋白质（蛋白酶）

床表现为急慢性上腹部疼痛伴恶心、呕吐，严重时伴有发热、低血压和心动过速。急性胰腺炎最为常见的三大诱因为胆道梗阻（40%～70%）、酗酒（25%～35%）和特发性因素（20%）。其他非常见病因包括高钙血症、高甘油三酯血症、感染、机械性（术后）及药物相关因素（如天冬酰胺酶、硫唑嘌呤、雌激素、呋塞米、磺胺类药物、四环素和噻嗪类利尿药）。药物方面常由有毒代谢物或超敏反应引起。由胰蛋白酶原基因或胰蛋白酶抑制物基因突变所导致的遗传性急性胰腺炎亦有见报道。各种病因的致病基础是胰腺中消化酶原激活并作用于胰腺自身（自体消化），触发炎症反应导致水肿、坏死和出血，这些改变引起或加重导管阻塞，使初始炎症反应加剧。在所有胰酶中，淀粉酶和脂肪酶历来被作为急性胰腺炎特征性标志物。临床实践中，在排除其他诊断情况下，淀粉酶和（或）脂肪酶升高并伴有相应临床表现即可诊断急性胰腺炎。

2. 诊断

诊断急性胰腺炎需满足下列 3 项标准中的 2 项：①腹痛；②影像学特征性表现；③脂肪酶和（或）淀粉酶升高。其他实验室异常包括但不限于白细胞增多、血钙降低、血糖降低和 C 反应蛋白升高。

淀粉酶或脂肪酶升高＞3 倍正常上限即满足急性胰腺炎的生化诊断标准，此时淀粉酶的诊断灵敏度为 67%～83%，特异度为 85%～98%。与之相比，脂肪酶诊断急性胰腺炎的灵敏度 / 特异度均＞95%。淀粉酶或脂肪酶升高并不仅仅

表 17-2　胰腺内分泌功能		
细胞类型	激　素	主要功能
α 细胞	胰高血糖素	升血糖
β 细胞	胰岛素	降血糖
δ 细胞	生长抑素	抑制胰岛素及胰高血糖素释放
γ 细胞	胰多肽	调节胰腺功能

提示

急性胰腺炎是一种潜在致命疾病，其发生与胰腺消化酶在细胞内激活相关，导致正常分泌入胃肠道消化摄食的强效酶作用于胰腺组织自身。

与胰腺炎有关，还需结合患者临床表现进行解释。表 17-3 和表 17-4 分别列举了其他可导致高淀粉酶血症和高脂肪酶血症的非胰腺炎病因。

表 17-3　与急性胰腺炎无关的高淀粉酶血症

- 胸腹部恶性肿瘤
- 胆道疾病
- 夹层动脉瘤
- 胃肠道内脏穿孔
- 头部外伤伴颅内出血
- 肠梗阻
- 肝脏疾病
- 巨淀粉酶血症
- 肠系膜血管栓塞
- 心肌梗死
- 胰腺假性囊肿
- 未特殊说明的其他胰腺疾病
- 肺栓塞
- 肾功能不全
- 异位妊娠破裂
- 涎腺疾病

表 17-4　与急性胰腺炎无关的高脂肪酶血症

- 胆道疾病
- 糖尿病酮症酸中毒
- 人类免疫缺陷病毒感染
- 肠梗阻
- 胰腺癌
- 未特殊说明的其他胰腺疾病
- 胰腺假性囊肿
- 肾衰竭

脂肪酶较淀粉酶具有更好的器官特异性，峰值出现更早、下降更晚，故检测性能优于淀粉酶。淀粉酶在 6～12 小时升高，3～5 天恢复正常，而脂肪酶在 4～8 小时升高，8～14 天恢复正常。由此可见样本采集时机尤其重要，单次淀粉酶结果可能因样本采集过晚或过早而出现假性正常。值得注意的是，多项研究指出脂肪酶和淀粉酶联合检测并不能提升诊断效力。

一些实验室检查和计算机断层扫描（computed tomography，CT）可能有助于评估急性胰腺炎患者的预后。简化 Glasgow 标准是用于急性胰腺炎预后评估的一种体系。提示预后较差的因素包括患者年龄＞ 55 岁、白细胞计数＞ 15 000 /μl、乳酸脱氢酶＞ 600U/L、血糖＞ 180mg/dl、白蛋白＞ 3.2g/dl、血钙＞ 8mg/dl、动脉 PaO_2 ＞ 60mmHg、尿素氮＞ 45mg/dl。

巨淀粉酶血症是可致淀粉酶水平持续升高的重要罕见因素，常被忽视。巨淀粉酶是淀粉酶和免疫球蛋白（多为 IgA，IgG 亦有可能）组成的复合物，因分子量太大无法经肾小球滤过，从而导致持续高淀粉酶血症。这种情况下需利用电泳、免疫固定和糖类染色等复杂检测技术才能做出诊断。值得注意的是，一些其他分析指标也可因为形成"巨"复合物而出现假性升高，如肌酸激酶（巨 –CK）、催乳素（巨 –PRL）、天冬氨酸转氨酶（巨 –AST）和甲状腺激素（巨 –TSH）。

二、慢性胰腺炎

1. 定义

急性胰腺炎发作后，患者预后可呈现完全康复、复发但无永久性胰腺损伤、多次复发后致慢性胰腺炎。慢性胰腺炎的特点为细胞破坏并由瘢痕组织替代，导致胰管梗阻。慢性胰腺炎的病因很多，在发达国家主要为长期过量饮酒，而在发展中国家更多由营养不良引起。儿童最常见的病因是囊性纤维化（见第 7 章）。

2. 诊断

慢性胰腺炎患者常伴有糖耐量减低（impaired

> **提示**
>
> 急性胰腺炎发作后，患者预后可包括完全康复、复发但无永久性胰腺损伤、多次复发后导致慢性胰腺炎和脏器严重损伤。

glucose tolerance，IGT）或糖尿病。其他临床表现包括腹痛、体重减轻、脂肪泻，X 线检查显示胰腺钙化。胰腺组织破坏程度和损伤时间长短决定了实验室检测项目对慢性胰腺炎的诊断灵敏度。在慢性胰腺炎中，淀粉酶和脂肪酶的诊断价值有限，主要取决于临床病史和影像学检查。

内镜逆行胰胆管造影术（endoscopic retrograde cholangiopancreatography，ERCP）是经十二指肠插管在胆总管和胰管内注射 X 线造影剂，是诊断慢性胰腺炎最灵敏的方法，但该检查本身可诱发胰腺炎，故应谨慎使用。近来内窥镜超声由于在慢性胰腺炎的诊断上表现出与 ERCP 相同的灵敏度和特异度，也因此获得了临床诊断的青睐。

三、胰腺肿瘤

（一）胰腺外分泌肿瘤

1. 定义

大多数（95%）胰腺癌在组织学上为起源于胰腺外分泌组织的腺癌（可为囊性或非囊性，含多种组织学亚型的肿瘤不在讨论范围内）。美国每年有 3 万多名成人确诊胰腺癌，致死率较高，5 年生存率低于 5%。

2. 诊断

胰腺癌的高病死率源于缺少筛查手段，肿瘤临床表现隐匿，直至发生邻近组织结构浸润（转移）。此阶段最常见的三大症状表现为疼痛、黄疸和体重减轻。由于确诊时多已进入晚期，仅 15%～20% 患者满足手术切除条件。然而，较未接受手术切除者，淋巴结转移和无淋巴结转移患者术后 5 年生存率仅分别提高 10% 和 30%。

CA19-9 可作为胰腺癌肿瘤标志物，但其应用仅限于诊断（适宜临床情况下）和治疗监测。CA19-9 常表达于成人及胎儿的胰腺、食管、胃、小肠、胆囊、胆管和唾液腺中。研究报道其对胰腺癌的诊断效能与肿瘤大小成正比，灵敏度为 70%～92%，特异度为 68%～92%。因此，肿瘤越处晚期，CA19-9 水平越高，诊断效能亦越强。但 CA19-9 并非胰腺癌特有，在其他类型胃肠道恶性肿瘤和某些非肿瘤性疾病中亦可见升高。重要的是 CA19-9 表达依赖 Lewis 血型抗原，在 Lewis 抗原阴性个体中无法检测到 CA19-9（占总人口 5%～7%）。

过去 10 年间，临床已开始采用胰腺囊肿液进行检验。部分机构采用内镜超声引导下细针抽吸胰液检测 CEA、CA19-9、CA125 和 CA15-3 来鉴别黏液与非黏液性胰腺肿瘤，灵敏度和特异度据报道高达 80%，但这些检测方法目前为止均未获 FDA 批准用于临床。

（二）胰腺内分泌肿瘤

1. 胰岛细胞瘤

定义和诊断：胰岛细胞瘤［胰腺神经内分泌肿瘤（pancreatic neuroendocrine tumor，Pancreatic NET）］起源于特定激素分泌细胞（β、α 和 δ），可表现为无功能、功能减退或功能亢进三种状态，如为无功能肿瘤可能仅出现占位症状，部分为偶然发现。功能性胰岛细胞瘤分泌多种激素，根据发生频率由高到低为胃泌素、胰岛素、血清素和血管活性肠肽。以下总结了细胞类型及其相应激素。

①β 细胞瘤（胰岛素瘤）分泌大量胰岛素诱发低血糖时，其临床表现显著（见下文）。实验室检测包括血糖、C 肽、胰岛素和胰岛素 / 血糖比值（胰岛素释放指数）。

②α 细胞瘤（胰高血糖素瘤）与血清胰高血糖素水平升高有关。这类肿瘤可伴有典型的移行性红斑及糖耐量减低、体重减轻、深静脉血栓形成和抑郁。

③δ 细胞瘤（生长抑素瘤）常伴有糖尿病相关症状、腹泻、脂肪泄、胆囊结石和体重减轻。

提示

在美国，每年有 3 万多人确诊胰腺癌，常在短期内快速死亡。

这类肿瘤最常发生于十二指肠或空肠，而非胰腺。

④胰岛细胞肿瘤（胃泌素瘤）分泌胃泌素，胰腺与十二指肠均可发生，但胰腺发生率更高（据文献回顾为 60%～85%），其中 90% 位于"胃泌素瘤三角区"。胃泌素升高与胃酸分泌增加、腹泻及吸收不良［佐林格 - 埃利森综合征（Zollinger-Ellison 综合征）］相关。消化性溃疡患者排除幽门螺杆菌感染及非甾体类抗炎药物服用史，可考虑佐林格 - 埃利森综合征，应就胃泌素瘤进行评估。

⑤血管活性肠肽瘤（VIPoma）分泌血管活性肠肽（vasoactive intestinal peptide，VIP）。可引起水样泻、低钾血症、低氯血症和酸中毒。

四、糖尿病

1. 定义

糖尿病（diabetes mellitus，DM）是一组异质性的血糖调节紊乱疾病，其共同特征为胰岛素分泌受损、胰岛素抵抗或两者联合引起的血糖升高。根据美国糖尿病学会（American Diabetes Association，ADA）对糖尿病的分类（表 17-5），大多数患者（90%～95%）为 2 型糖尿病。疾病并发症与高血糖程度无直接关联，而与高血糖对终末器官病程的急慢性作用有关。慢性高血糖与多发性神经病变、肾病和视网膜病变的发展及抗感染能力降低密切相关。美国约 13% 人口患有糖尿病，其中 40% 患病而不自知，相当一部分患者在确诊时已出现一定程度的肾病、神经病变和（或）视网膜病变。重要的是，一些糖尿病并发症可通过早期诊断与积极治疗加以避免。ADA 提倡对所有 45 岁以上人群进行空腹血糖（fasting plasma glucose，FPG）检测［指南用语中"血"（blood）

与"血浆"（plasma）同义」，如结果阴性则每隔 3 年再复检。已建议针对 45 岁及以上人群开展糖尿病高危人群（表 17-6）筛查。

表 17-5 美国糖尿病学会分类	
分 类	发病机制
1 型糖尿病	胰岛素分泌绝对缺乏，通常由免疫介导的 β 细胞破坏所致
2 型糖尿病	不同程度胰岛素抵抗，即便血浆胰岛素水平升高也不足以代偿
其他特定类型糖尿病	原因各异，可细分为 β 细胞功能遗传缺陷、胰岛素受体遗传缺陷、胰腺外分泌功能疾病、对胰岛细胞有毒或拮抗胰岛素的药物或化学物质、胰岛细胞感染性破坏、罕见的免疫介导糖尿病或其他损害糖代谢功能的内分泌疾病
妊娠期糖尿病	多种原因，包括未确诊的 1 型糖尿病和 2 型糖尿病亚临床早期

表 17-6 美国糖尿病学会推荐进行糖尿病筛查的高危人群

- 有以下血统者：非洲、亚洲、西班牙、美洲原住民和太平洋岛民
- 分娩新生儿体重＞9lb（4kg）或有妊娠期糖尿病病史
- 血压＞140/90mmHg，高密度脂蛋白胆固醇＜35mg/dl 或甘油三酯＞250mg/dl 者
- 空腹血糖受损或糖耐量减低者，HbA1c＞5.7% 时
- 体重超过理想体重 120% 的肥胖者
- 一级亲属中有患糖尿病者

对急诊住院患者，高血糖的突然波动与并发症发病率升高及不良预后相关，这使医院制订了"严控血糖"的政策和程序，以尽量减少糖尿病和非糖尿病患者的高血糖发作。

2. 诊断

ADA 糖尿病分类与诊断专家委员会和世界卫生组织（World Health Organization，WHO）不断更新糖尿病诊断指南和标准，同时完善妊娠期糖尿病诊断标准。诊断任一类型糖尿病都需检测空腹和非空腹状态血糖及口服标准剂量葡萄糖后不

美国约 13% 人口患有糖尿病，其中 40% 患病而不自知。相当一部分患者在首次确诊糖尿病时已出现一定程度的肾病、神经病变和（或）视网膜病变。

同时段的血糖反应。表 17-7、表 17-8 和表 17-9 分别给出了糖尿病、糖尿病前期（糖尿病风险增加）和妊娠期糖尿病（gestational diabetes mellitus，GDM）的具体诊断标准。

表 17-7 糖尿病诊断标准（非妊娠期）

- HbA1c≥6.5%，所采用检测方法应获糖尿病控制及并发症临床试验（diabetes control and complications trial，DCCT）检测项目认证并标准化
- 空腹血糖≥ 126mg/dl（7.0mmol/L），此处空腹定义为至少 8 小时未摄入热量
- 口服葡萄糖耐量试验中 2 小时血糖值＞200mg/dl（11.1mmol/L），检测应使用相当于含有 75g 无水葡萄糖的葡萄糖水溶液进行
- 具有典型高血糖症状或高血糖危象的患者，随机血糖值＞ 200mg/dl（11.1mmol/L）

注：如血糖升高不明确，应重复检测进行确认

表 17-8 糖尿病前期标准（糖尿病风险增加）

- 空腹血糖受损：空腹血糖 100～125mg/dl（5.6～6.9mmol/L）
- 糖耐量减低：75g 口服葡萄糖耐量试验中 2 小时血糖 140～199mg/dl（7.8～11.0mmol/L）
- HbA1c：5.7%～6.4%（39～47mmol/mol）

3. 糖尿病的实验室检查

（1）随机血糖：随机空腹（至少 8 小时）血糖水平达 200mg/dl（11.1mmol/L）结合糖尿病症状（多尿、多饮和不明原因体重减轻）可确诊糖尿病。该标准与距末次进食间隔时长无关，但患者患急性疾病时不应进行检测。

（2）空腹血浆葡萄糖：空腹血糖可诊断糖尿病。患者可在禁食过程中饮水，但需避免进食、吸烟

表 17-9 妊娠期糖尿病的实验室评价

诊断标准

- 既往无糖尿病病史的女性在孕 24～28 周时，于检测前一夜起禁食至少 8 小时后行 75g OGTT，检测空腹、摄入葡萄糖后 1 小时及 2 小时血糖
- 当超过下列任一标准时，即可诊断 GDM

一步法诊断标准

空腹	92mg/dl（5.1mmol/L）
1 小时	180mg/dl（10.0mmol/L）
2 小时	153mg/dl（8.5mmol/L）

两步法诊断标准

第 1 步

既往无糖尿病病史的妊娠女性在 24～28 孕周时，于非空腹状态下行 50g OGTT，检测摄入葡萄糖后 1 小时血糖。如 1 小时血糖水平≥130mg/dl（7.2mmol/L）、135mg/dl（7.5mmol/L）或 140mg/dl（7.8mmol/L），进一步行 100g OGTT

多重标准反映目前就哪一临界值具有最佳诊断效力仍存在争论（引自 Donovan L et al. Screening tests for gestational diabetes mellitus: a systematic review for the U.S. Preventive Services Task Force. *Ann Intern Med.* 2013;159:115–122.）

第 2 步

- 100g OGTT，空腹、禁食至少 8 小时后 1 小时、2 小时和 3 小时测量血糖
- 当满足或超过以下 4 个血糖水平中的 2 个时，诊断 GDM

时 间	Carpenter/Coustan 标准	NDDG
空腹	95mg/dl（5.3mmol/L）	105mg/dl（5.8mmol/L）
1 小时	180mg/dl（10.0mmol/L）	190mg/dl（10.6mmol/L）
2 小时	155mg/dl（8.6mmol/L）	165mg/dl（9.2mmol/L）
3 小时	140mg/dl（7.8mmol/L）	140mg/dl（8.0mmol/L）

NDDG. 美国糖尿病数据小组（National Diabetes Data Group）；GDM. 妊娠期糖尿病；OGTT. 口服葡萄糖耐量试验

或服药。试验时避免过去 8 周内有急性疾病、手术和住院史，因为这些情况可能会呈现假阳性结果。FPG ≥126mg/dl（7.0mmol/L）可诊断糖尿病。

(3) 口服葡萄糖耐量试验：如患者临床表现提示糖尿病，则无论有无糖尿病前期相关表现，均需接受口服葡萄糖耐量试验（oral glucose tolerance test，OGTT）。OGTT 是一种激发试验，用于评估在标准化条件下给予标准剂量葡萄糖后的个体血糖反应。在检查前（3 天），患者应规律饮食，每天至少摄入 100g 糖类。患者体能活动应不受限，只有病情严重或住院时不宜进行该试验；伴胃肠道症状的轻症疾病不影响检测。对于非妊娠成人，应将 75g 无水葡萄糖溶解于 300ml 水中，并在 5 分钟内服下。该检测方法较以往已简化，仅两次采样，即空腹和服用后 2 小时。服用后 2 小时血糖水平达 200mg/dl（11.1mmol/L）可诊断糖尿病。

(4) 糖化血红蛋白：2009 年，糖化血红蛋白（hemoglobin A1c，HbA1c）被纳为糖尿病诊断标志物（此前仅推荐用于治疗监测）。HbA1c 是红细胞内由血红蛋白与葡萄糖经非酶促反应所连接形成的稳定酮胺，随红细胞生命周期存续（通常为 120 天）。该复合物不受短期内 FPG 波动影响，故 HbA1c 形成与血糖浓度成正比，可反映过去 8～12 周时间加权平均血糖水平。HbA1c 主要用于监测糖尿病患者长期血糖状态或代谢控制水平，并用作反映慢性高糖基化水平的标志物。但在 2009 年，国际专家委员会于《国际专家委员会关于 A1c 检测在糖尿病诊断中作用的报告》（International Expert Committee Report on the Role of the A1C Assay in the Diagnosis of Diabetes）中提出：鉴于 HbA1c 检测方法的可重复性已获得显著提高，因此，它也可用于糖尿病诊断，并建议以 HbA1c > 6.5% 作为诊断标准。

糖尿病患者 HbA1c 在 6.0%～7.0% 时，视网膜病变发病率显著升高。ADA 建议保持 HbA1c ＜7.0% 或更低水平，以减少糖尿病相关并发症。ADA 建议所有糖尿病患者每年至少检测 2 次 HbA1c。

(5) 糖尿病前期：有一类中间群体，他们的血

糖水平高于正常人，但还不足以达到糖尿病诊断标准。空腹血糖受损（impaired fasting glucose，IFG）患者的 FPG 为 100～125mg/dl（5.6～7.0mmol/L），糖耐量减低患者的 OGTT 结果为 140～199mg/dl（7.8～11.0mmol/L）。这些 IFG 及 IGT 患者被认为属于"糖尿病前期"，发展为糖尿病和出现糖尿病相关并发症的风险较正常人更高。两者本身并非临床疾病，但有助于识别存在糖尿病及心血管并发症风险的患者。通过减重 5%～10%、运动和适当的药物治疗可预防或延迟这些患者的糖尿病发生。随着时间推移，"受损"标准将基于更多研究数据的产生而改变，并可能继续变化下去。既往诊断为"糖尿病前期"的个体会因此转变为某类"糖尿病"。反之，既往诊断为"糖尿病"的个体也可能归至"糖尿病前期"。

五、妊娠期糖尿病

1. 定义

妊娠期糖尿病（gestational diabetes mellitus，GDM）是指孕期首次发现的任意程度葡萄糖不耐受，即使孕前未曾发现过耐量受损。血糖首次升高常发生于妊娠中晚期，大多数患者产后血糖恢复正常。GDM 未经治疗会导致的并发症包括巨大儿（出生体重＞4000g 或 8.82lb）、宫内胎儿死亡、肺部发育不成熟。在美国约每 25 例妊娠女性中就有 1 例合并 GDM，某些种族中发病率更高（在美洲原住民中该比例高达 1/7）。

2. 诊断

过去，建议对所有妊娠女性均应筛查 GDM，但一些专家认为对糖尿病低风险女性进行筛查的成本效益低下。低风险女性的包括白种人或中东血统、年龄小于 25 岁、体重正常、一级亲属无尿病病史、无糖代谢异常史。GDM 高风险女性在妊娠后应尽快进行评估，其余妊娠女性均应在 24～28 孕周期间进行筛查。而一旦在孕 24 周前出现 GDM 相应临床症状，则应在当时就立即进行检查。表 17-9 总结了 GDM 诊断有不同的方法和标准。

GDM 女性应在产后 6 周复查，血糖正常者需每 3 年复查 1 次，而对于 IFG 或 IGT 女性的复查应更频繁。GDM 患者的随访内容不包括对新生儿血糖进行评估。

3. 糖尿病检测相关问题

为使葡萄糖检测结果更为准确，应使用含有氟化钠添加剂的试管（多为灰帽管）采集样本。氟化钠可抑制白细胞糖酵解所造成的结果假性降低（每小时 5%～7%）。如能迅速分离血浆与细胞成分，可将代谢消耗降至最低。

血糖即时检测法被广泛用于住院、门诊患者和居家人群。该方法极为简便，可监测餐前 FPG 水平、对疑似低血糖或高血糖的发生进行评估、监测糖尿病个性化治疗方案依从性。但空腹毛细血管（指尖针刺血）较静脉血葡萄糖水平约低 10mg/dl（0.56mmol/L），但在摄入葡萄糖后又与静脉血结果相近甚至更高。鉴于各种原因，这些设备未获推荐亦未经 FDA 批准用于糖尿病诊断。HbA1c 即时检测设备可用于疾病监测，但同样未获批用于糖尿病诊断。

4. 其他标志物

微量尿白蛋白排泄被称为"微量白蛋白尿"，是糖尿病患者常规检测指标、糖尿病肾病的早期标志物。尿常规检测通常不包含该项目，对于随机尿样本，需同时开具尿微量白蛋白和尿肌酐测定两项医嘱（见第 18 章）。

用自身抗体检测筛查具有明显 1 型糖尿病家族史的无症状个体是当前的一个热点。以下自身抗体中有两种及以上呈阳性时，患 1 型糖尿病风险很高（＞50%），即谷氨酸脱羧酶抗体（GAD65）、胰岛酪氨酸磷酸酶抗体（ICA512）、胰岛素抗体。但早期干预能否延缓或预防疾病的发生尚有待证实。因此，ADA 目前并不提倡使用这些项目筛查糖尿病。

ADA 分类系统的一项重要内容是根据特定患者的糖尿病病因判断其预后。某些病因所引起的糖尿病可以逆转，如药源性或内分泌肿瘤相关的糖尿病。由胰岛素受体缺陷等其他原因所引起的糖尿病则不可逆，且常难以控制。表 17-5 中的"其他特定类型糖尿病"较 1 型、2 型糖尿病要少见得多。表 17-10 罗列了有助于对这类患者进行评估的辅助检查。

表 17-10　其他特定病因糖尿病的实验室检查	
病　因	**评估项目**
胰腺外分泌疾病	淀粉酶、脂肪酶
Cushing 综合征	24 小时尿液游离皮质醇
胰高血糖素瘤	血浆胰高血糖素
甲状腺功能亢进症	促甲状腺激素
血色病	铁、铁蛋白、总铁结合力

六、低血糖症

1. 定义

低血糖症是一种血糖过低的状态，由自主神经通路激活和中枢神经系统葡萄糖输送不足引起相应表现。急性发作时的临床症状包括间歇性出汗、心跳过速、焦虑、头晕、口齿不清、复视和意识混乱，当血糖恢复正常时症状可完全消失。

低血糖患者的血糖水平远低于参考范围，常＜ 40mg/dl（2.2mmol/L），可分为反应性餐后低血糖和空腹低血糖。总的来说，低血糖在接受治疗的糖尿病患者中最为常见。

(1) 反应性低血糖：反应性低血糖可能发生于接受过胃部手术的患者、先天性酶异常导致果糖不耐的儿童或饮酒后。正常情况下，摄入高糖餐食可升高空腹血糖水平，并刺激适量胰岛素释放。在反应性低血糖中，胰岛素达峰时间延迟，导致空腹血糖水平降至参考范围以下。如进食高糖后出现低血糖症状且血糖水平低于 50mg/dl，但在摄入葡萄糖后症状消退，则可诊断为反应性低血糖。

(2) 空腹低血糖：空腹低血糖可由多种原因引起，其中包括药物（酒精、磺胺类药物、水杨酸盐和喷他脒）、胰岛素瘤和其他胰岛细胞肿瘤、针对胰岛素或其受体的自身抗体、恶性肿瘤（如肉瘤和造血系统肿瘤）、各种先天性代谢异常、危重症及特定的内分泌紊乱等。一般来说，空腹低血糖在类型上可分为高胰岛素血症（胰岛素瘤相关）和非高胰岛素血症。此外，胰岛素瘤患者的胰岛素和 C 肽（于胰岛素原向胰岛素转化过程中形成）成等摩尔浓度升高，这为胰岛素是否由胰腺 β 细胞所合成提供了可靠的依据。

(3) 私下注射胰岛素：患者自行注射胰岛素诱发低血糖状态与其他原因引起的低血糖表现相同。根据 C 肽水平检测结果可将这类患者与胰岛素瘤患者进行区分，因为所注射胰岛素制剂中不含 C 肽。

(4) 过量服用磺酰脲类药物：与使用胰岛素一样，蓄意服用超处方剂量的磺酰脲类药物（一种口服降糖药）也可引发低血糖。因口服抗糖尿病药物为人工合成物，这类药物的血清浓度升高可提示过量摄入。

(5) 肝功能受损：患肝脏疾病时也可发生低血糖，通常与过量饮酒或摄入特定药物相关。

2. 诊断

诊断低血糖必须满足下列三项标准（Whipple 三联征）。

- 低血糖的特异性体征和症状。
- 发病时，血糖水平低于 45～50mg/dl（2.5～2.8mmol/L）。
- 无脑水肿情况下，症状在摄入葡萄糖后15～45 分钟好转。

临床医生应建议怀疑有低血糖发生的患者，随身携带随机血糖检测设备，以便在出现症状时采集样本。

过去 20 年，对于低血糖症的诊断一直不推荐使用 5 小时葡萄糖耐量试验。

本章节部分内容曾在 Clinical Laboratory Reviews（由马萨诸塞州总医院内科医生出版）2000；8：2 和 1999；7：4 版本中出现过。经许可转载。

▶ **自测题**

1. 下列哪项不是急性胰腺炎的常见病因？

A. 酗酒

B. 胆囊结石

C. 高甘油三酯血症

D. 高胆固醇血症

2. 下列哪项对诊断急性胰腺炎最没有价值？

A. 血清淀粉酶升高

B. 血清脂肪酶升高

C. 血清钙升高

D. 淀粉酶 / 肌酐清除率

3. 下列哪项不是慢性胰腺炎的临床或实验室表现？

A. 既往急性胰腺炎的复发

B. 糖耐量受损或重症病例继发糖尿病

C. 血清淀粉酶水平显著高于急性胰腺炎时的情况

D. 腹部 X 线片显示胰腺内钙化

4. 关于胰腺肿瘤标志物 CA19-9 抗原，下列哪项错误？

A. 该标志物诊断胰腺肿瘤的灵敏度与肿瘤大小成正比

B. 由于早期肿瘤患者 CA19-9 水平正常，因此该标志物用作筛查试验的价值不大

C. CA19-9 对于监测患者治疗反应方面最有价值

D. CA19-9 诊断胰腺癌具有特异性，在其他类型癌症中检测结果呈正常水平

5. 下列哪项配对错误？

A. 胰腺 δ 细胞内分泌肿瘤—胰高血糖素瘤

提示

低血糖患者空腹血糖水平低于参考范围，常 < 40mg/dl。低血糖在接受治疗的糖尿病患者中最为常见。

B. 胰腺 β 细胞内分泌肿瘤—胰岛素瘤

C. 胰岛胃泌素分泌细胞肿瘤—佐林格 - 埃利森综合征

D. 胰岛 VIP 分泌细胞肿瘤—水样泻、低钾血症和低氯血症（WDHA）综合征

6. 糖尿病诊断标准不包括下列哪项？

A. HbA1c ≥ 6.5%

B. 空腹血糖 ≥ 126mg/dl（7.0mmol/L）

C. 典型高血糖症状，随机血糖 > 150mg/dl（8.3mmol/L）

D. 在 OGTT 试验（75g 葡萄糖溶解于水）中，2 小时血糖 > 200mg/dl（11.1mmol/L）

7. ADA 糖尿病分类基于下列哪项？

A. 患者是否需要注射胰岛素维持血糖水平

B. 根据病因，即胰岛素分泌绝对缺乏和不同程度的胰岛素抵抗

C. 患者是否可以通过口服药物控制血糖水平

D. 患者是否出现糖尿病并发症，如神经病变、肾病和视网膜病变

8. 在下列选项中，哪些不属于需进行糖尿病筛查的高危人群？

A. 分娩新生儿体重 > 9 lb（4kg）者

B. 有一级亲属患糖尿病者

C. HbA1c 为 3%～5% 的健康人

D. 体重超过理想体重 120% 的肥胖者

9. 关于禁食后行空腹血糖水平检测的要求，下列哪项是错误的？

A. 采集样本前，患者需停止进食 8～12 小时

B. 患者禁食期间不能饮水

C. 患者需戒烟和停止服药

D. 过去 8 周内急性疾病发作是空腹血糖检查

的相对禁忌证

10. 下列哪项关于 OGTT 的表述是错误的?

A. 非妊娠成人的服用量为 75 g 无水葡萄糖溶解于 300ml 水

B. 仅需两个样本, 即空腹和摄入葡萄糖后 2 小时样本

C. 摄入葡萄糖后 2 小时的血糖 > 200mg/dl (11.1mmol/L) 可诊断为糖尿病

D. 摄入葡萄糖后 2 小时的血糖 > 80mg/dl (4.4mmol/L) 但 < 200mg /dl (11.1mmol/L), 说明患者糖耐量受损

11. HbA1c 反映了样本采集前哪段时间内的葡萄糖水平?

A. 1~2 周

B. 2~4 周

C. 8~12 周

D. 12~16 周

12. 在 1 型糖尿病患者中, HbA1c 低于何种水平提示血糖控制严格且与降低微血管疾病发生进展风险有关?

A. < 6.5%

B. < 8.5%

C. < 10.5%

D. < 12.5%

13. 关于妊娠期糖尿病, 下列哪项陈述错误?

A. 妊娠前未发现葡萄糖耐受不良但在妊娠期首次发现, 符合妊娠期糖尿病诊断

B. 妊娠期糖尿病未经治疗可引起的并发症包括巨大儿、宫内胎儿死亡和肺部发育不成熟

C. 在美国约每 1000 例妊娠中就有 1 例合并妊娠期糖尿病

D. 妊娠期糖尿病常首次发病时, 常于妊娠中晚期发现

14. 下列哪项不属于妊娠期糖尿病实验室评估项目?

A. 妊娠期 50g 口服葡萄糖耐量试验筛查

B. 对 OGTT 筛查异常的患者, 于妊娠期进行 100g OGTT 试验验证

C. 对患有妊娠期糖尿病的患者在产后 6 周和产后每 3 年随访 1 次空腹血糖

D. 新生儿 6 月龄内的空腹血糖水平

15. 下列哪项不太可能是低血糖的原因?

A. 对高糖类餐食的反应, 血糖值 <50mg/dl, 摄入葡萄糖后症状缓解

B. 胰岛素瘤及其他胰岛细胞肿瘤

C. 糖尿病患者胰岛素注射剂量不足

D. 私下注射胰岛素, 伴 C 肽水平低

16. 诊断低血糖需满足三项标准, 即 Whipple 三联征, 不包括下列哪项内容?

A. HbA1c < 6.5%

B. 低血糖的特征性症状和体征

C. 血糖水平与低血糖症状相符, < 45mg/dl (2.5mmol/L)

D. 无脑水肿情况时, 症状在摄入葡萄糖后 15~45 分钟好转

答案与解析

1. 正确答案是 D。除前三项常见急性胰腺炎病因外, 其他原因还包括高钙血症、特定类型感染、胰腺梗阻性肿瘤和胰腺创伤。高胆固醇血症不是急性胰腺炎病因。

2. 正确答案是 C。血清钙在急性胰腺炎时可能会发生改变, 常低于正常水平, 而非升高。急性胰腺炎的两项主要标志物是血清淀粉酶和血清脂肪酶。在急性胰腺炎中, 淀粉酶尿液清除率可能高于肌酐尿液清除率, 这使得 (淀粉酶 / 肌酐清除率) 比值升高。

3. 正确答案是 C。慢性胰腺炎患者中约 50% 血清淀粉酶水平正常。在淀粉酶水平确实升高的患者中, 该值可能处在临界水平或仅轻度升高。淀粉酶水平在急性胰腺炎中的诊断价值远较在慢性胰腺炎中重要。

4. 正确答案是 D。CA 19-9 在胰腺癌和多种胃肠道癌症中可能升高, 甚至可见于部分非肿瘤性疾病。因此, 它并不具有胰腺癌特异性。

5. 正确答案是 A。生长抑素瘤源自胰腺内分泌 δ 细胞。胰高血糖素瘤源自胰岛 α 细胞。佐林格 - 埃利森综合征患者有消化性溃疡，应就胃泌素瘤进行评估。被称为 VIP 瘤的胰岛细胞肿瘤会诱发水样泻、低钾血症、低氯血症和酸中毒，也被称为 WDHA 综合征。

6. 正确答案是 C。随机血糖阈值为 200mg/dl 而非 150mg/dl。所有其他选项均为糖尿病的现有诊断标准。只要满足其中一项就可做出诊断。

7. 正确答案是 B。1 型糖尿病在大多数情况下表现为免疫介导的 β 细胞破坏，导致胰岛素分泌绝对缺乏。2 型糖尿病的发生源于不同程度的胰岛素抵抗，因此增加血浆胰岛素可能不足以代偿这种抵抗。

8. 正确答案是 C。健康人 HbA1c 值为 3%～5% 不能诊断糖尿病。诊断糖尿病的标准之一是 HbA1c 水平≥6.5%。HbA1c 水平＞5.7% 但＜6.5% 可诊断为建议行糖尿病筛查的高危个体。

9. 正确答案是 B。患者禁食时允许喝水。所有其他关于患者采集空腹血糖血样前准备工作的陈述均正确。

10. 正确答案是 D。代表葡萄糖耐量受损的血糖范围为＞140mg/dl 但＜200mg/dl。

11. 正确答案是 C。HbA1c 主要用于监测长期血糖情况。也可用于判断糖尿病患者血糖水平是否得到充分控制。它反映了之前 8～12 周的血糖水平。

12. 正确答案是 A。在糖尿病患者中，当 HbA1c＜6.5% 时，视网膜病变患病率极低。

13. 正确答案是 C。在美国，妊娠期糖尿病患病率高于 1‰ 例孕妇，目前约有 1/25 的孕妇患有妊娠期糖尿病。某些种族的人群发病率甚至更高，美洲原住民孕妇中有 1/7 患病。

14. 正确答案是 D。妊娠期糖尿病实验室评估不包括任何对子代的检测。大多数女性在怀孕后血糖恢复正常。

15. 正确答案是 C。当糖尿病患者注射胰岛素不足时，发生高血糖的可能性比发生低血糖的可能性大。选项 A 描述了反应性低血糖。胰岛素瘤分泌大量胰岛素导致低血糖。私下注射胰岛素会降低血糖。重要的是，用于注射型胰岛素不同于天然胰岛素，其胰岛素部分不含 C 肽。因此，在私下注射胰岛素的患者体内 C 肽不升高，因为他们血液中发现的胰岛素不是由胰腺合成的胰岛素原所形成。

16. 正确答案是 A。在诊断低血糖时不考虑 HbA1c 水平。

拓展阅读

[1] Alter D, Deines G. Tight glycemic control and point-of-care testing. *Clin Lab Med*. 2009;29:511–512.

[2] American Diabetes Association. Diagnosis and classification of diabetes mellitus. *Diabetes Care*. 2013;36:S11–S66.

[3] American Diabetes Association. 2. Classification and diagnosis of diabetes. *Diabetes Care*. 2017;40:S11–S24.

[4] Ballehaninna UK, Chamberlain RS. The clinical utility of serum CA 19–9 in the diagnosis, prognosis and management of pancreatic adenocarcinoma: an evidence based appraisal. *J Gastrointest Oncol*. 2012;3:105–119.

[5] Cowie CC. Full accounting of diabetes and pre-diabetes in the U.S. population in 1988–1994 and 2005–2006. *Diabetes Care*. 2009;33:S287–S294.

[6] Diabetes Control and Complications Trial Research Group. The effect of intensive treatment of diabetes on the development and progression of long-term complications in insulin-dependent diabetes mellitus. *N Engl J Med*. 1993;329:977.

[7] Forsmark CE, Vege SS, Wilcox CM. Acute pancreatitis. *N Engl J Med*. 2016;375:1972–1981.

[8] Galli C, Basso D, Plebani M. CA 19–9: handle with care. *Clin Chem Lab Med*. 2013;51:1369–1383.

[9] Haffner SM. Management of dyslipidemia in adults with diabetes. *Diabetes Care*. 1998;21:160.

[10] Kazmierczak SC, et al. Diagnostic accuracy of pancreatic enzymes evaluated by use of multivariate data analysis. *Clin Chem*. 1993;39:1960.

[11] Malesci A, et al. Clinical utility of CA 19–9 test for diagnosing pancreatic carcinoma in patients: a prospective study. *Pancreas*. 1992;7:497.

[12] Meko JB, Norton JA. Management of patients with Zollinger–Ellison syndrome. *Annu Rev Med*. 1995;46:395.

[13] Metzger BE. Summary and recommendations of the fifth international workshop-conference on gestational diabetes mellitus. *Diabetes Care*. 2007;30:S251–S260.

[14] Mounzer R, Whitcomb DC. Genetics of acute and chronic pancreatitis.

Curr Opin Gastroenterol. 2013;29(5):544–551.

[15] Nathan DM, et al. Translating the A1C assay into estimated average glucose values. *Diabetes Care.* 2008;31:S1473–S1478.

[16] Palmer-Toy DE, Godine J. The role of the laboratory in the diagnosis of diabetes mellitus. *Clin Lab Rev.* 1999;7:4.

[17] Parker SL, et al. Cancer statistics. *CA Cancer J Clin.* 1997;47:5.

[18] Ritts RF, Pitt HA. CA 19–9 in pancreatic cancer. *Surg Oncol Clin North Am.* 1998;7:93.

[19] Rompianesi G, Hann A, Komolafe O, Pereira SP, Davidson BR, Gurusamy KS. Serum amylase and lipase and urinary trypsinogen and amylase for diagnosis of acute pancreatitis. *Cochrane Database Syst Rev.* 2017:21.

[20] Service FJ, Vella A. Hypoglycemia in adults without diabetes mellitus: diagnostic approach. *UpToDate.* Accessed on November 1, 2017.

[21] Service FJ, Vella A, Cryer P. Hypoglycemia in adults: clinical manifestations, definition, and causes. *UpToDate.* Accessed on November 1, 2017.

[22] Shepherd PR, Kahn BB. Glucose transporters and insulin action. *N Engl J Med.* 1999;341:248–257.

[23] Stapleton RD, Heyland DK. Glycemic control and intensive insulin therapy in critical illness. *UpToDate.* Accessed on November 1, 2017.

[24] Staubli SM, Oertli D, Nebiker CA. Laboratory markers predicting severity of acute pancreatitis. *Crit Rev Clin Lab Sci.* 2015; 273–283.

[25] The International Expert Committee. International Expert Committee report on the role of the A1C assay in the diagnosis of diabetes. *Diabetes Care.* 2008;32:1–8.

[26] UK Prospective Diabetes Study Group. Intensive blood-glucose control with sulphonylureas or insulin compared with conventional treatment and risk of complications in patients with type 2 diabetes (UKPDS 33). *Lancet.* 1998;352:837.

第18章 肾脏疾病
The Kidney

William E. Winter 著

杨佳锦 黄宪章 译 胡 敏 郑 磊 校

学习目标

1. 认识肾脏生理功能与实验室肾功能检查方法的关系。

2. 熟悉实验室肾功能检查的基本原理和内容。

3. 了解特定肾脏疾病的实验诊断方法。

一、肾脏疾病的表现

肾脏在维持内环境稳态中有重要作用，其功能包括维持和调节体液平衡、酸/碱和电解质平衡（如钠、钾、氯、碳酸氢盐、钙、磷酸盐和镁），防止葡萄糖、氨基酸和蛋白质丢失，排泄代谢废物及合成激素（如促红细胞生成素、1，25-二羟基维生素 D）。肾血管为肾小球和肾小管生成尿液提供血流支持。肾小球有滤过作用，在滤过掉血液中细胞和蛋白质以外的成分后形成血浆超滤液。随后肾小管将血浆超滤液进一步处理，在浓缩了尿素、肌酐、含氮废物和氢离子等代谢废物后形成最终尿液。

当具有以下任何一项表现时，提示可能出现了肾脏疾病。

① 无明显原因的不适、头痛、视力障碍、恶心或呕吐症状 [可见于尿毒症或高血压（见下文）]。

② 侧腹疼痛（如肾盂肾炎）。疼痛从侧腹放射至腹股沟（如肾结石引起输尿管绞痛）或单纯性排尿困难（如下尿路感染）。

③ 尿量减少。成人尿量<400ml/d 为少尿，尿量<100ml/d 为无尿；婴儿尿量<1ml/（kg·h）时为少尿；在儿童中（婴儿除外），尿量<0.5ml/（kg·h）时为少尿。

④ 血尿、红细胞管型、白细胞管型、蛋白尿、蛋白质管型、脓尿或其他尿液检查异常。

⑤ 污浊或有恶臭的尿液（如尿路感染）。

⑥ 血浆或血清中肌酐或血尿素氮（blood urea nitrogen，BUN）浓度升高。

⑦ 面颊部皮疹（如系统性红斑狼疮）。

⑧ 高血压。

⑨ 无法解释的低钾血症或高钾血症、低钙血症、低磷血症或高磷血症、病理性骨折、低镁血症、酸中毒、贫血、水肿或出血。

当患者服用可对肾脏产生损害的药物（如庆大霉素）或需要通过肾脏代谢和（或）排泄的药物（如低分子肝素）时，应对肾功能进行评估。

氮质潴留，主要表现为血液中尿素氮浓度升高（又称为氮质血症），导致氮质血症的病因可分为肾前性、肾性及肾后性。肾前性氮质血症是指各种原因引起的肾脏血液流量减少，从而引起尿量减少和代谢产物潴留。肾前性相关病因有充血性心力衰竭、消化道出血、肾动脉狭窄和严重脱水。

肾性氮质血症表明肾脏本身出现了功能障碍。虽然导致肾脏实质性病变的原因有很多，但从广义来看，可以概括为肾血管、肾小球、肾小管或系膜等部位的原因。导致肾小球肾炎的病因可分为原发性（如抗磷脂酶 A2 受体自身抗体介导的膜性肾病）或继发性（如抗基底膜自身抗体引起的肺出血肾炎综合征）。通常需要肾脏活检来明确肾小球肾炎的具体类型［如狼疮肾炎、急性感染后（链球菌后）肾小球肾炎、IgA 肾病、遗传性肾炎或急进性肾小球肾炎］。在解剖病理学教科书中，对各种肾小球肾炎和肾病组织病理学特征都有相应的描述（如微小病变型中的足细胞足突消失、膜增生性肾小球肾炎的"双轨征"、IgA 肾病中的 IgA 沉积、Alport 综合征中的"篮网"样改变）。但值得注意的是，IgA 肾病可出现肾炎和肾病综合征两种表现。急性肾小管坏死（即急性肾损伤）可导致肾功能不全，这可能是肾小管接触毒素或遭受缺血性损伤后的结果。

肾后性氮质血症是由于肾脏尿路的解剖性梗阻所致。输尿管、膀胱出口或尿道可能因结石（如肾结石）、先天性结构异常、炎症性病变或肿瘤而发生阻塞。

在这三类肾功能不全中，以肾前性最多见。

尿毒症与氮质血症不同，它是一个临床术语，用以概括终末期肾衰竭患者出现的症状和体征。

提示

> 发生肾性氮质血症时，说明肾脏本身出现了功能障碍，它可由肾血管、肾小球、肾小管或系膜等疾病引起。

尿毒症的临床表现为疲劳、头痛、烦躁不安、抑郁、意识障碍、恶心、呕吐、腹泻、呃逆、出血、水肿、气短和肺水肿。如果不予以治疗，尿毒症甚至会发展为昏迷和死亡。表 18-1 列举了肾衰竭引起的一系列临床和代谢不良后果。

当肾脏结构或功能发生损害，病理改变超过 3 个月时称为慢性肾衰竭。无论哪种病因导致的慢性肾衰竭，都会出现进行性的肾损伤，这是肾单位功能丧失后的结果。成人慢性肾衰竭的病因有很多，其中包括糖尿病、高血压、肾小球肾炎、肾盂肾炎 / 间质性肾炎、囊性肾病和药物毒性。然而有相当一部分慢性肾功能不全患者并没有查到明确的病因。

肾功能可以通过各种临床实验室指标来进行评估，其中首选反映酸 / 碱和电解质平衡的指标，包括血清或血浆钠、钾、氯、血清总二氧化碳（碳酸氢盐）、尿素氮、肌酐、钙和葡萄糖。

测量动脉血气（pH、pCO_2、pO_2 和碳酸氢盐

表 18-1　肾功能不全未治疗时可导致的部分后果		
病理生理学	**直接后果**	**后期可能的后果**
水钠潴溜	高血压	心力衰竭、肺水肿
钾潴溜	高血压	心律失常
磷酸盐潴溜	低钙、高磷	• 囊性纤维性骨炎引起继发性甲状旁腺功能 • 亢进症和肾性骨营养不良症
1, 25-二羟基维生素 D 合成能力下降	低钙	• 囊性纤维性骨炎引起继发性甲状旁腺功能 • 亢进症和肾性骨营养不良症
促红细胞生成素生成减少	贫血	组织缺氧、心力衰竭
代谢产物排泄减弱	氮质血症、酸中毒	尿毒症
代谢产物排泄减弱	血小板功能异常	出血倾向

计算值）和尿液 pH 可以更加全面反映酸碱平衡状态。通过测量患者的血红蛋白、红细胞压积和红细胞指数来评估促红细胞生成素的效果。对血清或血浆钙和白蛋白（或离子钙）、磷酸盐和甲状旁腺激素的分析，可以部分反映肾脏在活性维生素 D 即 1，25- 二羟基维生素 D 合成及磷酸盐排泄调节方面的作用。检测 25- 羟基维生素 D 可以评估机体维生素 D 的储量。虽然 1，25- 二羟基维生素 D 的水平反映了体内维生素 D 的活化情况，但临床上却很少需要测量该指标。

尿路感染在女性中尤其常见。女性比男性更容易发生尿路感染，是因为女性尿道长度及尿道到肛门的距离都很短。本书第 5 章对病原微生物导致的肾脏和尿路感染进行了讨论。

二、临床实验室参数

（一）肌酐

肌酐是肌酸和磷酸肌酸的代谢产物。肌酸在骨骼肌、肾脏和胰腺中产生，通过血液运送到组织（主要包括骨骼肌和大脑）。细胞内的肌酸在肌酸激酶的作用下发生磷酸化，生成磷酸肌酸。磷酸肌酸是一种可随时用于产生能量的原料，如全速短跑所需的瞬时能量就由磷酸肌酸所提供。

肌酸和磷酸肌酸代谢生成肌酐的速率相当恒定，每天为 1%～2%，所以每日血浆肌酐浓度通常比较稳定。血浆肌酐浓度可以通过经典的 Jaffe 反应进行测定，即肌酐与碱性苦味酸发生化学反应形成橙红色产物，也可以使用肌酸酶进行酶法测定。现代苦味酸法已通过改进，以尽量降低其他物质的干扰。尽管如此，仍然有一些物质可造成苦味酸法检测结果的假性升高，包括酮类、葡萄糖及多种药物（如头孢菌素和磺胺类药物）。酶法检测出现干扰的情况较少，但也有发生。

肌酐可自由通过肾小球滤过膜，但肌酐总排泄量的 10% 是来自于肾小管的分泌。肌酐几乎不被肾小管重吸收。在内源性物质的正向干扰下，苦味酸法测量结果至少偏高 10%。酶法为了获得与苦味酸法具有可比性结果而进行了相应校准，这也导致酶法结果存在正偏差。实现不同检测系统肌酐测量标准化已成为检验医学的一个重要目标。

血液中的肌酐浓度与肾小球滤过率（glomerular filtration rate，GFR）呈负相关。GFR 下降 50%，血浆肌酐约升高 1 倍。肌酐浓度与骨骼肌质量直接相关，因此男性血肌酐浓度高于女性。蛋白质和肌酸摄入量增加也会导致肌酐浓度增加，如健身者或运动员有时会将肌酸作为营养补充剂摄入。肾脏肌酐清除率作为估计 GFR 的良好指标而在临床上被普遍应用。在研究型实验室中，菊粉清除率是评估 GFR 的一种准确方法。此外，也可通过口服丸剂或连续输注碘酞酸盐的形式测量 GFR。然而，菊粉和碘酞酸盐均不适用于常规临床操作。同样，在研究性实验室可以通过测量对氨基马尿酸清除率估算肾血浆流量（renal plasma flow，RPF）。RPF 和 GFR 都可以用来计算滤过分数［如每单位时间通过肾小球毛细血管屏障进入肾小管囊腔的血浆体积分数（或百分比）］。

（二）肾小球滤过率和肌酐清除率

本章将围绕肾小球和肾小管功能的评估对肾脏功能的实验室检查进行讨论。肾小球功能常用 GFR 进行评估。GFR 是单位时间内经肾脏清除的体液总量，单位为 ml/min。理想情况下，GFR 可使用体内以恒定速率产生的物质进行测量。这种物质可被肾小球自由滤过，但既不被肾小管分泌也不被重吸收（如菊粉）。随着 GFR 降低，代谢废物发生潴留。可测量的经肾脏排泄的代谢废物包括了肌酐、尿素和尿酸。随着 GFR 下降，这些代谢废物出现清除减少及血液循环中浓度升高。GFR 对肾功能评估非常重要，其持续下降预示肾病进入终末期。

GFR 常用肾脏肌酐清除率计算。这需要测量血清或血浆肌酐，并收集同期一定时间内的尿液以测量尿肌酐和尿量。对于 18 岁及以上的个体，可以仅使用血清肌酐浓度和其他患者参数（如年龄、性别、种族）计算 GFR 估计值（estimated GFR，eGFR）。

由于肌酐清除率公式包含了尿量，因此完整地采集尿液对于准确测定肌酐清除率至关重要。在开始收集计时尿时，同时采集血液检测肌酐。清除率以每单位时间内清除的液体体积表示（如 ml/min）。

以下为肌酐清除率的基础公式（血清肌酐和血浆肌酐在公式中可互换使用）。

$$\frac{尿肌酐}{血清肌酐} \times \frac{尿量（ml）}{留尿时间（min）}$$

清除率可通过患者体表面积与标准体表面积 1.73m² 之比进行校正。

以下为校正体表面积后的肌酐清除率公式：

$$\frac{尿肌酐}{血清肌酐} \times \frac{尿量（ml）}{留尿时间（min）} \times \frac{1.73}{体表面积（m^2）}$$

用上述公式计算肌酐清除率时，一般需收集 12 小时或 24 小时尿液样本。

18 岁及以上人群的 GFR 可以仅通过患者的血清肌酐、年龄、性别和种族进行简单估算（又称 eGFR）。常用 MDRD 公式计算：

$$eGFR = 186（S_{Cr}）^{-1.154} \times（年龄）^{-0.203} \times F$$

其中女性 $F = 0.742$，非裔美国人 $F = 1.210$。当 GFR <60ml/（min·1.73m²）时，通过该公式计算所得 eGFR 与肌酐清除率算出的结果是可比的。由于要完整地收集计时尿液存在一定的困难，因此美国肾脏基金会（the National Kidney Foundation，NKF）建议当 GFR 为 15～60ml/（min·1.73m²）时，可以用 eGFR 代替肌酐清除率公式。与 MDRD 公式在成人中已进行了充分的验证不同，其在儿童群体当中的应用尚未得到有效的验证，因此目前不建议对儿童群体使用 eGFR 进行评估。

当 GFR 为 15~60ml/（min·1.73m²）时，MDRD 公式计算出的 eGFR 是可靠的，但 GFR 在此区间

提示

- 肾小球功能可通过计算 GFR 进行评价。GFR 是指单位时间内从肾脏清除的体液量，单位为 ml/min。
- 肾脏肌酐清除率是最常用于计算 GFR 的公式，该公式包含血清或血浆肌酐浓度及同时期收集计时尿液中肌酐水平和尿量。

之外时，应使用传统的肌酐清除率公式进行评估。GFR 的参考区间下限是 90ml/（min·1.73m²）。然而，eGFR 的可报告范围上限为 60ml/（min·1.73m²）。因此，在 eGFR 可报告范围上限［60ml/（min·1.73m²）］和参考区间的下限［90ml/（min·1.73m²）］存在一个灰区。当 eGFR 结果 >60ml/（min·1.73m²）时，应仅报告 ">60ml/（min·1.73m²）" 并同时注明 "参考区间下限为 90ml/（min·1.73m²）" 即可。需要注意的是，临床医生在根据肾功能决定药物剂量时，不能完全使用 eGFR 计算公式去替代 Cockcroft 和 Gault 公式进行评估，因为它们的计算结果不同。部分学者认为 CKD-EPI 公式（the Chronic Kidney Disease Epidemiology Collaborative formula）更适合评估肾脏清除率，并有可能在未来取代 Cockcroft 和 Gault 公式。

多种肾脏和全身疾病都会造成 GFR 下降。随着 GFR 降低，尿液肌酐中由肾小管分泌的比例出现相应升高，这将导致肌酐清除率的结果比实际 GFR 偏高。由于临床实践中对肾功能的评估通常都基于肌酐清除率，因此即使肌酐清除率与真实的 GFR 存在差异，也不会对临床决策造成太大影响。

肾脏损伤常进展到晚期才被发现，但此时治疗效果往往较差。NKF 建议对 GFR 降低进行早期筛查，并发布了指南用于 GFR 结果的解释（表 18-2）。它指出当血液、尿液和影像学检查中发现肾脏出现异常病理改变时即为肾损伤，若肾损伤超过 3 个月则称为慢性肾脏病。

表 18-2　NKF 对肾损伤各阶断肾小球滤过率（GFR）的定义

分　期	GFR	解　释
0	≥90	肾功能正常，无蛋白尿
1	≥90	存在肾损伤，GFR 正常或升高
2	60～89	存在肾损伤，GFR 轻度下降
3	30～59	GFR 中度下降
4	15～29	GFR 重度下降
5	<15	肾衰竭，需要透析或移植

GFR 单位为 ml/（min·1.73m^2）

NKF. 美国肾脏基金会

NKF 强调与 eGFR 相比，肌酐清除率在估算有特殊饮食习惯（如素食者或服用肌酸补充剂者）或肌肉质量明显变化（如截肢者、营养不良或消瘦状况）人群的 GFR 时更有意义。而且肌酐清除率对于决定是否启动透析治疗也很重要。因为当 GFR<15ml/（min·1.73m^2）时需要考虑透析治疗，但此时 eGFR 结果并不可靠。

（三）尿素和血尿素氮

尿素是肝脏产生的含氨（氮）代谢物，可随尿液排出。氨中的氮由氨基酸脱氨后产生。

最初实验室是根据全血当中尿素释放的氮含量来计算尿素，由此产生了术语"血尿素氮（blood urea nitrogen，BUN）"。尽管现代实验室可直接检测血清或血浆（非全血）中的尿素并反推氮含量，但还是保留了 BUN 的称呼。

尿素可自由通过肾小球滤过膜。然而，由于被肾小管重吸收的尿素可达 50%，导致使用尿素清除率时会显著低估 GFR，因此通常不计算尿素清除率。此外，肌酐生成速度是恒定的，在没有肾脏急性疾病（如急性肾小管坏死）的影响下，血清肌酐浓度在一段时间内都维持相对稳定。由于患者的水平衡状态、蛋白质摄入量和消化道大量出血都会影响 BUN，因此，BUN 水平即使在没有肾脏损伤的情况下也会出现剧烈变化。当发生严重的消化道出血时，额外来自红细胞的蛋白质在代谢后将导致尿素生成增多。BUN 会随着 GFR 下降而上升。BUN 下降见于肝衰竭时的尿素生成减少或营养不良及氨基酸分解减弱时。

尿液 24 小时尿素排泄量可用于评价营养不良患者接受营养替代治疗后的疗效。如果患者饮食含有足够的氮并被机体充分利用，尿液中尿素含量将处于正常水平。

（四）血尿素氮 / 肌酐比值

如果肌酐或 BUN 浓度超过参考区间上限，建议计算 BUN 和肌酐比值（BUN/Cr，表 18-3）。正常的 BUN/Cr 为 20∶1 至 10∶1。该比值有助于临床医生分析肾功能损害的原因，但在不能同时测量 BUN 和肌酐及无法判断这两个指标是否在参考区间内时，该比值本身就不再具有临床意义。

表 18-3　BUN/Cr 比值的临床应用

	作　用
肌酐和 BUN 均处于参考范围内	无须计算 BUN/Cr
肌酐和（或）BUN 超过参考范围	• 计算 BUN/Cr（参考范围为 20∶1 至 10∶1） • ≥20∶1 提示肾前性氮质血症，或者肾后性氮质血症早期 • ≤10∶1 提示肾性氮质血症或肾后性氮质血症晚期

BUN. 血尿素氮；Cr. 肌酐

若患者 BUN 单独升高或 BUN 和肌酐均升高且 BUN/Cr≥20∶1，提示肾前性氮质血症的可能。肾前性氮质血症时 GFR 降低，但肾小管功能却是正常的，其原因包括脱水或出血引起的低血容量、心力衰竭或低白蛋白血症。

BUN 比肌酐升高幅度更大地两个可能原因，其中包括：①即使 GFR 下降，肾小管仍然会排泌肌酐，降低血肌酐的上升幅度；②肾血流量减少，肾小管周围毛细血管血流速率降低，为肾小管重吸收尿素（尿素返回血液循环）提供更多时间，从而使血清或血浆 BUN 升高。

当肌酐单独升高或肌酐和 BUN 同时升高，且 BUN/Cr 接近 10：1 时，在没有慢性尿路梗阻的前提下，提示肾性氮质血症的可能。肾性氮质血症时 BUN 和肌酐等比例升高，部分原因是肾小管功能受损不能正常地排泄肌酐所致。

肾后梗阻早期，由于尿液滞留导致尿素重吸收增加，BUN/Cr 可达 20：1。因此，如果患者就诊时 BUN/Cr 升高，接诊医师除了考虑肾前性氮质血症，还应想到尿路梗阻的可能。若尿路梗阻继续发展，肾后性氮质血症可能因为肾脏受损而演变为肾性氮质血症。尿路梗阻可能引发肾小球炎症。如果梗阻后导致了肾损伤，将与其他肾实质病变一样，会使 BUN/Cr 降至 10：1。

（五）尿蛋白

1. 尿蛋白定量

尿蛋白排泄状态的检查是评估肾脏健康状况的一种方法。正常成人 24 小时尿蛋白排泄量不超过 150mg。假设正常成人每天排尿 1500ml，那么每天最多排出 150mg 蛋白质，也就是尿蛋白浓度不应超过 10mg/dl。尿蛋白升高可见于肾小球或肾小管疾病、血浆蛋白浓度升高而溢出时（如骨髓瘤产生的免疫球蛋白或免疫球蛋白轻链）、泌尿系统感染（如间质性肾炎、尿路感染）、外伤或肿瘤。

成人尿蛋白超过 1g/d 就有显著的临床意义。肾病综合征时尿蛋白排泄量可≥3.5g/d。肾病综合征是以大量蛋白尿（成人≥3.5g/d）、低蛋白血症、水肿和高脂血症为主要特征的临床综合征。肾病综合征的原发性病因包括微小病变型、局灶节段性肾小球硬化、膜性肾病、膜增生性肾小球肾炎和 IgA 肾病。继发性病因包括糖尿病、淀粉样变性、狼疮、药物（如金制剂、青霉胺、海洛因）、感染（如疟疾、梅毒、HBV、HIV）和恶性肿瘤（如癌症、黑色素瘤）。肾炎是以高血压、轻度水肿、轻度蛋白尿、血尿和红细胞管型（见下文，管型）为主要特征的临床综合征。

儿童尿蛋白＞4mg/（m²·h）时为尿蛋白升高 [正常：≤4mg/（m²·h）]。儿童尿蛋白＞40mg/（m²·h）时为儿童肾病性大量蛋白尿。就每日而言，儿童尿蛋白升高为每日尿蛋白＞100mg/m²（正常儿童为≤100mg/m²），而儿童肾病性大量蛋白尿每日尿蛋白＞1000mg/m²。新生儿肾小管重吸收蛋白能力更弱，因此，尿蛋白升高时应＞300mg/（m²·d）[正常新生儿为≤300mg/（m²·d）]。

筛查蛋白尿最经济实惠的方法是试带法。试带法可半定量评估尿蛋白水平，结果可报告阴性、微量（10～20mg/dl）、+（30mg/dl）、++（100mg/dl）、+++（300mg/dl）及++++（1000～2000mg/dl）。试带法对免疫球蛋白轻链不敏感，因此，试带法阴性不能排除本 - 周氏蛋白尿（单克隆轻链球蛋白）。更准确的尿蛋白检测需要收集 24 小时尿。尿蛋白水平（mg/dl）乘以 24 小时尿量（ml/24h），可计算出 24 小时尿蛋白排泄量。

少量但持续排泄的尿液白蛋白（如微量白蛋白尿）与糖尿病肾病和高血压肾损伤有关。因此，应对糖尿病患者进行尿微量白蛋白筛查。通常使用免疫法检测尿白蛋白，该法分析灵敏度、准确性和重复性更好。尿微量白蛋白的报告方式包括随机尿白蛋白 / 肌酐比值、计时尿（如 4 小时、6 小时或 12 小时尿）白蛋白排泄量（mg/min）、24 小时尿白蛋白。表 18-4 为尿微量白蛋白结果的解释。

建议所有 2 型糖尿病患者自诊断起，每年检测尿微量白蛋白。对于 1 型糖尿病患者，建议自诊断 5 年后开始每年检查一次尿蛋白。可先使用试带法进行筛查，若结果呈阳性则无须检测尿微量白蛋白，而是收集 24 小时尿液测量尿蛋白排泄量。对于试带法呈阴性的患者，应检测尿微量白蛋白。若尿液中微量白蛋白检测为阳性，应

> 尽管现代实验室可直接检测血清或血浆（非全血）中的尿素并反推氮含量，但还是保留了 BUN 的称呼。

在 3 个月内再次复查。若复查结果呈阴性，需进行决定性的第三次检测。最终需至少两次检测结果呈阳性才能确认患者出现了持续性微量白蛋白尿。

当 1 型糖尿病患者持续存在微量白蛋白尿时，应诊断为糖尿病肾病 3 期（初期，表 18-5）。患者诊断为 1 型糖尿病后首先出现糖尿病肾病 1 期，其特征是肾脏增大伴肾小球滤过增加。糖尿病肾病 1 期患者 GFR 升高，是由高血糖导致血浆渗透压升高进而引起滤出的血浆体积增加所致。随着患者启动胰岛素治疗，1 期改变消失，但随后肾小球会发生一些组织学改变，如电镜下观察到肾小球系膜肥大和基底膜增厚。这个阶段就是糖尿病肾病 2 期，此时患者无临床表现。通过及时发现初期糖尿病肾病（3 期），并采取措施有效控制血糖使糖化血红蛋白下降，以及服用降压药物（如血管紧张素转化酶抑制药或血管紧张素 II 受体拮抗药），可以避免或至少延迟糖尿病肾病的进一步发展。出现试带法尿蛋白阳性、GFR 进行性下降和持续性高血压时，表明糖尿病肾病已进入 4 期。

> **提 示**
>
> - 成人尿蛋白超过 1g/d 就有显著的临床意义，肾病综合征时尿蛋白可≥3.5g/d。
> - 少量但持续存在的尿白蛋白与糖尿病肾病和高血压肾损伤有密切关系。正因如此，糖尿病患者应定期筛查尿微量白蛋白排泄率，即微量白蛋白尿。

当发展为需要透析治疗或肾移植的终末期肾功能不全时，则是糖尿病肾病 5 期。目前已经有了针对 1 型和 2 型糖尿病的糖尿病肾病组织学特征描述体系。

2. 蛋白尿的类型

诊断蛋白尿后，应进一步明确蛋白尿产生的原因及肾脏功能受损的部位。肾小球正常情况下会阻挡所有分子量>100 000Da 的血浆蛋白（表 18-6）滤出。数量不等的分子量为 10 000～100 000Da 的血浆蛋白会被排泄到尿液中，这其中包括分子量 69 000Da 的白蛋白和分子量

表 18-4　尿白蛋白结果解释				
	单　位	正　常	微量白蛋白尿	临床白蛋白尿
随机尿	μg/mg Cr	<30	30～299	≥300
计时尿	μg/min	<20	20～199	≥200
24 小时尿	mg/24h	<30	30～299	≥300

Cr. 肌酐

表 18-5　不同阶段 1 型糖尿病肾病患者的血压和实验室检查				
分　期	GFR	UAE	试带法尿蛋白	血　压
1	升高	正常	一过性阳性	正常
2	正常	正常	阴性	正常
3	正常	升高	阴性	轻度升高
4	下降	升高	阳性	升高
5	重度下降	升高	阳性	重度升高

GFR. 肾小球滤过率；UAE. 尿白蛋白排泄量

表 18-6　部分血浆蛋白的大致分子量	
血清蛋白电泳所在位置	大致分子量（kDa）
前白蛋白区	
视黄醇结合蛋白（RBP）	21
甲状腺素转运蛋白（甲状腺素结合前白蛋白，TBPA）	54
白蛋白区	
白蛋白	69
α_1 球蛋白区	
α_1- 抗胰蛋白酶（A1AT）	54
高密度脂蛋白（HDL）	200～400
甲状腺素结合球蛋白（TBG）	54
α_1 酸性糖蛋白	40
凝血酶原	72
甲胎蛋白（AFP）	69
α_2 球蛋白区	
α_2 巨球蛋白（A2M）	800
触珠蛋白	86
铜蓝蛋白	160
抗凝血酶	58
促红细胞生成素（Epo）	38
β 球蛋白区	
运铁蛋白（Tf）	77
C 反应蛋白（CRP）	115～140
补体3（C3）	185
β_2 微球蛋白（B_2M）	12
IgA	170
γ- 球蛋白区	
IgM	900
IgG	160

见第 2 章和第 3 章中血清蛋白电泳

25 000Da 的游离免疫球蛋白轻链。低于 10 000Da 的血浆蛋白［如胰岛素（5800Da）］，基本上可以被肾脏自由滤过。

通过尿蛋白电泳（urine protein electrophoresis，UPE）可以区分以下几种类型的蛋白尿，即肾小球性蛋白尿、肾小管性蛋白尿、溢出性蛋白尿和非选择性蛋白尿等。肾小球性蛋白尿的特征是尿液中白蛋白和 β 球蛋白增多，尤其是转铁蛋白。肾小管性蛋白尿除白蛋白升高外，还能看到由 α_2 微球蛋白（脂质运载蛋白家族成员之一）的亚型所形成的 α-2 双峰。

溢出性蛋白尿可由血浆中高浓度的单克隆免疫球蛋白"溢出"到尿液中产生，如游离单克隆轻链在 UPE 中就会形成一条位置相对固定的浓集条带，通过免疫固定电泳（immunofixation electrophoresis，IFE）可确定异常的"M 峰"是单克隆的 κ 轻链还是 λ 轻链。轻链之所以漏到尿液中，是因为浓度过高，超过了近曲小管重吸收能力。随着肾损伤程度加重还会出现完整的单克隆免疫球蛋白出现在尿液中的情况。持续肾小球性蛋白尿会损伤肾小管，导致出现兼具肾小球性和肾小管性尿蛋白特点的混合性蛋白尿。炎症时，多种升高的低分子量的急性时相反应蛋白也可形成溢出性蛋白尿，此时 IFE 检测尿液单克隆免疫球蛋白结果呈阴性。当 UPE 结果与血清蛋白电泳结果相似时（缺乏明显的 α-2 双峰、β 峰或浓集条带），为非选择性蛋白尿，此时患者可伴有不同程度的肾功能障碍。

（六）尿钠排泄分数

肾小管功能障碍可导致糖尿、氨基酸尿、肾小管性酸中毒（碳酸氢盐消耗过多或无法产生）、电解质平衡失调（如低钠血症、低钾血症和低磷血症）和肾小管性蛋白尿（见上文）。评价肾小管重吸收功能的一个简易方法是尿钠排泄分数（FENa）测定。

FENa 是尿钠排出部分占肾小球滤过钠总量的比率。通过血清或血浆钠、肌酐和同时收集的随机尿中的钠和肌酐浓度计算得出。以下为 FENa 的公式。

$$FENa = \frac{[U_{Na^+}] \times [S_{Cr}]}{[S_{Na^+}] \times [U_{Cr}]} \times 100$$

FENa 的单位是百分比（%），肾小管功能正常时 FENa<1%。如果患者存在急性肾小管疾病或损伤，如急性肾小管坏死，钠排出增多，FENa 可超过 1%。肾小管重吸收钠的比率为 100% 减去 FENa。FENa 的检测对利尿剂使用者没有意义，因为利尿剂会导致尿钠排泄增加。同样，FENa 也不适用于慢性肾病患者。

（七）尿液分析

尿液分析包括尿液的理学、化学和有形成分的显微镜检查。尿液的理学检验包括颜色、透明度和比重。尿液化学分析内容包括 pH、葡萄糖、蛋白质、隐血或红细胞、酮体、胆红素、尿胆素原、亚硝酸盐和白细胞酯酶。显微镜检查是对细胞、细菌、结晶、管型、脂质和污染物的评估。

所有患者在评估肾功能时，除检测尿素氮和肌酐以外，还应同时进行尿液分析。在尿试带法完全正常的情况下，部分实验室将不再进行有形成分的显微镜检查。

下面是尿液分析中阳性结果临床意义的简要说明。

1. 尿液颜色和透明度

正常尿液外观呈淡黄色。机体脱水时，尿液颜色加深。随着液体摄入量的增加，颜色变淡。正常尿液颜色形成主要来自尿胆素（又称尿色素，是一种胆红素在肠道的代谢产物，通过肠肝循环经肾脏排泄）和饮食中的色素（如蔬菜中的色素）。尿胆红素或尿胆素原升高的患者尿液可呈深色、棕色甚至绿色。红色尿液可由血液（包括月经血）、甜菜、各种药物（如吡啶、酚酞）或卟啉原引起。尿液中完整的红细胞可导致尿液烟雾状或云雾状的红棕色外观。吡啶、胆红素或利福平可导致尿液呈橘红色。黑尿病（即尿中出现尿黑酸）的尿

- 评价肾小管重吸收功能的一个简易方法是尿钠排泄分数（FENa）测定。FENa 可通过血清或血浆钠、肌酐和同时收集随机尿中的钠和肌酐浓度计算得出。
- 尿液分析包括尿液理学、化学和有形成分的显微镜检查。所有患者在评估肾功能时，除检测尿素氮和肌酐以外，还应同时进行尿液分析。

液在接触空气后可变成黑色。

偶尔会有一些少见尿液颜色的文献报道。绿色尿液常由异丙酚或亚甲蓝所致，它们常用于淋巴管染色或瘘管探查。吲哚青绿和异磺胺蓝也会导致尿液呈绿色。在铜绿假单胞菌、大肠埃希菌、肺炎克雷伯菌、斯氏普鲁威登菌和肠球菌引起的尿路感染中，当尿液为碱性时可呈罕见的紫色。

浑浊（云雾状）尿液说明可能存在结晶、磷酸盐（如在碱性正常尿液冷却后出现无晶形磷酸盐）、尿酸盐（如在酸性正常尿液冷却后出现无晶形尿酸盐）、红细胞、脓尿（尿液中的白细胞）、菌尿或淋巴液（乳糜尿）这些情况。乳糜尿（如呈乳白色外观）是由淋巴液渗漏进入肾脏引起。班氏丝虫感染和各种非感染性病因［如肾外伤、肿瘤、先天性淋巴管畸形（如淋巴管瘤病）、遗传综合征（如 Turner 综合征或 Noonan 综合征）和瘘管（如淋巴管至膀胱）］时，均可导致乳糜尿。

2. 尿液 pH

尿液 pH 的改变常与代谢性酸中毒或碱中毒有关。新鲜采集尿液样本的 pH 应为 5.0～6.5。尿液 pH>8.0 提示超时检测或细菌污染。未加盖的尿液样本因 CO_2 丢失，可使 pH 升高（$H^+ + HCO_3^- \leftarrow H_2O + CO_2$）。产脲酶的微生物可以分解尿素释放氨（$NH_3$），生成氢氧化铵，使尿液 pH 升高（$NH_3 + H_2O \rightarrow NH_4^+ + OH^-$）

尿液 pH 降低是肾脏对系统性酸中毒的适应性

生理反应。病理状态下肾脏不能从尿液正常排泌氢离子而引起的系统性酸中毒，称之为"肾小管性酸中毒"。尿液 pH 升高见于系统性碱中毒。

3. 尿比重

尿比重是指尿液与同体积纯水的重量之比，可用于肾小管浓缩或稀释尿液能力的评估。正常尿比重应为 1.003～1.035。尿液中葡萄糖、蛋白质或血液的存在会使尿比重升高，使其对尿液浓缩能力的评估结果不可靠。在这种情况下，宜使用尿液渗透压检查。

尿液浓缩功能下降见于肾小管疾病、中枢性尿崩症［如抗利尿激素（ADH）缺乏］，或者由药物（如锂）、慢性低钾血症或慢性高钙血症引起的肾源性尿崩症（如 ADH 抵抗）。尿比重在生理状态下不可能为 1.000，出现该结果表明检测的是水而不是尿液，这可见于有人想故意逃避尿液药物筛查时。新鲜"尿液"样本的温度和肌酐浓度也有助于识别到底是稀释的尿液还是用水替代的尿。对于非常高的尿比重或非生理性范围的尿液 pH，可能是在尿液中掺入了盐或漂白剂。

4. 试带检测

隐血试纸与亚铁血红素发生反应。只要尿液中存在红细胞、血红蛋白和（或）肌红蛋白时，都会出现亚铁血红素。因此，隐血结果阳性不能确定红细胞、血红蛋白或肌红蛋白是单独存在还是共同存在。

血尿说明尿液中有血，它可以是肉眼可见（肉眼血尿）或是仅能在显微镜下见到红细胞（镜下血尿）。对新鲜尿液样本进行显微镜检查可确定有无红细胞和（或）红细胞管型。如果存在红细胞管型，则提示肾炎或严重的肾小管损伤。在新鲜尿液样本中，有红细胞但没有形成管型，提示出血来自泌尿道或存在出凝血性疾病。这种出血可由感染、炎症、创伤、肿瘤或结石引起。由于管型容易被破坏，因此在新鲜晨尿样本中的检出率最高。如果尿液样本中存在红细胞，但不能及时检测则可出现管型分解和细胞溶解。因此，对新鲜采集的尿液标本应最好立即检测。

提示

正常尿液外观呈淡黄色。机体脱水时，尿液颜色加深。随着液体摄入量的增加，颜色变淡。正常尿液颜色形成主要来自尿胆素（又称尿色素，是一种胆红素在肠道的代谢产物，通过肠肝循环经肾脏排泄）和饮食中色素（如蔬菜的色素）。

无红细胞的新鲜尿液样本若隐血检测呈阳性，可能是因为存在血红蛋白或肌红蛋白。血管内溶血时，游离的血红蛋白可以进入尿液。肌肉类疾病或损伤可释放肌红蛋白。实际上，创伤会使大量肌红蛋白被释放入血。血红蛋白和肌红蛋白都对肾小管都有毒性作用。

血红蛋白和肌红蛋白可通过沉淀法和离心过滤法进行区分。沉淀法中，添加饱和硫酸铵后，血红蛋白被沉淀，肌红蛋白则不会。因此，沉淀后如果上清液隐血试带检测呈阳性，说明存在肌红蛋白。在离心过滤法中，尿液样本在经过一个可以滞留血红蛋白但允许肌红蛋白通过的过滤器后再被离心。如果过滤后液体隐血试带检测呈阳性，说明存在肌红蛋白。对于育龄期的女性，要确保尿液没有被月经血污染。

蛋白尿在本章前面部分已进行过介绍。微量蛋白尿可见于正常妊娠期，也可见于发热、运动和长时间站立（又称"直立"蛋白尿）时。这些良性情况下的蛋白尿被定义为非病理性或"功能性"蛋白尿。尿液中的血红蛋白或肌红蛋白可导致尿蛋白试带检测阳性。

菌尿可通过尿分析试带条上的亚硝酸盐试验进行检测，若尿液细菌达到具有临床意义的数量时即可被检测出来。但是，并非所有的细菌都能将硝酸盐转化为亚硝酸盐。尿液需在膀胱中滞留数小时（约 4 小时或更长），才能将硝酸盐转化为亚硝酸盐。菌尿通常无症状，但阳性结果可提示存在细菌感染。菌尿常伴有脓尿的出现。

尿糖检测对糖尿病的诊断或监测一般意义不

大。由于不同个体间的肾糖阈存在显著差异，因此尿糖与血糖浓度并无绝对相关性。正常情况下，尿糖在血糖超过 150～180mg/dl 时才会为阳性。也就是说，如果在常规尿液分析中检测出尿糖阳性，则需要考虑糖尿病。在正常妊娠过程中因为肾小管的葡萄糖重吸收能力下降，导致即使没有合并糖尿病也可检测出微量的尿糖。血糖不高但尿糖阳性，提示可能存在肾小管功能障碍性疾病，包括单纯的葡萄糖重吸收缺陷［如钠 - 葡萄糖连接转运蛋白 2（由位于染色体 16p11.2 的 *SLC5A2* 基因编码，属于溶质载体家族 5 中的 2 号成员）突变引起的肾性糖尿］。一些机构常用班氏法检测 2 岁以下儿童的尿液，以筛查先天性非葡萄糖代谢异常疾病，如半乳糖血症或遗传性果糖不耐受症。在这些情况下，班氏法为阳性反应，而葡萄糖试带法结果为阴性。

正常尿液中不含胆红素。当检测到胆红素时，提示存在明显的体内溶血、肝功能障碍或者胆道梗阻。尿液中的胆红素是水溶性的结合胆红素（见第 16 章）。

尿胆原来源于胆红素被胃肠道细菌降解后，然后经过肠肝循环随尿液排出。因此，正常情况下尿液是含有尿胆原的。肝脏疾病时，由于肝脏不能从血液中清除胆素原，会使尿胆原增加；溶血性贫血时由于胆红素生成增加，也会引起尿胆原生成增加。胆道完全梗阻时会导致尿中无尿胆原，以及出现不含粪胆素（胆红素的分解产物）的灰色样无胆色粪。

酮体可出现在糖尿病控制不佳的患者（包括糖尿病酮症酸中毒）尿液中，也可见于精神压力大的非糖尿病住院患者，以及处于空腹或者饥饿状态的患者。

5. 尿液的显微镜检查

尿液中的管型形成于肾远端小管，可作为提示肾脏疾病的标志。细胞管型可由红细胞、白细胞或肾小管（上皮）细胞构成。肾病患者尿液中还可见到没有完整细胞成分的颗粒管型和蜡样管型，它们均由肾小管细胞退化后形成。在急性肾小管坏死时，可以见到肾小管上皮细胞管型（注：尿液中出现大量的鳞状上皮细胞提示非清洁中段尿）。透明管型由蛋白质组成，在正常人尿液中偶见。红细胞管型则提示肾小球肾炎。

脓尿是指尿沉渣中白细胞数量增加。通常在每高倍镜视野下，白细胞数量≥5 个时考虑脓尿。大多数尿液分析试带都能检测中性粒细胞中的白细胞酯酶活性，无论中性粒细胞是完整还是已被破坏。与红细胞管型相似，白细胞管型也来源于肾小管。白细胞管型与肾盂肾炎或非感染性间质炎症相关。

6. 尿液中的结石与结晶

肾结石也被称为肾石病或尿石症。肾结石的存在通常伴随着从背部和（或）胁腹部放射至腹股沟的剧烈疼痛。虽然大多数结石能够自发排出，但有些结石却不能。在众多因素中，结石的大小对结石能否排出起决定作用。当形成结石的物质排泄量增加或者尿量减少，会导致尿液中相关成分的浓度升高，从而形成结石。钙、磷酸盐和草酸是肾结石中最常见的化学成分，尿酸和半胱氨酸结石则相对少见。

如果有足够的结石用于分析，就能知道结石的组成。了解结石组成的价值在于有助于认识结石形成的原因，以便于调整治疗策略以及饮食习惯。

尿液中钙浓度的升高可导致草酸钙结石和磷酸钙结石的产生。尿液草酸浓度增加可见于从食物中吸收过量草酸的患者，如克罗恩病引起患者回肠对草酸的吸收增加。乙二醇中毒可导致尿中出现草酸盐结晶。草酸盐贮积症是一种先天性代谢障碍，除草酸结石外还有其他特征，其中包括肾小管酸中毒、儿童生长障碍、复发性骨折、进行性肾衰竭、心律失常及 20 岁之前死亡。

当近端小管的胱氨酸运输发生障碍时，会导致胱氨酸不断蓄积从而超出尿液中的溶解度。胱氨酸尿还可由碱性氨基酸如精氨酸、鸟氨酸和赖氨酸的重吸收障碍引起。编码溶质载体蛋白家族 3 成员 A1 的 *SLC3A1* 基因（位于染色体 2p21 上）

出现缺陷时亦可导致胱氨酸尿。

痛风患者的尿液中尿酸浓度较高，尤其是尿液 pH 低于 5.4 时，易形成尿酸结石。尿路感染患者，尤其是变形杆菌引起的感染，常可见由碳酸钙和磷酸铵镁（MgNH4PO4）组成的结石。一些肾结石患者的结石形成原因不明。

结晶在尿液有形成分镜检时很常见，大多数的结晶属于正常尿液成分。但是对易发生肾结石的患者来说，结晶有助于了解其结石的组成。

（八）其他用于评估肾功能的选择性检查

1. 胱抑素 C

胱抑素 C 是一种低分子量的蛋白质（约 13 000 Da），在体内以恒定的速率生成。由于胱抑素 C 只通过肾脏清除，因此胱抑素 C 的水平与 GFR 呈负相关。流行病学数据表明，升高的胱抑素 C 水平与死亡率呈正相关。由于肌酐的检测更普遍（且成本低廉），因此短期内不会被胱抑素 C 所替代。

2. 尿酸

尽管尿酸的浓度会随着 GFR 的下降而升高，但尿酸并不是评估 GFR 的一个有效指标。因为血清尿酸水平受饮食影响较大。高蛋白饮食，高细胞周转率均会使尿酸升高。肿瘤不管是其高细胞周转率，还是化疗后的细胞死亡，都会引起尿酸水平的升高。在痛风患者中，尿酸产生和重吸收的变化显著影响着尿酸水平。

3. 钙、磷和甲状旁腺激素

肾衰竭患者常有钙、磷和骨代谢紊乱。正常情况下甲状旁腺激素能够刺激远端小管对钙的重吸收，减少尿钙的净排出，同时促进尿液磷酸盐的排泄（见第 22 章）。

（九）急性肾损伤的新生物标志物

目前，肾脏病学的一个主要方向是寻找便于预测急性肾衰竭发生的急性肾损伤早期标志物。这些标志物类似于预测心肌坏死的标志物（如心肌肌钙蛋白 T 或 I）。一些标志物正处于研究中，其中包括载脂蛋白［如中性粒细胞明胶酶相关的脂质运载蛋白 -2（NGAL）］、热休克蛋白（如

提示

- 如果有足够的结石用于分析，就能知道结石的组成。了解结石组成价值在于有助于认识结石形成的原因，以及制订干预方案。
- 一些肾结石患者的结石形成原因不明。

HSP72）、白细胞介素（如 IL-18）和其他类型的蛋白［如肾损伤分子 -1、胱抑素 C（见上文）、N-乙酰 -β-d- 氨基葡萄糖苷酶和肝脏脂肪酸结合蛋白］。目前有一家诊断公司在其自动化免疫分析平台上提供了尿液 NGAL 的检测服务。

"Nephrocheck" 是近期比较受关注的用于预测急性肾损伤发生的检查，它检测的是尿液中的金属蛋白酶组织抑制剂 2（TIMP-2）和胰岛素样生长因子结合蛋白 7（IGFBP-7）。但尚无相关数据证明这种检查可以改善患者的预后。目前这些标志物均未用于常规检测，它们的诊断和预后价值仍需进一步研究。

自测题

1. 成人尿量＜100ml/d 属于下面的哪一类？

A. 少尿

B. 无尿

C. 排尿困难

D. 血尿

2. 氮潴留引起的血尿素氮浓度升高，被称为"氮质血症"。氮质血症可分为肾前性、肾性和肾后性，下面哪一项是肾前性氮质血症的原因？

A. 肾动脉狭窄引发的肾血流量减少

B. 链球菌感染引发的肾小球肾炎

C. 肾结石引发的排尿困难

D. 毒物引发的急性肾小管坏死

3. 下面哪一项对尿毒症的描述最准确？

A. 持续 3 个月以上的肾功能恶化

B. 肾功能不全所致的氮潴留

C. 一种描述终末期肾衰竭时患者症状和体征的临床术语

D. 尿量的减少

4. 关于未经治疗的肾衰竭引起的后果，以下哪一对是不正确的？

A. 钾潴留引起的高钾血症 / 心律失常

B. 促红细胞生成素生成减少 / 血小板减少症

C. 1，25- 二羟维生素 D 合成减少 / 低钙血症伴甲状旁腺功能亢进

D. 盐、水潴留 / 高血压

5. 有关肌酐的陈述，下面哪项是不正确的？

A. 血肌酐浓度与肾小球滤过率呈负相关

B. 女性的肌酐高于男性

C. 肌酐浓度与骨骼肌质量直接相关

D. 肾的肌酐清除率是评价肾小球滤过率（GFR）的一个合适指标

6. 以下哪项不是肌酐清除率的基本公式中所必需的？

A. 尿肌酐

B. 血清肌酐

C. 血尿素氮

D. 12 或 24 小时尿液样本量

7. eGFR 公式可以可靠的评估 18 岁以上人群的肾小球滤过率（GFR），下面有一个选项不包括在计算 eGFR 的公式中？

A. 尿肌酐

B. 年龄和性别

C. 血清肌酐

D. 种族（非裔美国人或非非裔美国人）

8. eGFR 的测定值为 15～60ml/（min·1.73m²）是可靠的，但 eGFR 参考范围的下限为 90ml/（min·1.73m²），关于 eGFR 的值，以下哪项陈述不正确？

A. 可报告 eGFR 上限和参考区间下限存在"灰区"

B. 通常报告 eGFR 值为>60ml/（min·1.73m²）

C. 60～89ml/（min·1.73m²）的结果与肾脏损害无关

D. eGFR 值<15ml/（min·1.73m²）表示存在需要透析或移植的严重肾衰竭

9. 下面哪项是微量白蛋白尿的最佳表述？

A. 最小白蛋白排泄量，其量少于临床白蛋白尿

B. 与肾损伤无关的尿白蛋白排泄量

C. 短期内收集的尿白蛋白排泄量

D. 肾病患者排泄的白蛋白量

10. 尿蛋白电泳可以区分肾小球性蛋白尿、肾小管性蛋白尿、溢出性蛋白尿和非选择性蛋白尿。每种蛋白尿在尿液电泳凝胶上都有一组不同的蛋白质条带。当尿蛋白电泳显示相对固定的浓集的条带（经免疫固定电泳证实为免疫球蛋白）时，最有可能是上述四种蛋白尿的哪种？

A. 肾小球性

B. 肾小管性

C. 多发性骨髓瘤患者的溢出性

D. 非选择性蛋白尿

11. 尿液分析结果为隐血强阳性、血尿阴性，添加硫酸铵钠后试纸对血液仍然呈阳性，以下哪种临床情况与这组检测结果最相符？

A. 肾脏感染

B. 对肾脏无明显损害的车祸创伤

C. 晚期膀胱癌

D. 严重肝病

12. 尿液分析结果为白细胞酯酶强阳性，镜检发现尿液中存在白细胞管型，尿试带法亚硝酸盐试验呈阳性，以下哪种临床情况与这组检测结果最相符？

A. 肾脏感染

B. 车祸创伤，对肾脏无明显损伤

C. 晚期膀胱癌

D. 严重肝病

13. 尿液分析结果为尿胆红素阳性及尿胆素原强阳性，尿液呈深黄色，以下哪种临床情况与这组检测结果最相符？

A. 肾脏感染

B. 对肾脏无明显损害的车祸创伤

C. 控制不佳的糖尿病

D. 严重肝病

14. 尿液分析结果为尿试带法检测尿蛋白、尿糖、尿酮体均呈阳性，以下哪种临床情况与这组检测结果最相符？

A. 肾脏感染

B. 对肾脏无明显损害的车祸创伤

C. 控制不佳的糖尿病

D. 严重肝病

15. 下列哪一种化合物在尿中高浓度存在时最不可能导致尿路结石的形成？

A. 钙

B. 草酸

C. 尿酸

D. 乳酸

答案与解析

1. 正确答案是 B。少尿的定义是尿量<500ml/d。无尿是指基本无尿生成或产生的尿量<100ml/d（成人）。排尿困难是指排尿时疼痛。血尿是指尿液中含有红细胞。

2. 正确答案是 A。B 和 D 都是肾性氮质血症的例子，是肾脏实质疾病。C 是肾后性氮质血症的例子，与肾脏尿路出口有关。

3. 正确答案是 C。A 是慢性肾衰竭的定义。B 是氮质血症的定义。D 是指少尿或更为严重的无尿。

4. 正确答案是 B。红细胞生成素的减少引起红细胞合成减少，随后会导致贫血。未经治疗的肾衰竭可导致血小板功能失调，但不会引起血小板的减少。其他选项均正确。

5. 正确答案是 B。肌酐浓度与骨骼肌质量直接相关，而男性的骨骼肌质量大于女性，因此，男性的肌酐高于女性。

6. 正确答案是 C。肌酐清除率的基本公式如下（公式中血清肌酐和血浆肌酐可互换）：（尿肌酐/血清肌酐）×［尿量（ml）/采集时间（min）］。

经体表面积校正后的公式为：（尿肌酐/血清肌酐）×［尿量（ml）/采集时间（min）］×［1.73/

体表面积（m²）］

7. 正确答案是 A。eGFR 的公式为 186（血清肌酐）$^{-1.154}$×（年龄）$^{-0.203}$×F，其中女性为 0.742，非裔美国人为 1.210。因此，不必测尿肌酐值。

8. 正确答案是 C。数值为 60～89ml/（min·1.73m²）与轻度肾损伤相关。非蛋白尿时，数值>90 与正常肾功能相关。因此，>60 的 eGFR 值可反映轻度或无肾病存在。

9. 正确答案是 A。尿微量白蛋白常与糖尿病肾病和高血压引起的肾损伤有关。尿微量白蛋白可通过采集随机尿、定时尿或 24 小时尿液来确定。肾病患者排出的尿白蛋白量要远远超过微量白蛋白尿。

10. 正确答案是 C。最可能的解释是溢出性蛋白尿，因为高浓度的血浆单克隆免疫球蛋白会从血浆"溢出"到尿液中。

11. 正确答案是 B。无论是红细胞、血红蛋白还是肌红蛋白，都可以使试带呈阳性反应。如果是肌红蛋白，则显微镜检查不会见到红细胞或红细胞管型。创伤可使大量肌红蛋白从骨骼肌释放。这种肌红蛋白可以出现在尿液中。当向尿液中加入饱和硫酸铵时，会沉淀血红蛋白，但不会沉淀肌红蛋白。因此，导致尿液中隐血强阳性的化合物就是肌红蛋白。肾脏感染可能导致血尿或菌尿，或两者兼存。晚期膀胱癌也会导致尿中出现红细胞。严重肝病一般不会导致尿隐血阳性，除非伴发一些出血性疾病。严重肝病不太可能与尿中的肌红蛋白有关。

12. 正确答案是 A。所有尿液分析结果均与肾脏感染相符。中性粒细胞含有白细胞酯酶，即使中性粒细胞被破坏也可以被检测到。与红细胞管型相似，白细胞管型也起源于肾小管。尿液分析试带条上的亚硝酸盐试验对尿液中具有临床意义数量的某些细菌（如变形杆菌）是敏感的。

13. 正确答案是 D。胆红素不是尿液中的正常成分，如果在尿中出现，则很可能存在肝功能不全和胆道梗阻。肝病患者由于肝脏不能从血液中清除尿胆原，导致血液尿胆原浓度升高，尿中的浓度也随之升高。尿的暗黄色与尿胆红素和（或）尿胆素原的存在有关。

14. 正确答案是 C。糖尿病控制不佳的患者尿中常含有酮体。虽然并非所有糖尿病患者都存在尿糖，但如果存在尿糖，应将其视为可能的诊断之一。糖尿病患者的高血压性肾损伤可导致尿中持续存在极少量的白蛋白。

15. 正确答案是 D。尿中钙浓度升高可引起草酸钙和磷酸钙结石。克罗恩病患者回肠对草酸的吸收增加，可导致尿路结石的形成。痛风与尿液中高浓度的尿酸有关，尤其是当尿液 pH＜5.4 时，患者容易形成尿酸结石。

拓展阅读

[1] Barrera-Chimal J, Bobadilla NA. Are recently reported biomarkers helpful for early and accurate diagnosis of acute kidney injury? *Biomarkers*. 2012;17:385–393.

[2] Beck LH Jr, Bonegio RG, Lambeau G, et al. M-type phospholipase A2 receptor as target antigen in idiopathic membranous nephropathy. *N Engl J Med*. 2009;361:11–21.

[3] Boyer OG. Evaluation of proteinuria in children. Available at: https://www.uptodate.com/contents/evaluationof-proteinuria-in-children. Accessed December 5, 2017.

[4] Connolly JO, Woolfson RG. A critique of clinical guidelines for detection of individuals with chronic kidney disease. . 2009;111:c69–c73.

[5] Jones GRD. Estimating renal function for drug dosing decisions. . 2011;32:81–88.

[6] Kraut JA, Kurtz I. Metabolic acidosis of CKD: diagnosis, clinical characteristics, and treatment. . 2005;45:978–993.

[7] Lameire N, Vanmassenhove J, Van Biesen W, Vanholder R. The cell cycle biomarkers: promising research, but do not oversell them. . 2016;9:353–358.

[8] Levey AS, et al. . Available at: http://www.kidney.org/professionals/ KDOQI/guidelines_ckd/toc.htm. Accessed December 7, 2017.

[9] Miller WG. Reporting estimated GFR: a laboratory perspective. . 2008;52:645–648.

[10] Myers GL, Miller WG, Coresh J, et al. Recommendations for improving serum creatinine measurement: a report from the Laboratory Working Group of the National Kidney Disease Education. . 2006;52:5–18.

[11] Polkinghorne KR. Detection and measurement of urinary protein. . 2006;15:625–630.

[12] Prigent A. Monitoring renal function and limitations of renal function tests. . 2008;38:32–46.

[13] Tervaert TW, Mooyaart AL, Amann K, et al. Renal Pathology Society. Pathologic classification of diabetic nephropathy. . 2010;21:556–563.

[14] Thomas L, Huber AR. Renal function—estimation of glomerular filtration rate. . 2006;44:1295–1302.

[15] Vassalotti JA, et al. Testing for chronic kidney disease: a position statement from the National Kidney Foundation. . 2007;50:169–180.

[16] Zahran A, El-Husseini A, Shoker A. Can cystatin C replace creatinine to estimate glomerular filtration rate? A literature review. . 2007;27:197–205.

第 19 章　男性生殖系统疾病

Male Genital Tract*

Mark H. Wener　Charles H. Muller　著

赵可伟　胡炎伟　译　　胡　敏　郑　磊　校

学习目标

1. 了解前列腺特异性抗原在前列腺癌中的监测作用，以及关于 PSA 作为癌症筛查试验指标存在的争议。

2. 了解 β- 人绒毛膜促性腺激素（β-hCG）、甲胎蛋白（AFP）和乳酸脱氢酶（LDH）在某些生殖细胞睾丸肿瘤患者治疗中的指导作用。

3. 了解尿液生物标志物在膀胱癌诊断中的潜力和局限性。

4. 了解雄激素代谢和调节相关检测在男性性腺功能障碍诊断中的应用。

5. 了解男性不育的主要病因，以及精液分析在男性不育中的诊断价值。

6. 了解变性患者进行实验室检测所涉及的一些问题。

男性生殖道由阴茎、睾丸、附睾、输精管、精囊和前列腺组成，尿道和膀胱疾病也是导致生殖道出现临床表现的一个重要因素。目前，已有诊断前列腺癌和睾丸癌的循环标志物，以及存在于尿液中诊断膀胱癌的生物标志物。本章将对这些肿瘤及其血清和尿液标志物进行讨论。同样，实验室检查也常用于评估男性的性腺功能障碍以及低生育能力或不育。本书总结了这些标志物的检测及其临床用途。除此之外，男性生殖道与许多感染性疾病有关，其中大部分是性传播疾病（见第 5 章）。

开发新的肿瘤标志物是研究领域的热点，既有临床上的需求，又是科技进步导致新的生物标志物不断涌现的结果。临床上最常用的肿瘤标志物为蛋白质（包括糖蛋白）和各种免疫分析方法测定的激素。使用不同的算法和公式，联合应用多个生物标志物的检测结果，可以提高临床疾病诊断关联性及预测性。新兴技术和基础科学的进步促进了核酸检测在临床中的运用，包括突变 DNA、DNA 甲基化、与恶性肿瘤相关的其他表观遗传学变化、肿瘤富含信使 RNA（mRNA）及与恶性肿瘤相关的 microRNA（包括游离的或与囊泡相关的 microRNA）。肿瘤标志物检测技术的进步可以潜在提高对恶性肿瘤的筛查、诊断、预后、治疗和监测的能力。

一、前列腺癌

1. 定义

前列腺癌（prostate carcinoma，CaP）是男性中第二常见的癌症（超过 120/10 万男性），仅次于非黑色素瘤皮肤癌。前列腺癌也是导致男性癌症死亡的常见原因，仅次于肺癌，其中男性死于

CaP 的终生风险为 2.5%。非洲裔美国男性的发病率更高（约 200/10 万），死亡率也更高（非洲裔为 44/10 万，白种人为 19/10 万）。然而，大多数 CaP 病例进展缓慢，不会引起严重的症状或死亡。目前尚未解决的问题是如何区分快速进展且致命的 CaP 与不会导致死亡的惰性 CaP。虽然有人将死亡率的降低归因于早期筛查，但对已发表研究进行系统回顾分析显示 CaP 死亡率在已进行疾病筛查和未进行筛查的人群没有显著差异。血清 PSA 浓度测定对提高 CaP 的检出率仍有很大帮助。

2. 前列腺特异性抗原在前列腺癌和前列腺增生症应用

前列腺特异性抗原（prostate-specific antigen, PSA）是一种丝氨酸蛋白酶（也称为人激肽释放酶 3），几乎完全由前列腺合成并分泌到精液中。在血液中也可检测到少量 PSA，血液中的 PSA 主要与酶抑制蛋白（如 α_1 胰凝乳蛋白酶抑制剂和 α_2 巨球蛋白）共价结合，形成"复合型 PSA"。循环中小部分 PSA 维持游离状态（非结合的），因为这些游离 PSA 大多不具有酶活性，故不需与酶抑制蛋白结合。游离 PSA 在 CaP 患者中的浓度通常较低，所以对总 PSA 浓度升高处于临界值的患者，游离 PSA/ 总 PSA 的比值可以辅助诊断 CaP。表 19-1 汇总了血清肿瘤标志物在前列腺癌和睾丸癌中的临床应用。

血液中的 PSA 水平通常与前列腺的大小相关，腺体越大，PSA 浓度越高。在剧烈的直肠检查、前列腺活检或手术后，PSA 也可能一过性升高。PSA 在前列腺炎和前列腺梗阻时也会升高，之后可逐渐恢复正常。因此，通常建议对升高的结果进行复查（至少相隔 2~3 个月）来确认 PSA 的水平，以排除其他不重要或一过性引起 PSA 升高的因素干扰，但复查前应避免其他检查。

前列腺疾病在 50 岁以上的男性中很常见，到 70 岁时，大多数男性可能都患上了某些前列腺疾病。前列腺老化导致两种主要疾病，分别是 CaP 和良性前列腺增生（benign prostatic hyperplasia, BPH）。CaP 和 BPH 都会导致血清 PSA 升高和前列腺体积增大。目前已经评估了很多指标在鉴别导致前列腺体积增大和（或）PSA 水平升高原因时的作用。

在大多数实验室，4ng/ml 被认为是癌症筛查阳性的 PSA 阈值。超过这个阈值，CaP 的阳性预测值（前列腺活检中发现癌症的可能性）约为 30%。一般来说，PSA 在 CaP 中的升高幅度大于 BPH。PSA 在 BPH 中很少＞20ng/ml，只有约 10% 的病例 PSA＞10ng/ml，而这些浓度在 CaP 中并不罕见，特别是发生转移时。在直肠检查中，前列腺较小但 PSA 水平较高的男性，与腺体较大但具有同等 PSA 水平的男性相比，更易患癌症。

PSA 检查对 CaP 的主要作用有健康人群筛查、预测病程、疾病分期及治疗后随访。PSA 作为根治性前列腺切除术后的肿瘤标志物已被广泛应用和接受，术后血清 PSA 水平升高预示着 CaP

目标	前列腺癌（PSA）	睾丸生殖细胞瘤（LDH、AFP、hCG）
筛查	对于 50 岁以上的男性有争议	无意义
诊断	无意义	可提示肿瘤的组织学类型，特别是对于肿瘤中可能被组织学遗漏的少数类型
疾病程度指标	若 PSA＜20ng/ml，骨转移可能性小	用于鉴别临床上无法检测的转移性肿瘤
监测对治疗的反应	用于监测治疗是否有效	有意义；疾病治疗成功时标志物应无法被检测到
监测复发	有意义	有意义

表 19-1 血清肿瘤标志物在前列腺癌和睾丸癌中的临床应用

AFP. 甲胎蛋白；hCG. 人绒毛膜促性腺激素；LDH. 乳酸脱氢酶

转移后出现复发。尽管如此，PSA 在筛查中的应用仍然备受争议。最近，美国预防服务工作队（The United States Preventive Services Task Force，USPSTF）已经评审了该议题并正在编写建议。两项针对 CaP 长期筛查效果的大型随机试验已经发表了有关结果。三项大型随机试验评估了 CaP 积极治疗（根治性前列腺切除术或放疗）、观察等待和积极监测癌症的效果差异。美国前列腺癌、肺癌、结直肠癌和卵巢癌筛查试验显示，经过 14.8 年的中位随访时间后，癌症筛查对前列腺癌特异性死亡率和全因死亡率没有影响。欧洲前列腺癌筛查的随机研究发现，癌症筛查可降低 55—69 岁男性的癌症特异性死亡率；经过 13 年的中位随访时间后，筛查组的死亡率为每年 4.3‰，而普通医疗组为每年 5.4‰。英国的一项研究发现，与对筛查人群的积极监测相比，积极行根治性前列腺切除术或放射治疗并不能改变 10 年后的死亡率。斯堪的纳维亚半岛的一项研究发现，经过 13 年随访，积极治疗对前列腺癌特异性死亡率和全因死亡率有显著的影响。美国的一项随机临床试验显示，治疗对 10 年后的总体死亡率无明显影响。总而言之，PSA 筛查和 CaP 的早期治疗对患者的益处相对较小，需要 10 年以上才能显示出来。

由于诊断性活检的不良反应，前列腺癌治疗会引起并发症，以及 CaP 筛查对生存期提高的益处不大（如果有），所以 2012 年 USPSTF 提出不建议男性通过 PSA 检测筛查 CaP。但是，USPSTF 于 2015 年更新和修订了该指南草案，建议 55—69 岁的男性应由医生和患者共同决定，是否需要接受个体化的 CaP 筛查。目前 USPSTF 关于 CaP 筛查的指南草案与大多数专业团体［包括美国泌尿系统协会（AUA）和美国医师学会（ACP）］的指南一致，建议向患者告知潜在风险和益处以给出个性化决策，并尽可能合理地向 50 岁（ACP）或 55—69 岁（AUA）的男性提供筛查服务。

值得注意的是，PSA 对癌症检测灵敏度并不高。据估计，只有 50%～60% 的未转移和潜在可治愈的癌症患者 PSA 升高。最近研究发现，一些

提示

> PSA 与前列腺癌相关的主要用途为健康人群筛查、预测病程、预测发病阶段及治疗后的随访，筛查是 PSA 检测最有争议的用途。

分化较差的前列腺癌患者 PSA 水平实际上低至 1ng/ml。同时，PSA 也并非癌症特异性指标，所以在典型的筛查人群中，大多数检测结果阳性的患者并没有患癌症。USPSTF 的数据分析表明，估计对 28～88 名男性进行筛查才能发现 1 例额外 CaP 病例，筛查 140～390 人才能避免 1 例死于 CaP。据估计，通过 PSA 筛查被诊断为癌症的男性中，有 20%～50% 的人会被过度诊断。也就是说，癌症并不一定会导致明显的临床症状，但很多人会承受活检或前列腺切除术带来的不良反应。

有限的证据表明，PSA 的上升速度（也被称为 PSA 速度）可以预测更具侵袭性的癌症。一项回顾性研究发现，PSA 上升较快的男性（在确诊前 10 年，每年上升超过 0.35ng/ml；或者在确诊前 1 年上升＞2ng/ml）比 PSA 上升较慢的男性更有可能在术后发生复发或死于癌症。在决定不做手术的男性中，PSA 上升速度可预测病程发展，即如果 PSA 倍增时间＜3 年，发生局部进展的可能性很高，而那些 PSA 在 10 年内增长不到 2 倍的人发生局部进展的可能性很低。目前这些发现有待更多研究来证实，是否有助于治疗方法的选择。

PSA 检测对 CaP 患者的初始分期有一定的价值。一般来说，PSA 越高，癌症局限在前列腺可能性就越小，扩散可能性就越大。远处转移少见于 PSA＜20ng/ml 的人群中，因此除非患者具有骨痛等临床症状，否则对 PSA 值较低的患者进行骨（最常见转移部位）影像学检查意义不大。美国国立综合癌症网络（NCCN）指南将 PSA 浓度作为新诊断 CaP 中危险分组指标之一，PSA＜10ng/ml 为低或极低转移风险，PSA＞20ng/ml 为高风险，PSA 为 10～20ng/ml 属于中等风险。

对于部分在最初诊断为局限性 CaP 后选择不接受最终治疗的患者，PSA 浓度测定可用于主动监测。NCCN 指南建议每 6 个月检测 1 次 PSA 浓度，作为主动监测的一部分。PSA 最广泛的用途是对治疗后患者监测。约 99% 的前列腺癌产生 PSA，而且 PSA 几乎只在前列腺内产生，手术成功切除腺体（和癌症）3 个月后，血清 PSA 应低于 0.1ng/ml。前列腺切除术后 PSA≥0.1ng/ml，表明仍有肿瘤组织残留。有临床证据显示，癌症复发之前的 1.5 年内，随着癌症的复发，PSA 水平会上升。因此，PSA 升高的患者可以在临床病情恶化之前接受治疗。若放射治疗成功，PSA 一般会降至正常（放射治疗结束后 1 年 PSA<1ng/ml）。因为 CaP 对雄激素有反应，所以切除睾丸和抗雄激素药物被广泛用于治疗转移性 CaP。PSA 的产生依赖于雄激素。即使采取雄激素剥夺治疗，如果肿瘤体积变化很小甚至没有变化，PSA 水平一般都不会急剧下降。然而，大多数情况下，PSA 仍是 CaP 雄激素剥夺治疗反应的一种可靠监测标志物。

其他生物标志物与组合已经被提出用于提高诊断 CaP 的能力及区分侵袭型 CaP 和惰性 CaP。因为一些实验室可对游离 PSA（fPSA，一种不与其他蛋白结合的循环 PSA 形式）进行检测，发现 CaP 患者游离 PSA 与总 PSA 的比率低于因良性疾病引起 PSA 升高的患者。例如，总 PSA 为 4～10ng/ml，fPSA 小于总 PSA 的 10%，则提示进行活检；而 fPSA 大于总 PSA 的 25%，则认为不太可能发生癌症。目前已开发的其他标志物与组合包括：① 4K 评分，该模型综合 4 个激肽释放酶蛋白标志物的结果来计算分数，即免疫分析检测的总 PSA（TPSA，激肽释放酶 –3）、fPSA、完整 PSA 和激肽释放酶相关肽酶 2（激肽释放酶家族的另一个成员）；②前列腺健康指数（prostate health index，PHI），将 tPSA、fPSA 和前 2 肽前列腺特异性抗原（一种 PSA 前体蛋白）的结果代入特定算法进行计算；③ CaP 抗原 3（CaP antigen 3，PCA3），它是一种在 CaP 细胞中过表达的非编码信使 RNA，直肠指检后可在尿液中检测到，通常以 PCA3 与 PSA mRNA 比值的形式报告。尽管这些生物标志物或组合偶尔会在前列腺活检难度高的情况下用于辅助诊断，但它们都不是标准指南中推荐筛查或监测 CaP 的方法。

临床上需要找到一种可靠的非侵入性筛查方法，来区别可导致转移和死亡的前列腺癌与惰性前列腺癌，但这一需求还未得到解决。目前还有一些研究正在进行，希望能找到类似的标志物。

3."液体活检"与循环肿瘤 DNA

对于某个特定病例，其相关致癌基因 DNA 突变可能与肿瘤对特定治疗方法的灵敏度或耐药性相关，因此抗肿瘤药物治疗的选择将依赖于这些突变的发现。通常，这种分析是在组织标本上进行的。在转移性疾病常规治疗失败后，这种分析对于转移性去势难治性前列腺癌患者可能非常有用。

组织活检具有侵入性，尤其是当转移瘤很小、位置难以接近或者活检不安全时，就会非常困难。一种极具潜力的可替代组织活检的方法是，检测血浆无细胞 DNA（cfDNA）中循环肿瘤 DNA（ctDNA）的 DNA 序列。最近的回顾性研究数据表明，在转移性 CaP 患者中，ctDNA 与组织活检有很好的一致性，提示这种形式的"液体活检"可能适用于 CaP 患者。此外，由于肿瘤的异质性，而使用 ctDNA 可以检测到来自多个部位突变，传统组织活检却只能检测到取材部位的突变，所以检测 ctDNA 在某些情况下可能比组织活检敏感性更高。

几种 DNA 扩增方法已成功应用于 ctDNA 的检测。在非小细胞肺癌评估中，ctDNA 检测已成为一种 FDA 认可的方法，并得到越来越多的应用。ctDNA 检测也有希望应用于 CaP 患者，寻找可用于治疗的突变，从而指导对转移癌患者进行个体化靶向治疗。

二、睾丸癌

1. 定义

睾丸肿瘤主要有两种类型，即生殖细胞肿瘤［包括精原细胞瘤和睾丸非精原细胞瘤（nonseminomatous germ cell tumor，NSGCT）］和性索或间质肿瘤（主要是间质细胞瘤和支持细胞瘤）。精原细胞瘤和 NSGCT 占睾丸癌的 90% 以上。大多数生殖细胞肿瘤在组织学上包含多种成分，并不单一。睾丸生殖细胞肿瘤在 15—34 岁的男性中发病率最高，同样也是该年龄段男性最常见的肿瘤类型。通常，睾丸癌是在常规体检或者男性自我检查时，因察觉睾丸肿大而被发现。如果超声检查证实存在睾丸内肿块，应迅速进行手术［切除睾丸及其附件和一段较长的精索（根治性睾丸切除术）］。与大多数癌症一样，睾丸癌需通过睾丸组织病理学检查来确诊。

2. 诊断

生殖细胞肿瘤通常会产生一些可以用作标志物的蛋白，以评估手术切除完整性、监测肿瘤复发，以及治疗对残留或肿瘤复发的效果。睾丸癌三个重要的血清肿瘤标志物是人类绒毛膜促性腺激素（hCG）、甲胎蛋白（AFP）和乳酸脱氢酶（LDH）。LDH 虽然在约 50% 的精原细胞瘤和 10% 的 NSGCT 中升高，但没有特异性，因为红细胞、肌肉、肝脏、心脏和其他组织损伤均会升高血液中的 LDH 水平。LDH1 同工酶升高是睾丸肿瘤的特征之一，但其在心肌梗死后也会升高。精原细胞瘤与 hCG 水平升高有关，约 15% 的精原细胞瘤病例中发现精原细胞数量增多。单一的精原细胞瘤不产生 AFP，但以精原细胞瘤为主的混合肿瘤可能产生 AFP。在 NSGCT 中，85%～90% 的病例中至少有 1 种上述肿瘤标志物升高。卵泡囊肿瘤产生 AFP，这是胎儿肝脏和卵黄囊的正常产物。绒毛膜癌是一种类似于胎盘细胞的恶性肿瘤，几乎所有病例都会产生 hCG。正如循环肿瘤标志物一样，这些蛋白的检测对于监测疾病复发或评价治疗效果的价值最大。然而，hCG 和 AFP 在睾丸肿瘤患者的筛查方面没有价值且对确诊帮助也较小。在诊断时，较高水平的 hCG 和 LDH1 与更具侵袭性的癌症相关，通常预后较差，因此被纳入睾丸癌病例的分期体系。为了确定睾丸肿瘤是否与肿瘤标志物水平升高有关，建议在术前检测这三种标志物的基线水平，因为它们在术后可能会

提示

超过 90% 的睾丸肿瘤来自于生殖细胞。生殖细胞肿瘤通常产生可用作肿瘤标志物的物质，用于评估肿瘤是否完全切除、检测复发性癌症，以及监测任何残留或复发肿瘤的治疗效果。

迅速下降。

其他组织疾病会显著影响 hCG、LDH 和 AFP 的水平。LDH 存在于所有细胞，所以任何细胞的损伤都可导致 LD 的增加。红细胞含有 LDH，因此溶血标本的 LDH 水平升高。这对化疗效果的评价是个问题，因为化疗会导致细胞损伤引起短暂的 LDH 水平升高。如第 16 章所述，AFP 也由肝细胞产生。睾丸癌患者合并急性或慢性肝炎时，因为肝细胞损伤也常导致 AFP 轻度至中度升高，可能会被误认为睾丸癌复发。

三、膀胱癌

在美国，膀胱癌的总发病率约为 20/10 万，死亡率约为 4.4/10 万，在老年人群中更常见，与吸烟及其他环境暴露密切相关。男性膀胱癌比女性更多见，排名为男性常见非皮肤癌的第 4 位，也是男性癌症死亡排名第 8 的常见原因。世界范围内，膀胱癌是排名第 9 位的常见癌症。欧洲裔美国人更常见，死亡率高于非裔美国人，原因尚不明确。患者通常表现为无痛性血尿，采用膀胱镜检查和活检可以确诊。在北美洲和欧洲，膀胱癌最常见的组织学类型是尿路上皮 / 移行细胞癌，也有鳞状细胞癌，但这种类型在世界上一些地区更常见。

尿液标本检查为膀胱癌的筛查或复发监测提供了可行的方法。传统的方法是使用细胞学检测尿液中脱落的癌细胞，其总体灵敏度在低级别癌中约为 20%，对高级别癌可达到 80%～90%。表 19-2 罗列了其他已经被研究过的生物标志物，但

由于灵敏度和（或）特异度有限，均没有被标准指南推荐用于对膀胱癌进行诊断或复发监测。目前所有标志物对具侵袭性、高级别膀胱肿瘤的诊断，较惰性恶性肿瘤更有效。

四、性功能障碍

1. 定义

完全的性雄激素缺乏在男性中较罕见（见第22 章），但随着年龄的增长，部分雄激素缺乏症在男性中比较常见。这种现象有时被称为"男性更年期"，类似于女性更年期时与年龄相关的女性性腺功能衰退情况。但是，这种与年龄相关的性腺功能减退在男性与女性中的差异较大。虽然女性不可避免地发生性腺功能衰退，但对于男性而言，睾丸激素水平并非都很低。通常，女性更年期发生于45—55 岁，但男性雄激素相对缺乏发生的年龄范围更广。女性雌激素和孕酮水平降至极低水平，并伴随着高促性腺激素（FSH 和 LH）水平；而男性部分雄激素缺乏与通常睾酮水平轻度下降有关，与高促性腺激素水平无关。参考美国内分泌学会关于健康年轻男性睾酮水平的共识，只

有 7% 的男性在 40 岁时会出现低雄性激素，但该比例随年龄增加会持续升高，在 50 岁时为 30%，60 岁时约可达 50%，80 岁时有 90% 的人出现雄激素水平低下的问题。目前的指南指出，睾酮参考范围建立应基于健康年轻男性的数值，需要关注的是，这会将老年男性中相当一部分比例的睾酮值归类为异常，从而引起不适当或不必要的雄激素补充治疗。

与女性一样，对于男性是否可以常规使用激素替代品也存在争议。雄激素可以增加肌肉和骨量，并可以防止跌倒和骨折。雄激素缺乏可导致情绪变化和性功能障碍，雄激素治疗对这两者都可能有益。从不利的角度看，雄激素参与了 BPH 和前列腺癌的发生，可能会导致精子数量的下降、血脂异常，以及增加冠状动脉粥样硬化斑块体积，这可能会增加心肌梗死和脑卒中的风险。可以证明雄激素替代品的安全性和有效性研究很有限，而对使用雄激素补充剂后所预期的一些疗效在对照试验中也尚未显示出来。例如，联合使用睾酮和西地那非在改善勃起功能障碍方面并不比单独使用西地那非好。睾酮治疗对前列腺和心血管相

表 19–2　潜在的膀胱癌标志物			
尿液分析	方法举例	灵敏度	特异度
尿液肿瘤细胞	细胞学	总体 高等级（53%～90%） 低等级（7%～17%）	总体 高等级（90%～98%） 低等级（50%～75%）
可溶性尿上皮细胞蛋白抗原	BTA（膀胱肿瘤抗原，多体）、补体因子 H 或因子 H 相关蛋白	总体 64%～65% 50%～80%	总体 74%～77%
肿瘤来源的可溶性核蛋白	NMP-22（核有丝分裂器蛋白 22，Alere，基质技术）、尿路上皮细胞死亡的标志物	总体 58%～69% 侵袭性疾病 90% 无创性 50%	总体 77%～88%
在脱落的癌细胞中的非整倍体	FISH，UroVysion（Abbott），第 3、7、17 号染色体的非整倍体，9p21 缺失	总体 63% 低级别癌症 41%	总体 87%
在脱落的肿瘤细胞中的蛋白抗原	免疫组织化学、免疫细胞化（Scimedx）、糖基化 CEA、其他黏蛋白	总体 78%	总体 78%
尿液中癌症相关 mRNA	CxBelad（（Pacific Edge）、4mRNA 标志物	总体 82%	总体 85%

灵敏度和特异度数据引自 Chou R, et al. *Ann Int Med.* 2015;163:922–931. 等

关不良事件风险的长期影响尚不清楚，也有一些证据表明，服用睾酮可以提高老年男性的寿命。

2. 诊断

通常，实验室对部分雄激素缺乏的诊断是从检测血清睾酮开始。美国疾病控制和预防中心（Centers for Disease Control and Prevention，CDC）牵头了一项国际合作项目来提高睾酮检测一致性，但该项目还不完整，导致睾酮检测结果存在明显差异。液相色谱 / 质谱（LC/MS）法时检测类固醇激素的参考和理想方法，而不是免疫学方法，但即使不同的 LC/MS 方法也存在一致性的问题。最近一项采用一致性方法做出研究表明，美国和欧洲规定的 19—39 岁非肥胖健康男性睾酮正常范围为 264～916ng/dl（2.5%～97.5% CI）。如果总睾酮水平 >400ng/dl，则发生雄激素缺乏的可能性不大。

不与蛋白质结合的游离睾酮，其生物学作用明显高于与蛋白质结合的睾酮。睾酮结合蛋白水平时常变化是影响总睾酮水平结果解读的一个重要影响因素。主要的睾酮结合蛋白［即性激素结合球蛋白（sex hormone-binding globulin，SHBG）］会因雄激素缺乏而增加，却在肥胖时减少，这些都是老年男性常见的问题。睾酮与血清白蛋白的亲合程度较低，即使与白蛋白结合也可能发生解离，因此与白蛋白结合的睾酮也能贡献部分生物学作用。睾酮浓度报告的方式可以是总睾酮、游离睾酮或生物可利用性睾酮（游离睾酮加上白蛋白结合部分）。这些指标都是关联的，但检测游离睾酮或生物可利用性睾酮可能对那些睾酮水平为 200～400ng/dl 的人更有意义。

睾酮和促性腺激素水平的短暂性下降在重症患者中很常见。因此，不宜对重症住院患者进行性腺功能检测。某些药物（如阿片类药物和）也会导致短暂的下降。睾酮分泌具有昼夜节律，早晨水平较高，下午和晚上水平较低。睾酮的参考范围通常是基于健康、非肥胖男性的早晨样本研究得到的数值。如果是基于雄激素浓度决定是否治疗，则应在早上进行睾酮检测，但不需要禁食。

由于血清睾酮浓度可变，在开始治疗前应通过重复检测来确认基础水平。

对于低水平睾酮的年轻男性，指南建议检测黄体生成素（luteinizing hormone，LH）。通常在没有其他因素干扰下，睾酮随着 LH 的水平变化而变化。与年龄相关的部分雄激素缺乏患者 LH 水平通常在参考范围内。极低水平的 LH 提示垂体或下丘脑病变，需要进一步评估垂体功能；而高水平的 LH 提示其他原因导致雄激素水平低。

五、不育症

1. 定义

不育症（定义为不避孕情况下进行性生活 1 年后未成功受孕）影响约 15% 有生育计划的夫妻，大多数专家认为不育（单独或合并不孕）约占这些病例的 50%。不育的原因多样，从先天性输精管缺如或精子不完全成熟到精子形态和功能的微观病理变化。相比之下，通常不孕症是由输卵管阻塞、子宫或子宫内膜异常或生殖激素水平异常引起的，不孕症相对容易通过检查激素、月经周期和影像学来诊断。即使男性是导致夫妻间不能生育的主要责任方，但往往容易被忽视或评估不彻底。由男性内分泌异常（如单纯雄激素缺乏症）导致夫妻间不能生育的情况极为罕见（约 1%）。显微镜检查不易发现可能妨碍受精精子微观上的功能障碍，因此，正常精液分析结果也不一定能预测生育能力。事实上，精液中完全精子缺失（无精子症）是精液分析中唯一能 100% 预测不育的情况。

精液中无精子可能是由于睾丸无法产生精子（即不育症）或男性生殖道排泄管阻塞。前者为非梗阻性无精子症（nonobstructive azoospermia, NOA），后者为梗阻性无精子症（obstructive azoospermia, OA）。当通过精液分析发现无精子症时，建议由具备资质的医生进行病史和体格检查。通过睾丸活检可以区分 NOA 和 OA。OA 可能是先天性的，也可能是后天的。输精管结扎术可导致无精子症，是一种常见的可选择性绝育微创手术，但输精管或附睾也可能在感染性传播疾病后发生梗阻。无精子症可能会在输精管结扎术解除后持续存在。先天性双侧输精管缺如（congenital bilateral absence of vas deferens, CBAVD）常见于携带任一囊性纤维化等位基因的男性及有明显囊性纤维化临床表现的男性。在所有的 OA 病例中，泌尿外科医生都可从睾丸中提取出精子，但这些睾丸精子不能受精，除非通过卵泡浆内单精子显微注射技术，即在体外受精（in vitro fertilization, IVF）实验室中将单个精子细胞用显微操作技术注射到卵母细胞中。对于囊性纤维化基因携带者，应该检查伴侣是否也携带该基因，以便夫妇了解孩子患病的风险。

输精管缺如通过触诊或精液中果糖缺失而发现。果糖只储存在精囊中，精囊腺的分泌物占精液量的 60%。由于精囊腺和输精管的胚胎起源相同，所以患有 CBAVD 的男性通常伴有精囊腺缺如。

导致 NOA 的两个原因是睾丸中生殖细胞的缺失（如纯睾丸支持细胞综合征）和精子成熟障碍（只有有丝分裂细胞或没有精子产生的后期阶段）。这些情况可能是遗传导致原始生殖细胞不能迁移到睾丸，或者接触毒物所致。此外，Y 染色体中特定区域微缺失与 NOA 或严重少精子症有关。低睾酮患者或健身人群使用睾酮或雄激素（见上文）会抑制下丘脑 - 垂体轴，减少 LH 的生成少，使精子产生所依赖的原本处于高比例状态的睾丸内睾酮与血浆睾酮比值下降，从而导致无精子症或少精子症。患有睾丸癌和其他癌症的男性可能表现出 NOA 或少精子症。换句话说，患有 NOA 或少精子症的男性日后发展为睾丸癌的风险也会增加。

在 NOA 中，精子可能并不完全缺失。尽管随机活检可能没有任何发现，但在整个睾丸中确实可能存在一些干细胞。在这些病例中，精液中可能周期性地出现极少数的精子。隐匿精子症是指在精液中存在非常稀少的精子。通常 NOA 常伴有高水平的卵泡刺激素（follicle stimulating hormone, FSH），这是由支持细胞功能失调和分泌抑制素缺乏引起的。然而，高 FSH 并不能很好地预测精子的绝对缺失。显微外科睾丸精子提取手术在该类病例的诊断中很有价值。在手术显微镜下，可能会发现一些生精能力完好的生精小管，但需要男科或胚胎学实验室训练有素的技术员来识别和获取这些病例睾丸中的精子。

在其他不育的病例中，精液中存在精子。与其他物种不同，人类产生的精子存在一些缺陷。人类精液分析的"正常"值没有得到很好的确定，而且检测结果在不同时间点采集及不同患者的精液标本差别很大。虽然一次普通的射精包含 2 亿～3 亿个精子，但受精只需要 1 个精子，而且在受精时只有约 12 个精子与卵子有关。如果只有 1% 的精子在功能和结构上是正常的，那么一次射精将包含 200 万～300 万的"好精子"。显然，这足以帮助人类繁衍生息。精液分析有助于识别男性的"好精子"，诊断出能够治疗或需采用先进生殖技术的特有精子问题，有助于帮助指导夫妇生育的决定。

2. 诊断和实验室介绍

精液分析是男性不育诊断的基础，应及早对无法生育的夫妇进行该项评估。目前最常用的实验室精液分析指南是由世界卫生组织发布的。表

19-3 列出了世界卫生组织提供的参考值或正常值。一些常规实验室和专业级生殖实验室都可以开展精液分析。此外，还有家用检测试剂盒，但通常只能测量一个或两个与精液和精子相关的内容。精液样本的采集需提前禁欲 2~5 天。禁欲时间越长，精子活力越低，白细胞数越高，但禁欲时间过短会导致精液体积和精子数量降低。样本采集需要无菌且对精子无毒的塑料容器，通常使用无菌尿液采集杯。如果样本不在实验室附近的特殊房间采集，应盛放在密封的收集杯中，并装入密封塑料袋中运输，以免受光、热、冷的影响。温度宜保持在室温和体温之间。精液特性应在精液于 37℃ 或室温下液化（由于 PSA 的酶作用）15~30 分钟后再进行测量。分析应在射精 60 分钟内完成。在体内，精子通常会在 0.5 小时内从精液

提示

精液分析是男性不育诊断的基础，应及早对无法生育的夫妇进行该项评估。如果精液分析异常，应在至少 1 个月后再次复查。个体的精液检查参数会存在很大波动，因此不能依靠单次结果异常进行诊断。

中游出，进入宫颈黏液。精液中可能含有肝炎病毒、人类免疫缺陷病毒和其他病原体，检测人员必须按潜在感染性体液标本的处理原则采取基本防护。

精液检查主要项目有精液量、精子浓度（精子计数）、精子活力、精子形态和白细胞计数。除无精子症外，还有低精子浓度或精子总数（少精

表 19–3	世界卫生组织建立的精液参考范围（2010 年）	
检查指标	**参考值范围**	**注 释**
量	≥1.5ml	理想情况卜用重量测量，取 1g 为 1ml
pH	微偏碱性	取决于检测方法和时间
外观	乳白色、白色或浅黄色	不是粉色、红色、棕色或黄色
液化	完全	至少 20 分钟后无团块或丝（如果不完全液化则孵育 1 小时）
黏稠度	低	形成液滴或连续液滴
精子浓度	≥15M/ml	没有上限。不要计算单独的头部或尾巴。如果数量较高，请特别注意无尾头的数量
精子总数	≥39 M / 次射精	量 × 精子浓度
活力	≥40%	占有尾精子的百分比
前向运动	≥32%	占直线运动和不定向运动精子总数的百分比
正常形态精子百分比	≥4%	
活动率	活动精子≥58%	不活动的精子也有可能是活精子
白细胞浓度	≤1M/ml	较低浓度的 PMNs 可能导致精子功能障碍
精浆果糖	≥13mmol/ 次射精	

M. 百万
该参考范围是通过使用研究期间致其伴侣怀孕的男性精液检测结果的第 5 百分位数来建立的。因此，对低于以上参考值范围的结果解释应该是只有 95% 的导致怀孕的男性的检测结果在参考值范围内

子症）、精子活动力减弱（弱精子症）及精子形态异常（畸形精子症）二种情况，或者这三者的任意组合也有可能导致不育。通过计算风险比值，大概得出同时具有以上三种精子缺陷的男性，其生育能力要比正常男性低 9～29 倍。

所有精液样本中几乎都存在白细胞，大量的中性粒细胞或巨噬细胞（白细胞精子症）能通过产生活性氧来诱导氧化应激从而影响精子的功能。目前还没有统一的精液白细胞数目异常判断标准，有机构建议精液中白细胞的参考值范围应该是每毫升 20 万～100 万个。

精液一般性状检查包括精液黏稠度、液化时间、外观和酸碱度。精子活力分为总体活力百分比（鞭毛强有力的精子）和前向运动百分比（精子向某一个方向运动）。当精子运动能力低下时，精子活力的分析就很重要。精子凝集和抗精子抗体的存在可能是不孕不育症的免疫学基础。

无精子症患者可以考虑检测精液果糖，它可以反映精囊功能。其他生化检测还包括反映附睾功能的中性葡萄糖苷酶及与前列腺功能有关的前列腺特异性抗原、锌和酸性磷酸酶。

对精子形态的解释颇具争议，主要是因为缺乏支持精子形态与生育有关的研究数据。人类精子很少是"完美的"，事实上，即使只要有 4%～5% 的精子具有"正常"的形态，就可以认为该标本的精子形态正常。当大多数精子具有特定缺陷时，才能最好的体现精子形态临床意义。顶体（精子头部顶端的含酶结构）缺失会致使卵子无法受精，有时也会导致无法驱动卵母细胞完成减数分裂。精子中段和尾部的异常都可以导致精子运动能力降低。大多数精子头部都存在异常。人类精子长约 65μm。尾部由包含线粒体的中部（3～5μm，轴向附着在头部的底部）、主体部分（45μm）和细末端段（5μm）组成。正常精子头部为光滑的椭圆形，长 5～6μm，宽 2.5～3.5μm，前部为顶体占头部的 40%～60%。

精子的数量、活力和形态是衡量睾丸生精功能和附睾功能的指标，不能用于评估精子是否能使卵子受精，但是精子功能检查可以解决这一问题。精子功能检查项目包括顶体反应、过度活化（精子在培养基中培养数小时后的一种运动模式），以及精子表面和信号通路的变化。精子 DNA 损伤可能是导致胚胎发育失败的一个原因。电子显微镜可用于分析活力不强精子鞭毛的超微结构特征。以上检测项目和其他高度专业化的检查通常在专业认证的精液检查实验室进行。

如果精液检查异常，应在至少 2 周至 1 个月后复查。个体的精液检查参数会存在很大波动，因此不能依靠单次结果异常进行诊断。

六、变性患者实验室检查

2016 年的一份报道估计，约有 0.3% 的美国成年人，即约合 140 万人，自认为是变性人。使用普遍接受的定义，个体"性别"指的是用来对个体进行分类的社会结构，而"性别"指的是根据出生时的解剖学、染色体和器官等生物学因素被分配为男性、女性或阴阳人。"变性者"指的是与出生时分配性别不同的自我和社会性别认同。"变性女性"是指一个在出生时被指定为男性性别的个体被认同为女性（男性变女性）。"变性男性"是指一个在出生时被指定为女性性别的个体被认同为男性（女性变男性）。"顺性别者"指性别认同与自身生理性别一致的人。对于一些变性者来说，性激素被用来改变他们的外观，如变性男性服用睾丸激素等雄激素，变性女性使用雌激素衍生物维持女性化。激素拮抗药也可以用来抵消自身分泌激素的影响。

在向变性者提供实验室服务方面，有一些问题需要解决。对于临床实验室，与患者联系、接触最多的是采血工作人员，他们使用实验室信息系统和电子病历进行患者识别和订单审查。个人的登记信息需要注明自我识别的姓名（如果更改）和性别（如果更改）。

理想情况下，个人首选的代词名称（如他或她）应该在记录中注明，并被工作人员在提及个人时使用。获得适当的信息可以使前端员工能够更好地提供技术服务和完成客户服务角色。此外，还需要使用适当的信息技术来提供适当的护理，如一些实验室信息系统可能不允许或质疑对女性进行 PSA 检测，但 PSA 检测可能适合仍有前列腺并有患前列腺癌风险的变性女性。雌激素对 PSA 浓度的作用机制尚不清楚，但雄激素拮抗药会导致循环中 PSA 浓度降低。已有报道显示前列腺癌在变性女性中也有发生，因此该群体也应该考虑在前列腺癌筛查范围内。

通常用于男性和女性的参考值范围可能不理想或不适合变性者。关于变性者参考范围的数据有限，但对男性 / 女性不同的或性激素治疗改变的分析物进行检测，来调整参考范围可能是一个明智的选择。

▶ 自测题

1. 下面关于前列腺癌的哪一种说法是不正确的？

A. 前列腺癌的发病率随着年龄的增长而增加

B. 大多数前列腺癌病例进展缓慢，不是导致发病率提升或死亡的主要原因

C. 实验室检测可以区分进展快速和致命的前列腺癌和那些进展缓慢和不会导致死亡的前列腺癌

D. 前列腺癌非常有价值的一项检查是血清前列腺特异性抗原检测

2. 以下关于前列腺特异性抗原的临床应用的哪一种说法有争议？

A. 有助于确定治疗成功与否

B. 是疾病程度判断指标，特别是骨转移

C. 用于监测前列腺癌的复发情况

D. 是 50 岁以上男性前列腺癌的筛查项目

3. 以下哪项不是睾丸癌的肿瘤标志物？

A. CA19-9

B. 乳酸脱氢酶

C. 甲胎蛋白

D. 人绒毛膜促性腺激素

4. 以下关于男性性腺功能障碍的说法哪一项是不正确的？

A. 部分雄激素缺乏症在老年男性中很常见

B. 并非所有男性的睾丸激素水平都很低，而女性的性腺功能衰竭是不可避免的

C. 男性睾酮的参考范围是基于健康年轻男性的参考值

D. 常规使用睾酮进行激素替代，特别是在 65 岁以上的男性中已被广泛接受

5. 以下关于睾酮测量的说法哪一项是不正确的？

A. 不与蛋白质结合的游离睾酮生物学效应明显大于与蛋白质结合的睾酮

B. 住院患者应避免进行睾酮检测，因为急性疾病患者的睾酮水平会下降

C. 睾酮分泌具有昼夜节律性，晚上水平较高，上午和下午的浓度较低

D. 男性完全性腺功能衰竭是罕见的，而部分雄激素缺乏症是常见的

6. 对于睾酮水平较低的年轻男性，随后要进行促黄体生成素检测。当睾酮水平较低的患者的 LH 值也极低时，可能是以下哪一种功能障碍？

A. 睾丸

B. 肾上腺

C. 垂体

D. 甲状腺

7. 以下哪一项是 1 年无保护性交后不育最不可能的原因？

A. 精液中没有精子

B. 男性生殖道内的导管堵塞

C. 输精管的缺失

D. 肾上腺内雄激素分泌减少

8. 收集标本评估不育症，以下哪一项说法是不正确的？

A. 评估精子计数和体积的理想标本是在前一次射精后 10 小时内收集的标本

B. 应在射精后 15～30 分钟测量精液特性，期间将样品应在 37℃或室温下保存，以允许精液液化

C. 不育夫妇应该在早期就进行精液检查

D. 精液中可能含有引起肝炎或人类免疫缺陷病毒的成分，需要视为具有潜在的传染性进行处理

9. 以下哪一项不是常规精液检查项目？

A. 精液量

B. 精子的数量和形态

C. 精子的活力

D. 抗精子抗体检查

答案与解析

1. 正确答案是 C。实验室检查有助于前列腺癌的早期诊断、监测治疗及判断预后。

2. 正确答案是 B。血清 PSA 测定精确度性高、稳定、重复性好，而且是无创的，有助于前列腺癌早期诊断，监测治疗反应及判断预后。也可用于高危人群（50 岁以上男性）前列腺癌的普查。

3. 正确答案是 A。睾丸癌的肿瘤标志物有甲胎蛋白、人绒毛膜促性腺激素和乳酸脱氢酶，其中 LDH 主要用于转移性睾丸肿瘤患者的检查。

4. 正确答案是 C。睾酮测定的正常值有男女之分，成人和儿童也不一样。成年男性的睾酮正常值是 14～25.4nmol/L，成年女性睾酮正常值是 1.3～2.8nmol/L，妊娠期是 2.7～5.3nmol/L。男性儿童小于 8.8nmol/L，女性儿童小于 0.7nmol/L。

5. 正确答案是 C。每天睾酮高峰期是在上午，一般抽血时间建议是上午 8 时为佳。

6. 正确答案是 C。睾酮是最重要的男性激素（雄激素），主要由睾丸分泌，此外肾上腺及女性的卵巢也分泌少量的睾酮。睾酮受腺垂体促性腺激素细胞所分泌的黄体生成素调控，LH 主要作用于睾丸间质细胞，促进其合成和分泌睾酮。

7. 正确答案是 D。男性不育分为性功能障碍和性功能正常两类，后者依据精液分析结果可进一步分为无精子症、少精子症、弱精子症、精子无力症和精子数正常性不育。

8. 正确答案是 A。精液采集前应禁欲（包括手淫、性交、遗精）3～5 天为宜，禁欲至少 2 天，最多不超过 7 天。

9. 正确答案是 D。精液常规检查项目包括精液量、精液 pH、精液液化时间和黏稠度、精子密度、精子总数、精子活力、精子活动率、精子形态。

拓展阅读

Prostate Cancer:

[1] Carter HB, et al. Detection of life-threatening prostate cancer with prostate-specific antigen velocity during a window of curability. *J Natl Cancer Inst.* 2005;98:1521–1527.

[2] Carter HB, et al. Early detection of prostate cancer, published 2013; reviewed and validity confirmed 2015. American Urological Association (AUA) Guideline. Available at: www.auanet.org/guidelines/earlydetection-of-prostate-cancer-(2013–reviewed-and-validity-confirmed-2015)#x2618. Accessed November 1, 2017.

[3] D'Amico AV, et al. Preoperative PSA velocity and the risk of death from prostate cancer after radical prostatectomy. *N Engl J Med.* 2004;351:125–135.

[4] Oesterling JE, et al. The use of prostate specific antigen in staging patients with newly diagnosed prostate cancer. *JAMA.* 1993;269:57.

[5] Qaseem A, et al. Screening for prostate cancer: a guidance statement from the clinical guidelines committee of the American College of Physicians. *Ann Int Med.* 2013;158:761–769.

[6] Thompson IM, et al. Prevalence of prostate cancer among men with a prostate-specific antigen level <4 ng per milliliter. *N Engl J Med.* 2004;350:2239–2246.

[7] US Preventive Services Task Force (USPSTF) Screening for Prostate Cancer website. [Internet]. 2017. Available at: http://www.screeningforprostatecancer.org. Accessed November 1, 2017.

[8] van den Bergh RC, et al. Prostate-specific antigen kinetics in clinical decision-making during active surveillance for early prostate cancer—a review. *Eur Urol.* 2008;54:505–516.

[9] Wyatt AW, Annala M, Aggarwal R, et al. Concordance of circulating tumor DNA and matched metastatic tissue biopsy in prostate cancer. *JNCI J Natl Cancer Inst.* 2018;110:78–86.

Testicular Cancer:

[1] Barlow LJ, et al. Serum tumor markers in the evaluation of male germ cell tumors. *Nat Rev Urol.* 2010;7:610–617.

[2] Salem M, Gilligan T. Serum tumor markers and their utilization in the management of germ-cell tumors in adult males. *Expert Rev Anticancer Ther.* 2011;11:1–4.

[3] Stenman UH. Testicular cancer: the perfect paradigm for marker combinations. *Scand J Clin Lab Invest.* 2005;65:181–188.

[4] Sturgeon CM, et al. National Academy of Clinical Biochemistry laboratory medicine practice guidelines for use of tumor markers in testicular, prostate, colorectal, breast, and ovarian cancers. *Clin Chem.* 2008;54:e11–e79.

Bladder Cancer:

[1] Chou R, et al. Urinary biomarkers of diagnosis of bladder cancer. A systematic review and meta-analysis. *Ann Int Med.* 2015;163:922–931.

[2] Kaufman DS, et al. Bladder cancer. *Lancet.* 2009;374:239–249.

[3] Leiblich A. Recent developments in the search for urinary biomarkers in bladder cancer. *Curr Urol Rep.* 2017;18:100.

[4] Tilki D, et al. Urine markers for detection and surveillance of non-muscle-invasive bladder cancer. *Eur Urol.* 2011;60:484–492.

Male Gonadal Dysfunction:

[1] Bhasin S, et al. Task Force, Endocrine Society. Testosterone therapy in men with androgen deficiency syndromes: an Endocrine Society clinical practice guideline. *J Clin Endocrinol Metab.* 2010;95:2536–2559.

[2] Budoff MJ, et al.Testosterone treatment and coronary artery plaque volume in older men with low testosterone. *JAMA.* 2017;317:708–716.

[3] Dimopoulou C, et al. EMAS position statement: testosterone replacement therapy in the aging male. *Maturitas.* 2016;84:94–99.

[4] Elliott J, et al. Testosterone therapy in hypogonadal men: a systematic review and network meta-analysis. *BMJ Open.* 2017;7:e015284.

[5] Hackett G. An update on the role of testosterone replacement therapy in the management of hypogonadism. *Ther Adv Urol.* 2016;8:147–160.

[6] Spitzer M, et al. Effect of testosterone replacement on response to sildenafil citrate in men with erectile dysfunction: a parallel, randomized trial. *Ann Intern Med.* 2012;157:681–691.

[7] Spitzer M, et al. Risks and benefits of testosterone therapy in older men. *Nat Rev Endocrinol.* 2013;9:414–424.

[8] Travison TG, Vesper HW, Orwoll E, et al. Harmonized reference ranges for circulating testosterone levels in men of four cohort studies in the United States and Europe. *J Clin Endocrinol Metab.* 2017;102:1161–1173.

Male Infertility:

[1] Alvarez C, et al. Biological variation of seminal parameters in healthy subjects. *Hum Reprod.* 2003;18:2082–2088.

[2] Björndahl L, et al. *A Practical Guide to Basic Laboratory Andrology.* Cambridge, UK: Cambridge University Press; 2010.

[3] Guzick DS, Overstreet JW, et al. Sperm morphology, motility, and concentration in fertile and infertile men. *N Engl J Med.* 2001;345:1388–1393.

[4] Krausz C. Male infertility: pathogenesis and clinical diagnosis. *Best Pract Res Clin Endocrinol Metab.* 2011;25:271–285.

[5] Stahl PJ, et al. Interpretation of the semen analysis and initial male factor management. *Clin Obstet Gynecol.* 2011;54:656–665.

[6] World Health Organization. *WHO Laboratory Manual for the Examination and Processing of Human Semen.* 5th ed. Geneva: World Health Organization; 2010.

Transgender Medicine:

[1] Goldstein Z, et al. When gender identity doesn't equal sex recorded at birth: the role of the laboratory in providing effective healthcare to the transgender community. *Clin Chem.* 2017;63:1342–1352.

[2] Gupta S, et al. Challenges in transgender healthcare: the pathology perspective. *Lab Med.* 2016;47:180–188.

[3] Imborek KL, et al. Preferred names, preferred pronouns, and gender identity in the electronic medical record and laboratory information system: is pathology ready? *J Pathol Inform.* 2017;8:42.

[4] Roberts TK, et al. Interpreting laboratory results in transgender patients on hormone therapy. *Am J Med.* 2014;127:159–162.

[5] Velho I, et al. Effects of testosterone therapy on BMI, blood pressure, and laboratory profile of transgender men: a systematic review. *Andrology.* 2017;5:881–888.

第 20 章　女性生殖系统疾病
Female Genital System

Robert D. Nerenz　Stacy E.F. Melanson　Ann M. Gronowski　著

于　霞　虞　倩　译　　郭　玮　郑　磊　校

学习目标

1. 理解人绒毛膜促性腺激素（hCG）在正常和异位妊娠、自然流产和妊娠滋养细胞疾病中的临床应用。

2. 了解如何诊断常见的妊娠并发症，尤其是先兆子痫、子痫、HELLP 综合征和妊娠期脂肪肝。

3. 理解女性不孕症的病因和诊断。

临床实验室检测有助于妊娠和不孕症的诊断和治疗，本章就此类检测进行综述。妊娠期糖尿病（gestational diabetes mellitus，GDM）相关内容见第 17 章，新生儿溶血病（hemolytic disease of the newborn，HDN）见第 7 章及第 12 章，包括闭经在内的女性生理生化检测见第 22 章。感染见第 5 章，女性生殖道既是可能经性传播的感染常见部位，又是肿瘤常见部位。肿瘤相关介绍见解剖病理学教材。

一、正常妊娠

1. 定义

自末次月经首日起计，正常妊娠持续约 40 周，通常可分为 3 个阶段，每个阶段持续约 13 周。受精后约 5 天，囊胚植入子宫。囊胚滋养层细胞通过绒毛膜绒毛侵入子宫内膜，形成胎盘和被羊水包围的胚胎。胎盘滋养胚胎并产生对妊娠至关重要的激素，如人绒毛膜促性腺激素（human chorionic gonadotropin，hCG）、孕酮、雌二醇、雌三醇和雌酮。羊水保护着胚胎且随妊娠进展发生成分改变。

胚胎在孕早期（第 0～13 孕周）经历快速的细胞分裂、分化和生长。至第 10 孕周已形成大多数主要结构，胎儿成型。孕中期（第 13～26 孕周）胎儿快速生长，在孕晚期（第 26～40 孕周）完全成熟，第 37～42 孕周为足月妊娠。

2. 诊断

为确保最佳妊娠结局，自妊娠起，需定期完成一些实验室检查（表 20-1）。由于血清易于获得且影响妊娠的风险最小，因此妊娠期大多数检查利用母体血清样本进行，但母体尿液和羊水样本也可能需要。值得注意的是，妊娠对一些实验室检查有影响，除用于妊娠诊治的实验室检查外，在解释妊娠女性实验室检查结果时应将这些变化纳入考量（表 20-2）。

血清/血浆或尿液 hCG 检测是妊娠期最常用的检测项目之一，它是由两个不均一非共价结合的 α 和 β 糖蛋白亚基所组成的异二聚体，由胎盘滋养层合成。只有完整的分子才具有生物活性。编码四种糖蛋白激素［促甲状腺激素（thyroid stimulating hormone，TSH）、促黄体素（LH）、卵

表 20-1　正常妊娠的常规检查	
检测项目	注　释
化学	
hCG	正常妊娠中，前 8 周每 1.5～2 天倍增
孕早期筛查（游离 β-hCG、PAPP-A）	筛查 21 三体
孕中期四联筛查（hCG、AFP、雌三醇、抑制素 A）	筛查 21 三体、神经管缺陷和其他胎儿异常
葡萄糖	筛查妊娠期糖尿病
血库	
血型和抗体筛查	评估新生儿溶血疾病风险，包括血型（即 A、B、AB、O）、Rh 分型（即阴性或阳性）和抗体筛查
病原微生物	
RPR 或密螺旋体抗体	筛查梅毒
乙型肝炎表面抗原	筛查活动性乙型肝炎
HIV 抗体	筛查人类免疫缺陷病毒
• GBS • 宫颈分泌物培养 • 风疹抗体 • 弓形虫抗体 • 巨细胞病毒抗体 • 单纯疱疹病毒抗体	• 孕晚期筛查 GBS，如感染 GBS 则在分娩过程中防止其传播给胎儿 • 评估免疫状态 • 评估妊娠前或妊娠期感染情况

AFP. 甲胎蛋白；GBS. B 族链球菌；hCG. 人绒毛膜促性腺激素；HIV. 人类免疫缺陷病毒；PAPP-A. 妊娠相关血浆蛋白 A；RPR. 快速血浆反应素

提示

妊娠会影响一些实验室检查，在解释妊娠女性实验室检查结果时，应考虑这些变化。

测通常已足以用于筛查妊娠，但其定性测试的检测限为 20～50U/L，这将其使用限制在错过月经期后或受孕后超过 14 天。

血液和尿液含有很多 hCG 变异体，包括游离亚基、高糖基化和缺口型。孕第 5 周后，尿液中主要的 hCG 形式为 hCGβ 亚基核心片段。此外，hCG 的糖基化模式随妊娠进展而变化。hCG 定量免疫检测通常使用两种针对 β 亚基不同区域的抗体来检测总 hCGβ 亚基浓度。孕早期或完整的 hCG 或 hCG 变异体水平很高时，可以看到假阴性的 hCG 结果，而导致钩状效应。嗜异性抗体可导致假阳性结果。在绝经期女性中，当血浆雌二醇水平低至促垂体 hCG 分泌时，会出现结果误导。因 hCG 切实存在，故该结果为真实检测结果，但不应用作妊娠指标，因为 hCG 来自垂体而非胎盘。

其他妊娠期常规检测还被用于筛查常见和（或）可治疗的妊娠期并发症（表 20-1），如妊娠期糖尿病（见第 17 章）、新生儿溶血病（见第 7 章和第 12 章）和感染（见第 5 章）。

二、母体血清筛查

1. 定义

进行母体血清筛查可确定胎儿异常（如神经管缺陷、21 三体/唐氏综合征和 18 三体）的个体是否需进一步诊断评估。神经管缺陷是由神经板融合失败和受孕后第 27 天完全闭合失败引起。暴露的神经组织范围和位置提示缺陷严重程度（即无脑畸形、脊膜脊髓膨出和脑膨出）。神经管缺陷导致羊水与胎儿血浆蛋白直接相通，并将甲胎蛋白（alpha-fetoprotein，AFP）释放到羊水和母体血清中。随着谷物中叶酸的添加及推荐孕前叶酸的

泡刺激素（FSH）和 hCG］α 亚单位的同一基因位于 6 号染色体。hCG 刺激黄体上的 LH 受体产生孕酮，有助于预防流产。

受孕后第 8～11 天，血清中出现可检测出的 hCG（>2～5U/L，基于不同检测方法）。血清或血浆 hCG 定量检测的灵敏度低至 2～5U/L，连续检测可有助于发现妊娠期间异常。在正常妊娠中，前 8 周 hCG 每 1.5～2 天翻倍增长（表 20-1），峰值为 100 000～500 000U/L。虽然尿液 hCG 定性检

补充，神经管缺陷发生率已有所下降。21 三体或唐氏综合征由额外的 21 号染色体拷贝所引起，是活产儿中最常见的染色体疾病（1/600～1/800 活产儿）。患唐氏综合征的危险因素为高龄产妇、既往生育患儿及亲代 21 号染色体平衡结构重排。患儿表现为精神发育迟缓、肌张力低下、先天性心脏缺陷和面部轮廓扁平。18 三体的主要表型特征为肌张力过高、枕部突出、小型口腔、小颌畸形、短胸骨和马蹄形肾。

2. 诊断筛查试验

有关唐氏综合征母体筛查的进一步讨论见第 7 章。

在第 15～22 孕周时，通过检测血清 AFP〔以同孕周人群的中位数倍数（multiple of the median, MoM）表示〕筛查神经管缺陷。MoM 大于 2 或 2.5 判为异常，应利用高分辨率超声或羊水 AFP 及乙酰胆碱酯酶检测进行随访。

筛查三体综合征还需序贯血清检测，并将孕早期和孕中期检测相整合。孕早期检测在 10～14 孕周进行，包括 hCG、妊娠相关血浆蛋白 A（pregnancy-related plasma protein-A，PAPP-A）及婴儿颈项透明层超声检测。颈项透明层检测人员需进行专项培训。操作高度依赖检测人员。在孕

提示

- 受孕后第 8～11 天，血清中可检出 hCG。
- 进行母体血清筛查可确定胎儿异常（如神经管缺陷、21 三体 / 唐氏综合征和 18 三体）的个体是否需进一步诊断评估。

早期，游离 β-hCG 较完整 hCG 检测更为准确，故孕早期筛查以游离 β-hCG 代替完整 hCG。PAPP-A 是由胎盘产生的蛋白质。hCG 升高、PAPP-A 降低和颈项透明层增厚可见于 21 三体综合征的妊娠。

按序贯筛查，孕早期筛查后在 15～22 孕周进行孕中期筛查，检测指标包括血清 AFP、hCG、雌三醇和抑制素 A（即四联筛查）。AFP 是胎儿循环中最丰富的血清蛋白。母体血清 AFP 至第 10 孕周时可检出，第 15～20 孕周时达峰。雌三醇是妊娠期的主要雌激素，由于其浓度低、稳定性有限，故最难检测。由卵巢和胎盘分泌的抑制素 A 是一种抑制 FSH 的糖蛋白。将孕早期和孕中期筛查的单个分析物水平和颈项透明层检测值合并为风险评估算法，该算法根据孕周、孕妇体重、胎儿数量及有无糖尿病进行调整。结果异常的最常见原因为孕周不正确、双胎妊娠和胎儿死亡。因此，

检查项目	妊娠期改变	注　释
血细胞比容	降低	由于妊娠期血浆容量增加
凝血因子	部分因子升高，部分不变，XI 因子降低	总体效应为血栓形成风险升高
脂质（甘油三酯、胆固醇）	升高	
甲状腺结合球蛋白，总 T_3、T_4	升高	患者甲状腺功能仍正常
碱性磷酸酶	升高	由于胎盘产生热稳定的碱性磷酸酶
尿素氮、肌酐	略微降低	由于肾小球滤过率增加
1，25- 二羟维生素 D	升高	由于总钙升高且钙向胎儿的转移
甲状旁腺激素	升高	游离钙保持正常

表 20-2　妊娠对特定实验室检查结果的影响

T_3. 三碘甲状腺原氨酸；T_4. 甲状腺素

对于风险明显升高的患者应首先利用超声确认孕周。确诊胎儿染色体异常必须进行胎儿核型分析。

仅在孕中期进行的实验室检测，应使用四联筛查。在 21 三体综合征的妊娠中可见 hCG 升高、抑制素 A 升高、雌三醇降低和 AFP 降低，而在 18 三体综合征的妊娠中，四联筛查中所有分析物均降低。有风险的患者应接受进一步诊断评估，如上述序贯筛查中所提到的检查。

最近，已开发出使用游离胎儿 DNA 进行 21 三体筛查的新方法。这些方法利用大规模并行基因组测序（massively parallel genomic sequencing，MPGS）技术。从母体血液样本中分离出的 DNA 片段是含有母体 DNA 和胎儿 DNA 的混合物。DNA 片段经扩增后测序。计数来自特定染色体的序列数量，结合每条染色体进行统计。如果胎儿有一条额外的染色体，那么来自该染色体的 DNA 片段百分比将高于预期。在一项 Meta 分析中，总结了 37 项研究对游离胎儿 DNA 检测高危妊娠非整倍体的性能评价，其中检测 21 三体的灵敏度为 99.2%、特异度为 99.9%，18 三体的灵敏度和特异度分别为 96% 和 99.9%，13 三体的灵敏度和特异度分别为 91% 和 99.9%。游离胎儿 DNA 检测也可用于检测性染色体异常，文献报道其对 X 单体（Turner 综合征）的灵敏度和特异度分别为 90% 和 99.8%。在胎儿异常发生率较低的低风险人群中结果假阳性率较高。但这未必属实，因为最近有一项大型多中心试验结果表明游离胎儿 DNA 对于常规产前人群筛查 21 三体具有相似的效果（100% 灵敏度、99.9% 特异度）。在同一研究中，标准筛查试验的灵敏度和特异度较低，分别为 78% 和 94.6%。

游离胎儿 DNA 筛查应用的一项局限性在于其无法检测开放性神经管缺陷如脊柱裂或胎盘异常，后者的筛查常涉及生物化学（非遗传）筛查试验。此外，当循环游离胎儿 DNA 含量很低时，可能在孕早期无法获得诊断结果。

美国妇产科医师协会（American College of Obstetricians and Gynecologists，ACOG）警告此类检测为筛查试验而非确诊试验。该协会同时建议基于 DNA 的筛查试验仅用于检测胎儿非整倍风险升高的妊娠女性，包括分娩时年龄在 35 岁或以上、胎儿超声结果提示非整倍体、既往非整倍体妊娠或生化筛查试验结果异常者。由于基于 DNA 的筛查试验不能检测开放性神经管缺陷，ACOG 还建议进行游离胎儿 DNA 筛查的女性应接受母体血清 AFP 和（或）超声评估。

三、异位妊娠

1. 定义

如受精卵植入子宫体以外部位（主要为输卵管），则发生异位妊娠。在所有妊娠中，宫外妊娠比例为 1.3%～2%。胚胎植入子宫以外部位阻碍了其正常发育。尽管人们对异位妊娠的认识有所加深，诊断方式亦有提升（如 hCG 监测随访和经阴道超声），但异位妊娠仍是孕早期孕产妇死亡的主要原因。异位妊娠的危险因素为感染或疾病引起的输卵管损伤、吸烟、不孕和既往流产史。

2. 诊断

异位妊娠的三种典型症状包括下腹痛、阴道出血和附件肿块。然而，只有 25% 的异位妊娠在就诊时出现这些症状，因此实验室检测和经阴道超声检查对于诊断和治疗至关重要。异位妊娠会出现 hCG 水平异常（表 20-3）。异位妊娠时，hCG 的水平从无法检测至 200 000U/L，取决于滋养层组织的大小和活性。因此，hCG 绝对水平对异位妊娠诊断的价值有限。一些人采用所谓的 hCG 临界区，当 hCG ＞ 2000U/L 时，应可见胎儿。最近的研究表明，临界区不是非常可靠，可能导致误诊。相反，随访监测提示异位妊娠患者在 2 天内 hCG 升高速率低于 35%。需服用甲氨蝶呤药物治疗或及时进行手术以防破裂及严重出血。

四、自然流产和复发性流产

1. 定义

自然流产指胎儿达到可存活孕周前即自然终止的妊娠。自然流产是孕早期最常见的并发

表 20-3　异常妊娠状态	
状　态	实验诊断
异位妊娠	hCG 升高速率缓慢
妊娠滋养细胞疾病	绒毛膜促性腺激素水平高于孕周预期值，增长速度也可能加快
子痫前期	AST 和 ALT 适度升高（4～10 倍上限） 24 小时尿蛋白>0.3g/L 随机尿蛋白质>1.0g/L
HELLP 综合征	血小板减少（<100 000/µl） LDH 升高（>600U/L） ALT 和 AST 升高（200～700U/L）
妊娠期脂肪肝	AST 和 ALT 轻度升高（AST>ALT） 血清胆红素>6mg/dl 低血糖 尿酸升高 PT 和 APTT 延长 纤维蛋白原降低

ALT. 丙氨酸转氨酶；APTT. 部分凝血活酶时间；AST. 天冬氨酸转氨酶；hCG. 人绒毛膜促性腺激素；LDH. 乳酸脱氢酶；PT. 凝血酶原时间

症，在第 20 孕周内所有确诊妊娠中发生率为 10%～20%。如纳入未确诊及生化妊娠，则比率更高。危险因素包括高龄孕妇、既往流产、吸烟、饮酒或药物滥用。染色体异常约占所有流产的 50%。

复发性流产指连续三次或三次以上在第 20～24 孕周前发生宫内流产。在育龄夫妇中高达 1%～5%。原发性流产定义为无活产史，而继发性流产至少有 1 次成功妊娠。与不孕症患者相比，辅助生殖技术对于反复流产女性的效果要差得多。

2. 诊断

流产女性可表现为闭经、阴道出血和下腹痛。连续监测 hCG 水平并结合体格检查和超声有助于诊断自然流产。hCG 水平降低提示自然流产或无法存活的妊娠。确诊流产的患者可进行预期管理，给予米索前列醇药物治疗或进行手术。治疗后监测 hCG 水平，直到无法检出为止，以便确认妊娠物完全排出。血清 hCG 浓度降至无法测出可能需要 30～60 天。复发性流产的病因常不明，但可能

提示

- 异位妊娠的三种典型症状包括下腹痛、阴道出血和附件肿块。然而，只有 25% 的异位妊娠孕妇在就诊时出现这些症状，因此实验室检测和经阴道超声检查对于诊断和治疗至关重要。
- 自然流产是孕早期最常见的并发症，在妊娠 20 周内的所有确诊妊娠中，发生率为 10%～20%。

包括遗传、解剖、激素、血栓、胎盘、感染、环境或心理原因，免疫因素也可能发挥作用。经详细问诊、体格检查和影像学检查后，补充实验室检查可能有助于明确复发性流产的原因（表 20-4）。在所有病因中，只有亲代遗传因素经证明是复发性流产的明确原因。虽然子宫异常、抗磷脂抗体、V 因子 Leiden 突变和其他血栓风险因素与复发性流产明确相关（见第 11 章），但其致病作用尚无充分证据证明。

五、妊娠滋养细胞疾病

1. 定义

妊娠滋养细胞疾病是一组起源于胎盘的病变，包括葡萄胎、侵袭性葡萄胎和绒毛膜癌。恶性妊娠滋养细胞疾病具有局部侵袭和转移的可能性。

葡萄胎最为常见，在治疗性流产中的发生率为 1/600，在妊娠中的发生率为 1/1100。约 20% 患者在葡萄胎排出后因恶变而接受治疗。妊娠期绒毛膜癌在妊娠中的发生率约为 1/30 000。

2. 诊断

妊娠滋养细胞疾病常确诊于孕早期。患者表现为异常出血伴非特异性主诉。超声和血清 hCG 检测可用于诊断妊娠期滋养细胞疾病。超声检查胎儿心跳不可见。hCG 水平显著升高，倍增时间缩短（表 20-3）。采用扩宫排空（dilation and evacuation，D&E）手术进行治疗。治疗后应随访复查 hCG 以确保肿瘤完全移除并监测复发情况。

恶性转化的病例需化疗。

六、先兆子痫和子痫

1. 定义

子痫前期是一种病因不明的多系统疾病，是妊娠期发病和死亡的主要原因，患者表现为血压升高和蛋白尿。此外，还可能发生凝血功能障碍、肝功能受损、肾衰竭和脑缺血。子痫前期在妊娠中的发病率为 2%~8%。子痫前期女性出现癫痫则诊断为子痫，较少发生。子痫更为危重，发病率和死亡率更高。治疗包括控制症状直至分娩。

2. 诊断

子痫前期为妊娠后半程（第 20 孕周后）出现的新发高血压和蛋白尿。妊娠高血压定义为持续的收缩压≥140mmHg 和（或）舒张压≥90mmHg。子痫前期蛋白尿为 24 小时尿液样本中蛋白＞300mg/L 或单份尿液样本中蛋白＞1g/L（表 20–3）。子痫相关癫痫发作需排除神经系统疾病（如癫痫）所致。

七、HELLP 综合征

1. 定义

HELLP 综合征包括溶血、肝酶升高和血小板计数降低。该综合征可发生在妊娠期间，通常为第 27~36 孕周，或者与先兆子痫有关；也可能发生在产后。

2. 诊断

HELLP 综合征和子痫前期具有相似的临床表现。血小板计数降低和肝酶异常对于诊断 HELLP 综合征非常重要（表 20–3）。HELLP 综合征中的溶血发生在微血管，导致外周血涂片上出现破碎红细胞、间接胆红素升高和乳酸脱氢酶（lactate dehydrogenase，LDH）活性升高。

八、妊娠期脂肪肝

1. 定义

约每 13 000 例妊娠中就有 1 例患妊娠期脂肪肝。首次妊娠和多胎妊娠的风险较高。症状呈非特异性，包括恶心、呕吐、右上腹疼痛和嗜睡，通常在 36 孕周前后开始。肝活检显示微泡性脂肪堆积，这可能是由线粒体脂肪酸 β 氧化缺陷或长链 -3 羟酰基辅酶 A 脱氢酶缺乏引起。治疗包括立即分娩，以防止需要肝移植的暴发性肝衰竭。后续再次妊娠中复发情况罕见。

表 20-4 反复自然流产的实验室检查	
检查项目	**目 的**
亲代和胎儿组织核型	染色体异常检测
LH、FSH、TSH、催乳素、皮质醇	内分泌异常检测
血栓风险因素包括蛋白 C、蛋白 S 和抗凝血酶缺陷、V 因子 Leiden 突变和凝血酶原基因 G20210A 突变、狼疮抗凝物、抗心磷脂抗体	易栓症检测
抗甲状腺抗体	自身免疫因素检测
子宫内膜活检	检测黄体功能不全或子宫内膜成熟不足
葡萄糖、糖化血红蛋白	糖尿病检测

LH. 黄体生成素；FSH. 卵泡刺激素；TSH. 促甲状腺激素

2. 诊断

诊断基于临床症状和实验室检测结果。很少进行肝活检，虽然其在妊娠期具有实际诊断意义。实验室检查异常包括肝酶轻度升高（AST＞ALT）、胆红素升高、低血糖和高尿酸血症（表 20-3）。凝血检测结果异常（如凝血酶原时间延长、部分凝血活酶时间延长和纤维蛋白原降低）可见于妊娠期急性脂肪肝，但 HELLP 综合征不会出现，这有助于两者的鉴别。

九、女性不孕症

1. 定义

不孕症定义为在不避孕情况下进行性生活经 1 年后未成功受孕。据估计有 15%～25% 的夫妇会经历不孕症。患原发性不孕症的夫妇既往无成功受孕，患继发性不孕症的夫妇既往曾成功受孕，但目前无法受孕。原发性和继发性不孕症常见病因相同，最常见的是下丘脑—垂体—性腺轴的问题（见第 19 章，不育症）。

2. 诊断

导致女性不孕的因素包括卵巢、激素、输卵管、宫颈、子宫、社会心理、医源性和免疫性因素。排卵障碍最常见，如高促性腺激素性腺功能减退症和低促性腺激素性腺功能减退症（见第 22 章）。其他疾病，如多囊卵巢综合征、肥胖、甲状腺功能障碍、雄激素过多和肝功能不全也可导致不孕症。在详细的病史采集和体格检查后，对女性不孕症进行实验室检测评估。黄体中期孕酮水平＞10ng/ml 提示排卵正常，而＜10ng/ml 提示无排卵、黄体期孕酮生成不足或样本采集时机不当。可在月经周期第 3 天检测血清 FSH 和雌二醇浓度评估卵巢储备。血清抗米勒管激素（anti-Müllerian hormone，AMH）是发育中卵泡颗粒细胞所分泌的二聚体糖蛋白，由于血清 AMH 水平直接反映了未成熟卵泡的数量，故被建议作为卵巢储备的新标志物。与因水平波动而需在月经周期早期进行检测的 FSH 和雌二醇相比，AMH 在整个月经周期中保持相对稳定，可随时进行检测。在接受体

- 不孕症的定义为在 1 年内无任何避孕措施情况下，正常性生活而无法成功受孕。据估计，25% 的夫妇患有不孕症。
- 黄体中期孕酮水平大于 10ng/ml 提示排卵正常，而低于 10ng/ml 提示无排卵、黄体期孕酮生成不足或样本采集时机不当。可在月经周期第 3 天检测 FSH 和雌二醇血清浓度，或者在任何一天检测 AMH 以评估卵巢储备。

外受精（in vitro fertilization，IVF）的女性中，通常检测 AMH 来个体化制订卵巢刺激的剂量，以确保可自卵巢储备功能低的女性回收足量卵母细胞，或者避免卵巢储备功能高的女性出现卵巢过度刺激综合征（ovarian hyperstimulation syndrome，OHSS）。虽然 AMH 准确反映了 25 岁以上女性的卵巢储备，但其在年轻女性中的作用尚不清楚，因为 AMH 与卵巢储备的关系在该年龄组中更为复杂。此外，长期口服避孕药会抑制卵巢活动并降低血清 AMH 水平，导致卵巢储备评估结果假性降低。由于甲状腺和垂体功能障碍可导致不孕，因此还应检测 TSH 和催乳素（prolactin，PRL）作为不孕症诊查的一部分。

▶ **自测题**

1. 关于正常妊娠的常规检测，下列哪项配对是错误的？

A. 孕早期筛查（游离 β-hCG，PAPP-A）/ 评估唐氏综合征

B. 葡萄糖 / 评估妊娠期糖尿病

C. 密螺旋体抗体检测 / 评估 B 族链球菌防止其在分娩过程中传播给胎儿

D. 孕中期四联筛查（hCG、AFP、雌三醇、抑制素 A）/ 评估唐氏综合征、神经管缺陷和其他胎儿异常

2. 妊娠会令一些实验室检测结果变化，导致妊娠期间参考范围改变。下列哪项所示妊娠期间参考范围的变化不正确？

A. 血细胞比容增加

B. 碱性磷酸酶活性升高

C. 1，25- 二羟维生素 D 升高

D. 总 T_3 和 T_4 升高

3. 在受孕几天后，血清中能出现可检出的 hCG 水平（2～5U/L，基于不同检测方法）？

A. 1～2 天

B. 2～4 天

C. 5～8 天

D. 8～11 天

4. 在正常妊娠中，前 8 孕周 hCG 水平每隔几天倍增，直至达 100 000～500 000U/L 的峰值？

A. 1.5～2 天

B. 3～5 天

C. 7～10 天

D. 10～15 天

5. 下列哪项不是异位妊娠的特征？

A. 经阴道超声检查所见符合异位妊娠

B. 母体 hCG 水平升高速率缓慢

C. 附件肿块

D. 血小板减少，LDH、ALT 和 AST 升高

6. 下列有关 hCG 和自然流产的陈述中哪项不正确？

A. 自然流产或生化妊娠 hCG 升高速率加快

B. 胎儿丢失后可监测 hCG 水平直至无法检出，以确认妊娠物完全排出

C. 胎儿丢失后 hCG 可能需 60 天才降至无法检出

D. hCG 水平的随访监测及其他检测对于自然流产的诊断很重要

7. 某妊娠女性的实验室检测结果为 AST 和 ALT 中度升高，24 小时尿液样本中蛋白＞0.3g/L，随机尿液样本中蛋白含量＞1.0g/L。患者还有明显的高血压。她可能患下列哪种异常妊娠状况？

A. HELLP 综合征

B. 妊娠滋养细胞疾病

C. 子痫前期

D. 妊娠期脂肪肝

8. 下列哪项不是复发性自然流产患者实验室评估的一部分？

A. 检测亲本和胎儿组织核型评估染色体异常

B. 子宫内膜活检评估黄体功能不足或子宫内膜薄

C. 检测糖化血红蛋白评估糖尿病

D. 外显子组分析明确与自然流产相关的遗传性异常

9. 下列哪项不会导致不孕症？

A. 高促性腺激素性腺功能减退症和低促性腺激素性腺功能减退症导致排卵缺陷

B. 多囊卵巢综合征

C. 黄体中期孕酮水平升高导致无排卵

D. 甲状腺功能障碍

答案与解析

1. 正确答案为 C。密螺旋体抗体检测用于筛查梅毒而非 B 族链球菌感染。宫颈 B 族链球菌培养对于妊娠晚期很重要。如检测呈阳性，应进行治疗以防在分娩过程中传染胎儿。

2. 正确答案为 A。红细胞压积在怀孕期间因血容量上升而下降。因此，红细胞占全血容量的百分比降低。由于胎盘产生热稳定性碱性磷酸酶，故碱性磷酸酶活性增加。1，25- 二羟基维生素 D 升高是钙增加和转移到胎儿的结果。总 T_3 和 T_4 升高，但患者甲状腺功能处于正常水平。

3. 正确答案为 D。通过血清样本定量分析可检测到 hCG 升高，怀孕 8～11 天后可检出。此外，尿液 hCG 定性检测（产生阴 / 阳性结果）的检测限为 20～50U/L，于怀孕 14 天或更久后呈阳性，通常在月经逾期后。

4. 正确答案为 A。连续监测 hCG 可帮助揭示怀孕期间的问题，如异位妊娠女性的 hCG 增长缓慢。在妊娠滋养细胞疾病女性中，hCG 水平则高

于预期胎龄。

5. 正确答案为 D。血小板减少伴肝酶升高是妊娠合并 HELLP 综合征的特点。这些异常检测结果与异位妊娠无关。

6. 正确答案为 A。自然流产或妊娠丢失与血清 / 血浆 hCG 水平升高速率慢于预期有关。

7. 正确答案为 C。子痫前期是妊娠患病和死亡的主要原因。先兆子痫患者会出现血压升高和蛋白尿，并伴有肝功能受损。子痫前期女性可发展为伴有癫痫发作的子痫。子痫的发病率和死亡率高于子痫前期。蛋白尿不是其他选项的主要特点。

8. 正确答案为 D。来自外显子组分析的数据提供了数千基因的遗传改变信息。虽然这在日后可能成为常规，但目前还不是实验室评估复发性自然流产的一部分。

9. 正确答案为 C。黄体中期孕酮水平＜10ng/ml 提示无排卵（＞10 提示正常排卵）。因此，与女性不育症相关的是黄体中期孕酮水平下降而非上升。

拓展阅读

[1] ACOG Committee on Practice Bulletins—Obstetrics. ACOG practice bulletin. Diagnosis and management of preeclampsia and eclampsia. Number 33, January 2002. *Obstet Gynecol*. 2002;99:159–167.

[2] Altman AD, et al. Maternal age-related rates of gestational trophoblastic disease. *Obstet Gynecol*. 2008;112:244–250.

[3] American College of Obstetricians and Gynecologists Committee on Genetics. Committee opinion no. 640: cell-free DNA screening for fetal aneuploidy. *Obstet Gynecol*. 2015;126:e31–e37.

[4] Ashwood ER, et al. Pregnancy and its disorders. In: Burtis CA, Ashwood ER, Bruns DE, eds. *Tietz Textbook of Clinical Chemistry and Molecular Diagnostics*. 5th ed. St. Louis, MO: Elsevier; 2012:1991.

[5] Baek KH, et al. Recurrent pregnancy loss: the key potential mechanisms. *Trends Mol Med*. 2007;13:310–317.

[6] Barton JR, Sibai BM. Prediction and prevention of recurrent preeclampsia. *Obstet Gynecol*. 2008;112:359–372.

[7] Borrelli PTA, et al. Human chorionic gonadotropin isoforms in the diagnosis of ectopic pregnancy. *Clin Chem*. 2003;49:2045–2049.

[8] Brassard M, et al. Basic infertility including polycystic ovary syndrome. *Med Clin North Am*. 2008;92:1163–1192.

[9] Christiansen OB, et al. Evidence-based investigations and treatments of recurrent pregnancy loss. *Fertil Steril*. 2005;83:821–839.

[10] Dashe JS. Aneuploidy screening in pregnancy. *Obstet Gynecol*. 2016;128:181–194.

[11] Dewailly D, et al. The physiology and clinical utility of anti-mullerian hormone in women. *Hum Reprod Update*. 2014;20:370–385.

[12] Doubilet PM, Benson CB. Further evidence against the reliability of the human chorionic gonadotropin discriminatory level. *J Ultrasound Med*. 2011;30:1637–1642.

[13] Farquhar C. Ectopic pregnancy. *Lancet*. 2005;366:583–591.

[14] Frey KA, Patel KS. Initial evaluation and management of infertility by the primary care physician. *Mayo Clin Proc*. 2004;79:1439–1443.

[15] Guntupalli SR, Steingrub J. Hepatic disease and pregnancy: an overview of diagnosis and management. *Crit Care Med*. 2005;33(suppl):S332–S339.

[16] Haymond S, Gronowski AM. Reproductive related disorders. In: Burtis CA, Ashwood ER, Bruns DE, eds. *Tietz Textbook of Clinical Chemistry and Molecular Diagnostics*. 4th ed. St. Louis, MO: Elsevier Saunders; 2006:2097.

[17] Mihu D, et al. HELLP syndrome—a multisystemic disorder. *J Gastrointest Liver Dis*. 2007;16:419–424.

[18] Norton ME, et al. Cell-free DNA analysis for noninvasive examination of trisomy. *N Engl J Med*. 2015;372: 1589–1597.

[19] Pandey MK, et al. An update in recurrent spontaneous abortion. *Arch Gynecol Obstet*. 2005;272:95–108.

[20] Papanna R, et al. Protein/creatinine ratio in preeclampsia. *Obstet Gynecol*. 2008;112:135–144.

[21] Rai R, Regan L. Recurrent miscarriage. *Lancet*. 2006;368:601–611.

[22] Rajasri AG, et al. Acute fatty liver of pregnancy (AFLP)—an overview. *J Obstet Gynaecol*. 2007;27:237–240.

[23] Reddy UM, Mennuti MT. Incorporating first-trimester Down syndrome studies into prenatal screening. *Obstet Gynecol*. 2006;107:167–173.

[24] Reddy UM, et al. Infertility, assisted reproductive technology, and adverse pregnancy outcomes. *Obstet Gynecol*. 2007;109:967–977.

[25] Seeber BE, et al. Application of redefined human chorionic gonadotropin curves for the diagnosis of women at risk for ectopic pregnancy. *Fertil Steril*. 2006;86:454–459.

[26] Seki K, et al. Advances in the clinical laboratory detection of gestational trophoblastic disease. *Clin Chim Acta*. 2004;349:1–13.

[27] Shaw SW, et al. First- and second-trimester Down syndrome screening: current strategies and clinical guidelines. *Taiwan J Obstet Gynecol*. 2008;47:157–162.

[28] Smith GCS. Circulating angiogenic factors in early pregnancy and the risk of preeclampsia, intrauterine growth restriction, spontaneous preterm birth, and stillbirth. *Obstet Gynecol*. 2007;109:1316–1324.

[29] Soper JT. Gestational trophoblastic disease. *Obstet Gynecol*. 2006;108:176–187.

[30] Su GL. Pregnancy and liver disease. *Curr Gastroenterol Rep*. 2008;10:15–21.

第 21 章　乳腺疾病

Breast

Karin E. Finberg　Veerle Bossuyt　著

于　霞　虞　倩　译　　郭　玮　郑　磊　校

学习目标

1. 讨论乳腺癌中基于组织和血清的生物标志物。

2. 总结与高外显率遗传性乳腺癌相关的基因，包括遗传性乳腺癌和卵巢癌综合征。

本章重点介绍与乳腺癌相关的实验室检测，乳腺感染见第 5 章。

一、乳腺癌

乳腺癌是西方国家女性死亡的主要原因。在美国，女性一生患乳腺癌的概率为 1/8。乳腺癌患病率占美国女性新发癌症病例的 30%、乳腺癌死亡人数占癌症死亡人数的 14%，约有 1% 乳腺癌发生于男性。乳腺癌患病风险受多种因素影响，这些因素包括年龄增长、乳腺癌家族史（尤其是一级亲属）、激素（初潮年龄早、绝经年龄晚、初次生育年龄晚、妊娠次数少及激素替代疗法的使用）、临床因素（高乳腺组织密度和既往浸润性乳腺癌、原位癌或不典型增生病史）、肥胖和饮酒。自 1990 年以来，归功于治疗的进步和早期诊断，美国女性乳腺癌的死亡率有所下降。

对于局限性乳腺癌，初始治疗通常包括保乳手术联合放疗或乳房切除术。大部分浸润性乳腺癌患者需继续接受全身辅助化疗和（或）激素治疗，两种疗法均经证明可降低全身复发率及乳腺癌相关病死率。然而，一些无淋巴结受累的患者通过手术联合放疗可获得治愈，该事实表明并非所有病例都需接受辅助治疗。因此，为了给予局限性疾病患者合理的辅助治疗，需纳入多项预后因素对复发风险进行评估，这些预后因素包括肿瘤大小、腋窝淋巴结受累、组织学类型、组织学分级、淋巴管和血管浸润，以及乳腺癌预后与预测性特定生物标志物。预测性标志物可预测患者对特定治疗的反应。

虽然辅助治疗改善了患者预后，但 25%～30% 无淋巴结受累的患者和至少 50%～60% 有淋巴结受累的患者会出现复发或转移性疾病。目前认为，转移性乳腺癌无法治愈，其治疗选择包括化疗、激素治疗和分子靶向治疗。在乳腺癌转移的情况下，通过连续监测血清肿瘤标志物所获得的信息，可能有助于决定特定治疗的继续或终止。

二、实验室检测

（一）乳腺癌组织学生物标志物

常规对患者乳腺肿瘤组织进行生物标志物检测，以获取预后信息并指导治疗。

1. 雌激素受体和孕激素受体

雌激素受体（estrogen receptor，ER）和孕激素受体（progesterone receptor，PR）为胞内受体，

与扩散进入靶细胞的脂溶性类固醇激素相结合。两个受体亚单位与配体结合后二聚形成一个功能性 DNA 结合单元，可与特定 DNA 靶序列结合诱导靶基因转录。由不同基因各自编码，存在两种不同的 ER 亚型，被称为 ER-α 和 ER-β。临床检测的是较为典型的 ER-α。PR 虽由单一基因编码，但也存在分子量不同的两种亚型。

对所有乳腺癌患者均建议检测肿瘤组织的 ER 和 PR 表达情况。约 70% 的乳腺癌有 ER 表达且与良好预后相关，提示肿瘤生长可能为雌激素依赖。确定乳腺癌 ER 和 PR 表达情况的主要目的是，识别出那些在辅助治疗或转移后治疗阶段可能对内分泌治疗有反应的患者，这些治疗行为不是阻止雌激素前体形成雌激素，就是阻止雌激素与其受体结合。内分泌治疗包括选择性 ER 调节药（如他莫昔芬）、卵巢去势（如手术或化学）、芳香化酶抑制药（如阿那曲唑、来曲唑、依西美坦）和选择性 ER 下调药（如氟维司群）。在 ER 阳性肿瘤患者中，他莫昔芬辅助治疗 5 年可显著降低乳腺癌的年死亡率，而在 ER 阴性肿瘤患者中，他莫昔芬对复发或死亡的影响就很小，同时不显著改变综合化疗的效果。

在临床上，ER/PR 表达情况常通过病理切片免疫组织化学（immunohistochemistry，IHC）进行评估。IHC 评估细胞核表达 ER/PR 的细胞百分比和染色强度。需使用经验证的抗体，且必须同时检查阳性对照（即含有表达相应受体的肿瘤细胞的对照组织）。如 ≥1% 的肿瘤细胞核呈免疫阳性反应，则肿瘤的 ER 或 PR 评分为阳性；如 <1% 的肿瘤细胞核呈免疫反应，则肿瘤的 ER 或 PR 评分为阴性。如有相邻的正常乳腺上皮细胞核染色，可作为内部阳性对照。为获得最佳效果，乳房切除标本应在 1 小时内固定。应在 10% 中性福尔马林缓冲液中至少固定 6 小时，但不超过 72 小时，以确保 ER 和 PR 表位的识别，从而避免假阴性结果。

2. HER2

HER2（亦称 ERBB2 和 NEU）是位于染色体 17q11 的原癌基因，是表皮生长因子受体

提示

常规对患者乳腺肿瘤组织进行生物标志物检测，以获取预后信息并指导治疗。

（epidermal growth factor receptor，EGFR）家族成员。与其他 EGFR 家族成员一样，HER2 是一种具有胞内酪氨酸激酶活性的跨膜受体。受体二聚化导致多种底物磷酸化，从而激活对细胞增殖和存活至关重要的细胞内信号通路。

虽然正常细胞含有两个拷贝的 HER2 基因（每个 17 号染色体上各有一个拷贝），但在 10%～15% 的乳腺癌中，HER2 基因拷贝数相对于 17 号染色体的拷贝数至少增加了 2 倍，这种现象称为基因扩增。基因扩增导致 HER2 蛋白在细胞表面过度表达，进而促进肿瘤细胞增殖和存活。HER2 过度表达的肿瘤较非过度表达的更为活跃且与较差的临床预后相关。

建议所有浸润性乳腺癌患者均就肿瘤的 HER2 表达情况进行评价。HER2 检测的主要目的是识别适用曲妥珠单抗治疗的早期或晚期乳腺癌患者，这是一种靶向 HER2 的重组单克隆抗体。尽管其确切作用机制尚未完全阐明，但体外实验和动物研究均表明曲妥珠单抗可抑制过表达 HER2 人肿瘤细胞的增殖。对于 HER2 阳性的早期乳腺癌患者，在辅助化疗中加入曲妥珠单抗可显著延长无病生存期和总生存期。此外，对于 HER2 阳性转移性乳腺癌患者，系统化疗中加入曲妥珠单抗可显著延长无进展生存期。由于使用曲妥珠单抗治疗的患者中有一小部分会出现心脏毒性，因此消除 HER2 假阳性结果至关重要，这样患者就不必暴露于此类风险。

经福尔马林固定组织中的 HER2 表达情况常利用荧光原位杂交（fluorescence in situ hybridization，FISH）或 IHC 进行评价。FISH 于 DNA 水平评估 HER2 表达情况。将识别 17 号染色体 HER2 基因的荧光标记核酸探针与组织切片进行杂交，并确

定侵袭性肿瘤区域中各细胞核 *HER2* 信号的平均数量。在一些分析系统中，包括识别 17 号染色体着丝粒区（CEP17）的附加探针（以不同荧光基团标记），以便计算 HER2/CEP17 的平均拷贝数比率（"FISH 信号比"）。结果处在中间水平的肿瘤基因扩增水平不确定，这种情况下需进行 HER2 蛋白 IHC 检测。显色原位杂交（chromogenic in situ hybridization，CISH）可作为 FISH 的替代方法。在 CISH 中，*HER2* 探针通过免疫过氧化物酶反应显示检测结果。这使得 CISH 可使用常规光学显微镜进行结果评分，而非 FISH 所必需的荧光显微镜。

与 FISH 检测相反，IHC 在蛋白质水平上评估 HER2 表达情况。HER2 蛋白表达水平为半定量评分。肿瘤蛋白表达 +++ 为 HER2 蛋白表达阳性，而肿瘤蛋白表达 0 或 + 为阴性。呈中间染色模式的肿瘤（如膜染色呈弱完全染色的病例）不确定，这种情况下需进行 FISH 检测。

3. 多基因预后检测

最近，已开发出利用一组基因表达信息的临床分析方法，用于预测早期乳腺癌患者的复发风险并指导辅助化疗决策。目前有几种检测不同基因组合的分析方法可利用，但有两种已经过更广泛验证的分析平台，分别为纳入 21 基因和 70 基因的检测。结合特定的检测平台，可能需要新鲜冷冻组织或福尔马林固定石蜡包埋组织。虽然基因表达的量化方法因平台而异，可使用逆转录酶将信使 RNA 转化为互补 cDNA，再以所产生的 cDNA 作为定量聚合酶链反应或微阵列基因表达谱等检测的模板。虽然这些多基因预后分析在乳腺癌患者常规临床治疗中的作用尚未完全确定，但其中若干分析方法已在回顾性和前瞻性研究中得到了验证。专家小组目前推荐临床采用其中部分分析方法，因此这些也越来越多地用于临床实践。越来越多的治疗建议将常规生物标志物检测和多基因预后分析所揭示的肿瘤生物学因素以及解剖学分期等临床因素纳入考量。最新的美国癌症联合委员会（American Joint Committee on Cancer，AJCC）分期系统（第 8 版）包括了解剖分期和预后分期。预后分期由解剖分期、肿瘤分级、ER、PR 和 HER2 检测结果及多基因分析（如有）确定。

提示

> HER2 检测的主要目的是识别适用曲妥珠单抗治疗的早期或晚期乳腺癌患者，这是一种靶向 HER2 的重组单克隆抗体。

（二）乳腺癌血清学生物标志物

基于血清的肿瘤标志物可能有助于识别和管理乳腺癌患者。理想的乳腺癌标志物不仅要对乳腺癌具有特异性，还要对筛查具有足够的灵敏度。然而不幸的是，迄今为止还没有经证实符合这些标准的生物标志物。可通过免疫分析检测的候选蛋白生物标志物包括 CA15-3、CA27.29 和癌胚抗原（carcinoembryonic antigen，CEA）。CA15-3 和 CA27.29 代表 MUC1 蛋白上不同但重叠的两个表位，MUC1 蛋白是表达于腺上皮细胞管腔面的复杂大分子糖蛋白。CEA 是参与细胞黏附的细胞表面糖蛋白，常在胎儿发育期间表达。MUC1 和 CEA 在恶性细胞中可能过度表达并脱落进入血液循环。由于对早期疾病的检测灵敏度很低，这些标志物对于早期乳腺癌管理中的作用尚不清楚。然而，结合病史、体格检查和影像诊断，这些标志物可能对初始治疗后的疾病进展评估与后续治疗监测有一定实用价值。

在考虑使用血清肿瘤标志物时，应牢记以下几点：①对于所有乳腺癌患者即使在疾病晚期，现有的标志物可能均不升高，因此肿瘤标志物水平正常并不能排除恶性肿瘤；②这些标志物对检测转移性肿瘤最为灵敏，在诊断局部或区域性复发方面价值不大；③肿瘤进展或退缩时相关标志物水平的变化幅度尚未明确；④化疗开始后，肿瘤标志物水平可能反常性升高，该现象源自治疗介导的肿瘤细胞凋亡或坏死；⑤在某些良性肿瘤中，肿瘤标志物水平可能会升高。

三、遗传性乳腺癌和卵巢癌综合征

1. 定义

虽然大多数乳腺癌病例由获得性体细胞突变引起，但 5%～10% 的乳腺癌病例归因于高外显率癌症易感基因的种系突变。这些遗传性病例中有很大一部分与两个基因突变有关，即 BRCA1 和 BRCA2（breast cancer type 1 and 2）。BRCA1/2 基因突变可导致遗传性乳腺癌和卵巢癌综合征，这是一种乳腺癌和卵巢癌罹患风险较总人口均显著增加的常染色体显性疾病。BRCA1 和 BRCA2 是分别位于染色体 17q21 和 13q12 的肿瘤抑制基因，在修复双链 DNA 断裂和维持基因组稳定性中发挥重要作用。因此，在遗传性乳腺癌和卵巢癌综合征患者的肿瘤组织中，野生型 BRCA1 或 BRCA2 等位基因缺失，这与 BRCA1 和 BRCA2 所发挥的肿瘤抑制功能相一致。

女性携带 BRCA1 或 BRCA2 突变的风险随家族史和某些个人相关因素而升高。个人因素包括：①早发乳腺癌（即 50 岁前诊断）；②双侧或多灶性乳腺癌；③同时有乳腺癌和卵巢癌病史。家族史因素包括：①乳腺癌或乳腺癌合并卵巢癌，符合常染色体显性遗传模式；②男性亲属罹患乳腺癌。

遗传性乳腺癌和卵巢癌综合征表现出不完全外显率。在 BRCA1 或 BRCA2 突变的女性中，患乳腺癌的终生风险为 60%～80%；BRCA1 突变女性患卵巢癌终生风险为 15%～60%，BRCA2 突变的女性则为 10%～27%。两者突变同样增加男性乳腺癌风险。遗传性乳腺癌和卵巢癌综合征患者也有罹患其他肿瘤的风险，包括黑色素瘤、前列腺癌（男性）和胰腺癌。

确定 BRCA1/2 基因突变状态是一项重要的临床评估，识别到有害突变将改变临床管理。针对 BRCA1/2 基因突变携带者的干预措施包括强化筛查、化学预防、预防性乳房切除和预防性卵巢切除。预防性卵巢切除可降低乳腺癌和卵巢癌风险，建议所有突变携带者在完成生育后接受手术。乳

腺癌患者 BRCA1/2 基因突变检测也与肿瘤靶向治疗的选择有关。在临床前和临床研究中，BRCA 突变肿瘤对聚腺苷二磷酸核糖（ADP 核糖）聚合酶［poly（ADP-ribose）polymerases，PARP］抑制药反应敏感，PARP 是在 DNA 修复通路中发挥关键作用的酶。

2. BRCA1/2 基因突变检测

具有可疑遗传性乳腺癌和卵巢癌综合征个人史或家族史的个人、已知家族成员携带其中某一基因有害突变而存在风险的女性，都应接受 BRCA1/2 突变基因检测。尤为关键的是，要在适宜的遗传咨询环境中开具检测，以便向个体提供有关基因检测风险、益处和局限性的正确信息，此类咨询还应考虑到该检测结果将对其他家庭成员产生何种影响。

对遗传性乳腺癌和卵巢癌综合征家族的研究发现 BRCA1/2 基因中存在数百种不同的有害突变。大多为移码或无义突变，会导致基因编码产物功能丧失。由于已发现大量不同突变，可识别大多数突变基因检测需包含对各基因全编码区 DNA 序列的分析。此外，还有其他分子检测也可用于评估常规 DNA 测序所无法识别的某些基因组大片段重排。在家族成员携带已知有害突变的情况下，采取针对性突变检测对遗传性突变进行具体评估。

若有可能，应对诊断乳腺癌或卵巢癌的个体进行基因检测，因为该策略可为家庭其他成员提供最多信息。基因检测可引出四种潜在结局，即真阳性结果、真阴性结果、无信息结果和意义不明变异。当发现已知与癌症风险升高相关的有害突变时，即真阳性结果，该结局证实了遗传性乳

腺癌和卵巢癌综合征诊断。只有当受检个体未携带已知存在于家族中的特定有害突变时，才为真阴性结果，因此真阴性结果使受检者患乳腺癌和（或）卵巢癌的风险降至普通人群同等水平。对于来自未发现携带有害突变家系的个体，未检出突变时即为无信息结果，无信息结果不排除以当前检测方法无法检出 *BRCA1/2* 突变的可能，亦不排除携带有其他癌症易感基因突变的可能。意义不明的遗传变异通常为功能意义未知的错义变异或经预测不会破坏 mRNA 加工内含子变异，携带意义不明变异的个体仍可能处在高癌风险中，他们的医疗管理应基于已知的家族史。对于以上所有情况，应进行检测后遗传咨询，以确保个体完全理解其检测结果的潜在影响。

四、其他高外显率癌症及易感基因

除 *BRCA1/2* 外，高外显率遗传性乳腺癌还与肿瘤抑制基因 *TP53*、*PTEN*、丝氨酸 / 苏氨酸激酶 11（serine/threonine kinase 11，*STK11*）和钙黏蛋白 1（cadherin 1，*CDH1*）突变有关。虽然这些基因突变在遗传性乳腺癌病例中所占比例低于 *BRCA1/2*，但识别这些突变同样对临床诊治和家庭成员遗传风险具有深远意义。这些基因的突变检测采用与 *BRCA1/2* 相类似的分子检测手段，同样可得到上述 4 种潜在检测结果。应在适宜遗传咨询环境中向携带有已知有害突变个体高危家庭成员及疑似下列特定综合征个人史或家族史的个体，开具这些突变的基因检测。

（一）Li-Fraumeni 综合征

TP53 种系突变可导致 Li-Fraumeni 综合征，这是一种罕见的常染色体显性遗传病，与包括儿童期在内贯穿终身的多类肿瘤发生有关。*TP53* 位于染色体 17p13，编码 p53 蛋白，其在 DNA 修复、细胞周期调控和启动细胞凋亡中发挥关键作用。除乳腺癌外，与 Li-Fraumeni 综合征相关的肿瘤包括骨肉瘤、软组织肉瘤、脑肿瘤、白血病和肾上腺皮质癌。在 Li-Fraumeni 综合征的家庭中，乳腺

> **提示**
>
> - 具有可疑遗传性乳腺癌和卵巢癌个人史或家族史的个人、已知家族成员携带其中某一基因有害突变而存在风险的女性，都应接受 *BRCA1/2* 突变基因检测。
> - 除 *BRCA1/2* 外，高外显率遗传性乳腺癌还与肿瘤抑制基因 *TP53*、*PTEN*、*STK11* 和 *CDH1* 突变有关。

癌很常见，可能占所有癌症的 1/3。

（二）Cowden 综合征

PTEN（phosphatase and tensin homolog）种系突变可导致 Cowden 综合征，一种罕见的常染色体显性遗传病，其特征为特定癌种风险升高，出现多发性皮肤和黏膜错构瘤（与肿瘤相似但由组织发育缺陷所引起的局部畸形）。位于染色体 10q23 的 *PTEN* 编码一种下调磷脂酰肌醇 –3– 激酶（PI3K）信号转导通路从而促进细胞生长调节的磷酸酶。Cowden 综合征的癌症类型包括甲状腺癌、子宫癌、肾细胞癌和乳腺癌。患有 Cowden 综合征女性一生中患乳腺癌风险为 25%～50%。

（三）Peutz-Jeghers 综合征

STK11 种系突变可导致 Peutz-Jeghers 综合征，这是一种罕见的常染色体显性疾病，以胃肠道息肉和皮肤黏膜色素沉着为特征。*STK11* 位于染色体 19p13 上，编码丝 / 苏氨酸蛋白激酶 11，并具有调节细胞极性、能量利用和凋亡的功能。Peutz-Jeghers 综合征患者患多种癌症的风险升高，包括结直肠癌、胃癌、胰腺癌、卵巢癌和乳腺癌。据报道，患有 Peutz-Jeghers 综合征女性一生中患乳腺癌风险估计为 30%～50%。

（四）遗传性弥漫性胃癌综合征

CDH1 种系突变可导致遗传性弥漫性胃癌（hereditary diffuse gastric cancer，HDGC）综合征，

这是一种罕见的常染色体显性遗传病，其特征为胃癌和乳腺小叶癌的风险增加。位于染色体 16q22 的 *CDH1* 编码 E- 钙黏蛋白，是一种钙依赖性细胞间黏附蛋白。*CDH1* 失活被认为可通过促进增殖、侵袭和（或）转移而导致癌症进展。据报道，携带致病性 *CDH1* 种系突变女性患乳腺癌的累积风险估计为 39%～52%。

▶ **自测题**

1. 关于乳腺癌生物标志物，以下哪项匹配不正确？

　A. 雌激素受体 / 组织学生物标志物

　B. 癌胚抗原 / 血清学生物标志物

　C. HER2/ 血清学生物标志物

　D. 孕激素受体 / 组织学生物标志物

2. 雌激素受体和孕激素受体的状态在实验室常以哪种方法进行评估？

　A. 荧光原位杂交

　B. 免疫组织化学

　C. 显色原位杂交

　D. 过碘酸希夫染色

3. 以下方法哪项不用于确定 HER2 表达情况？

　A. 免疫组织化学

　B. 显色原位杂交

　C. 核型分析

　D. 荧光原位杂交

4. 在遗传性乳腺癌和卵巢癌病例中，以下哪种抑癌基因突变最常见？

　A. *TP53* 突变

　B. *PTEN*（磷酸酶和张力蛋白同源物）

　C. *BRCA1/2*

　D. *STK11*

答案与解析

1. 正确答案是 C。HER2 亦称为 ERBB2 和 NEU，是一种组织标志物。HER2 是一种具有胞浆酪氨酸激酶活性的跨膜受体。

2. 正确答案是 B。IHC 方法评估核表达雌激素受体和孕激素受体的细胞百分比。任一受体在肿瘤细胞核中免疫标记 > 1% 者，则为阳性。

3. 正确答案是 C。FISH 通过在 DNA 水平识别 *HER2* 基因荧光标记核酸探针来评估 HER2 状态。在 FISH 的替代方法 CISH 中，*HER2* 探针经免疫过氧化物酶反应显示。免疫组织化学在蛋白水平评估 HER2 状态，结果以半定量形式呈现，数值越高代表 HER2 蛋白表达越多。核型分析无法确定 HER2 状态。

4. 正确答案是 C。所列出选项均代表了遗传性乳腺癌的高外显率形式。但 *BRCA1* 和 *BRCA2* 突变较其他选项在遗传性乳腺癌病例中占更高比例。

拓展阅读

[1] American Cancer Society. Cancer Facts & Figures 2017. Available at: https://www.cancer.org/research/cancer-facts-statistics/all-cancer-facts-figures/cancer-facts-figures-2017. Accessed November 29, 2017.

[2] Amin MB, et al. (eds.) *American Joint Committee on Cancer (AJCC) Cancer Staging Manual*. Vol I. 8th ed. New York, NY: Springer; 2017.

[3] Cobain EF, Milliron KJ, Merajver SD. Updates on breast cancer genetics: clinical implications of detecting syndromes of inherited increased susceptibility to breast cancer. *Semin Oncol*. 2016;43:528–535.

[4] Duffy MJ, et al. Biomarkers in breast cancer: where are we and where are we going? *Adv Clin Chem*. 2015;71:1–23.

[5] Furrer D, et al. Advantages and disadvantages of technologies for HER2 testing in breast cancer specimens. *Am J Clin Pathol*. 2015;144:686–703.

[6] Hammond ME. ASCO-CAP guidelines for breast predictive factor testing: an update. *Appl Immunohistochem Mol Morphol*. 2011;19:499–500.

[7] Hammond ME, et al. American Society of Clinical Oncology/College of American Pathologists guideline recommendations for immunohistochemical testing of estrogen and progesterone receptors in breast cancer (unabridged version). *Arch Pathol Lab Med*. 2010;134:e48–e72.

[8] Kazarian A, et al. Testing breast cancer serum biomarkers for early detection and prognosis in pre-diagnosis samples. *Br J Cancer*. 2017;116:501–508.

[9] Loibl S, Gianni L. HER2-positive breast cancer. *Lancet*. 2017;389(10087):2415–2429.

[10] Markopoulos C, et al. Clinical evidence supporting genomic tests in early breast cancer: do all genomic tests provide the same information? *Eur J Surg Oncol*. 2017;43:909–920.

[11] National Comprehensive Cancer Network. Breast Cancer (Version 3.2017). Available at: https://www.nccn. org/professionals/physician_gls/default.aspx. Accessed November 29, 2017.

[12] Nicolini A, Ferrari P, Duffy MJ. Prognostic and predictive biomarkers in breast cancer: past, present and future. *Semin Cancer Biol.* September 4, 2017. pii: S1044–579X(17)30052–4.

[13] Nicolini A., et al. Mucins and cytokeratins as serum tumor markers in breast cancer. In: Scatena R. (ed.) *Advances in Cancer Biomarkers. Advances in Experimental Medicine and Biology.* Vol 867. New York, NY. Dordrecht: Springer; 2015.

[14] Ohmoto A, Yachida S. Current status of poly(ADP-ribose) polymerase inhibitors and future directions. *Onco Targets Ther.* 2017;10:5195–5208.

[15] Petrucelli N, Daly MB, Pal T. BRCA1– and BRCA2–associated hereditary breast and ovarian cancer. September 4, 1998 [updated December 15, 2016]. In: Adam MP, Ardinger HH, Pagon RA, et al. (eds.). *GeneReviews*?[Internet]. Seattle, WA: University of Washington; 1993–2017. Available at: https://www.ncbi.nlm.nih.gov/books/NBK1247/.

[16] Rakha EA, et al. The updated ASCO/CAP guideline recommendations for HER2 testing in the management of invasive breast cancer: a critical review of their implications for routine practice. *Histopathology.* 2014;64:609–615.

[17] Siegel RL, et al. Cancer Statistics, 2017. *CA Cancer J Clin.* 2017;67:7–30.

[18] Valencia OM, et al. The role of genetic testing in patients with breast cancer: a review. *JAMA Surg.* 2017;152:589–594.

[19] Wolff AC, et al. Recommendations for human epidermal growth factor receptor 2 testing in breast cancer: American Society of Clinical Oncology/College of American Pathologists clinical practice guideline update. *J Clin Oncol.* 2013;31:3997–4013.

[20] Xin L, Liu YH, Martin TA, Jiang WG. The era of multigene panels comes? The clinical utility of Oncotype DX and MammaPrint. *World J Oncol.* 2017;8:34–40.

第 22 章　内分泌系统疾病
The Endocrine System

Alison Woodworth　Vipul Lakhani　Michael Laposata　著

褚　帅　赵可伟　潘　沅　林国旺　赵倩雯　译　　郭　玮　郑　磊　校

学习目标

1. 学习相关激素和其他重要物质的生理和生化知识。

2. 了解用于诊断常见内分泌疾病的实验室检查。

3. 掌握各内分泌腺相关的临床疾病和实验室检查在其诊断中的应用。

本章根据内分泌腺的种类分别讨论相关疾病。每个部位都从相应激素的生理学和生物化学介绍开始。由于内分泌学包含大量（往往较复杂）的实验室检查，故每个部位相应疾病诊断最常用的实验室检查都进行了描述。血清或血浆作为可接受样本进行分析的检查统称为血清检查。检测标本特定要求血浆的，在项目名称之前用"血浆"表示。与其他章一样，每一种疾病都有相关疾病与诊断有关的知识。图 22-1 是内分泌疾病患者的一般诊疗策略。

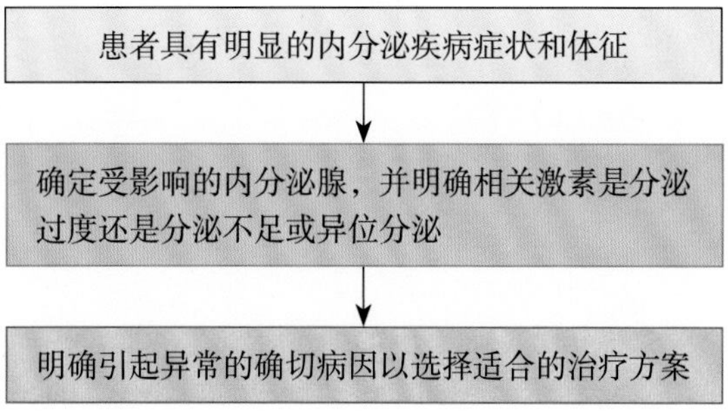

患者具有明显的内分泌疾病症状和体征

↓

确定受影响的内分泌腺，并明确相关激素是分泌过度还是分泌不足或异位分泌

↓

明确引起异常的确切病因以选择适合的治疗方案

▲ 图 22-1　内分泌疾病患者的诊疗策略

一、甲状腺疾病

（一）生理学与生物化学

甲状腺激素的产生受到下丘脑 - 垂体 - 甲状腺轴的调节（图 22-2）。下丘脑分泌促甲状腺激素释放激素（thyrotropin-releasing hormone，TRH），TRH 诱导垂体前叶分泌促甲状腺激素（thyroid-stimulating hormone，TSH 或 thyrotropin）。TSH 进一步刺激甲状腺产生和释放甲状腺激素。TSH 的水平与血浆甲状腺素（T_4）和三碘甲状腺原氨酸（T_3）的水平负相关。甲状腺合成和分泌的两种激素是 T_4 和少量的 T_3（图 22-3），它们主要通过与甲状腺结合球蛋白（TBG）、转甲状腺蛋白或白蛋白三种血浆蛋白结合，被运输到不同的组织部位，T_4 脱碘生成有活性的 T_3 和非活性形式的反 T_3（rT_3）。甲状腺激素作用于核激素受体。核激素受体是一些基因的转录因子，这些基因在发育和代谢过程中调控诸多关键的生理功能。

（二）实验室检查

1. 促甲状腺激素

根据检测方法的灵敏度，把 TSH 的检测方法以"代"来分类。第三代方法的检测下限低至 0.01mU/L，可以更加准确地检测 TSH。这使临床医生可以区分轻度低于正常水平的 TSH 值和甲状腺功能亢进症患者 TSH 的低值。第三代方法能更好地评估甲状腺激素替代疗法对甲状腺功能亢进

症患者的有效性，对于 TSH 反应性甲状腺肿瘤患者的 TSH 抑制治疗监测也至关重要。

TSH 与甲状腺激素，尤其是游离 T_4（fT_4），是反对数的关系，fT_4 的微小变化便能导致 TSH 发生较大的变化。因此，TSH 可作为疑似甲状腺异常最敏感的初筛指标。如果 TSH 在正常参考区间内，则无须进一步检查。如果 TSH 在参考区间之外，则需要进一步检测 fT_4。

2. 总甲状腺激素

总 T_4 和总 T_3 的检测稳定性高，特异性好，很少受到干扰。然而，血清甲状腺激素结合蛋白浓度的短暂变化可能会影响总 T_4 和 T_3 的水平。因

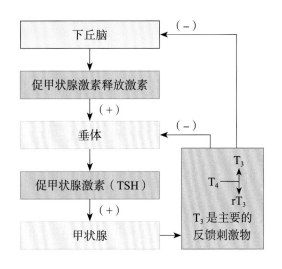

▲ 图 22-2 下丘脑 – 垂体 – 甲状腺的相互作用
（+）．促进；（–）．抑制

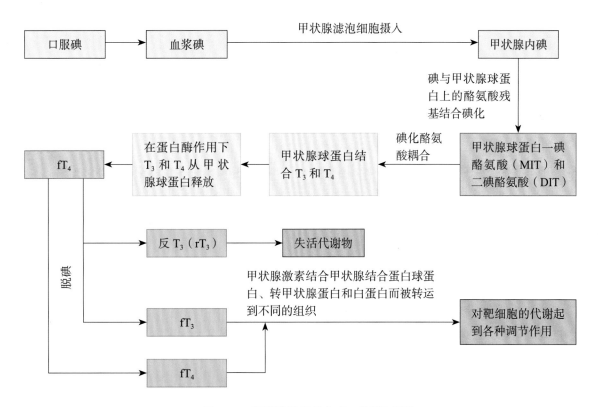

▲ 图 22-3 甲状腺激素的合成、分泌和运输

fT_3. 游离三碘甲状腺原氨酸；fT_4. 游离甲状腺素；T_3. 三碘甲状腺原氨酸；T_4. 甲状腺素；

此，fT_4 的检测（见下文）能更好地评估甲状腺功能。血清 T_4 的水平通常是 T_3 水平的 $100\sim200$ 倍。在甲状腺功能亢进症患者中，总 T_3 和 T_4 浓度相关性良好，仅一小部分患者中单独有 T_3 水平上升。因此，当临床怀疑甲状腺功能亢进症的患者且血清 T_4 浓度正常时，需要检测 T_3 的水平。对于甲状腺功能亢进症患者，T_3 水平的临床价值是有限的。总 T_3 水平的显著降低见于低 T_3 综合征［甲状腺功能正常性病变综合征（euthyroid sick syndrome，ETS）］，现在被称为非甲状腺疾病（non-thyroidal illness，NTI）。

3. 游离甲状腺激素和甲状腺激素结合能力

"直接"的游离甲状腺激素测定可用于游离 T_4（fT_4）和游离 T_3（fT_3）的检测，无须预先将激素从与激素结合的载体蛋白中分离出来，仅有一小部分的 T_4（$<0.1\%$）未与蛋白质结合，这使 fT_4 的准确定量分析比较困难。fT_4 比总 T_4 更能反映甲状腺状态，如上所述，总 T_4 的水平随 TBG、白蛋白和其他甲状腺激素结合蛋白数量的变化而变化。fT_3 约占总 T_3 的 0.3%。一般来说，fT_3 水平与总 T_3 水平有较好的相关性，但和 T_4 一样，甲状腺激素结合蛋白的水平也影响总 T_3 的水平。

fT_4 指数是 fT_4 的估算值，但是随着游离激素测定方法的改进，这种方法已经很少被采用。fT_4 指数的计算方法是总 T_4 乘以在 T_3 摄取率试验中测得的 TGB 不饱和激素结合位点。由于这种检测方法依赖于 TBG 的数量，fT_4 指数和 T_3 摄取率受到各种刺激诱导的甲状腺结合蛋白数量变化的影响。

4. 反三碘甲状腺原氨酸

在急性应激或疾病状态下，T_4 脱碘作用发生改变，更有利于无活性的 rT_3 形式形成，而非活性的 T_3。一些免疫分析方法可用于测定 rT_3，这些方法应用了与 T_3 或 T_4 没有明显交叉反应的抗血清。rT_3 在 ETS 中显著增加（见下文），但很少检测，因为它的升高与 T_3 的降低成正比。

5. 抗甲状腺抗体

抗甲状腺抗体约存在于 15% 的健康人群中，是碘充足地区导致甲状腺疾病最常见的原因。抗甲状腺抗体还存在于通常与甲状腺功能紊乱无关的一些自身免疫性疾病中。抗甲状腺抗体主要分为 3 类。

(1) 抗微粒体 / 抗甲状腺过氧化酶抗体（anti-microsomal/anti-thyroid peroxidase antibody，抗 TPO 抗体）：这些抗体直接针对甲状腺微粒体的蛋白质成分，即 TPO。抗 TPO 抗体几乎存在于所有桥本甲状腺炎患者、约 85% 的 Graves 病患者，以及一些其他自身免疫性疾病患者（1 型糖尿病、脂泻病和艾迪生病）。甲状腺疾病伴随异常的 TSH 和 fT_4 水平时，升高的抗 TPO 抗体水平可以作为诊断自身免疫性甲状腺疾病的指标。在妊娠前或妊娠期间，抗 TPO 抗体阳性可作为产后出现甲状腺疾病的预测指标。高达 12% 的健康人群抗 TPO 抗体阳性，并且因采用的检测方法不同而参考区间各异，所以抗 TPO 抗体的参考区间难以建立。

(2) 抗甲状腺球蛋白抗体，也称为抗胶质抗体：在超过 85% 的桥本甲状腺炎患者和超过 30% 的 Graves 病患者体内可检测出抗甲状腺球蛋白抗体。与抗 TPO 抗体一样，抗甲状腺球蛋白抗体也存在于其他自身免疫性疾病中。在碘充足的地区，更倾向于应用抗 TPO 抗体，抗甲状腺球蛋白抗体较少使用。然而，对于疑似缺碘的患者，抗甲状腺球蛋白抗体在诊断自身免疫性甲状腺疾病方面价值更高。

(3) 抗 TSH 受体抗体：抗 TSH 受体抗体是一组异质性较强的免疫球蛋白，其与 TSH 受体结合并影响 TSH 受体的功能。大多数 Graves 病患者及其他自身免疫性甲状腺疾病患者抗 TSH 受体抗体阳性。抗 TSH 受体抗体根据生物学功能分为 2 类，即 TSH 刺激性抗体和阻断性抗体。95% 未经治疗的 Graves 病患者甲状腺刺激性免疫球蛋白阳性。体外细胞实验通过检测环磷酸腺苷单磷酸含量或腺苷酸环化酶活性来评估刺激性抗体诱导培养细胞反应的能力。抑制性抗体又称作促甲状腺激素结合抑制性免疫球蛋白，通过实验可测得其阻断甲状腺激素与受体结合的能力。

6. 放射性碘摄取和甲状腺扫描

放射性碘摄取和甲状腺扫描测量涉及放射性碘的体内摄取。使用伽马闪烁计数器在 24 小时内每隔一段时间测量 1 次甲状腺内累积的放射性。使用核成像扫描检查甲状腺内放射性碘摄取的解剖分布。放射性碘摄取试验有助于甲状腺功能亢进症的诊断和病因的鉴别。

7. 甲状腺球蛋白

甲状腺球蛋白（TG）作为一种激素原储存在甲状腺的滤泡胶质中。TG 检测用于监测甲状腺癌的治疗。甲状腺切除术后血清中 TG 的水平可作为不完全消融或转移性甲状腺癌的依据。检测 TG 的同时应检测抗 TG 抗体。因为这些自身抗体可能会干扰 TG 的检测，导致假阳性或阴性结果。当存在抗 TG 抗体时，使用 LC/MS 或放射免疫分析法检测 TG 能更准确。

8. 降钙素

降钙素是一种由甲状腺 C 细胞产生的多肽激素，其主要功能是调节钙稳态，其水平升高见于C 细胞增生和甲状腺髓样癌（MTC）患者。检测降钙素用于确定家族性 MTC 患者进行预防性甲状腺切除术的时机。此外，降钙素还被用于评估甲状腺切除术后 MTC 的预后和复发的监测。

9. 细针抽吸术细胞学检查（FNA）

FNA 是进行组织活检中采集标本的首选方法，以区分良性和恶性甲状腺结节。甲状腺 FNA 检测甲状腺癌和其他疾病的灵敏度为 70%～97%，该技术很大程度上依赖标本的质量和细胞病理学家的经验。检测 FNA 抽取的淋巴结组织中的 TG，可用于诊断和监测甲状腺癌。

（三）甲状腺功能亢进症及相关疾病

1. 定义和诊断

甲状腺功能亢进症（也称为甲状腺毒症），是一系列与甲状腺激素过量分泌相关的疾病（表 22-1）。甲状腺功能亢进主要有 4 种原因：①甲状腺过度刺激 [TSH、hCG 和（或）TSH 受体自身抗体（TRAb）升高]；②基因突变导致甲状腺激

提示

抗甲状腺抗体存在于约 15% 的健康人群中，是碘充足地区导致甲状腺疾病最常见的原因。

素合成和分泌增加（生殖系统、散发性或肿瘤诱导）；③甲状腺释放激素过量（炎症、感染、损伤）；④甲状腺外甲状腺激素分泌（异位甲状腺组织或外源性激素）。甲状腺功能亢进症的患者表现出一系列的高代谢特征，包括紧张、心悸、肌肉无力、食欲增加、腹泻、怕热、皮肤潮湿、体重减轻和排汗；患者也可能有眼球突出、情绪变化、月经变化和手颤。临床病史和体格检查符合甲状腺功能亢进症时，低水平 TSH 和高水平 fT_4 可以诊断甲状腺功能亢进症（可非原发病）。在某些特殊情况下，只有总 T_3 升高，而血清 fT_4 正常（T_3 甲状腺毒症），若确定甲状腺功能亢进的病因，通常需要进行其他的检查。Graves 病、毒性多结节性甲状腺肿（TMNG）和毒性腺瘤占甲状腺功能亢进症病例的绝大多数（>95%）。值得注意的是，甲状腺弥漫性或局灶性增大（又称甲状腺肿），可与腺体功能亢进、功能正常和功能减退相关。

2. 甲状腺危象

甲状腺危象是一种相对少见，但危及生命的甲状腺功能亢进，由循环甲状腺激素水平增高引起。甲状腺危象是通过对一系列临床症状和体征进行评级来确定的，包括明显的高热（40.56～41.11℃）、心动过速、高血压、充血性心力衰竭及神经和（或）胃肠道异常。甲状腺危象可由急性疾病诱发（如脓毒症、糖尿病酮症酸中毒和子痫前期）。手术或其他诊断治疗措施也可诱发甲状腺危象，如使用放射性碘、麻醉、过量摄入甲状腺激素或甲状腺触诊等。甲状腺危象如果不能及早发现，死亡率很高。其诊断主要依据有明显诱因条件下出现突发的系统性临床症状和严重甲状腺毒症的症状。此外，甲状腺危象患者多

常见血清 fT_4 和总 T_4 水平显著升高。在这种情况下，总 T_3 的检测价值不高，因为并发的非甲状腺疾病可能导致 T_3 水平显著降低。

3. Graves 病

Graves 病是一种较常见的甲状腺功能亢进症，好发于女性，有家族性遗传倾向。它是一种由抗 TSH 受体抗体（TSH receptor antibody，TRAb）引起的自身免疫性疾病，TRAb 结合并刺激 TSH 受体，导致甲状腺激素自主分泌。虽然一些患者有甲状腺毒症的典型症状和体征，但在老年 Graves 病患者中，冷漠、肌肉无力和心血管异常比高代谢症状更常见。

实验室检查显示，TSH 水平低于检测下限，fT_4 水平上升。在部分情况下，T_3 水平升高，而 T_4 水平正常。Graves 病需要与 TMNG、毒性腺瘤、T_3 型甲状腺毒症、亚急性甲状腺炎、异位甲状腺组织和焦虑状态等疾病鉴别诊断。TRAb 检测、放射性碘摄取检查和甲状腺核素扫描有助于 Graves

> **提示**
>
> 临床病史和体格检查与甲状腺功能亢进症相符时（并不需要明确病因），低水平 TSH 和高水平 fT_4 可以确诊甲状腺功能亢进症。

病的鉴别诊断。Graves 病的放射性碘摄取量通常会增加。甲状腺核素扫描可见核素弥漫性分布。

4. 毒性多结节性甲状腺肿

TMNG 患者甲状腺功能亢进症的原因是甲状腺内局部区域自主功能明显增强，常见于老年患者。TMNG 患甲状腺功能亢进症的程度一般比 Graves 病的轻。临床表现以心血管症状为主，如心律失常、心房颤动或充血性心力衰竭，伴随虚弱、消瘦。

实验室检查 TSH 水平降低或检测不到，fT_4 和 T_3 水平正常或升高，甲状腺自身抗体阴性。TMNG 患者放射性碘摄取率正常或增加。甲状腺

疾 病	在适当的临床条件下实验室检查结果对诊断的提示
甲状腺功能亢进症	
Graves 病	TSH 降低，fT_4 升高，在某些条件下 T_3 升高、fT_4 正常，TRAb 阳性
毒性多结节性甲状腺肿	TSH 降低，fT_4 和 T_3 正常或升高，碘摄取正常或增加，甲状腺扫描显示多个部位碘摄取增加且其周围碘摄取受抑制
毒性腺瘤	TSH 降低，fT_4 和 T_3 正常或升高，碘摄取正常或增加，甲状腺扫描显示肿瘤局灶性摄取增加且其周围非肿瘤组织碘摄取受抑制
亚急性甲状腺炎	TSH 降低，fT_4 和 T_3 升高，放射性碘吸收减少
T_3 甲状腺毒症	TSH 降低，fT_4 正常和 T_3 升高，放射性碘摄取正常
甲状腺功能亢进症	
桥本甲状腺炎	TSH 升高，T_4 正常随后降低且先于 T_3 下降，抗 TPO 和（或）抗甲状腺球蛋白抗体阳性
消融性甲状腺功能亢进症	TSH 升高，甲状腺切除术后 fT_4 和 T_3 持续降低
先天性甲状腺功能亢进症	TSH 升高，新生儿或婴儿 fT_4 降低
正常甲状腺病态综合征	TSH 正常或升高、fT_4 正常、T_3 降低、rT_3 升高，TSH 和甲状腺激素水平在整个病程中都有所不同

表 22-1　甲状腺疾病患者的实验室检查

fT_4. 游离甲状腺素；T_3. 三碘甲状腺原氨酸；T4. 甲状腺素；TPO. 甲状腺过氧化酶；TRAb. TSH 受体自身抗体；TSH. 促甲状腺激素

扫描显示碘定位于活动性结节。

5. 毒性腺瘤

甲状腺腺瘤分泌甲状腺激素并引起甲状腺功能亢进，被称为毒性腺瘤。毒性腺瘤合成甲状腺激素通常不依赖 TSH 的调节，反而抑制 TSH 的分泌。腺瘤摄取放射性碘，而周围的甲状腺组织则很少摄取或几乎不摄取，因此毒性腺瘤可通过放射性碘摄取检查和甲状腺扫描与 TMNG 和 Graves 病相鉴别。

6. 甲状腺炎

亚急性甲状腺炎是由病毒感染引起的甲状腺功能异常。病程通常持续数月，最终甲状腺功能恢复正常。患者常有上呼吸道感染、发热和类似于喉咙痛或耳痛的局部疼痛。

疾病早期可有甲状腺功能亢进，T_4 和 T_3 水平升高，TSH 水平降低。实验室检查常见红细胞沉降率或 CRP 水平升高，碘摄取率非常低或为零。如果病情进一步发展，甲状腺激素释放殆尽，患者 T_3 和 T_4 水平降低，TSH 水平升高，发展为甲状腺功能减退症。

7. 产后甲状腺炎

产后甲状腺疾病是一种短暂的炎症过程，发病时间为产后 1～6 个月。虽然病因尚不清楚，但目前认为是免疫系统对妊娠期间免疫抑制状态解除的反应所引起的。产后甲状腺炎可表现为甲状腺功能亢进或甲状腺功能减退。典型的病程早期一般为 3～6 个月，表现为甲状腺功能亢进、fT_4 升高、TSH 降低、反射性碘摄取率很低或为零。随后发展为甲状腺功能减退症，持续 3～6 个月，与 fT_4 降低和 TSH 浓度升高有关，1 年后恢复正常。约 20% 的产后甲状腺功能减退症女性患者发展为永久性疾病，需要终身治疗和监测。妊娠前和妊娠期间抗 TPO 抗体阳性与发生产后甲状腺炎发生风险增加有关。

8. 无痛性甲状腺炎

无痛性甲状腺炎可由多种药物引起，包括锂、干扰素等，一小部分患者接受胺碘酮治疗也可引发该病。此外，部分慢性甲状腺炎患者有一过性

提示

> Graves 病是相对常见的甲状腺功能亢进症，好发于女性，它是一种由抗 TSH 受体抗体引起的自身免疫性疾病，TRAb 结合并刺激 TSH 受体，导致甲状腺激素自主分泌。

的无痛性甲状腺毒症，其病因尚不清楚。

通常无痛性甲状腺炎患者的 fT_4 和 T_3 升高，TSH 降低。患者的放射性碘摄取明显降低。在临床上，无痛性甲状腺炎可与亚急性甲状腺炎进行区分，因为红细胞沉降率升高和甲状腺局部疼痛的表现与后者更为一致。通过抽吸细胞学检查或组织活检可以明确诊断。TG 检查可鉴别慢性甲状腺炎和服用甲状腺激素引起的甲状腺毒症。

（四）甲状腺功能减退症及相关疾病

1. 定义和诊断

甲状腺功能减退发生在发育期和婴儿期时，会导致克汀病，其特征是身体和智力发育迟缓。在 95% 的病例中，甲状腺功能减退症由甲状腺本身病变引起。如果患者血清 TSH 升高，而 fT_4 降低，临床症状符合，便可确诊为甲状腺功能减退症（表 22-1）。在无症状的患者中，TSH 升高伴 fT_4 正常，被称为亚临床甲状腺功能亢进症，这可能是原发性甲状腺功能减退症的早期阶段。高水平抗 TPO 抗体则见于桥本甲状腺炎或产后女性发生产后甲状腺功能紊乱。在美国，自身免疫是甲状腺功能减退的主要原因；而在全球，缺碘是甲状腺功能减退的主要原因。

TSH 对甲状腺刺激不足也可导致甲状腺功能减退症，这被称为继发性甲状腺功能减退症。fT_4 稍低于正常范围，伴随降低或不合理的正常 TSH 水平，此时垂体 TSH 合成减少或有生物活性的 TSH 分泌减少，引起继发性甲状腺功能亢进症，其通常伴有其他垂体激素缺乏且比原发性甲状腺功能亢进症更少见。

甲状腺功能减退症的临床表现因年龄而异。先天性甲状腺功能减退症的特点是甲状腺激素分泌少，如果不治疗，可导致生长和智力迟缓。在美国各州，通过检测 TSH 升高（或 TSH 升高和 fT_4 降低）来筛查先天性甲状腺功能减退症。新生儿期和整个儿童期的甲状腺功能随年龄变化显著。因此，TSH 和 fT_4 应使用不同年龄的参考区间。尤其是 T_4，新生儿水平一般较高。在成人中，甲状腺功能减退症可能发病隐匿，尤其是老年人。甲状腺功能减退症状的早期症状是非特异性的，其典型症状包括头发干燥、皮肤干燥、眶周浮肿、表情迟钝、舌大、心脏增大。如果不及时治疗，可能会发生黏液性水肿昏迷伴呼吸衰竭，治疗主要是甲状腺激素替代疗法。

2. 桥本甲状腺炎

桥本甲状腺炎是一种常见的甲状腺慢性炎症性疾病，占碘充足地区所有甲状腺功能亢进症病例的 90%。桥本甲状腺炎常与其他自身免疫性疾病（如干燥综合征和恶性贫血）有关。

约 90% 的桥本甲状腺炎患者抗 TPO 抗体阳性，而 20%~50% 的患者抗 TG 抗体阳性。甲状腺弥漫性肿大、质地坚韧是该病的典型特征，甲状腺萎缩也可见。在疾病的早期阶段，患者通常具有较高的 TSH 水平、低于正常的 fT_4 水平和升高的放射性碘摄取率。随着时间的推移，血清 T_4 首先降低，随后 T_3 降低，此时甲状腺功能减退症状成为主要症状。

3. 术后甲状腺功能减退

手术后甲状腺功能减退是成人甲状腺功能亢进症较为常见的原因。甲状腺消融出现在甲状腺全或次全切除术后，或在甲状腺功能亢进症患者放射性碘治疗后。

有消融治疗史，同时伴有 TSH 升高和低水平 fT_4，表明消融术引起了甲状腺功能减退状态。

4. 先天性甲状腺功能亢进症

婴儿期严重甲状腺功能减退被称为克汀病，如前所述，以未及时治疗导致不可逆转的智力迟钝和生长发育障碍为特征，出现的症状取决于疾

病的严重程度。然而，即使是严重的甲状腺功能减退症，在出生时的症状也不明显。早期诊断和甲状腺激素治疗有助于预防症状的出现。在新生儿或婴幼儿中，TSH 升高和低水平的 T_4 可作为先天性甲状腺功能减退症的诊断指标。

（五）与妊娠相关的甲状腺疾病

正常妊娠过程中甲状腺功能可发生一些生理性变化，这导致甲状腺功能实验室检查指标"正常"参考区间的差异。雌激素增加刺激肝脏合成 TBG，导致总 T_3 和总 T_4 水平值上升约 1.5 倍。妊娠相关糖蛋白激素 hCG（见第 20 章）与 TSH 存在高度同源，因此 hCG 可以直接刺激甲状腺产生甲状腺激素。甲状腺激素产生过量表明 TSH 分泌下调。在妊娠的前 3 个月，hCG 浓度增加直接反映在 TSH 浓度的降低上，TSH 浓度在妊娠中期和晚期恢复到正常低值水平。因此，妊娠期 TSH 检测应考虑胎龄，下调正常人的参考区间上限。大多数实验室现在报告的 TSH 使用对应妊娠期的参考区间。

妊娠期甲状腺功能紊乱会增加母亲和胎儿的风险。妊娠期间甲状腺功能减退症与流产、早产风险增加及胎儿神经系统发育受损有关。虽然有争议，但还是推荐所有高危和有症状的孕妇通过检查 TSH 筛查甲状腺功能减退症。妊娠 3 个月，使用对应妊娠期的参考区间，TSH 升高，随后 fT_4

异常减少或显著降低，诊断为甲状腺功能减退症。因为妊娠期间结合蛋白表达改变，fT_4 的结果各平台检测结果可能会有所不同。虽然通过液相色谱 / 串联质谱技术进行直接检测是首选的方法，但是只要结果在同一平台检测并采用妊娠分期参考区间，自动免疫分析的方法也是可以接受的。TPO 和（或）TG 自身抗体阳性提示自身免疫是病因。高达 20% 的孕妇中，甲状腺功能正常，而 TPO 和（或）TG 自身抗体阳性，其中又有 20% 在妊娠期间发展成为甲状腺功能减退症。TPO 和（或）TG 抗体阳性的孕妇应在第 1 次就诊时检查 TSH，然后在妊娠的前半年每月检查 1 次。

妊娠期甲状腺功能亢进与自然流产、早产、子痫前期和新生儿甲状腺异常的风险增加有关。应用每 3 个月参考区间评估，TSH 结果低于正常水平，应进一步检测 fT_4。FT_4 升高伴 TSH 受体抗体阳性，可明确诊断妊娠期甲状腺功能亢进症。在确诊患有甲状腺疾病的母亲中，胎儿甲状腺功能可以通过超声检查及羊水或脐带血 TSH、fT_4 和总 T_4 来评估。羊水甲状腺功能检测的正常参考区间根据仪器而定。

（六）非甲状腺疾病

1. 定义

据估计，40% 的急诊患者在就诊时有 ETS。因为 TSH 与 T_3 和 T_4 的正常反馈关系被打乱，应激、创伤、疾病均可改变甲状腺激素的产生、运输和代谢，从而改变 TSH 生成。这种甲状腺激素水平改变而不存在甲状腺本身紊乱的情况，被称为 ETS 或 NTI，其中有多种亚型。

2. 诊断

关于 NTI 的诊断和治疗，在文献中还没有达成共识。NTI 的病因因患者而异，并取决于病史和内分泌学诊断。在中度程度的 NTI 患者中，血清 T_4 水平在参考范围内，而血清 T_3 减少，rT_3 增加。血清 TSH 浓度通常正常或偏低，在恢复过程中可能出现短暂增加。然而，除非强烈怀疑住院患者患有甲状腺疾病，否则不建议检测住院患者

提示

甲状腺激素水平变化及甲状腺内在紊乱的情况，被称为正常甲状腺综合征或非甲状腺疾病（NTI），其存在多种亚型。

的 TSH 水平。在重病患者中，ETS 表现为偏低水平的 T_4 且总 T_3 水平显著降低。血清 rT_3 上升，是因为甲状腺激素清除缓慢，远大于 T_4 到 rT_3 的正常转化，而不是 T_4 到 T_3 的正常转化。在适当的临床条件中，rT_3 升高且有其他提示性的实验室检测结果，可诊断为 NTI。

（七）甲状腺肿瘤

1. 定义

甲状腺中的肿块或"结节"与其正常功能、功能亢进或功能减退有关，因此把它们从甲状腺功能亢进或减退独立出来。事实上，一些研究表明，25%～40% 的人患有甲状腺结节。体检中发现的大多数孤立性肿块主要是结节性甲状腺肿、囊肿或不对称扩大的腺体。肿瘤结节中，良性甲状腺腺瘤占大多数。甲状腺结节的初步检查是 TSH 检测并进行甲状腺超声检查。如果 TSH 被抑制，则应进行碘摄取试验 / 扫描。功能亢进的结节表现为"热结节"，因为它们吸收放射性碘，而腺体其余部分的摄取是受抑制的。无功能结节（冷结节）会增加恶性肿瘤的风险，应进行超声引导下的 FNA 检查或活检。甲状腺癌的形态学异质性大，通过活检标本或抽吸物的组织病理学检查诊断，按发病率高低依次是乳头状癌、滤泡癌、甲状腺髓样癌（MTC）和间变性癌。

2. 诊断

FNA 或活检标本的组织病理学检查是甲状腺肿瘤诊断的金标准。通过引导超声检查采集样本，能提高诊断的准确性。甲状腺肿瘤的治疗和复发风险通过定期检测肿瘤标志物来评估，包括乳头状和滤泡癌的 TG，以及甲状腺髓样癌（MTC）的降钙素和 CEA。在家族型 MTC 中，RET

基因（RET 原癌基因）突变的检测有助于进一步确诊。

二、肾上腺皮质疾病

（一）生理学与生物化学

肾上腺皮质分泌有多种生理功能的各类类固醇激素，这些激素可分为 3 大类，即糖皮质激素、盐皮质激素和性激素，其中性激素包括雄激素、孕酮和雌激素，而糖皮质激素和盐皮质激素被统称为皮质类固醇激素。类固醇激素主要成分是胆固醇，由肾上腺和性腺合成。它们在血液中通过与白蛋白或激素结合球蛋白结合运输，或者以游离形式直接运输。类固醇由葡萄糖醛酸盐或硫酸盐修饰，增加水溶性，通过肾脏或胃肠道排泄。与蛋白质结合的类固醇激素百分率随激素对载体蛋白的亲和力变化而变化，范围为 60%～100%。糖皮质激素和盐皮质激素是由肾上腺皮质产生最重要的一组激素，主要的类固醇激素是皮质醇（一种糖皮质激素）和醛固酮（一种盐皮质激素）。类固醇激素的合成和代谢如图 22-4 所示。肝脏是类固醇激素发生结合的主要部位，肾脏排泄约 90% 的结合类固醇。糖皮质激素通过增加糖异生和减少葡萄糖的利用来改变糖类的代谢，其他作用包括抑制外周组织中的氨基酸摄取和蛋白质合成。盐皮质激素促进钠的潴留和钾的排泄，从而影响体液的潴留或排泄。自然生成的盐皮质激素中，醛固酮盐皮质激素活性最高，其次是脱氧皮质酮和皮质酮。

肾上腺糖皮质激素和肾上腺雄激素分泌由垂体分泌的促肾上腺皮质激素（ACTH）调节（图 22-5）。ACTH 在醛固酮 / 盐皮质激素产生中也有着调节作用。盐皮质激素合成主要由肾素 - 血管紧张素 - 醛固酮系统（RAAS）调控。下丘脑周期性释放促肾上腺皮质激素释放激素（CRH）调控下丘脑 - 垂体 - 肾上腺（HPA）轴。CRH 刺激垂体前叶周期性释放 ACTH，然后 ACTH 刺激肾上腺皮质昼夜节律性分泌皮质醇。皮质醇浓度在清晨 4 点到上午 8 点最高，午夜则降低约 25%。身

> **提示**
>
> 肾上腺皮质分泌的激素可以分为 3 大类：糖皮质激素、盐皮质激素和性激素。其中性激素包括雄激素、孕激素和雌激素。

体和精神应激会提高皮质醇的浓度，并削弱昼夜节律。促肾上腺皮质激素释放受到游离（非结合）皮质醇的负反馈控制。此外，ACTH 还能刺激 2 种肾上腺性类固醇激素［脱氢表雄酮（DHEA）和雄烯二酮］和胰岛素样生长因子 -1（insulin-like growth factor-1，IGF-1）及其他性激素的合成。肾上腺雄激素生成在儿童后期有所上升，10—20 岁达到高峰，老年期肾上腺雄激素生成逐渐下降到最低点。

如图 22-6 所示，醛固酮的分泌主要由 RAAS 控制。肾素是一种由肾小球近端入球小动脉细胞合成并储存的酶。血钠、血容量和（或）应激降低时刺激肾素释放。循环肾素水解血管紧张素原产生血管紧张素 I，血管紧张素 I 在肺部通过血管紧张素转换酶（ACE）迅速转化为血管紧张素 II。血管紧张素 II 刺激肾上腺皮质细胞分泌醛固酮。血管紧张素 II 也是一种有效的血管收缩剂。

（二）实验室检查

肾上腺皮质的功能状态可以通过检测血清 HPA 轴和 RAAS 成分来评估。除了检测这些化合物的血浆、血清或尿液浓度外，动态刺激和抑制试验在识别某些异常方面也有价值。

1. 皮质醇

因为皮质醇分泌是昼夜变化和波动的，单次、随机血清皮质醇检测不能诊断肾上腺功能障碍。然而，早晨血清皮质醇下降可提示肾上腺功能不全。24 小时尿皮质醇排泄试验能够反映肾上腺皮质是否存在皮质醇过量，因为计算 24 小时尿液皮质醇浓度消除了皮质醇昼夜分泌节律的问题。尿游离皮质醇（urinary free cortisol，UFC）检测不应用于患有肾功能损害的患者。午夜唾液皮质醇也

是一种检测游离皮质醇的指标，这是因为结合蛋白不会进入唾液中。唾液皮质醇浓度与血清皮质醇浓度密切相关且不受皮质醇结合蛋白变化的影响。午夜唾液皮质醇检测可作为筛查高皮质醇血症的好方法。

地塞米松是一种比皮质醇更有效的合成糖皮质激素，口服或静脉滴注地塞米松能抑制 ACTH 和 CRH 的分泌。在过夜地塞米松抑制试验中，可于午夜 12 点给予 1mg 地塞米松，或在 2 天内（即较长时间）每 6 小时给予患者 0.5mg 地塞米松进行低剂量地塞米松抑制试验（LDDST）。如果地塞米松有效，ACTH 分泌会被抑制，从而抑制皮质醇的生成。在地塞米松过夜试验或 LDDST 中，Cushing 病患者通常不出现皮质醇合成抑制。

2. ACTH

在地塞米松抑制试验异常的患者中，ACTH 检测对于确定 Cushing 综合征是否依赖于 ACTH

非常重要。一天中检测疑似 Cushing 综合征患者血浆 ACTH 浓度的最佳时间是凌晨 0 点至 2 点，此时血浆循环 ACTH 和皮质醇处于最低浓度。检测提示存在 ACTH 异常分泌的能力最强。对于怀疑有肾上腺功能不全的患者，应在 ACTH 高峰期早晨检测。清晨 ACTH 分泌抑制提示肾上腺皮质醇分泌过多。

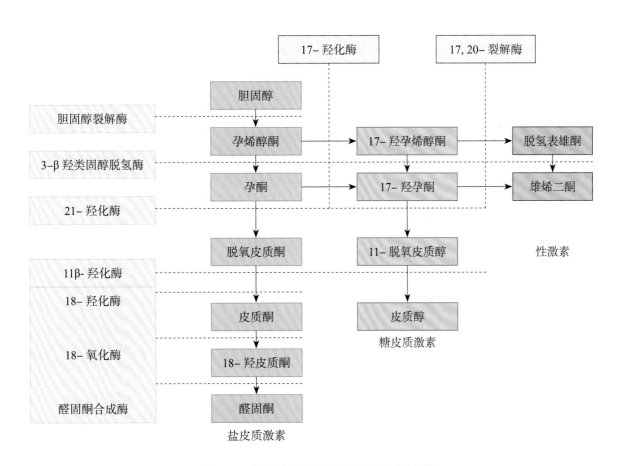

▲ 图 22-4 肾上腺皮质类固醇激素的合成和代谢

(1) ACTH 兴奋试验

促肾上腺皮质激素（ACTH）兴奋试验是诊断肾上腺功能不全最有价值的试验，它用于评估

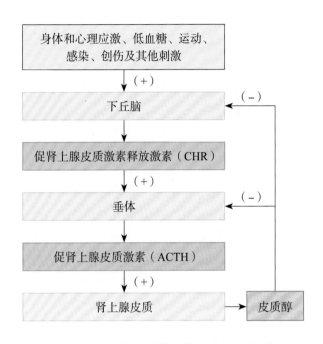

▲ 图 22-5　下丘脑 – 垂体 – 肾上腺皮质相互作用
（＋）. 刺激；（－）. 抑制

肾上腺皮质对类 ACTH 刺激的分泌反应。使用 250mg 的 ACTH 类似物（考辛托品或替可克肽），静脉滴注或肌内注射给成人和 2 岁及以上儿童，在 0 分钟、30 分钟和 60 分钟时分别检测血清皮质醇浓度。正常情况下，ACTH 类似物会刺激皮质醇的产生，其浓度为＞18μg/dl（不同实验方法存在一定变异）。ACTH 刺激后，皮质醇不升高提示原发性和继发性肾上腺功能不全。

(2) CRH 兴奋试验

CRH 可静脉滴注，以明确垂体对下丘脑激素刺激的反应。CRH 兴奋试验可用于明确 ACTH 兴奋试验异常患者肾上腺功能不全的原因。静脉滴注人工合成的 CRH，然后在注射后 0 分钟、30 分钟、60 分钟、90 分钟和 120 分钟分别检测 ACTH 和皮质醇的浓度。正常患者经 CRH 刺激后，ACTH 和皮质醇的升高。原发性肾上腺功能不全患者的 ACTH 升高，但皮质醇不升高，而继发性疾病患者的 ACTH 和皮质醇均较低。

(3) 醛固酮

血浆醛固酮是诊断醛固酮增多症或低醛固酮血

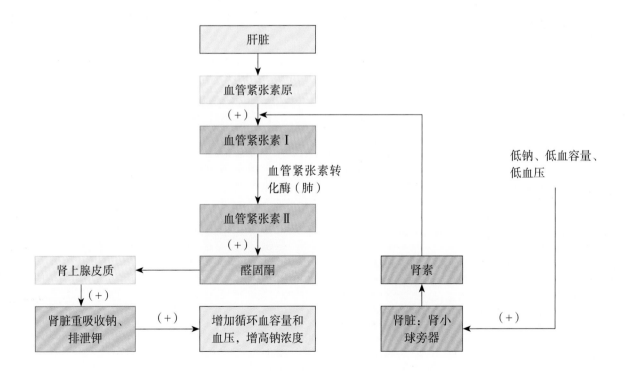

▲ 图 22-6　肾素 – 血管紧张素系统中肾脏和肾上腺的相互作用

症最重要的指标。醛固酮可检测项目包括血浆醛固酮及尿液醛固酮衍生的 18- 葡萄糖醛酸偶联代谢物。原发性醛固酮增多症的筛查试验包括血浆醛固酮浓度（PAC）、血浆肾素活性（PRA）、直接肾素测定、醛固酮 / 肾素比值（ARR）等。醛固酮和肾素的浓度受到多种因素和药物的影响。因此，建议检测条件为钾浓度正常的患者、盐摄入量正常患者、停用影响 ARR 药物患者及上午至少活动 2 小时后采样患者。对于一些可能存在间断服药的患者，ARR 应在干扰药物和（或）并发症的背景下进行解释。

4. 肾素

血浆肾素活性（PRA）测定通过检测其将血管紧张素原转化为血管紧张素 Ⅰ 的能力来反应，通过免疫分析法对血管紧张素 Ⅰ 进行定量检测。当原发性醛固酮增多症存在时，通常是由于难治性或严重的高血压，ARR 就会升高。肾素质量定量也可以通过免疫分析法直接评估，以确定 DRC。虽然 ARR 可以使用 DRC 或 PRA 来计算，但 DRC 应用的研究较少。肾素标本在分析前不应冷藏或冰浴，因为低温会促进前肾素的分泌，这可能会导致结果假性增高，推荐检测的条件（见醛固酮）。

5. 识别先天性肾上腺增生（CAH）的酶缺陷

CAH 代表了一系列由酶缺乏损害肾上腺皮质正常激素合成引起的疾病。在大多数种类的 CAH 中，皮质醇减少导致雄激素过量分泌和合成途径增加，这些疾病将会在"糖皮质激素、盐皮质激素和性激素的合成异常：先天性肾上腺增生"一节中描述。这个试验常用于特定酶缺陷的检测，其中包括基线和 ACTH 刺激后的 17- 羟基孕酮（17-OHP）、ACTH 刺激后的 17- 羟基孕烯醇酮、脱氧皮质酮、11- 脱氧皮质醇和几种雄激素（雄烯二酮、DHEA 和睾酮）。基于 DNA 的检测也可以用于识别导致 CAH 酶缺陷的某些基因突变。

（三）糖皮质激素紊乱合并或不合并盐类皮质激素紊乱：Cushing 综合征

1. 定义

Cushing 综合征是一种皮质醇过度分泌所致疾病的总称，ACTH 依赖比非 ACTH 依赖更为常见。Cushing 综合征的早期临床症状是高血压和体重增加。患者躯干肥胖、脸圆，通常被称为"满月脸"，后颈部和背部靠近颈部的区域有脂肪堆积，通常被称为"水牛背"，这些症状随着疾病的发展而出现。高皮质醇浓度抑制了蛋白质的合成和细胞对葡萄糖的摄取，引起肌肉纤维萎缩，患者肌肉质量减少和近端肢体无力。Cushing 综合征患者常因高血糖导致尿糖升高，其他临床症状和体征包括紫纹、骨质疏松症、多毛症、女性月经异常和抑郁症等精神状态异常。

Cushing 综合征病因主要分为三类，最终导致肾上腺皮质醇合成增加和昼夜节律消失。三种病因独立存在。外源性糖皮质激素摄入是导致 Cushing 综合征发生的常见原因，根据用药史就可以很明显地观察到。以下为自身原因引起 Cushing 综合征的介绍。

(1)Cushing 病：是 Cushing 综合征最常见的一种类型，女性发病率是男性的 4～6 倍。分泌 ACTH 的垂体微腺瘤（大小＜1cm）最多见。在检测相关的激素后，利用各种放射学技术可以发现这些腺瘤。在极少数情况下可见大腺瘤。

(2) 肾上腺 Cushing 综合征：这种类型的 Cushing 综合征常与肾上腺皮质中的良性或恶性肿瘤有关。肾上腺腺瘤能合成大量皮质醇，但肾上腺癌往往合成皮质醇较少而过度分泌性激素，导致女性男性化。

(3) 异位 ACTH 分泌的 Cushing 综合征：这类 Cushing 综合征中小细胞肺癌和支气管类癌患者占大多数。男性更常见，因为男性肺癌的发病率高。在缺乏肺癌或类癌相关症状和体征的情况下，这些患者在临床上与 Cushing 病患者难以区分。由于该综合征经常出现在有明显临床症状的癌症患者中，异位 ACTH 产生的症状往往被忽视。此外，还有一个非常罕见的 Cushing 综合征伴有异位病灶和高血清 ACTH 的病因，是一种分泌 CRH 的肿瘤，最常见于支气管类癌肿瘤。

2. 诊断

Cushing 综合征或 Cushing 病，下文统称为

Cushing 综合征，其必要的诊断依据是皮质醇分泌增加、皮质醇分泌负反馈抑制丧失和（或）皮质醇昼夜节律消失。筛查 Cushing 综合征较为困难的原因：①其发病率较低；②非 Cushing 综合征也常常表现出高皮质醇血症和临床症状；③并非所有患者的筛查结果都很理想，Cushing 综合征假阴性和假阳性结果很常见。因此，建议仔细了解临床病史以排除外源性因素引起的高皮质醇血症。只有临床高度怀疑的患者，尤其是有多种症状和体征符合（如 40 岁以下患有骨质疏松症、身高下降体重增加的儿童、出现严重症状或者影像学检查提示有肾上腺肿瘤的患者）时，应筛查 Cushing 综合征。

Cushing 综合征的诊断，以及随后对 Cushing 综合征 3 种病因的识别，需要实验室检查以确定是否是内源性皮质醇增多症，然后确定该疾病是否为 ACTH 依赖型。肾上腺肿瘤患者 ACTH 浓度较低，但垂体或异位分泌的肿瘤 ACTH 浓度正常或升高。表 22-2 总结了 Cushing 综合征的实验室检查。

以下是诊断和鉴别 Cushing 综合征的一线和二线诊断试验。

（1）诊断评估：建议至少执行以下一项检测方案来诊断 Cushing 综合征。

① 24 小时 UFC 或午夜 12 点唾液皮质醇对有 Cushing 综合征临床症状和体征的患者而言是灵敏度较好的筛查试验。因为皮质醇浓度的可变性，UFC 或唾液皮质醇应在至少 2 次不同检测下都升高，以提高对 Cushing 综合征的诊断。如果高风险

提示

- Cushing 综合征是一种皮质醇过度分泌所致疾病，ACTH 依赖比 ACTH 不依赖更为常见。
- Cushing 综合征诊断策略，以及随后对其 3 种病因的识别，包括内源性高皮质醇血症的确认，然后明确该疾病是否为 ACTH 依赖型。

患者的 UFC 或唾液皮质醇水平正常，应咨询内分泌学家进一步研究。如果症状和体征持续存在或恶化，结果正常的低风险患者应在 6 个月内再次检查。肾衰竭患者 UFC 会假性减少。标本收集过量、过量液体摄入和（或）存在类固醇激素交叉反应时，UFC 假性增高。由于存在昼夜节律的差异，凌晨医护交接班采样的 0 点唾液皮质醇检测可能并不可靠。吸烟导致假性增高也很常见。

② 对于不健康但非危重的患者伴或不伴肾功能异常，或者睡眠模式不规律，医生应使用夜间地塞米松抑制试验或 LDDST 筛查 Cushing 综合征。如果在夜间或 48 小时的测试中，低剂量地塞米松可抑制皮质醇的分泌，则可排除 Cushing 综合征。如果临床对 Cushing 综合征的诊断仍然高度怀疑，但结果不支持 Cushing 综合征诊断时，需由内分泌专家进一步评估。低剂量地塞米松治疗后皮质醇抑制缺失，提示 Cushing 综合征。口服雌激素患者不应使用 LDDST 进行筛查，因为雌激素能刺激肝

表 22-2　Cushing 综合征的实验室检查			
检查项目	垂体病因	肾上腺病因	异位 ACTH 分泌
24 小时尿游离皮质醇或午夜唾液皮质醇	升高	升高	升高
过夜或者低剂量地塞米松抑制试验	无皮质醇抑制	无皮质醇抑制	无皮质醇抑制
血浆 ACTH	轻度增高或不适当分泌	降低	显著增高
影像学检查	MRI 垂体肿瘤	CT 肾上腺肿瘤	垂体和肾上腺外肿瘤

ACTH. 促肾上腺皮质激素

脏合成皮质醇结合球蛋白（CBG），提高血清皮质醇浓度，导致筛查结果呈假阳性。此外，危重症患者合成的 CBG 和白蛋白较少，血清皮质醇浓度降低，可能导致筛查结果为假阴性。

③ 应该排除其他导致高皮质醇血症的因素，包括酗酒、严重肥胖、妊娠、抑郁、糖尿病和糖皮质激素抵抗。

(2) 病因诊断试验：一旦 Cushing 综合征被确诊，就可以进行一系列检查来确定高皮质醇血症的病因。

① 检测血浆 ACTH 以确定高皮质醇血症的病因。如果 ACTH 被抑制，则怀疑是肾上腺来源。如果 ACTH 是中度升高，患者可能患有垂体腺瘤。

② 如果怀疑是分泌 ACTH 的垂体腺瘤，可以使用 CRH 刺激后的 MRI 扫描肿块和（或）检测左侧和右侧岩下窦（inferior petrosal sinus，IPS）血样中的 ACTH 来区分垂体和异位来源。岩下窦直接引流自垂体，因此当垂体存在 ACTH 过量分泌时，IPS 样本中的 ACTH 浓度显著升高。IPS ACTH 与中心静脉 ACTH 的比值高于 CRH 给药前后临界值同样提示患者存在分泌 ACTH 的垂体腺瘤。

③ 如果 ACTH 被抑制，CT 扫描肾上腺识别出肾上腺肿瘤，提示主要原因在于肾上腺。

④ 如果怀疑是一个异位的 ACTH 分泌肿瘤，这可能很难定位，建议使用影像学检查。肺癌、胰腺癌、结肠癌和胆囊癌也可以分泌皮质醇。

⑤ 假性 Cushing 综合征，可由酗酒和其他疾病产生，具有同 Cushing 综合征类似的临床和生化特征。

（四）糖皮质激素功能减退伴或不伴盐皮质激素功能减退：肾上腺功能不全

1. 定义

肾上腺功能不全分为原发性和继发性。原发性肾上腺功能不全由局部疾病或系统性疾病破坏肾上腺皮质引起的。继发性肾上腺功能不全则由脑垂体或下丘脑疾病导致肾上腺刺激减少引起。

原发性肾上腺功能不全患者所有种类的肾皮质类固醇激素都缺乏，最常见病因是自身免疫性肾上腺炎和局部结核病。在这种特殊的疾病中，肾上腺髓质及其儿茶酚胺合成不受影响。在其他原发性肾上腺功能不全的疾病中，肾上腺受损同时累及髓质和皮质。在继发性肾上腺功能不全中，垂体或下丘脑异常导致肾上腺刺激不足，而肾上腺髓质不受影响，醛固酮缺乏症通常不存在。因为醛固酮分泌更依赖血管紧张素 II 的刺激，而不是 ACTH 对肾上腺皮质的刺激（见下文）。

(1) 原发性肾上腺功能不全：导致原发性肾上腺功能不全的病因多种多样。HPA 轴上一个或多个环节的功能障碍是原发性肾上腺功能不全的主要原因。慢性原发性肾上腺功能不全，也称为艾迪生病，常见于成年人。最常见的原因是自身免疫性疾病（西方国家）和结核性肾上腺炎（在全球范围内）。引起原发性肾上腺功能不全的其他原因包括真菌或病毒感染（如组织胞浆菌病或 HIV），手术、出血或转移性癌引起的肾上腺解剖结构破坏。原发性肾上腺功能不全以皮肤和黏膜的色素沉着为特征。肾上腺皮质醇负反馈缺陷导致垂体 ACTH 的分泌增加。ACTH 及其前体激素阿黑皮素原的降解产物是黑素细胞刺激素（melanocyte-stimulating hormone，MSH）。MSH 刺激黑色素的产生并诱导黑素细胞色素沉着。如果醛固酮缺乏，可能出现高钾血症和低血压（见原发性醛固酮增多症和继发性醛固酮增多症）。原发性肾上腺功能不全通常起病缓慢，但也有可能突发于应激，如危重病或手术。急性肾上腺功能不全通常是由于肾上腺出血或血栓形成，损害了腺体的血液供应。

肾上腺危象（adrenal crisis）是急性原发性肾上腺皮质功能衰竭，可由严重感染、败血症或突然停用类固醇所致，这是一种危及生命的紧急情况，其特征是电解质异常（严重的高钾、低钠）、低血压和低血糖。如果不及时治疗，会发生猝死。

(2) 继发性肾上腺功能不全：指由任意原因引起的 ACTH 分泌不足都可导致肾上腺功能不全。长期的糖皮质激素治疗可持续抑制下丘脑和垂体分泌 CRH 和 ACTH，引起一过性肾上腺功能不全。产后出血（希恩综合征）、放疗、手术或损伤导致的垂体功能低下造成 ACTH 分泌减少，从而导致糖皮质激素合成减少。

2. 诊断

肾上腺功能不全的诊断首先需要明确病因（如原发性或继发性），然后确定肾上腺激素缺乏的具体原因。诊断原发性和继发性肾上腺功能不全的试验，如表 22-3 所示。肾上腺功能不全可能涉及糖皮质激素缺乏，或者糖皮质激素和盐糖皮质激素同时缺乏。根据肾上腺皮质损伤的程度，患者可能有血清皮质醇水平降低和（或）血浆醛固酮水平降低。对于伴有低血容量、低血压、低钠、高钾等不明原因症状的急症患者，应排除肾上腺功能不全。ACTH 兴奋试验是确诊有症状的肾上腺功能不全患者的最佳试验。有肾上腺危象症状的患者应立即进行治疗。在原发性肾上腺功能不全的患者中，由于肾上腺损伤，皮质醇在 ACTH 刺激下通常不会升高。皮质醇缺乏症患者的基线 ACTH 水平大于参考值上限的 2 倍，提示原发

性肾上腺功能不全。低醛固酮和肾素升高提示盐皮质激素和糖皮质激素同时缺乏。轻度继发性肾上腺功能不全或近期出现的继发性肾上腺功能不全（仍有存活的肾上腺皮质）的患者对 ACTH 刺激有反应，因为该缺陷的原因不在肾上腺内。在继发性肾上腺功能不全时，肾上腺皮质长期缺乏 ACTH 刺激，可导致皮质萎缩和 ACTH 刺激后皮质醇生成障碍。CRH 兴奋试验可以区分 ACTH 缺乏和 CRH 缺乏引起的继发性肾上腺功能不全。静脉滴注 CRH 后，检测血浆 ACTH 和血清皮质醇；下丘脑疾病血浆 ACTH 和血清皮质醇增加，而垂体疾病不会增加。血清抗肾上腺抗体检测有助于明确原发性肾上腺功能不全的原因是不是自身免

检查项目	原发性肾上腺功能不全	继发性肾上腺功能不全
ACTH 兴奋试验	人工合成的促肾上腺皮质激素不能刺激皮质醇的分泌，因为功能不全的肾上腺皮质不能合成和（或）分泌皮质醇	急性和（或）亚急性继发性肾上腺功能不全：皮质醇增加 慢性继发性肾上腺功能不全：皮质醇轻度增加，长期缺乏 ACTH 的刺激导致肾上腺萎缩
8 点到 9 点血浆皮质醇测定	降低	降低
血浆 ACTH	升高，因为肾上腺皮质醇反馈抑制缺失	降低，因为病因在下丘脑或垂体
血浆醛固酮	部分病例中肾上腺皮质损伤同时影响了皮质醇和醛固酮合成	一般正常，但在长期缺乏 ACTH 刺激导致肾上腺明显萎缩的情况下，可能会降低
CRH 兴奋试验	非必需	该试验可区分 ACTH 缺乏（垂体来源）和 CRH 缺乏（下丘脑来源），下丘脑来源（ACTH 增加，皮质醇轻度增加），垂体来源（ACTH 和皮质醇都很低）
肾上腺自身抗体	检测血清肾上腺自身抗体滴度可用于确定自身免疫介导的原发性肾上腺功能不全，最常用的是抗 21- 羟化酶抗体检查	非必需

表 22-3　肾上腺功能不全的实验室检查

ACTH. 促肾上腺皮质激素；CRH. 促肾上腺皮质激素释放激素

疫性肾上腺炎。

（五）盐皮质激素的功能增强和功能减退：醛固酮增多症和醛固酮减少症

1. 定义和诊断

醛固酮是肾上腺产生的一种盐皮质激素，主要功能是调节钠的潴留和水的重吸收，从而调节机体血容量。醛固酮还能促进尿钾的排泄。血液醛固酮水平受 RAAS 调节（图 22-6）。血容量减少刺激肾球旁细胞分泌肾素，肾素将血管紧张素原转化为血管紧张素 I。血管紧张素 I 在肺部通过 ACE 作用转化为血管紧张素 II。血管紧张素 II 是一种高效的血管收缩剂，同时能刺激肾上腺分泌醛固酮，醛固酮通过促进钠潴留来增加血容量，同时将钾排到尿液中。

病理状态下，醛固酮水平增高导致醛固酮增多症，降低导致醛固酮减少症。醛固酮水平异常可由肾上腺内部（原发性疾病）或外部（继发性疾病）原因所致（表 22-4）。

<table>
<tr><td>提示</td></tr>
</table>

- 肾上腺功能不全涉及糖皮质激素缺乏或糖皮质激素和盐皮质激素同时缺乏。根据肾上腺激素缺乏的种类，患者可出现血清皮质醇降低或联合血浆醛固酮降低。
- 醛固酮是一种由肾上腺合成的盐皮质激素，主要功能是促进钠和水的重吸收，从而调控血容量。它还促进钾排泄进入尿液。

2. 原发性醛固酮增多症

原发性醛固酮增多症（primary aldosteronism, PA；旧称原发性高醛固酮血症），由于肾上腺异常导致醛固酮分泌过多。双侧肾上腺增生或分泌醛固酮的肾上腺腺瘤引起的醛固酮增多症最常见，也称 Conn 综合征。原发性（单侧）肾上腺增生或恶性肿瘤引起的醛固酮增多症较少见。在原发

检查项目	原发性醛固酮增多症	继发性醛固酮增多症	原发性醛固酮减少症	继发性醛固酮减少症
血清钾	一般降低，但低钠饮食可能导致值正常	一般降低，但低钠饮食可能导致值正常	通常升高	通常升高
血清钠	正常	正常或轻度升高	一般降低	降低或正常低值
血浆醛固酮	升高、患者钾正常、至少3天无限制钠饮食（>100mmol/d）、未服用抑制性药物、上午10点左右从采血、采血前保持卧位2小时	升高、患者钾正常、至少3天无限制钠饮食（>100mmol/d）、未服用抑制性药物、上午10点左右从采血、采血前保持卧位2小时	一般降低，无影响活性的药物干扰	一般降低，无影响活性的药物干扰
血浆肾素活性或直接肾素测定	通常降低、患者钾正常、肾功能正常、无影响活性的药物干扰	肾灌注减少是一种引起继发性醛固酮增多症的常见原因，此时检查结果升高，无影响活性的药物干扰	正常或升高，无影响活性的药物干扰	肾素分泌不足时降低。其他原因引起的继发性醛固酮减少症时，正常或升高
PAC/PRA（DRC）比值	升高（见适当的采样条件）	正常或降低	N/A	N/A
盐水抑制或输注试验	醛固酮不被盐水抑制	N/A	N/A	N/A

表 22-4 醛固酮增多症和醛固酮减少症的实验室检查

N/A. 未报道

性醛固酮增多症中，PRA 较低，因为醛固酮促进钠重吸收进而导致血浆钠含量增加和血容量增加，两者均能下调肾素分泌。对于 PA 高危的高血压患者，推荐醛固酮 /PRA（也称为醛固酮与肾素的比例，ARR）作为筛查试验。当 PAC 以常规单位（ng/dl）测量时 ARR 比值大于 30，或 PAC 以国际单位（pmol/L）测量时 ARR 比值大于 750，是识别疑似 PA 患者最常用的诊断切点。由于一些药物、饮食和合并症对 PAC 和 PRA 浓度有影响，推荐 ARR 升高和 PAC 浓度超过 15ng/dl 作为联合诊断标准。一些实验室使用 DRC 作为肾素活性的替代检测方法。一些研究推荐对原发性醛固酮增多症的 PAC/DRC 比值作为诊断临界值，但尚未被普遍接受。所有异常 ARR 结果必须通过至少一种刺激 / 抑制试验确诊，即口服钠负荷试验、生理盐水输注试验、氟氢可的松抑制试验或卡托普利试验，其中生理盐水输注试验作为首选试验。大剂量生理盐水可以口服或静脉滴注。RAAS 功能正常时，高钠引起肾素下调，抑制醛固酮分泌。然而，在 PA 中，醛固酮自主分泌，不会因摄入生理盐水而受抑制。确诊试验结果异常后下一步需要进行肾上腺扫描，以查找是否存在肿瘤或肾上腺增生。如果患者准备择期手术或必须进行手术治疗，则需要通过肾上腺静脉取样（AVS）来检测左右肾上腺静脉中的皮质醇和醛固酮，以确定手术部位。单侧肾上腺静脉醛固酮 / 皮质醇比值较下腔静脉比值升高提示需单侧手术，而与外周静脉样本相比，两个肾上腺静脉醛固酮 / 皮质醇比值升高提示需双侧手术。单侧病变患者需采用手术治疗，而双侧病变和不能手术患者需接受抗高血压药物治疗。

3. 继发性醛固酮增多症

继发性醛固酮增多症因肾上腺外异常导致醛固酮分泌过多，比 PA 更常见。肾灌注减少是继发性醛固酮增多症最常见的原因。进入肾脏的血流量减少导致了 PRA 值的升高。PRA 的升高（图 22–6）导致醛固酮增加。在心力衰竭、肾病综合征、肝硬化和其他低蛋白血症的情况下，血浆容量慢性消耗，导致血浆醛固酮升高。

原发性和继发性醛固酮增多症共同特点是伴高血容量相关的高血压和血清钾浓度低，血清钠也可能略升高，其他临床特征包括夜间多尿、多饮和因低钾引起的虚弱。

4. 原发性醛固酮减少症

原发性醛固酮减少症远不如原发性醛固酮增多症（PA）常见。原发性醛固酮减少症通常是由于各种原因导致的肾上腺损坏，包括自身免疫性肾上腺炎、肾上腺结核病、肾上腺转移性肿瘤、肾上腺切除术、CAH（见糖皮质激素、盐皮质激素和性激素合成异常：先天性肾上腺增生）和肾上腺出血。此外，还有一种与原发性醛固酮减少症相关的疾病，称为假性醛固酮减少症，其发病机制是组织对醛固酮作用的抵抗。由于醛固酮作用抵抗，引起低血量和（或）低钠，肾素合成增加，进而上调醛固酮分泌。因此，这些患者的 PAC 和 PRA 显著升高。

5. 继发性醛固酮减少症

继发性醛固酮减少症的醛固酮分泌不足由肾上腺外因素引起。一种原因是垂体 ACTH 分泌缺乏，通常伴随着其他垂体激素的缺乏。如前所述，肾上腺皮质可因 ACTH 长期缺乏刺激而萎缩，醛固酮和皮质醇的生成减少。另一个原因是长期使用糖皮质激素。长期糖皮质激素诱导的 ACTH 抑制会导致肾上腺萎缩和醛固酮合成减少。继发性低醛固酮增多症也可能是由于肾脏损害或药物导致的肾素产生不足，以及药物抑制 ACE 导致。原发性和继发性醛固酮减少症的特征包括直立性低血压和高血钾，血清钠水平可能略低。不同个体间的临床症状和体征存在显著差异，其取决于导致醛固酮减少症的具体病因。

（六）糖皮质激素、盐皮质激素和性激素合成异常：先天性肾上腺增生

1. 定义和诊断

CAH 是由皮质醇和醛固酮生物合成途径中的任何一种酶缺陷引起的。低浓度皮质醇向垂体

提供反馈促进 ACTH 的分泌，由于皮质醇的分泌减少，ACTH 分泌增加，对肾上腺过度刺激（图 22-5 和图 22-6 皮质醇和醛固酮生成的调节作用），这导致在现有的酶缺乏的情况下底物向旁路合成增加，旁路中不受现有酶缺乏影响的其他类固醇激素水平升高。在醛固酮和皮质醇合成途径中，大多数已知的酶缺陷会导致性激素合成升高，这促进患者男性化。21- 羟化酶缺乏最常见，占 CAH 病例的 90%～95%。导致 CAH 的四种酶缺乏症的临床表现如下。图 22-4 是肾上腺醛固酮、皮质醇和雄激素合成的中间化合物及该途径中需要的酶，其中一些酶可能在 CAH 患者中出现缺乏。表 22-5 为 CAH 相关的实验室检查。

(1) 21- 羟化酶缺乏症：该酶缺乏是引起 CAH 最常见的原因。在女婴中，21- 羟化酶缺乏通常导致阴蒂肥厚和假两性畸形，这是因为皮质醇和醛固酮合成途径受阻，中间产物向雄激素合成途径分流所致。青春期后女性的 21- 羟化酶缺乏症会导致闭经、不孕症和多毛症。在男性中，男性化导致外生殖器增大和性早熟。21- 羟化酶的缺乏将导致皮质醇和醛固酮的合成减少或消失（图 22-4），以及 17- 羟基孕酮中间体累积。因此，如果患有该酶缺陷的婴儿不使用糖皮质激素治疗，就会很快发展为危及生命的高钾血症、低钠血症和低血压。由于临床表现严重，建议所有新生儿都通过测量 17- 羟基孕酮来进行 21- 羟化酶缺乏症的筛查。新生儿筛查结果为阳性后，应进行灵敏度和特异度较好的确诊实验。

(2) 11- 羟化酶缺乏：该酶缺乏是导致 CAH 第二常见的酶缺乏。在婴儿期，11- 羟化酶缺乏患者的临床和实验室特征与 21- 羟化酶缺乏症患者临床和实验室特征基本相似。然而，该酶缺乏会导致 11- 脱氧皮质酮累积。11- 脱氧皮质酮是一种高效的盐皮质激素。因此，该类患者会出现盐皮质激素诱导的高血压和低钾血症。

(3)17α- 羟化酶缺乏：很罕见，约占所有 CAH 病例的 1%。在该酶缺乏的缺陷病中，醛固酮合成没有受到抑制，但皮质醇和性激素合成均受阻

提示

- 原发性和继发性醛固酮增多症临床和实验室共同特征为高血容量相关的高血压、血清钾降低或正常低值。
- 醛固酮和皮质醇合成途径中大多数已知的酶缺陷会导致性激素合成增多，促进患者男性化。最常见的酶缺陷是 21- 羟化酶缺陷。

表 22-5　先天性肾上腺增生的实验室检查

酶缺陷	相关的实验室检查结果（最可能检测的化合物）
21- 羟化酶	升高：17- 羟基孕酮、雄烯二酮、DHEA 及其硫酸化代谢物（DHEA-S）、睾酮。由于缺乏皮质醇和醛固酮，ACTH 和血浆肾素活性升高 降低：醛固酮、皮质醇
11- 羟化酶	升高：11- 脱氧皮质醇、11- 脱氧皮质酮，17- 羟基孕酮、雄烯二酮、DHEA、DHEA-S、睾酮 降低：醛固酮、皮质醇
17a- 羟化酶	升高：醛固酮、脱氧皮质酮 减少：雄激素、皮质醇
	升高：DHEA，由于缺乏皮质醇和醛固酮，ACTH 和血浆肾素活性升高 降低：醛固酮、皮质醇
3β- 羟基类固醇脱氢酶	17- 羟孕烯醇酮、17- 羟基孕酮，以及 DHEA 和雄烯二酮的测定有助于鉴别 21- 羟化酶、11- 羟化酶和 3β- 羟基类固醇脱氢酶缺乏症，3β- 羟基类固醇脱氢酶缺乏症中 17- 羟孕烯醇酮与 17- 羟孕酮比值以及 DHEA 与雄烯二酮的比值非常高

ACTH. 促肾上腺皮质激素；DHEA. 脱氢表雄酮

断。醛固酮的升高会导致醛固酮增多症，从而产生高血压和低钾血症。在女性中，雄激素缺乏导致第二性征发育不良，因为雄激素是雌激素的生化前体。在男性中，雄激素缺乏导致假两性畸形

的现象。

(4) 3β- 羟基类固醇脱氢酶缺乏症：也是一种罕见的 CAH 疾病，该酶的缺乏导致醛固酮和皮质醇的合成代谢阻滞，而不会抑制 DHEA 和其他雄激素的合成。在严重情况下，该酶缺乏会导致男性性早熟、女性闭经和假两性畸形，以及危及生命的高钾血症、低钠血症和低血压。

三、肾上腺髓质疾病

（一）生理学与生物化学

儿茶酚胺类物质主要产生的部位是大脑、肾上腺髓质的嗜铬细胞和交感神经元。儿茶酚胺包括多巴胺、肾上腺素和去甲肾上腺素，是最有效的内源性化合物。肾上腺髓质合成肾上腺素的量最大。儿茶酚胺会发挥多种生物效应，对血管系统作用最明显，在血压调节方面发挥重要作用。肾上腺素影响许多代谢途径，特别是糖类的代谢。在某些组织中，肾上腺素和去甲肾上腺素会发挥

相反的作用。细胞中的 α- 肾上腺素受体对去甲肾上腺素高效反应，对肾上腺素的反应较弱，而 β- 肾上腺素受体对肾上腺素和去甲肾上腺素均有反应。

肾上腺髓质儿茶酚胺的合成和代谢，如图 22-7 所示。当酪氨酸被代谢成儿茶酚胺和多巴（DOPA）时，该途径启动。多巴转化为多巴胺，多巴胺羟化为去甲肾上腺素，随后转化为肾上腺素。由于它们功能强大，儿茶酚胺必须通过再摄取到储存颗粒、转化为代谢物或经排泄迅速失活。与类固醇激素不同，儿茶酚胺在循环中并不与蛋白质结合。在血浆中，其半衰期很短，约为 2 分钟。此外，尿液中儿茶酚胺代表了在前数小时内进入尿液中的儿茶酚胺总量。肾上腺素和去甲肾上腺素有许多降解产物。图 22-7 提到的化合物（甲氧基肾上腺素、甲氧基去甲肾上腺素和香草扁桃酸）是临床试验中用于评估儿茶酚胺的合成和降解的产物。

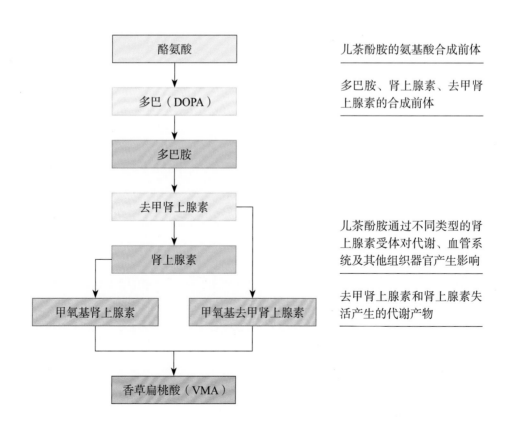

▲ 图 22-7　肾上腺髓质儿茶酚胺的合成和代谢

（二）实验室检查

1. 肾上腺素和去甲肾上腺素

总儿茶酚胺或其亚类（肾上腺素或去甲肾上腺素）可在血浆或24小时尿液样本中检测。血浆浓度反映了肾上腺髓质合成和释放儿茶酚胺的速率及其在循环中的半衰期。儿茶酚胺作为游离激素分泌到尿液中。尿中的儿茶酚胺极其不稳定，应在收集期间或收集后立即酸化。

2. 肾上腺素类物质

血浆中游离的肾上腺素类物质（甲氧基肾上腺素和甲氧基去甲肾上腺素）是肾上腺髓质神经内分泌肿瘤的首选筛查试验。甲氧基肾上腺素和甲氧基去甲肾上腺素都会经历与硫酸盐或葡萄糖醛酸酯结合。甲氧基肾上腺素类物质也可以在24小时的尿液标本中测量。当血浆甲氧基肾上腺素类物质轻微升高，尿液测量对诊断很有帮助。甲氧基肾上腺素类物质在尿液中也不稳定，应在收集期间或收集后立即酸化。

3. 香草扁桃酸

香草扁桃酸是肾上腺素和去甲肾上腺素的主要代谢物。虽然尿液中香草扁桃酸测定能提示儿茶酚胺的合成和代谢，但临床上首选尿甲氧基肾上腺素类物质进行测定。

（三）嗜铬细胞瘤

1. 定义

嗜铬细胞瘤是一种起源于肾上腺髓质或自主神经系统的肿瘤，分泌大量的儿茶酚胺，是引起高血压的原因之一。嗜铬细胞瘤是高血压的罕见病因，每100 000例高血压患者中约有5例患者由嗜铬细胞瘤引起。其他分泌儿茶酚胺的嗜铬细胞肿瘤起源于副神经节瘤和神经母细胞瘤。快速准确地识别高血压患者嗜铬细胞瘤至关重要，确诊后手术切除可消除高血压及其并发症，手术治愈率高达90%，如不及时治疗可危及生命。30—60岁为嗜铬细胞瘤高发年龄段，以持续性或阵发性高血压为主要特征。约80%的患者高血压发作突然，消退缓慢，总持续时间不到1小时。多

种因素可引发高血压症状，包括肿瘤触诊、体位改变、劳累、焦虑、创伤、疼痛、摄入含有酪胺的食物或饮料（如某些奶酪、啤酒和葡萄酒等）及摄入某些药物。嗜铬细胞瘤的患者头痛很常见，通常比较严重。常出现全身出汗、心悸伴心动过速等症状，其他常见症状和体征为焦虑、胸痛、恶心、疲劳和体重减轻。在所有嗜铬细胞瘤中，有25%~30%为家族性，并与多发性内分泌肿瘤（MEN）、视网膜血管瘤病、神经纤维瘤病或琥珀酸脱氢酶（SDH）突变（见下文）同时存在。10%为恶性遗传性嗜铬细胞瘤，10%发生在肾上腺外的位置，被称为副神经节瘤（90%发生在肾上腺）；10%是双侧的，其中大部分是MEN ⅡA患者。

2. 诊断

嗜铬细胞瘤合成的儿茶酚胺大部分是肾上腺素和去甲肾上腺素，分别代谢成甲氧基肾上腺素和甲氧基去甲肾上腺素（图22-7），这两种化合物都可以代谢成香草扁桃酸（见上文）。分馏/游离的血浆甲氧基肾上腺素类物质检测是排除嗜铬细胞瘤的首选筛查试验。游离甲氧基肾上腺素和游离甲氧基去甲肾上腺素作为单独的化合物分别检测。所有有临床症状和血浆游离甲氧基肾上腺素类物质升高的患者应进行肾上腺CT扫描或MIBG（一种涉及使用放射性同位素的成像研究）。疑似嗜铬细胞瘤的患者应进行随访，当患者血浆甲氧基肾上腺素类物质处于临界值时，应进行24小时尿甲氧基肾上腺素类物质及血浆或尿液中儿茶酚

胺检测。嗜铬细胞瘤的诊断基于血 / 尿甲氧基肾上腺素类物质或儿茶酚胺浓度增加、持续性或阵发性高血压。肾上腺 CT 或其他放射学技术用于嗜铬细胞瘤的定位。诊断嗜铬细胞瘤的实验室检查如表 22-6 所示。

四、甲状旁腺疾病

甲状旁腺的重点是介绍甲状旁腺激素（parathyroid hormone，PTH）及该激素浓度异常所引发的疾病。多数甲状旁腺疾病会导致钙代谢异常，从而对骨骼有影响。然而，还有一些导致高钙血症、低钙血症或骨密度改变的疾病，甲状旁腺激素浓度变化并不是其主要影响因素。因此，除了甲状旁腺功能亢进症和甲状旁腺功能减退症外，本章还探讨一些与高钙血症、低钙血症或骨密度改变相关的疾病，在这些疾病中甲状旁腺激素并不起主要作用。

（一）生理学与生物化学

PTH 是由甲状旁腺分泌的一种多肽，其主要功能是调节细胞外液中钙离子的浓度。PTH 分泌增加会导致血清钙离子升高、磷浓度降低。正常

> **提示**
>
> 嗜铬细胞瘤快速确诊特别重要，确诊后手术切除可消除高血压及其并发症，手术治愈率高达 90%，如不及时治疗可危及生命。

或升高的钙离子则向甲状旁腺提供负反馈，以减少 PTH 的分泌（图 22-8）。

PTH 诱导的骨吸收由破骨细胞活性增加介导。PTH 还能促进肾小管对钙的重吸收。

维生素 D 是 PTH 提高血清钙水平的中介物，它是一种脂溶性激素，为肠道钙吸收、骨代谢和免疫系统细胞发育所需。维生素 D 同时也会影响磷的代谢。维生素 D_2 叫作麦角钙化醇，维生素 D_3 被称为胆钙化醇。

在食物中可以添加维生素 D_2 或 D_3 来补充维生素 D。胆钙化醇可通过饮食中摄入，经紫外线照射由 7- 脱氢胆固醇在皮肤中转化合成。胆钙化醇被运送到肝脏中被羟基化生成 25 羟基胆钙化醇〔25-(OH)D_3〕。25-(OH)D_3 的生物学活性有限，但在肾脏中其会被进一步羟基化，形成在钙代谢

表 22-6 嗜铬细胞瘤的实验室检查

检查项目	结果 / 评价
血浆甲氧基肾上腺素类物质	分馏 / 游离的血浆甲氧基肾上腺素类物质测定是排除嗜铬细胞瘤的首选筛查试验，甲氧基肾上腺素和甲氧基去甲肾上腺素浓度降低或正常可排除嗜铬细胞瘤的诊断，药物、咖啡因和吸烟可能会干扰血浆甲氧基肾上腺素类物质的检测
尿甲氧基肾上腺素类物质	超过 95% 的嗜铬细胞瘤患者 24 小时尿甲氧基肾上腺素和甲氧基去甲肾上腺素浓度升高。可计算 24 小时尿总甲氧基肾上腺素类物质 / 肌酐比值。临床症状和体征符合且尿甲氧基肾上腺素类物质升高，可明确嗜铬细胞瘤的诊断
血浆儿茶酚胺	嗜铬细胞瘤患者血浆儿茶酚胺浓度升高。如果高血压为阵发性而非持续性，此时必须在自发或诱发高血压发作期间采样，嗜铬细胞瘤患者血浆儿茶酚胺升高。由于血浆儿茶酚胺增加受应激影响，血浆儿茶酚胺测定样本的采集时，必须小心尽量减少患者的应激。患者至少休息 20 分钟后才能采血，并通过预留的静脉插管采集。如果在采血时或采血前摄入药物也可能会影响儿茶酚胺的浓度
尿儿茶酚胺	24 小时尿儿茶酚胺测定可用于疑似嗜铬细胞瘤的筛查，尿去甲肾上腺素测定对嗜铬细胞瘤具有较高的灵敏度
尿香草扁桃酸	大多数嗜铬细胞瘤患者的尿 VMA 升高，但诊断灵敏度不如尿去甲肾上腺素测定。尿 VMA 测定对明确诊断是非必需的。摄入三环类抗抑郁药和其他某些药物对结果有干扰

中生物学活性最强的二羟基代谢物 1, 25-(OH)$_2$D$_3$，这种维生素 D 代谢物增加可以促进肠道对钙的吸收、骨骼中钙和磷的动员，以及肾脏中钙的重吸收，均可提高血液中的钙离子浓度。维生素 D 的二羟基代谢物产生受到循环中对钙需求的调节。血钙含量减少会刺激甲状旁腺分泌 PTH，从而导致肾近端小管中 1, 25-(OH)$_2$D$_3$ 生成增加。因此，PTH 通过从饮食中摄取足够的钙、从骨中重吸收钙或阻止其通过肾小管排泄来维持体内必要的钙水平。图 22-8 显示了甲状旁腺激素分泌的调节情况，摄入维生素 D$_2$ 羟基化为 25-(OH)D$_2$ 并遵循 1, 25-(OH)$_2$D$_2$ 相同的代谢。

降钙素与 PTH 有相互拮抗的作用，但在人类维持钙离子平衡的生理活动中，它似乎起着次要的作用。但作为药物时，其作用机制明确：降钙素能抑制破骨细胞的骨吸收、减少肾小管对钙的重吸收，并通过这些机制对抗 PTH。降钙素主要由甲状腺的滤泡旁 C 细胞合成分泌。

提示

PTH 分泌增加会导致血清钙离子升高、磷浓度降低。降钙素与 PTH 有相互拮抗的作用，但在人类维持钙离子平衡的生理活动中，它似乎起着次要作用。

约 98% 的钙以羟基磷灰石的形式存在于骨骼内，这是一种由钙、磷和氢氧化物组成的晶格。骨骼外的钙分布中，约有 50% 存在于细胞外液，其余的则存在骨骼肌等其他组织。骨组织中只有约 1% 的钙可与细胞外液进行交换，该过程受血液中 PTH 浓度变化影响最为显著。钙主要以 3 种不同形式存在于血浆中，即游离钙或离子钙、蛋白结合钙和与阴离子结合钙。离子钙是钙的生理活性形式，占血浆中总钙含量的 45%～50%。血浆中其余 40%～45% 的钙是与血浆中的蛋白质相结

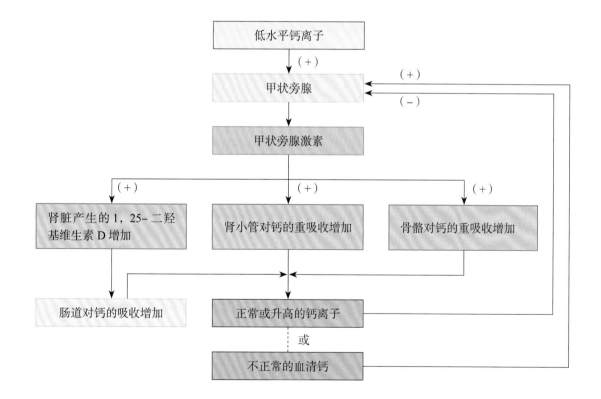

▲ 图 22-8 甲状旁腺激素的分泌调节
（＋）. 刺激；（－）. 抑制

合（主要与白蛋白结合，也有少量和其他蛋白相结合）。总钙中剩余的 5%～15% 则与多种阴离子形成络合物。最常见的络合物是磷酸钙和柠檬酸钙。三种钙的分布随细胞外液 pH 的改变和血浆蛋白浓度的变化而改变。一般来说，酸中毒时血清离子钙增加，碱中毒时血清离子钙减少，因为在碱中毒条件下，钙更容易与蛋白质结合。结合钙的血浆蛋白浓度的增加导致血浆总钙的相应增加，血浆蛋白浓度降低可能导致血浆总钙的减少。

磷的代谢与钙的代谢相关。成人体内约 85% 的磷作为羟基磷灰石的一部分存在于骨骼中。骨骼外的磷主要分布在磷脂、蛋白质、糖类、核苷酸等一些生化化合物中。磷几乎存在于所有的食物中。因此，饮食所致的缺乏不会发生。细胞外液中的磷主要以 HPO_4^{2-} 和 $H_2PO_4^-$ 形式存在，它们被统称为无机磷。这两种磷酸盐阴离子的数量与 pH 有关。食物摄入可显著改变血清无机磷浓度，摄入富含磷酸盐的食物后血清磷浓度增加。由于骨骼系统的快速增长，儿童群体对磷的需求及其血浆中磷的浓度均显著升高。

（二）实验室检验

1. 钙

全血、血清或肝素抗凝标本均可用于检测总钙和离子钙的浓度。由于 pH 的变化可能会导致钙离子浓度的改变，因此标本检测前的质量控制非常必要。理想情况下，标本应在采集后 30 分钟内检测，不能暴露于空气中，以防止 CO_2 的丢失。如果采集标本在 1 小时内不能进行分析，则应采集全血标本，并在冰上运输或使用血清标本。由于钙可以与真空收集管中的几种抗凝剂结合（特别是 EDTA 和枸橼酸盐），所以只能使用肝素管抗凝，但当试管内样本采集不足时，肝素可能导致钙离子结果假性减低。

2. 无机磷

血浆中约有 15% 的无机磷，主要包括 HPO_4^{2-} 和 $H_2PO_4^-$ 两种形式与蛋白质相结合，其余则以游离形式或与另一种离子络合形式存在。有机磷（在

提示

> 骨组织中只有约 1% 的钙可与细胞外液进行交换，而这种钙池受 PTH 水平的影响最为显著。

无机磷的测定法中不检测）指的是磷脂、蛋白质、糖类、核酸和其他有机物中的磷。

3. PTH

高钙血症的鉴别诊断中最重要的方法是血清 PTH 检测。PTH 的生物活性位点在前 34- 氨基酸末端的氨基酸序列中。

含有 84 个氨基酸的完整激素（iPTH）占循环 PTH 的大部分，但循环中也有很多甲状旁腺激素的其他片段。iPTH 的检测已经在很大程度上取代了早期识别大量不活跃的循环 PTH 片段检测。一个值得注意的片段是含氨基酸 7-84 的 PTH 片段，该片段在肾脏疾病期间以高浓度存在并能够拮抗 PTH 受体。一些较新的 iPTH 检测方法仍只能识别 7-84 片段及完整分子，因此肾脏疾病患者临床信息可能较少。可使用仅识别 1-84 个氨基酸 PTH 的全 PTH 测定法检测 PTH。

4. 术中 PTH 的检测

由于甲状旁腺的位置和数量的差异较大，对原发性甲状旁腺功能亢进症患者进行甲状旁腺切除在外科学中具有挑战性。在甲状旁腺腺瘤中，15%～20% 为异位，不与甲状腺相邻，约 5% 的患者有 5 个甲状旁腺（而非 4 个）。术中 PTH 检测可显著提高甲状旁腺手术成功率。由于 PTH 半衰期相对较短，外科医生在切除甲状旁腺肿瘤过程中可监测切除前后血浆 PTH 的浓度变化。血浆 PTH 浓度降低 >50%，提示肿瘤完全切除。利用这种术中检测可提高完全切除高分泌甲状旁腺组织的成功率，减少对颈部的广泛探查及重复手术的发生率。

5. 维生素 D

对特定维生素 D 代谢物进行定量检测可用于

评估维生素 D 的代谢情况。与钙代谢关系最密切的维生素 D 代谢物有 2 种，即 25-（OH）D$_3$（又称 25-羟基维生素 D）和 1，25-(OH)$_2$D$_3$（又称 1，25-二羟基维生素 D）。目前，维生素 D 缺乏症临床使用最广泛的筛查试验是检测总 25-（OH）维生素 D，它反映的是血清中 25-（OH）维生素 D$_2$ 和 25-（OH）维生素 D$_3$ 浓度的总和。近年来，串联质谱的广泛应用和技术的提高，允许在一次检测中可测量任一形式的维生素 D$_2$ 和维生素 D$_3$［如单词检测 25-（OH）或 1，25-（OH）］。25-（OH）维生素 D 是维生素 D 中最丰富的代谢物，其半衰期较长。同时它也是大多数维生素 D 免疫测定法中测定的成分。相比之下，1，25-（OH）$_2$维生素 D 的血清浓度要低得多，半衰期也更短（4～6 小时）。

6. 甲状旁腺激素相关蛋白

甲状旁腺激素相关蛋白（PTH-related protein，PTHrP）大小几乎是 PTH 的 2 倍，在诱导高钙血症方面与 PTH 等效。PTHrP 由一些肿瘤组织分泌，其共有的同源性允许 PTHrP 结合 PTH 受体并刺激肾近端小管钙的重吸收。测定方法上 PTHrP 与 PTH 的交叉反应性小于 1%。

7. 骨标志物

骨转换标志物可大致分为 2 类，即骨形成标志物和骨吸收标志物。骨标志物不是诊断骨质疏松症的诊断试验，其主要用途是监测对骨相关疾病治疗的反应。以下为最具临床效能的标志物描述。

(1) 骨形成标志物

① 碱性磷酸酶：这种酶广泛分布于各组织，但主要存在于骨骼和肝脏中。大多数实验室检测的碱性磷酸酶（alkaline phosphatase，ALP）为总 ALP。基于骨特异性 ALP 免疫测定或骨 ALP 的不稳定性，可将 ALP 的骨衍生部分与其他血清中的同工酶区分开来。加热和尿素作用可使骨 ALP 变性。肝病可使其假性增高。

② 骨钙素：血清骨钙素是骨形成的中度特异性标志物。血清浓度在青春期和新生儿中最高，

此时期人群的骨骼生长最为活跃。此外，由于清除障碍，肾衰竭时血清中骨钙素的浓度也会显著增高。随着骨转换的增加，女性 30 岁以上血清骨钙素浓度也随之增加。更年期诱导骨转换的显著增加，通常伴随血清骨钙素浓度升高。虽然不如胶原蛋白标志物敏感，但检测血清骨钙素浓度可以预测绝经后女性骨流失情况。由于肾衰竭患者血清中骨钙素存在显著变化和累积，在此类患者中骨钙素的临床应用受限。

③ I 型前胶原氨基端前肽（procollagen type I intact N-terminal propeptide，PINP）：PINP 是在胶原蛋白合成过程中形成的，是骨形成最敏感的标志物。在骨相关疾病的治疗中，通过放射免疫测定法监测血清中的 PINP 浓度，可反映治疗效果。应在治疗前、治疗后 3～6 个月分别进行 PINP 的检测。与其他胶原蛋白标志物相比，PINP 的体内变异性更小。

(2) 骨吸收标志物

① I 型胶原氨基端和羧基端肽（NTx 和 CTx）：NTx 和 CTx 是骨吸收过程中，I 型胶原中 N 端和 C 端蛋白水解后形成的肽段。用免疫分析的方法检测尿液和血液中这两种标志物含量可反映骨病的治疗效果。CTx 浓度存在显著个体差异，受饮食、运动和时间节律的影响。NTx 应在治疗前开始测量，然后在 3～6 个月后测量以评估疾病状态。

② 吡啶交联：吡啶交联，包括脱氧吡啶啉（deoxypyridinoline，DPD），是在骨吸收过程中由于胶原蛋白分解而形成的一组产物。通过免疫分析的方法检测 DPD，可用于评估治疗效果。尿吡啶交联浓度可反映骨病治疗 2 个月后的疗效。

（三）原发性甲状旁腺功能亢进症

1. 定义

原发性甲状旁腺功能亢进症指的是在没有刺激的情况下，PTH 分泌过多的现象。该疾病女性发病率约为男性的 2 倍，发病率随着年龄的增长而增加。甲状旁腺腺瘤是引起原发性甲状旁腺功能亢进症的主要原因之一，甲状旁腺增生和甲状旁腺癌则次之。甲状旁腺功能亢进症患者的高钙血症是 PTH 直接作用而发生的。原发性甲状旁腺功能亢进症常出现在意外发现有血清高钙血症的无症状个体中。有症状的原发性甲状旁腺功能亢进症患者可表现为肾结石、高血压、多尿、慢性便秘、抑郁、神经肌肉功能障碍、复发性胰腺炎、消化性溃疡或不明原因的骨质减少。

2. 诊断

单一性总钙升高的患者可能怀疑原发性甲状旁腺功能亢进症。为了排除结合蛋白的影响，还应测定血清中的离子钙，尤其是血清总蛋白或白蛋白浓度异常的患者。当患者出现高钙血症时，还需检测血清 PTH 和空腹血磷的浓度。检测 PTH 可以测定完整分子、羧基末端或中间区域片段。检测完整的 PTH 是首选，特别是在肾脏疾病患者中，甲状旁腺激素羧基末端片段会随着肾功能下降而积累。在诊断甲状旁腺功能亢进症时，需满足持续性高钙血症和血清 PTH 浓度增加两个条件。原发性甲状旁腺功能亢进症患者的血清无机磷含量可能降低或正常。重度甲状旁腺功能亢进症的

提示

- 甲状旁腺腺瘤是引起原发性甲状旁腺功能亢进症的主要原因之一，甲状旁腺增生和甲状旁腺癌则次之。
- 在原发性甲状旁腺功能亢进症的诊断中，应最先检测总血钙。

患者则可能会出现骨痛、骨骼畸形，甚至是骨折等症状（表 22-7）。

（四）继发性甲状旁腺功能亢进症

1. 定义

慢性低钙血症和甲状旁腺激素的代偿性分泌过度可诱发继发性甲状旁腺功能亢进症。慢性低钙血症通常是由于维生素 D 缺乏或肾脏疾病导致钙从尿液中流失。膳食钙摄入不足导致低钙血症的情况较为少见。继发性甲状旁腺功能亢进症常与 PTH 介导的骨吸收和钙释放引起的骨病相关。

2. 诊断

继发性甲状旁腺功能亢进状态下，血清 PTH 升高，但与原发性甲状旁腺功能亢进症不同，血清中总钙和离子钙含量低或正常。一旦发现血清钙减低，应及时找到引起低钙血症的病因。维生素 D 缺乏与 25- 羟基维生素 D 总浓度低有关，而慢性肾病则通过肾功能检查异常和（或）肾小球滤过率降低来确定（表 22-7）。

表 22-7　甲状旁腺功能亢进及甲状旁腺功能减退的相关实验室检查				
检查项目	原发性甲状旁腺功能亢进症	继发性甲状旁腺功能亢进症	甲状旁腺功能减退症	恶性肿瘤的体液性高钙血症
总钙和离子钙	升高	降低 / 升高	降低	升高
血清完整的 PTH	升高	升高	降低 / 低于检测下限	降低 / 正常
血清 PTH 相关蛋白	低于检测下限	低于检测下限	低于检测下限	部分肿瘤可检出
血清 1, 25- 二羟基维生素 D	可能升高，但通常不用于诊断	根据血中钙和磷的浓度的变化而改变	降低	降低 / 正常
血清无机磷	降低 / 正常	正常	升高	降低 / 正常

PTH. 甲状旁腺激素

（五）甲状旁腺功能减退症

1.定义

甲状旁腺功能减退症最常见于甲状腺手术切除过程中意外切除甲状旁腺。由甲状旁腺功能减退引起的低钙血症会产生特征性的症状和体征（包括麻木和刺痛），而对于血清钙水平极低患者会出现抽搐和肌肉痉挛。

2.诊断

在甲状旁腺功能减退症中，血清总钙、离子钙浓度均会降低，PTH浓度较低甚至无法检测出。血清无机磷的含量升高与血钙含量的降低具有相关性（表22-7）。

（六）假性甲状旁腺功能减退症

1.定义

顾名思义，假性甲状旁腺功能减退症患者的症状和体征与甲状旁腺功能减退症相同，但该病是由于组织对PTH作用抵抗而不是PTH缺乏引起。

2.诊断

与甲状旁腺功能减退症患者不同，假性甲状旁腺功能减退症患者血清PTH浓度较高，血钙浓度低且伴有甲状旁腺功能减退症的症状和体征。此外，假性甲状旁腺功能减退症患者对静脉滴注的PTH无反应。

（七）维生素 D 缺乏症

1.定义

维生素 D 缺乏是继发性甲状旁腺功能亢进症和低钙血症的主要诱因，引起维生素 D 缺乏的主要原因包括日照少、肠道吸收减少、摄入不足、肝衰竭、肾衰竭，以及维生素 D 利用障碍、受体或结合蛋白缺乏等多种遗传病。美国国家医学研究院将维生素 D 缺乏的临界值定为总 25-(OH) 维生素 D<20ng/ml（50nmol/L）。若将这个临界值作为诊断标准，在老年人群中维生素 D 缺乏症的患病率为 20%~100%；而年轻人由于种族、年龄和阳光照射等影响因素不同，患病的个体差异较大。当幼儿严重缺乏维生素 D 时会导致典型的骨骼改

变，临床称之为佝偻病。与继发性甲状旁腺功能亢进症一致，维生素 D 缺乏的患者也会出现骨软化、骨减少或骨质疏松等临床症状。维生素 D 在骨骼外的组织也发挥一定生理作用。有研究表明，1, 25-(OH)$_2$ 维生素 D 可能在免疫调节、血压调节、胰岛素分泌和心肌收缩等方面发挥了直接或间接作用。维生素 D 缺乏可能与结肠癌、前列腺癌、乳腺癌、自身免疫性疾病、糖尿病和心血管疾病等疾病相关。

2.诊断

高危人群（包括孕妇、老年人或皮肤色素沉着较深的患者）应检测血清总 25-(OH) 维生素 D 来筛查维生素 D 缺乏症。当浓度<20ng/ml 或低于实验室制订的临界值时，可确诊。怀疑维生素 D 缺乏时，不建议检测血清 1, 25-(OH)$_2$ 维生素 D，因为它的半衰期短且受到多种分子调控，但 1, 25-(OH)$_2$ 维生素 D 在评估罕见遗传性佝偻病患者时非常有意义。维生素 D 缺乏的原因、预后和治疗策略可通过检测血浆中的 PTH、镁和磷来评价。

（八）恶性肿瘤高钙血症

1.定义

在住院患者中，引起高钙血症最常见的原因是恶性肿瘤，其中以乳腺癌、多发性骨髓瘤和肺癌最常见。骨转移或体液性高钙血症继发引起的骨溶解，可导致血清总钙浓度升高。在恶性肿瘤体液性高钙血症（humoral hypercalcemia of malignancy，HHM）中，肿瘤产生的 PTHrP 会刺激甲状旁腺激素受体诱发高钙血症。血钙升高会导致 PTH 水平下调。所以当怀疑肿瘤引起高钙血症时，血清 PTHrP 可作为潜在的标志物。

2. 诊断

HHM 需和甲状旁腺功能亢进症相鉴别。恶性高钙血症患者血清总钙和游离钙升高，而 PTH 受到抑制或降低。检测血清 PTH 可区分 HHM 和甲状旁腺功能亢进症，HHM 患者血清 PTH 浓度低；原发性和继发性甲状旁腺功能亢进症血清 PTH 浓度高（表 22-7）。对怀疑体液诱发高钙血症的患者，血清 PTHrP 是最特异性的确证试验。

（九）低钙尿性高钙血症

1. 定义

家族性低钙尿性高钙血症（familial hypocalciuric hypercalcemia，FHH）是一种罕见疾病，与甲状旁腺和肾脏中表达的钙感应受体因基因突变导致功能缺失相关。正常在高钙环境下，钙感应受体会抑制甲状旁腺释放 PTH。而受体功能缺乏的情况下，PTH 的释放则不受控制，导致 PTH 升高和高钙血症。肾小管内，高钙环境中钙感应受体会抑制钙的重吸收。如果没有钙感应受体，钙就会不断被重新吸收而不排出体外，导致血清钙浓度升高和尿钙浓度降低（低钙尿）。FHH 的突变杂合子的患者通常有无症状的高钙血症，而纯合子由于缺乏钙感应受体基因，通常需要在婴儿期对甲状旁腺进行切除。

2. 诊断

虽然罕见，FHH 与原发性甲状旁腺功能亢进症的临床症状和生化结果相似。因此，在对病因不明的高钙血症患者诊断时，应结合临床、生化和基因检测。通常情况下，FHH 患者无症状，而原发性甲状旁腺功能亢进症患者会同时存在高钙血症和骨密度降低的症状。FHH 患者通常存在高钙血症病史和家族史，而甲状旁腺功能亢进症患者则没有。FHH 实验室检查显示，血清总钙和 PTH 升高、尿钙降低。检测尿钙时，其浓度变化较大。因此，鉴别 FHH 推荐使用钙∶肌酐清除率比（calcium∶creatinine clearance ratio，CCCR）。当 CCCR<0.01 时，提示 FHH；而比值>0.02 时，则提示为原发性甲状旁腺功能亢进症；对于 CCCR 为 0.01～0.02 的患者，通过检测钙感应受体的基

因突变来确诊 FHH。

（十）骨质疏松症

1. 定义

骨质疏松症是与骨量减少相关的最常见骨代谢性疾病，引起骨质疏松症的原因多种多样，既可是原发性也可是继发性。如上所述，骨质疏松症与甲状旁腺功能亢进症、Cushing 综合征、肢端肥大症、长期使用肝素、摄入过量维生素 D、制动等多种条件或疾病相关。

2. 诊断

骨密度（bone mineral density，BMD）检测是诊断原发性骨质疏松症的首选方法。将影像学研究获得的 BMD 与正常人群的 BMD 进行比较，以生成 T 评分。世界卫生组织将骨质疏松症定义为 T 评分≤–2.5，当 T 评分为 –2.5～–1.0 时，可确认骨质减少。实验室检测主要用于评估继发性骨质疏松症。骨转换标志物可用于评估治疗情况。通常建议每 3～6 个月测量 1 次骨标志物，以判断对双膦酸盐或其他治疗依从性及疗效。

（十一）骨软化症

1. 定义

骨软化症是由钙和磷代谢紊乱导致的骨矿化不足。该疾病可能由维生素 D 营养缺乏、维生素 D 代谢或作用缺陷、矿物质代谢缺陷或骨基质中的骨细胞紊乱引起。当骨软化发生在生长发育停止之前，则称为佝偻病。由于骨骺软骨的代偿性过度生长，佝偻病会出现骨骼畸形。

2. 诊断

放射学检查可以确诊该疾病。由于一些疾病与骨骼矿化减少有关，还可以通过实验室检测来

确定骨软化症的具体病因。

（十二）Paget 病

1. 定义

Paget 病与骨的破骨细胞吸收异常产生大量异常、矿化不良的类骨质有关，导致骨骼结构薄弱容易变形和骨折，这种病变可能仅涉及一根骨头，也可能涉及更多。

2. 诊断

在 Paget 病中，ALP 显著升高，这反映了病变骨中成骨细胞的增殖，血清钙和无机磷浓度通常正常，但在某些患者中可能会升高。

五、睾丸和卵巢疾病

（一）男性生理学与生物化学

男性睾丸有两个重要的功能（图 22-9），一是产生精子，二是合成和分泌雄激素。睾丸内的支持细胞能够分泌抑制素，这种糖蛋白可以抑制垂体卵泡刺激素（follicle-stimulating hormone，FSH）的分泌，FSH 作用于支持细胞以刺激精子产生和抑制素的合成。睾丸间质细胞负责合成雄激素，睾丸中的睾丸间质细胞受到促黄体生成素（luteinizing hormone，LH）的刺激，通过多种中间产物促进胆固醇转化为睾酮。睾酮是雄激素之一，对于精子的成熟、男性第二性征的产生及向垂体前叶和下丘脑提供负反馈以减少对男性睾丸的刺激有重要作用。由下丘脑 – 垂体 – 性腺轴中下丘脑分泌的激素是促性腺激素释放激素（gonadotropinreleasing hormone，GnRH）。GnRH 刺激垂体以脉冲模式释放 LH 和 FSH，LH 和 FSH 的较高值出现在清晨。

雄激素是促使男性化和男性第二性征产生的

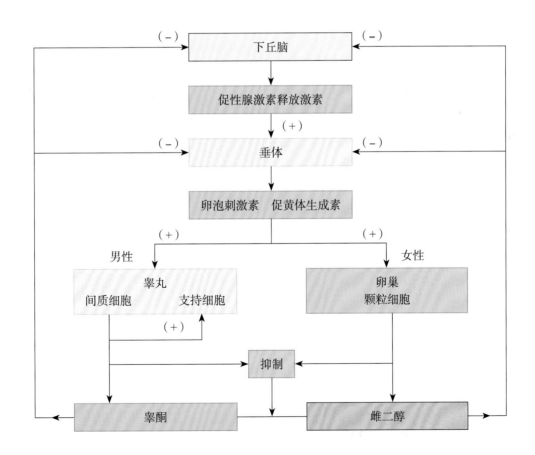

▲ 图 22-9　男性和女性下丘脑 – 垂体 – 性腺轴
（＋）. 促进；（－）. 抑制

19 碳类固醇合称，其中主要由睾丸间质细胞分泌的雄激素是睾酮，由睾丸分泌的其他雄激素包括雄烯二酮和 DHEA。这些化合物可以在靶组织中代谢为睾酮和二氢睾酮（dihydrotestosterone，DHT），循环睾酮是 DHT 的前体。一些雄激素由肾上腺分泌，包括 DHEA、硫酸脱氢表雄酮（DHEA-sulfate，DHEA-S）、雄烯二酮和雄烯二醇。女性也会产生睾酮，但含量只有男性的 5%～10%，睾酮及雄烯二酮可以转化为雌激素。在男性中 6%～8% 的睾酮转化为 DHT，但只有约 0.3% 转化为雌二醇。血浆中的大部分睾酮和 DHT 与血浆蛋白结合，只有约 3% 处于游离状态，而与睾酮和 DHT 结合的两种主要蛋白质是性激素结合球蛋白（sex hormone-binding globulin，SHBG）和白蛋白，男性 45%～65% 的睾酮与 SHBG 结合，35%～50% 的睾酮与白蛋白结合，女性约 2/3 的睾酮与 SHBG 结合，约 1/3 与白蛋白结合，具有生物活性的睾酮（包括游离的小部分及与白蛋白弱结合部分）。睾酮与白蛋白的结合效率较低，因此当睾酮与白蛋白结合时更有利于组织摄取。睾酮、雄烯二酮和 DHEA 的主要代谢产物统称为 17- 酮类固醇，可在尿液中定量检测。

1. 实验室检测

(1) 总睾酮：通过免疫测定法测量总睾酮是评估成年男性疑似性腺功能障碍的首选检测方法。血清总睾酮包括蛋白结合睾酮和游离睾酮。由于受昼夜变化影响，以及可能受到食物和葡萄糖抑制，因此睾酮检测标本应在早晨禁食状态下采集。由于现有的大部分睾酮免疫测定技术在激素浓度低患者中缺乏特异性。因此，建议女性和儿童使用质谱进行分析检测。

(2) 游离和弱结合睾酮：这是循环睾酮的生物活性池。在总睾酮异常的情况下，游离睾酮可以作为具有生物活性睾酮和 SHBG 的一部分进行评估。SHBG 通过免疫测定法测量，总睾酮通过免疫测定法或串联质谱法（LC-MS/MS）测量，游离和具有生物活性睾酮的浓度可通过一个基于睾酮

与白蛋白和（或）SHBG 结合常数的数学方程式计算得出。

SHBG 可以单独检测，用于评估疑似性腺功能减退男性和高雄激素血症女性患者体内具有生物活性的睾酮水平。

(3) 睾酮前体和代谢产物：免疫测定可用于定量 DHT、雄烯二酮、DHEA、DHEA-S 和其他相关化合物，也可用于 LC-MS/MS 检测肾上腺和（或）性腺类固醇，特别是对疑似 CAH 的评估。

(4) DHEA 和 DHEA-S：DHEA 和 DHEA-S 的血清浓度可以用于评估肾上腺雄激素的分泌水平，DHEA 和 DHEA-S 的血清浓度可能会在患有肾上腺增生、肾上腺肿瘤、青春期延迟和多毛症等疾病患者中发生变化。DHEA 几乎完全来源于肾上腺，循环中的 DHEA-S 主要来源于肾上腺，而在男性中部分来自睾丸。DHEA-S 是评估疑似肾上腺雄激素异常患者的首选试验，因为硫酸基团的加入稳定了 DHEA，从而获得了更高浓度和较长的循环半衰期。

(5) 尿 17- 酮类固醇：尿液中的 17- 酮类固醇是睾丸、肾上腺和女性卵巢分泌雄激素类固醇代谢产物的合称。尿 17- 酮类固醇检查可以检测雄酮、DHEA 和其他类固醇，但不能用于检测皮质醇、雌激素、孕二醇、睾酮和 DHT，因为它们没有酮基。在男性中，约有 33% 的尿 17- 酮类固醇是睾丸分泌睾酮的代谢产物，其余的大部分 17- 酮类固醇来自于肾上腺产生的类固醇。在女性中，17- 酮类固醇几乎完全来自于肾上腺产生的

雄激素。检测这些类固醇代谢产物的主要目的是评估肾上腺产生雄激素的能力。在男性中，尿液 17- 酮类固醇减少也可能是睾丸分泌睾酮减少的结果。虽然尿液 17- 酮类固醇可以用于评估男性雄激素水平，但由于本试验不直接检测雄激素、睾酮和 DHT，如果怀疑低雄激素血症，首选推荐检测血清睾酮，而不是尿 17- 酮类固醇。由于检测尿 17- 酮类固醇需要收集 24 小时尿且测定受多种药物的干扰，因此与尿 17- 酮类固醇相比，一些临床医生更倾向选择血清 DHEA-S 以评估肾上腺雄激素分泌水平。

2. 影响男性生育的疾病

(1) 低促性腺激素性性腺功能减退症：男性低促性腺激素性性腺功能减退症与睾丸功能缺失或降低有关。如果在个体生命早期出现这种损害，会阻碍男性性发育。在低促性腺激素性性腺功能减退症中，由于下丘脑或垂体存在缺陷使得正常的性腺刺激降低，多种原因可以引起该症状，包括全垂体功能低下和 GnRH 缺乏。下丘脑 GnRH 缺乏是最常见的低促性腺功能减退症，即卡尔曼综合征。低促性腺激素性性腺功能减退症的诊断方法是在有雄激素缺乏迹象和症状的男性中，至少在两个不同时间测量早晨空腹总睾酮。如果总睾酮结果位于临界值，低促性腺激素性性腺功能减退症还可以通过检测游离睾酮来诊断。低促性腺激素性性腺功能减退症患者睾酮水平低，LH 和 FSH 浓度低于正常值，由于导致该类疾病的原因很多，所以该类激素缺乏的严重程度存在很大差异。性幼稚的临床表现和血清中低浓度的 LH、FSH 和睾酮，是低促性腺激素性性腺功能减退症的特征。为了区分该病是来自于垂体或下丘脑，泌乳素、垂体其他功能或影像学检查可以作为辅助手段。

(2) 高促性腺激素性性腺功能减退：其由睾丸缺陷引起，而缺陷很可能是由外伤造成，一些对睾丸有刺作用激的试验在该病中也没有反应。除了睾丸损伤，衰老及放疗或化疗引起的睾丸损伤也是高促性腺激素性性腺功能减退症的常见原因。

高促性腺激素性性腺功能减退症患者在睾酮水平降低的情况下，其 LH 和 FSH 浓度升高。当性腺功能衰竭的原因不明时，可以从染色体核型分析上寻找睾丸异常的原因。

(3) 雄激素不敏感综合征：患有雄激素不敏感综合征（androgen insensitivity syndrome，AIS；也称睾丸女性化综合征）的患者，在雄激素功能方面存在严重缺陷，能够抵抗雄激素的雄性化作用，导致患者具有乳房组织、末端为盲袋的阴道及隐睾等女性化体征。

AIS 患者的循环睾酮浓度（表 22-8）对于男性来说是正常或升高的。由于睾酮是雌性激素的前体，睾酮的升高会导致雌激素的升高。血清 LH 浓度升高，可能是由于垂体和下丘脑对睾酮负反馈存在抵抗。

表 22-8　男性性腺功能减退和完全雄激素不敏感综合征的实验室检测

疾　病	LH、FSH 和睾酮的实验室检测结果
低促性腺激素性性腺功能减退症	血清 LH、FSH 和睾酮浓度低
高促性腺激素性性腺功能减退症	血清 LH 和 FSH 浓度升高，血清睾酮浓度低
睾丸女性化综合征	男性血清睾酮升高或正常，血清 LH 升高

LH. 黄体生成素；FSH. 卵泡刺激素

(4) 勃起功能障碍（阳痿）：多种原因可以导致阴茎不能持续勃起，进而无法完成性交和射精。尽管心因性勃起功能障碍是该病最常见的类型（高达 50%），但一些内分泌和非内分泌疾病也与勃起功能障碍有关，这些疾病包括血管类疾病、糖尿病、高血压、肿瘤和药物不良反应。

对患者进行内分泌相关检查，可在清晨测定血清睾酮，同时测定 LH 和 FSH 以评估下丘脑 - 垂体 - 男性性腺轴是否产生睾酮（见第 19 章）。

（四）女性生理学与生物化学

卵巢的功能是产生卵子和分泌性激素，其中性激素主要为雌激素和孕激素。雌激素在维持女性第二性征、调节月经周期、乳房和子宫的生长及维持妊娠等方面必不可少（见第 20 章，妊娠）。此外，雌激素对钙代谢有重要影响，雌激素的减少与更年期骨矿物质含量减少有关。大多数雌激素由卵泡和黄体分泌，孕期雌激素也在胎盘中合成，而肾上腺只合成了极少量的雌激素。正常人的卵巢产生雌激素、孕激素和雄激素，但主要的产物是雌二醇和孕酮。已经发现了 20 多种不同的雌激素，具有临床意义的是雌二醇（E_2）、雌酮（E_1）、雌三醇（E_3），E_2 几乎全部来自卵巢，因此血清 E_2 水平被认为可以反映卵巢功能。在未妊娠状态下，大多数雌激素（微克数量级）来自卵巢，而对孕妇来说雌激素主要来源是胎盘（毫克数量级）。与大多数类固醇激素一样，绝大多数循环中的雌激素与血浆蛋白结合在一起，95% 以上的循环雌二醇与 SHBG 有较高的亲和力，而与白蛋白的亲和力较低。

孕酮是孕激素家族的一员，在女性生殖内分泌学中起关键作用，参与调节月经周期。在孕期孕酮主要由胎盘分泌，在非妊娠状态下，主要由卵巢分泌。无论男女，肾上腺皮质都只是产生孕酮的一个次要组织，孕酮在睾丸中产生的量非常小。超过 90% 的孕酮在循环中与皮质类固醇结合球蛋白结合。孕酮可以代谢成三组代谢物，其中一组是孕二醇，尿中孕二醇浓度可作为内源性孕酮生产的指标，因为它与孕酮合成和代谢的改变有关。

在青春期和成年女性的下丘脑、垂体前叶和卵巢间，有一个紧密协调的反馈系统来调节月经。月经周期由卵泡期和黄体期组成，月经周期的第 1 天是月经出血的第一天，卵泡期与卵泡生长有关，是月经周期的第一部分，排卵约发生在月经周期的第 14 天，黄体期紧随其后。

一般来说，卵泡生长由 FSH 刺激，黄体生长排卵和孕激素分泌由 LH 驱动。以下为月经周期中

- 患有雄激素不敏感综合征的患者在雄激素功能方面存在严重缺陷，会抵抗雄激素的雄性化作用，导致患者具有乳房组织、末端为盲袋的阴道及隐睾等女性化体征。
- 多种原因可导致阴茎不能持续勃起，进而无法完成性交和射精。尽管心因性勃起功能障碍是最常见的类型（高达 50%），但一些内分泌和非内分泌疾病也与勃起功能障碍有关。
- 一般来说，卵泡生长由 FSH 刺激，发育中黄体排卵和孕激素的分泌由 LH 驱动。

激素的变化过程。

- FSH 在卵泡期早期增加然后下降，直到排卵；FSH 在整个黄体期逐渐减少。FSH 指导优势卵泡的选择。
- LH 在卵泡期中期和排卵前升高。卵泡期雌激素的分泌刺激垂体大量释放 LH，LH 峰值出现在排卵前 3~36 小时。
- 优势卵泡在卵泡中期开始分泌雌二醇，随着卵泡的成熟，雌二醇浓度迅速升高，然后在排卵前突然下降。在排卵期，卵子从卵泡中释放出来，剩余的组织称为黄体，对于建立早期妊娠至关重要。黄体分泌雌二醇和孕酮以促进受精卵植入。如果卵子没有受精，黄体会在约 14 天后分解，雌二醇和孕酮的合成会下降。两种激素的下降标志着月经周期的开始。
- 孕酮在卵泡期浓度很低，随着月经中期 LH 激增和排卵，黄体分泌孕酮，孕酮增加，并在月经中期 LH 激增后约 8 天达到浓度峰值。随着黄体退化，黄体末期孕酮浓度下降到基线水平。

图 22-9 显示了下丘脑 - 垂体 - 女性性腺轴的复杂关系。

1. 实验室检测

(1) 雌激素：血清雌激素浓度通常通过检测雌二醇（E_2）来评估，因为非妊娠女性雌三醇（E_3）几乎完全来源于雌二醇。此外，雌酮（E_1）和 E_2 浓度在整个过程中以相似的方式波动，但 E_1 浓度较低。

(2) 孕酮：血清中的孕酮浓度反映了孕酮的分泌水平。而用尿孕酮代谢物检测用于评估孕酮合成的使用频率要低得多。

(3) FSH 和 LH：血清 FSH 和 LH 浓度可以用于判别男性和女性生殖功能障碍的病因。通过免疫分析法检测促性腺激素时，参考区间因性别、年龄、Tanner 分期和月经周期的不同而不同。因此，仔细记录临床病史和详细体格检查对于正确解释 LH 和 FSH 结果至关重要。

2. 影响女性生殖的内分泌疾病

健康女性的月经周期时长差异很大，但大多数女性的月经周期为 25～30 天（图 22-10），无月经出血则被称为闭经。原发性闭经是指从未有过月经的女性，继发性闭经是指处于生育年龄的女性月经出现后至少停经 6 个月。

(1) 原发性闭经：如果自发性规律的月经在 16 岁时还没有开始，无论是否存在第二性征，则确定为原发性闭经。引起原发性闭经的原因很多，包括下泌尿生殖道缺陷（如处女膜闭锁）。一系列卵巢疾病，约 40% 的原发性闭经女性患有特纳综合征（45 X 核型）或纯性腺发育不全（46 XX 或 XY 核型）、肾上腺疾病（如 CAH）、甲状腺疾病（尤其是甲状腺功能减退症）、垂体 - 下丘脑疾病［如垂体功能减退症和卡尔曼综合征（也会影响男性）］。

引起原发性闭经的原因很多，首先应该详细询问病史并进行体格检查以判断是否具有解剖缺陷、身材矮小、不孕或闭经的个人或家族史，以及第二性征的发育情况。闭经应首先检测 hCG 以排除妊娠。如果未妊娠，患者应进行影像学检查子宫和性腺。可检测到子宫患者应评估是否有甲状腺功能减退症和高泌乳素血症（见下文）。高 TSH 和低游离 T_4 表明闭经由于原发性甲状腺功能减退症引起。泌乳素升高提示医生进行 MRI 检查寻找垂体腺瘤。TSH 和泌乳素正常患者应通过检测 LH 和 FSH 评估促性腺功能。雌激素检测有助于确定病因，由于雌激素浓度每天都在变化，孕激素激发试验可用于确定雌激素储备和寻找原发性闭经的病因。从理论上讲，如果将黄体酮给予雌激素刺激的子宫，则会发生撤退性出血（月经）。黄体酮口服给药 1 周后，如果女性的卵巢产生了足够的雌激素（血清 > 40pg/ml）促使子宫内膜增生，则在停用黄体酮后 1 周内发生出血。

如果患者有先天性异常，则应评估细胞核型以寻找细胞遗传学异常（表 22-9）。

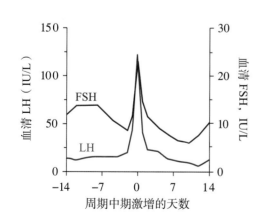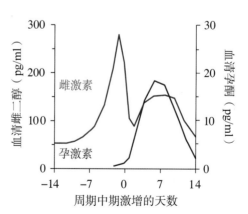

▲ 图 22-10　月经期女性的 LH、FSH、雌激素和孕激素的变化

第 1 天月经开始，第 5～7 天雌激素开始分泌，第 13 天 LH 波动，第 14 天排卵，第 18～23 天黄体雌激素和孕激素增加，第 25 天雌激素和孕激素降低、黄体消失、子宫内膜脱落。LH. 黄体生成素；FSH. 卵泡刺激素

表 22-9　闭经女性的实验室检测	
疾　病	相关疾病和可能相关的实验室检查
原发性闭经	• 妊娠：检测 hCG • 分泌泌乳素的垂体瘤：血清泌乳素水平 • 特纳综合征和单纯性性腺发育不全：LH、FSH 检测和核型分析 • 先天性肾上腺增生症：17- 羟孕酮（肾上腺素代谢物） • 甲状腺功能减退症：选定的甲状腺激素检测 • 垂体功能减退症：LH、FSH 和其他垂体激素检测
继发性闭经	• 妊娠：检测 hCG • 垂体瘤：血清泌乳素水平 • 多囊卵巢综合征：血清睾酮（游离或总）、肾上腺雄激素（adrenal androgens，DHEA-S）和适宜的影像学检测 • Cushing 综合征：见"涉及糖皮质激素伴 / 不伴盐皮质激素的功能亢进：Cushing 综合征"部分 • 非典型先天性肾上腺增生症：17- 羟孕酮检测 • 甲状腺功能减退症和垂体功能减退症：TSH 和泌乳素

hCG. 人绒毛膜促性腺激素；LH. 促黄体生成素；FSH. 卵泡刺激素

(2) 继发性闭经：继发性闭经比原发性闭经更常见，是指既往有过月经的女性至少 6 个月没有规律月经。如果女性每年的月经周期少于 9 次，则存在月经稀发。一些继发性闭经的原因与原发性闭经相关。然而，有一些导致继发性闭经的疾病与原发性闭经无关。最值得注意的是，妊娠是闭经的常见原因，对于停经患者需首先考虑妊娠的因素。泌乳素浓度升高可能由分泌泌乳素的垂体肿瘤引起，可引发月经稀发或闭经，这可能是由于泌乳素抑制了 LH 和 FSH 的释放。继发性闭经患者可分为有 / 无多毛症和雄激素过多症状的患者。多毛症是女性和儿童体毛过度生长，其分布类似于青春期后男性。多毛症的原因可能是雄激

素依赖性的，该异常多起源于卵巢或肾上腺，或者不依赖雄激素，有时来自抗癫痫药物。存在多毛症和雄激素过多的临床体征的成年女性应进一步评估雄激素过多相关疾病，如非经典型先天性肾上腺皮质增生症（nonclassic CAH，NCCAH）、ACTH 依赖性 Cushing 综合征、雄激素分泌性卵巢肿瘤和多囊卵巢综合征。

因为与继发性闭经相关疾病比与原发性闭经相关疾病更多（表 22-9），所以最初的病因评估非常广泛，直到通过体格检查、询问病史、最初的影像学检查和相关的实验室检查等以缩小鉴别诊断范围。继发性闭经的实验室检查从检测 hCG 开始，排除妊娠。甲状腺功能亢进症和高泌乳素血症应检测 TSH 和泌乳素以排除病因。TSH 和泌乳素正常患者应通过检测 LH 和 FSH 来评估促性腺功能。在闭经原因不明的情况下，雌激素或孕激素刺激试验可能会有所帮助。应通过检测总睾酮和游离睾酮及 DHEA-S 来进一步评估有雄激素过多迹象（如多毛症）女性，以确诊高雄激素血症。雄激素升高，伴有高雄激素血症症状的快速发展，可能表明存在雄激素分泌性肿瘤。雄激素过多的女性应通过检测 17- 羟基孕酮来筛查 NCCAH。在具有相关临床症状的患者中，也应排除 Cushing 综合征（见上文）。如果已排除所有其他多毛症来源，则应考虑多囊卵巢综合征（polycystic ovary syndrome，PCOS）的诊断。虽然并非在所有病例中都存在，但通过超声发现多囊卵巢伴有高雄激素血症和（或）排卵功能障碍（闭经）即可确诊 PCOS。

六、垂体相关疾病

（一）生长激素 / 垂体前叶相关疾病

1. 生理学与生物化学

生长激素（growth hormone，GH）是脑垂体的主要产物。该激素是一种单链多肽，与催乳素和胎盘激素（称为胎盘催乳素）结构相似且具有重叠的生物活性。GH 半衰期约为 20 分钟，其分泌峰值通常发生在饭后和运动后数小时。GH 分

泌会在睡眠开始后上升，并在最深睡眠时达到峰值。下丘脑相关的两个激素控制垂体释放生长激素，其中生长激素释放激素（growth hormone-releasing hormone，GHRH）会刺激垂体释放生长激素，而生长抑素（也称为生长激素抑制激素，growth hormone-inhibitory hormone，GHIH）会抑制生长激素释放，两者中对垂体释放生长激素影响作用较大的是生长抑素抑制作用。为了促进生长，循环系统中的生长激素会与目标组织结合，主要有软骨、骨骼等其他软组织。生长激素主要通过刺激肝脏和其他组织产生胰岛素样生长因子（insulin-like growth factors，IGF）来发挥其生长作用。由于其与胰岛素的同源性，生长激素可直接影响脂质、糖类和蛋白质的代谢。胰岛素样生长因子以前被称为生长调节素，对促进生长和新陈代谢也有多种作用。胰岛素样生长因子有很多种，与大多数其他肽类激素不同，胰岛素样生长因子与被称为胰岛素样生长因子结合蛋白（insulin-like

growth factor binding proteins，IGFBP）的血浆结合蛋白形成复合物在血液中循环。生长激素的复杂生理学信号通路如图 22-11 所示。

2. 实验室检查

(1) 生长激素：由于尿液中的 GH 浓度约仅为血清中的 0.1%，因此大多数 GH 检测使用血清进行。人类 GH 以异构体混合物的形式存在于脑垂体和循环系统中，因此尽管大多数市售的 GH 检

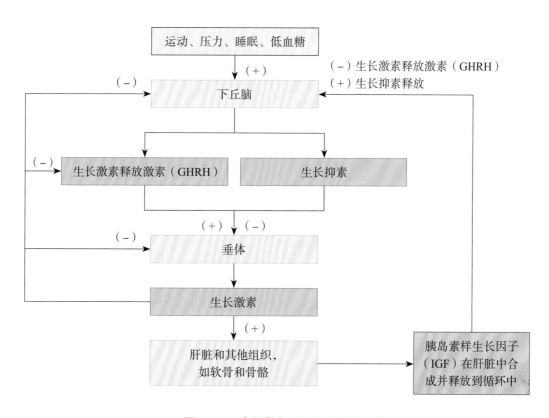

▲ 图 22-11　生长激素（GH）分泌的调节
（＋）. 刺激；（－）. 抑制

测试剂盒都根据 WHO 标准化样品进行校准，但血清中存在的 GH 异构体仍会导致不同 GH 检测结果存在差异。即使不存在上述测定问题，由于昼夜变化和脑垂体 GH 脉冲式分泌，单次随机的 GH 检测通常也不能提供准确有用的临床信息。健康个体处于分泌脉冲时其 GH 血清浓度极低，甚至可能检测不到，因此需要通过刺激或抑制的激发性试验，以确定 GH 异常（表 22–10）。常用的刺激试验是胰岛素耐受试验，该方法会产生短暂的低血糖，刺激正常的个体释放 GH。此外，还一种方式是 GH 抑制试验，通过口服葡萄糖负荷试验健康个体会抑制垂体的 GH 分泌。

(2) 胰岛素样生长因子：胰岛素样生长因子 1（insulin-like growth factor 1，IGF-1）在循环血浆中的浓度比 GH 高得多，并且不像生长激素那样间歇性、昼夜性分泌。因此，IGF-1 是一个用于生长激素异常检测和已知异常患者治疗监测的良好筛查靶标。有生长激素过量症状和体征的患者 IGF-1 单次升高应进行口服葡萄糖耐量试验（生长激素抑制试验）。IGF-1 单次降低对有生长缺陷的患者提示应接受治疗，对怀疑生长激素缺乏的患者应补充胰岛素耐受（或其他生长激素刺激）试验。成人和儿童的 IGF-1 浓度存在显著差异，因此建立特定年龄参考区间非常重要。

3. 生长激素过量（肢端肥大症和巨人症）

(1) 定义：GH 生成过多的最常见原因是垂体嫌色细胞腺瘤。GH 长期过量分泌会导致骨骼过度生长并伴有肢端肥大及软组织过度生长。成人 GH

过量被称为肢端肥大症。由于 GH 对骨骼的软骨部分有作用，所以在骨骼生长发育完成之前，儿童的 GH 过量会导致巨人症。

(2) 诊断：诊断 GH 过量的关键是证明 GH 分泌不受抑制。由于 GH 分泌具有间歇性，一些活动性肢端肥大症患者的随机血清 GH 浓度可能位于正常参考区间内。IGF-1 升高会引发激发测试并与疾病严重程度相关。在肢端肥大症患者中，血清生长激素浓度通常不会被口服葡萄糖负荷所抑制，其血清生长激素浓度与基线相比没有变化或略有增加，而健康个体在口服葡萄糖负荷后表现出明显的抑制。即使是随机检测，血清 IGF-1 浓度与肢端肥大症的临床严重程度的相关性也优于葡萄糖诱导的生长激素抑制测试。

4. 生长激素缺乏症

(1) 定义：GH 缺乏可能是先天的或后天的。该激素产生或作用不足的儿童不会发育到正常身高。需要注意的是，生长迟缓通常不是由 GH 缺乏引起，但对于生长迟缓或生长速度减慢且无其他明确解释的儿童，应评估是否存在 GH 缺乏症。在儿童中，GH 缺乏的原因包括垂体或下丘脑的解剖损伤、垂体中 GH 孤立性缺乏及多种原因

检查项目	生长激素过量	生长激素缺乏症
血清生长激素（GH）	GH 的单一测量通常不可靠，因为 GH 分泌是偶发性和昼夜性的，其他条件可以增加 GH 分泌。给予口服葡萄糖负荷后，正常人的 GH 浓度显著抑制，而肢端肥大症 / 巨人症患者 GH 浓度没有受到抑制	因为正常儿童和缺乏 GH 的患者的 GH 都可能较低，所以需要经两种不同刺激方式（如胰岛素、胰高血糖素或运动）刺激后血清 GH 升高不足
血清 IGF-1	几乎所有肢端肥大症 / 巨人症患者的 IGF-1 均升高	在大多数缺陷患者中水平低，但在许多其他临床条件下也低
放射学	90% 病例的鞍区扩大。如果存在，应定位垂体瘤	

表 22–10　生长激素异常的实验室检查

引起垂体激素组合缺乏。在成人中，GH 缺乏最常见原因是垂体放射损伤和损害 GH 分泌的垂体腺瘤。由于成年人通常身高处于正常状态，因此 GH 缺乏不会改变生长速度。然而，该病与心脏异常、胆固醇增加、肌肉质量、能量和骨密度降低及去脂体重有关。缺乏生长激素的成年人，补充生长激素可能会增加体重和骨密度，并降低胆固醇。

(2) 诊断：排除其他导致身材矮小的原因后，可通过 IGF-1 筛查出生长激素缺乏症状的患者。如果 IGF-1 低，GH 缺乏的诊断需要通过两种不同的刺激试验来证明 GH 持续偏低（表 22-10），所采用的 GH 释放刺激方式包括剧烈运动、深度睡眠和胰高血糖素、左旋多巴、胰岛素或精氨酸治疗，其中胰岛素和胰高血糖素是最常用的药物。

（二）催乳素 / 垂体前叶相关疾病

1. 生理学与生物化学

催乳素是由垂体前叶的泌乳细胞分泌的一种含 198 个氨基酸的多肽激素，与 GH 有一定的同

源性。催乳素产生受下丘脑的刺激调节，但与大多数垂体前叶激素不同，其释放主要受抑制而非刺激控制（图 22-12）。限制催乳素分泌的主要负刺激由垂体多巴胺提供。催乳素释放多种刺激因子及抑制化合物，一种刺激因子是 TRH，另一种增加垂体催乳素释放的机制是降低多巴胺的抑制作用。此外，还有多种药物能抑制多巴胺作用。与其他垂体前叶激素一样，催乳素分泌也是阵发性的。催乳素浓度在中午最低，在睡眠开始后不久就达到最高值。催乳素释放的主要生理刺激是哺乳期女性乳房被吸吮，该刺激会导致母体催乳素浓度在数分钟内升高并开始产奶。

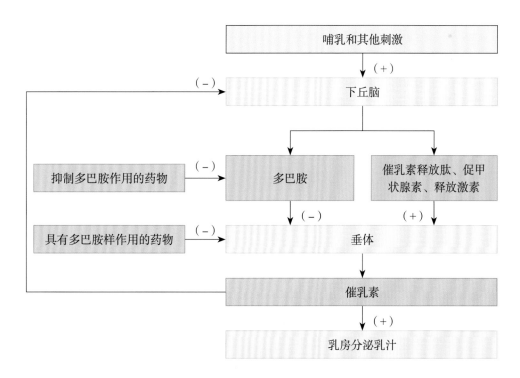

▲ 图 22-12　催乳素分泌的调节
（+）. 刺激；（-）. 抑制

只有当乳腺组织被雌激素和其他激素适当地激发以促进导管生长、乳腺小叶和肺泡系统的发育及特定乳蛋白合成时，催乳素才能控制泌乳的开始和维持。

2. 实验室检查

催乳素：与 GH 一样，催乳素存在多种分子亚型并具有分子异质性，因此可能导致免疫测定结果存在差异。其高分子亚型的巨催乳素是一种含有大量的催乳素和免疫球蛋白但临床上无活性的物质，针对该分子亚型的检测已被一些商业化免疫分析所认可，并且可能是来源于高催乳素血症。对于任何来源不明的血清催乳素升高的患者，医生应通过沉淀或大小交换色谱法检查巨催乳素。最好的血清样本应在受试者醒来后 3~4 小时收集，患者禁食一夜后且仍处于休息时收集标本尤为关键，因为情绪压力、运动、行走和蛋白质摄入都会提高催乳素基线水平。

3. 高催乳素血症

(1) 定义：催乳素浓度升高的原因有很多，垂体腺瘤就是其中之一。妊娠、慢性肾衰竭、胸壁创伤、原发性甲状腺功能减退症和多种药物作用也会升高催乳素水平。血清催乳素浓度升高与不同的症状和体征有关，在女性中这些症状包括无排卵（伴或不伴月经不调）和闭经，在男性中患有分泌催乳素的垂体腺瘤通常表现为少精子症、阳痿或两者兼有。

(2) 诊断：由于垂体腺瘤的大小与催乳素分泌量相关，因此与微泌乳素瘤相比，大肿瘤（巨催乳素瘤）患者的血清催乳素浓度通常更高。大腺瘤患者的血清催乳素水平通常高于其他原因引起的高催乳素血症患者。微腺瘤患者的血清催乳素浓度与继发于药物、妊娠或压力的催乳素血症患者相似。因此，影像学诊断和详细用药史对于评估催乳素升高的患者至关重要。值得关注的是，可提高血清催乳素水平的药物包括雌激素、多巴胺受体拮抗药（如氟哌啶醇）、组胺受体拮抗药（如西咪替丁）和三环类抗抑郁药。任何有催乳素血症、垂体大腺瘤和低血清催乳素浓度

提示

> 催乳素的产生受下丘脑的刺激调节，但与大多数垂体前叶激素不同，其释放主要受抑制而非刺激控制。

（见下文）症状和体征的患者，都需要随访调查。在高催乳素血症患者中，由于催乳素浓度极高，样本稀释后重复检测可以排除钩状效应导致的假阴性。

4. 低催乳素血症

定义和诊断：除非女性产后无法分泌乳汁，否则不会发生这种情况。在这种情况下女性的低催乳素水平与低催乳素血症一致。

（三）抗利尿激素 / 垂体后叶相关疾病

1. 生理学与生物化学

垂体后叶分泌催产素和抗利尿激素［antidiuretic hormone，ADH；也称为精氨酸加压素（arginine vasopressin，AVP）］。ADH 是一种小的九氨基酸肽激素与催产素具有相似的结构。该激素通过刺激特定的神经元从垂体后叶释放到循环中，在循环系统中 ADH 和催产素通常不与载体蛋白结合。

ADH 的分泌由血浆渗透压升高及血容量或血压降低所触发（图 22-13）。即使渗透压的小幅增加也会引起刺激释放 ADH，从而增加保水性并降低血浆渗透压。ADH 通过诱导肾集合管对水的渗透性增加导致水重吸收和尿液浓度增加。ADH 也称为加压素，因为它与平滑肌细胞上的受体结合，诱导血管收缩从而增加血压和血容量。其他非渗透性刺激（如疼痛、压力、睡眠、运动和各种药理化合物）也会诱导垂体后叶分泌 ADH。ADH 释放的负反馈由心房钠尿肽（atrial natriuretic peptide，ANP）提供，随着循环血容量增加或渗透压降低，ANP 浓度增加，导致 ADH 释放减少。血浆的渗透压也影响口渴中枢，以协调经口摄入水和肾脏中的水分保存。

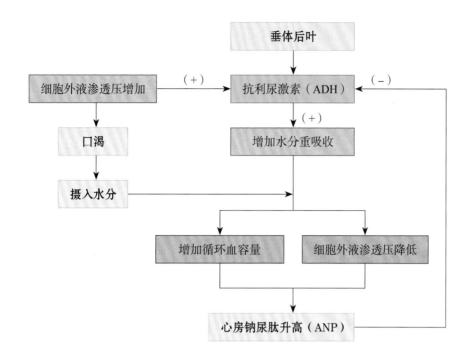

▲ 图 22–13　循环液量和渗透压的调节
（+）. 刺激；（-）. 抑制

2. 实验室检查

(1) 抗利尿激素：ADH 可以使用免疫测定法检测。由于 ADH 是一种温度敏感性肽，因此应在样品采集后 24 小时内进行血浆检测。冷冻存储的样品可稳定 1 个月之久。单次 ADH 检测不具诊断性，应在血清和尿液渗透压检测结果的背景下评估结果。

(2) 血清和尿液渗透压：血清和尿液渗透压可使用冰点渗透压仪测量。血清渗透压可以用以下公式计算：

$$2*\,Na^+ + 葡萄糖 /18 + （BUN）/2.8$$

(3) 禁水试验：怀疑患有尿崩症（ diabetes insipidus，DI）的患者禁止摄入任何液体直到尿渗透压恒定 3 小时和(或)血浆渗透压高于正常范围。一旦恒定，就测量血清渗透压和 ADH。然后施用 ADH（AVP），并在施用后 1 小时和 2 小时测量尿渗透压和体积。

3. 多尿症

(1) 定义：ADH 缺乏或 ADH 抵抗会导致肾小管无法重吸收水分，最终水分流失到尿液中。因为尿量取决于液体摄入量，所以此时不能定义正常的尿量，但每天产生超过 2.5L 的尿液，常需要调查多尿症的原因。

多尿症由 3 个主要原因引起。第 1 个是 ADH产生不足（如发生中枢性 DI），脑垂体无法响应刺激分泌正常量的 ADH。当口渴机制正常时，增加液体摄入量会补偿流失到尿液中的水分从而防止脱水，如果口渴中枢异常，水分流失过多就会出现严重脱水。先天性垂体疾病、肿瘤疾病、神经外科手术、头部外伤、缺血和自身免疫性疾病在中枢性 DI 的病例占大部分。

多尿症的第 2 个原因是肾小管对 ADH 不敏感，称为肾源性 DI，它可由任何损害水重吸收的肾小管损伤引起。

多尿状态的第 3 个原因是摄入过多的水，这被称为心因性或原发性烦渴。在极少数情况下，下丘脑疾病会影响口渴中枢并诱发烦渴。此外，还有一些药物可以影响口渴中枢并导致烦渴。

(2) 诊断：多尿状态的鉴别诊断需要测量血清

和尿液渗透压、血清钠、尿量和血浆 ADH 浓度。第一步是通过明确每天尿量超过 2.5L 以证明存在多尿，同时必须排除糖尿病这一多尿原因，因为糖尿病引起高血糖是多尿的常见原因。因为垂体不能分泌 ADH，中枢性 DI 患者有高钠血症、高血浆渗透压和低尿渗透压、过低或不正常血浆 ADH 浓度等症状。肾源性 DI 患者也有高血清钠、高血清渗透压和低尿渗透压，伴有多尿和烦渴。肾脏对 ADH 不敏感会导致激素的正常血浆浓度升高，因为下丘脑会产生过量的激素以补偿高血浆渗透压。原发性烦渴患者通常有低钠血症、正常血清渗透压和低尿渗透压，以及适当低的正常血浆 ADH 浓度（表 22-11）。DI 诊断可以通过禁水试验来确认。禁水后如果尿渗透压小于血浆且 ADH 低，则怀疑 DI。给予 ADH 后，1 小时内尿渗透压增加超过 10% 表明中枢性 DI。过量 ADH 促进肾脏对水的重吸收，导致尿量减少和尿渗透压增加。禁水后 ADH 升高，随后 ADH 给药后尿渗透压未能增加，提示肾源性 DI，因为这种疾病的缺陷是肾脏对 ADH 没有反应。禁水后原发性烦渴患者的尿渗透压高于血清，ADH 给药后尿渗透压没有增加。

4. 抗利尿激素分泌异常综合征

(1) 定义：抗利尿激素分泌异常综合征（syndrome of inappropriate antidiuretic hormone secretion, SIADH）是一种在没有刺激的情况下自主、持续地合成和释放 ADH 的疾病，因此血浆 ADH 浓度相对于渗透压异常增高。SIADH 已知病因有很多，在肺部或中枢神经系统疾病患者中很常见，恶性肿瘤尤其是肺小细胞癌产生 ADH，也是常见的原

因。此外，一些药物也可能刺激 ADH 的产生。患者血容量有一定程度增加，血清钠浓度可能随血清渗透压降低。SIADH 是住院患者中常见的低钠血症原因。

(2) 诊断：SIADH 患者的血清渗透压通常较低，尿渗透压高于血清，尿钠浓度升高（表 22-11）。除 SIADH 外，引起低钠血症的原因还有很多，包括充血性心力衰竭、肾功能不全、肾病综合征、肝硬化及使用刺激 ADH 分泌的药物等。因为 SIADH 的诊断仅通过渗透压和钠检测进行，检测 ADH 对于该疾病诊断不是必需的。

七、内分泌相关肿瘤

（一）多发性内分泌肿瘤

1. 定义

多发性内分泌肿瘤（multiple endocrine neoplasia, MEN）是一种以常染色体显性遗传为主的综合征。MEN 综合征与几个内分泌腺的增生或肿瘤有关。

(1) 多发性内分泌肿瘤综合征 I 型（multiple endocrine neoplasia type I，MEN I；也称 Wermer 综合征），涉及一项或多项的增生或肿瘤，如甲状

表 22-11 水吸收和排泄障碍的实验室检查			
基线疾病	血清钠和渗透压	尿钠和渗透压	血浆 ADH
SIADH	低	正常 - 高	高
中枢性尿崩症	正常 - 高	低	低
肾源性尿崩症	正常 - 高	低	正常 - 高
心因性烦渴	正常 - 低	低	正常 - 低

ADH. 抗利尿激素；SIADH. 抗利尿激素分泌异常综合征

旁腺、胰岛细胞或垂体前叶（已知有 MEN I 家族史的患者）。在无家族史的情况下，MEN I 的诊断必须考虑至少两种或更多原发性 MEN I 肿瘤类型。由于处于肿瘤状态的垂体和胰岛细胞可以分泌多种不同的激素，因此 MEN I 的激素表现是高度变化的。据报道 MEN I 患病率为 1/30 000，但该数值很可能被极大低估，因为 MEN I 的临床表现各不相同，并且通常表现为轻度症状。通常，MEN I 发病年龄为 40 岁之后。MEN I 与 11 号染色体上的 MEN I（menin）基因突变有关。约 90% 的家族性疾病患者中检出 MEN I 基因突变。

(2) 多发性内分泌肿瘤综合征 II 型（multiple endocrine neoplasia type II，MEN II，也称为 Sipple 综合征），最常见的异常是甲状腺髓样癌（medullary thyroid cancer，MTC），超过 95% 的 MEN II 患者属于此类情况。其中，超过 50% 的 MEN II 患者出现嗜铬细胞瘤，还有 15%～30% 的 MEN II 患者出现伴随甲状旁腺功能亢进的甲状旁腺增生或腺瘤。MEN II 包括三种主要表型，其中约 80% 的 MEN II 属于有发展为 MTC、嗜铬细胞瘤和甲状旁腺功能亢进风险的 MEN II A 型。MEN II A 的家族史病例常在 20—30 岁或 30—40 岁被诊断出来。在 MEN II B 中，甲状旁腺疾病比较罕见，除了嗜铬细胞瘤和 MTC 之外，还有单独的发育异常（如神经节神经瘤病和马方综合征样疾病）。MEN II B 通常比 MEN II A 早 10 年发病，约占所有 MEN II 病例的 5%。MEN II B 通常在生命早期就被识别诊断，患有 MEN II B 的儿童具有特征性的面部外观、发育迟缓、黏膜神经瘤及由于肠道神经节神经瘤病引起的便秘或腹泻。该亚型可以通过鉴定 RET 原癌基因中存在突变来确定最终诊断。RET 原癌基因产物是一种受体酪氨酸激酶，可传递生长和分化信号。MEN II 的第三种形式是没有嗜铬细胞瘤和甲状旁腺功能亢进的家族性 MTC，该病比 MEN II A 或 MEN II B 发病晚，通常预后良好。髓样癌患者最常见的临床表现是颈部肿块，通常是通过对细针穿刺活检获得的标本进行组织病理学检查来诊断。

2. 诊断

由于 MEN I 各种激素异常，因此需要多种不同的检测来证明 MEN I 相关的甲状旁腺、胰腺细胞和（或）垂体前叶的增生或肿瘤。绝大多数 MEN II（MEN II A 和 MEN II B）患者和独立的 MTC 家族史患者中均发现原癌基因 RET 编码序列突变。此外，还应评估携带 MEN 相关突变患者的一级亲属成员。发生携带 RET 原癌基因突变的 C 细胞增生和甲状腺恶性肿瘤患者应通过测量降钙素和常规甲状腺超声（见上文，甲状腺）来监测疾病进展。

（二）类癌

1. 定义

类癌是内分泌肿瘤中最常见的类型，通常存在于胃肠道壁中，但也可出现于胰腺、直肠、卵巢和肺中。起源于原始前肠的肿瘤包括支气管、胃、十二指肠的第一部分和胰腺的类癌，该类肿瘤通常会分泌 5- 羟色氨酸、组胺和其他肽类。起源于原始中肠的类癌肿瘤见于十二指肠的第二部分、空肠、回肠和升结肠，该类肿瘤分泌血清素，也称为 5- 羟色胺和其他肽，与类癌综合征的发展有关，其特征是皮肤潮红、胃肠道动力亢进伴腹泻、心脏病、支气管痉挛、肌病和皮肤色素沉着增加。起源于原始后肠的肿瘤包括横结肠、降结肠和直肠的肿瘤，该类肿瘤通常是沉默、非分泌性的，因此如果功能性类癌分泌具有生物活性的化合物，则更有可能被检测到。起源于原始中肠或前肠分泌血清素的类癌肿瘤是最常被检测到的肿瘤，无症状的类癌最常在胃肠道其他疾病的手术中偶然发现。患有无症状类癌的患者可能会出现不明原因的腹痛并归因于肠易激综合征导致漏诊。

2. 诊断

血清素（5- 羟色胺）通过血小板在血液中运输，它被代谢为 5- 羟基吲哚乙酸（5-hydroxyindoleacetic acid，5-HIAA）。5-HIAA 是血清素的主要代谢产物，该代谢物大部分被排泄到尿液中，可作为血清素生成的指标。中肠源性分泌血清素类癌瘤患者的尿 5-HIAA 浓度通常显著升高。如果随机或 24 小时尿液样本中 5-HIAA 浓度达到临界浓度则应重复收集样本进行检测，同时需避免食用可能会提高 5-HIAA 浓度的食物或药物。只有当 5-HIAA 正常或处于临界值时，才需要测量血清素来证明诊断。血小板几乎包含血液中的所有血清素，因此血清素是在全血（含血小板）或富含血小板的血浆中测量的。

功能性前肠肿瘤也可以通过尿的 5-HIAA 测定检测到，即使该类肿瘤分泌 5- 羟色氨酸而不是血清素，尿液 5-HIAA 升高是因为这些肿瘤释放的 5- 羟色氨酸在其他组织中转化为血清素，随后代谢为 5-HIAA。此外，由于功能正常的前肠类癌（与中肠类癌相反）通常会产生组胺，该类癌患者的尿组胺通常也会升高。

▶ 自测题

1. 下列关于下丘脑 – 垂体 – 甲状腺轴的说法不正确的是？

A. 促甲状腺激素刺激甲状腺产生甲状腺激素 T_3 和 T_4

B. 来自下丘脑的甲状腺释放激素刺激垂体产生 TSH

C. 对下丘脑和垂体的主要负反馈来自 T_4，来

Tips

5-HIAA 是血清素的主要代谢产物，该代谢物大部分被排泄到尿液中，可作为血清素生成的指标。血小板几乎包含血液中的所有血清素，因此血清素是在全血（含血小板）或富含血小板的血浆中测量的。

自 T_3 的负反馈较少

D. T_4 在甲状腺内的生成量比 T_3 多得多

2. 以下哪项测试是疑似甲状腺异常的最敏感的一线筛查测试？

A. 促甲状腺激素

B. T_3

C. T_4

D. 甲状腺释放激素

3. 下列关于甲状腺激素检测的说法中，不正确的是？

A. 血清甲状腺激素结合蛋白浓度的变化可能会影响总 T_4 和 T_3 浓度

B. 游离 T_4 的评估占总 T_4 的 $>0.1\%$，更有助于评估甲状腺功能，因为它不受甲状腺激素结合蛋白含量变化的影响

C. 甲状腺激素结合蛋白的浓度也会影响总 T_3 水平

D. T_3 浓度在评估甲亢和甲减方面具有同样重要的诊断价值

4. 抗甲状腺抗体比较常见，约 **15%** 的总人口中存在该抗体，并且在摄入足量碘的社会中导致大部分甲状腺疾病。以下哪一种抗体会影响甲状腺？

A. 抗拓扑异构酶抗体

B. 抗微粒体 / 抗甲状腺过氧化物酶抗体（抗 TPO）

C. 抗甲状腺球蛋白抗体

D. TSH 受体抗体

5. 除下列疾病中的一种外，所有疾病都与甲

亢有关。在以下选项中确定与甲状腺功能减退症相关的疾病。

A. Graves 病

B. 毒性多结节性甲状腺肿

C. 桥本甲状腺炎

D. 毒性腺瘤

6. 除下列疾病中的一种外，所有疾病都与甲状腺功能减退症有关。在以下选项中确定与甲亢相关的疾病。

A. 甲状腺切除术后，全切或部分切除

B. 婴儿克汀病

C. 与甲状腺慢性炎症有关的桥本甲状腺炎

D. 亚急性甲状腺炎，在影响甲状腺功能的病毒感染后不久

7. 多达 40% 的急诊科患者在就诊时患有非甲状腺疾病，TSH 与 T_3 和 T_4 的正常反馈关系中断。以下实验室测试结果除了一项之外，其他结果都与 NTI 的诊断高度一致。请选择在 NTI 患者中不太可能出现的结果。

A. 由于甲状腺激素清除缓慢和 T_4 向反 T_3 而不是 T_3 转化大于正常，反 T_3 增加

B. 重病患者的正常低 T_4 水平

C. 显著升高的总 T_3 浓度

D. TSH 浓度正常或偏低

8. 甲状腺肿块或结节可能与以下哪个选项有关？

A. 功能减退

B. 功能亢进

C. 正常功能

D. 正常功能、功能亢进或功能减退

9. 下列关于下丘脑 – 垂体 – 肾上腺皮质相互作用的叙述中不正确的是？

A. 促肾上腺皮质激素释放激素刺激垂体释放促肾上腺皮质激素

B、当肾上腺皮质受到 ACTH 的刺激时，会分泌皮质醇和性类固醇

C. 减少通路刺激的主要负反馈是由性类固醇提供的，而不是皮质醇

D. 身体和情绪压力是激活下丘脑 – 垂体 – 肾上腺皮质通路的刺激因素

10. 以下哪些类固醇激素是在肾上腺髓质中合成而不是在肾上腺皮质中合成的？

A. 糖皮质激素，如皮质醇

B. 去甲肾上腺素

C. 性类固醇，如雄烯二酮

D. 盐皮质激素，如醛固酮

11. 下列关于皮质醇的说法不正确的是？

A. 单次随机血清皮质醇测量可用于诊断肾上腺功能障碍

B. 24 小时尿皮质醇排泄量是 24 小时内无血浆皮质醇的指标，它可靠地反映了肾上腺皮质分泌过多的皮质醇

C. 皮质醇是由肾上腺和性腺中的胆固醇合成的

D. 在肾上腺皮质中，糖皮质激素，包括皮质醇和盐皮质激素（糖皮质激素和盐皮质激素统称为皮质类固醇）的产生浓度远高于性类固醇

12. 以下哪个配对是错误的？

A. 低剂量地塞米松抑制试验 /Cushing 病患者在给予地塞米松后未显示皮质醇合成受到抑制

B. ACTH 测量 / 抑制的早晨 ACTH 可能表明肾上腺皮质醇分泌过多

C. ACTH 刺激试验 /ACTH 刺激后皮质醇没有增加表明原发性或继发性肾上腺皮质功能不全

D. CRH 刺激试验 / 原发性肾上腺皮质功能减退症患者在 CRH 刺激后 ACTH 低，不产生皮质醇

13. 下列关于肾素 – 血管紧张素系统的叙述中，不正确的是？

A. 肾素刺激血管紧张素原转化为血管紧张素 I

B. 肺中的血管紧张素转化酶将血管紧张素 I 转化为血管紧张素 II

C. 血管紧张素 II 刺激肾上腺皮质合成醛固酮，增加肾脏对钠的重吸收，增加循环血容量和血压

D. 当血压正常或升高时，负反馈信号进入肝脏，导致肾素生成

14. 肾素 – 血管紧张素系统的变化可以通过测定醛固酮和肾素来评估。下列关于醛固酮增多症和醛固酮减少症筛查的哪一项是不正确的？

　　A. 原发性醛固酮增多症的筛查包括血浆醛固酮浓度与血浆肾素活性的比率，也称为醛固酮与肾素的比率

　　B. 由于醛固酮和肾素浓度受多种情况和药物的影响，建议在患者已停用影响醛固酮和肾素的药物且患者钾浓度和盐摄入量正常时进行检测

　　C. 血浆肾素活性通过测量其将血管紧张素 I 转化为血管紧张素 II 的能力来确定

　　D. 在原发性醛固酮增多症患者中，醛固酮与肾素的比率升高

15. Cushing 综合征有三种自然发生的形式，以下哪一项不是 Cushing 综合征的自然发生形式？

　　A. Cushing 病，最常由垂体中分泌 ACTH 的小肿瘤引起

　　B. 使用糖皮质激素作为药物导致的 Cushing 综合征

　　C. 肾上腺 Cushing 综合征，最常与肾上腺皮质肿瘤相关

　　D. 异位 ACTH 产生的 Cushing 综合征，通常来自不存在于分泌 ACTH 的肾上腺或垂体中的肿瘤

16. 对于 24 小时无尿皮质醇或深夜唾液皮质醇升高的患者，低剂量地塞米松抑制试验显示没有皮质醇抑制的患者，可能存在以下哪种内源性 Cushing 综合征形式，以及血浆 ACTH 低？

　　A. 垂体原因

　　B. 肾上腺原因

　　C. 异位 ACTH 分泌

　　D. 糖皮质激素诱导

17. 慢性原发性肾上腺功能不全（西方世界最常见的原因是自身免疫性疾病和世界范围内的结核性肾上腺炎）也称为艾迪生病。原发性肾上腺皮质功能减退症与由 ACTH 分泌不足导致的继发性肾上腺皮质功能减退症患者通过以下哪一项实验室检查最容易区分？

　　A. 上午 8 点到 9 点检测的血清皮质醇

　　B. 血浆 ACTH 水平

　　C. CRH 刺激试验

　　D. 肾上腺自身抗体测试

18. 出现血清钾升高、血清钠降低、血浆肾素活性正常或升高且没有影响血浆肾素活性的药物和低血浆醛固酮的患者最有可能做出以下哪项诊断？

　　A. 原发性醛固酮增多症

　　B. 继发性（肾素介导的）醛固酮增多症

　　C. 原发性醛固酮减少症

　　D. 继发性醛固酮减少症

19. 先天性肾上腺皮质增生症是由皮质醇和醛固酮生物合成途径中的任何一种酶缺乏引起的，这导致性类固醇合成的增加和对患者的男性化作用。以下哪项是先天性肾上腺皮质增生症患者最常见的酶缺陷？

　　A. 11-β- 羟化酶

　　B. 21- 羟化酶

　　C. 17-α- 羟化酶

　　D. 3-β- 羟基类固醇脱氢酶

20. 关于肾上腺髓质中儿茶酚胺的合成与代谢，下列哪一项是错误的？

　　A. 氨基酸酪氨酸转化为儿茶酚胺二羟基苯丙氨酸（dihydroxyphenylalanine，DOPA）

　　B. 多巴导致多巴胺的产生，多巴胺是去甲肾上腺素和肾上腺素的前体

　　C. 香草扁桃酸是去甲肾上腺素的直接代谢物，可用作评估肾上腺髓质功能不全的试验

　　D. 去甲肾上腺素直接代谢为去甲变肾上腺素，肾上腺素直接代谢为变肾上腺素

21. 以下实验室检查结果除一项外，其他均符合肾上腺髓质或分泌儿茶酚胺的自主神经系统肿瘤即嗜铬细胞瘤的诊断。从以下选项中找出不符合诊断嗜铬细胞瘤的实验室检查结果。

　　A. 血浆变肾上腺素升高

　　B. 24 小时尿样中尿变肾上腺素升高

　　C. 血浆儿茶酚胺减少

　　D. 尿儿茶酚胺增加

22. 下列关于甲状旁腺激素合成、分泌和作用的调节哪一项是错误的?

A. 低血浆钙刺激甲状旁腺合成和分泌甲状旁腺激素

B. 甲状旁腺激素浓度的增加导致肾脏产生1,25-二羟基维生素D的增加

C. 甲状旁腺激素浓度的增加导致肾小管对钙的重吸收增加

D. 甲状旁腺激素浓度增加导致骨钙吸收减少

23. 术中甲状旁腺激素检测的主要临床应用是什么?

A. 它为测试结果提供了更短的周转时间,并允许在手术后早期补钙

B. 它的检测反映手术中甲状旁腺肿瘤切除成功的血浆 PTH 水平的降低,从而减少对颈部进行广泛探查和重复手术的需要

C. 它不需要进行维生素 D 测试

D. 术中 PTH 水平提供了患者仍在接受手术时血浆中钙浓度的早期指示

24. 血清总离子钙升高、血清全段 PTH 升高、血清无机磷低或正常、血清 PTH 相关蛋白检测不到的患者可能有以下哪一种诊断?

A. 原发性甲状旁腺功能亢进症

B. 继发性甲状旁腺功能亢进症

C. 甲状旁腺功能减退症

D. 恶性肿瘤引起的高钙血症

25. 关于男性和女性的下丘脑-垂体-性腺轴,以下哪一项陈述是不正确的?

A. 下丘脑合成并释放促性腺激素释放激素

B. 脑垂体释放促卵泡激素和促黄体生成素

C. 卵巢中的支持细胞和睾丸中的颗粒细胞分别产生雌二醇和睾酮

D. 雌二醇和睾酮是提供负反馈以减少通路刺激的主要化合物

26. 血清 LH 和 FSH 浓度升高,血清睾酮浓度低,以下哪一项诊断符合该实验室检查结果?

A. 雄激素不敏感综合征

B. 低促性腺激素性性腺功能减退

C. 高促性腺激素性性腺功能减退

D. 性腺功能亢进

27. 以下哪一项实验室检查与诊断原发性闭经而非继发性闭经最不相关?

A. 反映先天性肾上腺增生的肾上腺激素检测值

B. LH 和 FSH 测量和核型分析,用于识别特纳综合征和纯性腺发育不全

C. 皮质醇测量和其他与 Cushing 综合征诊断相关的检测

D. hCG 检测作为妊娠评估

28. 关于生长激素分泌的调节,下列说法中哪一项是错误的?

A. 下丘脑释放生长激素释放激素及生长抑素

B. 垂体受到刺激时,会释放生长激素

C. 生长激素的靶组织包括软骨、骨骼和肝脏

D. GHRH 刺激的负反馈是由过量的生长激素提供的

29. 以下哪一对配对是错误的?

A. 成人生长激素过量 / 肢端肥大症

B. 青春期开始前生长激素过多 / 身材矮小

C. 生长激素缺乏 / 垂体照射

D. 垂体的生长激素过量 / 嫌色细胞腺瘤

30. 下列关于催乳素分泌调节的叙述,哪一项是错误的?

A. 下丘脑分泌多巴胺,对垂体产生负面影响并限制催乳素的释放

B. 催乳素释放肽由下丘脑分泌,刺激垂体释放催乳素

C. 催乳素抑制乳房的乳汁分泌

D. 吸吮乳房刺激下丘脑释放多巴胺和催乳素释放肽

31. 下列关于循环液量和渗透压调节的叙述中,哪一项是错误的?

A. 垂体前叶分泌抗利尿激素

B. ADH 刺激水的保存,导致循环液量增加

C. 细胞外液血浆渗透压的增加是抗利尿激素释放的刺激因素

D. 减少抗利尿激素释放的负反馈信号是心房钠尿肽

32. 对于血浆 ADH 高、尿钠和渗透压偏低及血清钠和渗透压偏高的患者，以下选项中可能的诊断是什么？

 A. 抗利尿激素分泌异常综合征

 B. 中枢性尿崩症

 C. 肾源性尿崩症

 D. 心因性烦渴

33. 多发性内分泌肿瘤综合征 II 型中最常见的异常是什么？

 A. 甲状腺髓样癌

 B. 垂体前叶肿瘤

 C. 胰岛细胞肿瘤

 D. 甲状旁腺增生

答案与解析

1. 正确答案是 C。下丘脑和垂体的主要负反馈来自 T_3。关于甲状腺轴的其他陈述均为正确。

2. 正确答案是 A。如果 TSH 在参考范围内，则不进行进一步检测，但是如果 TSH 超出参考范围，通常会进行 T_4 检测。

3. 正确答案是 D。在甲亢中，绝大多数患者的总 T_3 和总 T_4 浓度相关。然而 T_3 浓度的检测在甲状腺功能减退症的评估中的诊断价值有限。

4. 正确答案是 A。抗拓扑异构酶抗体用于建立自身免疫性疾病硬皮病的诊断。抗 TPO 抗体针对酶 TPO，该抗体存在于几乎所有桥本甲状腺炎患者和约 85% 的 Graves 病患者中。超过 85% 的桥本甲状腺炎患者存在抗甲状腺球蛋白抗体，并且是针对甲状腺中胶体的抗体。这些抗体也可能存在于患有其他自身免疫性疾病的患者中。在大多数 Graves 病患者中存在针对 TSH 受体的抗体，它们可能会刺激甲状腺或通过阻断 TSH 的刺激来抑制甲状腺。高达 95% 的未经治疗的 Graves 病患者中存在促甲状腺免疫球蛋白抗体。

5. 正确答案是 C。桥本甲状腺炎与 TSH 升高和抗甲状腺球蛋白抗体阳性有关。T_4 值最初是正常的，然后随着疾病的进展而变低，这种下降先于 T_3 的下降。所有其他选项都与 TSH 的低值相关，并且通常与游离 T_4、游离 T_3 或两者的高值相关。

6. 正确答案是 D。亚急性甲状腺炎早期患者一般为甲亢，但如果病情进展甲状腺激素耗尽，则可能会出现甲减。所有其他选项都与 TSH 升高有关，并且在过程中的某个时刻，T_4 和（或）T_3 的值较低。

7. 正确答案是 C。随着反 T_3 的增加，总 T_3 的浓度显著降低。在适当的临床环境中升高的反 T_3 和其他提示性实验室检测结果与 NTI 一致。

8. 正确答案是 D。甲状腺结节的评估是检测 TSH 并进行甲状腺超声检查；如果 TSH 被抑制，则进行核扫描以识别吸收放射性碘的"热"结节，同时抑制腺体其他部位的碘吸收。功能亢进的结节表现为热结节，非功能性（冷）结节比热结节具有更高的恶性风险。然后需要对来自结节的活检标本进行组织病理学检查以确定患者是否患有甲状腺癌。

9. 正确答案是 C。减少刺激的负反馈是由皮质醇提供的。皮质醇对垂体和下丘脑都有负反馈作用。

10. 正确答案是 B。去甲肾上腺素是在肾上腺髓质中合成的，它被代谢成化合物，也可以通过测量来评估肾上腺髓质的功能。在三个正确的类别—糖皮质激素、性类固醇和盐皮质激素中，肾上腺皮质中会产生多种化合物。

11. 正确答案是 A。皮质醇浓度在凌晨 4 点到上午 8 点达到最高水平。因为皮质醇分泌是昼夜和脉冲式的，所以单一的、随机的血清皮质醇测量在肾上腺功能的诊断中是没有用的。

12. 正确答案是 D。原发性肾上腺皮质功能不全的患者会因 CRH 刺激而产生 ACTH 增加，因为垂体功能仍然完好，但是由于肾上腺功能不全，不应产生皮质醇。

13. 正确答案是 D。肾素是由肾脏中的肾小球旁器官合成和分泌的，而不是在肝脏中。选项 D

中关于负反馈的其他观点是正确的。

14. 正确答案是 C。肾素刺激血管紧张素原转化为血管紧张素 I。将血管紧张素 I 转化为血管紧张素 II 的酶活性是存在于肺部的血管紧张素转化酶。

15. 正确答案是 B。糖皮质激素作为药物的给药是 Cushing 综合征的常见原因。然而它不是一种自然发生的疾病形式，而是糖皮质激素治疗的并发症。

16. 正确答案是 B。区别因素是 ACTH 的低值，这是皮质醇抑制垂体中 ACTH 合成的结果，特别是当存在肾上腺腺瘤而不是肾上腺癌时。ACTH 水平升高或因垂体原因不正常，当有异位 ACTH 分泌作为 Cushing 综合征的原因时 ACTH 升高。

17. 正确答案是 B。在原发性肾上腺皮质功能减退症中，由于缺乏肾上腺皮质醇的反馈抑制，血浆 ACTH 升高。在继发性肾上腺皮质功能不全中，血浆 ACTH 较低，因为继发性肾上腺皮质功能不全的起源位于下丘脑或垂体。原发性和继发性肾上腺皮质功能不全的血清皮质醇水平较低。在实验室评估原发性肾上腺皮质功能不全时，一般不需要 CRH 刺激试验。同样，在评估继发性肾上腺功能不全时也不进行肾上腺自身抗体测试。

18. 正确答案是 C。该患者的低血浆醛固酮排除了醛固酮增多症。继发性醛固酮减少症的血浆肾素活性水平通常较低。

19. 正确答案是 B。女性的男性化作用导致阴蒂肥大，青春期后的女性也会出现不孕和多毛症。在男性中，男性化导致外生殖器增大的性早熟。21-羟化酶缺乏症的生化影响是皮质醇和醛固酮的合成减少或缺失。

20. 正确答案是 C。香草扁桃酸是变肾上腺素和去甲变肾上腺素的代谢物。在确定肾上腺髓质功能不全的诊断方面不如尿变肾上腺素的检测。

21. 正确答案为 C。嗜铬细胞瘤患者血浆儿茶酚胺浓度升高，尿中儿茶酚胺升高。

22. 正确答案是 D。甲状旁腺激素会刺激骨骼对钙的吸收增加，这与甲状旁腺激素的其他作用一起导致血浆钙正常或升高。正常或升高的钙水平为甲状旁腺提供负反馈以减少 PTH 的产生。

23. 正确答案是 B。术中 PTH 检测提高了甲状旁腺手术切除甲状旁腺腺瘤的成功率。PTH 的半衰期相对较短，这使得外科医生可以在手术中测量甲状旁腺肿瘤切除前后的血浆 PTH 浓度。PTH 降低＞50% 表明肿瘤完全切除。

24. 正确答案是 A。升高的血清 PTH 和总血清钙或血清离子钙，以及无法检测到的血清 PTH 相关蛋白（在某些癌症中可检测到）的组合都符合原发性甲状旁腺功能亢进症。

25. 正确答案是 C。支持细胞在睾丸内，颗粒细胞在卵巢内，它们的解剖位置在选项 C 中颠倒了。

26. 正确答案是 C。LH 和 FSH 升高表明性腺功能减退使得促性腺激素分泌过多。低睾酮将高促性腺激素性性腺功能减退症与雄激素不敏感综合征区分开来，雄激素不敏感综合征具有升高或偶尔正常的男性血清睾酮。

27. 正确答案是 C。Cushing 综合征可能导致闭经，因此 Cushing 综合征患者的闭经是次要的。hCG 的检测将与原发性和继发性闭经的评估相关。

28. 正确答案是 D。负反馈是由肝脏合成并释放到循环中的胰岛素样生长因子（IGF）提供的。

29. 正确答案是 B。在骨骼生长完成之前，生长激素过多会导致巨人症。身材矮小与生长激素缺乏有关。

30. 正确答案是 C。催乳素会刺激而不是抑制乳房的乳汁分泌。

31. 正确答案是 A。抗利尿激素是从垂体后叶分泌的，不是垂体前叶。

32. 正确答案是 C。血浆 ADH 水平高是肾源性尿崩症与中枢性尿崩症的区别，中枢性尿崩症的特点是血浆 ADH 低。SIADH 与低血清钠和渗透压以及尿钠和渗透压的正常或高值有关。心因性烦渴应该通过过量饮水的历史来识别。

33. 正确答案是 A。MEN I 涉及甲状旁腺、胰岛细胞和（或）垂体前叶的增生或肿瘤。MEN II 的正确选择是甲状腺髓样癌，超过 90% 的 MEN II 患者存在甲状腺髓样癌。

拓展阅读

[1] Alexander EK, et al. 2017 guidelines of the American Thyroid Association for the diagnosis and management of thyroid disease during pregnancy and the postpartum. *Thyroid*. 2017;27:315–389.

[2] Ascoli P, Cavagnini F. Hypopituitarism. *Pituitary*. 2006;9:335.

[3] Ayuk J, et al. Growth hormone and its disorders. *Postgrad Med J*. 2006;82:24.

[4] Bahn RS, et al. Hyperthyroidism and other causes of thyrotoxicosis: management guidelines of the American Thyroid Association and American Association of Clinical Endocrinologists. *Endocr Pract*. 2011;17:456–520.

[5] Baylis PH. The syndrome of inappropriate antidiuretic hormone secretion. *Int J Biochem Cell Biol*. 2003;35:1495.

[6] Bertino EM, et al. Pulmonary neuroendocrine/carcinoid tumors: a review article. *Cancer*. 2009;115:4434.

[7] Bhasin S, et al. Testosterone therapy in adult men with androgen deficiency syndromes: an Endocrine Society clinical practice guideline. *J Clin Endocrinol Metab*. 2018;103:1–30.

[8] Bloomfield D. Secondary amenorrhea. *Pediatr Rev*. 2006;27:113.

[9] Bornstein SR. Predisposing factors for adrenal insufficiency. *N Engl J Med*. 2009;360:2328.

[10] Bornstein SR, et al. Diagnosis and treatment of primary adrenal insufficiency: an Endocrine Society clinical practice guideline. *J Clin Endocrinol Metab*. 2016;101:364–389.

[11] Camacho PM, et al. American Association of Clinical Endocrinologists and American College of Endocrinology clinical practice guidelines for the diagnosis and treatment of postmenopausal osteoporosis—2016. *Endocr Pract*. 2016;22(suppl 4):1–42.

[12] Chen H, et al. The North American Neuroendocrine Tumor Society consensus guideline for the diagnosis and management of neuroendocrine tumors: pheochromocytoma, paraganglioma, and medullary thyroid cancer. *Pancreas*. 2010;39:775.

[13] Fatourechi V. Subclinical hypothyroidism: an update for primary care physicians. *Mayo Clin Proc*. 2009;84:65.

[14] Frazier W. Bone and mineral metabolism. In: Rifai N, Horvath A, Whittwer C, eds. *Tietz Textbook of Clinical Chemistry and Molecular Diagnostics*. 6th ed. St. Louis, MO: Elsevier; 2018.

[15] Funder JW, et al. The management of primary aldosteronism: case detection, diagnosis, and treatment: an Endocrine Society clinical practice guideline. *J Clin Endocrinol Metab*. 2016;101:1889–1916.

[16] Garber JR, et al. Clinical practice guidelines for hypothyroidism in adults cosponsored by the American Association of Clinical Endocrinologists and the American Thyroid Association. *Endocr Pract*. 2012;18:988.

[17] Gordon CM, et al. Functional hypothalamic amenorrhea: an Endocrine Society clinical practice guideline. *J Clin Endocrinol Metab*. 2017;102:1413–1439.

[18] Haugen BR, et al. 2015 American Thyroid Association management guidelines for adult patients with thyroid nodules and differentiated thyroid cancer: the American Thyroid Association guidelines task force on thyroid nodules and differentiated thyroid cancer. *Thyroid*. 2016;26:1–133.

[19] Hindié E, et al. 2009 EANM parathyroid guidelines. *Eur J Nucl Med Mol Imaging*. 2009;36:1201.

[20] Ilias I. A clinical overview of pheochromocytomas/paragangliomas and carcinoid tumors. *Nucl Med Biol*. 2008;1:S27.

[21] Katznelson L, et al. Acromegaly: an Endocrine Society clinical practice guideline. *J Clin Endocrinol Metab*. 2014;99:3933–3951.

[22] Lechan RM. The dilemma of the nonthyroidal illness syndrome. *Acta Biomed*. 2008;79:165.

[23] LeFevre ML; U.S. Preventive Services Task Force. Screening for vitamin D deficiency in adults: U.S. Preventive Services Task Force recommendation statement. *Ann Intern Med*. 2015;162:133–140.

[24] Legro RS, et al. Diagnosis and treatment of polycystic ovary syndrome: an Endocrine Society clinical practice guideline. *J Clin Endocrinol Metab*. 2013;98:4565–4592.

[25] Lenders JW, et al. Pheochromocytoma and paraganglioma: an Endocrine Society clinical practice guideline. *J Clin Endocrinol Metab*. 2014;99:1915–1942.

[26] Majzoub JA, Srivatsa A. Diabetes insipidus: clinical and basic aspects. *Pediatr Endocrinol Rev*. 2006;1:60.

[27] Martin KA, et al. Evaluation and treatment of hirsutism in premenopausal women: an Endocrine Society clinical practice guideline. *J Clin Endocrinol Metab*. 2018. doi:10.1210/jc.2018–00241. [Epub ahead of print].

[28] Melmed S, et al. Diagnosis and treatment of hyperprolactinemia: an Endocrine Society clinical practice guideline. *J Clin Endocrinol Metab*. 2011;96:273.

[29] Minisola S, et al. The diagnosis and management of hypercalcaemia. *BMJ*. 2015;350:h2723.

[30] Molitch ME. Evaluation and treatment of adult growth hormone deficiency: an Endocrine Society clinical practice guideline. *J Clin Endocrinol Metab*. 2011;96:1587.

[31] Nerenz R, et al. Reproductive endocrinology and related disorders. In: Rifai N, Horvath A, Whittwer C, eds. *Tietz Textbook of Clinical Chemistry and Molecular Diagnostics*. 6th ed. St. Louis, MO: Elsevier; 2018.

[32] Practice Committee of American Society for Reproductive Medicine. Current evaluation of amenorrhea. *Fertil Steril*. 2008;90:S219.

[33] Ross DS, et al. 2016 American Thyroid Association guidelines for diagnosis and management of hyperthyroidism and other causes of thyrotoxicosis. *Thyroid*. 2016;26:1343–1421.

[34] Silverberg SJ, et al. Presentation of asymptomatic primary hyperparathyroidism: proceedings of the third international workshop. *J Clin Endocrinol Metab*. 2009;94:351.

[35] Vaidya B, et al. Addison's disease. *BMJ*. 2009;339:b2385.

[36] Walls GV. Multiple endocrine neoplasia (MEN) syndromes. *Semin Pediatr Surg*. 2014;23:96–101.

[37] Winter W, et al. Pituitary function and pathophysiology. In: Rifai N, Horvath A, Whittwer C, eds. *Tietz Textbook of Clinical Chemistry and Molecular Diagnostics*. 6th ed. St. Louis, MO: Elsevier; 2018.

[38] Young DS. *Effects of Drugs on Clinical Laboratory Tests*. 5th ed. Washington, DC: AACC Press; 1990:331.

[39] Zeiger MA, et al. American Association of Clinical Endocrinologists and American Association of Endocrine Surgeons medical guidelines for the management of adrenal incidentalomas. *Endocr Pract*. 2009;15(suppl 1):1–14.

附录 临床检验参考值
Clinical Laboratory Reference Values

胡秀梅　牛　倩　译　　应斌武　周宏伟　校

下表中的常规单位是美国的最常用单位。美国以外的国家或地区，实验室检测结果对应单位是下表中的国际单位（SI 单位）。本表中与检验项目相关的国际单位包括摩尔（物质量）、米（长度）、千克（质量）、秒（时间）和摄氏度（温度）。

参考范围因检测仪器和试剂的不同而不同。因此，下表中提供的参考范围仅为个别临床实验室中成人参考范围的近似值。例如，凝血试验检测的是血浆在试管中形成凝块的时间（以秒为单位，如 PT 和 PTT），其参考范围受仪器和试剂的影响。凝血分析仪和试剂的组合可能有 100 余种，因此至少有 100 种不同的参考范围，这些参考范围大多相似但不完全相同。再如，急性心肌梗死的诊断指标，肌钙蛋白的 cutoff 值位于参考范围的第 99 百分位，该参考范围也依赖于仪器和试剂。此外，还有一个重要影响参考范围的因素是年龄和性别。

下表包含了一些没有参考范围的药物信息，因为不服用某类药物的人血液中检测不出该类药物的含量。然而，被监测的药物通常具有治疗浓度，其中一些已被列入参考范围表中。通常，一些药物的治疗浓度范围是通过下一次给药前的血药浓度来确定的，即谷浓度。然而，另一些药物的治疗浓度范围指的是其峰浓度。选择谷浓度还是峰浓度因药物而异，并且受多种因素影响，如药物的吸收、体内分布和药物代谢等。下表中并没有指出治疗水平是峰值浓度还是谷浓度。

表中还列出了一些特定的化合物，它们既不是药物，也不是实验室常规检验项目，但其可以在血液中检测到，达到一定浓度时会产生毒性。对于这些项目，化合物名称与单词（毒性）列在同一行。

下表中提供了换算系数，方便读者将常规单位换算成国际单位，反之亦然。将常规单位转换为国际单位制单位需要乘以转换系数，而将国际单位制单位转换为常规单位则需要除以转换系数。

液体样本有时具有高度限制性，如凝血试验必须使用血浆样本，而不能接受血清样本。然而，一些化合物却是血浆样本和血清样本均可接受。不过，血浆和血清的检测结果可能存在微小的差异。钾就是这样一种化合物，其血浆和血清的参考范围可能有区别。一个显著的趋势是血浆的使用已逐渐取代血清，这是因为血浆样本需要额外的时间使样本凝集才能获得血清。将样本收集到含有抗凝剂的试管中，试管离心后产生的是血浆而不是血清。制备血浆样品时省略了凝血步骤，因此试验的周转时间得以缩短。在某些情况下，需用全血进行分析，但使用全血样本的检验项目数量非常有限。尿液和其他体液（如胸膜液和脑脊液）也可用于检测，下表中的一些项目样本类型包括血浆、血清和全血以外的液体样本。

临床检验参考值					
	标本类型	常规参考区间	常规单位	国际参考区间	国际单位
对乙酰氨基酚（治疗）	血清，血浆	10～30	μg/ml	70～200	μmol/L
乙酰乙酸	血清，血浆	<1	mg/dl	<0.1	mmol/L
丙酮	血清，血浆	<2.0	mg/dl	<0.34	mmol/L
乙酰胆碱酯酶	红细胞	5～10	U/ml	5～10	U/L
活化部分凝血活酶时间（APTT）	全血	25～40	s	25～40	s
腺苷 [a]	血清	11.5～25.0	U/L	0.20～0.43	μKat/L
促肾上腺皮质激素（ACTH）	/				
丙氨酸 [b]（成人）	血浆	1.87～5.88	mg/dl	210～661	μmol/d
丙氨酸氨基转移酶（ALT，SGPT） [b]	血清	10～40	U/L	10～40	U/L
白蛋白 [b]	血清	3.5～5.0	g/dl	35～50	g/L
酒精（见乙醇、异丙醇、甲醇）					
乙醇脱氢酶 [a]	血清	<2.8	U/L	<0.05	μKat/L
醛缩酶 [a, b]	血清	1.0～7.5	U/L	0.02～0.13	μKat/L
醛固酮 [b]（直立）	血浆	7～30	ng/dl	0.19～0.83	nmol/L
醛固酮	尿液，24h	3～20	μg/24h	8～55	nmol/d
碱性磷酸酶 [b]	血清	50～120	U/L	50～120	U/L
α₁ 酸性糖蛋白	血清	50～120	mg/dl	0.5～1.2	g/L
α₂ 巨球蛋白	血清	130～300	mg/dl	1.3～3.0	g/L
阿普唑仑（治疗）	血清，血浆	10～50	ng/ml	32～162	nmol/L
铝	血清，血浆	<6	ng/ml	0.0～222.4	nmol/L
阿米卡星（治疗）	血清，血浆	20～30	μg/ml	34～52	μmol/L
氨基酸分类定量					
• 丙氨酸 [b]	血浆	1.87～5.89	mg/dl	210～661	μmol/L
• α- 氨基丁酸 [b]	血浆	0.08～0.36	mg/dl	8～35	μmol/L
• 精氨酸 [b]	血浆	0.37～2.40	mg/dl	21～138	μmol/L
• 天冬酰胺 [b]	血浆	0.40～0.91	mg/dl	30～69	μmol/L
• 天冬氨酸 [b]	血浆	<0.3	mg/dl	<25	μmol/L
• 瓜氨酸 [b]	血浆	0.2～1.0	mg/dl	12～55	μmol/L

（续表）

	标本类型	常规参考区间	常规单位	国际参考区间	国际单位
• 胱氨酸 [b]	血浆	0.40~1.40	mg/dl	33~117	μmol/L
• 谷氨酸 [b]	血浆	0.2~2.8	mg/dl	15~190	μmol/L
• 谷氨酰胺 [b]	血浆	6.1~10.2	mg/dl	420~700	μmol/L
• 甘氨酸 [b]	血浆	0.9~4.2	mg/dl	120~560	μmol/L
• 组氨酸 [b]	血浆	0.5~1.7	mg/dl	32~110	μmol/L
• 羟脯氨酸 [b]	血浆	<0.55	mg/dl	<42	μmol/L
• 异亮氨酸 [b]	血浆	0.5~1.3	mg/dl	40~100	μmol/L
• 亮氨酸 [b]	血浆	1.0~2.3	mg/dl	75~175	μmol/L
• 赖氨酸 [b]	血浆	1.2~3.5	mg/dl	80~240	μmol/L
• 甲硫氨酸 [b]	血浆	0.1~0.6	mg/dl	6~40	μmol/L
• 鸟氨酸 [b]	血浆	0.4~1.4	mg/dl	30~106	μmol/L
• 苯丙氨酸 [b]	血浆	0.6~1.5	mg/dl	35~90	μmol/L
• 脯氨酸 [b]	血浆	1.2~3.9	mg/dl	104~340	μmol/L
• 丝氨酸 [b]	血浆	0.7~2.0	mg/dl	65~193	μmol/L
• 氨基乙磺酸、牛磺酸 [b]	血浆	0.3~2.1	mg/dl	24~168	μmol/L
• 苏氨酸 [b]	血浆	0.9~2.5	mg/dl	75~210	μmol/L
• 色氨酸 [b]	血浆	0.5~1.5	mg/dl	25~73	μmol/L
• 酪氨酸 [b]	血浆	0.4~1.6	mg/dl	20~90	μmol/L
• 缬氨酸 [b]	血浆	1.7~3.7	mg/dl	145~315	μmol/L
• α- 氨基丁酸 [b]	血浆	0.08~0.36	mg/dl	8~35	μmol/L
胺碘酮（治疗）	血清，血浆	0.5~2.5	μg/ml	0.8~3.9	μmol/L
δ- 氨基 -γ- 酮戊酸 /δ 氨基乙酰乙酸	尿液	1.0~7.0	mg/24h	8~53	μmol/d
阿米替林（治疗）	血清，血浆	80~250	ng/ml	289~903	nmol/L
氨（NH3）[b]	血浆	15~50	μg/dl	11~35	μmol/L
异戊巴比妥（治疗）	血清	1~5	μg/ml	4~22	μmol/L
阿莫沙平（治疗）	血浆	200~600	ng/ml	200~600	μg/L
淀粉酶 [a, b]	血清	27~130	U/L	0.46~2.21	μKat/L
雄烯二酮 [b]（男性）	血清	75~205	ng/dl	2.6~7.2	nmol/L

（续表）

	标本类型	常规参考区间	常规单位	国际参考区间	国际单位
雄烯二酮[b]（女性）	血清	85～275	ng/dl	3.0～9.6	nmol/L
血管紧张素 I	血浆	<25	pg/ml	<25	ng/L
血管紧张素 II	血浆	10～60	pg/ml	10～60	ng/L
血管紧张素转换酶（ACE）[a, b]	血清	8～52	U/L	0.14～0.88	μKat/L
阴离子间隙（Na^+）－（Cl^-+$HCO3^-$）	血清，血浆	8～16	mEq/L	8～16	nmol/L
抗利尿激素（ADH，后叶加压素，随溶解度变化）	血浆	1～5	pg/ml	0.9～4.6	pmol/L
抗纤维蛋白溶酶	血浆	80～130	%	0.8～1.3	fraction of 1.0
抗凝血酶活性	血浆	80～130	%	0.8～1.3	fraction of 1.0
$α_1$－抗胰蛋白酶	血清	80～200	mg/dl	0.8～2.0	g/L
载脂蛋白 A[b]					
• 男性	血清	80～151	mg/dl	0.8～1.5	g/L
• 女性	血清	80～170	mg/dl	0.8～1.7	g/L
载脂蛋白 B[b]					
• 男性	血清，血浆	50～123	mg/dl	0.5～1.2	g/L
• 女性	血清，血浆	25～120	mg/dl	0.25～1.20	g/L
精氨酸[b]	血清	0.37～2.40	mg/dl	21～138	μmol/L
砷（AS）	全血	<23	μg/L	<0.31	μmol/L
砷（As）（慢性中毒）	全血	100～500	μg/L	1.33～6.65	μmol/L
砷（As）（急性中毒）	全血	600～9300	μg/L	7.9～123.7	μmol/L
抗坏血酸（见维生素 C）					
天冬酰胺[b]	血清	0.40～0.91	mg/dl	30～69	μmol/L
天冬氨酸转氨酶（AST、SGOT）[a, b]	血浆	20～48	U/L	0.34～0.82	μKat/L
天冬氨酸[b]	血浆	<0.3	mg/dl	<25	μmol/L
心房利钠激素	血浆	20～77	pg/ml	20～77	ng/L
巴比妥类药物（见戊巴比妥、苯巴比妥、硫喷妥钠）					
嗜碱性粒细胞（见全血细胞计数、白细胞计数）					
苯二氮䓬类药物（见阿普唑仑、氯氮环氧、地西泮、劳拉西泮）					
铍（毒性）	尿液	>20	μg/L	>2.22	μmol/L

（续表）

	标本类型	常规参考区间	常规单位	国际参考区间	国际单位
碳酸氢盐	血浆	21～28	mEq/L	21～28	mmol/L
胆汁酸（总）	血清	0.3～2.3	μg/ml	0.73～5.63	μmol/L
胆红素					
• 总胆红素[b]	血清	0.3～1.2	mg/dl	2～18	μmol/L
• 直接（结合）胆红素	血清	<0.2	mg/dl	<3.4	μmol/L
生物素	全血、血清	200～500	pg/ml	0.82～2.05	nmol/L
铋（治疗）	全血	1～12	μg/L	4.8～57.4	nmol/L
血气					
• 二氧化碳分压	动脉血	35～45	mmHg	35～45	mmHg
• pH	动脉血	7.35～7.45	—	7.35～7.45	—
• 氧分压	动脉血	80～100	mmHg	80～100	mmHg
血尿素氮（BUN，见尿素氮）					
脑钠肽（BNP）	血浆	100	pg/ml	100	pg/ml
安非他酮（治疗）	血清、血浆	25～100	ng/ml	91～362	nmol/L
C1酯酶抑制剂	血清	12～30	mg/dl	0.12～0.30	g/L
补体C3[b]	血清	1200～1500	μg/ml	1.2～1.5	g/L
补体C4[b]	血清	350～600	μg/ml	0.35～0.60	g/L
CA125	血清	<35	U/ml	<35	kU/L
CA199	血清	<37	U/ml	<37	kU/L
CA153	血清	<30	U/ml	<30	kU/L
CA27.29	血清	<37.7	U/ml	<37.7	kU/L
镉（非抽烟者）	全血	0.3～1.2	μg/L	2.7～10.7	nmol/L
咖啡因（治疗，婴儿）	血清、血浆	8～20	μg/ml	41～103	μmol/L
钙化醇（见维生素D）					
降钙素	血清、血浆	<19	pg/ml	<19	ng/L
钙（离子）	血清	4.60～5.08	mg/dl	1.15～1.27	mmol/L
钙（总）	血清	8.2～10.2	mg/dl	2.05～2.55	mmol/L
钙（正常饮食）	尿液	<250	mg/24h	<6.2	mmol/d
卡马西平（治疗）	血清、血浆	8～12	μg/ml	34～51	μmol/L

（续表）

	标本类型	常规参考区间	常规单位	国际参考区间	国际单位
二氧化碳	血清、血浆、静脉血	22～28	mEq/L	22～28	mmol/L
碳氧血红蛋白（一氧化碳），表示为所占血红蛋白饱和度的比例					
• 非抽烟者	全血	<2.0	%	<0.02	
• 毒性	全血	>20	%	>0.2	
β- 胡萝卜素	血清	10～85	μg/dl	0.2～1.6	μmol/L
儿茶酚胺（总，见去甲肾上腺素）					
CEA（非抽烟者）	血清	<3	ng/ml	<3	μg/L
CEA（抽烟者）	血清	<5	ng/ml	<5	μg/L
血浆铜蓝蛋白[b]	血清	20～40	mg/dl	200～400	mg/L
氯霉素（治疗）	血清	10～25	μg/ml	31～77	μmol/L
利眠宁（治疗）	血清、血浆	0.7～1.0	μg/ml	2.3～3.3	μmol/L
氯	血清、血浆	96～106	mEq/L	96～106	mmol/L
氯	脑脊液	118～132	mEq/L	118～132	mmol/L
氯丙嗪（治疗，成人）	血浆	50～300	ng/ml	157～942	nmol/L
氯丙嗪（治疗，儿童）	血浆	40～80	ng/ml	126～251	nmol/L
氯磺丙脲（治疗）	血浆	75～250	mg/L	270～900	μmol/L
胆固醇、高密度脂蛋白（HDl）					
• 合适范围	血浆	>60	mg/dl	>1.55	mmol/L
• 可接受范围	血浆	40～60	mg/dl	1.03～1.55	mmol/L
• 心脏疾病高风险	血浆	<40	mg/dl	<1.03	mmol/L
胆固醇、低密度脂蛋白（LDl）[b]					
• 合适范围	血浆	<100	mg/dl	<2.59	mmol/L
• 接近合适	血浆	100～129	mg/dl	2.59～3.34	mmol/L
• 边缘性升高	血浆	130～159	mg/dl	3.37～4.12	mmol/L
• 过高	血浆	160～189	mg/dl	4.15～4.90	mmol/L
• 极高	血浆	>190	mg/dl	>4.90	mmol/L
总胆固醇（成人）					
• 合适范围	血清	<200	mg/dl	<5.17	mmol/L

（续表）

	标本类型	常规参考区间	常规单位	国际参考区间	国际单位
• 边缘性升高	血清	200~239	mg/dl	5.17~6.18	mmol/L
• 过高	血清	>240	mg/dl	>6.21	mmol/L
胆固醇总量（儿童）					
• 合适范围	血清	<170	mg/dl	4.4	mmol/L
• 边缘性升高	血清	170~199	mg/dl	4.40~5.15	mmol/L
• 过高	血清	>200	mg/dl	>5.18	mmol/L
铬	全血	0.7~28.0	μg/L	13.4~538.6	nmol/L
柠檬酸	血清	1.2~3.0	mg/dl	60~160	μmol/L
瓜氨酸[b]	血浆	0.4~2.4	mg/dl	20~135	μmol/L
氯硝西泮（治疗）	血清	15~60	ng/ml	48~190	nmol/L
凝血因子Ⅰ（纤维蛋白原）	血浆	150~400	mg/dl	1.5~4.0	g/L
凝血因子Ⅱ（凝血酶原）	血浆	60~140	%	0.60~1.40	
凝血因子Ⅴ	血浆	60~140	%	0.60~1.40	
凝血因子Ⅶ	血浆	60~140	%	0.60~1.40	
凝血因子Ⅷ	血浆	50~200	%	0.50~2.00	
凝血因子Ⅸ	血浆	60~140	%	0.60~1.40	
凝血因子Ⅹ	血浆	60~140	%	0.60~1.40	
凝血因子Ⅺ	血浆	60~140	%	0.60~1.40	
凝血因子Ⅻ	血浆	60~140	%	0.60~1.40	
钴	血清	<1.0	μg/L	<17	nmol/L
可待因（治疗）	血清	10~100	ng/ml	33~334	nmol/L
全血细胞计数（CBC）					
• 血细胞比容[b]					
– 男性	全血	41~50	%	0.41~0.50	
– 女性	全血	35~45	%	0.35~0.45	
• 血红蛋白（质量浓度）[b]					
– 男性	全血	13.5~17.5	g/dl	135~175	g/L
– 女性	全血	12.0~15.5	g/dl	120~155	g/L
• 血红蛋白［物质浓度，Hb（Fe）］					

（续表）

	标本类型	常规参考区间	常规单位	国际参考区间	国际单位
– 男性	全血	13.6～17.2	g/dl	8.44～10.65	mmol/L
– 女性	全血	12.0～15.0	g/dl	7.45～9.30	mmol/L
• 平均红细胞血红蛋白（MCH，质量浓度[b]）	全血	27～33	pg/cell	27～33	pg/cell
• MCH［物质浓度，Hb（Fe）］	全血	27～33	pg/cell	1.70～2.05	fmol
• 平均红细胞血红蛋白浓度（MCHC，质量浓度）	全血	33～37	g/dl	330～370	g/L
• MCHC［物质浓度，Hb（Fe）］	全血	33～37	g/dl	20～23	mmol/L
• 平均细胞体积（MCV）[b]	全血	80～100	μm^3	80～100	fL
• 血小板计数	全血	150～450	$10^3/\mu l$	150～450	$10^9/L$
• 红细胞计数					
– 男性	全血	3.9～5.5	$10^6/\mu l$	3.9～5.5	$10^{12}/L$
– 女性	全血	4.6～6.0	$10^6/\mu l$	4.6～6.0	$10^{12}/L$
• 网织红细胞计数[b]	全血	25～75	$10^3/\mu l$	25～75	$10^9/L$
• 网织红细胞计数[b]（百分率）	全血	0.5～1.5	%（RBC）	0.005～0.015	
• 白细胞计数[b]	全血	4.5～11.0	$10^3/\mu l$	4.5～11.0	$10^9/L$
• 分类计数[b]（绝对值）					
– 中性粒细胞	全血	1800～7800	/μl	1.8～7.8	$10^9/L$
– 杆状核细胞	全血	0～700	/μl	0.00～0.70	$10^9/L$
– 淋巴细胞	全血	1000～4800	/μl	1.0～4.8	$10^9/L$
– 单核细胞	全血	0～800	/μl	0.00～0.80	$10^9/L$
– 嗜酸性粒细胞	全血	0～450	/μl	0.00～0.45	$10^9/L$
– 嗜碱性粒细胞	全血	0～200	/μl	0.00～0.20	$10^9/L$
• 分类计数[b]（百分率）					
– 中性粒细胞	全血	56	%	0.56	
– 杆状核细胞	全血	3	%	0.03	
– 淋巴细胞	全血	34	%	0.34	
– 单核细胞	全血	4	%	0.04	
– 嗜酸性粒细胞	全血	2.7	%	0.027	

（续表）

	标本类型	常规参考区间	常规单位	国际参考区间	国际单位
– 嗜碱性粒细胞	全血	0.3	%	0.003	
铜 [b]	血清	70～140	μg/dl	11.0～22.0	μmol/L
粪卟啉	尿液	<200	μg/24h	<300	nmol/d
促肾上腺皮质激素 [b]（8:00）	血浆	<120	pg/ml	<26	pmol/L
皮质醇（总）[b]					
● 时间点					
–8:00	血浆	5～25	μg/dl	138～690	nmol/L
–16:00	血浆	3～16	μg/dl	83～442	nmol/L
–20:00	血浆	<8:00 的 50%	μg/dl	<8:00 的 50%	nmol/L
皮质醇（游离）[b]	尿液	30～100	μg/24h	80～280	nmol/d
可替宁（吸烟者）	血浆	16～145	ng/ml	91～823	nmol/L
C- 肽	血清	0.5～3.5	ng/ml	0.17～1.17	nmol/L
肌酸（男性）	血清	0.2～0.7	mg/dl	15.3～53.3	μmol/L
肌酸（女性）	血清	0.3～0.9	mg/dl	22.9～68.6	μmol/L
肌酸激酶（CK）[a]	血清	50～200	U/L	0.85～3.40	μKat/L
CK-MB 比例	血清	<6	%	<0.06	
肌酐 [b]	血清、血浆	0.6～1.2	mg/dl	53～106	μmol/L
肌酐	尿液	1～2	g/24h	8.8～17.7	mmol/d
肌酐清除率，肾小球滤过率	血清，尿液	75～125	ml/（min·1.73 m²）	0.72～1.2	ml/（s·m²）
Ⅰ型胶原 C- 末端肽					
● 男性	血清、血浆	60～700	pg/ml	60～700	pg/ml
● 绝经前女性	血清、血浆	40～465	pg/ml	40～465	pg/ml
氰化物（毒性）	全血	>1.0	μg/ml	>38.4	μmol/L
氰钴胺（见维生素 B₁₂）					
环磷酸腺苷（cAMP）	血浆	4.6～8.6	ng/ml	14～26	nmol/L
环孢霉素（毒性）	全血	>400	ng/ml	>333	nmol/L
胱氨酸 [b]	血浆	0.40～1.40	mg/dl	33～117	μmol/L
D-二聚体 [b]	血浆	阴性（<500）	ng/ml	阴性（<500）	ng/ml

（续表）

	标本类型	常规参考区间	常规单位	国际参考区间	国际单位
脱氢表雄酮（DHEA）（非结合，男性）[b]	血浆、血清	180～1250	ng/dl	6.2～43.3	nmol/L
硫酸脱氢表雄酮（DHEA-S）（男性）[b]	血浆、血清	10～619	μg/dl	0.3～16.7	μmol/L
地昔帕明、去郁敏（治疗）	血浆、血清	50～200	ng/ml	170～700	nmol/L
地西潘、安定（治疗）	血浆、血清	100～1000	ng/ml	0.35～3.51	μmol/L
地高辛（治疗）	血浆	0.5～2.0	ng/ml	0.6～2.6	nmol/L
丙吡胺（治疗）	血浆、血清	2.8～7.0	mg/L	8～21	μmol/L
多塞平（治疗）	血浆、血清	150～250	ng/ml	540～890	nmol/L
电解质					
• 氯离子	血浆、血清	96～106	mEq/L	96～106	mmol/L
• 二氧化碳（CO_2）	血清、血浆、静脉血	22～28	mEq/L	22～28	mmol/L
• 钾	血浆	3.5～5.0	mEq/L	3.5～5.0	mmol/L
• 钠[b]	血浆	136～142	mEq/L	136～142	mmol/L
嗜酸性粒细胞（见全血细胞计数、白细胞计数）					
肾上腺素（仰卧位）	血浆	<50	pg/ml	<273	pmol/L
肾上腺素[b]	尿液	<20	μg/24h	<109	nmol/d
红细胞计数（见全血细胞计数、红细胞计数）					
红细胞沉降率（ESR）[b]	全血	0～20	mm/h	0～20	mm/h
促红细胞生成素	血清	5～36	mU/ml	5～36	U/L
雌二醇（E_2、非结合、女性）[b]					
• 卵泡期	血清	20～350	pg/ml	73～1285	pmol/L
• 月经中期峰值	血清	150～750	pg/ml	551～2753	pmol/L
• 黄体期	血清	30～450	pg/ml	110～1652	pmol/L
• 绝经期	血清	<59	pg/ml	<218	pmol/L
雌二醇（非结合[b]、男性）	血清	<20	pg/ml	<184	pmol/L
雌三醇（E_3、非结合、男性和非妊娠女性，妊娠女性随妊娠期长短而异）	血清	<2	ng/ml	<6.9	nmol/L

（续表）

	标本类型	常规参考区间	常规单位	国际参考区间	国际单位
雌激素（总[b]，女性）					
• 卵泡期	血清	60~200	pg/ml	60~200	ng/L
• 黄体期	血清	160~400	pg/ml	160~400	ng/L
• 绝经期	血清	<130	pg/ml	<130	ng/L
雌激素（总[b]，男性）	血清	20~80	pg/ml	20~80	ng/L
雌激素酮（E_1[b]，女性）					
• 卵泡期	血浆、血清	100~250	pg/ml	370~925	pmol/L
• 黄体期	血浆、血清	15~200	pg/ml	55~740	pmol/L
• 绝经期	血浆、血清	15~55	pg/ml	55~204	pmol/L
雌激素酮（E_1[b]，男性）	血浆、血清	15~65	pg/ml	55~240	pmol/L
乙醇（酒精）（法定中毒 –2 级）	血清、全血	>80/100	mg/dl	>17.4/21.7	mmol/L
乙琥胺（治疗）	血浆、血清	40~100	μg/ml	283~708	μmol/L
乙二醇（毒性）	血浆、血清	>30	mg/dl	>5	mmol/L
依维莫司（治疗）	全血	3~15	ng/ml	5~16	nmol/L
脂肪酸（非酯化）	血浆	8~25	mg/dl	0.28~–0.89	mmol/L
粪脂（如硬脂酸）	大便	2.0~6.0	g/d	2.0~6.0	g/d
非尔氨酯（治疗）	血清、血浆	30~60	μg/ml	126~252	μmol/L
铁蛋白[b]	血浆	15~200	ng/ml	15~200	μg/L
甲胎蛋白[b]	血清	<10	ng/ml	<10	μg/L
纤维蛋白原	血浆	150~400	mg/dl	1.5~4.0	g/L
纤维蛋白降解产物（纤维蛋白裂解产物）	血清	<10	ng/ml	<10	μg/L
叶酸（Folate，folic acid）	红细胞	166~640	ng/ml	376~1450	nmol/L
叶酸（Folate，folic acid）	血清	5~25	ng/ml	11~57	nmol/L
促卵泡激素（FSH[b]，女性）	血清				
• 卵泡期	血清	1.37~9.9	mU/ml	1.3~9.9	U/L
• 排卵期	血清	6.17~17.2	mU/ml	6.1~17.2	U/L
• 黄体期	血清	1.09~9.2	mU/ml	1.0~9.2	U/L
• 绝经期	血清	19.3~100.6	mU/ml	19.3~100.6	U/L

（续表）

	标本类型	常规参考区间	常规单位	国际参考区间	国际单位
FSH[b]（男性）	血清	1.42～15.4	mU/ml	1.4～15.4	U/L
FSH[b]（女性）	尿液	2～15	U/24h	2～15	U/d
FSH[b]（男性）	尿液	3～12	U/24h	3～11	U/d
果糖胺[b]	血清	1.5～2.7	mmol/L	1.5～2.7	mmol/L
加巴喷丁（治疗）	血清、血浆	2～20	μg/ml	12～117	μmol/L
胃泌素（空腹）	血清	<100	pg/ml	<100	ng/L
庆大霉素（治疗）	血清	6～10	μg/ml	12～21	μmol/L
胰高血糖素[b]	血浆	20～100	pg/ml	20～100	ng/L
葡萄糖[b]	血清、血浆	70～110	mg/dl	3.9～6.1	mmol/L
葡萄糖	CSF	50～80	mg/dl	2.8～4.4	mmol/L
葡萄糖 -6- 磷酸脱氢酶	红细胞	10～14	U/g（血红蛋白）	0.65～0.90	U/mol（血红蛋白）
谷氨酸[b]	血浆	0.2～2.8	mg/dl	15～190	μmol/L
谷氨酰胺	血浆	6.1～10.2	mg/dl	420～700	μmol/L
γ- 谷氨酰转移酶（GGT, γ- 谷酰基转肽酶）[b]					
• 女性	血清	<30	U/L	0.51	μKat/L
• 男性	血清	<50	U/L	<0.85	μKat/L
甘油（游离）[b]	血清	<1.5	mg/dl	<0.16	mmol/L
甘氨酸[b]	血浆	0.9～4.2	mg/dl	120～560	μmol/L
糖化血红蛋白（血红蛋白 A1，A1c）：					
• 全血	全血	4～5.6	%（总血红蛋白）	4～5.6	%（总血红蛋白）
金（治疗）	血清	100～200	μg/dl	5.1～10.2	μmol/L
生长激素（GH，成人）[b]	血浆、血清	<10	ng/ml	<10	μg/L
氟哌啶醇（治疗）	血清、血浆	5～20	ng/ml	13～52	nmol/L
触珠蛋白[b]	血清	40～180	mg/dl	0.4～1.8	g/L
血细胞比容（见全血细胞计数）					
血红蛋白（见全血细胞计数）					
血红蛋白 A1c（见糖化血红蛋白）					

（续表）

	标本类型	常规参考区间	常规单位	国际参考区间	国际单位
血红蛋白 A2[b]	全血	2.0～3.5	%（总血红蛋白）	2.0～3.5	
血红蛋白 F[b]（成人胎儿血红蛋白）	全血	<2	%	<2	
组氨酸[b]	血浆	0.5～1.7	mg/dl	32～110	µmol/L
同型半胱氨酸（总）	血浆、血清	4～12	µmol/L	4～12	µmol/L
高香草酸[b]	尿液	<8	mg/24h	<45	µmol/d
人绒毛膜促性腺激素（hCG，成年非妊娠女性）	血清	<3	mU/ml	<3	U/L
β 羟丁酸	血清	0.21～2.81	mg/dl	20～270	µmol/L
5- 羟吲哚乙酸（5-HIAA）	尿液	<25	mg/24h	<131	µmol/d
17α- 羟孕酮[b]（女性）					
• 卵泡期	血清	15～70	ng/dl	0.4～2.1	nmol/L
• 黄体期	血清	35～290	ng/dl	1.0～8.7	nmol/L
• 绝经期	血清	<70	ng/dl	<2.1	nmol/L
17α- 羟孕酮[b]（男性）	血清	27～199	ng/dl	0.8～6.0	nmol/L
羟脯氨酸	血浆	<0.55	mg/dl	<42	µmol/L
5- 羟色胺（见血清素）					
布洛芬（治疗）	血清、血浆	10～50	µg/ml	49～243	µmol/L
丙米嗪（治疗）	血清、血浆	150～250	ng/ml	536～893	nmol/L
免疫球蛋白 A（IgA）[b]	血清	50～350	mg/dl	0.5～3.5	g/L
免疫球蛋白 D（IgD）	血清	0.5～3.0	mg/dl	5～30	mg/L
免疫球蛋白 E（IgE）	血清	10～179	U/ml	24～430	µg/L
免疫球蛋白 G（IgG）[b]	血清	600～1560	mg/dl	6.0～15.6	g/L
免疫球蛋白 M（IgM）[b]	血清	54～222	mg/dl	0.5～2.2	g/L
胰岛素	血浆	5～20	µU/ml	34.7～138.9	pmol/L
抑制素 A					
• 男性	血清	1.0～3.6	pg/ml	1.0～3.6	ng/L
• 女性（卵泡早期）	血清	5.5～28.2	pg/ml	5.5～28.2	ng/L
• 女性（卵泡末期）	血清	19.5～102.3	pg/ml	19.5～102.3	ng/L

（续表）

	标本类型	常规参考区间	常规单位	国际参考区间	国际单位
• 女性（月经中期）	血清	49.9～155.5	pg/ml	49.9～155.5	ng/L
• 女性（黄体中期）	血清	13.2～159.6	pg/ml	13.2～159.6	ng/L
• 女性（绝经期）	血清	1.0～3.9	pg/ml	1.0～3.9	ng/L
胰岛素 C 肽（见 C 肽）					
胰岛素样生长因子 [b]	血清	130～450	ng/ml	130～450	μg/L
离子钙（见钙）					
铁（总）[b]	血清	60～150	μg/dl	10.7～26.9	μmol/L
铁结合力	血清	250～400	μg/dl	44.8～71.6	μmol/L
异亮氨酸 [b]	血浆	0.5～1.3	mg/dl	40～100	μmol/L
异烟肼（治疗）	血浆或血清	1～7	μg/ml	7～51	μmol/L
异丙醇（毒性）	血浆、血清	>400	mg/L	>6.64	mmol/L
乳酸	动脉血	3～11.3	mg/dl	0.3～1.3	mmol/L
乳酸	静脉血	4.5～19.8	mg/dl	0.5～2.2	mmol/L
乳酸脱氢酶（LDH，LD）	血清	50～200	U/L	50～200	U/L
拉莫三嗪（治疗）	血清、血浆	2.5～15	μg/dl	10～59	μmol/L
铅（毒性）	全血	>5	μg/dl	>0.24	μmol/L
亮氨酸 [b]	血浆	1.0～2.3	mg/dl	75～175	μmol/L
白细胞计数（见全血计数、白细胞计数）					
左乙拉西坦（治疗）	血清、血浆	12～46	μg/ml	71～270	μmol/L
利多卡因（治疗）	血清、血浆	1.5～6.0	μg/ml	6.4～25.6	μmol/L
脂肪酶 [b]	血清	0～160	U/L	0～2.72	μKat/L
脂蛋白（a）[Lp（a）]	血清、血浆	10～30	mg/dl	0.1～0.3	g/L
锂（治疗）	血清、血浆	0.6～1.2	mEq/L	0.6～1.2	mmol/L
劳拉西泮（治疗）	血浆	50～240	ng/ml	156～746	nmol/L
促黄体生成素（LH）[b]（女性）					
• 卵泡期	血清	2.0～15.0	mU/L	2.0～15.0	U/L
• 排卵期峰值	血清	22.0～105.0	mU/L	22.0～105.0	U/L
• 黄体期	血清	0.6～19.0	mU/L	0.6～19.0	U/L

（续表）

	标本类型	常规参考区间	常规单位	国际参考区间	国际单位
• 绝经期	血清	16.0~64.0	mU/L	16.0~64.0	U/L
黄体生成素（LH[b]，男性）	血清	2.0~12.0	mU/L	2.0~12.0	U/L
淋巴细胞（见全血细胞计数、白细胞计数）					
赖氨酸[b]	血浆	1.2~3.5	mg/dl	80~240	μmol/L
溶菌酶（胞壁酸酶）	血清	4~13	mg/L	4~13	mg/L
镁[b]	血清	1.5~2.5	mg/dl	0.62~1.03	mmol/L
锰	全血	10~12	μg/L	182~218	nmol/L
马普替林（治疗）	血浆、血清	200~600	ng/ml	200~600	μg/L
MCH（见全血细胞计数）					
MCHC（见全血细胞计数）					
哌替啶（治疗）	血清、血浆	0.4~0.7	μg/ml	1.6~2.8	μmol/L
汞	全血	0.6~-59.0	μg/L	3.0~294.4	nmol/L
甲氧基肾上腺素（总）[b]	尿液	<1.0	mg/24h	<5	μmol/d
美沙酮（治疗）	血清、血浆	100~400	ng/ml	0.32~1.29	μmol/L
甲醇（毒性）	全血、血清	>1.5	mg/L	>0.05	mmol/L
高铁血红蛋白	全血	<0.24	g/dl	<37.2	μmol/L
高铁血红蛋白	全血	<1.0	%（总血红蛋白）	<0.01	
甲硫氨酸[b]	血浆	0.1~0.6	mg/dl	6~40	μmol/L
甲琥胺（治疗）	血清、血浆	10~40	μg/ml	53~212	μmol/L
甲基多巴（治疗）	血清、血浆	1~5	μg/ml	5~24	μmol/L
美托洛尔（治疗）	血清、血浆	75~200	ng/ml	281~748	nmol/L
甲氨蝶呤					
• 给药 24h 后中毒	血清、血浆	≥10	μmol/L	≥10	μmol/L
• 给药 48h 后中毒	血清、血浆	≥1	μmol/L	≥1	μmol/L
• 给药 72h 后中毒	血清、血浆	≥0.1	μmol/L	≥0.1	μmol/L
β_2 微球蛋白	血清	<2	μg/ml	<170	nmol/L
单核细胞（见全血细胞计数、白细胞计数）					
吗啡（治疗）	血清、血浆	10~80	ng/ml	35~280	nmol/L

（续表）

	标本类型	常规参考区间	常规单位	国际参考区间	国际单位
胞壁酸酶（见溶菌酶）					
霉酚酸（治疗）	血清、血浆	1.3～3.5	μg/ml	4～11	μmol/L
萘普生（治疗）	血浆、血清	>50	μg/ml	>217	μmol/L
中性粒细胞（见全血细胞计数、白细胞计数）					
烟酸（维生素 B_3，尼克酸）	血浆、血清	0.50～8.45	ug/ml	3.65～61.69	μmol/d
镍	全血	1.0～28.0	μg/L	17～476	nmol/L
尼古丁（吸烟者）	血浆	0.01～0.05	mg/L	0.062～0.308	μmol/L
去甲肾上腺素 [b]	血浆	110～410	pg/ml	650～2423	nmol/L
去甲肾上腺素 [b]	尿液	15～80	μg/24h	89～473	nmol/d
去甲替林（治疗）	血清、血浆	50～150	ng/ml	190～570	nmol/L
I 型胶原 N- 末端肽［骨胶原当量（BCE）］					
• 男性	血清	5.4～24.2	nmol BCE/L	5.4～24.2	nmol BCE/L
• 绝经后女性	血清	6.2～19.0	nmol BCE/L	6.2～19.0	nmol BCE/L
鸟氨酸 [b]	血浆	0.4～1.4	mg/dl	30～106	μmol/L
渗透压 [b]	血清	275～295	mOsm/kg H_2O	275～295	mOsm/kg H_2O
渗透压	尿液	250～900	mOsm/kg H_2O	250～900	mOsm/kg H_2O
骨钙素 [b]	血清	3.0～13.0	ng/ml	3.0～13.0	μg/L
草酸	血清	1.0～2.4	mg/L	11～27	μmol/L
奥沙西泮（治疗）	血清、血浆	0.2～1.4	μg/ml	0.7～54.9	μmol/L
羟考酮（治疗）	血浆、血清	10～100	ng/ml	32～317	nmol/L
氧分压（PO_2）	动脉血	80～100	mmHg	80～100	mmHg
泛酸（见维生素 B_5）					
甲状旁腺激素					
• 完整片段 [b]	血清	10～50	pg/ml	10～50	ng/L
• N- 端 [b]	血清	8～24	pg/ml	8～24	ng/L
• C- 端（中分子）	血清	0～340	pg/ml	0～340	ng/L
戊巴比妥（治疗）	血清、血浆	1～5	μg/ml	4.0～22	μmol/L
胃蛋白酶原 I [b]	血清	28～100	ng/ml	28～100	μg/L

（续表）

	标本类型	常规参考区间	常规单位	国际参考区间	国际单位
pH（见血气）					
苯巴比妥（治疗）	血清、血浆	15～40	μg/ml	65～172	μmol/L
苯丙氨酸[b]	血浆	0.6～1.5	mg/dl	35～90	μmol/L
苯妥英（治疗）	血清、血浆	10～20	μg/ml	40～79	μmol/L
磷酸酶，抗酒石酸酸性磷酸酶	血清	1.5～4.5	U/L	0.03～0.08	μkat/L
磷（无机）[b]	血清	2.3～4.7	mg/dl	0.74～1.52	mmol/L
磷（无机）[b]	尿液	0.4～1.3	g/24h	12.9～42.0	mmol/d
纤溶酶原	血浆	80～120	%	0.80～1.20	
纤溶酶原激活物抑制剂活性	血浆	3～56	mU/ml	3～56	U/L
血小板计数（见全血计数、血小板计数）					
胆色素原脱氨酶	红细胞	>7.0	nmol/（s·L）	>7.0	nmol/（s·L）
钾	血浆	3.5～5.0	mEq/L	3.5～5.0	mmol/L
前白蛋白—甲状腺素转运蛋白	血清、血浆	18～45	mg/dl	0.18～0.45	g/L
孕二醇[b]（女性）					
● 卵泡期	尿液	<2.6	mg/24h	<8	μmol/d
● 黄体期	尿液	2.3～10.6	mg/24h	8～33	μmol/d
孕二醇[b]（男性）	尿液	0～1.9	mg/24h	0～5.9	μmol/d
孕三醇[b]	尿液	<2.5	mg/24h	<7.5	μmol/d
扑米酮（治疗）	血清、血浆	12 May	μg/ml	23～55	μmol/L
普鲁卡因胺（治疗）	血清、血浆	10 Apr	μg/ml	17～42	μmol/L
孕酮[b]（女性）					
● 卵泡期	血清	0.1～0.7	ng/ml	0.5～2.2	nmol/L
● 黄体期	血清	2.0～25.0	ng/ml	6.4～79.5	nmol/L
孕酮[b]（男性）	血清	0.13～0.97	ng/ml	0.4～3.1	nmol/L
催乳素（不引起乳汁分泌）	血清	1～25	ng/ml	1～25	μg/L
脯氨酸[b]	血浆	1.2～3.9	mg/dl	104～340	μmol/L
丙氧芬（治疗）	血清	0.1～0.4	μg/ml	0.3～1.2	μmol/L
普萘洛尔（治疗）	血清、血浆	50～100	ng/ml	190～386	nmol/L
总蛋白[b]	血清	6.0～8.0	g/dl	60～80	g/L
蛋白 C 活性	血浆	70～140	%	0.70～1.40	

（续表）

	标本类型	常规参考区间	常规单位	国际参考区间	国际单位
蛋白电泳［血清蛋白电泳（SPEP）］占总蛋白的比例					
• 白蛋白	血清	52~65	%	0.52~0.65	
−α₁ 球蛋白	血清	2.5~5.0	%	0.025~0.05	
−α₂ 球蛋白	血清	7.0~13.0	%	0.07~0.13	
−β 球蛋白	血清	8.0~14.0	%	0.08~0.14	
−γ 球蛋白	血清	12.0~22.0	%	0.12~0.22	
蛋白电泳（SPEP，浓度）					
• 白蛋白	血清	3.2~5.6	g/dl	32~56	g/L
−α₁ 球蛋白	血清	0.1~0.4	g/dl	1~10	g/L
−α₂ 球蛋白	血清	0.4~1.2	g/dl	4~12	g/L
−β 球蛋白	血清	0.5~1.1	g/dl	5~11	g/L
−γ 球蛋白	血清	0.5~1.6	g/dl	5~16	g/L
蛋白 S 活性	血浆	70~140	%	0.70~1.40	
蛋白 S 游离抗原	血浆	80~160	%	0.80~1.60	
凝血酶原时间（PT）	血浆	10~13	sec	10~13	sec
原卟啉	红细胞	15~50	µg/dl	0.27~0.89	µmol/L
前列腺特异性抗原（PSA）	血清	0~4.0	ng/ml	0~4.0	µg/L
吡啶交叉连接（脱氧吡啶啉）					
• 男性	尿液	10.3~20	nmol/mmol 肌酐	10.3~20	nmol/mmol 肌酐
• 绝经前女性	尿液	15.3~33.6	nmol/mmol 肌酐	15.3~33.6	nmol/mmol 肌酐
吡哆醇（见维生素 B₆）					
丙酮酸盐（丙酮酸）	全血	0.3~0.9	mg/dl	34~102	µmol/L
奎尼丁（治疗）	血清、血浆	2.0~5.0	µg/ml	6.2~15.4	µmol/L
红细胞计数（见全血细胞计数）					
红细胞叶酸（见叶酸）					
肾素（正常钠盐饮食）[b]	血浆	1.1~4.1	ng/（ml·h）	1.1~4.1	ng/（ml·h）
网织红细胞计数[b]	全血	25~75	10³/µl	25~75	10⁹/µl

（续表）

	标本类型	常规参考区间	常规单位	国际参考区间	国际单位
网织红细胞计数 [b]（比例）	全血	0.5~1.5	%（红细胞）	0.005~0.015	
视黄醇（见维生素 A）					
类风湿因子	血清	<30	U/ml	<30	kU/L
核黄素（见维生素 B₂）					
水杨酸盐（治疗）	血清、血浆	15~30	mg/dl	1.08~2.17	mmol/L
血沉（见红细胞沉降率）					
硒	全血	58~234	μg/L	0.74~2.97	μmol/L
丝氨酸 [b]	血浆	0.7~2.0	mg/dl	65~193	μmol/L
血清素（5- 羟色胺）	全血	50~200	ng/ml	0.28~1.14	μmol/L
舍曲林（治疗）	血清或血浆	10~50	ng/ml	33~164	nmol/L
SPEP（见蛋白质电泳）					
性激素结合球蛋白 [b]	血清	0.5~1.5	μg/dl	17.4~52.1	nmol/L
西罗莫司（治疗）	全血	4~20	ng/ml	4~22	nmol/L
钠 [b]	血浆	136~142	mEq/L	136~142	mmol/L
生长激素抑制素	血浆	<25	pg/ml	<25	ng/L
促生长因子（见胰岛素样生长因子）					
士的宁（毒性）	全血	>0.5	mg/L	1.5	μmol/L
P 物质	血浆	<240	pg/ml	<240	ng/L
硫高铁血红蛋白	全血	<1.0	%（总血红蛋白）	<0.01	
他克莫司（治疗）	全血	3~20	ng/ml	4~25	nmol/L
氨基乙磺酸 [b]	血浆	0.3~2.1	mg/dl	24~168	μmol/L
睾酮 [b]（男性）	血浆、血清	300~1200	ng/dl	10.4~41.6	nmol/L
睾酮 [b]（女性）	血浆、血清	<85	ng/dl	2.95	nmol/L
茶碱（治疗）	血浆、血清	10~20	μg/ml	56~111	μmol/L
硫胺素（见维生素 B₁）					
硫氰酸盐（非吸烟者）	血浆、血清	1~4	mg/L	17~69	μmol/L
硫喷妥钠（治疗）	血浆、血清	1~5	μg/ml	4~21	μmol/L

（续表）

	标本类型	常规参考区间	常规单位	国际参考区间	国际单位
甲硫哒嗪（治疗）	血浆、血清	1.0～1.5	μg/ml	2.7～4.1	μmol/L
凝血酶时间	血浆	16～24	s	16～24	s
苏氨酸[b]	血浆	0.9～2.5	mg/dl	75～210	μmol/L
甲状腺球蛋白[b]	血清	3～42	ng/ml	3～42	μg/L
促甲状腺素（促甲状腺激素，TSH）[b]	血清	0.5～5.0	μU/ml	0.5～5.0	mU/L
游离甲状腺素（FT_4）[b]	血清	0.9～2.3	ng/dl	12～30	pmol/L
总甲状腺素（T_4）[b]	血清	5.5～12.5	μg/dl	71～160	nmol/L
甲状腺素结合球蛋白（TBG[b]，T_4 结合能力）	血清	10～26	μg/dl	129～335	nmol/L
组织纤溶酶原激活物	血浆	<0.04	U/ml	<40	U/L
妥布霉素（治疗）	血浆、血清	5～10	μg/ml	10～21	μmol/L
妥卡尼（治疗）	血浆、血清	4～10	μg/ml	21～52	μmol/L
α- 生育酚（见维生素 E）					
托吡酯（治疗）	血清、血浆	5～20	μg/ml	15～59	μmol/L
转铁蛋白[b]	血清	200～380	mg/dl	2.0～3.8	g/L
甘油三酯[b]	血浆、血清	10～190	mg/dl	0.11～2.15	mmol/L
游离三碘甲状腺原氨酸（FT_3）[b]	血清	260～480	pg/dl	4.0～7.4	pmol/L
三碘甲状腺原氨酸，树脂吸收试验[b]	血清	25～35	%	0.25～0.35	
总三碘甲状腺氨酸（T_3）[b]	血清	70～200	ng/dl	1.08～3.14	nmol/L
肌钙蛋白 I（心脏）	血清	0～0.4	ng/ml	0～0.4	μg/L
肌钙蛋白 T（心脏）	血清	0～0.1	ng/ml	0～0.1	μg/L
色氨酸[b]	血浆	0.5～1.5	mg/dl	25～73	μmol/L
酪氨酸[b]	血浆	0.4～1.6	mg/dl	20～90	μmol/L
尿素氮（BUN）[b]	血清	8～23	mg/dl	2.9～8.2	mmol/L
尿酸[b]	血清	4.0～8.5	mg/dl	0.24～0.51	mmol/L
尿胆素原[b]	尿液	0.05～2.5	mg/24h	0.1～4.2	μmol/d
缬氨酸[b]	血浆	1.7～3.7	mg/dl	145～315	μmol/L
丙戊酸（治疗）	血浆、血清	50～150	μg/ml	346～1040	μmol/L
万古霉素（治疗）	血浆、血清	10～20	μg/ml	6.9～13.8	μmol/L

（续表）

	标本类型	常规参考区间	常规单位	国际参考区间	国际单位
香草扁桃酸（VMA）[b]	尿液	2.1~7.6	mg/24h	11~38	μmol/d
血管活性肠多肽	血浆	<50	pg/ml	<50	ng/L
维拉帕米（治疗）	血浆、血清	100~500	ng/ml	220~1100	nmol/L
维生素 A（视黄醇）[b]	血清	30~80	μg/dl	1.05~2.80	μmol/L
维生素 B_1（硫胺素）	全血	2.5~7.5	μg/dl	74~222	nmol/L
维生素 B_2（核黄素）	血浆、血清	4~24	μg/dl	106~638	nmol/L
维生素 B_5（泛酸）	全血	0.2~1.8	μg/ml	0.9~8.2	μmol/L
维生素 B_6（吡哆醇）	血浆	5~30	ng/ml	20~121	nmol/L
维生素 B_{12}（氰钴维生素）[b]	血清	160~950	pg/ml	118~701	pmol/L
维生素 C（抗坏血酸）	血浆、血清	0.4~1.5	mg/dl	23~85	μmol/L
维生素 D，1，25-二羟维生素 D	血浆、血清	16~65	pg/ml	42~169	pmol/L
维生素 D，25-羟基维生素 D	血浆、血清	14~60	ng/ml	35~150	nmol/L
维生素 E（α 生育酚）[b]	血浆、血清	0.5~1.8	mg/dl	12~42	μmol/L
维生素 K	血浆、血清	0.13~1.19	ng/ml	0.29~2.64	nmol/L
血管性血友病因子（参考范围因血型而异）	血浆	70~140	%	0.70~1.40	
华法林（治疗）	血浆、血清	1.0~10	μg/ml	3.2~32.4	μmol/L
白细胞计数[b]	全血	4.5~11.0	$10^3/\mu l$	4.5~11.0	$10^9/L$
白细胞、分类计数（见全血细胞计数）					
木糖吸收试验（25g 剂量）[b]	全血	>25	mg/dl	>1.7	mmol/L
齐多夫定（治疗）	血浆、血清	0.15~0.27	μg/ml	0.56~1.01	μmol/L
锌	血清	50~150	μg/dl	7.7~23.0	μmol/L

本表"样本"项下所列样本类型表示列出参考区间为该样本类型的参考区间。因此，如果检测的标本类型显示血清，则所示的参考区间适用于血清标本。对于许多以血清作为标本类型的试验，血浆也是可以适用的，二者通常具有类似的参考区间。

此表列出的正常参考范围只是一个可提供帮助的指导，并不全面。所列的参考文献，除非特别注明，适用于成年人。检验结果取决于检测的方法，并且可能存在实验室内差异。转换系数不受年龄相关的差异的影响。

a. 国际单位 katal 是每秒产生 1mol 产物的酶的量，虽然暂时建议将其作为酶活性的国际单位，但尚未被普遍接受。在这样的情况下，可继续使用 U/L（换算系数 1.0）。

b. 对于该分析物，其参考区间具有性别或年龄的差异。不同年龄组的儿童可能有几个不同的正常范围。请咨询您的临床实验室，了解当地机构的年龄特定参考区间。儿科相关检验项目的参考区间也可在以下刊物中查询：Soldin SJ，Brugnara C，Wong EC，eds.; Hicks JM，editor emeritus. *Pediatric References Intervals.* 5th ed.（formerly *Pediatric Reference Ranges*）. Washington，DC: AACC Press; 2005.

译者注：本表所附参考区间来自于原著，因不同方法或平台检测可能导致参考区间的数值或单位不同，请读者根据我国实际情况判读。

氨基酸缩写		
氨基酸	三字母缩写	单字母缩写
丙氨酸（alanine）	Ala	A
半胱氨酸（cysteine）	Cys	C
天冬氨酸（aspartic acid or aspartate）	Asp	D
谷氨酸（glutamic acid or glutamate）	Glu	E
苯丙氨酸（phenylalanine）	Phe	F
甘氨酸（glycine）	Gly	G
组氨酸（histidine）	His	H
异亮氨酸（isoleucine）	Ile	I
赖氨酸（lysine）	Lys	K
亮氨酸（leucine）	Leu	L
蛋氨酸（methionine）	Met	M
天冬酰胺（asparagine）	Asn	N
脯氨酸（proline）	Pro	P
谷氨酰胺（glutamine）	Gln	Q
精氨酸（arginine）	Arg	R
丝氨酸（serine）	Ser	S
苏氨酸（threonine）	Thr	T
缬氨酸（valine）	Val	V
色氨酸（tryptophan）	Trp	W
酪氨酸（tyrosine）	Tyr	Y

参考文献

[1] Tietz NW, ed. *Clinical Guide to Laboratory Tests*. 3rd ed. Philadelphia, PA: WB Saunders Co; 1995.

[2] Laposata M. *SI Unit Conversion Guide*. Boston, MA: NEJM Books;1992.

[3] *American Medical Association Manual of Style: A Guide for Authors and Editors*. 9th ed. Chicago, IL: AMA; 1998:486–503. Copyright 1998, American Medical Association.

[4] Jacobs DS, DeMott WR, Oxley DK, eds. *Jacobs & DeMott Laboratory Test Handbook with Key Word Index*. 5th ed. Hudson, OH: Lexi-Comp Inc; 2001.

[5] Henry JB, ed. *Clinical Diagnosis and Management by Laboratory Methods*. 20th ed. Philadelphia, PA: WB Saunders Co; 2001.

[6] Kratz A, et al. Laboratory reference values. *N Engl J Med*. 2006; 351:1548–1563.

[7] Burtis CA, ed. *Tietz Textbook of Clinical Chemistry and Molecular Diagnostics*. 5th ed. St. Louis, MO: Elsevier; 2012. This version of the table of reference ranges was reviewed and updated by Jessica Franco-Colon, PhD, and Kay Brooks.